Alpin- und Höhenmedizin

Marc Moritz Berger · Franz Berghold · Hermann Brugger ·
Martin Burtscher · Rainald Fischer · Peter Paal ·
Wolfgang Schobersberger · Günther Sumann
(Hrsg.)

Alpin- und Höhenmedizin

3. Auflage

Springer

Hrsg.
Marc Moritz Berger
Klinik für Anästhesiologie
RKH Klinikum Ludwigsburg
Ludwigsburg, Deutschland

Hermann Brugger
Mountain Emergency Medicine
Europäische Akademie Bozen
Bruneck, Italien

Rainald Fischer
Universität München
Martinsried, Deutschland

Wolfgang Schobersberger
ISAG Sportmedizin
Tirol Kliniken/UMIT Tirol
Natters, Österreich

Franz Berghold
IFFB Sport- und Bewegungswissenschaften
Universität Salzburg
Kaprun, Salzburg, Österreich

Martin Burtscher
Universität Innsbruck
Thaur, Österreich

Peter Paal
Abteilung für Anästhesie und
Intensivmedizin
Krankenhaus der Barmherzigen Brüder
Salzburg, Österreich

Günther Sumann
Kardinal Schwarzenberg Klinikum GmbH
Schwarzach im Pongau, Österreich

ISBN 978-3-662-69577-7 ISBN 978-3-662-69578-4 (eBook)
https://doi.org/10.1007/978-3-662-69578-4

Die Deutsche Nationalbibliothek verzeichnet diese Publikation in der Deutschen Nationalbibliografie; detaillierte bibliografische Daten sind im Internet über ► https://portal.dnb.de abrufbar.

Einbandabbildung: (C) Günther Sumann
Planung/Lektorat: Renate Eichhorn

Springer ist ein Imprint der eingetragenen Gesellschaft Springer-Verlag GmbH, DE und ist ein Teil von Springer Nature.
Die Anschrift der Gesellschaft ist: Heidelberger Platz 3, 14197 Berlin, Germany

Vorwort zur 3. Auflage

Geschätzte Leser,
Es freut uns sehr, dass Sie die mittlerweile 3. Auflage des Werkes *Alpin- und Höhenmedizin* in den Händen halten können. Prof. Dr. Franz Berghold, der Begründer der Alpinärztekurse in Österreich, hat dieses Werk initiiert. Die 1. Auflage erschien 2015, die 2. Auflage wurde bereits 2019 aufgelegt. Mittlerweile hat sich das Buch *Alpin- und Höhenmedizin* als Referenzwerk etabliert. Zum Beispiel ist das Buch die theoretische Grundlage für die medizinische Ausbildung bei den Alpinärztekursen in Österreich und die Lernunterlage für die Prüfung zur Erlangung des international anerkannten Diploma in Mountain Medicine (DIMM). Die von Prof. Dr. Franz Berghold begründeten und DIMM-approbierten Alpinärztekurse sind weltweit mit Abstand die meistbesuchten Kurse ihrer Art.

Leider ist Prof. Dr. Franz Berghold nach langer und schwerer Krankheit im Frühjahr 2023 verstorben. Mit Prof. Dr. Franz Berghold verlieren wir einen hochgeschätzten Freund und einen unermüdlichen Förderer der Alpin- und Höhenmedizin im deutschen Sprachraum. Prof. Dr. Franz Berghold gebührt großer Dank für die Initiierung und Herausgeberschaft dieses Werkes.

Zwei weitere Herausgeber, Prof. Dr. Wolfgang Domej und Dr. Wolfgang Schaffert, sind dem Lebensalter geschuldet ausgeschieden; auch ihnen gilt unser Dank. Neu dazu gewinnen konnten wir als Herausgeber den renommierten Höhenmedizinexperten Prof. Dr. Marc Moritz Berger. Wir heißen ihn in unserer Herausgeberrunde herzlich willkommen.

Die 3. Auflage der *Alpin- und Höhenmedizin* hat sich stark weiterentwickelt. Die meisten Kapitel wurden von Grund auf überarbeitet. Zudem wurden viele Kapitel aufgrund eines Generationenwechsels bei etlichen Autoren komplett neu geschrieben. Zum Beispiel wurden im neuen Kapitel „Physiologie der mittleren, großen und extremen Höhen“ alle relevanten Änderungen von Körperfunktionen in der Höhe zusammengefasst. Ein deutlich erweitertes neues Kapitel ist „Bergsteigen und Bergwandern mit Vorerkrankungen“. Internistische, neurologische und psychiatrische Erkrankungen werden in diesem Kapitel fundiert abgehandelt. Neu sind weiter die Kapitel „Hängesyndrom“, „Das alpine Polytrauma“ und „Pulsoxymetrie“. Das Buch schließt mit einem weiteren neuen Kapitel „Neue Technologien in der Alpin- und Höhenmedizin“ ab.

Für eine bessere Lesbarkeit verwenden wir in diesem Werk das generische Maskulinum. Wir wünschen Ihnen viel Freude beim Schmökern und Entdecken.

Frühjahr 2024
Peter Paal, leitender Herausgeber

PS: Konstruktives Feedback zu *Alpin- und Höhenmedizin* ist sehr willkommen: peter.paal@icloud.com

Inhaltsverzeichnis

III Alpine Unfall- und Notfallmedizin

Autorenverzeichnis

Evelyn Baumgartner Dr. med. FEM-MED Ordination für Frauenheilkunde und Geburtshilfe, Innsbruck, Österreich, e-mail: evelyn_baumgartner@gmx.at

Marc Moritz Berger Prof. Dr. med., MBA, DESA Klinik für Anästhesiologie, Intensivmedizin, Notfallmedizin und Schmerztherapie, RKH Klinikum Ludwigsburg, Ludwigsburg, Deutschland, e-mail: marcberger@hotmail.com

Franz Berghold Univ.-Prof. Dr. med. IFFB Sport- und Bewegungswissenschaften, Universität Salzburg, Kaprun, Österreich, e-mail: hildegard.m@sbg.at

Bettina Böttcher Universitätsklinik für Gynäkologische Endokrinologie und Reproduktionsmedizin, Medizinische Universität Innsbruck, Innsbruck, Österreich, e-mail: bettina.boettcher@i-med.ac.at

Hermann Brugger PD Dr. med. EURAC Research, Institut für alpine Notfallmedizin, Bozen, Italien, e-mail: hermann.brugger@eurac.edu

Martin Burtscher Univ.-Prof. i.R. Dr. med. et Dr. phil. Universität Innsbruck, Innsbruck, Österreich, e-mail: martin.burtscher@uibk.ac.at

Emmanuel Cauchy Dr. med. Hôpital de Chamonix, Fondateur and Directeur de l'IFREMMONT, Chamonix-Mont-Blanc, Frankreich

Wolfgang Domej Univ-Prof. Dr. med. i.R. Klinische Abteilung für Pulmologie, Medizinische Universität Graz, Graz, Österreich, e-mail: wolfgang.domej@medunigraz.at; wolfgangdomej@gmail.com

Bruno Durrer Dr. med. Lauterbrunnen, Schweiz, e-mail: sd@caremed.ch

Alexander Egger Prim. Dr., MSc. EDAIC Abteilung für Anästhesie und Intensivmedizin, Landesklinikum Scheibbs, Scheibbs, Österreich, Österreichischer Bergrettungsdienst, Bundesverband, Referat Medizin, Telfs, Österreich, e-mail: alexander.egger@scheibbs.lknoe.at

Frederik Eisendle Medizinische Universität Innsbruck, Universität für Anästhesie und Intensivmedizin, Innsbruck, Österreich, Eurac Research, Institut für Alpine Notfallmedizin, Bozen, Italien, e-mail: frederik.eisendle@tirol-kliniken.at

Fidel Elsensohn Dr. med. Past Präsident der International Commission for Mountain Emergency Medicine (MEDCOM ICAR), Röthis, Österreich, e-mail: fidel.elsensohn@aon.at

Simon Euler PD Dr. med. Privatklinik Kettenbrücke, Praxisgemeinschaft Unfallchirurgie, Innsbruck, Österreich, e-mail: simon8euler@gmail.com

Marika Falla MD, PhD Department für Neurologie/Stroke Unit, Institut für

Alpine Notfallmedizin, Eurac Research, Bozen, Italy, e-mail: marikafalla@yahoo.it

Martin Faulhaber Assoz.-Prof. Dr. rer. nat. Institut für Sportwissenschaft, Universität Innsbruck, Innsbruck, Österreich, e-mail: martin.faulhaber@uibk.ac.at

Rainald Fischer Prof. Dr. med. Deutsche Gesellschaft für Berg- und Expeditionsmedizin, Universität München, Martinsried, Deutschland, e-mail: fischer@bexmed.de

Gerhard Flora Univ.-Prof. Dr. med. Facharzt für Gefäßchirurgie, Innsbruck, Österreich

Nina Frischhut OÄ Dr.in Universitätsklinik für Dermatologie, Venerologie und Allergologie, Innsbruck, Österreich, e-mail: nina.frischhut@i-med.ac.at

Hannes Gatterer PD, PhD Institut für Alpine Notfallmedizin, Eurac Research, Bozen, Italien, e-mail: hannes.gatterer@eurac.edu

Michael Groher Dr. Universitätsklinik für Radiotherapie und Radio-Onkologie, Uniklinikum Salzburg, Salzburg, Österreich, e-mail: michael.groher@gmx.at

Elisabeth Gruber Dr. med, HELI - Flugrettung Südtirol EO, Bozen, Italien, Südtiroler Sanitätsbetrieb, Direktion für Notfall-, Anästhesie und Intensivmedizin, Bozen, Italien, e-mail: elisabeth.gruber@sabes.it

Thomas Hochholzer Dr. med. Facharzt für Orthopädie und orthopädische Chirurgie, Innsbruck, Österreich, e-mail: office@thochholzer.com

Katharina Hüfner Univ. Prof. Dr. med. Department für Psychiatrie, Psychotherapie Psychosomatik und Medizinische Psychologie, Universitätsklinik für Psychiatrie II (Psychosomatische Medizin), Innsbruck, Österreich, e-mail: katharina.huefner@tirol-kliniken.at

Jürgen Knapp PD Dr. med., DESA, EDIC Universitätsklinik für Anästhesiologie und Schmerzmedizin, Inselspital Bern, Bern, Schweiz, e-mail: juergen.knapp@insel.ch

Josef Koller Dr. med. Privatklinik Wehrle/Diakonissen in Salzburg, Salzburg, Österreich, e-mail: praxis@j-koller.at

Susi Kriemler Prof. Dr. med. Institut für Epidemiologie, Biostatistik und Prävention - Gruppe Children, Physical Activity and Health (CHIPAH), Universität Zürich, Zürich, Schweiz, e-mail: susi.kriemlerwiget@uzh.ch

Raimund Lechner Dr. med. Ärztlicher Dienst Polizei Baden-Württemberg, Stuttgart, Deutschland, Deutsche Gesellschaft für Berg- und Expeditionsmedizin, München, Deutschland, e-mail: raimund.lechner@uni-ulm.de

Johannes Mair Ao Univ.-Prof. Dr. med. Universitätsklinik Innere Medizin III, Innsbruck, Österreich, e-mail: johannes.mair@i-med.ac.at

Anita Maruna Dr. med. Ramsau am Dachstein, Österreich

Nikolaus C. Netzer Prof. Dr. med. Institut für alpine Notfallmedizin, EURAC Research, Bozen, Italien, Hermann Buhl Institute for Hypoxia and Sleep Medicine Research, Leopold

Franzens University, Innsbruck, Österreich, e-mail: nikolaus.netzer@eurac.edu

Rosmarie Oberhammer Dr. med. Südtiroler Sanitätsbetrieb, Krankenhaus Bruneck, Bruneck, Italien, HELI - Flugrettung Südtirol EO, Bozen, Italien, e-mail: rosmarie.oberhammer@sabes.it

Peter Paal PD Dr. med. MBA, PM.ME, EDAIC, EDIC Krankenhaus der Barmherzigen Brüder, Abteilung für Anästhesie und Intensivmedizin, Paracelsus Medizinische Privatuniversität, Salzburg, Österreich, e-mail: Peter.paal@icloud.com

Marc Philippe PhD Olympiazentrum Vorarlberg, Dornbirn, Österreich, e-mail: marc.philippe@olympiazentrum-vorarlberg.at

Walter Phleps Dr. med. Facharzt für Chirurgie, Fieberbrunn, Österreich, e-mail: w.phlebs@gmail.com

Urs Pietsch Kantonsspital St. Gallen, Klinik für Anästhesiologie, Rettungs- und Schmerzmedizin, St. Gallen, Schweiz

Eike Plazikowski Dr. med. Klinikum Garmisch-Partenkirchen GmbH, Garmisch-Partenkirchen, Deutschland, e-mail: eike.plazikowski@me.com

Ulrike Prettenhofer Ass. Prof. Dr. med. MSc. Klinik für Strahlentherapie, Medizinische Universität Graz, Graz, Österreich, e-mail: up.hofer@gmx.at

Simon Rauch PD Dr. med. PhD Institut für alpine Notfallmedizin, Eurac Research, Bozen, Italien, Abteilung für Anästhesie und Intensivmedizin, Krankenhaus Meran, Italien, e-mail: simon.rauch@eurac.edu

Mahdi Sareban PD Dr. med. Dr. med. univ. Universitätsinstitut für präventive und rehabilitative Sportmedizin, Uniklinikum Salzburg, Salzburg, Österreich, e-mail: m.sareban@salk.at

Wolfgang Schaffert Dr. med. Bayerische Bergwacht, Deutsche Gesellschaft für Bergmedizin und Expeditionsmedizin, Siegsdorf, Deutschland, e-mail: wolfgang@wastl.net

Beatrix Schobersberger Mag. Phil. Dr. med. Österreichische Gesellschaft für Alpin- und Höhenmedizin, Innsbruck, Österreich, e-mail: beatrix.schobersberger@tirol-kliniken.at

Wolfgang Schobersberger Univ.-Prof. Dr. med. Tirol Kliniken/UMIT Tirol, ISAG Sportmedizin, Innsbruck, Österreich, e-mail: wolfgang.schobersberger@tirol-kliniken.at

Volker Schöffl Prof. Dr. med., MHBA Klinik für Orthopädie und Unfallchirurgie, Zentrum Interdisziplinäre Sportmedizin, Sozialstiftung Bamberg, Bamberg, Deutschland, e-mail: volker.schoeffl@sozialstiftung-bamberg.de

Gerhard Schuhmann Prof. Dr. med. Klinik für Augenheilkunde, Medizinische Universität Graz,

Graz, Österreich, e-mail: gerhard.schuhmann@medunigraz.at

Günther Schwaberger Univ.-Prof. Dr. i.R. Medizinische Universität Graz, Graz, Österreich, e-mail: guenther.schwaberger@medunigraz.at

Martin Schwiersch Dr. biol. hum. Diplompsychologe, Psychologischer Psychotherapeut, alpiner Risikoforscher, Pfronten, Deutschland, e-mail: martin@m-schwiersch.de

Beata Seeber Assoz.-Prof. PD Dr. med. Universitätsklinik für Gynäkologische Endokrinologie und Reproduktionsmedizin, Medizinische Universität Innsbruck, Innsbruck, Österreich, e-mail: beata.seeber@i-med.ac.at

Inigo Soteras MD PhD Hospital transfronterizo de la Cerdanya. Servei d´Emergències Mèdiques Generalitat de Catalunya, Puigcerdà, Spanien

Giacomo Strapazzon PD MD PhD Institut für alpine Notfallmedizin, Eurac Research, Bozen, Italien, e-mail: giacomo.strapazzon@eurac.edu

Mathias Ströhle PD Dr. med MBA Abteilung für Anästhesie und Intensivmedizin, Kufstein, Österreich

Günther Sumann Mag. Phil. Dr. med., DESA EDIC Kardinal Schwarzenberg Klinikum GmbH, Abteilung Anästhesie und Intensivmedizin, Schwarzach im Pongau, Österreich, e-mail: guenther.sumann@ks-klinikum.at

Markus Tannheimer PD Dr. med. Innere Medizin II Kardiologie, Sektion Sport- und Rehabilitationsmedizin, Universität Ulm, Ulm, Deutschland, Abteilung für Allgemein- und Visceralchirurgie, ADK-Klinik Blaubeuren, Blaubeuren, Deutschland, e-mail: m.tannheimer@adk-gmbh.de

Barbara Teuchner PD Dr. med. Universitätsklinik für Augenheilkunde und Optometrie Innsbruck, Innsbruck, Österreich, e-mail: barbara.teuchner@i-med.ac.at

Gunnar Treff Priv.-Doz. Dr. biol. hum. Universitätsinstitut für präventive und rehabilitative Sportmedizin, Institut für molekulare Sportmedizin und Rehabilitation, Paracelsus Medizinische Privatuniversität, Salzburg, Österreich, e-mail: gunnar.treff@pmu.ac.at

Thomas Valentin PD Dr. med. Klinische Abteilung für Infektiologie, Universitätsklinik für Innere Medizin (UKIM), LKH Universitäts-Klinikum Graz, Graz, Österreich, e-mail: thomas.valentin@klinikum-graz.at

Frans van der Kallen Dr. med. Facharzt für Psychiatrie, Berg- und Skiführer, Seckau, Österreich, e-mail: frans.vdk@aon.at

Michiel J. van Veelen MD Institut für Alpine Notfallmedizin, Eurac Research, Bozen, Italien; Institut für Sportwissenschaft, Universität Innsbruck, Innsbruck, Österreich

Volker Veitl Dr. phil. Dipl. oec. troph. Medical Nutritional Coaching, Oberalm, Österreich, e-mail: veitl.volker@web.de

Bernd Wallner Dr. med. PhD EDAIC Medizinische Universität Innsbruck, Universität für Anästhesie und

Intensivmedizin, Innsbruck, Österreich, e-mail: bernd.wallner@i-med.ac.at

Maria Wille Dr. rer. nat. Institut für Sportwissenschaft, Universität Innsbruck, Innsbruck, Österreich, e-mail: mariathwille@hotmail.com

Simon Woyke Dr. med. PhD Univ.-Klinik für Anästhesie und Intensivmedizin, Medizinische Universität Innsbruck, Innsbruck, Österreich, e-mail: simon.woyke@i-med.ac.at

Bernhard Ziegler Dr. med. PMU Salzburg, Salzburg, Österreich, Universitätsklinik für Anästhesiologie, perioperative Medizin und allgemeine Intensivmedizin, Salzburg, Österreich, e-mail: b.ziegler@salk.at

Walter Zörer Oberhofen, Österreich, e-mail: walter.zoerer@mc2alpin.at

Geschichte der Alpinmedizin

Walter Phleps, Franz Berghold und Gerhard Flora

Inhaltsverzeichnis

Univ.-Prof. Dr. med. F. Berghold und Univ.-Prof. Dr. med. G. Flora sind leider verstorben.

M. M. Berger et al. (Hrsg.), *Alpin- und Höhenmedizin*,
https://doi.org/10.1007/978-3-662-69578-4_1

1.1 Entstehung der Alpinmedizin

1.1.1 Der Mensch und die Alpen

Das älteste Empfinden des Menschen gegenüber den Bergen war über Jahrtausende hinweg die blanke Furcht, das nackte Entsetzen vor den schrecklichen Geistern und grausamen Dämonen hinter den heulenden Stürmen und den donnernden Lawinen. Dante, der größte Dichter des Mittelalters, versetzte in seiner *Göttlichen Komödie* die Hölle bezeichnenderweise auf einen Berg, denn dort sei „Schrecken auf Schrecken gehäuft, und die Abgründe brüllten einander Entsetzen zu". Der Mensch hatte dort jedenfalls nichts verloren.

Die Alpen schoben sich als eine kaum überwindliche Barriere zwischen die großen Kulturräume Europas. Eine der wenigen historisch dokumentierten Alpenüberschreitungen war jene des Kriegsherren Hannibal, der im Jahr 218 v. Chr. mit rund 50.000 Mann, 9000 Reitern und 37 Kriegselefanten unter unsäglichen Qualen und herben Verlusten die Südalpen überquerte. Viele Alpenpässe wurden allerdings schon seit Urzeiten von Reisenden und Handelskarawanen frequentiert, auch wenn dort der Legende nach Drachen und finstere Wesen lauerten und manchen mutigen Wanderer ins Verderben rissen.

Erst in der Renaissance hatten Naturliebhaber und Botaniker den Bann gebrochen, der bis dahin die Berge verschloss. In der zweiten Hälfte des 18. Jahrhunderts begann mit dem Zeitalter der Aufklärung eine neue Ära in der Beziehung zwischen Menschen und Gebirge. Es waren Gelehrte, die die höchsten Gipfel der Alpen erstbestiegen. Physiker und Geologen, Geografen und Gletscherforscher. Adelige und Humanisten waren mutige Vorkämpfer des Alpinismus. Neben den naturkundlichen Interessen sind die Ideen der Romantik unübersehbar, v. a. die Aufforderung von Jean-Jacques Rousseau (1712–1778): „Retournons à la nature!" Dieses „Zurück zur Natur" erfuhr später die Ergänzung: „Hinauf auf die Berge!" Dementsprechend setzte man im August 1786 den ersten Fuß auf den höchsten Gipfel der Alpen, den 4810 m hohen Mont Blanc, 1799 auf den Kleinglockner und 1800 auf den Großglockner (3798 m; ◘ Abb. 1.1).

Um die Mitte des 19. Jahrhunderts wurde das Bergsteigen allmählich eine Breitenbewegung. Erste alpine Vereinigungen wurden gegründet, um die Berge zu erschließen und für die Allgemeinheit zugänglich zu machen: 1862 der Österreichische Alpenverein und 1869 der Deutsche Alpenverein. Heute gelten diese beiden Vereine als die größten alpinen Organisationen der Alpen.

Geschichte des alpinen Rettungswesens

- 1896 bis 1938: Gründungsepoche
- 1942 bis 1960: Epoche der Entwicklung alpiner Rettungsgeräte
- 1960 bis heute: Epoche der alpinen Flugrettung
- 1980 bis heute: Epoche der elektronischen Helfer

1.1.2 Anfänge der alpinen Rettung, Gründungsepoche

Ab etwa dem 12. Jahrhundert errichtete man auf den hohen alpinen Passübergängen Herbergen für Pilger, Wanderer, Handelskarawanen und Reisende. Im Jahr 1386 gründete Heinrich Findelkind das Hospiz am Arlbergpass, dessen Bruderschaft verirrte Menschen suchte und sonstige Samariterdienste versah. Legendär waren die Lawinensuchhunde vom Großen St. Bernhard-Pass, deren Einsatz bei jedem Wetter schon allein wegen der am Hals baumelnden, angeblich lebensrettenden Rumfässchen weltberühmt wurde (◘ Abb. 1.2).

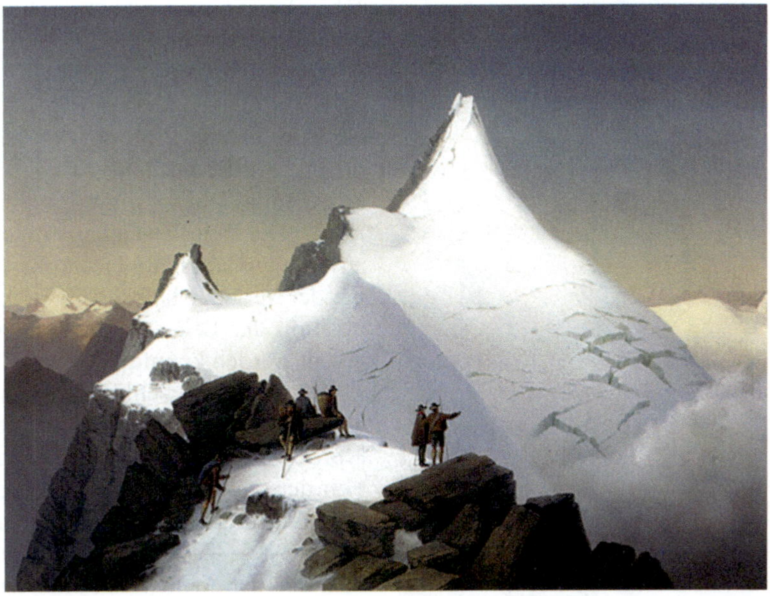

Abb. 1.1 Markus Pernhart (1824–1871): Großglockner von der Hohenwartscharte, Öl auf Leinwand. (Landesmuseum Kärnten, Klagenfurt)

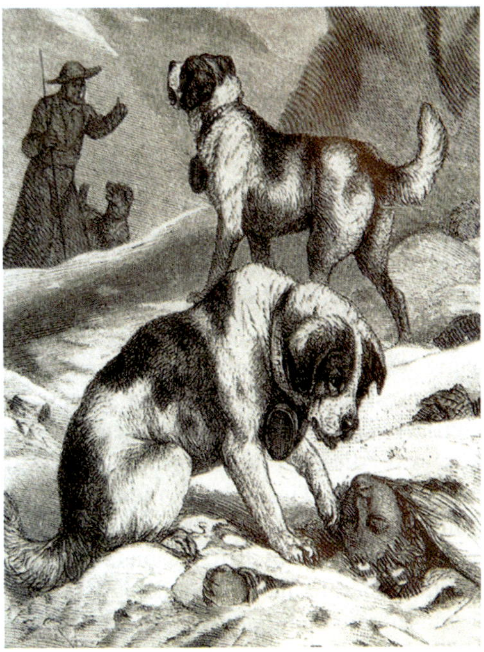

Abb. 1.2 Lawinenhundeeinsatz am Großen St. Bernhard-Pass

Die zunehmende Besteigungstätigkeit in der zweiten Hälfte des 19. Jahrhunderts führte zwangsläufig auch zu schweren Unfällen. Die Bergung von Verunglückten war damals aber ausschließlich den Tourenpartnern überlassen, die weder über eine bergungstechnische Ausbildung noch über geeignete Transportgeräte verfügten. Ähnlich erging es den entlegenen Bergbauern, – so entstanden die ersten Traggestelle im Gebirge (Abb. 1.3 und 1.4).

Jahrzehnte später, etwa zwischen 1896 und 1938 (die „Gründungsepoche"), wurden die ersten „alpinen Meldestellen" auf jenen Schutzhütten geschaffen, die auch mit primitiven Rettungsgeräten ausgestattet waren. Fallweise wurden Bergsteiger im Gebrauch dieser Geräte unterrichtet. Ab 1880 gab es in der Bergführerausbildung des Alpenvereins auch ein Fach „Erste Hilfe". Im Jahr 1894 wurde das „alpine Notsignal" eingeführt, 1896 wurde vom Österreichischen

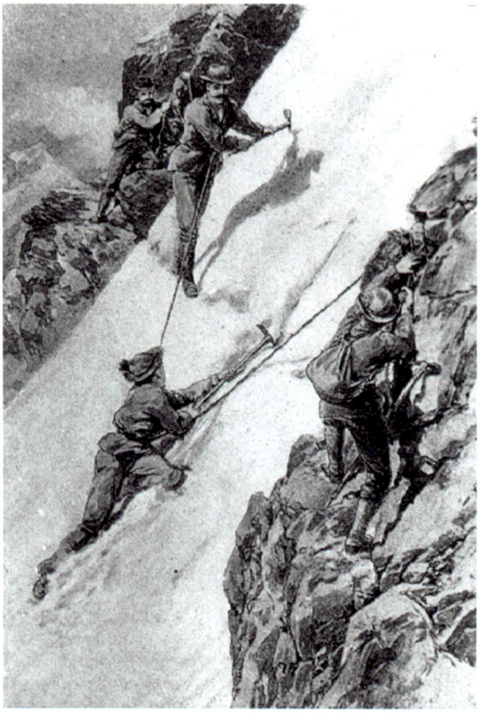

■ **Abb. 1.3** Glimpflich verlaufener Bergunfall um 1880

Alpenklub das „Alpine Rettungscommitee" ins Leben gerufen.

Das Jahr 1896 hat für uns eine besondere Bedeutung: In diesem Jahr wurde anlässlich eines Lawinenunfalls in Schneebergdörfl an der Rax in der Nähe von Wien die erste alpine Rettungstruppe der Ostalpen gegründet (■ Abb. 1.5). Die Stangenbahre war lange Zeit das einzige alpine Abtransportgerät auch im felsigen Steilgelände (■ Abb. 1.6). Bis zum Beginn des 1. Weltkriegs wurden von den inzwischen gegründeten „alpinen Rettungsgesellschaften" Österreichs insgesamt 25 Totbergungen vorgenommen. Noch vor der Jahrhundertwende erschien das erste Lehrbuch über Unfallverhütung und Notfallmanagement im Gebirge: *Die Gefahren der Alpen* aus der Feder des Wiener Arztes und Alpinisten Emil Zsigmondy. Es sollte aufgrund seiner Brillanz in zahlreichen Auflagen über Jahrzehnte hinweg das einschlägige Standardwerk bleiben.

Kurz vor Ausbruch des 1. Weltkriegs entwickelte der Grazer Physiologieprofessor Stiegler den Prototyp der späteren Gebirgstrage, die auch heute noch zur Kernausrüstung jeder Bergrettungseinsatzstelle zählt. Die Stiegler-Gebirgstrage war eine zusammenklappbare Holzkonstruktion, in der der Verletzte halbsitzend in Antischockposition der Beine getragen, aber auch abgeseilt werden konnte.

In der Zwischenkriegszeit wurden einige Weiterentwicklungen der Gebirgstrage erprobt. So gab es eine Stahlrohrkonstruktion der deutschen Wehrmacht, den „Bergwachtschlitten", der zum leichteren Transport in der Mitte teilbar war und außerdem für den Winter mit skiartigen Kufen, im Sommer mit großen Rädern versehen werden konnte (■ Abb. 1.7). Alle diese Bemühungen waren aber in der Regel deshalb zum Scheitern verurteilt, weil man den entlegenen alpinen Unfallort viel zu spät erreichte. Auch die Bergrettung der „Gründungsepoche" konnte daher üblicherweise leider nur mehr Tote ins Tal bringen.

1.1.3 Epoche der Entwicklung alpiner Rettungsgeräte

In beiden Weltkriegen wurde eine besonders grausame Variante der Kriegsführung erfunden, nämlich der gnadenlose Stellungskrieg im Hochgebirge. Eines der maßgeblichen militärischen Zentren dafür war die Heereshochgebirgsschule in St. Johann in Tirol. Die dort unter Anleitung des Sanitätsoffiziers und Füssener praktischen Arztes Fritz Rometsch entwickelten Geräte und Techniken (z. B. das Stahlseilgerät, die Gebirgstrage und der Akja) wurden bald zur Basisausrüstung der modernen Alpinrettung und sind bis heute ebenso weltweit in Anwendung wie der vom Münchner Ludwig Gramminger

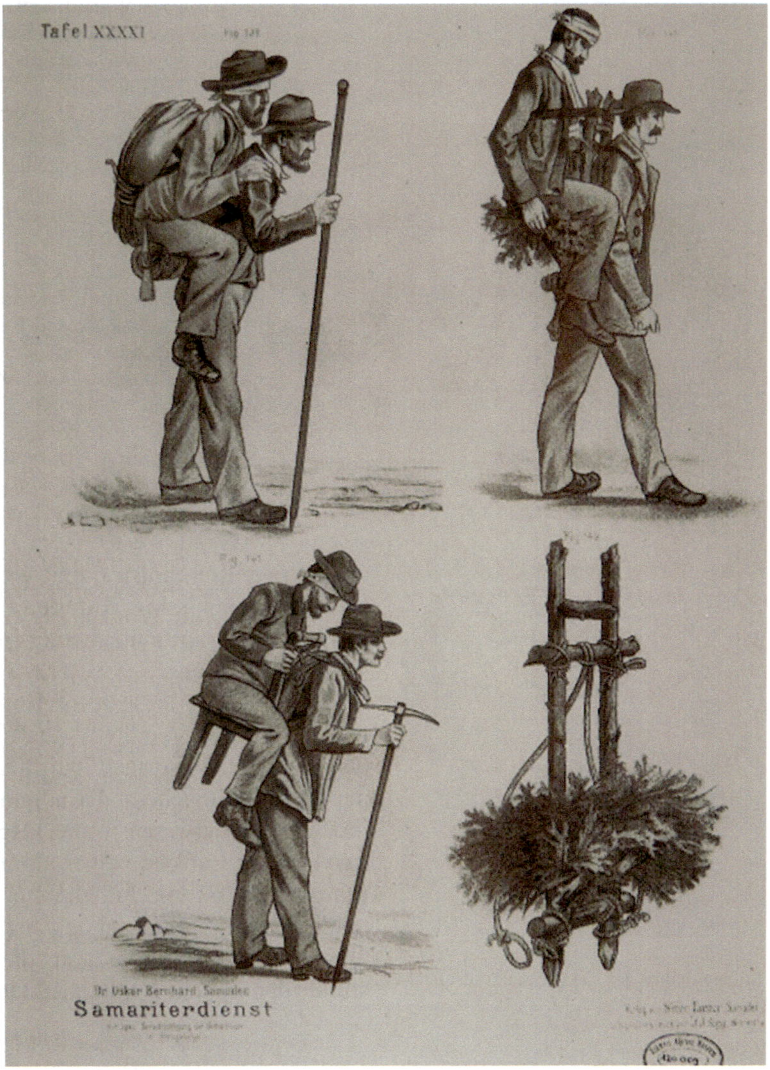

Abb. 1.4 Schweizer Behelfstrage im Gebirge

entwickelte Trag- und Abseilgurt, der „Gramminger-Sitz" (Abb. 1.8).

Im Jahr 1946 wurde der Österreichische Bergrettungsdienst gegründet. Im Jahr 1948 kam es zur europaweit ersten internationalen Bergrettungstagung im Wilden Kaiser (Stripsenjoch) und in Obergurgl (Rotmoosferner). Da natürlich auch in anderen Alpenländern – allen voran in der Schweiz, in Deutschland und in Frankreich – ähnliche bergungstechnische Entwicklungen stattgefunden hatten, war dieses erste grenzüberschreitende Zusammentreffen besonders bedeutsam. Es führte im Mai 1956 in Bozen zur Gründung der Internationalen Kommission für Alpine Rettungen (IKAR; engl. International Commission for Alpine Rescue [ICAR]), deren erster Präsident der Arzt Rudi Campell aus Pontresina war. Heute umfasst die IKAR 41 Mitgliedsländer mit 123 Alpinrettungsorganisationen und verfügt u. a. über eine

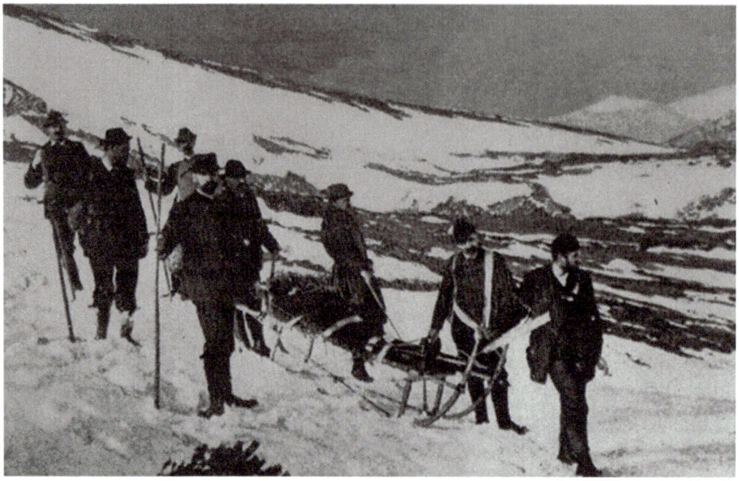

Abb. 1.5 Rettungsgruppe auf der Rax, 1896

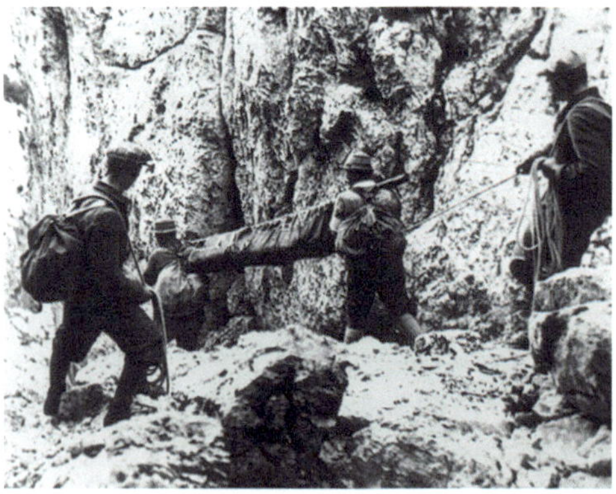

Abb. 1.6 Stangenbahre des Deutschen und Österreichischen Alpenvereins

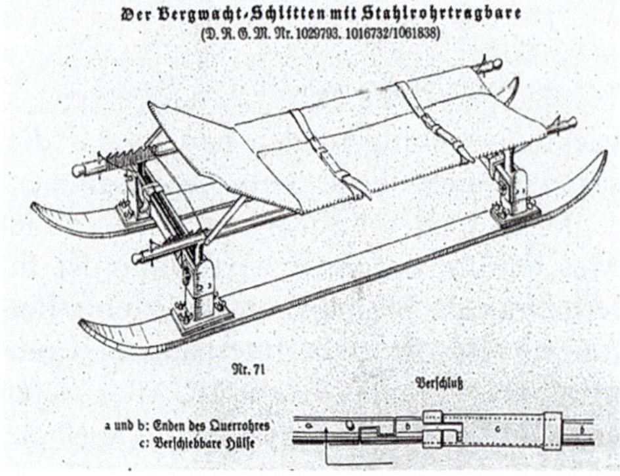

Abb. 1.7 Bayerischer Bergwachtschlitten

sehr aktive, Richtlinien publizierende medizinische Kommission (International Commission for Mountain Emergency Medicine – ICAR MedCom).

Nicht zuletzt diese revolutionären Entwicklungen von Geräten waren es, die in der Mitte des vorigen Jahrhunderts einen grundsätzlichen Paradigmenwechsel im Bergrettungswesen in die Wege leiteten: weg von der Funktion einer alpinen Bestattungsinstitution und hin zu einer lebensrettenden Erstversorgung möglichst direkt am alpinen Unfallort. Das war die Geburtsstunde der alpinen Notfallmedizin.

1.1.4 Epoche der alpinen Flugrettung

Anfänglich wurden in den 1950er-Jahren in der Schweiz und später in Österreich Flächenmaschinen vom Typ Piper Super Cup mit Schneekufen eingesetzt. Bei den großen Lawinenkatastrophen 1953 im Gasteinertal und Großen Walsertal brachten erstmals riesige amerikanische Sikorsky Militärhubschrauber Lawinenhunde, Ärzte und Rettungsmannschaften in die Katastrophengebiete.

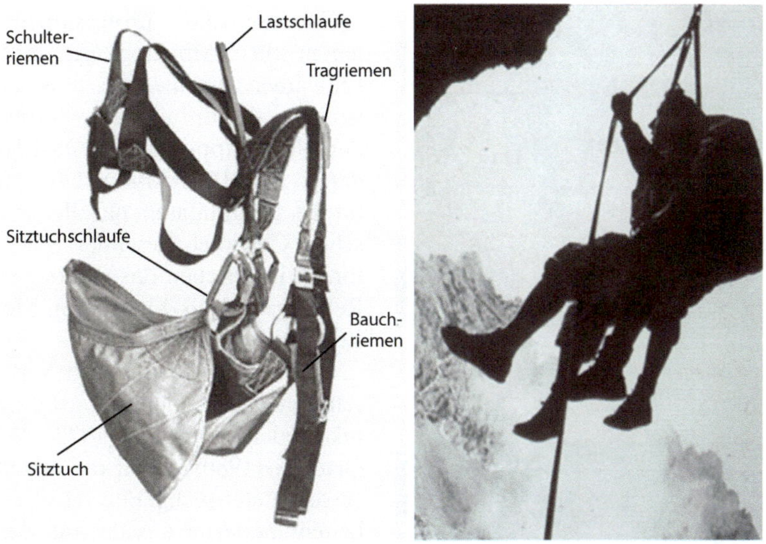

Abb. 1.8 „Gramminger-Sitz“ der Bayerischen Bergwacht

Später wurden v. a. Klein- (und Leicht-) hubschrauber der Typen Bell 47, Jet Ranger, Alouette III, Bell UH 1D, BO105 vornehmlich in der Schweiz, Österreich, Deutschland und Frankreich durch Militär, Polizei und Privatfirmen eingesetzt.

Nach dem Vorbild des Allgemeinen Deutschen Automobil Clubs (ADAC) wurde am 01.07.1983 in Innsbruck der erste österreichische Notarzthubschrauber (NAH) vom Österreichischen Automobil, Motorrad und Touringclub (ÖAMTC) in Dienst gestellt, 16 weitere gelbe Christophorus-Notarzthubschrauber folgten und mehrere private NAH etablierten sich. Heute ist Hilfeleistung im alpinen Gelände ohne Hubschrauberunterstützung nicht mehr denkbar – nach dem Motto: „Ohne Flugrettung keine Bergrettung und ohne Bergrettung keine Flugrettung“.

Die tourismusgetriebene Dichte der Notarzthubschrauber-Systeme in Tirol ist fast schon besorgniserregend und wird wohl in Zukunft nur in Folge ökonomischer Grenzen eingebremst werden (Abb. 1.9, 1.10, 1.11 und 1.12).

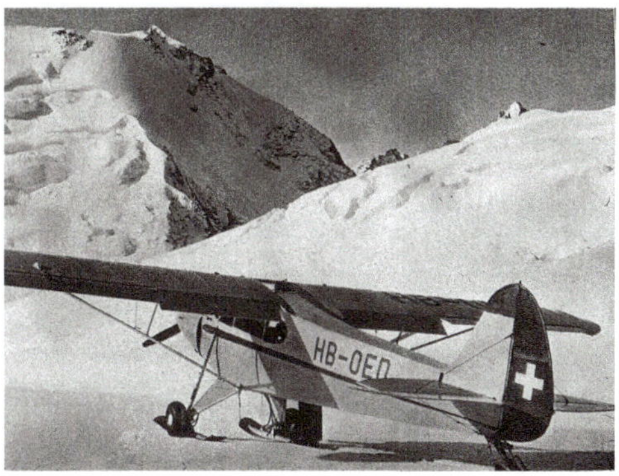

Abb. 1.9 Piper Super Cup mit Schneekufen, 1956

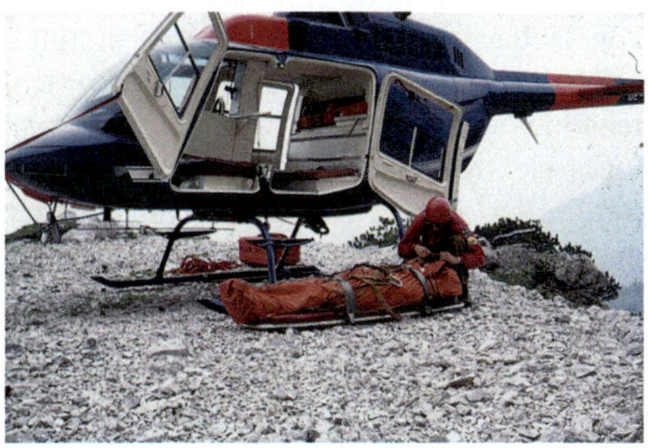

Abb. 1.10 Jet Ranger nach erfolgter Tau-Bergung, 1974

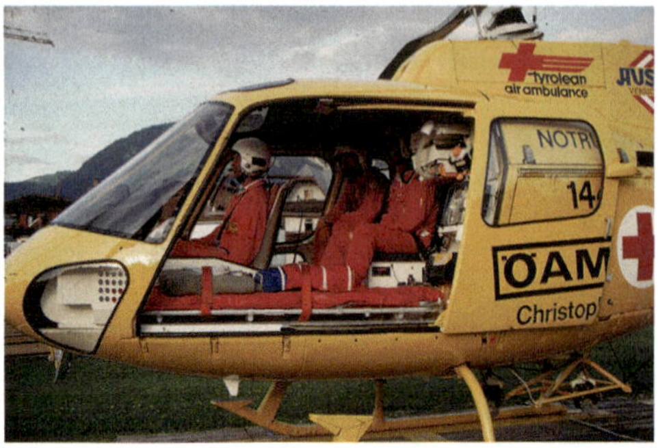

Abb. 1.11 3-Mann-Crew in der Ecureuil B1, 1985

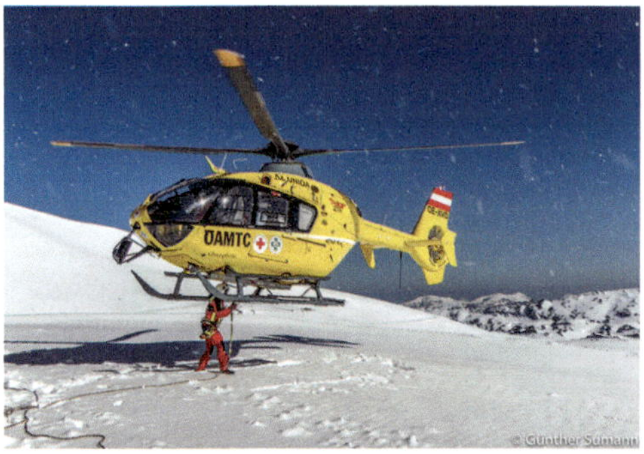

Abb. 1.12 H135 (EC135) der ÖAMTC-Flugrettung. (Mit freundlicher Genehmigung von G. Sumann)

1.1.5 Epoche der elektronischen Helfer

Um die lange Zeit zwischen einem Notfall im alpinen Gelände und dem Alarmieren von Helfern zu verkürzen, wurde erstmals 1934 vom Schweizer Alpenclub die Hüttentelefone der Hasler AG installiert: ein analoges elektronisches System, mit dem von Berghütten aus per Funk mit verschiedenen anwählbaren Telefonteilnehmern im Tal kommuniziert werden konnte.

Erst 1983 kam das digitale Motorola-Digna-TEC-Mobiltelefon auf den Markt, 1990 kam das D-Netz, schließlich 2007 das Apple Smartphone mit Fotoapparat, Internet, Navigationssystem, digitalen Karten, Wettervorhersage etc.

Heute sind professionelle Leitstellen in allen Alpenregionen mittels Mobilfunk über verschiedene, teils sehr gut ausgebaute Mobilfunknetze erreichbar. Bei der Notfallapplikation SOS-EU-ALP werden z. B. GPS-Positionsdaten und medizinische Notfalldaten parallel zum telefonischen Gespräch gesendet. Das Mobiltelefon ist inzwischen das stärkste Glied in der Rettungskette und hat vielen Menschen das Leben gerettet.

Die exakte Ortung von Verletzten, Verschütteten, Blockierten wird durch Elektronik erleichtert. Skadi (1972), Pieps (1968), Ortovox (1980) waren die ersten Lawinenverschüttetensuchgeräte (LVS), heute arbeiten moderne Geräte auf der Frequenz 457 MHz mit 3 Antennen erfolgreich. Im Jahr 1983 wurde das RECCO-System mit Reflektoren in Skischuhen oder anderen Bekleidungsstücken installiert und wird derzeit neben der Lawinenverschüttetensuche auch bei der Vermisstensuche vom Hubschrauber aus zunehmend verwendet. Speziell bei Sucheinsätzen verwendet die Bergrettung seit ca. 2020 Mobilfunkpeilung und Drohnen mit optischer und Wärmebildkamera. Die Zukunft muss unbedingt den menschlichen Hausverstand mit Verantwortungsgefühl verbinden!

1.1.6 Entwicklung der alpinmedizinischen Gesellschaften

International führend sind im Bereich Prävention die UIAA MedCom (medizinische Kommission der Union International des Associations d'Alpinisme), im Bereich Notfallmedizin die ICAR MedCom (medizinische Kommission für alpine Notfallmedizin), und im Bereich Höhenmedizin die ISSM (International Society for Mountain Medicine). Im deutschsprachigen Bereich sind die ÖGHAM (österreichische Gesellschaft für Alpin- und Höhenmedizin), die

BExMed (deutsche Gesellschaft für Berg- und Expeditionsmedizin) und die Schweizerische Gesellschaft für Gebirgsmedizin (SGGM) sehr aktiv. Verschiedene Diplome können über diese Gesellschaften erworben werden (▣ Abb. 1.13).

1.2 Geschichte der Medizin großer und extremer Höhen

Eine gänzlich andere Entwicklung nahm die Höhenmedizin. Da „dort oben die Luft so dünn ist" und der Mensch auf hohen Bergen eigentlich nichts verloren habe, da er dort höhenkrank werden und daran sogar sterben könne, interessierte sich die Wissenschaft lange Zeit nur wenig für die großen und extremen Höhen.

1.2.1 Frühe Berichte über die Höhenkrankheit

Alle Kulturen, die sich in Hochgebirgen ansiedelten, berichten von höhentypischen körperlichen Beschwerden, v. a. über Kopfweh,

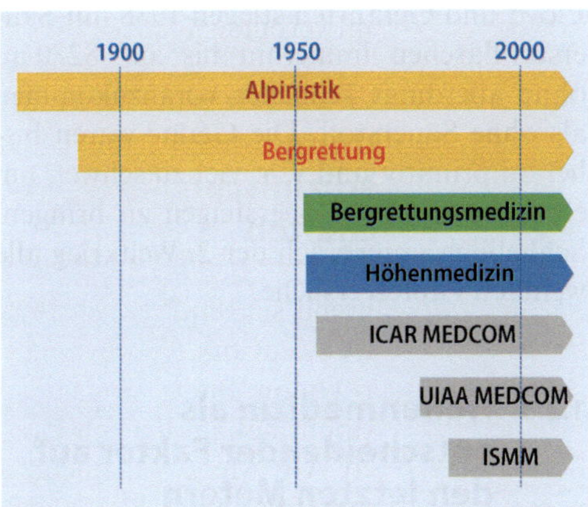

▣ **Abb. 1.13** Zeitleiste der Geschichte der Alpinistik und Bergrettung

Übelkeit, Erbrechen und Atemnot. Diese Symptomatologie beschrieb als einer der Ersten im Jahr 1590 der in den Anden tätige spanische Jesuit José de Acosta. Ähnliche Zeugnisse sind aus Asien überliefert.

Generationen von Physiologen, etwa Paul Bert, Angelo Mosso, Nathaniel Zuntz u. a. m. beschäftigten sich engagiert in Unterdruckkammern und in Höhenlaboratorien mit den Auswirkungen der physikalischen Phänomene der Höhe, und es entstanden z. T. die absonderlichsten Theorien über die Einflüsse der Höhe auf den Organismus. Es finden sich in allen Hochgebirgen der Welt anekdotenhafte, mehr oder weniger fantasievolle Schilderungen, z. B. diese aus der Feder des Bezirksarztes von Mittersill:

> » Bei der Glocknerexpedition im Jahre 1800 (rund ein Dutzend Wissenschaftler) fand man keine Erklärung dafür, dass etliche nicht eben berggewohnte Herren Kopfweh und zuweilen Schwindel bekamen. Vielleicht hing das damit zusammen, dass die Herren ihren Durst mit wasserverdünntem Wein stillten. (M. Hutter 2013, persönliche Mitteilung)

Aber weder Mediziner noch Physiologen interessierten sich sonderlich für das Leben und Überleben dort oben, also für die Klinik und Prophylaxe der Höhenkrankheit – mit einer einzigen Ausnahme: Thomas Holmes Ravenhill (1881–1952), Minenarzt in Nordchile, dessen vor bereits über 100 Jahren veröffentlichte Beschreibungen der Höhenkrankheit erstaunlicherweise den heutigen sehr ähnlich sind:

> » A majority of newcomers … wake up the next morning with a severe frontal headache … any attempt at exertion increases the headache, which is nearly always confined to the frontal region. (Ravenhill 1913)

1.2.2 Eine nationale Tragödie als Geburtshelfer der modernen Höhenmedizin

Zum Zeitpunkt seiner größten Ausdehnung, gegen Ende des 19. Jahrhunderts, begann sich das British Empire bereits aufzulösen, was eine kollektive Depression der britischen Volksseele auslöste. Da ergab sich die schicksalhafte Gelegenheit, den verletzten Nationalstolz zumindest auf sportlicher Ebene zu kompensieren, – es ging um die „Eroberung“ von Nord- und Südpol. Ein gnadenloser Nationenwettlauf entbrannte, dessen für Britannien tragischer Ausgang bekannt ist: Am 06.04.1909 erreichte der Amerikaner Robert Edwin Peary als erster Mensch mit Schlittenhunden den Nordpol und der Norweger Roald Engebregt Gravning Amundsen stand am 14.12.1911 am südlichsten Punkt der Erde, über einen Monat früher als der Brite Robert Falcon Scott, der vor Amundsen gestartet war und am 18.01.1912 angesichts der Reste des Südpollagers der Norweger zur Kenntnis nehmen musste, dass sie nicht die Ersten waren. Keiner der Briten überlebte den Rückweg.

So blieb nur mehr ein Ziel, um diese bittere nationale Kränkung zu lindern: Der „dritte Pol“, der 8848 m hohe Mount Everest, noch unerstiegen, aber für die meisten der nun folgenden britischen Expeditionen geradezu in Griffweite: 1921, 1922, 1924, 1933, 1935, 1936, 1938, 1950 und 1951. Im Juni 1924 musste Edward Norton auf immerhin 8572 m ohne Sauerstoffatmung umdrehen, um sein Leben zu retten (▫ Abb. 1.14): „Ich war nahezu am Ende und ging viel zu langsam, um den Gipfel zu erreichen.“

Eine systematische höhenmedizinische Forschung fand auch in dieser Zeit nicht statt. Zwar formulierte Barcroft 1925 die klassische Definition der akuten Höhenkrankheit und der Peruaner Carlos Monge beschrieb im Jahr 1928 die nach ihm benannte „chronische Höhenkrankheit“. Aber das waren seltene Einzeläußerungen.

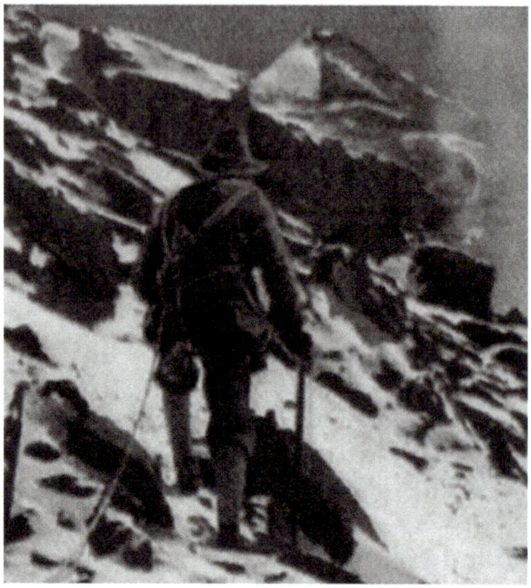

▫ **Abb. 1.14** Am 03.06.1924 musste Edward Norton auf 8572 m ohne Sauerstoffatmung knapp unter dem Everest-Gipfel umdrehen, um sein Leben zu retten. (Fotografie von Howard Somervell)

Die Sherpas nannten den Flaschensauerstoff „English air“: Bereits 1922 verwendete Finch Sauerstoffflaschen. Im Jahr 1933 erreichten 4 Bergsteiger am Mount Everest ohne Sauerstoff eine Höhe von 8534 m. Lloyd und Gefährten stiegen 1938 mit Sauerstoffflaschen immerhin bis auf 8230 m, ohne allerdings schneller voranzukommen als ohne Sauerstoff. Die Geräte waren bisher zu primitiv und v. a. viel zu schwer, um einen Vorteil im Höhersteigen zu bringen. Schließlich unterbrach der 2. Weltkrieg alle weiteren Gipfelversuche.

1.2.3 Höhenmedizin als entscheidender Faktor auf den letzten Metern

Im Frühjahr und im Herbst 1952 drohte den Engländern das nächste Unglück: Eine starke, hoch motivierte Schweizer Mannschaft war in diesem Jahr dabei, endlich den Gipfel zu erreichen, ausgestattet mit neuartigen Sauerstoffgeräten. Sollten die Schweizer erfolgreich sein, würde das für England einer nationalen Katastrophe gleichkommen. Tatsächlich erreichten Raymond Lambert und der junge Sherpa Tenzing Norgay zusammen mit 2 weiteren Schweizern das letzte Lager auf 8400 m, wobei sie intermittierend Flaschensauerstoff atmeten. Am nächsten Morgen gelang ihnen nur mit größter Mühe die Flucht nach unten, und zwar aus zwei Gründen: Die Sauerstoffgeräte waren ungeeignet, da sie wegen des hohen inspiratorischen und exspiratorischen Drucks während des Kletterns nicht benutzt werden konnten. Außerdem verhinderten starre Mundstücke jede Kopfbewegung. Ein weiterer fataler Umstand war die massive Dehydrierung: Kein Schweizer hatte einen Kocher im Gepäck, sodass kein Schneeschmelzen möglich war. Somit gab es in dieser entscheidenden Phase knapp unter dem Gipfel des Mount Everest absolut nichts zu trinken.

Der amerikanische Höhenmediziner Houston stellte dazu später lapidar fest:

> Thus the Swiss, who were born and bred in the mountains and almost certainly had a team whose technical climbing ability was superior to that of the British, failed primarily because insufficient attention had been given to two critical physiological factors: oxygen and hydration. (Houston 2005)

Dagegen berichtet Hillary über das Abendessen am 28.05.1953 im letzten Lager:

> Pint after pint of hot lemon drink crammed with sugar, followed by great mugs of lemonade from 11 p.m. to 1 a.m., and finally more fluid for breakfast, trying to get as much moisture into ourselves as we could. (Houston 1998)

Viel hatten die Briten 1953 auch den 1952 gescheiterten Schweizern zu verdanken, denn es zählt wohl zu den Sternstunden des Expeditionsbergsteigens, dass die Schweizer Expeditionsteilnehmer von 1952 die Größe besaßen, nach dem eigenen Scheitern dem britischen Team freimütig mit Rat und unschätzbarer Erfahrung zur Seite zu stehen. Und da war dann auch noch Lamberts junger Gefährte, der Sherpa Tenzing Norgay, dem das Terrain ja höchst vertraut war, als er 1 Jahr später mit Hillary dem höchsten Punkt entgegenstieg.

Dass es aber nach Jahrzehnten des Scheiterns und der nationalen Frustration am 29.05.1953, ausgerechnet am Krönungstag der englischen Königin, dann endlich doch zum großen Erfolg kam, ist in erster Linie einem bis dahin völlig unbekannten Arzt zu verdanken, nämlich Lewis Griffith Cresswell Evans Pugh.

Pugh, ein typischer Walliser, war als Physiologe einer kleinen britischen Forschungsexpedition, die im Mai 1952 zum Nangaon La (4720 m) und zum Menlung La (6100 m) im Bereich des damals noch unerstiegenen Cho Oyu unterwegs war, mit einem ganz bestimmten Ziel befasst, und das lautete: der Gipfel des Mount Everest. Er führte mit seinem Team erstmals und zielstrebig umfassende Studien u. a. zu folgenden Themen durch:

- Atmung in großer Höhe und Sauerstoffaufnahme beim Klettern (Aspekte für bis dato noch ungelöste Fragen der Technik der künstlichen Sauerstoffatmung),
- Flüssigkeitshaushalt in der Höhe, Bedeutung der Flüssigkeitsaufnahme,
- Energiehaushalt, Ernährung,
- Kälteschutz (Kleidung, Zelte).

Ein Detail: Er war der Erste, der die Climbing Rates (Höhenmeter pro Stunde) unter verschiedenen Sauerstoffflussraten sowohl im offenen als auch im geschlossenen System sowohl bei intervallartiger als auch bei konstanter Flaschensauerstoffatmung untersuchte und die optimale Verwendungstechnik herausfand. Als Resultat dieser Feldstudie ordnete Pugh an, dass Hillary und Tenzing mit einem offenen

Sauerstoffsystem bei einer Flussrate von 3 l/min hochsteigen sollten. Damit schafften sie im Everest-Gipfelbereich beachtliche 192 Höhenmeter pro Stunde, während Lambert und Tenzing ein Jahr zuvor auf derselben Route bei vergleichbaren Schneeverhältnissen im geschlossenen System und bei Intervallatmung (die unhandlichen Geräte waren beim Steigen nämlich völlig unbrauchbar) nur 71 Höhenmeter pro Stunde schafften (Lambert und Tenzing waren allerdings auch, wie erwähnt, schwer dehydriert).

Es gilt heute jedenfalls als unbestritten, dass der Gipfelerfolg Hillarys und Tenzings weitgehend Pughs Erkenntnissen am Cho Oyu zu verdanken ist: „In fact without this work it is doubtful if the mountain would have been climbed." (West 1998). Die Forschungsexpedition von Griffith Pugh im Vormonsun 1952 gilt daher vielfach als die Geburtsstunde der modernen Höhenmedizin und Pugh selbst als der alle Höhenmediziner überragende Protagonist des 20. Jahrhunderts. Seine historische Bedeutung im Gegensatz zu den gelegentlich fälschlicherweise als Höhenmediziner gehandelten Physiologen Mosso, Zuntz, Bert u. a. lässt sich am besten mit folgender Episode verdeutlichen:

Vierzig Jahre nach der Erstbesteigung des Everest, im Mai 1993, lud die britische Königin alle Mitglieder der erfolgreichen Expedition zu einem Empfang. Im Laufe der Veranstaltung ergriff Dr. Michael Ward, der Expeditionsarzt 1953, das Wort:

> We have been hearing a great deal this evening about the extraordinary brilliant leadership provided by Sir John Hunt on the 1953 Everest expedition, but there had been eleven previous expeditions to Mount Everest, many of which had excellent leaders, and they failed. We have been hearing about the great skill of our climbers, but there had been many highly skilled climbers on previous Everest expeditions, yet they failed to get to the summit. We have been hearing about the brilliant logistics, but there had been other well organized, well planned expeditions which all failed. What I want to talk about tonight is the most important reason why the 1953 expedition to Mount Everest succeeded where all its predecessors failed, and this is the work of the unsung hero of Everest … Dr. Griffith Pugh. (Tuckey 2013)

1.2.4 The Silver Hut und andere höhenmedizinische Projekte

Im Jahr 1961 fand, wieder unter der Leitung von Griffith Pugh, die legendäre Silver-Hut-Expedition am 5800 m hohen Mingbo La nahe dem Everest statt, die fast 6 Monate dauern sollte und an der einige junge Höhenmediziner teilnahmen, z. B. John West und Jim Milledge, die noch große Karriere machen würden. Erstmals konnte die Akklimatisation in extremen Höhen untersucht und das komplexe Phänomen der Höhendeterioration geklärt werden (Abb. 1.15).

Daneben wurden stationäre höhenmedizinische Forschungsstationen in den Hochgebirgen der Erde eingerichtet (z. B. in den Europäischen Alpen die Capana Regina Margherita und Refuge de Vallot). Der Mt. Everest selbst wurde zum „testing place" berühmter wissenschaftlicher Expeditionen, – Marksteine für die noch junge Disziplin der Höhenmedizin, wobei sich immer wieder herausstellt, dass „dort

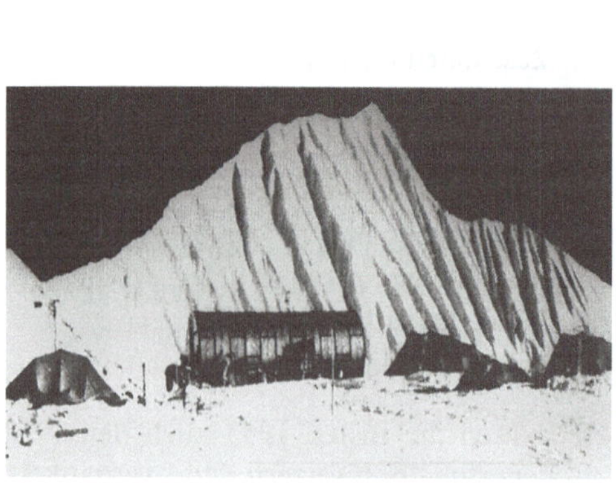

Abb. 1.15 The Silver Hut, 1961

oben, wo die Luft so dünn ist" noch viele Fragen offen und ungeklärt sind.

Mount Everest, „the testing place"

- 1981: AMREE – 8848 m
- 1985: Everest II – „8848 m" (simulierte Everest-Besteigung in der Unterdruckkammer)
- 1997: Everest III/F – „8848 m" (simulierte Everest-Besteigung in der Unterdruckkammer)
- 2009: Everest – 8848 m (Caudwell, britisch)

Literatur

Houston CH (1998) Going higher. The Mountaineers, Seattle

Houston CH, Harris DE, Zeman EJ (2005) Going Higher: Oxygen Man and Mountains. The Mountaineers Books, Seattle. 5th ed.

Ravenhill TH (1913) Some experiences of mountain sickness in the Andes. J Trop Med Hyg 1620:313–320

Simons E, Oelz O (2001) Kopfwehberge – Eine Geschichte der Höhenmedizin. AS Verlag, Zürich

Tuckey H (2013) Everest: the first ascent. Lyons Press Guilford, Connecticut

West JB (1998) High life – a history of high-altitude physiology and medicine. Oxford University Press, New York

Younghusband F (1926) The epic of Mount Everest. Macmillan, London

Höhenmedizin

Terrestrische und kosmische Strahlung

Ulrike Prettenhofer und Michael Groher

Inhaltsverzeichnis

M. M. Berger et al. (Hrsg.), *Alpin- und Höhenmedizin*,
https://doi.org/10.1007/978-3-662-69578-4_2

2

Trailer

Das Alter unseres Universums wird auf ca. 14 Mrd. Jahre geschätzt. Die Erde mit ca. 4,5 Mrd. Jahren ist im Vergleich dazu relativ jung, und es dauerte weitere 4 Mrd. Jahre, bis sich die ersten Lebewesen auf ihr entwickeln konnten. Dem Menschen ist es erst vor ca. 1 Mio. Jahren gelungen, Fußspuren auf diesem Planeten zu hinterlassen.

Schon die Sumerer stellten vor 6000 Jahren Beobachtungen über Sternexplosionen an. Überreste einer 1054 von Chinesen beschriebenen Supernova-Explosion sind heute noch als Gamma- und Röntgenstrahlen emittierender Krebsnebel sichtbar (Grupen 1994). Diese in den Zentren aktiver Galaxien entstehende, hochenergetische Strahlung wird von der Erdatmosphäre zum größten Teil absorbiert, kann allerdings mittels riesiger Teleskope als Teilchenschauer wahrgenommen bzw. von Satelliten außerhalb der Atmosphäre gemessen werden.

2.1 Physikalisch-biologische Grundlagen

> Die Erde ist seit ihrem Bestehen kosmischer Strahlung ausgesetzt. Sie selbst strahlt aufgrund des in ihr gespeicherten Urans und dessen radioaktiver Spaltprodukte. Alles Leben auf diesem Planeten hat sich somit im Laufe der Jahrmillionen durch Evolution an diese Strahlenexposition angepasst.

Unter dem Begriff Strahlung versteht man die Ausbreitung von Teilchen oder Wellen. Diese werden je nach Energie in ionisierend und nichtionisierend unterschieden. Als Einheit für die Energie wird dabei das Joule (J) definiert. Bei einer Exposition des Menschen mit Strahlung sind sowohl Energiedosis als auch die Strahlenart relevant. Die Energiedosis also aufgenommene Energie pro Masse wird dabei in Gray (1 Gy = 1 J/kg) angegeben. Durch Wechselwirkung mit Materie entstehen direkte (durch Herausschlagen von Atomen) und indirekte (durch Bildung freier Radikale) Schäden an Molekülverbindungen (Krieger 2007). Komplexe molekulare Reparatursysteme können diese entstandenen Schäden beheben. Es können sich dabei allerdings in Abhängigkeit von Dauer und Stärke der Strahlenexposition auch nachhaltig somatische und genetische Veränderungen ergeben. Die relative biologische Wirksamkeit, gemessen in Sievert (Sv), ist abhängig von der Strahlenart und Energiedosis. Sie beträgt bei Alpha-, Protonen- und Neutronenstrahlen ein Vielfaches von Gamma-, Röntgen- oder Elektronenstrahlen (Krieger 2007). Die verschiedenen Strahlenarten – ionisierend und nichtionisierend – sind in ◘ Tab. 2.1 aufgeführt.

> Die Strahlenexposition des Menschen setzt sich zusammen aus natürlicher Strahlung (terrestrische Strahlung, Höhenstrahlung, Sonnenstrahlung) und künstlich erzeugter Strahlung (Medizin, Industrie und Forschung).

2.2 Natürliche Strahlung

Die natürliche Strahlung setzt sich zusammen aus terrestrischer und kosmischer Strahlung.

2.2.1 Terrestrische Strahlung

Noch vor der Entstehung unseres Sonnensystems wurden Radionuklide gebildet, welche aufgrund der sehr langen Halbwertszeit noch heute in unserer Erdkruste auftreten. Die hauptsächlich von Kalium sowie Uran und dessen radioaktiven Zerfallsprodukten in der Erdkruste abgegebene Strahlung wird als terrestrische Strahlung bezeichnet und tritt weltweit in unterschiedlicher Stärke auf. Die jährliche Belastung durch

Tab. 2.1 Strahlenarten (ionisierend und nichtionisierend)

Elektromagnetische Strahlung	Wellenlänge (m)
Rundfunkwellen	$1–10^3$
Mikrowellen, Infrarotstrahlung	$10^{-2}–10^{-5}$
Sichtbares Licht	10^{-6}
UV-Strahlung	UVA (400–315) 10^{-9} UVB (315–280) 10^{-9} UVC (280–100) 10^{-9}
Röntgenstrahlung	10^{-10}
Gammastrahlung	$10^{-11}–10^{-14}$
Höhenstrahlung	10^{-15}
Teilchen-, Korpuskularstrahlung	
Alphastrahlung (2 Protonen + 2 Neutronen)	
Betastrahlung (Elektronen, Positronen)	
Neutronenstrahlung	

natürliche Radionuklide in den Böden, Gesteinen und in der Luft (Radon) beträgt in Deutschland im Durchschnitt 2,1 mSv/Jahr, kann aber je nach Wohnort, Ernährungs- und Lebensgewohnheiten bis zu 10 mSv/Jahr betragen (BfS 2023).

Generell ist kalkhaltiger Boden weniger strahlungsaktiv als beispielsweise Granit, in dem Uran in etwas höherer Konzentration nachweisbar ist (Lazar und Winkler 2006). Der mit Abstand höchste Wert von terrestrischer Strahlung wurde im Iran (Ramsar, Radon) gemessen, gefolgt von Indien (Kerala, Monazitsand) und Brasilien (Guarapari, Monazitsand) (De Affonseca et al. 2002; Mortazavi et al. 2006; Tab. 2.2).

Das Uranspaltprodukt und Edelgas Radon (Rn) macht aufgrund seiner Alphastrahlung mehr als ein Drittel der jährlichen Strahlenbelastung der Bevölkerung aus. Das geruchlose Gas findet seinen Weg aus dem Boden über durchlässige Bausubstanz (Risse, Fugen, Rohrdurchführungen etc.) im Kellerbereich in die Innenräume der Häuser, wo es sich, besonders in der Heizperiode, bei mangelhafter Entlüftung in erhöhter Konzentration anreichern kann. Eingeatmet entfaltet das Gas durch seine radioaktiven Zerfallsprodukte seine Wirkung in der Lunge, wo es aufgrund von DNA-Schädigungen zur Entstehung von Lungenkrebs beiträgt. Bereits im Jahr 1988 wurde sowohl von der Weltgesundheitsorganisation (WHO) als auch von der International Agency for Research on Cancer (IARC) Radon als Karzinogen für den Menschen eingestuft.

Eine 1989 in Österreich durchgeführte Erhebung des statistischen Zentralamts zum Todesursachenatlas zeigte eine erhöhte Mortalitätsrate an Bronchialkarzinomen in der Region Umhausen in Tirol auf. Untersuchungen ergaben, dass ein Bergsturz, der vor mehr als 8000 Jahren Massen an uranhaltigem Granitgneisen als Sturzschutt abgelagert hatte, zu einer außergewöhnlichen Porosität und Durchlässigkeit des Bodens und einer daraus resultierenden verstärkten Exhalation des kanzerogenen Uran-Zerfallsprodukts Radon geführte hatte (Ennemoser et al. 1994; Purtscheller et al. 1997). Forschungsergebnisse aus Langtang Himal in Nepal mit ähnlicher geologischer Konstellation scheinen diese These zu bestätigen

Tab. 2.2 Natürliche Strahlenquellen

Natürliche Strahlenquellen	Ganzkörpereffektivdosis (mSv/Jahr)
Kosmische Strahlung (Meeresniveau)	0,3
3000 m	1,5
8000 m	20
300 km (Space Shuttle)	200/Flug
Flug Wien – Rio	0,05/Flug
Flugpersonal	5–6
Terrestrische Strahlung	0,3
Kerala (Indien)	30
Guarapari (Brasilien)	35
Ramsar (Iran)	130
Ingestion	0,2
Radoninhalation	1–2
Radonkur Gastein	2–5/Kur
20 Zigaretten/Tag	100 (Lungendosis)

(Purtscheller et al. 1995; Choubey et al. 2005).

Aufgrund baulicher Energiesparmaßnahmen ist ein Anstieg der Radonkonzentration in den Gebäuden festzustellen. In Österreich beträgt die jährliche Radonbelastung in Innenräumen durch Inhalation im Mittel 1–2 mSv und stellt somit den größten Anteil der natürlichen Strahlenbelastung dar.

Schon vor knapp 500 Jahren wurden die Auswirkungen von Radon bei Bergarbeitern in Schneeberg (Sachsen) von Paracelsus in seinen 3 Büchern *Von der Bergsucht und anderen Bergkrankheiten* beschrieben (Paracelsus 1533). Auch heute noch sind strenge Verordnungen im Berg- und Tunnelbau auf die Radonbelastung ausgerichtet.

Die als Therapie bei Erkrankungen der Atemwege und des Bewegungsapparates in diversen Heilstollen und Heilbädern angepriesene Radonexposition, deren schmerzlindernde Wirkung vermutlich auf den entzündungshemmenden, strahlentherapeutischen Effekt zurückzuführen ist, beträgt nach einem mehrwöchigen Kuraufenthalt genau gesehen ein Vielfaches der jährlichen natürlichen Radonbelastung (Tab. 2.2).

Im Gegensatz dazu beträgt die Belastung der durch Ingestion (Wasser, Nahrung) aufgenommenen natürlichen Radionuklide (14C, 40K, 210Po, 238U) nur etwa ein Zehntel der Radonbelastung (Krieger 2007). Jedoch kann es bei Wasser regional unterschiedliche Schwankungen der Konzentration geben, die einen 100.000-fach höheren Wert erreichen, wenn man Grund- und Quellwasser mit Mineralbrunnen vergleicht. Quellen mit derart hohen Aktivitätskonzentrationen sind daher als Trinkwässer nicht zugelassen.

Derzeit wird untersucht, ob Rauchen wegen des hohen Poloniumgehalts in Tabakpflanzen, die dieses Uranzerfallsprodukt bevorzugt aus der Luft aufnehmen, und der damit verbundenen Alphastrahlung dieses Genussmittels nicht nur durch chemische Kanzerogene, sondern auch aufgrund der Radioaktivität zu Lungenkrebs führt (Muggli et al. 2008; Winter und Franza 1982; Zaga et al. 2021).

2.2.2 Kosmische Strahlung

Als kosmische Strahlung oder Höhenstrahlung wird eine hochenergetische, atomare Teilchenstrahlung aus dem Weltall (inner- und außergalaktisch) bezeichnet, die 1912 erstmals von dem österreichischen Physiker Viktor Heß in 5000 m Höhe von einem Heißluftballon aus gemessen wurde. Die Wechselwirkung der Primärstrahlung aus dem All mit der Erdatmosphäre (hauptsächlich Sauerstoff- und Stickstoffatome) verursacht eine Sekundärstrahlung (z. B. Myonen, Pionen), deren Intensitätsmaximum in ca. 15 km Höhe liegt, von der aber nur ein geringer Anteil die Erdoberfläche erreicht (Grupen 1994).

Aufgrund des Erdmagnetfeldes kommt es zu einer ungleichmäßigen Verteilung dieses Teilchenschauers: Die Strahlenbelastung ist an den Polen 5-mal so hoch wie am Äquator. Bei starken Turbulenzen an der Sonnenoberfläche mit Aussendung von Gammastrahlung kann die Belastung speziell in der Raumfahrt für Stunden um ein Vielfaches zunehmen. Die jährliche, auf Meeresniveau gemessene Dosis der kosmischen Strahlung beträgt im Durchschnitt 0,3 mSv und entspricht damit der jährlichen Dosis der terrestrischen Strahlung.

Die Strahlung verursacht Ionisationen von Atomen und Molekülen in unserem Körper, was zu chemischen oder biochemischen Reaktionen und somit zu Schädigungen von Erbgut in den Zellen führt.

Die kosmische Strahlung nimmt allerdings mit der Höhe zu. Sie beträgt in 3000 m Höhe ca. 1,5 mSv/Jahr, im Bereich der Capanna Regina Margherita auf 4554 m dagegen ca. 2,6 mSv/Jahr und wäre für den Hüttenwirt einer fiktiven „Everest Summit Hut" bereits höher, als der in Österreich und Deutschland für beruflich strahlenexponierte Personen erlaubte Jahresgrenzwert von 20 mSv. Die US-Marssonde Curiosity konnte 2012 Daten sammeln, welche zeigen, dass ein bemannter Flug zum Mars etwa eine Strahlendosis von 660 mSv für die Besatzung alleine für die An- und Abreise bedeuten würde (Zeitlin et al. 2013).

2.2.3 UV-Strahlung

Für den Menschen ist die mit Abstand einflussreichste, natürliche Strahlenquelle die Sonne, wobei nur ein kleiner Anteil der von ihr ausgesandten UV-Strahlung ionisierend wirkt (◘ Abb. 2.1). Dieser als UVC bezeichnete Teil des elektromagnetischen Spektrums wird derzeit noch zum Großteil von der Ozonschicht absorbiert (Lazar und Winkler 2005). Jedoch sind auch UVA- und UVB-Strahlen in der Lage, Schäden an der DNA von Hautzellen zu verursachen. Aufgrund des wachsenden Interesses an sportlich ausgerichteten Freizeitaktivitäten stellt Hautkrebs somit ein zunehmendes Public-Health-Problem dar (Moehrle 2008).

In Studien, die an Freizeitsportlern durchgeführt wurden, zeigte sich, dass die UV-Belastung (mittels Dosimeter, die am Stirnband befestigt waren, über ein ganzes Jahr gemessen), bedingt durch die Höhe (ca. 10 % Zunahme der UV-Strahlung pro 1000 Höhenmeter) und die starke Reflexion von Strahlen auf Schnee und Eis, eine bis zu 20-fache Überschreitung des von der ACGIH (American Conference of Govermental Industrial Hygienists) vorgegebenen UV-Grenzwertes erreicht hatte (Moehrle et al. 2003; Rigel et al. 2003; Sohrabi und Esmaili 2002).

UV-Strahlenschäden an der Haut werden in ► Kap. 44 besprochen, und in ► Kap. 45 geht es u. a. um die Auswirkungen der UV-Einstrahlung auf die Augen im Hochgebirge.

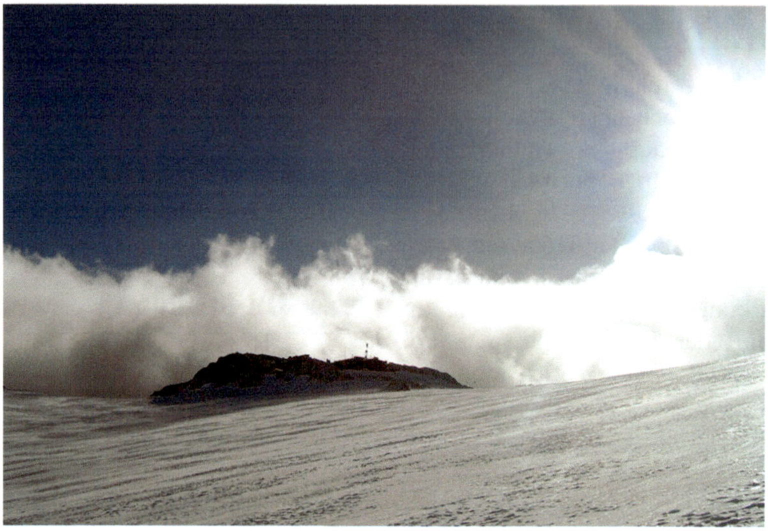

Abb. 2.1 Wichtigste natürliche Strahlungsquelle des Menschen: die Sonne. (Bildrechte: W. Domej)

2.3 Zivilisatorische Strahlenexposition

Die Medizin trägt neben Industrie und Forschung den größten Teil zur zivilisatorischen Strahlenexposition bei (Krieger 2007). Gesundheitlicher Nutzen und Risiko aller Arten von Strahlenanwendungen müssen abgewogen werden, um eine Untersuchung/Behandlung zu rechtfertigen.

Im Gegensatz dazu sind radiologische Notfälle zwar selten, können aber katastrophale Auswirkungen haben. Ein Strahlenfrühwarnsystem dient dazu, die Bevölkerung mit Information und Verhaltensempfehlungen zu versorgen. Der radioaktive Fallout der letzten Jahrzehnte, angefangen bei den lange unterschätzten weltweiten Kontaminationen nach fahrlässig durchgeführten Atomtests in den 1950er- und 1960er-Jahren bis zu den katastrophalen Auswirkung von Tschernobyl und Fukushima, ist regional unterschiedlich. Er wirkt sich sowohl in Form von Bodenstrahlung durch abgelagerte Radionuklide als auch durch Ingestion radioaktiv verseuchter Nahrung aus (hauptsächlich Cäsium 137 mit einer Halbwertszeit von 30 Jahren, das in Pilzen, Beeren und Fleisch von Wildtieren derzeit noch nachweislich ist). Die im Boden verbliebene Radioaktivität hat sich mittlerweile auf ca. 0,01 mSv Jahresbelastung für den Menschen reduziert. Die Tab. 2.3 zeigt die verschiedenen künstlichen Strahlenquellen und ihre Effektivdosis auf den Körper auf.

Strahlenschäden können schon bei geringer Dosis auftreten, nehmen jedoch mit der Dosishöhe und Dauer der Exposition

Tab. 2.3 Künstliche Strahlenquellen

Untersuchung/Behandlung	Effektivdosis (Ganzkörper) (mSv)
Thoraxröntgen	0,05–0,1
Mammografie	0,5
CT-Thorax	8
CT-Abdomen/-Becken	10
Jährliche Dosis Medizin (Österreich/Deutschland)	1,3
Jährliche Dosis radioaktiver Fallout (Deutschland/Österreich)	0,01

Tab. 2.4 Strahlenschäden: letale Dosis

Dosis pro einmaliger Ganzkörperexposition (mSv)	Strahlenschäden
500	Blutbildveränderung
1000	Übelkeit, Erbrechen, Haarausfall
2000	10 % Todesfälle, Durchfall, Gewichtsverlust
3000	20 % Todesfälle, Blutungen, Entzündungen
4000	50 % Todesfälle innerhalb von 6 Wochen
6000	90 % Todesfälle
20	Jahresgrenzwert für medizinisches Personal (Ö)

zu. Die letale Dosis (LD50/30d [50 % Todesfälle nach 30 Tagen]) ist für Lebewesen unterschiedlich und beträgt beim Menschen 4 Sv nach einmaliger Exposition (Tab. 2.4).

Fazit

Die jährliche, für den Menschen relevante Gesamtbelastung durch radioaktive Strahlen beträgt in Europa 3–5 mSv. Der Anteil an natürlicher Radioaktivität ist mit durchschnittlich 2–3 mSv/Jahr etwas höher als der medizinische mit 1,3 mSv/Jahr. Radongas stellt, von regionalen Besonderheiten abgesehen, die größte natürliche Strahlenquelle dar. Die kosmische Strahlung nimmt mit der Höhe zu, erreicht aber selbst in den höchsten von Menschen auf Dauer bewohnten Gebieten nie ein gesundheitsschädigendes Ausmaß. In der Medizin ist in den letzten Jahren ein deutlicher Anstieg an diagnostischer Strahlenexposition zu beobachten, trotz erfolgreicher Reduktion der Einzeluntersuchungsdosis durch fortschreitende Modernisierung der Geräte.

Vielleicht sollte noch erwähnt werden, dass jeder Mensch nicht nur aufgrund seines Charakters, sondern auch aufgrund des Zerfalls spezieller Elemente (z. B. Kalium) im Körper eine „Ausstrahlung“ besitzt, die allerdings mit durchschnittlich 50 Becquerel pro kg (1 Bq = 1 Atomkernzerfall pro Sekunde) relativ gering ist – im Vergleich: der EU-Grenzwert für Lebensmittel beträgt derzeit ca. 600 Bq pro kg.

Literatur

BfS (2023) Umweltradioaktivität und Strahlenbelastung: Jahresbericht 2020. Bundesministerium für Umwelt, Naturschutz, nukleare Sicherheit und Verbraucherschutz, S 7

Choubey VM, Bartaray SK, Ramola RC (2005) Radon variations in an active landslide zone along Pindar River, in Chamoli District, Garhwal Lesser Himalaya, India. Environ Geol 47:745–750

De Affonseca MS, Alves NR, Junior JT, De Almeida CE (2002) The influence of urbanization on natural radiation levels in anomalous areas. J Environ Radioact 63:65–75

Ennemoser O, Ambach W, Brunner P, Schneider P, Oberaigner W, Purtscheller F, Stingl V (1994) Unusually high indoor radon concentrations from a giant rock slide. Sci Total Environ 151(3):235–240

Grupen C (1994) Astroteilchenphysik: das Universum im Licht der kosmischen Strahlung. Vieweg, Wiesbaden

Krieger H (2007) Grundlagen der Strahlungsphysik und des Strahlenschutzes. Teubner, Stuttgart

Lazar R, Winkler M (2005) Strahlung im Hochgebirge unter besonderer Berücksichtigung der UV-Strahlung. In: Österreichische Gesellschaft für Alpin und Höhenmedizin Jahrbuch 2005, S 8–97

Lazar R, Winkler M (2006) Terrestrische Strahlung in alpiner Umgebung. In: Österreichische Gesell-

2

schaft für Alpin und Höhenmedizin Jahrbuch, S 177–187

Moehrle M (2008) Outdoor sports and skin cancer. Clin Dermatol 26(1):12–15

Moehrle M, Dennemoser B, Garbe C (2003) Continuous long-term monitoring of UV radiation in professional mountain guides reveals extremely high exposure. Int J Cancer 103(6):775–778

Mortazavi SM, Ghiassi-Nejad M, Karam PA, Ikushima T, Niroomand-Rad A, Cameron JR (2006) Cancer incidence in areas with elevated levels of natural radiation. Int J Low Radiat 2:20–27

Muggli ME, Ebbert JO, Robertson C, Hurt RD (2008) Waking a sleeping giant: the tobacco industry's response to the polonium-210 issue. Am J Public Health 98:1643–1650

Paracelsus (1925) Von der Bergsucht und anderen Bergkrankheiten. drey Bücher (1533/1534). In: Karl Sudhoff (Hrsg). Barth, München

Purtscheller F, Pirchl T, Sieder G, Stingl V, Tessadri T, Brunner P, Ennemoser O, Schneider P (1995) Radon emanation from giant landslides of Koefels (Tyrol, Austria) and Langtang Himal (Nepal). Environ Geol 26:32–38

Purtscheller F, Stingl V, Tessadri R, Mair V, Pirchl T, Sieder G, Brunner P, Schneider P, Ennemoser O (1997) Geologisch-petrographische Ursachen der Radonanomalie in Umhausen (Tirol). Mitt Österr Geol Ges 88:7–13

Rigel EG, Lebwohl MG, Rigel AC, Rigel DS (2003) Ultraviolet radiation in alpine skiing: magnitude of exposure and importance of regular protection. Arch Dermatol 139(1):60–62

Sohrabi M, Esmaili, (2002) New public dose assessment of elevated natural radiation areas of Ramsar (Iran) for epidemiological studies. Int Congr Ser 1225:15–24

Winter TH, Franza JR (1982) Radioactivity in cigarette smoke. N Engl J Med 306(6):364–365

Zaga V, Cattaruzza M, Martucci P, Pacifici R, Trisolini R, Bartolomei P, Giacobbe R, Patelli M, Paioli D, Esposito M, Fabbri V, Gallus S, Gorini G (2021) The "polonium in vivo" study: polonium-210 in bronchial lavages of patients with suspected lung cancer. Biomedicines 9(1):4

Zeitlin C, Hassler DM, Cucinotta FA, Ehresmann B, Wimmer-Schweingruber RF, Brinza DE, Kang S, Weigle BS, Böhm E, Burmeister S, Guo J, Köhler J, Martin C, Posner A, Rafkin S, Reitz G (2013) Measurements of energetic particle radiation in transit to Mars on the Mars Science Laboratory. Science 340(6136):1080–1084

Physik der mittleren, großen und extremen Höhen: die Erdatmosphäre

Wolfgang Domej und Günther Schwaberger

Inhaltsverzeichnis

M. M. Berger et al. (Hrsg.), *Alpin- und Höhenmedizin*,
https://doi.org/10.1007/978-3-662-69578-4_3

3.1 Entwicklung der Erdatmosphäre und der Sauerstoffanreicherung

Der Beginn der heutigen Erdatmosphäre reicht rund 4 Mrd. Jahre zurück. Freier Sauerstoff war in den ersten Erdatmosphären (1. und 2. Uratmosphäre) vor ca. 3,6 Mrd. Jahren noch nicht vorhanden. Die erste Uratmosphäre war zudem völlig anoxisch und bestand zum größten Teil aus Helium (He) und Wasserstoff (H), Elemente, die sich in der Folge in den Weltraum verflüchtigten.

Die sog. 2. Uratmosphäre bestand aus Gasen, die in Begleitung von flüssigem Magma aus dem Erdinneren austraten. Diese setzten sich aus H^+, CO_2, N_2, NH_3, CH_4 sowie Wasserdampf zusammen. Das anfängliche völlige Fehlen von ungebundenem Sauerstoff war vermutlich auf die reduzierende Wirkung eisenhaltiger Gesteinsformationen zurückzuführen, wobei das reichlich vorhandene zweiwertige Eisen den gesamten vorhandenen Sauerstoff (O_2) chemisch gebunden hat. Die erste energetische Nutzung des Sonnenlichtes durch primitive Bakterien (Cyanobakterien), die durch Photosynthese Sauerstoff produzieren konnten, erfolgte im Urmeer vor 3–3,5 Mrd. Jahren. Dadurch wurde ein allmählicher Aufbau einer sauerstoffhaltigen Atmosphäre ermöglicht, und damit waren die Voraussetzungen für die Entwicklung und Existenz höherer Lebewesen gegeben (Schidlowski et al. 1974).

Nach der Endosymbiontenhypothese nahmen kernhaltige anaerobe Urzellen O_2-utilisierende Bakterien auf, die unter dem Schutz einer Zellhülle eine Wirtszelle sehr effizient mit Energie versorgen konnten. Im Rahmen dieser Symbiose entwickelten sich über Jahrmilliarden die Mitochondrien, wie sie für den Aufbau tierischer Zellen charakteristisch sind (Gray et al. 1999). Andere Urzellen nahmen auch Cyanobakterien auf, die sich im Rahmen des evolutionären Prozesses zu O_2-produzierenden Chloroblasten weiterentwickelten. Aus ihnen entstanden letztlich die typischen zur Photosynthese befähigten Pflanzenzellen, wie wir sie heute kennen (Wernegreen 2012).

3.2 Atmosphärenmantel

Die heutige atmosphärische Sauerstoffkonzentration (O_2-Fraktion/F_iO_2 in gesamter Atmosphäre 0,21) gab es erstmals vor etwa 350 Mio. Jahren. Danach folgten immer wieder zwischenzeitliche Schwankungen des atmosphärischen O_2-Gehaltes. Die Aufrechterhaltung der heutigen Gasatmosphäre ist einzig und allein den grünen Pflanzen zu verdanken, die durch den Prozess der Photosynthese (lichtabsorbierendes Pigment Chlorophyll) Kohlendioxid aus der Luft zerlegen, den Kohlenstoffanteil zum Aufbau eigener Zellstruktur verwenden und den für sie nicht nutzbaren Sauerstoff an die Atmosphäre abgeben.

Somit kompensieren Pflanzen fortlaufend die enormen Sauerstoffverluste durch Verwesung und Oxidation. Ohne diese oxygene Photosynthese würde freier Sauerstoff in knapp 3000 Jahren wieder aus der Erdatmosphäre verschwunden sein. Genau genommen steht jedoch Sauerstoff nicht für den Lebensprozess, sondern für eine hohe Energieausbeute. Eukaryontische Organismen (ein- oder mehrzellige Lebewesen), deren Zellen einen Zellkern besitzen, benötigen Sauerstoff, um auf effiziente Weise das für die Energieübertragung wichtige Grundmolekül Adenosintriphosphat (ATP) zu bilden.

Höhenatmosphärische Umgebungsbedingungen erfordern im Rahmen einer akuten Hypoxieexposition bzw. eines Höhenaufenthaltes ein komplexes physiologisches Zusammenspiel zahlreicher Funktionskreise im Organismus. Der vertikale Atmosphärenaufbau wird durch die Zustandsgrößen

Temperatur, Luftdruck und Luftdichte definiert, wobei innerhalb der Troposphäre (unterste Schicht der Erdatmosphäre) die Luftmischung besonders komplex ist: Bis 15.000 m Höhe sind 90 % der gesamten Luftmasse und nahezu der gesamte Wasserdampf der Erdatmosphäre (Wolken, Niederschlag) enthalten. Hier vollzieht sich das eigentliche Wettergeschehen.

Der Troposphäre der Erde ist infolge der Erdrotation nicht einheitlich und reicht am Äquator bis in etwa 18.000 m, an den Polen bis in etwa 8000 m Höhe, wobei die Troposphäre an den Polen im Winter noch um 2000 m niedriger ist als im Sommer. Die heutige atmosphärische Gaszusammensetzung besteht aus den Hauptbestandteilen Sauerstoff (20,95 %), Stickstoff (78,0 %) und Argon (0,93 %) sowie einem vernachlässigbaren Anteil weiterer Edelgase (Neon, Krypton, Xenon) sowie Restgasen organischen Ursprungs, Schwefel- und Stickstoffverbindungen, Wasserstoff, gasförmigen Radikalen (ROS), Ruß- und Sandpartikeln sowie Spuren von Radon (▪ Tab. 3.1), wobei die anteilsmäßige Zusammensetzung des Luftgemisches bis zu einer Höhe von 11.000 m jener erdnaher Luftschichten entspricht, d. h., der prozentuelle Anteil an O_2-Molekülen bleibt unverändert, die absolute Zahl pro Volumen nimmt mit der Höhe über dem Meeresspiegel ab.

▪ Tab. 3.1 Zusammensetzung atmosphärischer Luft

Bestandteil	Volumenanteil (in %)
Stickstoff (N_2)	78,0
Sauerstoff (O_2)	20,95
Argon (Ar)	0,93
Kohlendioxid (CO_2)	0,034
Neon (Ne)	0,0018
Helium (He)	0,0005
Methan (CH_4)	0,00016
Krypton (Kr)	0,00011
Wasserstoff (H_2)	0,00005
Kohlenmonoxid (CO)	0,00002
Ozon (O_3)	0,000007
Xenon (Xe)	0,000003

Vereinbarungsgemäß werden geografische Höhen in der Regel in mittlere (1500–3000 m), große (3000–5500 m) und extreme Höhen (ab 5500 m) unterteilt. Die Auswirkungen der Höhe auf die menschliche Physiologie wurden sowohl unter natürlichen als auch simulierten Bedingungen eingehend untersucht.

Für ihre außergewöhnliche Höhenlage bekannte Ziele, wie beispielsweise La Paz (3627 m) in Bolivien, der höchstgelegenen Hauptstadt der Erde, oder Lhasa (3650 m) in Nepal, fordern bereits die Fähigkeit zur Langzeitanpassung unter einer bereits deutlichen O_2-Mangelatmosphäre heraus. Um in diesen Höhen dauerhaft zu überleben, sind eine bereits abgeschlossene Auseinandersetzung des Organismus mit der Hypoxie dieser Höhenlage (Akklimatisation) erforderlich bzw. bestimmte genetisch determinierte physiologische Eigenschaftsprofile von Vorteil (Ramirez et al. 1999).

In diesem Zusammenhang wurden auch therapeutische Höhen, das sind Höhenlagen zwischen 1500 und 2200 m, definiert. Als therapeutische Höhen werden Lagen bezeichnet, wo der Einzelne noch eine normale O_2-Sättigung seines arteriellen Hämoglobins (S_aO_2) aufweist. Die positiven gesundheitlichen und roborierenden (d. h. kräftigenden) Effekte therapeutischer Höhen werden beispielsweise bei Patienten mit Asthma bronchiale, Herz-Kreislauf-Erkrankungen oder metabolischem Syndrom seit langem von Rehabilitationszentren und „Hochgebirgskliniken“ genutzt (z. B. Davos, 1560 m). In ▪ Tab. 3.1 wird die Zusammensetzung atmosphärischer Luft veranschaulicht.

Höhenphysikalische Größen bestimmen sowohl die Höhenatmosphäre als auch das Höhenklima und können physiologische Regulationen, ggf. auch pathophysiologische

Mechanismen des menschlichen Organismus, in Gang setzen. Zu den Leitgrößen und gleichzeitig meteorologischen Elementen zählen neben dem Gesamtluftdruck (p_B) und inspiratorischen Sauerstoffpartialdruck (p_iO_2) die Luftfeuchte (LF), Lufttemperatur (T), Luftdichte (ρ), Luftströmung, Höhenstrahlung, Bewölkung sowie der Niederschlag (◘ Tab. 3.2).

3

Größenangaben zur vertikalen Luftdruckänderung ergeben sich aus der barometrischen Höhenstufe (BHS). Diese definiert, ab welcher Höhendifferenz eine bestimmte Luftdruckabnahme zu erwarten ist, bzw. stellt jene temperaturabhängige Vertikaldistanz dar, in der eine Luftdruckänderung von 1 hPa (= 1 mbar) erfolgt. In Bodennähe beträgt die barometrische Höhenstufe etwa 8 m, in 5 km Höhe 16 m und in 10 km Höhe 32 m (◘ Tab. 3.3).

Die vertikale Verteilung der Gasmoleküle in der Erdatmosphäre wird durch die barometrische Höhenformel beschrieben, welche die Höhenabhängigkeit des Luftdrucks widerspiegelt.

Die Abnahme des p_B sowie des inspiratorischen O_2-Partialdruckes (p_iO_2) erfolgt mit zunehmender Höhe nicht linear, sondern exponentiell. Als Folge der p_B-Abnahme führt die geringere Kompression der Umgebungsluft daher auch zur Abnahme der Luftdichte (ρ), d. h., die Luft wird mit zunehmender Höhe „dünner" (◘ Tab. 3.2). Die internationale Höhenformel (Meeresspiegel = 1013,25 hPa, H = Höhe in Metern, T = Temperatur in K [T = t °C + 273,15]) lautet:

$$P_{\text{B Höhe}} = P_{\text{Meeresspiegel}} \times \frac{(1 - 0{,}0065 \times H)^{5{,}255}}{T_{\text{Meeresspiegel}}}\ hPa$$

◘ **Tab. 3.2** Physikalische Leitgrößen und Veränderungen mit der Höhe

Determinanten des Höhenklimas	Einheit	Veränderung in der Höhe
Barometerdruck (P_B)	mmHg/hPa	−60 mmHg/80 hPa pro 1000 m
Inspiratorischer Sauerstoffpartialdruck (p_iO_2)	mmHg/hPa	−17 mmHg/22,7 hPa pro 1000 m
Temperatur (T)	°C	−6 °C pro 1000 m
Luftfeuchte (LF)	%	−25 % pro 1000 m
Luftdichte (ρ)	kg/m³	−0,0875 kg/m³ pro 1000 m
Höhenstrahlung	mSv	+10–20 % pro 1000 m
Windgeschwindigkeit	m/s	+Windchill-Faktor
Niederschläge	mm/Tag	+~4500 m in Abhängigkeit von Wolkenhöhe und Region

◘ **Tab. 3.3** Temperaturabhängige barometrische Höhenstufen (m/hPa)

	−15 °C	0 °C	15 °C	30 °C
Meeresspiegel	7,5	7,9	8,3	8,8
500 m	7,9	8,3	8,7	9,2
1000 m	8,3	8,7	9,2	9,6
2000 m	9,3	9,7	10,1	10,6
3000 m	10,4	10,8	11,2	11,6

3.3 Gesamtluftdruck (p_B) und inspiratorischer Sauerstoffpartialdruck (p_iO_2) in der Höhe

Der Gesamtluftdruck (P_B) der Luftsäule und das Gewicht verringern sich also mit zunehmender Höhe. Für die in der Praxis hauptsächlich verwendeten Luftdruckmaße mmHg und hPa (mbar) gelten nachfolgende Umrechnungen:

1 Torr = 1 mmHg = 133,3 Pa (1,333 mbar) = 0,1333 kPa

1 hPa = 0,750 mmHg = 1 mbar

Nach dem Dalton-Gesetz setzt sich der Gesamtluftdruck (p_B) aus den Druckkomponenten bzw. Partialdrücken seiner Gasanteile zusammen. Jedes Gas eines Einatmungsluftgemisches ist am Gesamtluftdruck entsprechend seinem Volumenanteil bzw. seiner Fraktion (F_i) anteilsmäßig beteiligt ($p_B = p_iN_2 + p_iO_2 + p_iCO_2 + p_iH_2O$). So beträgt der inspiratorische Sauerstoffpartialdruck (p_iO_2) auf Meeresspiegelniveau durchschnittlich 159 mmHg und in 8000 m Höhe 56 mmHg. Dieser berechnet sich aus dem $p_B \times F_iO_2$ ($p_iO_2 = 760 \times 0{,}21 = 159$ bzw. $276 \times 0{,}21 = 56$) (Tab. 3.4).

Der Gesamtluftdruck (p_B) und seine Partialdrücke sind darüber hinaus temperaturabhängig und stehen damit auch in Bezug zur geografischen Breite bzw. zur Jahreszeit. Da kalte Luft dichter und daher schwerer ist als warme, nimmt bei kalter Luft der p_B bei vertikaler Verschiebung schneller zu bzw. ab als bei warmer Luft.

Die Abnahme des p_B erfolgt für temperaturabhängig expandierte Luft mit zunehmender Höhe langsamer als für kalte resp. komprimierte Luft. Demnach ist die Luftdruckabnahme in der Höhe von der Temperatur und über die Gravitation indirekt auch von der topografischen Lage abhängig. Je näher eine hochgelegene Destination zum Äquator liegt, umso höher ist der p_B für ein und dieselbe Höhe.

Der Einfluss der Temperatur zeigt sich besonders auf den höchsten polnahen Gipfeln, wie beispielsweise dem Ellsworth Mountain (5140 m), dem Mount Vinson (4892 m) oder dem Mount Tyree (4852 m) in der Antarktis, die sich alle knapp unter dem 79. südlichen Breitengrad befinden,

Tab. 3.4 Geometrische Höhe, barometrischer Gesamtluftdruck (p_B) in hPa oder mmHg, Temperatur, Luftdichte (ρ) sowie inspiratorischer Sauerstoffpartialdruck für trockene und feuchte Luft (p_iO_2)

Geometrische Höhe (m)	Luftdruck (hPa)	Luftdruck (mmHg)	Temperatur (°C)	Luftdichte (kg/m³)	p_iO_2 trocken (mmHg)	p_iO_2 feucht (mmHg)
0	1013,3	760,0	15	1,225	159,2	149,3
1000	898,8	674,1	8,5	1,112	141,2	131,4
2000	794,9	596,3	2,0	1,007	124,9	115,1
3000	701,1	526,0	−4,5	0,909	110,2	100,3
4000	616,4	462,5	−10,9	0,819	96,9	87,0
5000	540,3	405,4	−17,5	0,736	84,9	75,1
6000	471,9	354,2	−23,9	0,660	74,2	64,3
7000	410,9	308,3	−30,4	0,590	64,6	54,7
8000	356,1	267,4	−36,9	0,526	56,0	46,2
9000	307,9	231,0	−43,4	0,467	48,4	38,6

ICAO Standard Atmosphere 1968

oder auf dem Gipfel des Mount McKinley (6194 m) in Alaska, der am 63. nördlichen Breitengrad liegt.

Zudem spielen lokale Witterungseinflüsse für das Luftdruckgeschehen und den inspiratorischen Sauerstoffpartialdruck (p_iO_2) eine wesentliche Rolle. Läge der Mount Everest (8848 m) auf demselben Breitengrad wie der Mount McKinley (6193 m), wäre der höchste geografische Punkt der Erde wegen der auf diesem Breitengrad und in dieser Höhe üblicherweise vorherrschenden extremen Niedrigtemperaturen, die den p_iO_2 zusätzlich vermindern, für keinen Menschen ohne supplementären Sauerstoff mehr erreichbar.

Vom Grad der atmosphärischen Hypoxie und den niedrigen Temperaturen sind die Anforderungen am Mount McKinley durchaus mit den hypobaren Hypoxiebedingungen von Siebentausendern im Himalaja um den 28. südlichen Breitengrad vergleichbar. Die ◘ Tab. 3.5 nimmt unter Berücksichtigung der erforderlichen Konditionierung des Atemgases (Wasserdampfsättigung, Erwärmung, Filtrierung) und maximalen alveolären Hyperventilation Bezug auf den durchschnittlichen p_AO_2 am Gipfel des Mount Everest (8848 m).

Im Gegensatz zu den vertikalen Druckunterschieden sind horizontale Druckdifferenzen, etwa beim Wechsel zwischen Hoch- und Tiefdruckphasen oder umgekehrt, vergleichsweise gering. So entspricht der bisher maximal gemessene Luftdruckunterschied am Sonnblick (3111 m) einer Höhe von 655 m. Die höchsten witterungsbedingten Druckunterschiede in unseren Breiten dürften somit Höhendifferenzen zwischen 500 und 700 m entsprechen und spielen daher für den Alpinsport in unseren Breiten keine große Rolle.

3.4 Klimatischer Einfluss

In der Meteorologie stellen der Gesamtluftdruck (p_B) und die Höhenstrahlung die wichtigsten Klimaelemente der Höhe dar, wobei der p_B als Ursache und Steuerungsgröße für unterschiedliche Wetterphänomene gilt. Dabei übt der p_B auch einen biogenen Einfluss aus, etwa durch großräumige Druckunterschiede zwischen Hoch- bzw. Tiefdruckgebieten, die dann über verschiedene Wettererscheinungen, wie z. B. Föhn, Einfluss auf das Wohlbefinden des Menschen nehmen.

In diesem Zusammenhang sind physiologische Vorgänge zu erwähnen, die von plötzlichen Luftdruckschwankungen ausgelöst werden können, Phänomene, die in der Bioklimatologie unter dem Begriff der Wetterfühligkeit bekannt sind (Meteorotropie). Allerdings spielt der Einfluss des Luftdruckes in mittleren und großen Höhen im Vergleich zu klimatischen Faktoren wie Temperatur oder Niederschlag eine untergeordnete Rolle in Bezug auf das subjektive Wohlbefinden (◘ Abb. 3.1).

◘ **Tab. 3.5** Inspiratorische und alveoläre O_2-Druckverhältnisse in 8848 m (Mount Everest)

p_B Mount Everest (8848 m)	Ø 251 mmHg
p_iO_2 trocken	251 × 0,21 = 52,7 mmHg
p_iO_2 feucht (wasserdampfgesättigt)	(251 − 47) × 0,21 = 42,7 mmHg
p_AO_2 minus p_ACO_2 (Ruhe)	([251 − 47] × 0,21) − 40 = 2,7 mmHg
p_AO_2 bei exzessiver Hyperventilation	([251 − 47] × 0,21) − 10 = 32,7 mmHg

p_B Gesamtluftdruck, p_iO_2 inspiratorischer Sauerstoffpartialdruck, p_ACO_2 alveolärer Kohlendioxidpartialdruck, p_AO_2 alveolärer Sauerstoffpartialdruck

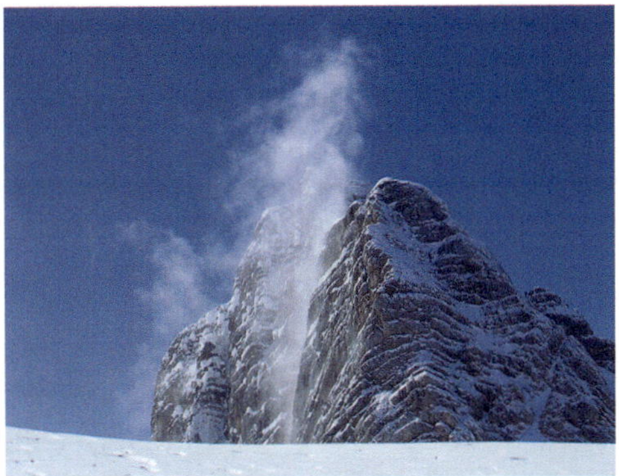

Abb. 3.1 Aufwindkanal mit Konvektionsbewölkung über der Dachsteinsüdwand

Weitgehend unabhängig vom vorherrschenden Wetter können sich Klimaelemente mit zunehmender Seehöhe sehr rasch ändern. So weist die Höhenstrahlung höhere UVB-Anteile auf, die Umgebungstemperatur nimmt ab, die Atemluft wird trockener, die Windgeschwindigkeit und damit die subjektiv empfundene Kälteeinwirkung werden größer (Windchill-Faktor); bis zu einer bestimmten Höhenstufe nehmen auch die Niederschläge zu (Tab. 3.2).

3.5 Hypoxische Umgebung

Hypoxie bezeichnet einen O_2-Mangel der Umgebung, resp. eine O_2-Mangelversorgung von Organen oder des Gesamtorganismus. Unter Hypoxämie ist dagegen eine verminderte O_2-Sättigung des Hämoglobins im Blut zu verstehen, die unter Umständen eine kritische Gewebshypoxie bei grenzwertiger Organdurchblutung nach sich ziehen kann (KHK, PAVK, zAVK).

Abhängig von Hypoxiegrad und Expositionsdauer führt jede Form der Hypoxie zu Änderungen von Stoffwechselprozessen einschließlich der Energiegewinnung auf zellulärer Ebene. Höhen- und sportmedizinisch sind v. a. Hypoxämien auf Basis hypobarer (terrestrisch sowie „künstlich" durch Absenkung des p_B) oder normobarer Hypoxie („künstliche Hypoxie" durch N_2-Anreicherung der Atemluft bzw. Rückatmungssysteme mit CO_2-Absorption) von Bedeutung. Äquivalenzhöhen unter künstlichen O_2-Mangelbedingungen (normobare Hypoxiekammer) bezeichnen in diesem Zusammenhang auf Normalhöhe generierte Hypoxiebedingungen, die dem Hypoxiegrad einer bestimmten geografischen Höhe entsprechen.

Nach dem Boyle-Mariotte-Gesetz ist das Produkt aus Druck und Volumen eines Gases unter isothermen Bedingungen konstant. Das bedeutet, dass sich bei kurzfristigem Abfall des Umgebungsdruckes durch einen raschen passiven Höhengewinn (Seilbahnauffahrten, Flüge in nichtdruckkompensierten Luftfahrzeugen wie Sportflugzeugen, Hubschraubern, Segelflugzeugen, aber auch im Rahmen von Paragleiterflügen oder Ballonfahrten) Beschwerden durch Ausdehnung von Luft bzw. Gasen in Form von Schmerzen im Bereich des Kiefers bzw. der Zähne, der Nasennebenhöhlen, des Mittelohrs (Barodontalgie, Barosinusitis, Barootalgie) oder des Verdauungstraktes einstellen können.

Insofern stellen beherdete Zähne, Entzündungen der Nasennebenhöhlen oder des Mittelohres auch ein Risiko für einen Aufenthalt in ungewohnter Höhe dar. Aber auch eine unmittelbare Ausdehnung sämtlicher Körpergase kann in extremen Höhen zu Weichteilschwellungen und meteoristischen Blähungen führen. Vor einem raschen passiven Höhengewinn sollte deshalb auf gasbildende Nahrungsmittel sowie kohlensäurehaltige Getränke völlig verzichtet werden.

Auch bei hochgradigem Lungenemphysem ist durchaus Vorsicht geboten, da ein unmittelbarer Abfall des P_B zu einer maximal möglichen Ausdehnung der Lunge führt.

Vom P_B und damit von der terrestrischen Höhe ist auch der Siedepunkt des Wassers abhängig. Im Vergleich zum sog. Normalsiedepunkt (Nor-

3

mobarie/Meeresspiegelniveau bzw. P_B 1013,25 hPa/760 mmHg) fällt die Siedetemperatur exponentiell mit dem Umgebungsdruck. Beim Menschen würde ohne entsprechenden Druckanzug unter der stratosphärischen Hypobarie von 19.000 m Höhe (Armstrong-Linie) die normale Körpertemperatur bereits als Siedepunkt ausreichen, um Körperflüssigkeiten zum Kochen bzw. Verdampfen zu bringen.

In den extremsten terrestrisch erreichbaren Höhen kann die Siedepunkterniedrigung bis zu 25 % betragen, wobei dies übrigens keinen zeitlichen Vorteil für den Höhenbergsteiger bei der Zubereitung von Mahlzeiten bedeutet, da sich auch Koch- und Garzeiten von Nahrungsmitteln entsprechend verlängern.

3.6 Äquivalenzmodell: hypobare und normobare Hypoxie

Eine hypoxische Umgebung bedeutet, dass der inspiratorische Sauerstoffpartialdruck (p_iO_2) entweder bei erniedrigtem Gesamtluftdruck (p_B) (hypobare Hypoxie [HHX]: natürliche Höhe/Dekompressionskammer) oder bei entsprechend vermindertem O_2-Volumenanteil (F_iO_2) und normalem p_B (normobare Hypoxie [NHX]: Atemmaske, NHX-Kammer) gegenüber der Meereshöhe erniedrigt ist. Beide Hypoxieformen münden in einen gleichermaßen verminderten p_iO_2 <150 mmHg.

Die Formel zur F_iO_2-Berechnung lautet folgendermaßen:

$F_iO_2 = 0{,}2093 \times (p_{B\ Zielhöhe} - p_{H2O}) \times (p_{B\ Isthöh} - p_{H2O})^{-1}$

Ausgewählte Destinationen mit korrespondierenden F_iO_2-Werten (Hypoxieäquivalenten) unter normobaren Bedingungen bezogen auf die Höhe von Graz sind in Tab. 3.6 abzulesen.

Grundsätzlich betrachtet, reagiert der Organismus relativ stereotyp auf Hypoxie unabhängig davon, ob eine hypobare oder normobare Hypoxie vorliegt (HHX/NHX) (Domej et al. 2012). Jede Verminderung des Luftdrucks (p_B) bzw. des p_iO_2, die zu einem gleichermaßen erniedrigten F_iO_2 führt, hat das Potenzial, idente physiologische Reaktionen und funktionelle Anpassungen hervorzurufen (Millet et al. 2012). Demzufolge

Tab. 3.6 Ausgewählte Destinationen mit korrespondierenden F_iO_2-Werten

Destination	p_B (hPa)	p_B (mmHg)	p_iO_2 (mmHg)	F_iO_2 (%)
Graz, 383 m	970,0	727,7	152,8	0,21
Schöckl, 1445 m	859,2	644,8	135,4	0,18
Dachstein Hunerkogel, 2687 m	742,8	557,3	117,0	0,15
Dachsteingipfel, 2995 m	716,0	537,1	112,8	0,15
Großvenediger, 3662 m	660,5	495,5	104,1	0,14
Großglockner, 3761 m	652,5	489,5	102,8	0,13
Matterhorn, 4478 m	613,8	460,2	96,6	0,13
Montblanc, 4810 m	577,5	433,2	91,0	0,12
Elbrus, 5642 m	515,5	386,9	81,2	0,10
Mount Everest, 8848 m	336,8	252,7	53,1	0,06
Flugreisen: min. erlaubter Kabinendruck ≤ 8000 ft/2438 m	755,0	580,2	121,8	0,16

p_B Gesamtluftdruck, p_iO_2 inspiratorischer Sauerstoffpartialdruck

wären HHX und NHX weitgehend vergleichbar (Äquivalenzmodell) (Conkin und Wessel 2008; Self et al. 2011).

Im Detail finden sich allerdings Unterschiede, die teilweise noch in Diskussion stehen (Mounier und Bruginaux 2012). So verdichten sich die Hinweise, dass unterschiedliche p_B bei identem p_iO_2 verschiedene Reaktionen hervorrufen können. Wie so oft zeigt sich dabei auch ein häufiges höhenmedizinisches Problem, dass Vergleiche, basierend auf der bestehenden Datenlage, wegen unterschiedlicher Untersuchungsmethoden, aber auch häufig fehlender Qualitätskontrollen nicht sehr aussagekräftig erscheinen (Degache et al. 2012; Savourey et al. 2003).

Trotz allem zeigt sich eine zunehmende Evidenz in Bezug auf moderate Unterschiede zwischen HHX- und NHX-Exposition v. a. in ventilatorischer Hinsicht, den Flüssigkeitshaushalt und den NO-Metabolismus betreffend, aber auch hinsichtlich des Benefits einer verbesserten Ausdauerleistungsfähigkeit bis hin zur Prävention der akuten Bergkrankheit (ABK). Die Vermutung liegt daher nahe, dass das Äquivalenzmodell nur für eine annähernde Isohypoxie von HHX und NHX steht, da v. a. der p_B einen unabhängigen Effekt auf die Hypoxie und ABK haben dürfte (Loeppky et al. 1997). In diesem Zusammenhang dürfte auch die Effektivität einer HHX-Exposition in Bezug auf eine nachhaltige Präakklimatisation gegenüber einer NHX-Atmosphäre etwas ausgeprägter sein, da HHX den Hypoxiestress natürlicher Höhe auf den Gesamtorganismus präziser simulieren soll (Treml et al. 2020).

Literatur

Conkin J, Wessel JH (2008) Critique of the equivalent air altitude model. Aviat Space Environ Med 79(10):975–982

Degache F, Larghi G, Faiss R, Deriaz O, Millet G (2012) Hypobaric versus normobaric hypoxia: same effects on postural stability? High Alt Med Biol 13(1):40–45

Domej W, Schwaberger G, Rohrer P et al (2012) Simulation of altitude environment: technique and impact for medicine, training and research. A first standardization. In: Schobersberger W, Domej W, Sumann G, Burtscher M (Hrsg) Alpinmedizinisches Jahrbuch 15. Österreichische Gesellschaft für Alpin- und Höhenmedizin, Innsbruck, S 33–71. ISBN 978-3-9501312-2-2

Gray MW, Burger G, Lang BF (1999) Mitochondrial evolution. Science 283(5407):1476–1481

Loeppky JA, Icenogle M, Scotto P, Robergs R, Hinghofer-Szalkay H, Roach RC (1997) Ventilation during simulated altitude, normobaric hypoxia and normoxic hypobaria. Respir Physiol 107(3):231–239

Millet GP, Faiss R, Pialoux V (2012) Last word on point: counterpoint „hypobaric hypoxia induces different responses from normobaric hypoxia“. J Appl Physiol 112(10):1796

Mounier R, Brugniaux JV (2012) Counterpoint: hypobaric hypoxia does not induce different responses from normobaric hypoxia. J Appl Physiol 112(10):1784–1786

Ramirez G, Bittle PA, Rosen R, Rabb H, Pineda D (1999) High altitude living: genetic and environmental adaptation. Aviat Space Environ Med 70(1):73–81

Savourey G, Launay JC, Besnard Y, Guinet A, Travers S (2003) Normo- and hypobaric hypoxia: are there any physiological differences? Eur J Appl Physiol 89(2):122–126

Self DA, Mandella JG, Prinzo OV, Forster EM, Shaffstall RM (2011) Physiological equivalence of normobaric and hypobaric exposures of humans to 25,000 feet (7620 m). Aviat Space Environ Med 82(2):97–102

Schidlowski M, Eichmann R, Junge CE (1974) Evolution des irdischen Sauerstoff-Budgets und Entwicklung der Erdatmosphäre. Umschau 74(22):703–707

Treml B, Gatterer H, Burtscher J, Kleinsasser A (2020Jul 20) Burtscher M (2020) A focused review on the maximal exercise responses in hypo- and normobaric hypoxia: divergent oxygen uptake and ventilation responses. Int J Environ Res Public Health 17(14):5239. ▶ https://doi.org/10.3390/ijerph17145239

Wernegreen JJ (2012) Endosymbiosis. Curr Biol 22(44):R 555–561

Physiologie der mittleren, großen und extremen Höhen

Hannes Gatterer, Simon Woyke, Marc Moritz Berger und Wolfgang Schobersberger

Inhaltsverzeichnis

M. M. Berger et al. (Hrsg.), *Alpin- und Höhenmedizin*,
https://doi.org/10.1007/978-3-662-69578-4_4

4.1 Ventilatorische Anpassung an Hypoxie

4.1.1 Atemregulation

Das physiologische Atemmuster wird von den Atemzentren im Hirnstamm gesteuert und durch zentrale Chemorezeptoren in der Medulla oblongata bzw. durch periphere Chemorezeptoren im Glomus caroticum und Glomus aorticum moduliert (◘ Abb. 4.1). Im Flachland tragen die zentralen Chemorezeptoren zu etwa zwei Drittel zur Atmung bei und die peripheren Chemorezeptoren zu etwa einem Drittel (Berger und Luks 2023; Fatemian et al. 2003).

Die zentralen Chemorezeptoren reagieren auf Veränderungen des PCO_2 und der H^+-Ionenkonzentration in der Extrazellulärflüssigkeit des Gehirns. Da die Blut-Hirn-Schranke für gelöstes CO_2 ausgesprochen durchlässig ist, erhöht ein Anstieg des arteriellen PCO_2 ($PaCO_2$) die H^+-Ionenkonzentration in der zerebrospinalen Flüssigkeit des Gehirns, was zu einem Anstieg des Atemminutenvolumens führt. Die peripheren Chemorezeptoren reagieren hingegen in erster Linie auf Veränderungen des arteriellen Sauerstoffdrucks (PaO_2), in geringerem Maße aber auch auf Veränderungen des $PaCO_2$ und der arteriellen H^+-Ionenkonzentration (Berger und Luks 2023).

> Mit zunehmender Höhe nimmt der Beitrag der peripheren Chemorezeptoren zur Atemmodulation zu, bis die Hypoxämie über die Stimulation der peripheren Chemorezeptoren schließlich den Hauptatemantrieb darstellt (Powell et al. 1998). Der Beitrag der zentralen Chemorezeptoren nimmt mit zunehmender Höhe hingegen entsprechend ab.

Unter den peripheren Chemorezeptoren sind die im Glomus caroticum lokalisierten funktionellen Zellen wiederum ein stärkerer Regulator der hypoxischen Atemantwort (HVR, „hypoxic ventilatory response"), als die im Glomus aorticum gelegenen Zellen (Berger und Luks 2023; Powell et al. 1998).

4.1.2 Ventilation in der Höhe

Eine erste und wichtige physiologische Reaktion in der Höhe ist die Erhöhung des Atemminutenvolumens. Dies gewährleistet in gewissen Grenzen und abhängig von der absoluten Höhe die Aufrechterhaltung eines adäquaten alveolären

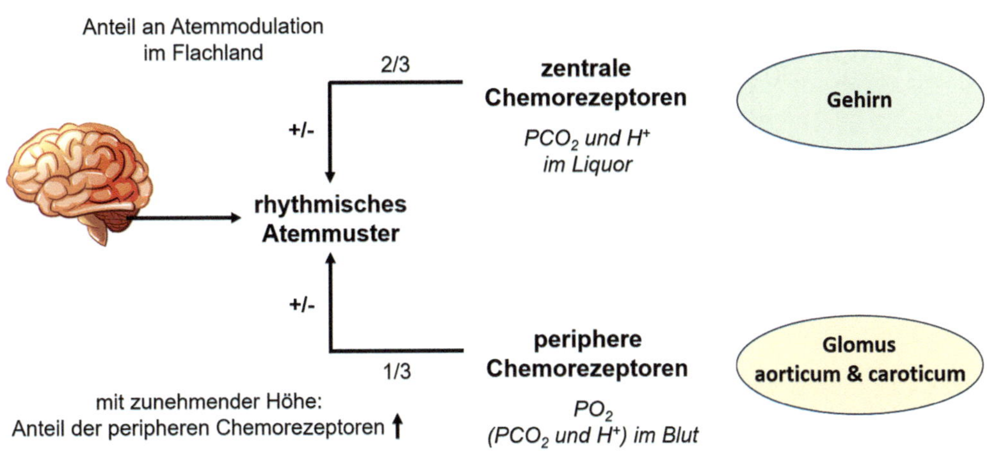

◘ **Abb. 4.1** Regulation der Atmung. Für Details s. Text

Sauerstoffpartialdruckes (PAO_2). Eine gesteigerte Ventilation tritt bereits in moderater Höhe auf, wobei eine deutliche Zunahme ab einer Höhe von etwa 3000 m (inspiratorischer PO_2 = ca. 100 mmHg) bzw. einem PaO_2 unter ca. 60 mmHg nachweisbar ist (Luks et al. 2021). Bei akuter Höhenexposition kommt es zu einem schnellen Anstieg der Ventilation (innerhalb von Minuten), gefolgt von einem sekundären, vorübergehenden Abfall, der als „Roll-off-Phänomen" bezeichnet wird. Nach 30–60 min steigt die Ventilation wieder an und erreicht in Abhängigkeit der absoluten Höhe und der Spezies schließlich nach Stunden bis Tagen, Wochen oder sogar Monaten ein Maximum (◘ Abb. 4.2) (Pamenter und Powell 2016). Das Ausmaß der Hypoxie-bedingten Ventilationssteigerung (also der HVR) ist von Person zu Person höchst unterschiedlich (Berger und Luks 2023).

> Die Hyperventilation ist entscheidend für die Aufrechterhaltung des PAO_2, insbesondere in extremen Höhen. Nur durch eine angemessene Steigerung der Ventilation und der damit einhergehenden Abnahme des alveolären CO_2-Partialdruckes ($PACO_2$), kann eine Person in extremen Höhen den PAO_2 und PaO_2 in einem Ausmaß aufrechterhalten, der für ein Überleben notwendig ist (Berger und Luks 2023).

Gleichzeitig mit dem hyperventilationsbedingten Anstieg des PAO_2 und PaO_2 sinkt

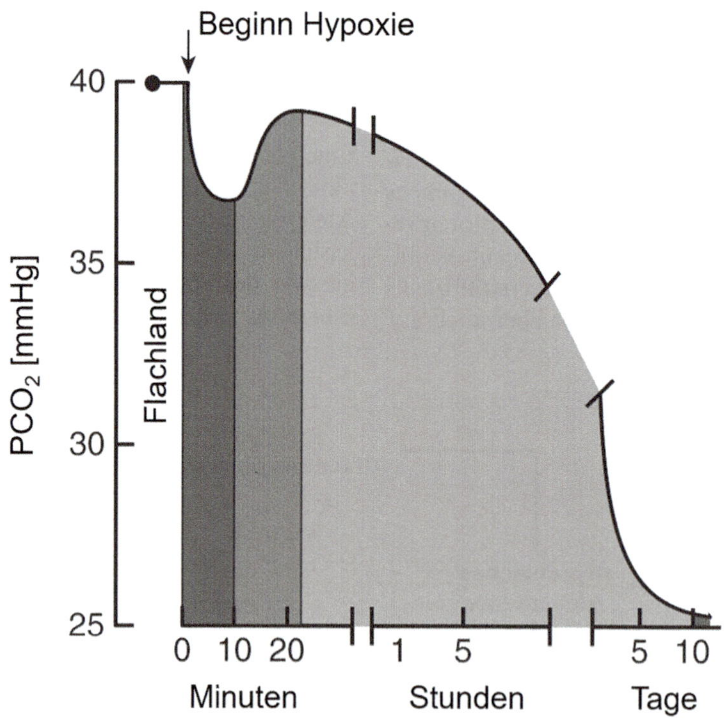

◘ **Abb. 4.2** Zeitlicher Verlauf der hypoxischen Atemantwort (HVR). Der akute Anstieg der Ventilation führt zu einem Abfall des PCO_2, dem ein vorübergehender Anstieg des PCO_2 aufgrund einer hypoxischen ventilatorischen Depression (Roll-Off-Phänomen) folgt. Nach etwa 20 min der Akklimatisierung steigt die Ventilation wieder an, was zu einer anhaltenden Abnahme des PCO_2 führt. (Modifiziert aus Berger und Luks 2023; nach Smith et al. 2001)

der arterielle CO_2-Partialdruck ($PaCO_2$), was zu einer respiratorischen Alkalose führt. Dies wiederum reduziert den Atemantrieb, der durch die zentralen und peripheren Chemorezeptoren vermittelt wird (im Sinne eines negativen Rückkopplungsmechanismus) (Berger und Luks 2023). Bei einem Aufstieg in extreme Höhen und nach einer gewissen Zeit der Akklimatisation können extreme Ausmaße einer Hyperventilation (Atemminutenvolumen bis zu ca. 180 l/min) und respiratorischen Alkalose beobachtet werden. Im Rahmen einer Besteigung des Mount Everests wurden auf einer Höhe von 8400 m ein mittlerer $PaCO_2$-Wert von 13,3 mmHg (10,3–15,7 mmHg) und ein pH-Wert von >7,5 beobachtet (Grocott et al. 2009).

4.1.3 Hypoxische und hyperkapnische Atemantwort

Wie in ▶ Abschn. 4.1.2 beschrieben, wird das Ausmaß der Höhen-bedingten Hyperventilation durch die hypoxische Atemantwort („hypoxic ventilatory response", HVR) bestimmt. Diese wiederum hängt maßgeblich von der Sensitivität der peripheren Chemorezeptoren gegenüber Veränderungen des PaO_2 ab. Die HVR ist also ein Maß dafür, wie stark sich das Ausmaß der Ventilation in Abhängigkeit von einer Änderung des arteriellen PO_2 anpasst (Berger und Luks 2023).

Zur Messung der HVR werden verschiedene Methoden angewandt. Bei der Rückatmungsmethode wird Sauerstoff aus einem geschlossenen Kreislauf verbraucht und dadurch eine progressive Hypoxämie herbeigeführt. Gleichzeitig werden die periphere SpO_2 und die Ventilation kontinuierlich gemessen. Bei der Steady-State-Methode wird ein bestimmtes Sauerstoffangebot (typischerweise zwischen 10–14 % O_2) vorgegeben und die Ventilation und die periphere SpO_2 werden zu Beginn sowie nach 10–15 min Hypoxieexposition gemessen. Beide Methoden erlauben es, die Änderung des Atemminutenvolumens in Abhängigkeit von Änderungen der SpO_2 zu erfassen und damit die HVR zu quantifizieren. Wird im Rahmen der HVR-Messung das inspiratorische CO_2 konstant gehalten (durch Beimischung von CO_2 in die Atemluft), so wird von isokapnischer HVR gesprochen und insbesondere der durch die peripheren Chemorezeptoren vermittelte Atemantrieb bestimmt. Wird das CO_2 nicht konstant gehalten, so wird die poikilokapnische HVR bestimmt, die aus dem Zusammenwirken der peripheren und zentralen Chemorezeptoren resultiert.

Das Ausmaß der HVR ist individuell hoch variabel. Für die isokapnische HVR wurden Werte zwischen 0,51–3,10 l/min/%SpO_2 beschrieben (Milledge et al. 1991). Frauen scheinen im Vergleich zu Männern eine niedrigere HVR zu haben (Weil 2003), während auch ältere Personen im Vergleich zu einer jüngeren Population eine niedrigere HVR aufweisen (Sharma und Goodwin 2006).

> Mit zunehmender Akklimatisierung (z. B. längerer Höhenaufenthalt) nimmt die Empfindlichkeit der peripheren Chemorezeptoren zu, sodass die Ventilation auf einer vorgegebenen, konstanten Höhe weiter ansteigt (Sato et al. 1992). Nach der Rückkehr ins Flachland bleibt die erhöhte HVR für mehrere Tage oder Wochen bestehen, was wiederum die ventilatorische Akklimatisierung unterstützt, wenn die Person wieder in eine größere Höhe aufsteigt (Subudhi et al. 2014).

Eine stark ausgeprägte HVR verbessert die Sauerstoffaufnahme und damit die körperliche Leistungsfähigkeit in extremer Höhe. Dies zeigt sich u. a. darin, dass nur Personen mit einer starken HVR eine Exposition in solche Höhen ohne zusätzlichen Sauerstoff tolerieren können. Eine extrem stark ausgeprägte HVR könnte in sehr großen

Höhen (>8000 m) jedoch von Nachteil sein (Bernardi et al. 2006), da Personen mit einer sehr starken HVR bereits in niedrigeren Höhen an ihre ventilatorische Grenze stoßen könnten und keine Atemreserve für noch größere Höhen verbleibt. Im Gegensatz hierzu dürften Personen mit einer starken, aber nicht extremen HVR in der Lage sein, ein hohes Atemminutenvolumen in großer Höhe über längere Zeit aufrechtzuerhalten, bei gleichzeitig angemessener ventilatorischer Reserve für den Gipfel. Dies dürfte insbesondere dann der Fall sein, wenn ein vergleichbares Ausmaß an Ventilation von einer höheren ventilatorischen Effizienz begleitet wird (Bernardi et al. 2006).

Bei längerem Aufenthalt in der Höhe nimmt nicht nur die Empfindlichkeit der peripheren Chemorezeptoren gegenüber Sauerstoff, sondern auch die Empfindlichkeit der zentralen Chemorezeptoren gegenüber CO_2 zu (Forster et al. 1971). Dies führt dazu, dass die Ventilation in der Höhe bei niedrigeren PCO_2-Werten ansteigt, als dies im Flachland der Fall wäre. Die erhöhte CO_2-Sensitivität der zentralen Chemorezeptoren beruht u. a. auf einer gesteigerten renalen Bikarbonat-(HCO_3-) Ausscheidung, welche die Pufferkapazität in der Extrazellulärflüssigkeit des Gehirns verringert (Schoene et al. 1990). Dadurch führen bei einem bestimmten PCO_2-Wert bereits niedrigere H^+-Ionenkonzentrationen zu einer Stimulation der zentralen Chemorezeptoren und damit zur Stimulation der Atmung (Ainslie et al. 2013). In anderen Worten ausgedrückt, führt die mit zunehmender Akklimatisation gesteigerte Sensitivität der zentralen Chemorezeptoren zu einer steileren und nach links verschobenen *Ventilations-CO_2-Antwortkurve* (■ Abb. 4.3).

4.1.4 Gasaustausch

Durch die Abnahme des PAO_2 in der Höhe verringert sich auch die Druckdifferenz für die Diffusion von Sauerstoff aus dem

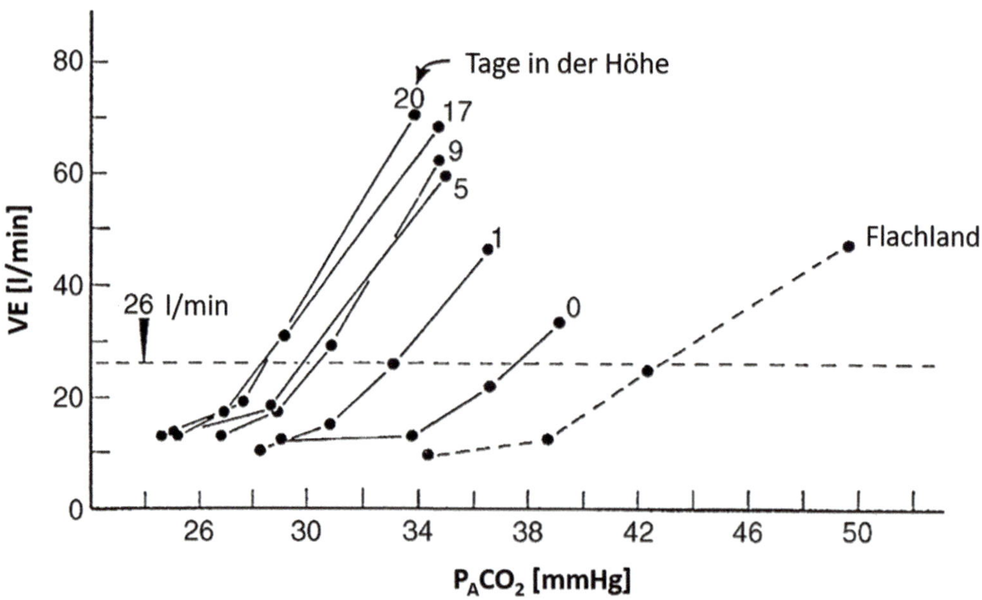

■ **Abb. 4.3** Effekt der Akklimatisation auf die hyperkapnische Atemantwort auf 4340 m Höhe. (Modifiziert aus Berger und Luks 2023; nach Pace 1961). *P_ACO_2* alveolärer CO_2-Partialdruck; *VE* Atemminutenvolumen

Alveolarraum in die Kapillaren (alveolo-arterielle Druckdifferenz, $AaDO_2$). Dadurch wird mehr Zeit benötigt, bis ein Ausgleich des PO_2 zwischen diesen beiden Kompartimenten erfolgt ist. Diese „Diffusionslimitierung" für Sauerstoff wird bei körperlicher Belastung noch verstärkt. Denn durch das unter Belastung gesteigerte Herzminutenvolumen verkürzt sich die kapilläre Transitzeit der roten Blutkörperchen, sodass eine vollständige Angleichung des PO_2 zwischen dem Alveolarraum und dem Kapillarblut weiter erschwert wird. Das Ergebnis ist eine erhöhte Differenz zwischen alveolärem und kapillärem PO_2 und eine Zunahme der Hypoxämie (Berger und Luks 2023). In extremen Höhen kann es aufgrund der geringen Druckdifferenz und Diffusionsgeschwindigkeit auch in Ruhe zu einer Diffusionslimitierung kommen (West und Wagner 1980).

> Ein weiteres wichtiges Merkmal des pulmonalen Gasaustauschs in großer Höhe, insbesondere bei körperlicher Anstrengung, ist die Verschlechterung des physiologischen Ventilations-Perfusions-Verhältnisses, d. h. des Verhältnisses zwischen Lungenbelüftung (Ventilation) und Lungenperfusion (Durchblutung) (Wagner et al. 1987).

Der Mechanismus für den Anstieg des Ventilations-Perfusions-Ungleichgewichts ist nicht gänzlich geklärt. Ursächlich könnten sein: Die Entwicklung eines subklinischen interstitiellen Lungenödems, das insbesondere durch das erhöhte Herzminutenvolumen bei körperlicher Belastung während des Aufstiegs sowie durch eine ungleichmäßige hypoxische pulmonale Vasokonstriktion (HPV) mit regionaler Überperfusion einzelner Lungenabschnitte begünstigt wird. Auch ein erhöhter Shunt durch ein offenes Foramen ovale, das bei etwa 30 % der Bevölkerung vorkommt und/oder ein erhöhter Rechts-Links-Shunt aufgrund intrapulmonaler arterio-venöser Anastomosen könnten zu einem Ventilations-Perfusions-Mismatch beitragen (Berger und Luks 2023).

4.1.5 Lungenmechanik und -dynamik

In Bezug auf die Lungenmechanik ist die Veränderung der Vitalkapazität in der Höhe recht gut untersucht. Obwohl einige Studien keinen Einfluss der Höhe auf die Vitalkapazität zeigen, scheint die Vitalkapazität bei akuter und subakuter Höhenexposition beeinträchtigt zu sein (Berger und Luks 2023). Die Abnahme könnte durch die Ansammlung von interstitieller Flüssigkeit, eine verminderte Atemmuskelkraft, Hypokapnie und/oder ein erhöhtes pulmonales Blutvolumen verursacht werden (Deboeck et al. 2005; Mason et al. 2000; Welsh et al. 1993). Hierüber besteht jedoch kein wissenschaftlicher Konsens. Bezüglich der statischen Lungencompliance gibt es kontroverse Ergebnisse, wobei sowohl eine Abnahme, eine Zunahme als auch keine Veränderung dieses Parameters in Höhen zwischen 3000 und 4559 m beobachtet wurde (Gautier et al. 1982; Jaeger et al. 1979; Raymond und Severinghaus 1971).

Aufgrund der erhöhten Ventilation in der Höhe stellt sich die Frage, ob es in der Höhe zu einer frühzeitigen Ermüdung der Atemmuskulatur kommt. Die Ergebnisse zur Atemmuskelkraft in Ruhe sind widersprüchlich. Studien, die unter körperlicher Belastung durchgeführt wurden, weisen jedoch darauf hin, dass verschiedene Marker der Atemmuskelkraft, einschließlich der Fähigkeit, Kraft zu erzeugen, der Zeit bis zur Erschöpfung und der Zeit bis zur Erholung des Zwerchfells, in der Höhe beeinträchtigt sind (Gudjonsdottir et al. 2001). Die klinische Bedeutung dieser Veränderungen ist unklar.

Auch in Bezug auf Veränderungen des Atemwegswiderstands in der Höhe sind die Ergebnisse widersprüchlich. Einige Studien berichteten von einer Abnahme des Widerstands und andere von keiner Veränderung (Dehnert et al. 2010; Gautier et al. 1982). Dies könnte auf das gleichzeitige Zusammenwirken mehrerer gegensätzlich wirkender Faktoren zurückzuführen sein. Einerseits erhöht die Hypokapnie den Atemwegswiderstand, andererseits führen die Abnahme der Luftdichte oder die erhöhte Aktivität des sympathischen Nervensystems zu einer Abnahme des Atemwegswiderstandes. Vor allem mit zunehmender Höhe scheint jedoch die geringere Luftdichte einen steigernden Einfluss auf den exspiratorischen Spitzenfluss zu haben, wobei dieser erhöht wird (Berger und Luks 2023; Mason et al. 2000).

4.1.6 Pulmonal-vaskuläre Anpassung

Die alveoläre Hypoxie führt über den Euler-Liljestrand-Mechanismus zu einer Verengung der pulmonalen Arteriolen (hypoxische pulmonale Vasokonstriktion, HPV) (Berger und Luks 2023). Dies führt zu einer Umleitung des Blutflusses von den schlecht belüfteten zu den gut belüfteten Lungenbereichen, wodurch der alveoläre Gasaustausch optimiert wird. In Situationen, in denen die alveoläre Hypoxie nur lokal auftritt, wie beispielsweise bei Patienten mit Lungenentzündung, ist dieser Mechanismus von Vorteil (Berger und Luks 2023). In der Höhe, wo die alveoläre Hypoxie in der gesamten Lunge und nicht nur lokal vorliegt, ergibt die HPV keinen physiologischen Sinn. Sie führt jedoch zu einem Anstieg des pulmonal-vaskulären Widerstands und damit des pulmonal-arteriellen Druckes. Insbesondere in Verbindung mit einem Anstieg des Herzminutenvolumens in der Höhe (▶ Abschn. 4.2) erhöht sich die rechtsventrikuläre Nachlast (Berger und Luks 2023; Smith et al. 2012).

Das Ausmaß der HPV ist nicht in allen Bereichen der Lunge gleich groß (Dehnert et al. 2006) und weist, wie der HVR, eine erhebliche interindividuelle Variabilität auf. Aufgrund der regionalen Heterogenität der HPV werden einige Bereiche des pulmonalen Gefäßsystems stärker durchblutet als andere.

> Bei Personen mit gesteigerter HPV kann diese Heterogenität zur Entwicklung eines Höhenlungenödems beitragen, einer nichtkardiogenen Form des Lungenödems (s. dazu ▶ Kap. 9).

Die HPV tritt in mehreren Phasen auf, wobei die erste innerhalb von Sekunden nach der Hypoxieexposition beginnt. Eine zweite Phase beginnt nach etwa 2 h, gefolgt von einem weiteren Anstieg des Drucks in den Lungengefäßen über weitere 6–8 h (Talbot et al. 2005; Vejlstrup et al. 1997). Die Mechanismen, die der HPV zugrunde liegen sind komplex und haben ihren Ursprung in der glatten Gefäßmuskulatur. In der ersten Phase führt Hypoxie zur Bildung freier Sauerstoffradikale und weiterer reaktiver Sauerstoffspezies, welche die intrazelluläre Ca^{2+}-Konzentration erhöhen, was zu einer Kontraktion der glatten Gefäßmuskelzellen in den Lungengefäßen führt. In der zweiten Phase wird die Vasokonstriktion durch eine anhaltende Verringerung der Bioverfügbarkeit von Stickstoffmonoxid in Verbindung mit einem Anstieg der vom Endothel stammenden Vasokonstriktoren, wie z. B. Endothelin-1, aufrechterhalten (Bailey et al. 2010; Berger et al. 2005). Diese Prozesse werden durch verschiedene Faktoren moduliert, darunter die pulmonale Innervation, zirkulierende Hormone, den Säure-Basen-Status und die Erythrozyten.

Bei kurzen Hypoxieexpositionen (Stunden bis wenige Tage) kann die HPV durch die Gabe von Sauerstoff vollständig rückgängig gemacht werden (Subedi et al. 2023). Bei längerer Hypoxie kommt es jedoch zu einem vaskulären Remodeling, das zu strukturellen Veränderungen des Lungengefäßsystems und zu einer fortschreitenden Abnahme der Reversibilität der HPV durch zusätzlichen Sauerstoff führt (Berger und Bailey 2023). Der Gefäßumbau ist das Ergebnis eines mehrstufigen Prozesses, bei dem der Hypoxie-induzierbare Faktor (HIF) 1-α als Hauptakteur gilt (Shimoda und Laurie 2014). Die Hyperproliferation von Endothelzellen, glatten Muskelzellen und Fibroblasten sowie die Akkumulation von extrazellulärer Matrix (= Gesamtheit aller Makromoleküle im Interzellularraum) führen zu einer Verdickung der Gefäßwand und einer Versteifung der Gefäße (Shimoda 2020). Der genaue zeitliche Verlauf des Umbaus und der abgeschwächten Reaktion auf zusätzlichen Sauerstoff ist nicht bekannt, beginnt aber wahrscheinlich innerhalb weniger Tage bis Wochen (Subedi et al. 2023).

4.2 Kardiozirkulatorische und systemische Anpassung an Hypoxie

> Die Aufrechterhaltung der Sauerstoffversorgung in der Höhe hängt nicht nur vom Gasaustausch und einem angemessenen arteriellen Sauerstoffgehalt im Blut ab, sondern auch von der Fähigkeit, sauerstoffreiches Blut zu den Geweben zu transportieren. Die peripheren Chemorezeptoren sind die ersten Sensoren, die bei einer Höhenexposition den hypoxämischen Reiz „wahrnehmen". Dies löst nicht nur eine unmittelbare Hyperventilation aus, sondern führt zu akuten Reaktionen des Herz-Kreislauf-Systems und in Folge zu dessen Anpassung.

4.2.1 Herz-Kreislauf-Regulation in der Höhe unter Ruhebedingungen

Bei akuter Höhenexposition kommt es durch die Sympathikusaktivierung und die Abnahme des Parasympathikus zu einem Anstieg der Ruheherzfrequenz (Tachykardie) (Berger und Luks 2023). Das Ausmaß der Veränderungen ist dabei proportional zum Grad der Hypoxie. Im Gegensatz zur Herzfrequenz ändert sich das Schlagvolumen nicht wesentlich (Williams et al. 2022). In der Summe resultiert ein erhöhtes Herzminutenvolumen, was den konvektiven Sauerstofftransport angesichts des reduzierten arteriellen Sauerstoffgehalts aufrechterhält. Hinzu kommt, dass in den peripheren Gefäßen (im Gegensatz zu den Lungengefäßen) der Hypoxiereiz eine Vasodilatation bewirkt, welche der sympathikotonen Vasokonstriktion entgegenwirkt (Baggish et al. 2014). Dies garantiert, dass periphere Gewebe die erforderliche Menge an Sauerstoff und Nährstoffen erhalten. Das Zusammenspiel zwischen sympathischer Vasokonstriktion und hypoxischer Vasodilatation hat auch Auswirkungen auf die Blutdruckregulation. Der Blutdruck, gemessen während der ersten Stunden eines akuten Höhenaufenthalts, scheint aufgrund der Vasodilatation und des verringerten peripheren Gefäßwiderstands leicht reduziert zu sein (Baggish et al. 2014). Wenn der Blutdruck allerdings nach einigen Stunden in der Höhe gemessen wird, scheint die sympathische Vasokonstriktion eher zu einer Erhöhung des Blutdrucks zu führen (Wolfel et al. 1994). Die Ausmaße dieser Änderungen hängen jedoch stark von der absoluten Höhe ab.

Bei längerem Aufenthalt in der Höhe sinkt die Ruheherzfrequenz wieder ab, bleibt aber im Vergleich zur Tallage, v. a. in Höhen >3000 m, erhöht (Baggish et al. 2014; Richalet et al. 2023).Die längerfristig erhöhte Herzfrequenz scheint auf eine Abnahme der Parasympathikusaktivität und weniger auf den Einfluss des Sympathikus zurückzuführen zu sein, da es im Verlaufe der Akklimatisation zu einer Abnahme der β-Rezeptorendichte (Downregulation) kommt (Siebenmann et al. 2017a). Im Gegensatz dazu nimmt das Schlagvolumen im Verlaufe des Höhenaufenthalts tendenziell ab. Dies wird größtenteils durch die Verringerung des Plasmavolumens aufgrund der diuretischen Reaktion auf die Hypoxie und/oder auf Flüssigkeitsverschiebungen aufgrund von Änderungen des onkotischen Drucks (Plasmaproteinverlust) bedingt (Roche et al. 2022; Schlittler et al. 2021; Siebenmann et al. 2013). Außerdem kann das Schlagvolumen durch ein verringertes enddiastolisches Volumen, verursacht durch einen erhöhten pulmonalarteriellen Druck, reduziert werden (Richalet et al. 2023). Da Höhenakklimatisation nach einiger Zeit auch zu einer Zunahme der Hämoglobinmasse und der Sauerstofftransportkapazität führt, kehrt in der Folge das Herzminutenvolumen auf Tallageniveau zurück oder kann sogar leicht reduziert sein (Luks et al. 2021). Es sollte in diesem Rahmen auch erwähnt werden, dass es keinerlei Hinweise gibt, dass bei gesunden Personen die kardiale Funktion in irgendeiner Weise durch die Höhe negativ beeinflusst wird (Baggish et al. 2014). Dies wurde eindrucksvoll während des Operation-Everest-II-Projektes gezeigt, wo in allen Höhenlagen (bis auf über 8000 m) das endsystolische Volumen im Vergleich zur Tallage erniedrigt und alle Indizes der systolischen linksventrikulären Funktion unverändert oder sogar erhöht waren (Suarez et al. 1987). Auch wurde gezeigt, dass klinisch signifikante Arrhythmien, ausgelöst z. B. durch Myokardischämie, selbst in extremen Höhenlagen (ca. 8000 m), wo der PaO_2-Wert 30–35 mmHg betragen kann, selten sind (Grocott et al. 2009). Dies ist wahrscheinlich darauf zurückzuführen, dass bei Hypoxämie eine koronare Vasodilatation auftritt und somit eine adäquate myokardiale Perfusion und Sauerstoffversorgung aufrechterhalten werden kann (Wyss et al. 2003).

Während eines längeren Höhenaufenthalts nimmt die sympathische Aktivierung kontinuierlich zu (Hansen und Sander 2003). Dies führt, individuell unterschiedlich, zu einem Anstieg des Blutdrucks, auch weil die hämatologischen Anpassungen den arteriellen Sauerstoffgehalt wiederherstellen und dadurch die lokale Vasodilatation abnimmt (Baggish et al. 2014). Wird der Höhenaufenthalt weiter verlängert, z. B. >90 Tage über 3000 m, kann es zu einer Abschwächung der Sympathikusaktivität kommen, was durch eine Abnahme der Katecholaminkonzentration nachgewiesen wurde (Sharma et al. 1978). Somit kann sich auch der Blutdruck normalisieren (Baggish et al. 2014).

4.2.2 Herz-Kreislauf-Regulation in der Höhe unter Belastung

Ähnlich wie bei Ruhebedingungen in der Höhe ist bei moderater Belastung die Herzfrequenz im Vergleich zur Tallage akut erhöht, während das Schlagvolumen unverändert bleibt (Baggish et al. 2014). Dies führt zu einer Erhöhung des Herzminutenvolumens bei gegebener absoluter Belastung (z. B. 150 Watt beim Radfahren oder Laufen bei 8 km/h). Nach einer Akklimatisationsphase bleibt die Herzfrequenz leicht erhöht, während das Schlagvolumen und das Herzminutenvolumen abnehmen (Baggish et al. 2014). Diese Veränderungen stehen in Zusammenhang mit Adaptationsprozessen anderer Systeme (wie z. B. Ventilationssteigerung, hämatologische Anpassungen). Hier gilt, dass der periphere Blutfluss unter Belastung lokal bedarfsabhängig reguliert wird, indem einerseits bei akuter Höhenexposition der reduzierte arterielle Sauerstoffgehalt durch einen erhöhten Blutfluss kompensiert wird, während nach ventilatorischen und hämatologischen Anpassungen (d. h. erhöhter arterieller Sauerstoffgehalt) der Blutfluss reduziert werden kann, um das Sauerstoffangebot aufrechtzuerhalten (Baggish et al. 2014). Die lokale Vasodilatation scheint hierbei u. a. durch Adenosin, Stickstoffmonoxid und von deoxygenierten Erythrozyten freigesetztem ATP bewirkt zu werden (Dietrich et al. 2000; Marshall 2015).

Bei maximaler Belastung ist die Herzfrequenz zunächst leicht reduziert und nimmt bei längerer (>24 h) Exposition in der Höhe deutlich ab. Auch hier scheint die Downregulation der β-Rezeptoren der erklärende Faktor zu sein (Richalet et al. 2023). Das maximale Schlagvolumen und das Herzminutenvolumen bleiben bei akuter Hypoxie zunächst erhalten, nehmen im Verlaufe des Akklimatisationsprozesses jedoch ebenfalls ab (Baggish et al. 2014). Die maximale Leistungsfähigkeit (maximale Sauerstoffaufnahmen VO_2max) ist dementsprechend sowohl akut als auch nach Akklimatisation reduziert, wobei bei akuter Exposition der verringerte arterielle Sauerstoffgehalt die Abnahme hauptsächlich erklärt, während bei längerem Aufenthalt das reduzierte maximale Herzminutenvolumen einen größeren Stellenwert einnimmt (Baggish et al. 2014). Eine Blutumverteilung zu nichtaktiven Geweben wird hier als zusätzliche Ursache für die dauerhafte Abnahme der VO_2max diskutiert (Calbet et al. 2003). Generell gilt, dass bei durchschnittlich trainierten Personen die VO_2max ab einer Höhe von 1500 m um ca. 5–10 % pro 1000 m Höhenanstieg abnimmt (Buskirk et al. 1967). Bei Ausdauerathleten geschieht die Abnahme bereits ab einer Höhe von 800 m (Wehrlin und Hallen 2006).

4.3 Hämatologische Anpassung an Hypoxie

Der Sauerstofftransport des Menschen erfolgt über die Bindung ans Hämoglobin. Um bei reduziertem Sauerstoffpartialdruck in der Lunge bei Höhenexposition den arteriellen Sauerstoffgehalt aufrechtzuerhalten, bedient sich der Körper mehrerer physiologischer Mechanismen. Die Hb-O_2-Bindung wird durch Modifikation von allosterischen Faktoren verändert und die Hämoglobinkonzentration im Blut durch Plasmavolumenreduktion und Erythropoiese erhöht.

4.3.1 Das Hämoglobinmolekül

Hämoglobin (Hb) gilt als eines der am besten untersuchten Proteine des menschlichen Körpers. Um seine Hauptfunktion, den Sauerstofftransport, effizient und zuverlässig durchführen zu können, ist es auf eine gewisse Quantität und einige spezifische Charakteristika angewiesen, welche in diesem Abschnitt vorgestellt werden. Die Hauptaufgabe von Hämoglobin bei Wirbeltieren ist der Sauerstofftransport für den aeroben Zellstoffwechsel (Mairbaurl und Weber 2012). Darüber hinaus ist es an weiteren wichtigen Funktionen beteiligt, wie z. B. katalytischen Prozessen (Nitritreduktase, NO-Dioxygenase, Monooxygenase, Alkylhydroperoxidase, Esterase, Lipoxygenase), dem Stickoxidstoffwechsel, der pH-Regulierung und Aufrechterhaltung des Redoxgleichgewichts (Kosmachevskaya und Topunov 2018).

1840 wurde Hämoglobin von Friedrich Ludwig Hünefeld erstmals beschrieben. Paul Bert berichtete 1878 über die O_2-Bindung an Hb, vor über 100 Jahren zeigte Christian Bohr dann erste Charakteristika der Hb-Sauerstoffaufnahme und -abgabe. Der Effekt, dass bei erniedrigtem pH die Hb-O_2-Affinität verringert ist, ist nach ihm benannt (Bohr-Effekt). In den darauffolgenden Jahren konnten Haldane und Mitarbeiter den Effekt von CO_2 auf die Hb-O_2-Bindung zeigen, ebenso wie den reziproken Effekt von O_2 auf die Hb-CO_2-Bindung (Haldane-Effekt) (Christiansen et al. 1914). Für die Synthese des Hämins wurde Hans Fischer 1930 mit dem Nobelpreis für Chemie geehrt. Max Perutz erhielt dann 1962 den Nobelpreis für Chemie für die Strukturanalyse von Hb mittels Röntgenkristallografie (Ahmed et al. 2020).

Struktur

Hb ist ein tetrameres Molekül mit einem Molekulargewicht von etwa 64.500 Dalton. Adultes Hb besteht zumeist aus zwei α- und zwei β-Ketten (HbA_1). Jede dieser

Untereinheiten enthält eine Hämgruppe, welche zur O_2-Bindung ein zentrales Eisenatom (Fe^{2+}) besitzt. Somit kann ein Hb-Molekül maximal vier O_2-Moleküle binden. Wie auch bei anderen Säugetieren kommen beim Menschen mehrere verschiedene Hb-Untereinheiten vor. Beginnend mit Hb-Gower ($\zeta_2\varepsilon_2$ oder $\alpha_2\varepsilon_2$) und Hb-Portland ($\zeta_2\gamma_2$ oder $\zeta_2\beta_2$) in der frühen Embryonalphase läuft der Sauerstofftransport des Feten hauptsächlich über fetales Hb (HbF $\alpha_2\gamma_2$). HbF ist gekennzeichnet durch eine erhöhte Hb-O_2-Affinität, was einen effizienten plazentaren Sauerstofftransport vom maternalen Hb zu fetalen Hb ermöglicht. Kann HbF auch beim Erwachsenen noch in Spuren vorkommen, so ist HbA (oder HbA_1 $\alpha_2\beta_2$) hier mit Abstand die häufigste Variante, während HbA_2 ($\alpha_2\delta_2$) nur in geringem Prozentsatz vorhanden ist. Pathologische Hb-Untereinheiten werden später in diesem Kapitel beschrieben. Häufig treten posttranslationale Modifikationen auf, wie beispielsweise die Glykosilierung des Hb das zum HbA_{1c} führt, einem wichtigen Verlaufsparameter bei Diabetes mellitus, jedoch kommt es auch zu Acetylierung, Methylierung und Nitrosylierung (Mairbaurl und Weber 2012).

Sauerstofftransport

Wie oben beschrieben besitzt jede der 4 Hb-Untereinheiten eine Hämgruppe mit einem zentralen Eisenatom. Dieses ist für die O_2-Bindung von wesentlicher Bedeutung. Durch die O_2-Bindung verändert das Eisenatom seine Position in der Hämgruppe. Die Tertiärstruktur der Hb-Untereinheit ändert sich, die O_2-Bindung der nächsten Untereinheit wird dadurch begünstigt, man spricht von positiver Kooperativität. Ist ein Hb-Molekül vollständig oxygeniert, so ändern sich seine Quartärstruktur und das Absorptionsverhalten geringfügig, was man sich messtechnisch zu Nutze macht. Die positive Kooperativität besteht reziprok, d. h., sowohl die Oxygenierung weiterer Hb-Untereinheiten wird durch O_2-Bindung der ersten Hb-Untereinheit begünstigt als auch die Desoxygenierung des gesamten Hb-Moleküls bei O_2-Dissoziation der ersten Untereinheit bei oxygeniertem Hb.

Unter *Sauerstoffangebot* („oxygen delivery", DO_2) versteht man die Menge O_2, die in einer bestimmten Zeit im Blut dem Gewebe „angeboten" wird. DO_2 ist das Produkt aus Herzminutenvolumen („cardiac output") und arteriellem Sauerstoffgehalt („arterial oxygen content", CaO_2). Das Herzminutenvolumen wiederum ist das Produkt aus Schlagvolumen (SV) und Herzfrequenz (HF), CaO_2 umfasst das an Hb gebundene wie auch physikalisch gelöste O_2. Ein Gramm Hb kann maximal 1,34 ml O_2 binden (Hüfner-Zahl). So ergibt sich für DO_2 folgende Formel:

$$DO_2 = SV \times HF \times (1{,}34 \times [Hb] \times SaO_2 + 0{,}003 \times paO_2)$$

Wobei [Hb] hier für die Hämoglobinkonzentration steht.

Der *Sauerstoffverbrauch* (Sauerstoffaufnahme, „oxygen consumption", VO_2) wiederum zeigt jene Menge an O_2, die in einer bestimmten Zeit vom Gewebe „verbraucht" wird. Messen und berechnen lässt sich VO_2 über mehrere Wege. Subtrahiert man den venösen Sauerstoffgehalt vom arteriellen, multipliziert mit dem Herzminutenvolumen, so erhält man den Sauerstoffverbrauch:

$$VO_2 = Cardiac\ Output \times (CaO_2 - CvO_2)$$

VO_2max als der vom Individuum maximal leistbare Sauerstoffverbrauch/-umsatz ist eine wichtige Kenngröße in der Leistungsphysiologie.

Aus diesen Formeln ergibt sich, dass neben kardiozirkulatorischen Parametern die Hb-Konzentration und die Sauerstoffsättigung wesentliche Faktoren sind, welche den Sauerstofftransport determinieren. Die Hüfner-Zahl lässt sich leider nicht beeinflussen. Die Hb-Konzentration und die Sauerstoffsättigung hingegen werden durch zahlreiche Mediatoren und Prozesse reguliert und an die gegebenen Umweltbedingungen adaptiert, so auch an die Höhe. Der Sauerstoffverbrauch ist aber nicht nur durch das Angebot, sondern auch durch die Extraktion determiniert. Je mehr O_2 ans Gewebe abgegeben werden kann, desto mehr O_2 steht dem Gewebe zu Verfügung und kann umgesetzt werden. Die *Sauerstoffextraktionsrate* („oxygen extraction rate", O_2ER) berechnet sich aus CaO_2 und CvO_2:

$$O_2ER = (CaO_2 - CvO_2)/CaO_2$$

Die Hb-O_2-Affinität determiniert die O_2ER.

Viele in diesem Kapitel dargestellte Inhalte kreisen um diverse regulatorische Prozesse, die das Aufrechterhalten des Sauerstoffangebots in der Höhe zum Ziel haben.

Das Myoglobinmolekül

Myoglobin ist anders als Hb ein monomeres Globin. Auch Myoglobin besitzt eine Hämgruppe mit einem zentralen Eisenatom. Myoglobin ist für den Sauerstofftransport bzw. die Sauerstoffbereitstellung im Muskel, also im Myokard und im Skelettmuskel, verantwortlich. Die Bindungskinetik unterscheidet sich von der des Hb deutlich, Myoglobin besitzt eine sehr hohe Sauerstoffaffinität (◘ Abb. 4.4) und wird anders als Hb nicht von diversen allosterischen Faktoren beeinflusst.

Pathologische Hämoglobinvarianten

Kohlenstoffmonoxid (CO) konkurriert mit Sauerstoff um die Bindung am zentralen Eisenatom der Hämgruppe von Hb, wobei CO eine etwa 200fach höhere Affinität aufweist als Sauerstoff. Bindet CO an Hb, so entsteht Carboxyhämoglobin (COHb). COHb zeichnet sich durch eine stark erhöhte Hb-O_2-Affinität (der noch freien Bindungsstellen der anderen Hb-Untereinheiten) aus. In geringen Konzentrationen kommt COHb auch beim Gesunden vor. Bei einer Vergiftung mit CO bspw. im Rahmen einer Rauchgasvergiftung kann COHb lebensgefährlich hohe Konzentrationen erreichen. Erhöhte COHb-Konzentrationen führen zu einer Reduktion der Sauerstofftransportkapazität, da COHb durch die hohe Hb-CO-Affinität nicht am Hb-Sauerstofftransport teilnehmen kann (Mairbaurl und Weber 2012).

Wird das zentrale Eisenatom der Hämgruppe oxidiert ($Fe^{2+} \rightarrow Fe^{3+}$), so entsteht Methämoglobin (MetHb). In der Regel liegt MetHb nur in geringen Konzentrationen vor, die Methämoglobin-Reduktase reduziert das Eisenatom und hält die MetHb-Konzentration im physiologischen

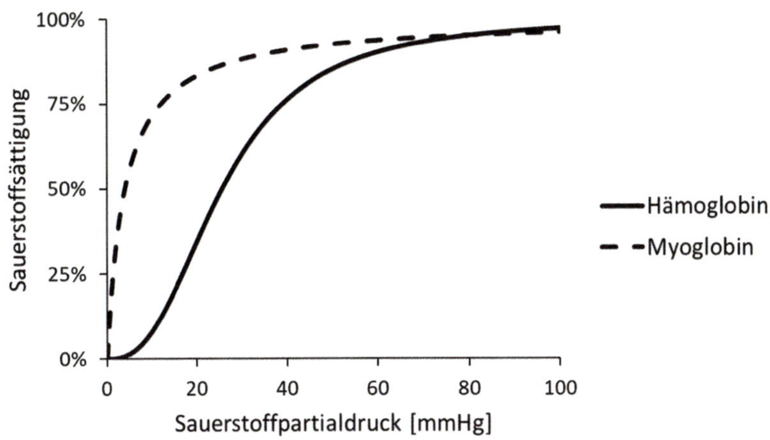

◘ **Abb. 4.4** Sauerstoffbindungskurven von Hämoglobin (sigmoidal) und Myoglobin (hyperbol). Schematische Darstellung

Gleichgewicht. MetHb kann keinen Sauerstoff binden, es bindet stattdessen Wasser und kann daher nicht am Sauerstofftransport teilnehmen, die Sauerstofftransportkapazität ist reduziert.

Selten auftretende genetische Hämoglobinopathien können zu einer stark erhöhten oder erniedrigten Hb-O_2-Affinität führen. In einer rezenten Studie wurden Personen mit einer High-Oxygen-Affinity-Hämoglobinopathie (p50 = 16 mmHg) mit normalen Probanden (p50 = 26 mmHg) verglichen. In Normoxie und in Hypoxie (F_iO_2 15 %, ~3000 m) wurden Leistungstests durchgeführt. Jene Personen mit High-Oxygen-Affinity-Hämoglobinopathie hatten in Hypoxie höhere SpO_2-Werte und der Abfall der VO_2max war weniger stark ausgeprägt als bei den normalen Probanden. Daraus lässt sich schließen, dass eine Linksverschiebung der Sauerstoffbindungskurve positive Effekt bei der Hypoxieadaptation auch bei Personen mit normalem Hb haben kann (Dominelli et al. 2020).

> Durch die spezifischen Bindungseigenschaften von Hämoglobin und Sauerstoff wird ein effizienter Sauerstofftransport ermöglicht. Der arterielle Sauerstoffgehalt ist im Wesentlichen durch die Hämoglobinkonzentration, den in der Lungenkapillare vorherrschenden pO_2 und die Hämoglobin-Sauerstoff-Bindung determiniert.

4.3.2 Sauerstoffbindungskurve

Die Sauerstoffbindungskurve („oxygen dissociation curve", ODC) (▣ Abb. 4.5) beschreibt die einzigartige Bindungskinetik von Sauerstoff an Hämoglobin, die für einen effizienten Sauerstofftransport von den Lungenkapillaren zu den sauerstoffverbrauchenden

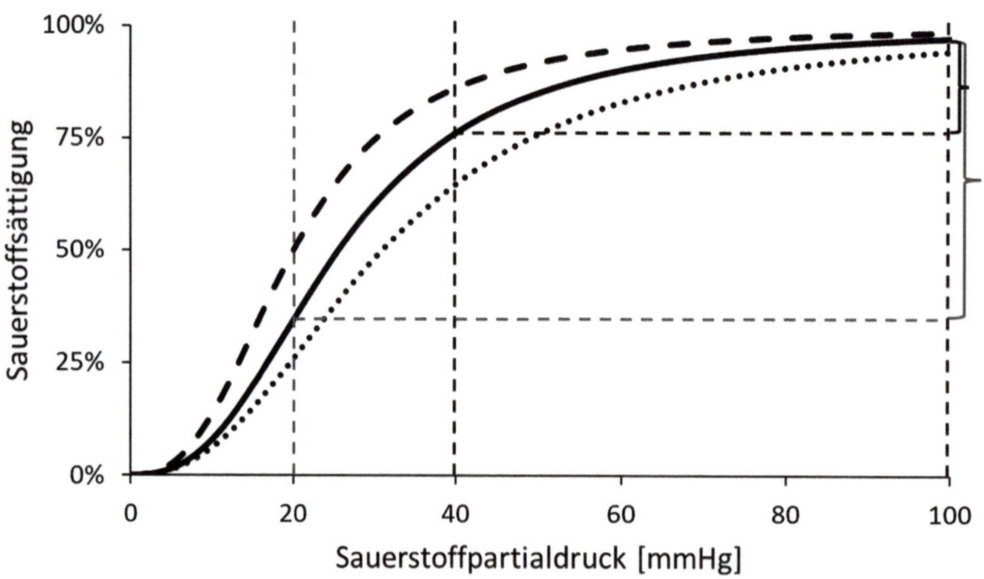

▣ **Abb. 4.5** Sauerstoffbindungskurve normal *(schwarze Kurve)*, nach links verschoben *(schwarz gestrichelte Kurve)* und nach rechts verschoben *(schwarz gepunktete Kurve)*. Die gestrichelten Geraden deuten rechts den Sauerstoffpartialdruck in den Lungenkapillaren und die beiden linken gestrichelten Geraden den Sauerstoffpartialdruck auf Gewebeniveau (*schwarz gestrichelte Gerade* für 40 mmHg und *grau gestrichelte Gerade* für 20 mmHg) an. Die *geschwungene Klammer* deutet die Menge an Sauerstoff an, welche jeweils ans Gewebe abgegeben werden kann

Geweben entscheidend ist (Imai 1982; Mairbaurl und Weber 2012). Die Hb-O_2-Bindung wird im Wesentlichen von 4 allosterischen Faktoren beeinflusst: pH-Wert, Temperatur, pCO_2 und 2,3-Bisphosphoglycerat (2,3-BPG) (Mairbaurl und Weber 2012). Ein erniedrigter pH-Wert sowie eine erhöhte H^+-Ionenkonzentration führen zu einer erniedrigten Hb-O_2-Affinität und damit zu einer Rechtsverschiebung der ODC. Ebenso wirken erhöhte Temperatur, ein erhöhter pCO_2 und eine erhöhte 2,3-BPG-Konzentration. Reziprok dazu bewirken eine Erniedrigung der H^+-Ionenkonzentration, erniedrigte Temperatur, erniedrigter pCO_2 und eine erniedrigte 2,3-BPG-Konzentration eine Erhöhung der Hb-O_2-Affinität und damit eine Linksverschiebung der ODC. Eine Linksverschiebung der ODC ist mit verbesserter Sauerstoffaufnahme in den Lungenkapillaren assoziiert, während die Sauerstoffabgabe im Gewebe eingeschränkt sein kann. Im Gegensatz dazu kann es bei einer Rechtsverschiebung der ODC zu eingeschränkter Sauerstoffaufnahme in der Lunge, aber verbesserter Sauerstoffabgabe ans Gewebe kommen. Neben diesen vier Haupteffektoren sind zahlreiche weitere Parameter in der Lage, die Hb-O_2-Affinität zu beeinflussen, entweder direkt durch Bindung an das Hämoglobinmolekül und Modifikation seiner Struktur, wodurch entweder der oxygenierte („relaxed state“) oder desoxygenierte („tense state“) Zustand stabilisiert wird, oder indirekt durch Modifikation eines der oben genannten Haupteinflussfaktoren der ODC. Die Sauerstoffbindungskurve ist durch einen sigmoidalen Verlauf, der auf der positiven Kooperativität der Hb-O_2-Bindung basiert, gekennzeichnet. Im Wesentlichen wird die ODC durch zwei Parameter charakterisiert: Der p50 ist der pO_2, bei dem 50 % des Hämoglobins mit Sauerstoff gesättigt sind, und ist ein Parameter für eine Links- oder Rechtsverschiebung der ODC. Der Hill-Koeffizient beschreibt die steilste Steigung im Hill-Plot, einer doppelt-logarithmischen Darstellung der ODC, und ist ein Parameter für die Ausprägung der positiven Kooperativität der Hb-O_2-Bindung. Unter bestimmten Umständen, z. B. Hypoxie in großer Höhe, unter körperlicher Betätigung oder bei Hypoxämie aufgrund einer pulmologischen Erkrankung mit Diffusionslimitierung, wird derzeit diskutiert, ob eine erhöhte oder verringerte Hb-O_2-Affinität von Vorteil sein könnte (Dempsey 2020; Shepherd et al. 2019; Woyke et al. 2020).

2,3-Bisphosphoglycerat

2,3-BPG (Abb. 4.6) wird über den Rapoport-Luebering-Zyklus, einem Nebenweg der Glykolyse, durch die Bisphosphoglyceratmutase aus 1,3-Bisphosphoglycerat gebildet. In der Folge kann 2,3-BPG durch die Bisphosphogylceratphosphatase wiederum zu 3-Phosphoglycerat verstoffwechselt werden. Der Rapoport-Luebering-Nebenweg der Glykolyse liefert ein ATP weniger als die reguläre Glykolyse, kostet also ein ATP. Die Bildung von 2,3-BPG, also die Aktivität der 1,3-Bisphosphoglyceratmutase, wird neben weiteren regulatorischen Prozessen im Wesentlichen durch den pH-Wert determiniert. 2,3-BPG ist einer der Haupteinflussfaktoren auf die ODC. Jedes Säugetier besitzt intraerythrozytär eine organische Phosphatverbindung, nicht immer ist es 2,3-BPG wie beim Menschen. Ohne 2,3-BPG oder ein ähnliches Molekül wäre die Hb-O_2-Affinität derart hoch, dass

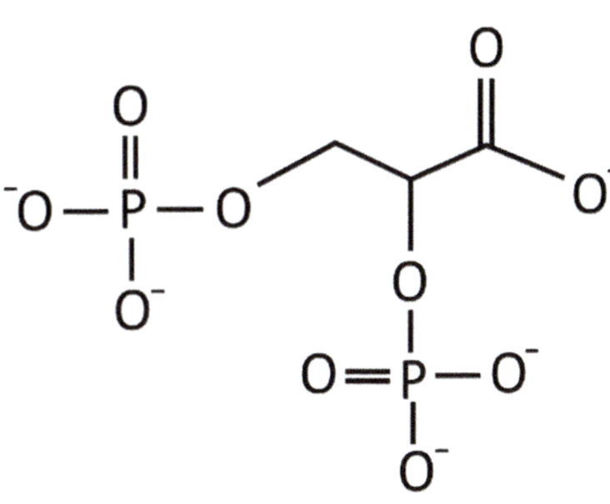

Abb. 4.6 2,3-Bisphosphoglycerat-Strukturformel

die Bindungskinetik der von Myoglobin ähneln würde. Ein adäquater Sauerstofftransport ist also ohne 2,3-BPG nicht denkbar.

Die Sauerstoffbindungskurve in der Höhe

4

In mittleren und großen Höhen führt die einsetzende Hyperventilation zu Hypokapnie und zur Höhenalkalose, einer respiratorischen Alkalose. Getrieben durch die Alkalose und weitere Mediatoren kommt es im Verlauf von Stunden oder Tagen zu einem Anstieg von 2,3-BPG, das dieser initialen Erhöhung der Hb-O_2-Affinität entgegenwirkt. Dementsprechend wurde auf 1700 m eine Linksverschiebung der ODC gegenüber Meereshöhe aufgrund einer respiratorischen Alkalose beobachtet, während 2,3-BPG mit einer Verzögerung von mehreren Tagen anstieg (Humpeler et al. 1979). In einer weiteren Untersuchung auf 2300 m war der Anstieg des p50 mit einem gleichzeitigen Anstieg von 2,3-BPG verbunden (Mairbäurl et al. 1986). Auf 4500 m hingegen zeigte sich unter Standardbedingungen ($pCO_2 = 40$ mmHg) ein Anstieg des p50, während sich der p50 unter aktuellen Bedingungen (Alkalose) nicht änderte. Ein 2,3-BPG-Anstieg war hierbei innerhalb eines Tages zu verzeichnen (Mairbäurl et al. 1990), wobei ein Plateau erst am 4. Tag zu erwarten ist (Mairbäurl et al. 1993). Im Gegensatz dazu erreicht der p50 bereits am ersten Tag ein Plateau (auf 4500 m) (Mairbäurl et al. 1993). Zusätzlich zu 2,3-BPG sorgen Chlorid, zelluläre Hämoglobinkonzentration und Magnesium innerhalb kurzer Zeit für eine Rechtsverschiebung der ODC (Mairbäurl et al. 1993). Im Gegensatz zu diesen Studien haben Balaban und Kollegen et al. eine Linksverschiebung der ODC zeigen können, wenn Probanden einer Höhe von 4000 m ausgesetzt wurden, ohne 2,3-BPG zu messen (Balaban et al. 2013). Zusammenfassend lässt sich festhalten, dass es in großen Höhen zu einem Anstieg von 2,3-BPG kommt, welcher, wenn die ODC unter Standardbedingungen gemessen wird, zu einer Rechtsverschiebung führt. In vivo gleicht die respiratorische Alkalose jedoch diesen Effekt nahezu gänzlich aus, der p50 ist mehr oder weniger im Normbereich. Die allosterischen Faktoren, welche die Hb-O_2-Affinität determinieren, scheinen also die Funktionalität des Hb-O_2-Transports in der Höhe sicherzustellen.

In extremer Höhe überwiegt dann der Effekt der respiratorischen Alkalose (Hyperventilation) mit ausgeprägter Hypokapnie (Linksverschiebung) deutlich die Wirkung einer erhöhten 2,3-BPG-Konzentration (Wagner et al. 2007; Winslow et al. 1984). Eine stark erhöhte Hb-O_2-Affinität ist die Folge. Dies konnte im Vergleich des aktuellen p50 (pCO_2 und 2,3-BPG-Effekt) mit dem p50 unter Standardbedingungen (nur 2,3-BPG-Effekt) gezeigt werden (Wagner et al. 2007). In einer solchen Umgebung mit stark reduzierten Sauerstoffpartialdrücken könnte eine erhöhte Hb-O_2-Affinität die pulmonale Sauerstoffaufnahme verbessern und so einen effizienten Hb-O_2-Transport ermöglichen.

> Die Sauerstoffbindungskurve bleibt in mittleren Höhen mehr oder weniger konstant, eine Erhöhung von 2,3-BPG gleicht den Effekt der respiratorischen Alkalose aus. In extremer Höhe überwiegt der Einfluss des stark verringerten pCO_2 den der erhöhten 2,3-BPG-Konzentration und die Sauerstoffbindungskurve ist nach links verschoben, d. h., die Hb-O_2-Affinität ist erhöht.

4.3.3 Sauerstofftransportkapazität

Um einer Reduktion des CaO_2 durch Hypoxie und damit erniedrigter SaO_2 und paO_2 in der Höhe entgegenzuwirken, wird kompensatorisch die Konzentration der Sauerstoffträger (Hb) erhöht (Lundby et al.

2004). Es kommt zu einer Hypoxie-bedingten Hämokonzentration. Diese erfolgt in erster Linie durch eine Reduktion des Plasmavolumens, die Erythropoiese wird parallel dazu angekurbelt und führt später im Verlauf von Wochen zunehmend durch verstärkte Neubildung von Retikulozyten und Erythrozyten zu einer Hb-Erhöhung durch Erhöhung der Hb-Masse (Siebenmann et al. 2015).

Plasmavolumenreduktion

Die Reduktion des Plasmavolumens mit dem Zweck der Hämokonzentration findet bereits in den ersten 24 h eines Höhenaufenthalts statt. Die Physiologie hinter dieser raschen Plasmavolumenreduktion ist derzeit Gegenstand intensiver Forschung und wahrscheinlich multifaktoriell bedingt. Wasserverlust durch verstärkte Diurese (Höhendiurese) und eine damit einhergehende Reduktion des Gesamtkörperwassers und des Extrazellulärvolumens (Plasmavolumen) und/oder Wasserumverteilung vom intravasalen ins extravasale Kompartment und/oder eine Kontraktion der Milz werden als Ursachen diskutiert (Siebenmann et al. 2023). Neuere Studien, die unter standardisierten Höhenbedingungen durchgeführt wurden, weisen dabei eher auf eine Umverteilung von intravasal zu extravasal hin (Roche et al. 2022; Schlittler et al. 2021). Die durch akute Hypoxie angekurbelte Diurese scheint ein kurzfristiges Phänomen ohne wesentliche Auswirkungen auf das Extrazellulärvolumen zu sein. Im Rahmen eines Höhenaufenthalts und bei Feldstudien könnten andere nicht Hypoxie-spezifische Faktoren eine relevante Rolle spielen. Beispielsweise können verändertes Trinkverhalten, vermehrtes Harnlassen und diverse Umwelteinflüsse insbesondere während des Aufstiegs in große Höhen bezüglich der Diurese und Prozesse zur Flüssigkeitsregulation hier die Effekte der Hypoxie auf die Diurese dominieren (Siebenmann et al. 2023). Wie es zur Umverteilung von Flüssigkeit vom intravasalen ins extravasale Kompartment kommt, ist noch nicht abschließend geklärt, die Hypoxie-bedingte Reduktion der Gesamtproteinkonzentration im Blut und damit des kolloidosmotischen Drucks könnte hier eine entscheidende Rolle spielen (Siebenmann et al. 2023; Young et al. 2019; Roche et al. 2022; Schlittler et al. 2021). Ob eine Proteinurie, „capillary leak“, ein erhöhter Sympathikotonus oder eine reduzierte Proteinsyntheserate in Hypoxie ursächlich für die beobachtete Reduktion des Gesamtproteins ist, ist derzeit noch nicht geklärt (Siebenmann et al. 2023). Die Milz gilt als Reservoir für Erythrozyten, der Hämatokrit in der Milz ist dementsprechend deutlich höher als jener im zirkulierenden Blut. Ausgelöst durch Hypoxie können dem Blut innerhalb kurzer Zeit durch Kontraktion der Milz so vermehrt Erythrozyten beigemengt werden. Eine Erhöhung des Blut-Hämatokrits ist die Folge und könnte dazu führen, dass die Plasmavolumenreduktion fälschlicherweise überschätzt wird. Man geht jedoch davon aus, dass das Ausmaß dieses Effekts gering ist, so sollen dem zirkulierenden Blut durch Milzkontraktion nur etwa 50 ml Erythrozyten bereitgestellt werden (Siebenmann et al. 2023).

Erythropoiese

Durch gesteigerte Erythropoiese, also Neubildung von Erythrozyten, wird im Verlauf von Wochen die Menge an Erythrozyten und damit die Hb-Masse erhöht. Im Wesentlichen geht die verstärkte Erythropoiese auf eine vermehrte Erythropoietin-Freisetzung in den peritubulären Zellen der Niere zurück. Durch das in Hypoxie reduzierte Sauerstoffangebot in der Niere wird, v. a. vermittelt durch HIF-2 („hypoxia-inducible factor-2“), aber auch HIF-1, vermehrt Erythropoietin produziert und freigesetzt (Jelkmann 2011). Die erhöhte Erythropoietin-Freisetzung geschieht bereits innerhalb weniger Stunden und erreicht nach 2 Tagen ihren Höhepunkt. In der Folge werden auch vermehrt Retikulozyten, Vorstufen der Erythrozyten, aus dem Knochenmark ins zirkulierende Blut freigesetzt. Die Geschwindigkeit, mit der die Hb-Masse erhöht wird, ist dabei abhängig von der erreichten Höhe (◘ Abb. 4.7) (Rasmussen et al. 2013).

Normalisierung der Hämoglobinkonzentration nach Rückkehr aus der Höhe

Innerhalb von 1–2 Wochen nach der Rückkehr aus großer Höhe normalisiert sich die Hb-Masse. Man geht davon aus, dass die Neozytolyse, also der Abbau von jungen Erythrozyten, hier als der vermehrten Erythropoiese entgegenwirkender Prozess eine wesentliche Rolle spielt. Neuere Untersuchungen berichten eher von einer eingeschränkten Produktion als von der Neozytolyse. Welcher Mechanismus nun der relativ raschen Normalisierung der Hb-Masse tatsächlich zugrunde liegt, bleibt also Gegenstand derzeitiger Forschung (Siebenmann et al. 2023).

> Die Sauerstofftransportkapazität oder Hämoglobinkonzentration werden zuerst durch Plasmavolumenreduktion und in weiterer Folge durch verstärkte Erythropoiese erhöht. Nach Rückkehr aus der Höhe sind diese Mechanismen innerhalb von wenigen Wochen rückläufig.

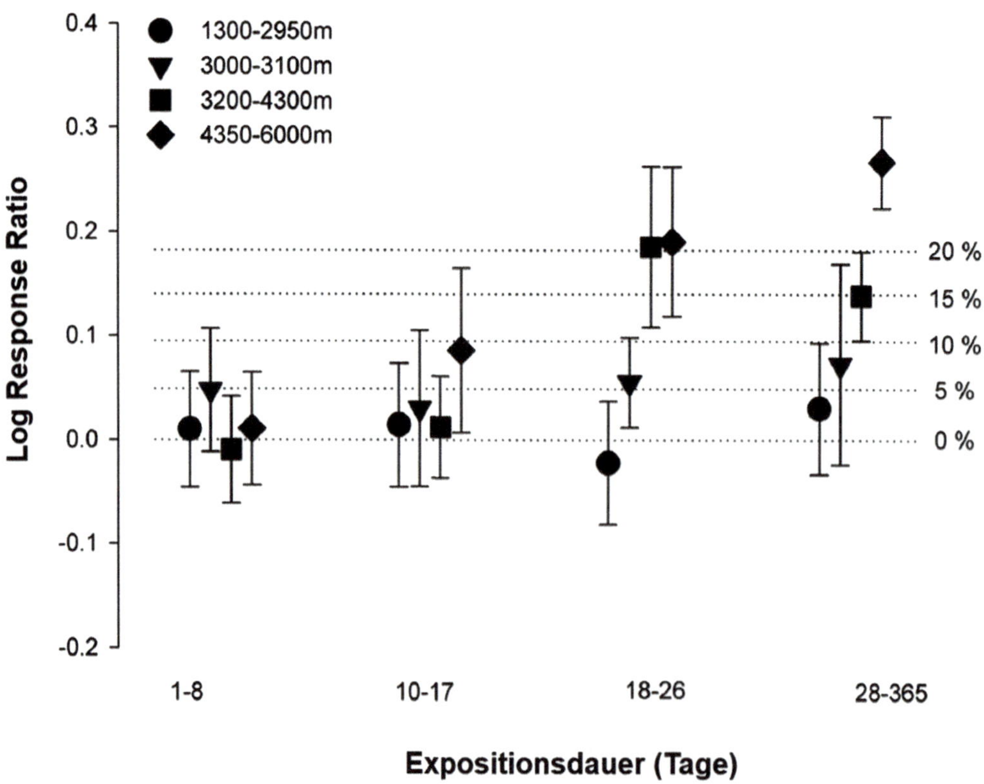

◘ **Abb. 4.7** Erythrozytenvolumen (analog zu Hämoglobinmasse) in unterschiedlichen Höhen. Die Abbildung zeigt die Ergebnisse einer Metaanalyse von 66 Originalarbeiten. Das Ausmaß und die Geschwindigkeit des Anstiegs des Erythrozytenvolumens sind abhängig von der Höhe. (Aus Siebenmann et al. 2023, mit freundlicher Genehmigung)

4.3.4 Genetische Höhenanpassung

▪ Beim Menschen

Hochlandbewohner in Tibet oder Äthiopien weisen verglichen mit Andenbewohnern weniger stark erhöhte Hb-Konzentrationen im Vergleich zu Bewohnern niedriger gelegenen Regionen auf. Die Hypoxie-bedingte Modulation von Plasmavolumen und Hb-Masse scheint bei Hochlandbewohnern nicht derart ausgeprägt zu sein wie bei Bergsteigern aus niedrigeren Regionen, die sich nur gelegentlich in großer Höhe aufhalten. Warum das so ist, ist noch nicht endgültig geklärt (Siebenmann et al. 2023). Fest steht jedoch, dass sowohl ein besonders niedriger als auch ein besonders hoher Hämatokrit negative Auswirkungen auf die Mikrozirkulation haben. Auch gibt es Hinweise, dass stark erhöhte Hb-Konzentrationen nicht zu einer wesentlichen Steigerung von VO_2max beitragen, die Diffusionskapazität der Lunge und der eingeschränkte Diffusionsgradient in Hypoxie scheinen hier als limitierende Faktoren eine wesentliche Rolle zu spielen. In großer Höhe untersuchte Barcroft bereits 1923 die Sauerstoffaffinität peruanischer Ureinwohner (4300 m) und stellte fest, dass ihr p50 niedriger war, im Vergleich zu Menschen, die auf Meereshöhe leben (Barcroft 1923). Dies konnte kürzlich für Han-Chinesen und Tibeter bestätigt werden (Li et al. 2018). Derzeit geht man eher davon aus, dass sich Hb-O_2-Affinität von Hochlandbewohnern und Bewohnern niedererer Regionen nicht wesentlich, insbesondere in Bezug auf ihre allosterische Modifikationen, unterscheidet (Mairbaurl und Weber 2012). Ob und inwiefern eine Linksverschiebung der Sauerstoffbindungskurve als langfristige Anpassung in großen Höhen einen Benefit bringen kann, ist derzeit noch Gegenstand der Forschung, eine erhöhte Hb-O_2-Affinität könnte in Hypoxie die pulmonale Sauerstoffaufnahme unterstützen (Dempsey 2020).

▪ Bei Tieren

In großer Höhe leben sowohl Säugetiere als auch Vögel angepasst an die vorherrschende Hypoxie. Beispielhaft zu nennen, ist hier die Indische Streifengans, die von China über den Himalaya bis zu ihrer Brutstätte im Golf von Bengalen fliegt. Sie weist verglichen zu Artverwandten niederer Regionen eine deutlich erhöhte Hb-O_2-Affinität auf. Das Hb der Indischen Streifengans setzt sich aus anderen Hb-Untereinheiten zusammen, verglichen mit Artverwandten. Durch allosterische Modifikation des Hb, speziell durch die hohe Affinität von Inositol Pentaphosphat, ist auch die Sauerstoffabgabe auf Gewebelevel sichergestellt. Sowohl die Sauerstoffaufnahme des Hb in den Lungenkapillaren als auch die Sauerstoffabgabe auf Gewebelevel befinden sich bei der Indischen Streifengans im steilen Bereich der Sauerstoffbindungskurve, was zu einem effizienten Sauerstofftransport führt (Mairbaurl und Weber 2012). Bei den Säugetieren sollen exemplarisch Hypoxie-tolerante Kameliden vorgestellt werden. Unter den Kameliden bestehen Unterschiede in der Zusammensetzung der Hb-Untereinheiten, abhängig von der Höhenlage. Wenn man das Hb von Hypoxie-toleranten Kameliden isoliert, dann besitzen sie Hb-Untereinheiten, welche verglichen mit Hb-Untereinheiten von Kameliden aus niedereren Regionen eine sogar geringere Hb-O_2-Affinität aufweisen. In intakten Erythrozyten, mit 2,3-BPG, ändert sich dies jedoch drastisch, in den Hb-Untereinheiten der Hypoxie-toleranten Spezies fehlen Bindungsstellen für 2,3-BPG, was zu einer deutlich erhöhten Hb-O_2-Affinität führt (Mairbaurl und Weber 2012). Zusammenfassend lässt sich festhalten, dass Hypoxie-tolerante Arten, seien es Vögel oder Säugetiere, eine erhöhte Hb-O_2-Affinität aufweisen.

> Die genetische Anpassung an die Höhe erfolgt zumeist über eine verstärkte Hb-O_2-Bindung und damit eine Linksverschiebung der Sauerstoffbindungskurve.

4.4 Zerebrovaskuläre Anpassung an Hypoxie

4.4.1 Zerebraler Blutfluss und zerebrale Sauerstoffversorgung bei akuter Hypoxie

Im Rahmen der Anpassung an den reduzierten arteriellen Sauerstoffpartialdruck in Abhängigkeit vom Ausmaß der Hypoxieexposition kommt dem Gehirn eine zentrale Bedeutung zu. Die zerebrovaskuläre Anpassung an hypobare Hypoxie ist stets in enger Zusammenschau mit weiteren, essenziellen Adaptierungsvorgängen zu sehen (Hoiland et al. 2018). Das betrifft im Speziellen die ventilatorische Anpassung, d. h. die notwendige Hyperventilation. Hinzu kommt die Tatsache, dass der Gewichtsanteil des Gehirns nur etwa 2 % der Gesamtkörpermasse ausmacht, der O_2-Verbrauch in Ruhe jedoch etwa 20 % des Gesamt-O_2-Verbrauches beträgt. Entscheidende Anpassungsmechanismen sind afferente Feedbacks des kardiovaskulären und respiratorischen Systems mit den dazugehörigen Kontrollsystemen im zentralen Nervensystem. Darüber hinaus hat der geänderte Säure-Basen-Status mit Hypokapnie und respiratorischer Alkalose Auswirkung auf die zerebrale Perfusion in Hypoxie. Weitere Einflussgrößen v. a. in großen und extremen Höhen auf zerebrale Anpassungsmechanismen sind die Hypobarie und Kälte. Welche negativen Auswirkungen akute und chronische hypobare Hypoxie auf das Zentralnervensystem haben können, wird sehr kontroversiell diskutiert (Zhang und Zhang 2022).

Hyperventilation und daraus resultierende ventilatorische Akklimatisation sind als die wichtigsten Anpassungsmechanismen mit weitreichenden Folgen für andere Systeme anzusehen. Während akute Hyperventilation (VE) das Ausmaß der durch die Höhe induzierten Reduktion des arteriellen Sauerstoffdrucks (paO_2) mindert, ist die ventilatorische Akklimatisation für einen weiteren, progressiven Anstieg des paO_2 über die Dauer des Höhenaufenthalts verantwortlich. Hämatologische Anpassungen mit Anstieg von Erythrozytenzahl bzw. Erythrozytenmasse sind träge und kommen erst zu einem späteren Zeitpunkt zur Geltung. Alle genannten Anpassungen spiegeln sich im *arteriellen Sauerstoffgehalt* (CaO_2 = O_2-Content) wider:

$$CaO_2\ (ml{\cdot}dl^{-1}) = 1{,}34 \times [Hb]\ (g{\cdot}dl^{-1}) \times SaO_2\ (\%) + 0{,}003 \times paO_2\ (mmHg)$$

(1,34 = O_2-Bindungskapazität von Hb; 0,003 = O_2-Löslichkeit im Blut)

Bezogen auf die Sauerstoffversorgung des Gehirns und dessen hohen Metabolismus weist das zentrale Nervensystem eine große Vulnerabilität bei reduzierter O_2-Versorgung auf, was sich bekanntermaßen darin äußert, dass bereits eine 5-sekündige Unterbrechung des Blutflusses zur Bewusstlosigkeit führen kann. Eine konstant ausreichende *zerebrale Sauerstoffzufuhr* (CDO_2) ist Voraussetzung für die optimale Aktivität aller energieverbrauchenden Prozesse.

$$CDO_2\ (ml{\cdot}min^{-1}) = [CBF\ (ml{\cdot}min^{-1}) \times CaO_2\ (ml{\cdot}dl^{-1})]/100$$

(CDO_2 = „cerebral oxygen delivery"; CBF = „cerebral blood flow")

Als Zwischenfazit lässt sich feststellen, dass die zerebrale Homöostase primär durch einen erhöhten zerebralen Blutfluss infolge zerebraler Vasodilatation gewährleistet wird, positiv unterstützt durch die akute Hyperventilation und die später eintretende hämatologische Anpassung. Zu betonen gilt, dass die genannten Akklimatisationsprozesse auch in mittlerer Höhe stattfinden, die vollständige Akklimatisation jedoch innerhalb weniger Tage abgeschlossen ist (◻ Abb. 4.8).

Allerdings beeinträchtigt die Hyperventilation durch die konsekutive Hypokapnie mit respiratorischer Alkalose, die per se eine zerebrale Vasokonstriktion bewirkt, das Ausmaß der hypoxischen Vasodilatation negativ.

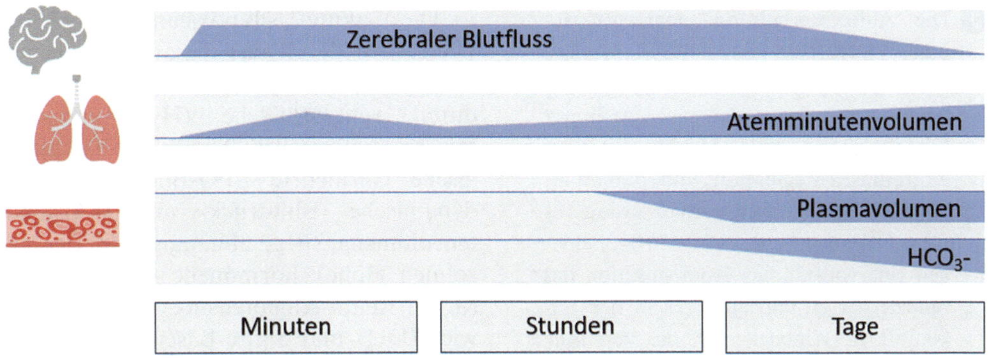

Abb. 4.8 Physiologische Änderungen während der Akklimatisation in großen Höhen. *HCO_{3-}* Bikarbonatkonzentration im Blut

4.4.2 Änderung im Säure-Basen-Haushalt und Auswirkungen auf die zerebrale Sauerstoffversorgung

Hypoxie stimuliert bekanntermaßen die Karotiskörperchen mit Hyperventilation und Anstieg des pH-Wertes im arteriellen Blut sowie im zerebrospinalen Liquor. Bereits nach wenigen Stunden starten die Gegenmaßnahmen im Sinne des Versuchs der Normalisierung des pH-Wertes mit Anstieg der renalen HCO_3-Ausscheidung. Auch eine verstärkte HCO_3-Abgabe aus der zerebrospinalen Flüssigkeit wurde beschrieben. Während in mittlerer Höhenlage die gesteigerte HCO_3-Elimination zur pH-Normalisierung ausreicht, ist dies selbst bei maximaler HCO_3-Exkretion in großer und extremer Höhe nicht möglich: Es pendelt sich der Säure-Basen-Haushalt als sog. partiell metabolisch kompensierte respiratorische Alkalose ein.

4.4.3 Zerebraler Blutfluss nach erfolgter Akklimatisation

Je nach absoluter Höhe stabilisiert sich die Hyperventilation nach einer gewissen Zeit auf ein gleichbleibendes Ausmaß. Akklimatisierte Personen zeigen deshalb bei gegebener Höhe einen höheren paO_2 sowie niedrigeren $paCO_2$ als nichtakklimatisierte Personen. Die notwendige Zeit für die ventilatorische Akklimatisation beträgt etwa 4 Tage in Höhen um 3000 m, 8 Tage in 4000 m und mehr als 2 Wochen in 5000 m. Über 6000 m bedarf es zwischen 4 und 6 Wochen. Die nach erfolgter Akklimatisation nötige Aufrechterhaltung des PaO_2 ist entscheidend für die zerebrale O_2-Versorgung. Das Ausmaß der Steigerung des zerebralen Blutflusses ist höhenabhängig und ist Folge der Gegenspieler von hypoxischer zerebraler Vasodilatation und hypokapnischer zerebraler Vasokonstriktion. Die Vasodilatation erfolgt v. a. in den großen extrakraniellen, zuführenden Arterien (A. carotis interna und A. vertebralis), großen intrakraniellen Arterien (A. cerebri media) und Gefäßen der Pia mater. Mit fortschreitender Zeit in Hypoxie erreicht der zerebrale Blutfluss ein Maximum, sinkt bereits nach wenigen Tagen und pendelt sich auf Werte zwischen Tal und Höhenmaximum ein. Inwieweit die erhöhte Viskosität durch Reduktion des Plasmavolumens und die hämatologische Anpassung einen negativen Einfluss auf den zerebralen Blutfluss haben, ist unklar. Trotz globalem Anstieg des zerebralen Blutflusses sind gewisse Regionen davon bevorzugt und betreffen die posteriore Zirkulation wie Hirnstamm, Hypothalamus, Thalamus und Kleinhirn.

> Die Aufrechterhaltung einer notwendigen zerebralen Sauerstoffversorgung trotz hypoxischer Umgebung setzt das balancierte Zusammenspiel mehrerer Einzelfaktoren wie Hyperventilation, Säure-Basen-Regulation und hämatologischer sowie kardialer Adaptierung voraus. Dennoch ist in extremen Höhenlagen eine vollständige Kompensation des reduzierten O_2-Partialdrucks in der Außenluft in Hinblick auf die zerebrale Sauerstoffversorgung nahezu unmöglich. Inwieweit dies negative Folgen insbesondere bei längeren Expositionszeiten auf strukturelle und funktionelle Prozesse des zentralen Nervensystems hat, bleibt Gegenstand umfassender Studien (Zhang und Zhang 2022).

4.5 Niere und Höhenanpassung

Im Gegensatz zu anderen Organsystemen, in denen akute und chronische Anpassungsmechanismen sehr genau untersucht wurden und Anpassungswege gut geklärt sind, gibt es diesbezüglich kontroverse Daten zur Niere. Da der Anteil des Herzminutenvolumens der Niere 20–25 % beträgt und damit der Blutfluss sehr hoch ist, ist die Niere sehr empfindlich auf hypoxische Stimuli. Hinzu gesellen sich viele energieverbrauchende Transportsysteme, die sehr sauerstoffsensitiv sind. Die renale Medulla ist hier stärker betroffen, da der Anteil am renalen Blutfluss in der Medulla nur 10 % des gesamten Blutflusses beträgt, aber 30 % der energieabhängigen Filtrationen von Natrium und Chlorid stattfinden. Der renale O_2-Verbrauch kann mit einem Ausmaß von 80 % in jenen für die aktive Resorption von Natrium entlang des Nephrons und mit 20 % in den basalen Metabolismus unterteilt werden. Deshalb ist die Aufrechterhaltung der renalen Homöostase von großer Bedeutung für die gesamte Anpassung des Körpers an akute und chronische Hypoxie (Palubiski et al. 2020; Wang et al. 2022).

Die akute Hypoxieanpassung der Niere wird durch das Zusammenspiel unterschiedlicher Systeme beeinflusst, wie durch ventilatorische (Hyperventilation mit respiratorischer Alkalose), hämatologische (vermehrte EPO-Bildung), hämodynamische (Blutdruck- und Herzminutenvolumenanstieg, abhängig von der absoluten Höhe), hormonelle Adaptierungen (u. a. Renin-Angiotensin-Aldosteron sowie ADH) und Säure-Basen-Regulationen (u. a. vermehrte Bikarbonat-Ausscheidung und reduzierte H^+-Elimination zur Kompensation der respiratorischen Alkalose). Zu Beginn der Akklimatisation wird häufig eine Verminderung der glomerulären Filtrationsrate (GFR) beschrieben, begleitet von einem reduzierten renalen Plasmafluss. Nach mehreren Tagen wird von einer (annähernden) Normalisierung der GFR ausgegangen. Daten zur Natriumexkretion und fraktionellen Natriumexkretion sind inkonsistent und sind einem dynamischen Prozess mit mehreren Einflussfaktoren ausgesetzt. In der Frühphase der Höhenanpassung kommt es zu einem gesteigerten Salz- und Wasserverlust, der ab den großen Höhen zur verstärkten Diurese mit Reduktion antidiuretischer Hormone und zur Hämokonzentration führt. Die Diurese ist ein nur vorübergehendes Phänomen im Rahmen der Akklimatisationsphase. Um einen nicht zu großen Verlust des Plasmavolumens mit Dehydrierung zu riskieren, ist auf eine ausreichende Flüssigkeitszufuhr beim Höhenaufenthalt zu achten. Endokrinologische Adaptierungen mit direktem Einfluss auf die Nierenfunktion sind die erhöhte Sympathikusaktivität mit Auswirkungen auf den renalen Blutfluss sowie die Reduktion der Aktivität des Renin-Angiotensin-Aldosteron-Systems.

> Während in der initialen Phase der Höhenanpassung von einer reduzierten renalen O_2-Versorgung auszugehen ist, führen unterschiedlichste Mechanismen zu einer Normalisierung in mittleren

Höhen. Ob diese auch ab großen Höhen stattfindet, konnte bislang noch nicht eindeutig nachgewiesen werden.

4.6 Energieverbrauch und Metabolismus in der Höhe

Ein Höhenaufenthalt kann die Körperzusammensetzung (z. B. Körpergewicht, fettfreie Masse und Körperfettmasse) einer Person beeinflussen (Dünnwald et al. 2019; Hamad und Travis 2006). Die Hauptfaktoren, die für diese Veränderungen der Körperzusammensetzung verantwortlich gemacht werden, umfassen im Wesentlichen eine Erhöhung des Grundumsatzes und eine negative Energiebilanz (d. h. ein Missverhältnis zwischen Energieaufnahme und Energieverbrauch) (Kayser und Verges 2013) (▣ Abb. 4.9). Die Erhöhung des Grundumsatzes wird durch den Grad der Hypoxie beeinflusst (Butterfield et al. 1992) und ist am stärksten bei akuter Hypoxie (Brooks 2014) und weniger ausgeprägt bei längerer Exposition (Butterfield et al. 1992; Hannon und Sudman 1973). Der anfänglich erhöhte Grundumsatz ist mit einer gesteigerten sympathischen Aktivität verbunden, die durch erhöhte Katecholaminspiegel gekennzeichnet ist (Mawson et al. 2000). Darüber hinaus kann auch eine erhöhte Schilddrüsenaktivität eine Rolle spielen, insbesondere bei der längerfristigen Erhöhung des Grundumsatzes (Luks et al. 2021). Die Aktivität des Sympathikus wird bei längerer Exposition in großer Höhe abgeschwächt, was zu einer Reduktion (im Vergleich zur Akutexposition) des Grundumsatzes führt. Zusätzlich zum erhöhten Grundumsatz kann eine negative Energiebilanz durch eine verminderte Nahrungsaufnahme entstehen, die entweder durch einen verminderten Appetit aufgrund von Veränderungen appetitregulierender Hormone (z. B. Ghrelin und Leptin)

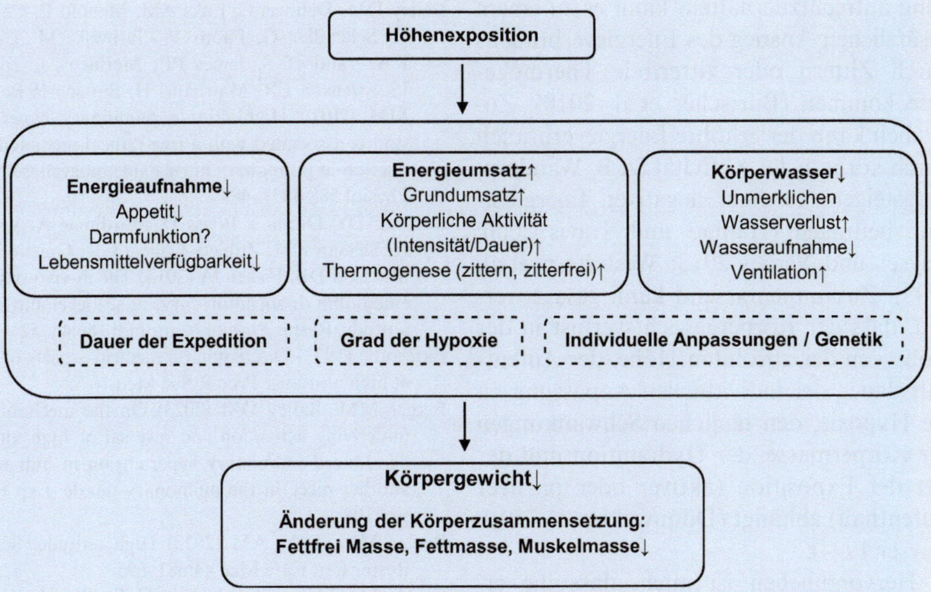

▣ **Abb. 4.9** Mechanismen, die in der Höhe bzw. während einer Höhenexpedition die Körperzusammensetzung modulieren können. (Modifiziert nach Dünnwald et al. 2019)

4

(Gatterer et al. 2023; Westerterp-Plantenga et al. 1999) oder teilweise durch eine gestörte Darmfunktion zumindest in Höhen über 5000 m verursacht wird (Hamad und Travis 2006). Darüber hinaus kann ein Gewichtsverlust durch einen Verlust an Körperwasser aufgrund einer unzureichenden Wasseraufnahme und/oder durch einen unmerklichen Flüssigkeitsverlust (Wasserverlust über die Atmung und die Körperoberfläche) verursacht werden (Gatterer et al. 2013; Kayser 1994). Auch die sog. Höhendiurese kann eine Rolle spielen (Siebenmann et al. 2017b), obwohl neuere Daten, die den reinen Höheneffekt untersucht haben, gegen das Auftreten einer solchen Diurese sprechen (Schlittler et al. 2021). In den ersten Tagen in der Höhe kann es bei einigen Personen auch zu Wassereinlagerungen und damit zu einer „Überwässerung" und Gewichtszunahme kommen (Gatterer et al. 2013).

Zu beachten ist auch, dass Höhenexposition häufig mit Kälteexposition einhergeht. Um den Wärmeverlust auszugleichen und die Körpertemperatur in kalter Umgebung aufrechtzuerhalten, kann es zu einem zusätzlichen Anstieg des Energieverbrauchs durch Zittern oder zitterfreie Thermogenese kommen (Burtscher et al. 2018). Zusätzlich kann der erhöhte Energieverbrauch durch körperliche Aktivität (z. B. Wandern, Bergsteigen) zu einer negativen Energiebilanz beitragen (Hamad und Travis 2006; Kayser und Verges 2013; Westerterp et al. 1992). Zusammenfassend kann gesagt werden, dass der Körpergewichtsverlust in der Höhe von der absoluten Höhe, der Aufenthaltsdauer, der individuellen Anpassung an die Hypoxie, den täglichen Schwankungen der Körpermasse, der Hydratation und der Art der Exposition (aktiver oder passiver Aufenthalt) abhängt (Dünnwald et al. 2019; Kayser 1994).

Hervorzuheben ist auch, dass die erhöhte Sympathikusaktivität in der Höhe nicht nur mit einer Steigerung des Grundumsatzes, sondern auch mit einer erhöhten Glukoseaufnahme und einer Verlagerung zu einer verstärkten Kohlenhydratoxidation einhergeht, zumindest bei Männern (Braun 2008).

> Höhenexposition führt zu einer Erhöhung des Grundumsatzes und kann von einer negativen Energiebilanz begleitet sein. Diese Veränderungen können Auswirkungen auf die Energiebereitstellung (z. B. vermehrte Kohlehydratverbrennung) und die Köperzusammensetzung (z. B. Gewichtsverlust) haben.

Literatur

Ahmed MH, Ghatge MS, Safo MK (2020) Hemoglobin: structure, function and allostery. Subcell Biochem 94:345–382

Ainslie PN, Lucas SJ, Burgess KR (2013) Breathing and sleep at high altitude. Respir Physiol Neurobiol 188:233–256

Baggish AL, Wolfel EE, Levine BD (2014) Cardiovascular system - heart and systemic circulation. In: Swenson ER, Bärtsch P (Hrsg) High altitude - human adaptation to hypoxia. Springer, New York, S 103–139

Bailey DM, Dehnert C, Luks AM, Menold E, Castell C, Schendler G, Faoro V, Gutowski M, Evans KA, Taudorf S, James PE, McEneny J, Young IS, Swenson ER, Mairbäurl H, Bärtsch P, Berger MM (2010) High-altitude pulmonary hypertension is associated with a free radical-mediated reduction in pulmonary nitric oxide bioavailability. J Physiol 588:4837–4847

Balaban DY, Duffin J, Preiss D, Mardimae A, Vesely A, Slessarev M, Zubieta-Calleja GR, Greene ER, Macleod DB, Fisher JA (2013) The in-vivo oxyhaemoglobin dissociation curve at sea level and high altitude. Respir Physiol Neurobiol 186:45–52

Barcroft J (1923) Discussion on medical aspects of life at high altitudes. Proc R Soc Med 16:58

Berger MM, Bailey DM (2023) On the mechanisms underlying activation and reversal of high altitude-induced pulmonary hypertension in humans - another piece in the pulmonary puzzle. Exp Physiol 108:1–4

Berger MM, Luks AM (2023) High altitude. Semin Respir Crit Care Med 44:681–695

Berger MM, Hesse C, Dehnert C, Siedler H, Kleinbongard P, Bardenheuer HJ, Kelm M, Bärtsch P, Haefeli WE (2005) Hypoxia impairs systemic endothelial function in individuals prone to high-altitude pulmonary edema. Am J Respir Crit Care Med 172:763–767

Bernardi L, Schneider A, Pomidori L, Paolucci E, Cogo A (2006) Hypoxic ventilatory response in successful extreme altitude climbers. Eur Respir J 27:165–171

Braun B (2008) Effects of high altitude on substrate use and metabolic economy: cause and effect? Med Sci Sports Exerc 40:1495–1500

Brooks GA (2014) Nutrition and metabolism. In: Swenson ER, Bärtsch P (Hrsg) High altitude: human adaptation to hypoxia. Springer, New York, S 285–323

Burtscher M, Gatterer H, Burtscher J, Mairbaurl H (2018) Extreme terrestrial environments: life in thermal stress and hypoxia. A narrative review. Front Physiol 9:572

Buskirk ER, Kollias J, Akers RF, Prokop EK, Reategui EP (1967) Maximal performance at altitude and on return from altitude in conditioned runners. J Appl Physiol 23:259–266

Butterfield GE, Gates J, Fleming S, Brooks GA, Sutton JR, Reeves JT (1992) Increased energy intake minimizes weight loss in men at high altitude. J Appl Physiol (Bethesda, Md.: 1985) 72:1741–1748

Calbet JA, Boushel R, Radegran G, Sondergaard H, Wagner PD, Saltin B (2003) Why is VO_2 max after altitude acclimatization still reduced despite normalization of arterial O_2 content? Am J Physiol Regul Integr Comp Physiol 284:R304-316

Christiansen J, Douglas CG, Haldane JS (1914) The absorption and dissociation of carbon dioxide by human blood. J Physiol 48:244–271

Deboeck G, Moraine JJ, Naeije R (2005) Respiratory muscle strength may explain hypoxia-induced decrease in vital capacity. Med Sci Sports Exerc 37:754–758

Dehnert C, Risse F, Ley S, Kuder TA, Buhmann R, Puderbach M, Menold E, Mereles D, Kauczor HU, Bärtsch P, Fink C (2006) Magnetic resonance imaging of uneven pulmonary perfusion in hypoxia in humans. Am J Respir Crit Care Med 174:1132–1138

Dehnert C, Luks AM, Schendler G, Menold E, Berger MM, Mairbäurl H, Faoro V, Bailey DM, Castell C, Hahn G, Vock P, Swenson ER, Bärtsch P (2010) No evidence for interstitial lung oedema by extensive pulmonary function testing at 4,559 m. Eur Respir J 35:812–820

Dempsey JA (2020) With haemoglobin as with politics - should we shift right or left? J Physiol 598:1419–1420

Dietrich HH, Ellsworth ML, Sprague RS, Dacey RG Jr (2000) Red blood cell regulation of microvascular tone through adenosine triphosphate. Am J Physiol Heart Circ Physiol 278:H1294-1298

Dominelli PB, Wiggins CC, Baker SE, Shepherd JRA, Roberts SK, Roy TK, Curry TB, Hoyer JD, Oliveira JL, Joyner MJ (2020) Influence of high affinity haemoglobin on the response to normoxic and hypoxic exercise. J Physiol 598:1475–1490

Dünnwald T, Gatterer H, Faulhaber M, Arvandi M, Schobersberger W (2019) Body composition and body weight changes at different altitude levels: a systematic review and meta-analysis. Front Physiol 10:430

Fatemian M, Nieuwenhuijs DJ, Teppema LJ, Meinesz S, van der Mey AG, Dahan A, Robbins PA (2003) The respiratory response to carbon dioxide in humans with unilateral and bilateral resections of the carotid bodies. J Physiol 549:965–973

Forster HV, Dempsey JA, Birnbaum ML, Reddan WG, Thoden J, Grover RF, Rankin J (1971) Effect of chronic exposure to hypoxia on ventilatory response to CO_2 and hypoxia. J Appl Physiol 31:586–592

Gatterer H, Wille M, Faulhaber M, Lukaski H, Melmer A, Ebenbichler C, Burtscher M (2013) Association between body water status and acute mountain sickness. PLoS ONE 8:e73185

Gatterer H, Roche J, Turner R, Vinetti G, Roveri G, Schlittler M, Kob M, Walzl A, Dal Cappello T, Debevec T, Siebenmann C (2023) Changes in body mass, appetite-related hormones, and appetite sensation in women during 4 days of hypobaric hypoxic exposure equivalent to 3,500 m altitude. J Appl Physiol 134:133–141

Gautier H, Peslin R, Grassino A, Milic-Emili J, Hannhart B, Powell E, Miserocchi G, Bonora M, Fischer JT (1982) Mechanical properties of the lungs during acclimatization to altitude. J Appl Physiol Respir Environ Exerc Physiol 52:1407–1415

Grocott MP, Martin DS, Levett DZ, McMorrow R, Windsor J, Montgomery HE, Caudwell Xtreme Everest Research Group (2009) Arterial blood gases and oxygen content in climbers on Mount Everest. N Engl J Med 360:140–149

Gudjonsdottir M, Appendini L, Baderna P, Purro A, Patessio A, Vilianis G, Pastorelli M, Sigurdsson SB, Donner CF (2001) Diaphragm fatigue during exercise at high altitude: the role of hypoxia and workload. Eur Respir J 17:674–680

Hamad N, Travis SP (2006) Weight loss at high altitude: pathophysiology and practical implications. Eur J Gastroenterol Hepatol 18:5–10

Hannon JP, Sudman DM (1973) Basal metabolic and cardiovascular function of women during altitude acclimatization. J Appl Physiol 34:471–477

Hansen J, Sander M (2003) Sympathetic neural overactivity in healthy humans after prolonged exposure to hypobaric hypoxia. J Physiol 546:921–929

4

Hoiland RL, Howe CA, Coombs GB, Ainslie PN (2018) Ventilatory and cerebrovascular regulation and integration at high-altitude. Clin Auton Res 28:423–435

Humpeler E, Inama K, Deetjen P (1979) Improvement of tissue oxygenation during a 20 days-stay at moderate altitude in connection with mild exercise. Klin Wochenschr 57:267–272

Imai K (1982) Allosteric effects in haemoglobin. Cambridge University Press, Cambridge

Jaeger JJ, Sylvester JT, Cymerman A, Berberich JJ, Denniston JC, Maher JT (1979) Evidence for increased intrathoracic fluid volume in man at high altitude. J Appl Physiol Respir Environ Exerc Physiol 47:670–676

Jelkmann W (2011) Regulation of erythropoietin production. J Physiol 589:1251–1258

Kayser B (1994) Nutrition and energetics of exercise at altitude. Theory and possible practical implications. Sports Med (Auckland, N.Z.) 17:309–323

Kayser B, Verges S (2013) Hypoxia, energy balance and obesity: from pathophysiological mechanisms to new treatment strategies. Obes Rev 14:579–592

Kosmachevskaya OV, Topunov AF (2018) Alternate and additional functions of erythrocyte hemoglobin. Biochemistry (Mosc) 83:1575–1593

Li C, Li X, Liu J, Fan X, You G, Zhao L, Zhou H, Li J, Lei H (2018) Investigation of the differences between the Tibetan and Han populations in the hemoglobin-oxygen affinity of red blood cells and in the adaptation to high-altitude environments. Hematology 23:309–313

Luks AM, Ainslie PN, Lawley JS, Roach RC, Simonson TS (2021) Ward, milledge and west's high altitude medicine and physiology. CRC Press

Lundby C, Calbet JA, van Hall G, Saltin B, Sander M (2004) Pulmonary gas exchange at maximal exercise in Danish lowlanders during 8 wk of acclimatization to 4,100 m and in high-altitude Aymara natives. Am J Physiol Regul Integr Comp Physiol 287:R1202-1208

Mairbaurl H, Weber RE (2012) Oxygen transport by hemoglobin. Compr Physiol 2:1463–1489

Mairbäurl H, Schobersberger W, Humpeler E, Hasibeder W, Fischer W, Raas E (1986) Beneficial effects of exercising at moderate altitude on red cell oxygen transport and on exercise performance. Pflugers Arch 406:594–599

Mairbäurl H, Schobersberger W, Oelz O, Bärtsch P, Eckardt KU, Bauer C (1990) Unchanged in vivo P50 at high altitude despite decreased erythrocyte age and elevated 2,3-diphosphoglycerate. J Appl Physiol (1985) 68:1186–1194

Mairbäurl H, Oelz O, Bärtsch P (1993) Interactions between Hb, Mg, DPG, ATP, and Cl determine the change in Hb-O_2 affinity at high altitude. J Appl Physiol (1985) 74:40–48

Marshall JM (2015) Interactions between local dilator and sympathetic vasoconstrictor influences in skeletal muscle in acute and chronic hypoxia. Exp Physiol 100:1400–1411

Mason NP, Barry PW, Pollard AJ, Collier DJ, Taub NA, Miller MR, Milledge JS (2000) Serial changes in spirometry during an ascent to 5,300 m in the Nepalese Himalayas. High Alt Med Biol 1:185–195

Mawson JT, Braun B, Rock PB, Moore LG, Mazzeo R, Butterfield GE (2000) Women at altitude: energy requirement at 4,300 m. J Appl Physiol (Bethesda, Md.: 1985) 88:272–281

Milledge JS, Beeley JM, Broome J, Luff N, Pelling M, Smith D (1991) Acute mountain sickness susceptibility, fitness and hypoxic ventilatory response. Eur Respir J 4:1000–1003

Pace N (1961) Man at altitude. In: Farber S, Wilson R (Hrsg) The air we breathe: a study of man and his environment. Charles C. Thomas, Springfield, S 53–70

Palubiski LM, O'Halloran KD, O'Neill J (2020) Renal physiological adaptation to high altitude: a systematic review. Front Physiol 11:756

Pamenter ME, Powell FL (2016) Time domains of the hypoxic ventilatory response and their molecular basis. Compr Physiol 6:1345–1385

Powell FL, Milsom WK, Mitchell GS (1998) Time domains of the hypoxic ventilatory response. Respir Physiol 112:123–134

Rasmussen P, Siebenmann C, Díaz V, Lundby C (2013) Red cell volume expansion at altitude: a meta-analysis and Monte Carlo simulation. Med Sci Sports Exerc 45:1767–1672

Raymond L, Severinghaus JW (1971) Static pulmonary compliance of man during altitude hypoxia. J Appl Physiol 31:785–787

Richalet JP, Hermand E, Lhuissier FJ (2023) Cardiovascular physiology and pathophysiology at high altitude. Nat Rev Cardiol 21:75–88

Roche J, Rasmussen P, Gatterer H, Roveri G, Turner R, van Hall G, Maillard M, Walzl A, Kob M, Strapazzon G, Goetze JP, Schäfer ST, Kammerer T, Nader E, Connes P, Robert M, Mueller T, Feraille E, Siebenmann C (2022) Hypoxia briefly increases diuresis but reduces plasma volume by fluid redistribution in women. Am J Physiol Heart Circ Physiol 323:H1068-1079

Sato M, Severinghaus JW, Powell FL, Xu FD, Spellman MJ Jr (1992) Augmented hypoxic ventilatory response in men at altitude. J Appl Physiol (1985) 73:101–107

Schlittler M, Gatterer H, Turner R, Regli IB, Woyke S, Strapazzon G, Rasmussen P, Kob M, Mueller T, Goetze JP, Maillard M, van Hall G, Feraille E, Siebenmann C (2021) Regulation of plasma volume in male lowlanders during four days of ex-

posure to hypobaric hypoxia equivalent to 3,500 m altitude. J Physiol 599:1083–1096
Schoene RB, Roach RC, Hackett PH, Sutton JR, Cymerman A, Houston CS (1990) Operation Everest II: ventilatory adaptation during gradual decompression to extreme altitude. Med Sci Sports Exerc 22:804–810
Sharma G, Goodwin J (2006) Effect of aging on respiratory system physiology and immunology. Clin Interv Aging 1:253–260
Sharma SC, Hoon RS, Balasubramanian V, Chadha KS (1978) Urinary catecholamine excretion in temporary residents of high altitude. J Appl Physiol Respir Environ Exerc Physiol 44:725–727
Shepherd JRA, Dominelli PB, Roy TK, Secomb TW, Hoyer JD, Oliveira JL, Joyner MJ (2019) Modelling the relationships between haemoglobin oxygen affinity and the oxygen cascade in humans. J Physiol 597:4193–4202
Shimoda LA (2020) Cellular pathways promoting pulmonary vascular remodeling by hypoxia. Physiology (Bethesda) 35:222–233
Shimoda LA, Laurie SS (2014) HIF and pulmonary vascular responses to hypoxia. J Appl Physiol (1985) 116:867–874
Siebenmann C, Hug M, Keiser S, Muller A, van Lieshout J, Rasmussen P, Lundby C (2013) Hypovolemia explains the reduced stroke volume at altitude. Physiol Rep 1:e00094
Siebenmann C, Cathomen A, Hug M, Keiser S, Lundby AK, Hilty MP, Goetze JP, Rasmussen P, Lundby C (2015) Hemoglobin mass and intravascular volume kinetics during and after exposure to 3,454-m altitude. J Appl Physiol (1985) 119:1194–1201
Siebenmann C, Rasmussen P, Hug M, Keiser S, Flück D, Fisher JP, Hilty MP, Maggiorini M, Lundby C (2017a) Parasympathetic withdrawal increases heart rate after 2 weeks at 3454 m altitude. J Physiol 595:1619–1626
Siebenmann C, Robach P, Lundby C (2017b) Regulation of blood volume in lowlanders exposed to high altitude. J Appl Physiol (Bethesda, Md.: 1985) 123:957–966
Siebenmann C, Roche J, Schlittler M, Simpson LL, Stembridge M (2023) Regulation of haemoglobin concentration at high altitude. J Physiol
Smith T, Dempsey J, Hornbein T (2001) Control of breathing at high altitude. In: Hornbein T, Schoene R (Hrsg) High altitude: an exploration of human adaptation (lung biology in health and disease). Marcel Dekker, New York, S 140–148
Smith TG, Talbot NP, Chang RW, Wilkinson E, Nickol AH, Newman DG, Robbins PA, Dorrington KL (2012) Pulmonary artery pressure increases during commercial air travel in healthy passengers. Aviat Space Environ Med 83:673–676
Suarez J, Alexander JK, Houston CS (1987) Enhanced left ventricular systolic performance at high altitude during Operation Everest II. Am J Cardiol 60:137–142
Subedi P, Gasho C, Stembridge M, Williams AM, Patrician A, Ainslie PN, Anholm JD (2023) Pulmonary vascular reactivity to supplemental oxygen in Sherpa and lowlanders during gradual ascent to high altitude. Exp Physiol 108:111–122
Subudhi AW, Fan JL, Evero O, Bourdillon N, Kayser B, Julian CG, Lovering AT, Panerai RB, Roach RC (2014) AltitudeOmics: cerebral autoregulation during ascent, acclimatization, and re-exposure to high altitude and its relation with acute mountain sickness. J Appl Physiol (1985) 116:724–729
Talbot NP, Balanos GM, Dorrington KL, Robbins PA (2005) Two temporal components within the human pulmonary vascular response to approximately 2 h of isocapnic hypoxia. J Appl Physiol (1985) 98:1125–1139
Vejlstrup NG, O'Neill M, Nagyova B, Dorrington KL (1997) Time course of hypoxic pulmonary vasoconstriction: a rabbit model of regional hypoxia. Am J Respir Crit Care Med 155:216–221
Wagner PD, Sutton JR, Reeves JT, Cymerman A, Groves BM, Malconian MK (1987) Operation Everest II: pulmonary gas exchange during a simulated ascent of Mt. Everest. J Appl Physiol (1985) 63:2348–2359
Wagner PD, Wagner HE, Groves BM, Cymerman A, Houston CS (2007) Hemoglobin P(50) during a simulated ascent of Mt. Everest, Operation Everest II. High Alt Med Biol 8:32–42
Wang SY, Gao J, Zhao JH (2022) Effects of high altitude on renal physiology and kidney diseases. Front Physiol 13:969456
Wehrlin JP, Hallen J (2006) Linear decrease in VO_2max and performance with increasing altitude in endurance athletes. Eur J Appl Physiol 96:404–412
Weil JV (2003) Variation in human ventilatory control-genetic influence on the hypoxic ventilatory response. Respir Physiol Neurobiol 135:239–246
Welsh CH, Wagner PD, Reeves JT, Lynch D, Cink TM, Armstrong J, Malconian MK, Rock PB, Houston CS (1993) Operation Everest. II: spirometric and radiographic changes in acclimatized humans at simulated high altitudes. Am Rev Respir Dis 147:1239–1244
West JB, Wagner PD (1980) Predicted gas exchange on the summit of Mt. Everest. Respir Physiol 42:1–16
Westerterp-Plantenga MS, Westerterp KR, Rubbens M, Verwegen CR, Richelet JP, Gardette B (1999) Appetite at "high altitude" [Operation Everest III (Comex-'97)]: a simulated ascent of Mount Everest. J Appl Physiol (Bethesda, Md.: 1985) 87:391–399

4

Westerterp KR, Kayser B, Brouns F, Herry JP, Saris WH (1992) Energy expenditure climbing Mt. Everest. J Appl Physiol (Bethesda, Md.: 1985) 73:1815–1819

Williams AM, Levine BD, Stembridge M (2022) A change of heart: mechanisms of cardiac adaptation to acute and chronic hypoxia. J Physiol 600:4089–4104

Winslow RM, Samaja M, West JB (1984) Red cell function at extreme altitude on Mount Everest. J Appl Physiol Respir Environ Exerc Physiol 56:109–116

Wolfel EE, Selland MA, Mazzeo RS, Reeves JT (1994) Systemic hypertension at 4,300 m is related to sympathoadrenal activity. J Appl Physiol (1985) 76:1643–1650

Woyke S, Rauch S, Strohle M, Gatterer H (2020) Modulation of Hb-O_2 affinity to improve hypoxemia in COVID-19 patients. Clin Nutr 40:38–39

Wyss CA, Koepfli P, Fretz G, Seebauer M, Schirlo C, Kaufmann PA (2003) Influence of altitude exposure on coronary flow reserve. Circulation 108:1202–1207

Young AJ, Karl JP, Berryman CE, Montain SJ, Beidleman BA, Pasiakos SM (2019) Variability in human plasma volume responses during high-altitude sojourn. Physiol Rep 7:e14051

Zhang X, Zhang J (2022) The human brain in a high altitude natural environment: a review. Front Hum Neurosci 16:915995

Schlaf und Atmung in der Höhe

Nikolaus C. Netzer

Inhaltsverzeichnis

M. M. Berger et al. (Hrsg.), *Alpin- und Höhenmedizin*,
https://doi.org/10.1007/978-3-662-69578-4_5

5

„Ich verbrachte eine so schlechte Nacht dort oben, dass ich sie meinem ärgsten Feind nicht wünschen würde." Diese Äußerung stammt von dem Arzt Michel Gabriel Paccard nach seiner erfolgreichen Erstbesteigung des Mont Blanc im Jahr 1884 (Paccard 1943). Diese Erfahrung einer unruhigen, nicht erholsamen Nacht vor 140 Jahren haben vor und nach ihm viele Bergsteiger machen müssen, die in einer Höhe über 2500 m ihr Lager aufschlugen. Bereits 4 Jahre nach Paccards Beschreibung, im Jahr 1888, machte der italienische Wissenschaftler Angelo Mosso Beobachtungen zur unregelmäßigen Atmung während des Schlafes in großer Höhe am Monte Rosa und publizierte sie 10 Jahre später in seinem Grundlehrbuch *Life of Man in the High Alps* (1898).

5.1 Subjektive und objektive Schlafqualität in der Höhe

Der schlechte Schlaf bzw. die schlechte Schlafqualität mit vermehrten, zumindest subjektiv empfundenen Wachphasen und ihr Einfluss auf eine reduzierte körperliche und geistige Leistungsfähigkeit am Tag wurden also schon von Höhenmedizinern vor über 100 Jahren beschrieben. Auch wusste man, dass es diesbezüglich keinen wirklichen Gewöhnungseffekt gibt und dass im Gegensatz zur Höhenkrankheit die Symptome ab einer bestimmten Höhe nicht auf gleichem Niveau persistieren oder mit zunehmender Akklimatisation abnehmen, sondern dass die Schlafqualität eher linear zur Höhe schlechter wird (Williams 1959).

In der Todeszone (in Höhen ab 7000 m) ist ein Schlaf wohl nur noch durch totale Erschöpfung möglich, ansonsten würde man durch die dort existierende Hypoxie kontinuierlich wachgehalten. Letzteres, nämlich wach zu bleiben, hat vielleicht auch Hermann Buhl das Leben gerettet, der ja nach eigener Aussage wegen zu späten Erreichens des Gipfels bei seinem Alleingang auf den Nanga Parbat die Nacht vom 3. auf den 4. Juli 1953 im Gipfelbereich im Stehen verbringen musste (Buhl 2005).

Mit der Elektrifizierung von Hochquartieren und Forschungslaboratorien sowie einer inzwischen existierenden allgemeingültigen Schlafphasenklassifizierung nach Rechtschaffen und Kales (1968), heute ersetzt durch die American-Academy-of-Sleep-Medicine (AASM)-Klassifizierung (Berry et al. 2012) wurde es in den 1970er-Jahren möglich, auch oberhalb 4000 m den Schlaf qualitativ und quantitativ durch ein nächtliches Elektroenzephalogramm (EEG), Elektrookulogramm (EOG), Elektromyogramm (EMG) und Elektrokardiogramm (EKG) zu ermitteln (Reite et al. 1975).

Das objektive Ergebnis von Schlafstudien bei sechs gesunden Probanden in Meereshöhe und in einer Höhe von 4300 m auf dem Pikes Peak (Colorado, USA) 1975 war zumindest damals, wie es die subjektiven Vorhersagen vermuten ließen:

- eine signifikante Abnahme der Tiefschlafphasen (Deltaphasen) in der Höhe zugunsten oberflächlichen Schlafs in den Phasen 1 und 2 und des Wachzustands,
- eine signifikante Zunahme von Arousals und Mikroarousals (Sekunden dauernde Aufwachphasen mit einer Beschleunigung der EEG-Aktivität in den Alpharhythmus von 8–12 Hz, Muskelaktivität, Pulsbeschleunigung und Atemfrequenzsteigerung, die aber nicht bewusst als Wachsein empfunden werden) (◘ Abb. 5.1),
- eine Abnahme des REM („rapid eye movement")-Schlafs, der im Volkstümlichen auch als Traumschlaf oder paradoxer Schlaf bezeichnet wird,
- durch mehrere Wachphasen unterbrochener Schlaf, also eine Insomnie,
- ein generell erhöhter Puls in der Nacht gegenüber den Nächten auf Meereshöhe.

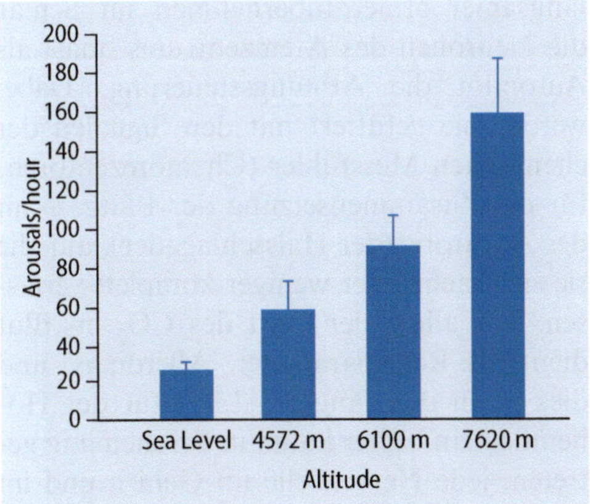

Abb. 5.1 Durchschnittliche Anzahl der Arousals pro Stunde in verschiedenen Höhen bei der Operation-Everest-II-Studie. (Mod. nach Anholm et al. 1992, mit freundlicher Genehmigung von J. D. Anholm, Loma Linda)

Allerdings wurde damals schon festgestellt: Von der Gesamtschlafzeit her erreichten die Probanden eine ausreichende Zeitdauer. So schlecht, wie ihn die Bergsteiger subjektiv beschrieben haben, war der Schlaf also nicht. Eher neigt man dazu, früher zu Bett zu gehen und insgesamt etwas länger im Bett resp. Schlafsack zu verbringen: Vielleicht ein Grund dafür, warum Menschen überhaupt in der Lage sind, doch gewaltige Anstrengungen auf mehrtägigen Höhentouren zu bewältigen.

Zehn Jahre später, Mitte der 1980er-Jahre, und in den Folgejahren wurden diese grundsätzlichen Schlafveränderungen in Höhen über 3500 m in größeren Höhen in Feldstudien mit ambulanten Polygrafen und EEGs oder in simulierter Höhe in einer hypobaren Kammer bis zur Schlafhöhe auf dem Südsattel des Mount Everest in etwa bestätigt, allerdings waren die Veränderungen in Bezug auf die Reduktion von Deltaschlaf und REM-Schlaf nicht mehr so ausgeprägt wie bei der Pikes-Peak-Studie 1975 (Weil 1985; Anholm et al. 1992; Netzer und Strohl 1999; Abb. 5.1).

Es zeichnete sich bald ab, dass individuelle Unterschiede für die Ausprägung der Schlafstörungen bestehen, wie das ja auch für die akute Höhenkrankheit gilt, und dass die Schlafstörungen bei einheimischen Höhenbewohnern wie Sherpa u. a. nicht in dieser Form vorhanden sind (Wu und Kayser 2006). Mit einem neuen, validierten Fragebogen zur Schlafqualität wurde später auch die subjektiv empfundene Schlafqualität recht gut mit den EEG-Ergebnissen korrelierend erfasst. Dies hat grundsätzlich die Daten aus den 1970er-, 1980er- und 1990er-Jahren bestätigt (Jafarian et al. 2008).

Neu hinzugekommen ist durch mehrere Langzeit-EKGs bei Himalaya-Bergsteigern eine weitere pathophysiologische Veränderung im Schlaf in großen bis extremen Höhen, die bisher möglicherweise unterschätzt wurde: schwere, nur z. T. mit der Tachykardie in Verbindung stehende Arrhythmien. Die auch tagsüber auftretenden und von Bergsteigern gefühlten Palpitationen wachsen sich in der Nacht zu Rhythmusstörungen bis hin zum kurzfristigen Kammerflattern aus (Woods et al. 2008).

5.2 Was stört den Schlaf in großer Höhe?

Entsprechend den Belastungen des Höhenbergsteigens gibt es zahlreiche Ursachen für die Schlafstörungen in großer Höhe:

- ungewohnte Schlafumgebung und zum Teil unebene, harte und von unten her kalte Schlafauflage,
- Kälte und kalte, trockene, den Energiehaushalt negativ beeinflussende Atemluft,
- beengende, keine Zirkulation zulassende Kleidung und Schuhe,
- Verdauungsprobleme,
- Schmerzen durch kleine Verletzungen wie Fußblasen und Schürfwunden,
- Übelkeit und Kopfschmerzen, z. T. in Verbindung stehend mit Höhenkrankheit, z. T. unabhängig davon,
- durch die extreme Anstrengung und auch Aufgeregtheit hohe nächtliche

Adrenalin- und Kortisolspiegel, die nur langsam abgebaut werden und den Bergsteiger wachhalten,
- laut schnarchende oder sonst auf irgendeine Art laute Geräusche verursachende Bergkameraden,
- laute Windgeräusche,
- Nykturie (vermehrtes nächtliches Wasserlassen) in Verbindung stehend mit dem nächtlichen Abbau von peripheren Höhenödemen (Flüssigkeitsansammlungen im Hautgewebe und im Zwischenbindegewebe),
- Angstzustände.

Diese Liste ließe sich durch jeden Bergführer, Höhenmediziner und erfahrenen Höhenbergsteiger wahrscheinlich beliebig erweitern, dennoch handelt es sich letztendlich nur um „Nebensächlichkeiten". Wie für die Entstehung der spezifischen Höhenkrankheiten ist auch für die Schlafstörungen in erster Linie die Hypoxie verantwortlich. Die durch den Sauerstoffmangel in der Höhe veränderte Atmung im Schlaf kann sogar als die Mutter aller gravierenderen Höhenprobleme, sprich Höhenkrankheiten, in Erwägung gezogen werden.

> Die Schlafstruktur in der Höhe ist im Wesentlichen unverändert gegenüber der im Flachland, aber der Schlaf wird häufig unterbrochen durch respiratorische Arousals (Schlafunterbrechungen). REM und Tiefschlaf nehmen zugunsten von Leichtschlaf (NREM 1 und 2) leicht ab.

5.3 Schlaf und Atmung in Hypoxie: komplexer als bisher gedacht

Während tagsüber die Atmung nur z. T. autonom durch das Atemzentrum kontrolliert wird und der Mensch bewusst zum Ausgleich der Hypoxie schneller oder langsamer atmet, übernehmen im Schlaf die Neuronen des Atemzentrums quasi als Autopilot die Atmungssteuerung. Dabei werden sie gefüttert mit den Signalen der chemischen Messfühler (Chemorezeptoren) für die Zusammensetzung der Blutgase an der A. carotis (der Halsschlagader), auf die sie sich mehr oder weniger komplett verlassen. Vor allem der Wert des CO_2 im Blut dient als Regelparameter. Allerdings, und dies ist in der gängigen Literatur der Höhenmedizin bisher kaum in Erscheinung getreten, jede Nervenzelle im Gehirn und im Rückenmark kann O_2 messen und damit unabhängig von den Chemorezeptoren an der A. carotis auch über den Sauerstoffgehalt im Zentralnervensystem die Atmung im Schlaf beeinflussen.

Zunächst jedoch zum klassischen höhenphysiologischen Modell der Störung von Schlaf durch Hypoxie-induzierte periodische oder auch paradoxe Atmung (Lahiri und Barnard 1983): Hier kommt es zu einer physiologischen Fehlsteuerung zwischen der Atemantwort auf Sauerstoffmangel und der Atemregulation auf der Basis des CO_2-Wertes. Einfach gesprochen, könnte man sagen: Während man schnell atmet, um den Sauerstoffmangel auszugleichen, atmet man zu viel CO_2 ab, daraufhin stellt das Atemzentrum den Atemreflex ein und macht eine Atempause. Nach dieser Pause setzt wieder eine hochfrequente Atmung ein, um den nun entstandenen Sauerstoffmangel auszugleichen. Das Spiel beginnt von vorne.

Der Fachausdruck für diese Spirale wird in Englisch als „feed back loop" wiedergegeben. Allerdings ist der „feed back loop" abhängig vom individuellen, in erster Linie genetisch prädisponierten Atemantrieb und von weiteren, den Atemantrieb beeinflussenden Faktoren wie Alter, Geschlecht, Zeitpunkt des Menstruationszyklus u. a. Auf die Atempause, die Apnoe, reagieren verschiedene Individuen also mit einem stärkeren oder schwächeren Wiedereinsetzen der Atmung, und davon ist es abhängig, ob sich eine Apnoe wiederholt oder nicht, ob die Hypoxie-induzierte Atmung bestehen bleibt oder nicht. Diese individuelle Unterschiedlichkeit wird als „loop gain" bezeichnet. Mit zunehmendem Alter wird z. B. der „loop gain" schwächer. Einen guten Überblick über diese Zusammenhänge geben die ◘ Abb. 5.2 und die dazugehörige Publikation von Ainslie et al. (2013).

Die Hypoxie induzierte periodische Atmung beim Schlaf in der Höhe (◘ Abb. 5.3) wurde bereits, wie oben erwähnt, durch den Höhenphysiologen Angelo Mosso im 19. Jahrhundert beschrieben (Mosso 1898, ◘ Abb. 5.4; s. dazu auch die Beispiele aus der Everest-II-Studie in ◘ Abb. 5.5 und 5.6).

Die Apnoen alleine und die mit ihnen einhergehenden Schwankungen des Sauerstoffgehalts im Blut, der während dieser Atempausen noch weiter abfällt, als er es ohnehin schon in großen bis extremen Höhen tut, mögen der Grund für die Entstehung der akuten Höhenkrankheit sein (Burgess et al. 2004), für den schlechten Schlaf sind sie so noch nicht verantwortlich.

Erst die Arousals, die mit den zentralen Apnoen im Rahmen der Hypoxie induzierten periodischen Atmung einhergehen in Verbindung mit einem Ausstoß von Adrenalin, sind für die Unterbrechungen des Schlafes und die oben genannten Schlafstörungen verantwortlich und ebenfalls für die oben erwähnten Tachyarrhythmien. Auf diese Hypothese hat man sich weitgehend geeinigt (Normand et al. 1990; Wickramansinghe und Anholm 1999). Grundsätzlich

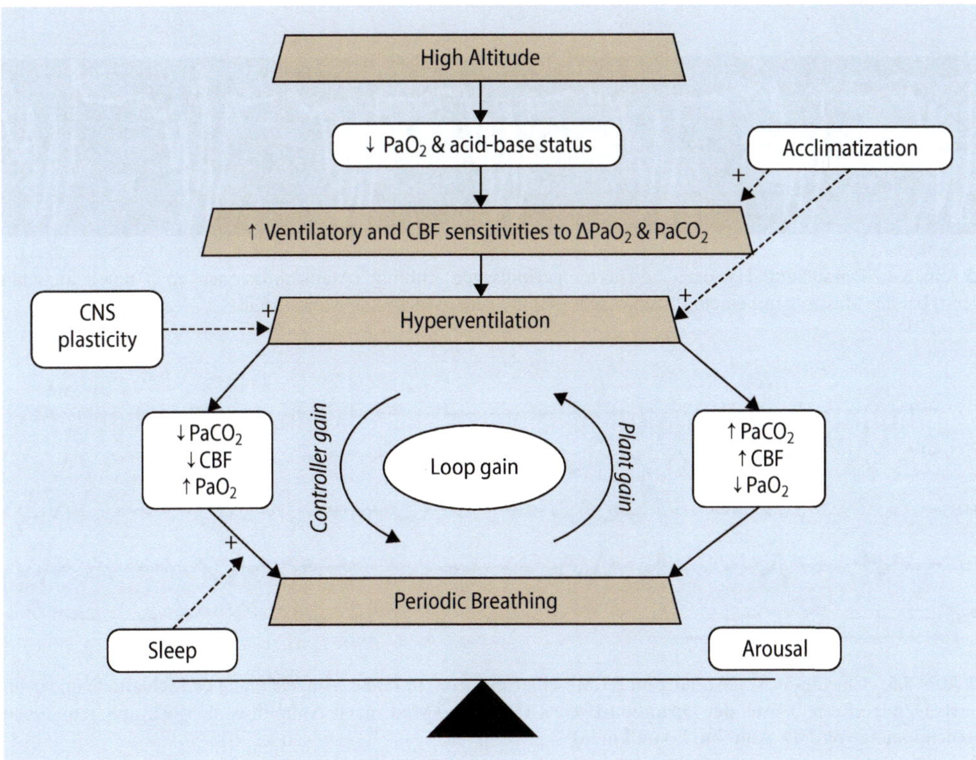

◘ **Abb. 5.2** Darstellung der Zusammenhänge der Einflussfaktoren auf den „feed back loop" und „loop gain" bei der periodischen Atmung. (Mit freundlicher Genehmigung von Peter Ainslie, Vancouver)

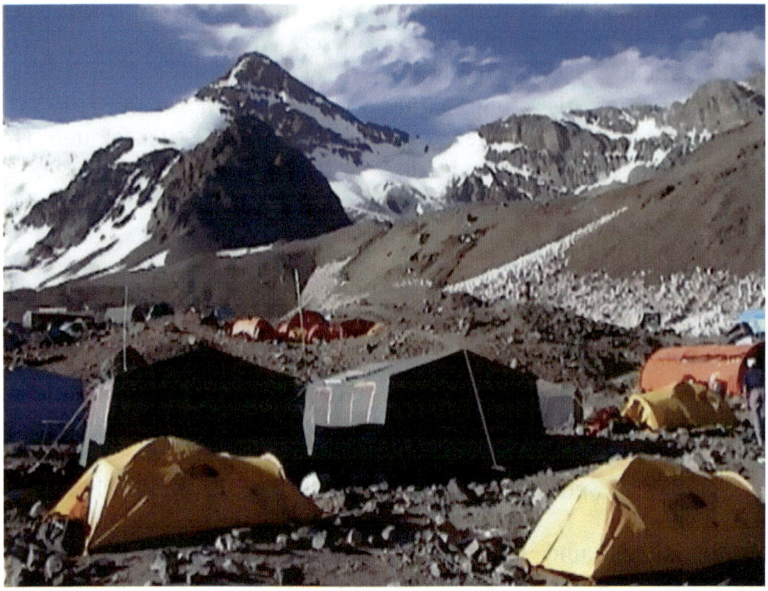

Abb. 5.3 Das Plaza-de-Mulas-Basislager auf der Normalroute am Aconcagua auf 4200 m Höhe. Hier fangen für die meisten Bergsteiger die Schlafprobleme so richtig an. (Bildrechte: N. Netzer)

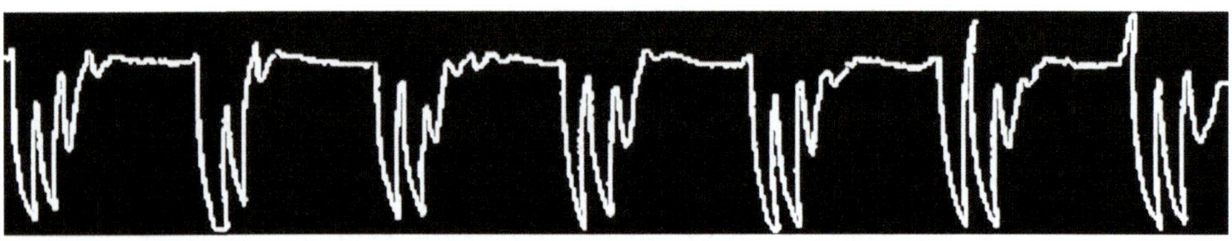

Abb. 5.4 Darstellung Hypoxie induzierter periodischer Atmung (Atemexkursionen nach unten ausschlagend) bei der Messung mit einem Pneumotachografen 1898. (Mod. nach Mosso 1898)

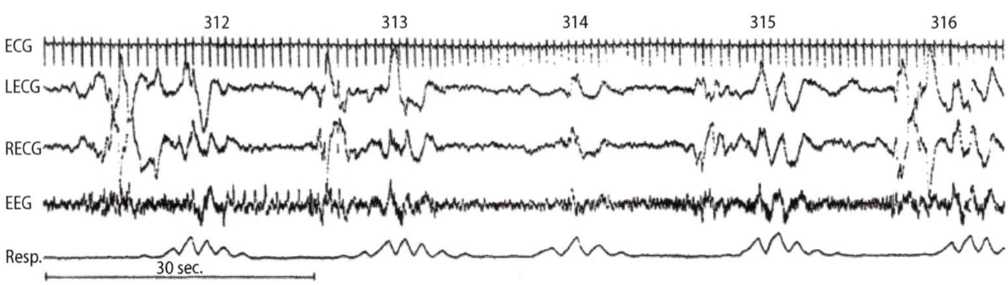

Abb. 5.5 Cheyne-Stokes-Atmung im REM-Schlaf auf 6100 m Höhe (Aufzeichnung der Schlaftiefe in der untersten Zeile „Resp."). Aus der Operation-Everest-II-Studie. (Mod. nach Anholm et al. 1992, mit freundlicher Genehmigung von J. D. Anholm, Loma Linda)

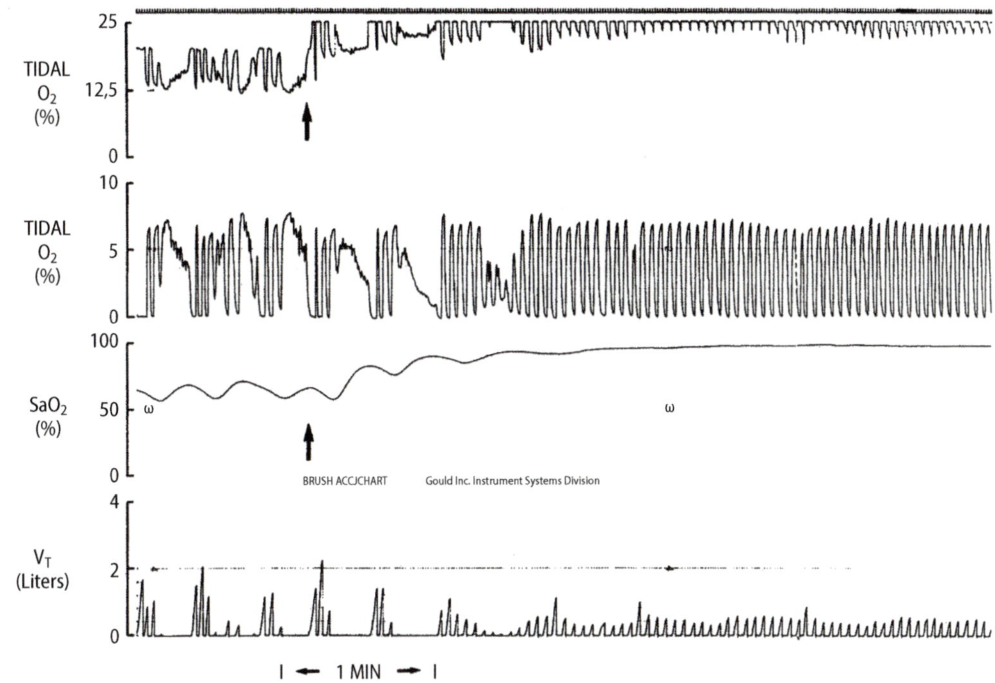

Abb. 5.6 Periodische Atmung und abfallende Sauerstoffsättigung (SaO_2) in der Höhe. Durch Gabe von Sauerstoff *(Pfeile)* können die Cheyne-Stokes-Apnoen sofort eliminiert werden. Aus der Operation-Everest-II-Studie. (Mod. nach Anholm et al. 1992, mit freundlicher Genehmigung von J. D. Anholm, Loma Linda)

muss gesagt werden, dass die periodische Atmung eine physiologische Antwort des Körpers auf Sauerstoffmangel ist, und es gilt bis heute nicht als sicher, inwieweit sie auf der einen Seite das Überleben sichert, aber auf der anderen Seite dies auf Kosten schlechten Schlafes und einer möglichen Progression der akuten Höhenkrankheit tut (Milledge 1987; Küpper et al. 2008a, b).

Neuere Untersuchungen in Tierversuchen versuchen die Interaktion zwischen zentralen (im Gehirn) und peripheren (an der Karotis befindlichen) Chemorezeptoren besser verstehen zu helfen. Möglicherweise kommt es hier zu „Verständigungsschwierigkeiten“ zwischen den peripheren Messfühlern und ihren im Gehirn befindlichen Signalempfängern (Day und Wilson 2009).

Nicht ganz klar ist bis heute, warum es in extremen Höhen, in denen weniger CO_2 eine Rolle bei der Atmungssteuerung spielt und periodische Atmung durch eine eher hochfrequente Daueratmung ersetzt wird, die alleine durch Sauerstoffmangel und Sauerstoffrezeptoren im Gehirn getriggert ist, immer noch zu Arousals und Schlafunterbrechungen kommt. Allerdings gibt es Ansätze, den Rätseln auf die Spur zu kommen (Abb. 5.4 und 5.5).

5.4 Hypoxiesensible Zellen im Gehirn: ihre Steuerung der Atmung und ihr Einfluss auf Arousals

Oft vernachlässigt wird in der Höhenmedizin und bei der Ausbildung von Medizinern und staatlich geprüften Bergführern, dass die Atmungssteuerung über die peripheren Chemorezeptoren und damit über ein zu schnell absinkendes Kohlendioxid, das zu zentralen Apnoen (Hypoxie-induzierte Atmung) führt, nur die halbe Wahrheit ist für die atmungsbedingten Arousals und damit die Unterbrechung des Schlafes. Denn im Gehirn gibt es ganz besonders hypoxiesensible Zellen im Atemzentrum, und zwar im sog. Pre-Bötzinger-Komplex des Atemzentrums (Neubauer und Sunderram 2004).

Diese Zellen aktivieren bei Hypoxie das sympathische Nervensystem und führen direkt zur Ausschüttung von Adrenalin. Unter entsprechend hohen Adrenalinspiegeln kommt es dann zu einer erhöhten Sensitivität für die Entstehung von Arousals. Die „Arousal-Schwelle" sinkt, außerdem ist ab einer bestimmten Aktivierung des sympathischen Nervensystems weder Deltaschlaf (Tiefschlaf) noch REM-Schlaf (Traumschlaf) mehr möglich, bei denen das vegetative Nervensystem zumindest in Balance sein muss (Deltaschlaf) oder sogar der Parasympathikus (cholinerge Aktivität) ein Übergewicht gegenüber dem Sympathikus (adrenerge Aktivität) haben muss (REM-Schlaf).

Die extreme Hypoxie in extremer Höhe mit Sauerstoffsättigungswerten konstant deutlich unter 80 % SaO_2 führt also zu einem konstant hohen Pegel von Adrenalin, der normalen Schlaf nicht mehr zulässt (s. das Beispiel in ▶ Abschn. 5.1 von Hermann Buhl).

> Cheyne-Stokes-Atmung dominiert die Atmung im Schlaf in großen Höhen. Für die Ausprägung der Cheyne-Stokes-Atmung sind individuelle Unterschiede beim Atemantrieb bzw. dem „loop gain" maßgeblich.

5.5 Schnarcher und Schlafapnoeiker in der Höhe

Personen mit Schlafapnoe, schwerem obstruktivem Schnarchen und Asthma haben eines gemeinsam: Sie sind eher in mittleren Höhen gefährdet durch eine Verschlimmerung ihrer Symptome in Verbindung mit leichtem Sauerstoffmangel. Dieser Effekt wird auch bezeichnet als Overlap-Syndrom. Wer war noch nicht Zeuge von besonders lautem Schnarchen mit Atemaussetzern in einer Berghütte auf ca. 3000 m Höhe in den Alpen?

In großen und extremen Höhen hingegen verschwinden dann die Symptome und werden ersetzt durch die für alle gültige periodische Atmung in Höhen bis 5000 m, oder sie weichen der in ▶ Abschn. 5.4 beschriebenen, hochfrequenten Atmung durch Übernahme der Atmungssteuerung der zentralen Neuronen im Pre-Bötzinger-Komplex.

Inwieweit Schlafapnoepatienten oder ältere Menschen durch eine Änderung des „loop gain" mehr oder weniger leicht Hypoxie-induzierte Atmung in mittleren bis großen Höhen bekommen, ist noch nicht ausreichend erforscht. Ein Einfluss kann hier auch durch die Einnahme von bestimmten Medikamenten bestehen. So könnten hochdosierte Betablocker durch Abschwächung des normalerweise erfolgenden Anstiegs der Herzfrequenz und des Herzzeitvolumens bei akuter Hypoxie ein früheres Einsetzen von Hypoxie-induzierter periodischer Atmung in mittleren Höhen triggern (Netzer et al. 2020).

> Schnarchen und Schlafapnoe nehmen zunächst in mittleren bis großen Höhen zu. Dies muss bei Personen mit den entsprechenden schlafbezogenen Atmungsstörungen vor Beginn einer Höhentour bedacht werden.

5.6 Gegenstrategien bei schlechtem Schlaf

Die Gegenstrategien zu schlechtem Schlaf in der Höhe kann man in zwei Hauptgruppen einteilen:

- nichtmedikamentöse Methoden (Abstieg, Sauerstoff, Überdruckatmung),
- medikamentöse Methoden (Schlafmittel, atemantriebsteigernde und atmungsregulierende Präparate).

Neben dem zügigen Abstieg und damit Verlassen der Höhe ist die Gabe von Sauerstoff das sicherste Mittel in großen und extremen Höhen, um die Atmung sofort zu normalisieren (◘ Abb. 5.5), periodische Atmung und Arousals zu eliminieren und damit auch den Schlaf zu normalisieren (Barash et al. 2001) (s. hierzu ◘ Abb. 5.6).

Während eine Dauersauerstoffgabe über Maskenatmung am Tag und in der Nacht für normale Höhentouren eher unpraktikabel und auch zu teuer sein dürfte, spielt die Anreicherung der Raumluft in Gebäuden in großen Höhen, in denen Menschen leben, arbeiten und sich konzentrieren sollen, wie z. B. in den Observatorien am Mauna Kea auf Hawaii (4218 m) oder bei Minen in Bolivien, Chile und Peru, durchaus eine praktische Rolle. Erschwinglich und durchaus praktikabel auch für normale Höhentrekking- und Besteigungstouren können sog. Demand-Systeme mit Sauerstoffbrillen sein, bei denen nur wenig Sauerstoff aus einer kleinen Sauerstoffflasche dann über Nasenbrillen zugereicht wird, wenn besonders viele Cheyne-Stokes-Apnoen auftreten.

In letzter Zeit ist man auf der Basis der Behandlung von obstruktiver und zentraler Schlafapnoe mit Überdruckatmung in normalen Höhen auch darangegangen, diese Methode auf die periodische Atmung in der Höhe bzw. auch auf die Behandlung von akuter Höhenkrankheit mit Erfolg zu übertragen. In der Entwicklung befindliche Systeme arbeiten als Masken oder Helme mit einem über Akkus betriebenen Ventilator. Dabei macht man sich zunutze, dass unter dem erhöhten inspiratorischen und endexspiratorischen Druck durch die Druckerhöhung eine Erhöhung des Partialdruckes des Sauerstoffs in der Luft, die letztendlich durch die oberen Atemwege in die Lunge kommt, stattfindet (Koch et al. 2008).

Bereits von Anbeginn des Hochtourenbergsteigens an hat man versucht, mit Naturpräparaten (Koka, Ginko biloba u. a.) und später mit Schlaf- und Schmerzmitteln den Schlaf in der Höhe positiv zu beeinflussen. Heute unterscheidet man 2 Präparategruppen, die sozusagen „vorbeugend" oder zur Unterdrückung von Symptomen, die Schlaflosigkeit auslösen, eingesetzt werden (Luks 2008). Es handelt sich dabei um klassische zentral wirkende Sedativa, in erster Linie Benzodiazepine und Benzodiazepinabkömmlinge wie die Zopiclone. Alle Benzodiazepine heben durch die zentral dämpfende Wirkung auch auf das Atemzentrum die Arousal-Schwelle an (Rühle et al. 2001):
- Flunitrazepam,
- Temazepam,
- Lorazepam,
- Loprazolam,
- Zolpidem,
- Zaleplon.

Zur Anwendung kommen aber auch Präparate, die zentral und peripher die Atmungsteuerung beeinflussen und die periodische Atmung reduzieren:
- Acetazolamid,
- Theophyllin,
- Almitrin.

Bei den Benzodiazepinen macht man sich sowohl den zentral sedierenden, also einschläfernden, Effekt als auch den leicht atemdepressiven und damit die Atmung beruhigenden Effekt zunutze. Daher wurde ein positiver Effekt auf den Schlaf in der Höhe auch schon recht früh publiziert (Lassere 1979). In jüngster Zeit hat es gute placebokontrollierte Untersuchungen zu dem ebenfalls schon früh eingesetzten Temazepam und zu den Zopiclonen gegeben (Dubowitz 1998; Nickol et al. 2006; Beaumont et al. 2007). Alle erfolgreich eingesetzten Benzodiazepine hatten auch gute Auswirkungen auf die akute Höhenkrankheit und Temazepam war in einer Vergleichsstudie Acetazolamid bei der Restitution erholsamen Schlafes in der Höhe überlegen (Tanner et al. 2013).

Das am häufigsten eingesetzte Mittel zur Verbesserung des Schlafes in der Höhe durch eine Stabilisierung der Atmung ist wie auch beim Einsatz gegen die akute Höhenkrankheit das Acetazolamid (Handelsname Diamox). Der Carboanhydrasehemmer hält den Blut-pH durch verminderten Abbau von CO_2 niedrig und wirkt damit auf den oben beschriebenen negativen „feedback loop" durch indirekte Wirkung auf die peripheren Chemorezeptoren ein. Die periodische Atmung in mittleren bis großen Höhen findet fast oder gar nicht statt.

Da damit auch die durch diesen Mechanismus erzeugten Arousals nicht stattfinden, wird der Schlaf nicht so stark unterbrochen. Inwieweit auch die durch die zentralen Pre-Bötzinger-Neuronen gesteuerten Arousals beeinflusst werden, ist nicht bekannt. Hier spielt die Absenkung des pH-Werts aber eher eine geringere Rolle. Die positiven Auswirkungen von Acetazolamid auf die Qualität des Schlafes in der Höhe sind schon früh und umfangreich publiziert worden (Sutton et al. 1979) (◘ Abb. 5.7). Es scheint allen anderen Präparaten in der Unterdrückung der periodischen Atmung überlegen zu sein.

Theophyllin, dem Koffein und Teein verwandt, ist eigentlich ein Mittel zur Erweiterung der Atemgefäße bei chronischer Bronchitis und Lungenemphysem. Es wirkt aber auch ähnlich wie Koffein, nur stärker. Es wirkt zentral im Gehirn bei den zentralen Atmungssteuerungsneuronen atemantriebssteigernd. Da es nicht auf die peripheren Chemorezeptoren wirkt, ist es möglicherweise Acetazolamid in mittleren bis großen Höhen etwas unterlegen, ist aber in den niedrigen Dosen, in denen es eingesetzt wird, ein sehr sicheres und bewährtes Präparat (Küpper et al. 2008a, b) (◘ Abb. 5.8).

Almitrin ist eigentlich ein Blutdrucksenker, der ähnlich wie Theophyllin zentral stimulierend auf das Atemzentrum wirkt. Wegen gefährlicher Allergien und anderer Nebenwirkungen ist es praktisch vom Markt wieder verschwunden. In einem Cross-over-Versuch war es Acetazolamid unterlegen (Hacket et al. 1987).

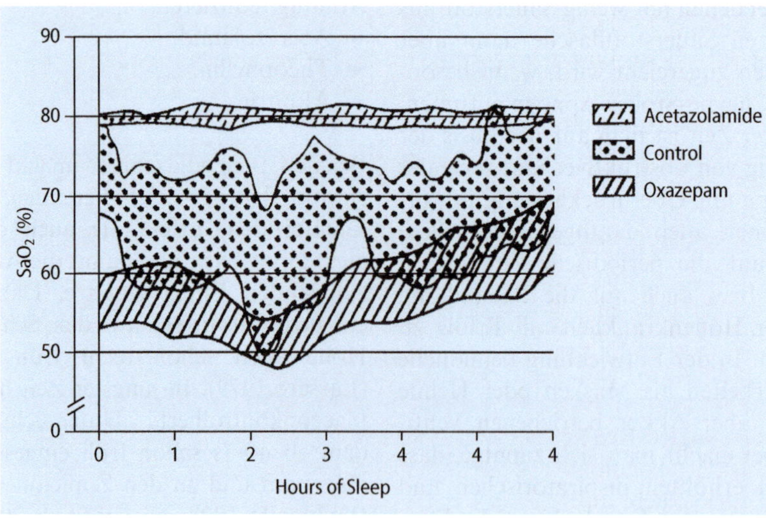

◘ **Abb. 5.7** Acetazolamid und das Benzodiazepin Oxazepam im Vergleich in ihrer Wirkung auf die Sauerstoffsättigung im Schlaf in der Höhe. (Mod. nach Anholm et al. 1992, mit freundlicher Genehmigung von S. R. Sutton, Loma Linda)

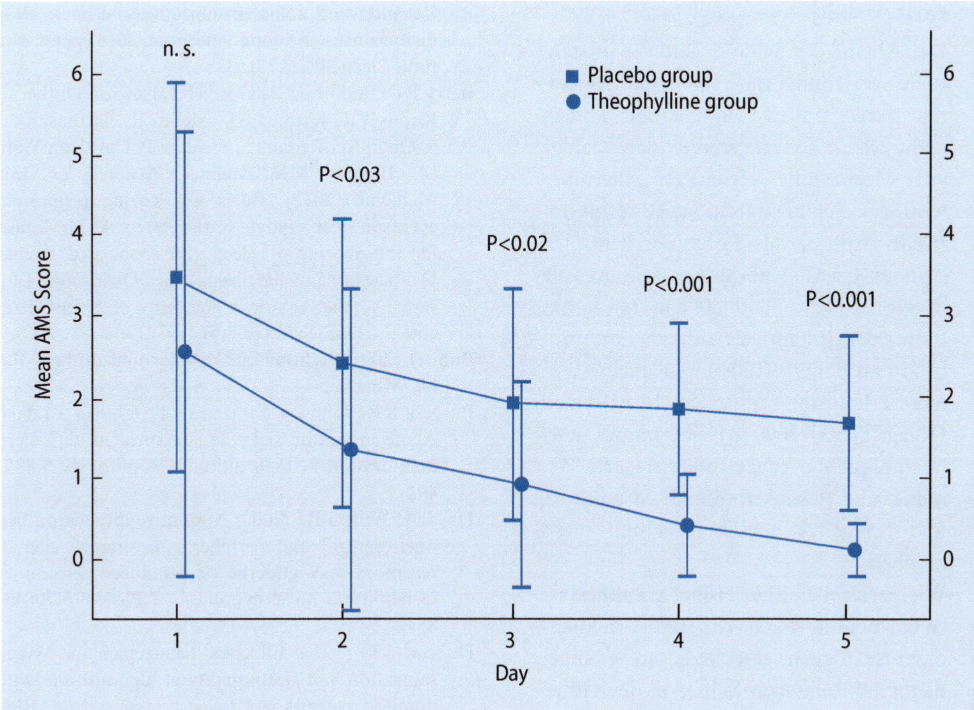

Abb. 5.8 Auswirkungen des zum Einschlafen gegebenen Theophyllins auf die Entwicklung akuter Höhenkrankheit im Vergleich zum Placebo im Verlauf mehrerer Tage in der Höhe. Der Lake-Louise-AMS-Score ist unter Theophyllin signifikant niedriger. (Bildrechte: N. Netzer)

Dass eine gute Akklimatisation der Höhenkrankheit vorbeugen kann, ist unumstritten. Ob sie jedoch auch den Schlaf in extremen Höhen wirklich verbessern kann, ist fraglich. Wie oben beschrieben, können es ja auch lebenserhaltende Umstände sein, mit denen uns unser Körper am Einschlafen hindern will.

Schlechter Schlaf in der Höhe bei akuter Höhenexposition führt offensichtlich zu einer leichten kognitiven Einschränkung. Es müssen nicht gleich die Sichtung eines Yetis oder andere Formen von Halluzinationen sein, aber auf der Basis einer Studie mit dem Schuhfried-Reaktionstest durch Pramsohler ist die kognitive Reaktionszeit schon nach einer Nacht auf 3500 m signifikant erhöht. Die motorische Reaktionszeit bleibt hingegen konstant (Pramsohler et al. 2017).

Bei anspruchsvollen Tätigkeiten oder Kletterpartien nach Übernachtungen in größeren Höhen ist deshalb entweder vorher eine mehrtätige Akklimatisation sinnvoll oder man sollte sich der verlangsamten Reaktionszeit zumindest bewusst sein und Vorsicht walten lassen.

Acetazolamid verbessert den Schlaf in der Höhe durch indirekte Reduktion der respiratorischen Arousals bei Reduktion der Hypoxie-induzierten Atmung. Bestimmte Benzodiazepine, allen voran Temazepam, verbessern den Schlaf in der Höhe durch eine allgemeine Sedation mit höherer Schlaftiefe und Anheben der Arousal-Schwelle. Die kognitive Reaktion ist nach der ersten Übernachtung bereits in mittlerer Höhe leicht verzögert.

5

Fazit

Der Ablauf des Schlafes und die prozentuale Verteilung der Schlafstadien waren durch mittlere und große Höhen nicht wesentlich gegenüber dem Schlaf auf Meereshöhe verändert. Allerdings wird der Schlaf durch meist respiratorische Arousals als Folge der zentralen Apnoen bei Cheyne-Stokes-Atmung, die in Höhen von 3000–6000 m bei praktisch jedem Menschen auftritt, unterbrochen und daher oft als unangenehm und nicht erholsam empfunden. In extremen Höhen (6500–8000 m) übernimmt eine hochfrequente, sauerstoffgetriggerte Atmung die lebenserhaltende Funktion, und geregelter Schlaf ist kaum mehr möglich.

Wie gegen die akute Höhenkrankheit ist Acetazolamid auch die beste medikamentöse Gegenstrategie gegen unangenehm empfundenen Schlaf in der Höhe, da es die respiratorischen Arousals verringert. Es ist dem Theophyllin hier überlegen. Ob jedoch eine Unterdrückung der Cheyne-Stokes-Atmung in der Höhe durch Medikamente sinnvoll ist, ist umstritten. Die Verwendung von moderneren Benzodiazepinen und Z-Substanzen kann den Schlaf in der Höhe ebenfalls erholsamer gestalten.

Literatur

Anholm JD, Powles AC, Downey R 3rd, Houston CS, Sutton JR, Bonnet MH, Cymerman A (1992) Operation Everest II: arterial oxygen saturation and sleep at extreme altitude. AM Rev Respir Dis 145:817–826

Ainslie PN, Lucas SJE, Burgess KR (2013) Breathing and sleep at high altitude. Respir Physiol 188:233–256

Barash IA, Beatty C, Powell FL, Prisk GK, West JB (2001) Nocturnal oxygen enrichement of room air at 3800 meter altitude improves sleep architecture. High Alt Med Biol 2:525–533

Beaumont M, Batejat D, Pierard C, Van Beers P, Phillipe M, Leger D, Savourey G, Jouanin JC (2007) Zaleplon and zolpidem objectively alleviate sleep disturbances in mountaineers at 3613 meter altitude. Sleep 30:1527–1533

Berry RB, Budhiraja R, Gottlieb DJ, Gozal D, Iber C, Kapur VK, Marcus CL, Mehra R, Parthasarathy S, Quan SF, Redline S, Strohl KP, Davidson Ward SL, Tangredi MM, American Academy of Sleep Medicine (2012). Rules for scoring respiratory events in sleep: update of the 2007 AASM Manual for the Scoring of Sleep and Associated Events. Deliberations of the Sleep Apnea Definitions Task Force of the American Academy of Sleep Medicine. J Clin Sleep Med 8(5):597–619

Buhl H (2005) Achttausend drunter und drüber. Malik, München

Burgess KR, Johnson P, Edwards N, Cooper J (2004) Acute mountain sickness is associated with sleep desaturation at high altitude. Respirology 9:485–492

Day TA, Wilson RJ (2009) A negative interaction between central and peripheral respiratory chemoreceptors may underlie sleep-induced respiratory instability: a novel hypothesis. J Physiol 578:843–857

Dubowitz G (1998) Effect of temazepam on oxygen saturation and sleep quality at high altitude: randomised placebo controlled crossover trial. BMJ 316:587–589

Hackett PH, Roach RC, Harrison GL, Schoene RB, Mills WJ Jr (1987) Respiratory stimulants and sleep periodic breathing at high altitude. Almitrine versus acetazolamid. Am Rev Respir Dis 135:896–898

Jafarian S, Gorouhi F, Taghva A, Lotfi J (2008) High-altitude sleep disturbance: results of the Groningen Sleep Quality Questionnaire survey. Sleep Med 9:446–449

Koch R, Punter E, Gatterer H, Flatz M, Burtscher M (2008) Application of CPAP improves oxygenation during normobaric and hypobaric hypoxia. Wien Med Wochenschr 158:156–159

Küpper T, Schöffl V, Netzer N (2008a) Cheyne stokes breathing at high altitude: a helpful response or a troublemaker? Sleep Breath 12:123–127

Küpper TE, Strohl KP, Hoefer M, Gieseler U, Netzer CM, Netzer NC (2008b) Low-dose theophylline reduces symptoms of acute mountain sickness. J Travel Med 15:307–314

Lahiri S, Barnard P (1983) Role of arterial chemoreflex in breathing during sleep at high altitude. Prog Clin Biol Res 136:75–85

Lassere E (1979) High altitude insomnia. Efficacy of flunitrazepam. Nouv Presse Med 8:2577–2578

Luks AM (2008) Which medications are safe and effective for improving sleep at high altitude. High Alt Med Biol 9:195–198

Milledge JS (1987) The ventilatory response to hypoxia: how much is good for a mountaineer? Postgrad Med J 63:169–172

Mosso A (1898) Life of men at the high Alps. Fisher Unwin, London

Neubauer JA, Sunderram J (2004) Oxygen sensing neurons in the central nervous system. J Appl Physiol 96:367–374

Netzer NC, Strohl KP (1999) Sleep and breathing in recreational climbers at an altitude of 4200 and 6400 meters: observational study of sleep and patterning of respiration during sleep in a group of recreational climbers. Sleep Breath 3:75–82

Netzer NC, Strohmayer J, Pramsohler S, Wachholz F, Rausch LK (2020) Low dose ß-blocker in high blood pressure patients provoke hypoxia induced breathing during sleep at low-moderate altitude. Am J Respir Crit Care Med 201:A2411

Nickol AH, Leverment J, Richards P, Seal P, Harris GA, Cleland J, Dubovitz G, Collier DJ, Milledge J, Stradling JR, Morell MJ (2006) Temazepam at high altitude reduces periodic breathing without impairing next day performance: a randomized cross over double blind study. J Sleep Res 15:445–454

Normand H, Barragan M, Benoit O, Bailliart O, Raynaud J (1990) Periodic breathing and O_2 saturation in relation to sleep stages at altitude. Aviat Space Environ Med 6:229–235

Paccard-Egger C (1943) Michel Gabriel Paccard und der Montblanc. Gaiser und Haldimann, Basel

Pramsohler S, Wimmer S, Kopp M, Gatterer H, Faulhaber M, Burtscher M, Netzer NC (2017) Normobaric hypoxia overnight impairs cognitive reaction time. BMC Neurosci 18(1):43

Rechtschaffen A, Kales A (1968) A manual of standardized terminology, techniques and scoring system for sleep stages of human subjects. Brain Information Service, Brain Research Institute, UCLA, Los Angeles

Reite M, Jackson D, Cahoon RL, Weil JV (1975) Sleep physiology at high altitude. Electroencephalogr Clin Neurophysiol 38:463–471

Ruehle KH, Raschke F, Hein H, Ficker JH, Fietze I, Juhasz GJ, Kotterba S, Mayer G, Penzel T, Rasche K, Duchna HW, Sanner B, Randerath WJ, Wiest GH, Schaefer T, Scholle S, Sobanski T, Weeß HJ, Arbeitsgruppe Apnoe der Deutschen Gesellschaft fuer Schlafforschung und Schlafmedizin (DGSM) (2001) Arousals: actual situation, clinical importance and open questions. Somnologie 5:24–45

Sutton JR, Houston CS, Mansell AL, McFadden MD, Hackett PM, Rigg JR, Powles AC (1979) Effect of acetazolamide on hypoxemia during sleep at high altitude. N Engl J Med 301:1329–1331

Tanner JB, Tanner SM, Thapa GB, Chang Y, Watson KL, Staunton E, Howarth C, Basnyat B, Harris NS (2013). A randomized trial of temazepam versus acetazolamide in high altitude sleep disturbance. High Alt Med Biol 14(3):234–239

Weil JV (1985) Sleep at high altitude. Clin Chest Med 6:615–621

Wickramasinghe H, Anholm JD (1999) Sleep and breathing at high altitude. Sleep Breath 3:89–102

Williams ES (1959) Sleep and wakefulness at high altitudes. Br Med J 24:197–198

Woods DR, Allen S, Betts TR, Gardiner D, Montgomery H, Morgan JM, Roberts PR (2008) High altitude arrhythmias. Cardiology 111:239–246

Wu T, Kayser B (2006) High altitude adaptation in Tibetans. High Alt Med Biol 7:193–208

Praxis der alpinistischen Höhentaktik: Höhenakklimatisation

Franz Berghold, Anita Maruna und Martin Burtscher

Inhaltsverzeichnis

Univ.-Prof. Dr. med. F. Berghold ist leider verstorben.

M. M. Berger et al. (Hrsg.), *Alpin- und Höhenmedizin*,
https://doi.org/10.1007/978-3-662-69578-4_6

6.1 Höhenstufen

Die Atmosphärenhülle der Erde ist v. a. charakterisiert durch eine exponentielle Luftdruck- und damit auch Sauerstoffdruckabnahme mit zunehmender Höhe. Für uns interessant ist die Druckabnahme von Meereshöhe (760 mmHg, 100 %) auf etwa 250 mmHg (Höhe des Everest-Gipfels 8848 m), das sind 33,3 % vom Druck auf Meereshöhe.

Vereinfacht gesprochen, besteht das Höhenbergsteigen aus einer Stufenleiter von subakuten, also nichtplötzlichen, Expositionen an zuvor ungewohnte Höhenlagen zwischen Meereshöhe und 8848 m. Darauf reagiert der Organismus schon ab etwa 1500 m Schlafhöhe (entscheidend für die Akklimatisation ist besonders die Schlafhöhe, d. h. die Höhe, auf der man übernachtet).

Der Wunsch, im Hinblick auf die Reaktion des menschlichen Organismus einzelne allgemeingültige Höhenbereiche zu definieren, ist bislang noch unzureichend erfüllt. Vor allem ist die Frage nach der Ausdehnung der mittleren Höhen nach oben hin je nach Position des Betrachters umstritten. Unter diesen Vorbehalten unterscheiden wir in Anlehnung an die gängige Literatur die 3 in ◘ Tab. 6.1 aufgeführten Höhenstufen.

Mittlere („moderate") Höhen

Oberhalb von etwa 1500 m Seehöhe beginnt die Leistungsfähigkeit abzusinken (bei Ausdauerathleten ist dies allerdings schon früher der Fall), und das Atemminutenvolumen nimmt zu. Die SaO_2 ändert sich kaum, wohl aber der paO_2. Im oberen Bereich dieser Stufe ist die akute Höhenkrankheit allerdings weit verbreitet, zumal sich dort große Tourismusströme (meist ohne ausreichende Akklimatisation) bewegen, z. B. in den Alpen, dem größten Tourismusraum der Erde.

◘ **Tab. 6.1** Höhenstufen

1500–3000 m	Mittlere Höhen
3000–5500 m	Große Höhen
5500–8848 m	Extreme Höhen

Große Höhen

Hier sind eine dauerhafte Akklimatisation und somit auch ständig bewohnte Siedlungen möglich. Charakteristisch ist die rasche und ausgeprägte Hypoxämie (Abfall der SaO_2) bei Anstrengungen und im Schlaf. Schwerste Formen der Höhenkrankheit (HAPE, HACE) treten vornehmlich in diesen Höhenbereichen auf.

Extreme Höhen

Hier dominieren Hypoxämie, Hypokapnie und Alkalose. Daher ist nur ein kurzfristiger Aufenthalt möglich. Die progrediente Deterioration physiologischer Prozesse hebt die Höhenakklimatisation zunehmend auf.

Die Übergangsbereiche zwischen diesen 3 Höhenstufen betragen verständlicherweise bis zu mehrere Hundert Höhenmeter und sind neben subjektiven Faktoren (z. B. Gesundheitszustand, Leistungsfähigkeit, Vorakklimatisation) auch abhängig von Gelände, Wegbedingungen, Witterung, Jahreszeit, geografischer Breite, etc. Aufgrund unterschiedlicher Vorerfahrung, Verhaltensweise und genetischer Ausstattung reagiert v. a. das betreffende Individuum sehr unterschiedlich auf diese 3 Höhenbereiche.

Schwellenhöhe

Aus diesem Grund ist die früher als so zentral angesehene sog. Schwellenhöhe als eine Linie oder auch nur als objektiver, allgemeingültiger Höhenbereich, oberhalb dessen Akklimatisation erforderlich bzw. Höhenkrankheit möglich sei (wie bisher stets definiert wurde), nach heutigem Wissen obsolet. Denn es ist aufgrund von neueren Beobachtungsdaten (auch aus der Genomforschung) klar geworden, dass Schwellenhöhe kein objektiver Begriff ist, sondern individuell sehr unterschiedlich in Erscheinung tritt. Das bedeutet, dass jeder seine eigene, ganz individuelle Schwellenhöhe, seine eigene sog. kritische Höhe hat. Ab wo, d. h. in welchem Höhenbereich, ein umfangreicher, vielschichtiger und zeitlich gestaffelter Anpassungsprozess einsetzt (die sog. Höhenakklimatisation), ist also individuell unterschiedlich (Berger und Luks 2023).

Eines ist klar: In großen und extremen Höhen bewegt sich der Mensch zunehmend in einer Umwelt, die von einer ausgeprägten Abnahme des Luftdrucks und damit des Sauerstoffpartialdrucks charakterisiert ist, sodass er dort eigentlich nicht hingehört. Für diese Höhen ist der Mensch, anders ausgedrückt, evolutionär nicht determiniert. Dennoch kann man durch Anpassung (Akklimatisation) dauerhaft (bis ca. 5500 m, sog. große Höhen) bzw. zeitlich begrenzt (auch oberhalb von 5500–8848 m, sog. extreme Höhen) dort überleben.

Wenn nun aber die individuelle Anpassung an ungewohnte Höhen aus irgendeinem Grund scheitert, wird man höhenkrank und kann daran auch sterben. Anpassungsstrategien haben deshalb nicht etwa das Ziel, die Akklimatisation zu beschleunigen, sondern das Risiko der Entwicklung einer schweren Höhenkrankheit zu mindern. Schwere Formen der akuten Höhenkrankheit treten nicht schicksalhaft auf, sondern sind durch höhentaktisch richtiges Verhalten, angepasst an die individuellen Bedingungen, weitgehend vermeidbar (Berghold und Schaffert 2009).

6.2 Höhentaktik und Anpassungsstrategien

Höhentaktik bedeutet Akklimatisation zur Vorbeugung der akuten Höhenkrankheit. Leider existieren zu diesem Kernthema der Höhenmedizin noch immer unzureichend Fakten, sodass man besonders auch auf Erfahrungswissen angewiesen ist. Jedenfalls besitzen die gängigen Empfehlungen zur Aufstiegsgeschwindigkeit (Tab. 6.2) tatsächlich nur eine eher dürftige Evidenz.

Zwar scheint es klar zu sein, dass ein langsamer Aufstieg grundsätzlich AMS-präventiv wirkt, aber konkret *wie* langsam, bleibt aufgrund der oben diskutierten Unterschiede von individuellen Gegebenheiten und Begleitbedingungen unklar. So gibt es beispielsweise keine einzige kontrollierte Studie zum Beleg für die Behauptung, dass ein Schlafhöhenunterschied von 300 m bes-

Tab. 6.2 Ausgewählte publizierte Richtlinien bezüglich der Schlafhöhendistanz und des Einsatzes von Ruhetagen während des Aufstiegs in große Höhen

Quelle[a]	Empfohlener täglicher Anstieg der Schlafhöhe	Einsatz von Ruhetagen
Basnyat und Murchoch (2003)	>3000 m, Grenze bis 300 m/Tag	Alle 2–3 Tage oder alle 1000 m
Hackett und Roach (2001)	>2500 m, Grenze bis 600 m/Tag	Alle 600–1200 m
MedEx	>3000 m, Grenze bis 300 m/Tag	Alle 2–3 Tage
Union International des Associations d'Alpinisme (UIAA)	>2500–3000 m, Grenze bis 300/500 m je nach Terrain	Jeden 3. Tag
Wilderness Medical Society (Luks et al. 2019)	>3000 m, Grenze bis 500 m/Tag	Alle 3–4 Tage

[a] Quellen zu finden in: Luks et al. (2019)

ser, weil höhentaktisch sicherer wäre als einer von 500 m (Luks et al. 2019).

6.2.1 Zur Evidenz von Anpassungsstrategien

Die ◻ Tab. 6.2 zeigt einige renommierte Guidelines mit Empfehlungen bezüglich Schlafhöhendistanz und Rasttag. Zwar haben schon vor mehr als 4 Jahrzehnten Hackett et al. (1976) nachgewiesen, dass es eine kausale Verbindung zwischen der Aufstiegsgeschwindigkeit und der Inzidenz der akuten Höhenkrankheit gibt, aber darüber hinausgehende Daten zur konkreten Frage, was „slower is better" wirklich bedeutet, fehlen bis heute (Luks 2010).

Eine der wenigen seriösen Untersuchungen zu diesem Kernthema des Höhenbergsteigens stammt aus dem Jahr 1999. Es war der Nepalese Basnyat, der damals vornehmlich auf der Suche nach AMS-Risikofaktoren war, wobei sich u. a. herausstellte, dass sich mit zunehmender Anzahl von Tagen für eine bestimmte Höhenstrecke das AMS-Risiko um im Schnitt 18,7 % pro zusätzlicher Nacht reduzierte (Basnyat et al. 1999).

6.2.2 Zentrale Bedeutung der molekularbiologischen Forschung

Beträchtliche Fortschritte brachte die molekularbiologische Forschung in Bezug auf große Höhen, und zwar die Entdeckung der „hypoxia-inducible factors" (HIFs), die eine wesentliche Rolle in der Hypoxiegenetik spielen (West et al. 2013). In großen Höhen beeinflussen die HIFs u. a. die Erythropoiese, die „hypoxic ventilatory response" (HVR) und die „hypoxic pulmonary vasoconstriction" (HPV). Für die bahnbrechenden Untersuchungen zur Fähigkeit der Zellen, die Sauerstoffverfügbarkeit zu messen und entsprechend zu adaptieren, erhielten 2019 die Forscher Gregg Semenza, Sir Peter Ratcliffe und William Kaelin den Nobelpreis für Medizin. Wichtig sind die HIFs auch im Zusammenhang mit der akuten Höhenkrankheit und der Akklimatisation (Mallet et al. 2023). Man kann derzeit noch nicht vorhersehen, ob genetische Faktoren eines Tages tatsächlich eine konkrete individuelle Vorhersage *ermöglichen werden* bezüglich Anfälligkeit, v. a. im Hinblick auf AMS, HAPE und HACE.

Gesichert ist zumindest, dass für die subakute Exposition in hypobarer Hypoxie der Faktor Zeit entscheidend ist. Die Geschwindigkeit der Höhenexposition stellt also einen maßgeblichen Risikofaktor dar, auch wenn die exakten Beziehungen zwischen der Aufstiegsrate („rate of ascent" bzw. Schlafhöhendistanz) und dem AMS-Risiko bzw. dem HAPE/HACE-Risiko nicht ausreichend geklärt sind. Folgende Fragen sind von besonderem Interesse:

- Gelten die Richtlinien für alle Individuen gleich?
- Beziehen sich die Schlafhöhendistanzen auf die einzelnen Tageshöhen oder auf den Tagesdurchschnitt der Gesamthöhe?
- Wann soll auf gleicher Höhe noch einmal geschlafen werden – vor oder nach einer großen Distanz?
- Ermöglicht eine Präakklimatisation ein schnelleres Höhersteigen?

6.2.3 Schlafhöhendistanz oder Steigtempo?

Was ist bedeutsamer für die Akklimatisation, die Schlafhöhendistanz („rate of ascent") oder das tägliche Steigtempo („speed of ascent")? Vieles deutet darauf hin, dass im unakklimatisierten Aufstieg der vertikale Höhenunterschied zwischen dem letzten und dem nächsten Nachtlager („Schlafhöhendistanz") grundsätzlich im

Vordergrund steht und für die Höhenanpassung jedenfalls wichtiger zu sein scheint als die während des Tages gewählte Steiggeschwindigkeit.

Trekkingtouristen mit einer durchschnittlichen täglichen Schlafhöhendistanz von 400 m wiesen eine 4-fach höhere AMS-Rate auf als solche mit 300 Vertikalmeter, und erreicht man eine Höhe von 3500 m statt in 1 h in 4 Tagen, reduziert sich das AMS-Risiko um 41 % (Bärtsch et al. 2001).

Allerdings spielt in Zusammenhang mit dem Steigtempo die individuelle aerobe Leistungsfähigkeit eine bedeutende Rolle. Das am Tag gewählte Steigtempo kann, wenn man sich an oder fallweise auch über der anaeroben Schwelle belastet, die Entwicklung der akuten Höhenkrankheit begünstigen, was bei moderater Belastung (z. B. 50 % der VO_2max) nicht der Fall ist (Schommer et al. 2012).

Mit zunehmender Höhe fällt die arterielle Sauerstoffsättigung v. a. unter Anstrengungen kontinuierlich ab, während der schon hypoxisch erhöhte pulmonalarterielle Druck belastungsinduziert weiter ansteigt, was auch die Entwicklung eines Höhenlungenödems fördern kann. Die Relevanz der Schlafhöhendistanzen kommt daher v. a. dann zum Tragen, wenn das Steigtempo („speed of ascent") tagsüber verlässlich im aeroben Bereich bleibt (s. ▶ Abschn. 6.3.1).

In diesem Zusammenhang muss daran erinnert werden, dass es besonders auf die Schlafhöhe und nicht so sehr auf die höchste erreichte Tageshöhe ankommt. Hochsteigen und am selben Tag wieder so tief wie möglich absteigen scheint höhentaktisch vorteilhaft.

6.2.4 Einzelhöhen oder Durchschnittsdistanz?

Des Weiteren stellt sich die folgende interessante Frage: Was ist entscheidender für die Prävention der akuten Bergkrankheit, die singuläre tägliche Schlafhöhendistanz oder die errechnete Durchschnittsdistanz des Gesamtaufstiegs (Gesamthöhe dividiert durch Anstiegstage)? Meyer (2012) kam diesbezüglich am Kilimandscharo zu verblüffenden Ergebnissen: Dort hat die Machame-Route wegen des individuell üppigen Lagerplatzangebots einen akklimatisationstechnisch besseren Ruf als die wesentlich häufiger begangene Marangu-Route mit ihren festgelegten Lodges bei beträchtlichen Schlafhöhenunterschieden.

Es zeigte sich aber überraschenderweise, dass beide Routen eine gleich hohe AMS-Inzidenz aufweisen, wenn auf der Marangu-Route wie üblich in Horombo ein Rasttag (2 Nächte auf derselben Höhe) eingelegt wird, womit also die vermeintlich flexiblere Aufstiegsstrategie auf der Machame-Route deshalb keinen Vorteil bringt, weil nunmehr bei gleicher Gesamtanstiegshöhe auch die Tagesanzahl gleichbleibt. Verzichtet man hingegen darauf, auf Horombo 2 Nächte zu schlafen, steigt das AMS-Risiko auf dieser Route beträchtlich an.

Maßgeblich scheint also die Gesamthöhe zu sein, und diese ist bei beiden Routen identisch. Offensichtlich ist die errechnete Durchschnittsdistanz der Schlafhöhen eines gesamten Aufstiegs maßgeblich und nicht eine bestimmte einzelne Schlafhöhendistanz.

6.2.5 Taktischer und therapeutischer Rasttag

Ein taktischer Rasttag (2-maliges Schlafen auf derselben Höhe) kann bei klinisch gesunden Personen in zwei Situationen von Vorteil sein:

- Geländebedingt ungünstige Gegebenheiten, z. B. topografisch erzwungene Schlafhöhendistanzen von wesentlich mehr als 400 Höhenmetern, können durch Rasttage weitgehend kompensiert werden. Dabei dürfte es möglicherweise bedeutungslos sein, ob dieser Rasttag vorher oder nachher eingelegt wird (Luks 2010).

- Die traditionelle Standardempfehlung, alle 1000 Höhenmeter einen Rasttag bzw. 2-maliges Schlafen auf derselben Höhe einzulegen, kann bis dato im Hinblick auf einen Einfluss auf die AMS-Rate nicht bestätigt werden (Berghold und Schaffert 2009).

> Ein therapeutischer Rasttag empfiehlt sich als Mittel der Wahl bei milder bis moderater AMS.

Beim manifesten HAPE gilt zwar die grundsätzliche Empfehlung eines möglichst raschen passiven Abtransports in tiefere Regionen, möglichst bis unterhalb von 2000 m Seehöhe. In einem hochgelegenen Krankhaus bzw. in einer Outdoor-Klinik mit der Möglichkeit einer kontinuierlichen Sauerstoffmaskenatmung kann aber Bettruhe statt Abtransport therapeutisch genügen (Luks et al. 2019; Zafren et al.1996).

6.2.6 Wie effektiv sind Anpassungsstrategien?

Nicht trotz, sondern wegen der dürftigen Datenlage haben auf empirischer Erfahrung beruhende Empfehlungen für eine effiziente Anpassungsstrategie große Bedeutung. Im Folgenden werden als Beispiel die derzeitigen Richtlinien bzw. Empfehlungen der Österreichischen Gesellschaft für Alpin- und Höhenmedizin bzw. der internationalen Lehrgänge für Alpinmedizin zur Akklimatisationstaktik wiedergegeben.

Ausgangspunkt jeder individuellen Beratung sollte, falls vorhanden, immer die persönliche Höhenanamnese sein. Man darf jedenfalls nie aus den Augen verlieren, dass es beträchtliche individuelle Unterschiede in der Reaktion des Organismus auf Höhe gibt, wie das häufig sehr unterschiedliche Auftreten von AMS-Symptomen in ein und derselben Reisegruppe vor Augen führt. Dennoch ist Höhentrekking bzw. Höhenbergsteigen auch für besonders empfindliche Personen (mit genetisch ungünstiger Disposition) möglich, sofern diese besonders konsequent und kompromisslos die Grundregeln der Akklimatisationstaktik befolgen.

Folgende vier Merksätze stellen das Kernstück jeder Höhentaktik dar:

- Nicht zu schnell zu hochsteigen!
- Keine anaeroben Belastungen!
- Möglichst tiefe Schlafhöhe!
- Nie mit Symptomen weiter aufsteigen!

Was dies konkret bedeutet, wird im Folgenden diskutiert.

6.3 Aufstiegsgeschwindigkeit

Unter Aufstiegsgeschwindigkeit versteht man zweierlei: das Steigtempo am Tag und die tägliche Schlafhöhendistanz. Beide Aspekte sind für die Höhentaktik von entscheidender Bedeutung.

6.3.1 Steigtempo („speed of ascent")

Das Grundprinzip lautet: Während der Akklimatisationsphase soll man sich möglichst nur aerob belasten. Nur so können ein stärkerer Abfall der SaO_2 bzw. ein zusätzlicher, anstrengungsinduzierter pulmonalarterieller Druckanstieg und damit verbundene Stressreaktionen vermieden werden. Die individuelle Steuerung eines rationellen aeroben Steigtempos erfolgt beispielsweise über den Eins-zu-Zwei-Atemrhythmus: 1 Schritt einatmen – 2 Schritte ausatmen – und hängt natürlich mit der individuellen Leistungsfähigkeit zusammen, was innerhalb einer Gruppe zu sehr unterschiedlicher Belastung bzw. unterschiedlichem Steigtempo führen kann.

Erfahrungsgemäß ist dieser Atemrhythmus auf unproblematischem Terrain bei etwas Übung auch bei geschlossenem Mund (Nasenatmung) bis zu etwa 5000 m Seehöhe durchaus durchführbar. So bewegt man sich verlässlich im aeroben Bereich. An schwierigen oder steil bergauf führenden Passagen reduziert man ab etwa 3000 m Seehöhe den Atemrhythmus auf 1:1.

Auch wenn die meisten Menschen den Atemrhythmus zur Steuerung des Steigtempos als sehr angenehm und leicht erlernbar empfinden, gibt es doch immer wieder Personen, die mit dem bewussten rhythmischen Atmen Probleme haben: Alternativ gibt es hier vielleicht folgende altbewährte Methode zur Temposteuerung: Wer sich im Aufstieg mit seinen Gefährten noch in ganzen Sätzen unterhalten kann, befindet sich im aeroben Bereich.

Die Anstiegsbelastung sollte zumindest während der Akklimatisationsphase 50–60 % der maximalen Leistungsfähigkeit nicht überschreiten, was in etwa 60–70 % der maximalen Herzfrequenz entspricht (Daumenregel: maximale Herzfrequenz = 220 – Lebensalter). Eine einfache (gelegentliche) Überprüfung der Herzfrequenz kann mit dem Pulsoximeter durchgeführt werden.

Ebenfalls sollte vermieden werden, nach Erreichen eines Lagerplatzes Belastungen im anaeroben Bereich durchzuführen, wie z. B Fußballspielen mit der einheimischen Bevölkerung (die Niederlage ist vorhersehbar) oder schwere körperliche Arbeiten (z. B. Schneeschaufeln etc.).

Die Devise lautet: betont langsame und sparsame Bewegungen, kurze Tagesetappen, nur leichte Traglasten und häufiges Rasten.

> Merke: „Wer schneller geht als ein Esel, der ist ein Esel."

6.3.2 Schlafhöhendistanz („rate of ascent")

Ausschlaggebend für jede Höhenakklimatisation sind vermutlich die Schlafhöhendistanzen. Die verminderte SaO_2 sowie der während des Schlafens positionsbedingt (Oberkörper von senkrecht zu waagrecht) zusätzlich erhöhte pulmonalarterielle Druck stellen eine für die Akklimatisation stets kritische Phase dar. Daraus resultieren die folgenden taktischen Regeln:

- Nach Erreichen der individuellen „kritischen Höhe" mehrere Nächte auf dieser Höhe schlafen, bevor man weiter steigt.
- Weiter aufsteigen: oberhalb der „kritischen Höhe" tägliche Schlafhöhenunterschiede von nicht mehr als 300–400 m. Falls wesentlich mehr als 400 m Schlafhöhendistanz geländebedingt unvermeidlich sind, sollten 2 Nächte auf der letzten oder auf der nächsten Höhe verbracht werden.
- Grundsätzlich sollte man immer so tief wie möglich schlafen.
- Die höchste Tageshöhe kann durchaus bis 1000 m darüber liegen.
- Stets müssen Fluchtwege in tiefere Regionen ins Auge gefasst werden. Besondere Sorgfalt muss man walten lassen, wenn sich ein Camp in einer Senke oder hinter einem Pass tieferliegend befindet. Das heißt, wenn es keinen direkten Abstieg gibt, sondern man zuerst etliche Höhenmeter bergauf überwinden muss, um anschließend ins Tal zu gelangen.

Diese Schlafhöhentaktik beruht auf allgemeinen Erfahrungswerten, die starken individuellen Schwankungen unterworfen sein können und daher nicht auf alle Höhentouristen und auf jede Höhentour gleichermaßen anwendbar sind. Daher soll man sich stets an der alles entscheidenden Frage orientieren: Wie ging es in der vergangenen Nacht, v. a. bezüglich Kopfschmerz, dem AMS-Leitsymptom?

Nach dieser Frage sollte sich dann die tatsächliche nächste Schlafhöhe richten. Zudem sollte man möglichst mit erhöhtem Oberkörper schlafen und auf gut durchlüftete Zelte bzw. Schlafräume achten. Wichtig sind die Regeln der Höhentaktik v. a. für *Höhenneulinge*. Oft wird man hingegen beobachten, dass Personen *mit* Höhenerfahrung entsprechend ihren früheren Erlebnissen schneller oder aber vielleicht auch langsamer als hier empfohlen steigen werden. Sie wählen meist instinktiv (erfahrungsbedingt), das für sie richtige Tempo.

6.4 Weitere taktische Kriterien

- Ein rascher Transport aus dem Tiefland in Höhen von über 2500–3000 m (z. B. nach Leh, Lhasa, Cusco, Las Paz, Lukla) im Flugzeug, im Hubschrauber, in der Seilbahn oder im Auto ist immer ein besonderer Risikofaktor und sollte daher nach Möglichkeit vermieden werden. Wenn dies aber unumgänglich ist, sollte man nach Ankunft unbedingt *2–3 Nächte* auf dieser Schlafhöhe bleiben, bevor man höher steigt.

> Kein Solo-Trekking! Als Alleingänger ist man in gesundheitlichen Notfällen (v. a. bei HAPE oder HACE) selbst auf stark frequentierten Trekkingrouten immer hilflos und kann nur in seltenen Fällen mit fremder Unterstützung rechnen.

- Wenn man sich am Ende einer Aufstiegstagesetappe wohlfühlt und Zeit dazu hat, ist es durchaus sinnvoll, nach einer Rast am Lagerplatz langsam und ohne Gepäck noch etwa *100–400 Höhenmeter oder auch mehr weiterzusteigen* und dann wieder ins Lager zurückzukehren. Viele Höhentouristen erfahren das als vorteilhaft für ihre Akklimatisation.
- *Bewusste Hyperventilation:* Damit lässt sich mehr Sauerstoff aus der Luft schöpfen. Hyperventilation senkt auch die alveoläre Konzentration des CO_2, wodurch relativ mehr O_2 in den Alveolen verfügbar wird. Die quantitative Ausbeute wird allerdings mit fallendem Luftdruck geringer. Und schließlich ist der Grenznutzen der forcierten Hyperventilation dort gegeben, wo der weitere Sauerstoffgewinn ausschließlich für die Zunahme der mechanischen Atemtätigkeit aufgebraucht wird, also in extremen Höhen.

Im Gegensatz zu normoxischen Bedingungen treten übrigens bei bewusst forcierter Atmung in der Höhe weder Schwindelzustände noch Tetanien auf: Bei einem arteriellen $pO_2 < 45$ mmHg wird die maximale Vasodilatation der Zerebralgefäße erreicht, was bei gleichzeitig konkurrierender Hypokapnie keine entscheidende Vasokonstriktion mehr auslöst.

Eine Verbesserung des Sauerstoffdiffusionsvorganges selbst ist aber durch Hyperventilation nicht möglich. Die Lunge ist sozusagen das statische, nicht trainierbare bzw. nicht veränderbare Kettenglied im Atmungssystem. Hingegen beeinträchtigt jede Entzündung der Atemwege sowohl die alveoläre Belüftung als auch den Diffusionsvorgang.

- *Vermehrte Flüssigkeitszufuhr* kann zwar die Akklimatisation nicht beeinflussen, aber anderen beträchtlichen Risiken (Thrombosen, Thrombembolien, Erfrierungen usw.) entgegenwirken. Auch Ermüdung, Erschöpfung und Kopfschmerzen können durch Flüssigkeitsverlust mitbedingt sein. Flüssigkeitsverluste (Atmung, Schwitzen, Höhendiurese) sollten zumindest ausgeglichen werden.
- *Kohlenhydratreiche Ernährung* (Nahrungsanteil mehr als 70 %) ist nicht nur wichtig für die Energiebereitstellung beim Höhenbergsteigen, sondern verbessert den respiratorischen Quotienten (geringerer O_2-Verbrauch als bei Fetto-

xidation). Ob aber eine kohlenhydratreiche Diät bzw. Kohlenhydratkonzentrate AMS-mildernd wirken, wird in den wenigen dazu vorhandenen Untersuchungen kontrovers beurteilt. Die Bedeutung der Nahrungsmittelzusammensetzung für die Akklimatisation bzw. für das Risiko der AMS ist umstritten.

- *Stets auf Frühzeichen der akuten Höhenkrankheit achten!* Dazu ist es z. B. innerhalb einer Gruppe sinnvoll, sich beim Aufstieg ständig gegenseitig zu beobachten. Aber: Lufthunger, klaustrophobisches Engegefühl im Zelt, Unterhautödeme im Gesicht, Schlafstörungen und nächtliche periodische Atmung mit typischen, sekundenlangen, repetitiven Atempausen (ähnlich einer Cheyne-Stoke-Atmung) sind noch keine Zeichen von AMS, sondern normale höhentypische Phänomene.

6.5 Praktische Zeichen einer gelungenen Höhenakklimatisation

Dies sind die Zeichen einer gelungenen Höhenakklimatisation:

- zum (annähernd) persönlichen Normwert zurückgekehrte Ruheherzfrequenz,
- vertiefte Atmung in Ruhe und unter Belastung,
- vermehrtes, v. a. nächtliches Urinieren (Höhendiurese).

Ruhepuls

Die Erhöhung des (morgendlichen) *Ruhepulswertes um mehr als 20 %* über den individuellen Wert in Tallagen kann ein Hinweis dafür sein, dass sich der Betreffende gerade in der (stets kritischen) Anpassungsphase befindet. Kehrt der Ruhepuls später wieder in Richtung individueller Talwert zurück, bedeutet dies, dass der Akklimatisationsprozess in diesem Höhenbereich erfolgreich abgeschlossen ist.

Atmung

Heftiges Atmen (Hyperventilation) v. a. bei Anstrengungen ist auch im akklimatisierten Zustand völlig normal.

Periodische Schlafatmung

Schlafunterbrechungen (Apnoen, Hypopnoen), verbunden mit erhöhter Weckbarkeit, sind Ausdruck respiratorischer Frequenzstörungen, die sich typischerweise in repetitiven Zyklen periodischer Atmung während des Schlafes in der Höhe äußern können. Dieses höhentypische Phänomen ist für sich allein jedenfalls kein Zeichen von Höhenkrankheit und gilt *nicht* als Auslöser für AMS oder HAPE. Natürlich tritt es während der Akklimatisationsphase häufiger auf, bleibt aber üblicherweise auch im akklimatisierten Zustand während des Höhenaufenthaltes weiter bestehen.

Höhendiurese

Der biologische Sinn dieses Anpassungsvorganges auf Hypoxie liegt in einer Verbesserung des Sauerstoffgehalts des Blutes durch Hämokonzentration. Eine vermehrte Harnausscheidung kann daher ein Zeichen für eine gute Akklimatisation sein. Der Harn soll hell und klar sein, sofern er nicht durch Nahrungsmittel (z. B. Vitamine, Elektrolytgetränke) verfärbt ist. Wer kein häufiges (nächtliches) Urinieren aufweist, ist entweder hypohydriert oder schlecht akklimatisiert.

6.6 Präakklimatisation

Präakklimatisation bedeutet, dass der Akklimatisationsprozess schon vor der eigentlichen Höhenunternehmung (Trek, Expedition) in Gang gesetzt wird, um später Akklimatisationstage (z. B. bei Flugreisen in Orte über 2500–3000 m) einsparen zu können bzw. größere Schlafhöhendistanzen zu überwinden, ohne dadurch einem größeren Risiko von Höhenerkrankungen ausgesetzt zu sein. Das heißt, durch das Durchführen einer Präakklimatisation kann bei der eigentlichen Unternehmung Zeit eingespart werden, sodass es möglich wird, rascher (und evtl. auch sicherer) das gewünschte Höhenziel zu erreichen.

Dies kann beispielsweise durch einen Aufenthalt in den, dem individuellen Wohnort nahegelegenen Bergen (alpine Gebirgsregionen in einer Höhe von 2000–4000 m; natürliche Höhe) oder auch in simulierter Höhe (meist normobare Hypoxie; Zelte oder Kammern) erfolgen (Burtscher et al. 2022). Voraussetzungen für eine wirksame Präakklimatisation sind geeignete Höhenexpositionen (Aufenthaltshöhe und -dauer) und deren zeitliche Nähe zur eigentlichen Höhenbergfahrt.

6.6.1 Präakklimatisation in natürlicher Höhe

Obwohl diese Strategie seit Jahrzehnten bekannt ist und eingesetzt wird, gibt es nur wenige Untersuchungen, die deren Wirksamkeit unter kontrollierten Bedingungen evaluiert haben. Ein Haupteffekt solcher vorangehenden Höhenaufenthalte ist die Zunahme der Ventilation in der Höhe/Hypoxie und die damit verbundene Verbesserung der anfänglich niedrigen SaO_2. Dieser Prozess der ventilatorischen Akklimatisation erreicht nach etwa 8–10 Tagen Höhenaufenthalt ein Plateau (Sato et al. 1994). Neben der Hyperventilation trägt auch die Hämokonzentration (gesteigerte Diurese in der Höhe) zur Anhebung des arteriellen Sauerstoffgehalts ($CaO_2 = Hb \times SaO_2$) und dadurch zur Verbesserung der O_2-Versorgung der Gewebe und der submaximalen Leistungsfähigkeit bei. Obwohl 8–10 Tage (192–240 h) Aufenthalt in Höhen über 2000–2500 m für die Präakklimatisation als optimal angenommen werden, dürfte jede einzelne Stunde in dieser Höhe einen Akklimatisationsbeitrag leisten (Burtscher et al. 2022). Ein 6-tägiger Aufenthalt auf 2200 m reduzierte beispielsweise die AMS-Inzidenz bei einem nachfolgenden Anstieg auf 4300 m um die Hälfte (Beidleman et al. 2009) und nach 15 vorangehenden 4-stündigen Aufenthalten in 4300 m wurde eine AMS-Entwicklung sogar komplett verhindert (Beidleman et al. 2004).

6.6.2 Präakklimatisation in simulierter Höhe

Für diese Möglichkeit werden vorrangig normobare Hypoxieapplikationen (Maske, Zelte, Kammern) genutzt. Der Umgebungsdruck (Luftdruck) bleibt dabei unverändert, aber der O_2-Anteil wird je nach simulierter Höhe auf unter 21 % gesenkt; 16 % O_2 entspricht einer Höhe von etwa 2100 m und 11 % O_2 einer Höhe von etwa 5200 m (wenn in Meereshöhe angewendet). Da der Sauerstoffmangel (Hypoxie) Hauptursache für die Entwicklung von Höhenkrankheiten darstellt, reduziert die Präakklimatisation unter diesen Hypoxiebedingungen das Höhenerkrankungsrisiko in ähnlichem Ausmaß wie in vergleichbarer natürlicher Höhe. Ein Vorteil normobarer Hypoxie ist, dass sie zu Hause zu jeder Tages- und Nachtzeit für eine x-beliebige Expositionsdauer einsetzbar ist. Akklimatisationseffekte wurden schon nach wenige Stunden Hypoxieexposition beobachtet (Katayama et al. 2005; Burtscher et al. 2008; Treml et al. 2020). Eine optimale Präakklimatisation dürfte nach einer Gesamtdauer der normobaren Hypoxieexposition (ähnlich wie in natürlicher Höhe) von etwa 200–300 h (vorzugsweise können die Nächte in einem entsprechenden Zelt, welches man im eigenen Heim aufstellen kann) erreicht werden (Burtscher et al. 2022). Die simulierte Höhe wird progressiv von etwa 2000 auf 4000 m (oder auch höher, je nach Wohlbefinden und Zielhöhe) gesteigert. Vermutlich kann eine kürzere Expositionsdauer durch größere simulierte Höhe zumindest teilweise kompensiert werden (Fulco et al. 2013). Um die Präakklimatisation optimal zu nutzen, sollte sie möglichst bis unmittelbar vor Abreise in das Gebiet der geplanten Höhenbergfahrt durchgeführt werden. Obwohl immer mehr Höhenbergsteiger die Präakklimatisation in normobarer Hypoxie nutzen, sind weitere Untersuchungen zur individuell optimalen Durchführung (aber auch zu möglicherweise damit verbundenen Gesundheitsrisiken) dringend notwendig.

> Die Erfahrung zeigt: Je öfter man sich in den Monaten vor einer geplanten außereuropäischen Höhenbergfahrt in alpinen Höhen aufhält, desto leichter fällt die definitive Akklimatisation.

6.7 Deakklimatisation

Wie lange hält ein Akklimatisationszustand in Bereichen unterhalb von etwa 1500 m an? Eine einmal erworbene Akklimatisation bleibt in Höhen zwischen etwa 2500 und 5500 m im betreffenden Höhenbereich permanent aufrecht, geht aber nach Rückkehr innerhalb weniger Tage wieder verloren, wenn man entsprechend weit absteigt.

Zur Frage, wie lange ein Akklimatisationszustand in Tieflagen anhält, gibt es kaum feste Daten, sondern nur Vermutungen bzw. Erfahrungswerte: Demnach verliert man seine vorher aufgebaute Akklimatisation in bereits wenigen Tagen nach Erreichen tieferer Lagen. Die Zeitspanne bis zum Eintreten dieses Akklimatisationsverlustes (sog. Deakklimatisation) hängt anscheinend von der Qualität der vorhergegangenen Akklimatisation ab: Vorher gut und solide Akklimatisierte profitieren davon für etwa 1–2 Wochen, schlecht Akklimatisierte nur für wenige Tage.

Je kürzer ein Talaufenthalt zwischen 2 Höhenphasen dauert, desto eher wird erfahrungsgemäß der neuerliche Aufstieg in große Höhen erleichtert. Dies kann aber dazu verleiten, nach allzu langem Aufenthalt im Tal beim Wiederaufstieg die Höhentaktik zu vernachlässigen, wodurch das Risiko einer akuten Höhenkrankheit natürlich wieder wächst.

Für Präakklimatisation und Deakklimatisation gilt jedenfalls, dass die Reaktionen darauf sehr große individuelle Unterschiede aufweisen. Verlässliche Faustregeln sind daher auch hier nicht möglich.

> Oberhalb der persönlichen „kritischen Höhe" kann jeder höhenkrank werden und sogar daran sterben, solange er nur schnell genug hoch genug steigt.

Literatur

Bärtsch P, Grünig E, Hohenhaus E, Dehnert C (2001) Assessment of high-altitude tolerance in healthy individuals. High Alt Med Biol 2(2):287–296

Basnyat B, Lemaster J, Litch JA (1999) Everest or Bust: a cross sectional, epidemiological study of acute mountain sickness at 4243 metres in the Himalayas. Aviat Space Environ Med 70:9

Beidleman BA et al (2004) Intermittent altitude exposures reduce acute mountain sickness at 4300 m. Clin Sci (Lond) 106(3):321–328

Beidleman BA et al (2009) Effect of six days of staging on physiologic adjustments and acute mountain sickness during ascent to 4300 meters. High Alt Med Biol 10(3):253–260

Berger MM, Luks AM (2023) High altitude. Semin Respir Crit Care Med 44(5):681–695

Berghold F, Schaffert W (2009) Handbuch der Trekking- und Expeditionsmedizin, 7. Aufl. Eigenverlag des DAV-Summit-Club, München

Burtscher M, Brandstatter E, Gatterer H (2008) Preacclimatization in simulated altitudes. Sleep Breath 12(2):109–114

Burtscher M, Millet GP, Burtscher J (2022) Hypoxia conditioning for high-altitude pre-acclimatization. J Sci Sport Exerc

Fulco CS, Beidleman BA, Muza SR (2013) Effectiveness of preacclimatization strategies for high-altitude exposure. Exerc Sport Sci Rev 41(1):55–63

Hackett PH, Rennie D, Levine HD (1976) The incidence, importance, and prophylaxis of acute mountain sickness. Lancet 2:1149–1155

Katayama K et al (2005) Effect of a repeated series of intermittent hypoxic exposures on ventilatory response in humans. High Alt Med Biol 6(1):50–59

Luks AM (2010) What do we know about safe ascent rates at high altitude? High Alt Med Biol 13(3):147–156

Luks AM, Auerbach PS, Freer L et al (2019) Wilderness medical society clinical practice guidelines for the prevention and treatment of acute altitude illness: 2019 update. Wilderness Environ Med 30(4S):S3–S18

Mallet RT, Burtscher J, Pialoux V et al (2023) Molecular mechanisms of high-altitude acclimatization. Int J Mol Sci 24(2):1698

Meyer J (2012) Twice-daily assessment of trekkers on Kilimanjaro's Machame Route to evaluate the incidence and time-course of acute mountain sickness. High Alt Med Biol 13(4):281–284

Sato M, Severinghaus JW, Bickler P (1994) Time course of augmentation and depression of hypoxic ventilatory responses at altitude. J Appl Physiol (1985) 77(1):313–316

Schneider M, Bernasch D, Weymann J, Holle R, Bärtsch P (2001) Susceptibility, rate of ascent and pre-acclimatization are major determinants for prevalence of acute mountain sickness (AMS). High Alt Med Biol 2:83

Schommer K, Hammer M, Hotz L, Menold E, Bärtsch P, Berger MM (2012) Exercise intensity typical of mountain climbing does not exacerbate acute mountain sickness in normobaric hypoxia. J Appl Physiol (1985) 113(7):1068–1074

Treml B, Kleinsasser A, Hell T, Knotzer H, Wille M, Burtscher M (2020) Carry-over quality of pre-acclimatization to altitude elicited by intermittent hypoxia: a participant-blinded, randomized controlled trial on antedated acclimatization to altitude. Front Physiol 11:531

West JB, Schoene RB. Luks AM, Milledge JS (2013) Genetics and high altitude. In: High altitude medicine and physiology, 5. Aufl. CRC-Press, S 40–52

Zafren K, Reeves JT, Schoene R (1996) Treatment of high-altitude pulmonary edema by bed rest and supplemental oxygen. Wild Environ Med 7:127–132

Akute Bergkrankheit

Marc Moritz Berger, Rainald Fischer und Mahdi Sareban

Inhaltsverzeichnis

M. M. Berger et al. (Hrsg.), *Alpin- und Höhenmedizin*,
https://doi.org/10.1007/978-3-662-69578-4_7

Die akute Bergkrankheit (ABK) ist die mit Abstand häufigste Form der akuten Höhenkrankheit. Sie ist unangenehm, aber nicht unmittelbar lebensbedrohlich. Wenn nicht weiter aufgestiegen wird, bilden sich die Symptome meistens innerhalb von 24–48 h wieder zurück. Wenn trotz bestehender Symptome weiter aufgestiegen wird, besteht ab Höhen von etwa 3500–4000 m die Gefahr, dass sich aus einer schweren ABK ein Höhenhirnödem entwickelt.

7.1 Einleitung

Ein Aufstieg in die Höhe führt zu einem Absinken des Luftdrucks und damit zu einer Abnahme des inspiratorischen Sauerstoffpartialdrucks. Bei unzureichenden physiologischen Anpassungsprozessen führt der Rückgang der alveolären Sauerstoffaufnahme zu einer Verringerung der peripheren Sauerstoffversorgung, mit dem Risiko einer zellulären Hypoxie und Organdysfunktion. Dieses Risiko wird bei sportlicher Betätigung durch den zusätzlichen Sauerstoffbedarf der Skelett-, Atem- und Herzmuskulatur noch verschärft (Naeije 2010). Bei unzureichender Kompensation des Sauerstoffmangels kann es zu einer akuten Höhenkrankheit kommen. Zur akuten Höhenkrankheit zählen die ABK, das Höhenlungenödem sowie das Höhenhirnödem, die jeweils eigenständige Krankheitsentitäten darstellen und sowohl isoliert als auch in Kombination miteinander auftreten können (◘ Abb. 7.1).

Eine Höhe von 2000–2500 m gilt als unterer Schwellenwert für das Auftreten der ABK, wohingegen für die Entstehung des Höhenlungenödems und des Höhenhirnödems typischerweise Höhen von >3500–4000 m erreicht werden müssen. Alle drei Formen der akuten Höhenkrankheit können sich bei unzureichender Akklimatisation entwickeln, wenn zu schnell zu hoch aufgestiegen wird (Hackett und Roach 2001). Das vorliegende Kapitel fokussiert auf die ABK, während das Höhenlungenödem ausführlich in ▶ Kap. 9 behandelt wird und das Höhenhirnödem in ▶ Kap. 8.

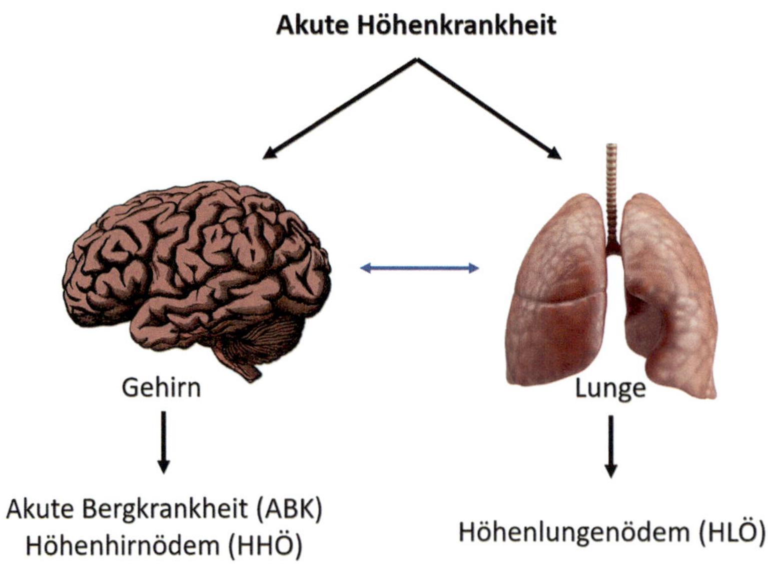

◘ **Abb. 7.1** Die akute Höhenkrankheit kann primär das Gehirn oder die Lunge betreffen. Ist das Gehirn betroffen, dann entsteht die ABK bzw. das Höhenhirnödem. Ist die Lunge betroffen, dann zeigt sich das Krankheitsbild des Höhenlungenödems. Gehirn und Lunge können auch gleichzeitig betroffen sein, sodass ein Mischbild der Erkrankungen entstehen kann

7.2 Epidemiologie

Die ABK ist die bei weitem häufigste Form der akuten Höhenkrankheit. ◘ Abb. 7.2 zeigt die Prävalenz der ABK in Abhängigkeit von der Höhe auf vier verschiedenen Berghütten in den Westalpen (Berger et al. 2023). Im Vergleich zu einer Studie aus den 1990er-Jahren mit ähnlichem methodischem Ansatz (Maggiorini et al. 1990) hat sich der Anteil der Bergsteiger, die ohne Höhensymptome auf 4559 m aufsteigen, mittlerweile erhöht, was auf eine bessere Prävention der ABK über die letzten 30 Jahre hindeutet.

> Die wichtigsten Determinanten der ABK sind die erreichte absolute Höhe, die Aufstiegsgeschwindigkeit (im Sinne des täglichen Unterschieds in den Übernachtungshöhen), das Ausmaß der Vorakklimatisation und das Ausmaß der individuellen Anfälligkeit (Schneider et al. 2002). Während die ersten drei Faktoren in der Regel kontrollierbar sind, sind die Mechanismen, die den Grad der individuellen Anfälligkeit bestimmen, unklar und vermutlich genetisch bedingt.

Die Anfälligkeit für die ABK unterscheidet sich zwischen Männern und Frauen nicht (Berger et al. 2023), wohingegen Kinder und Jugendliche für die ABK vermutlich weniger anfällig sind als Erwachsene (Kriemler et al. 2014). Ob körperliche Belastung die ABK verstärkt oder nicht, ist nach wie vor umstritten (Roach et al. 2000; Schommer et al. 2012). Möglicherweise führt eine moderate körperliche Belastung unterhalb der aeroben Schwelle nicht zu einem erhöhten ABK-Risiko, wohingegen höhere Belastungsintensitäten das Risiko einer ABK erhöhen dürften. Interessanterweise haben gut ausdauertrainierte

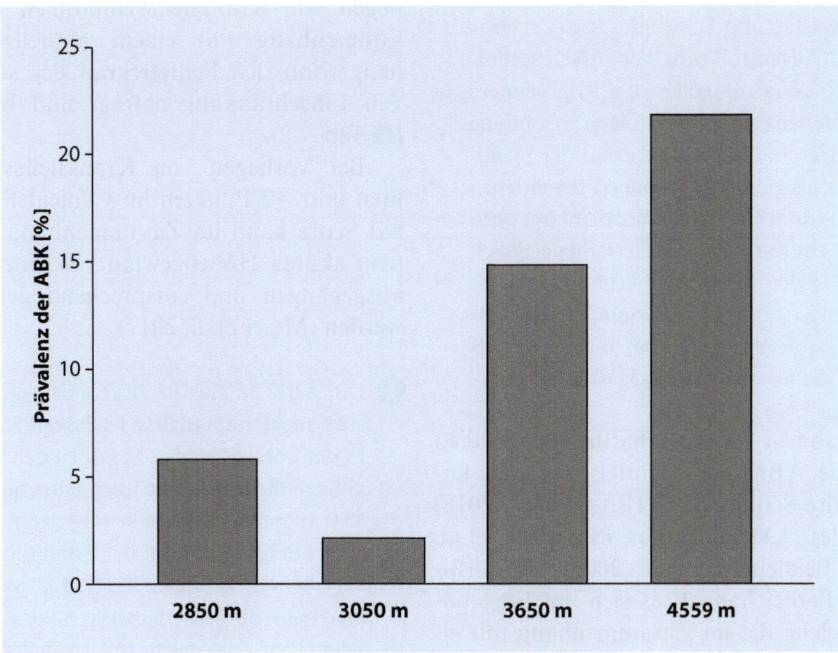

◘ **Abb. 7.2** Höhenabhängige Prävalenz der akuten Bergkrankheit *(ABK)* in den Westalpen gemäß Lake-Louise-Score (LLS, ◘ Tab. 7.1). 2850 m = Konkordia-Hütte, 3050 m = Finsterahorn-Hütte, 3650 m = Mönchsjoch-Hütte, 4559 m = Margherita-Hütte. (Modifiziert nach Berger et al. 2023)

Sportler mit einer hohen aeroben Kapazität (66 ± 6 ml/kg/min) nach schnellem, passivem Aufstieg auf 3450 m am ersten Tag der Höhenexposition ein höheres Risiko, eine ABK zu entwickeln, als weniger trainierte Personen mit einer durchschnittlichen VO_2max von 45 ± 7 ml/kg/min (Sareban et al. 2019).

7.3 Klinisches Bild der ABK

Die ABK äußert sich in unspezifischen Symptomen und es gibt bis dato keinen bekannten Biomarker oder Parameter, der das Vorliegen einer ABK zuverlässig anzeigt. Die Symptome treten üblicherweise innerhalb der ersten 3–72 h nach Aufstieg in Höhen von >2000–2500 m auf.

> Das Hauptsymptom der ABK sind Kopfschmerzen, die von unspezifischen Symptomen wie Appetitlosigkeit oder Übelkeit, Erbrechen, Müdigkeit oder Schwäche, und Schwindel begleitet werden. Allgemein wird von ABK gesprochen, wenn zusätzlich zum Kopfschmerz mindestens ein weiteres dieser Symptome vorliegt und der Schweregrad der Symptome als zumindest moderat beschrieben wird (Roach et al. 2018). Allerdings wird bei einigen Personen (wahrscheinlich ~5 %) die ABK fälschlicherweise nicht diagnostiziert, wenn Kopfschmerzen als obligatorisches Symptom angesehen werden (Sampson et al. 1983; West 2011).

Im Rahmen wissenschaftlicher Studien wird die ABK meist mittels des sog. Lake-Louise-Scores (LLS) (Roach et al. 2018) oder des AMS-C-Scores (Sampson et al. 1983; Beidleman et al. 2007) diagnostiziert. Hierbei handelt es sich um Fragebögen, welche die im Zusammenhang mit einer akuten Höhenexposition bestehenden Symptome erfassen und den Schweregrad ihrer Ausprägung quantifizieren. Der LLS diagnostiziert die ABK bei Vorliegen von insgesamt ≥ 3 Punkten (Tab. 7.1), wobei die Symptome im Zusammenhang mit einem kürzlichen Höhengewinn stehen müssen und für Kopfschmerz mindestens 1 Punkt vergeben werden muss. Für den AMS-C-Score geben die Befragten an, wie sie sich auf einer Skala von 0 (keine Symptome) bis 5 (schwerste Symptome) fühlen. Diese Punktwerte werden mit einem symptomspezifischen Wichtungsfaktor multipliziert, dann wird die Summe der Punktwerte ermittelt und mit 0,193 multipliziert. Bei Vorliegen von $\geq 0,7$ Punkten wird die Diagnose ABK gestellt. Auch hier müssen für die Diagnosestellung der ABK die Symptome im Zusammenhang mit einem kürzlich erfolgten Höhengewinn stehen, wobei Kopfschmerzen nicht obligat sind.

Für den alltäglichen Gebrauch am Berg sowie für Nichtmediziner sind diese Fragebögen jedoch nur eingeschränkt bzw. nicht geeignet. Eine Alternative stellt der sog. Clinical Functional Score dar, der bei Vorliegen von Krankheitssymptomen im Zusammenhang mit einem aktuellen Höhengewinn den Schweregrad der subjektiven Einschränkung abfragt und bewertet (Tab. 7.2).

Bei Vorliegen von Krankheitssymptomen und ≥ 2 Punkten im Clinical Functional Score kann im Zusammenhang mit einem akuten Höhengewinn von einer ABK ausgegangen und entsprechend gehandelt werden (Meier et al. 2017).

> Die ABK an sich ist zwar unangenehm, aber nicht unmittelbar lebensgefährlich. In der überwiegenden Mehrheit der Fälle klingen die Symptome innerhalb von 24–48 h spontan ab, wenn kein weiterer Aufstieg erfolgt. Schreiten die Symptome einer schwer verlaufenden ABK jedoch fort (einschließlich Übelkeit und Kopfschmerzen, die nicht auf Antiemetika und Analgetika ansprechen), kann sich ein lebensbedrohliches Höhenhirnödem

Tab. 7.1 Symptome und Punktevergabe zur Berechnung des Lake-Louise-Score (Roach et al. 2018)

Symptome	Punkte
Kopfschmerzen	
– Überhaupt nicht	0
– Leichte Kopfschmerzen	1
– Moderate Kopfschmerzen	2
– Schwere Kopfschmerzen, die handlungsunfähig machen	3
Gastrointestinale Beschwerden	
– Überhaupt nicht, guter Appetit	0
– Schlechter Appetit oder Übelkeit	1
– Moderate Übelkeit oder Erbrechen	2
– Schwere Übelkeit und Erbrechen, die handlungsunfähig machen	3
Abgeschlagenheit/Schwäche	
– Überhaupt nicht	0
– Leichte Abgeschlagenheit/Schwäche	1
– Moderate Abgeschlagenheit/Schwäche	2
– Schwere Abgeschlagenheit/Schwäche, die handlungsunfähig machen	3
Schwindel/Benommenheit	
– Überhaupt nicht	0
– Leichter Schwindel/Benommenheit	1
– Moderater Schwindel/Benommenheit	2
– Schwerer Schwindel/Benommenheit, die handlungsunfähig machen	3

[a]Für Details s. Text

Tab. 7.2 Clinical Functional Score zur Erfassung einer akuten Bergkrankheit

Symptome	Punkte
Keine Einschränkung der Aktivität	0
Leichte Einschränkung der Aktivität	1
Moderate Einschränkung der Aktivität	2
Schwere Einschränkung der Aktivität	3

entwickeln (Wilson et al. 2009). Dieses führt zu Bewusstseinsstörungen, Ataxie und schließlich zum Tod, wenn es nicht angemessen behandelt wird (Bartsch und Swenson 2013).

7.4 Pathophysiologie der ABK

Die Pathophysiologie der ABK ist noch immer unvollständig geklärt. In zahlreichen Studien der vergangenen 50 Jahre wurden keine konsistenten oder relevanten Korrelationen zwischen dem Auftreten einer ABK und einzelnen pathophysiologischen Faktoren gefunden (Berger et al. 2020a, b). Trotz der langwierigen Suche nach einem Test, der eine Anfälligkeit für die ABK zuverlässig vorhersagt, ist der beste Prädiktor für die Höhentoleranz derzeit die Anamnese mit Blick auf frühere Höhenexpositionen bei ähnlicher Vorakklimatisation (Bartsch 2014). Wenn in der Vergangenheit bereits

Symptome einer ABK auftraten, dann ist die Wahrscheinlichkeit hoch, dass bei einer zukünftigen Exposition unter ähnlichen Bedingungen erneut eine ABK entsteht.

> Allgemein wird davon ausgegangen, dass die Symptome der ABK nach der ersten Nacht in einer neuen Höhe ihr Maximum erreichen.

Allerdings weist eine gepoolte Analyse von Daten aus vier verschiedenen Studien, die in Höhen zwischen 3450–4559 m durchgeführt wurden, darauf hin, dass es drei verschiedene Zeitverläufe für die Entwicklung einer ABK geben könnte (Berger et al. 2020a). Während in einer bestimmten Höhe bei etwa 40 % der ABK-positiven Bergsteiger das Maximum der Symptome bereits am ersten Tag der Höhenexposition erreicht wird, liegt das Maximum der Symptome bei weiteren 40 % am zweiten Tag vor. Bei etwa 20 % der Bergsteiger mit ABK nimmt die Schwere der Symptome hingegen über die Zeit zu, mit einem Maximum am 3. Tag der Höhenexposition (Berger et al. 2020a). Es ist durchaus vorstellbar, dass diese unterschiedlichen Zeitverläufe der ABK auf verschiedene pathophysiologische Signalkaskaden zurückzuführen sind, was auch den oben beschriebenen fehlenden Zusammenhang zwischen einzelnen pathophysiologischen Faktoren und dem Auftreten einer ABK erklären würde. Eine Bestätigung dieser Daten durch weitere Analysen steht allerdings noch aus.

> Mehrheitlich wird die Ansicht vertreten, dass das Höhenhirnödem (s. ▶ Kap. 8) das pathophysiologische Endstadium der ABK darstellt (Wilson et al. 2009). Allerdings wird diese Ansicht kontrovers diskutiert (Turner et al. 2021).

Unbestritten ist, dass Hypoxie das zentrale Element in der Pathophysiologie der ABK darstellt. Typischerweise sind die arterielle Sauerstoffsättigung (SaO_2) sowie der arterielle Sauerstoffpartialdruck (PaO_2) bei Personen mit ABK im Vergleich zu gesunden Kontrollpersonen in einer bestimmten Höhe im Durchschnitt etwas niedriger. Allerdings zeigen diese Werte so hohe interindividuelle Unterschiede, dass es nur bedingt möglich ist, aufgrund der SO_2 oder des PaO_2 eine Aussage zum Risiko bzw. für das Vorliegen einer ABK zu treffen. Während auf einer Höhe von 4559 m manche Bergsteiger mit einer SO_2 von 80–85 % die Kriterien einer ABK erfüllen, liegt diese bei anderen Bergsteigern mit einer SO_2 von 75 % hingegen nicht vor. Zu den Faktoren, die zu einer stärkeren Hypoxämie bei ABK-positiven Personen beitragen können, gehören ein geringerer Atemantrieb in Hypoxie („hypoxic ventilatory response"; HVR) (Richalet et al. 2012), ein höherer energetischer Grundumsatz (Stoffwechsel) (Sareban et al. 2019) sowie eine verminderte Sauerstoffdiffusion aufgrund eines durch die Höhenexposition bedingten (subklinischen) interstitiellen Lungenödems (Cremona et al. 2002).

Im Folgenden führt die Hypoxämie zur Aktivierung verschiedener Prozesse. Der zerebrale Blutfluss nimmt zu, um die Sauerstoffversorgung des Gehirns aufrechtzuerhalten (Wilson et al. 2011). Dadurch steigt der Blutdruck in den Hirngefäßen, insbesondere wenn begleitend der venöse Abfluss eingeschränkt ist, wie dies in Rückenlage oder durch Drehen des Kopfes zur Seite bedingt sein kann (Wilson et al. 2009). Die Zunahme der Hirndurchblutung und des Blutdrucks in den Hirngefäßen begünstigen eine Hirnschwellung mit Zunahme des intrakraniellen Druckes, was die ABK-typischen Kopfschmerzen sowie die begleitende Übelkeit und das Erbrechen erklären würde (Sanchez del Rio und Moskowitz 1999; Bailey et al. 2009). Allerdings ergibt die bisherige Datenlage keinen eindeutigen Zusammenhang zwischen der in Hypoxie beobachteten, leichten Zunahme des Hirnvolumens (Kallenberg et al. 2007) und dem Auftreten bzw. Schweregrad einer ABK.

Auch finden sich bei ABK-positiven Personen im Vergleich zu gesunden Kontrollprobanden keine erhöhten Serumkonzentrationen sogenannter Neurofilamentproteine, die auf eine neuro-axonale Schädigung hinweisen würden (Sareban et al. 2021).

Eine weitere Folge der Hypoxämie kann ein Ungleichgewicht des autonomen Nervensystems mit einer relativen Dominanz des Parasympathikus gegenüber des sympathischen Nervensystems sein, die zu ABK-typischen Symptomen wie Kopfschmerzen, Übelkeit und Schwindel führen kann (Holmqvist et al. 1986; Straube et al. 2007). Dies könnte erklären, warum ausdauertrainierte Athleten, die aufgrund ihres Trainings eine höhere Parasympathikusaktivität haben, am ersten Tag der Höhenexposition auf 3450 m eine höhere Inzidenz und einen höheren Schweregrad der ABK zeigten als weniger trainierte Kontrollpersonen (Sareban et al. 2019).

Für eine detailliertere Darstellung der Pathophysiologie der ABK sei auf umfangreiche Übersichtsartikel zu dieser Thematik verwiesen (z. B. Berger et al. 2020b; Turner et al. 2021; Frank et al. 2022).

7.5 Prävention der ABK

Es gibt eine Vielzahl nichtpharmakologischer und pharmakologischer Optionen zur Prävention der ABK, die weitgehend auf den oben beschriebenen physiologischen und pathophysiologischen Überlegungen beruhen. Da davon ausgegangen werden kann, dass das Höhenhirnödem das Endstadium einer sehr schwer verlaufenden ABK darstellt, gelten die hier für die ABK beschriebenen Präventionsmaßnahmen auch für das Höhenhirnödem.

> Im Vordergrund der Prävention der ABK stehen nichtmedikamentöse Maßnahmen, welche die angestrebte Höhenexposition, die individuelle Höhenanamnese (d. h. die individuelle Anfälligkeit), sowie die geplante Aufstiegsgeschwindigkeit und das Ausmaß der Vorakklimatisierung berücksichtigen.

7.5.1 Nichtmedikamentöse Maßnahmen

Die aktuellen Leitlinien für Aufstiege in Höhenlagen >3000 m empfehlen, dass die tägliche Schlafhöhe um nicht mehr als 500 m pro Tag gesteigert und alle 3–4 Tage ein Ruhetag eingelegt werden sollte (Luks et al. 2019). Dies gilt als eine der wichtigsten Präventionsmaßnahmen. Wenn die Einhaltung dieses konservativen Aufstiegsprofils z. B. aus logistischen Gründen (Gelände, Umweltfaktoren) unmöglich ist, sollten zusätzliche Akklimatisierungstage entweder vor oder direkt nach Etappen mit größeren Höhengewinnen eingelegt werden. Allerdings ist zu beachten, dass sich die Höhenverträglichkeit von Person zu Person stark unterscheiden kann, sodass einige Personen auch deutlich schnellere Aufstiegsprofile tolerieren, ohne eine ABK zu erleiden.

Neben der moderaten Aufstiegsgeschwindigkeit gilt eine gute Vorakklimatisation in niedriger gelegenen Höhen als weitere wichtige Präventionsmaßnahme. Der optimale individuelle Ansatz für eine ausreichende Vorakklimatisation lässt sich jedoch nur schwer vorhersagen. Grundsätzlich sollte die Vorakklimatisierung in einer Höhe durchgeführt werden, die hoch genug ist, um Anpassungsprozesse auszulösen, die gleichzeitig aber auch niedrig genug ist, um keine ABK und kein Unwohlsein zu verursachen. So führte ein einwöchiger Aufenthalt zwischen 2200–3000 m zu einem signifikant verminderten ABK-Risiko für einen unmittelbar folgenden Höhenaufenthalt auf 4300 m (Beidleman et al. 2009). Auch war ein Aufenthalt in Höhenlagen >3000 m in den Wochen vor einem Aufstieg auf

4500 m mit einem reduzierten ABK-Risiko verbunden (Schneider et al. 2002).

Zur Effektivität künstlicher Hypoxie, wie sie z. B. durch kommerziell erhältliche Höhenzelte erzeugt wird, zeigt die Studienlage für die Prävention der ABK widersprüchliche Ergebnisse. Aktuelle Leitlinien weisen darauf hin, dass Höhenzelte als präventive Maßnahme in Betracht gezogen werden können, sofern eine ausreichend lange und regelmäßige Exposition über mehrere Wochen möglich ist, ohne dass die Schlafqualität beeinträchtigt wird (Luks et al. 2019).

7

> Wenn bei bekannter Anfälligkeit für eine ABK keine Möglichkeit eines langsamen Aufstiegs oder einer Vorakklimatisationsperiode besteht, sollte eine medikamentöse Prophylaxe erwogen werden.

7.5.2 Medikamentöse Maßnahmen

Eine pharmakologische Prävention der ABK sollte auf Grundlage einer individuellen Risikobewertung erfolgen und andere Faktoren, wie die individuelle Höhenanamnese bzw. -anfälligkeit, das Aufstiegsprofil und die erreichte absolute Höhe, berücksichtigen (zur Risikostratifizierung s. auch ▶ Kap. 8 zum Höhenhirnödem). In Situationen mit geringem ABK-Risiko sollte eine medikamentöse Prophylaxe nicht erfolgen, da sich die Optionen zur pharmakologischen Therapie einer ABK ansonsten reduzieren.

> Goldstandard zur medikamentösen Prävention der ABK ist der Carboanhydrasehemmer Acetazolamid.

Die optimale Dosis von Acetazolamid zur Prävention der ABK ist umstritten. In den meisten Fällen sollten 125 mg 2-mal täglich ausreichen (Low et al. 2012). Eine Steigerung auf 2-mal täglich 250 mg kann in Situationen mit hohem ABK-Risiko problemlos erfolgen (◘ Tab. 7.3). Auch Dosen von 250 mg 3-mal täglich sind möglich, wenngleich auch mit mehr Nebenwirkungen assoziiert und daher nicht als Standarddosis zur Prävention der ABK empfohlen. Zu den typischen Nebenwirkungen gehören Sensibilitätsstörungen an den Fingern, eine verstärkte Diurese und Geschmacksstörungen. Für Kinder beträgt die empfohlene Acetazolamid-Dosis 2,5 mg/kg (bis zu einem Maximum von 125 mg) alle

◘ Tab. 7.3 Empfohlene medikamentöse Prophylaxe und Therapie[a] der akuten Bergkrankheit (ABK)

Indikation	Medikation	Applikation	Dosis
Prävention	Acetazolamid	per os	Moderates Risiko: 125 mg alle 12 h Hohes Risko: 250 mg alle 12 h
	Dexamethason	per os	Moderates Risiko: 4 mg alle 12 h Hohes Risiko: 4 mg alle 6–8 h
Therapie	Ibuprofen Metoclopramid	per os per os	600 mg alle 8 h (gegen Kopfschmerz) 10 mg alle 8 h (gegen Übelkeit)
	Acetazolamid	per os	250 mg alle 12 h
	Dexamethason	per os, i.v.	4 mg alle 6 h (bei schwerer ABK)

[a]Da die ABK, wie alle Formen der akuten Höhenkrankheit, durch Sauerstoffmangel verursacht wird, ist der Abstieg in niedrigere Lagen die primäre und kausale Behandlung. Wenn ein Abstieg nicht möglich ist, stellt die Verabreichung von Sauerstoff eine geeignete Behandlungsalternative zum Abstieg dar (für Details s. Text)

12 h (Luks et al. 2019). Die Einnahme von Acetazolamid wird in der Regel am Vorabend des Aufstiegs begonnen und sollte bis zum Abstieg oder für 2–3 Tage in der endgültigen Höhe fortgesetzt werden.

Bei Unverträglichkeiten oder Kontraindikationen gegen Acetazolamid kann Dexamethason in einer Dosierung von 4 mg 2-mal täglich (alternativ 2 mg 4-mal täglich) eingenommen werden (Luks et al. 2019; Luks und Hackett 2022). In Situationen mit hohem Risiko für die ABK kann die Dosis auf 4 mg alle 6-8 h erhöht werden (◘ Tab. 7.3). Wegen des Nebenwirkungsprofils ist Dexamethason zur Prävention der ABK nicht das Mittel der 1. Wahl und sollte lediglich z. B. bei Rettungseinsätzen ohne Möglichkeit der Akklimatisation eingesetzt werden. Aufgrund des Risikos einer Nebennierensuppression sollte Dexamethason – wenn es länger als 5–7 Tage eingenommen wurde – über eine Woche ausgeschlichen und nicht abrupt abgesetzt werden. Aufgrund des Mangels an Daten für diese wird Dexamethason nicht zur Prävention von ABK bei Kindern empfohlen.

7.6 Therapie der ABK

Da alle Formen der akuten Höhenkrankheit durch Sauerstoffmangel verursacht werden, ist der Abstieg in niedrigere Höhen die primäre und kausale Behandlung aller Formen der akuten Höhenkrankheit und damit der ABK. Ist ein Abstieg nicht möglich, z. B. aufgrund des Geländes oder weil der Patient zu krank ist, stellt die Gabe von Sauerstoff eine geeignete Alternative zum Abstieg dar. Die Flussrate sollte dabei so gewählt werden, dass sie zur Linderung der Symptome führt. Normalerweise ist eine periphere SpO_2 von etwa 90 % ausreichend. Ist weder ein Abstieg noch die Gabe von Sauerstoff möglich, stellt die Nutzung eines Überdrucksacks eine weitere therapeutische Option dar (Bartsch et al. 1993).

Die beschriebenen Maßnahmen gelten für die Therapie schwerer Formen der ABK. In der Regel tritt die ABK jedoch in leichter bis mittelschwerer Form auf und kann durch einen Ruhetag in der gleichen Höhe behandelt werden. Bei Kopfschmerzen sind in der Regel einfache Analgetika, z. B. Paracetamol oder Ibuprofen, wirksam. Bei Übelkeit können Antiemetika, wie z. B. Metoclopramid, eingenommen werden (Bartsch und Swenson 2013).

> Bei Personen mit schwererer ABK oder bei fehlendem Ansprechen auf konservative Maßnahmen kann Dexamethason in einer Dosierung von 4 mg alle 6 h verabreicht werden (Luks et al. 2017). Dexamethason ist in der Behandlung der ABK ausgesprochen wirksam.

Grundsätzlich kann Dexamethason zur Therapie der ABK auch mit Acetazolamid (250 mg 2-mal täglich) kombiniert werden. Allerdings ist der therapeutische Effekt von Acetazolamid für die ABK nicht gut belegt (Luks et al. 2017). Wenn trotz dieser Maßnahmen kein ausreichender therapeutischer Effekt erzielt werden kann, sollte ein Abstieg um mindestens 500–1000 Höhenmeter erfolgen, bzw. so weit abgestiegen werden, bis die Symptome abklingen (Luks et al. 2019). Der Abstieg sollte, insbesondere bei schwerer ABK, nicht allein sondern stets in Begleitung bewältigt werden.

Literatur

Bailey DM, Bartsch P, Knauth M, Baumgartner RW (2009) Emerging concepts in acute mountain sickness and high-altitude cerebral edema: from the molecular to the morphological. Cell Mol Life Sci 66(22):3583–3594

Bartsch P (2014) Con: hypoxic cardiopulmonary exercise testing identifies subjects at risk for severe high altitude illnesses. High Alt Med Biol 15(3):318–320

Bartsch P, Swenson ER (2013) Clinical practice: acute high-altitude illnesses. N Engl J Med 368(24):2294–2302

7

Bartsch P, Merki B, Hofstetter D, Maggiorini M, Kayser B, Oelz O (1993) Treatment of acute mountain sickness by simulated descent: a randomised controlled trial. BMJ 306(6885):1098–1101

Beidleman BA, Muza SR, Fulco CS, Rock PB, Cymerman A (2007) Validation of a shortened electronic version of the environmental symptoms questionnaire. High Alt Med Biol 8(3):192–199

Beidleman BA, Fulco CS, Muza SR, Rock PB, Staab JE, Forte VA, Brothers MD, Cymerman A (2009) Effect of six days of staging on physiologic adjustments and acute mountain sickness during ascent to 4300 meters. High Alt Med Biol 10(3):253–260

Berger, MM, Sareban M, Bartsch P (2020a) Acute mountain sickness: do different time courses point to different pathophysiological mechanisms? J Appl Physiol (1985) 128(4):952–959

Berger MM, Schiefer LM, Treff G, Sareban M, Swenson ER, Bartsch P (2020b) Acute high-altitude illness: updated principles of pathophysiology, prevention, and treatment. Dtsch Z Sportmed 71:267–274

Berger MM, Husing A, Niessen N, Schiefer LM, Schneider M, Bartsch P, Jockel KH (2023) Prevalence and knowledge about acute mountain sickness in the Western Alps. PLoS ONE 18(9):e0291060

Cremona G, Asnaghi R, Baderna P, Brunetto A, Brutsaert T, Cavallaro C, Clark TM, Cogo A, Donis R, Lanfranchi P, Luks A, Novello N, Panzetta S, Perini L, Putnam M, Spagnolatti L, Wagner H, Wagner PD (2002) Pulmonary extravascular fluid accumulation in recreational climbers: a prospective study. Lancet 359(9303):303–309

Frank F, Kaltseis K, Filippi V, Broessner G (2022) Hypoxia-related mechanisms inducing acute mountain sickness and migraine. Front Physiol 13:994469

Hackett PH, Roach RC (2001) High-altitude illness. N Engl J Med 345(2):107–114

Holmqvist N, Secher NH, Sander-Jensen K, Knigge U, Warberg J, Schwartz TW (1986) Sympathoadrenal and parasympathetic responses to exercise. J Sports Sci 4(2):123–128

Kallenberg K, Bailey DM, Christ S, Mohr A, Roukens R, Menold E, Steiner T, Bartsch P, Knauth M (2007) Magnetic resonance imaging evidence of cytotoxic cerebral edema in acute mountain sickness. J Cereb Blood Flow Metab 27(5):1064–1071

Kriemler S, Burgi F, Wick C, Wick B, Keller M, Wiget U, Schindler C, Kaufmann BA, Kohler M, Bloch K, Brunner-La Rocca HP (2014) Prevalence of acute mountain sickness at 3500 m within and between families: a prospective cohort study. High Alt Med Biol 15(1):28–38

Low EV, Avery AJ, Gupta V, Schedlbauer A, Grocott MP (2012) Identifying the lowest effective dose of acetazolamide for the prophylaxis of acute mountain sickness: systematic review and meta-analysis. BMJ 345:e6779

Luks AM, Hackett PH (2022) Medical conditions and high-altitude travel. N Engl J Med 386(4):364–373

Luks AM, Swenson ER, Bartsch P (2017) Acute high-altitude sickness. Eur Respir Rev 26(143):pii:160096

Luks AM, Auerbach PS, Freer L, Grissom CK, Keyes LE, McIntosh SE, Rodway GW, Schoene RB, Zafren K, Hackett PH (2019) Wilderness medical society practice guidelines for the prevention and treatment of acute altitude illness: 2019 update. Wilderness Environ Med 30(4S):S3–S18

Maggiorini M, Buhler B, Walter M, Oelz O (1990) Prevalence of acute mountain sickness in the Swiss Alps. BMJ 301(6756):853–855

Meier D, Collet TH, Locatelli I, Cornuz J, Kayser B, Simel DL, Sartori C (2017) Does this patient have acute mountain sickness? The rational clinical examination systematic review. JAMA 318(18):1810–1819

Naeije R (2010) Physiological adaptation of the cardiovascular system to high altitude. Prog Cardiovasc Dis 52(6):456–466

Richalet JP, Larmignat P, Poitrine E, Letournel M, Canoui-Poitrine F (2012) Physiological risk factors for severe high-altitude illness: a prospective cohort study. Am J Respir Crit Care Med 185(2):192–198

Roach RC, Maes D, Sandoval D, Robergs RA, Icenogle M, Hinghofer-Szalkay H, Lium D, Loeppky JA (2000) Exercise exacerbates acute mountain sickness at simulated high altitude. J Appl Physiol 88(2):581–585

Roach RC, Hackett PH, Oelz O, Bartsch P, Luks AM, MacInnis MJ, Baillie JK, Committee LLASC (2018) The 2018 Lake Louise acute mountain sickness score. High Alt Med Biol 19(1):4–6

Sampson JB, Cymerman A, Burse RL, Maher JT, Rock PB (1983) Procedures for the measurement of acute mountain sickness. Aviat Space Environ Med 54(12 Pt 1):1063–1073

Sanchez del Rio M, Moskowitz M (1999) High altitude headache – lessons from headaches at sea level. In: Roach RC, Wagner PD, Hackett PH (Hrsg) Hypoxia: into the next millenium. Kluwer Academic/Plenum, New York, S 145–153

Sareban M, Schiefer LM, Macholz F, Schafer L, Zangl Q, Inama F, Reich B, Mayr B, Schmidt P, Hartl A, Bartsch P, Niebauer J, Treff G, Berger MM (2019) Endurance athletes are at increased risk for early acute mountain sickness at 3450 m. Med Sci Sports Exerc

Sareban M, Berger MM, Pinter D, Buchmann A, Macholz F, Schmidt P, Schiefer L, Schimke M, Niebauer J, Steinacker JM, Treff G, Khalil M

(2021) Serum neurofilament level increases after ascent to 4559 m but is not related to acute mountain sickness. Eur J Neurol 28(3):1004–1008

Schneider M, Bernasch D, Weymann J, Holle R, Bartsch P (2002) Acute mountain sickness: influence of susceptibility, preexposure, and ascent rate. Med Sci Sports Exerc 34(12):1886–1891

Schommer K, Hammer M, Hotz L, Menold E, Bartsch P, Berger MM (2012) Exercise intensity typical of mountain climbing does not exacerbate acute mountain sickness in normobaric hypoxia. J Appl Physiol 113:1068–1074

Straube A, Freilinger T, Ruther T, Padovan C (2007) Two cases of symptomatic cluster-like headache suggest the importance of sympathetic/parasympathetic balance. Cephalalgia 27(9):1069–1073

Turner REF, Gatterer H, Falla M, Lawley JS (2021) High-altitude cerebral edema: its own entity or end-stage acute mountain sickness? J Appl Physiol (1985) 131(1):313–325

West JB (2011) Con: headache should not be a required symptom for the diagnosis of acute mountain sickness. High Alt Med Biol 12(1):23–25; discussion 27

Wilson MH, Newman S, Imray CH (2009) The cerebral effects of ascent to high altitudes. Lancet Neurol 8(2):175–191

Wilson MH, Edsell ME, Davagnanam I, Hirani SP, Martin DS, Levett DZ, Thornton JS, Golay X, Strycharczuk L, Newman SP, Montgomery HE, Grocott MP, Imray CH (2011) Cerebral artery dilatation maintains cerebral oxygenation at extreme altitude and in acute hypoxia–an ultrasound and MRI study. J Cereb Blood Flow Metab 31(10):2019–2029

Höhenhirnödem

Marc Moritz Berger und Franz Berghold

Inhaltsverzeichnis

Univ.-Prof. Dr. med. F. Berghold ist leider verstorben.

M. M. Berger et al. (Hrsg.), *Alpin- und Höhenmedizin*,
https://doi.org/10.1007/978-3-662-69578-4_8

8

8.1 Einleitung

Das Höhenhirnödem (HHÖ) stellt neben der akuten Bergkrankheit (ABK; ▶ Kap. 7) und dem Höhenlungenödem (HLÖ; ▶ Kap. 9) eine der drei klassischen Formen der akuten Höhenkrankheit dar. Alle drei Formen der akuten Höhenkrankheit können sich bei unzureichender Akklimatisation entwickeln, wenn zu schnell zu hoch aufgestiegen wird (Hackett und Roach 2001). ABK, HHÖ und HLÖ können sowohl in Kombination miteinander als auch isoliert voneinander auftreten (s. auch ▶ Kap. 7). Während als unterer Schwellenwert für das Auftreten der ABK eine Höhe von 2000–2500 m gilt, müssen für die Entstehung des HHÖ typischerweise Höhen von > 3500–4000 m erreicht werden (Bartsch und Swenson 2013). Die niedrigste Höhe, für die ein HHÖ bisher beschrieben wurde, beträgt allerdings 2100 m (Dickinson 1979). Aber auch in Höhen oberhalb 7000 m wurde das Auftreten eines HHÖ dokumentiert (Clarke 1988).

> Allgemein wird davon ausgegangen, dass das HHÖ das Endstadium einer schwer verlaufenden ABK darstellt (Luks et al. 2019). Es gibt aber auch Fälle, in denen ein HHÖ ohne vorausgegangene ABK diagnostiziert wurde (Hackett und Roach 2004).

Das HHÖ wurde erstmals 1913 von Ravenhill, einem in den Collahuashi-Minen von Nordchile tätigen Arzt, als „Puna of the nervous type" beschrieben. Die Krankheit geriet jedoch wieder in Vergessenheit, bis rund 50 Jahre später im Zuge militärischer Auseinandersetzungen mit China indische Truppen zahlreiche HHÖ-Fälle dokumentierten (West 2014).

8.2 Epidemiologie

Das HHÖ ist die seltenste Form der akuten Höhenkrankheit, die gleichzeitig mit der höchsten Letalitätsrate assoziiert ist. Ohne adäquate Therapie verläuft ein HHÖ fast immer tödlich (Bartsch und Swenson 2013). In Höhen zwischen 4000–5000 m liegt die geschätzte Prävalenz eines HHÖ bei 0,5–1 % (Bartsch und Swenson 2013). Liegt bereits ein HLÖ vor, ist das Risiko für ein HHÖ deutlich erhöht, was vermutlich auf die stärker ausgeprägte Hypoxämie zurückzuführen ist, die durch das Lungenödem bedingt wird. So wurden in den französischen Alpen bei 13 % von 52 Patienten mit einem HLÖ gleichzeitig Somnolenz oder Koma nachgewiesen (Gabry et al. 2003). Auch in den Colorado Rockies zeigten 14 % von 150 Patienten mit einem HLÖ gleichzeitig ein HHÖ (Hultgren et al. 1996). Und auch in den Schweizer Alpen wurde bei 20 % der Patienten, die aufgrund eines HLÖ mit einem Helikopter evakuiert wurden, ein HHÖ nachgewiesen (Hochstrasser et al. 1986). Berichte über ein HHÖ bei Kindern sind selten, was auch daran liegen könnte, dass die Population an Kindern, die sehr schnell in große Höhe aufsteigen, (zum Glück) klein ist.

> Aufgrund der Seltenheit des Krankheitsbildes gibt es keine systematische Analyse der Risikofaktoren für das Auftreten eines HHÖ. Da ein HHÖ in der Regel aus einer schwer verlaufenden ABK hervorgeht, treffen für beide Krankheitsbilder vermutlich die gleichen Risikofaktoren zu. Dies sind insbesondere die absolut erreichte Höhe, die Aufstiegsgeschwindigkeit (im Sinne des täglichen Unterschieds in der Schlafhöhe), das Ausmaß der Vorakklimatisation sowie die individuelle Anfälligkeit (s. auch ▶ Kap. 7 zur ABK).

8.3 Klinisches Bild des HHÖ

Das Leitsymptom des HHÖ ist eine Enzephalopathie, die sich durch Ataxie mit Gangunsicherheit und/oder Bewusstseinsstörungen äußert. Typischerweise bestanden in den vorausgegangenen 24–48 h Symptome einer schweren ABK. Meist, aber nicht immer, sind schwere Kopfschmerzen vorhanden. Es folgen Schläfrigkeit und subtile psychologische Veränderungen. Oft erscheint der Patient zurückgezogen und apathisch. Die Abgeschlagenheit schreitet fort, bis der Patient nicht mehr in der Lage ist, sich ausreichend selbst zu versorgen. Die betroffene Person kleidet sich inadäquat und nicht der Höhe und Umgebungstemperatur angemessen und kümmert sich nicht ausreichend um Essen und Trinken. Anorexie ist fast immer vorhanden, wohingegen Übelkeit und Erbrechen weniger häufig sind. Typisch ist eine erhöhte Körpertemperatur um etwa 38 °C. Schließlich imponieren eine zunehmende Verwirrtheit, ggf. mit Halluzinationen, sowie eine Ataxie. Liegt der Verdacht auf eine Gangunsicherheit vor, so kann diese mittels eines einfachen Fersen-Zehen-Tests objektiviert werden. Für diesen wird der Patient aufgefordert, ohne Schuhe und Rucksack entlang einer auf einem ebenen Boden gezeichneten geraden Linie jeweils einen Fuß unmittelbar vor den anderen zu setzen. Tritt der Patient immer wieder neben die Linie, benötigt eine Stütze, oder fällt sogar zu Boden, ist das Vorliegen von Ataxie und Gangunsicherheit bestätigt.

> Bei fehlender Therapie kann die Symptomatik innerhalb weniger Stunden in ein Koma übergehen. Unbehandelt ist der Verlauf tödlich.

Grundsätzlich lässt sich bei Vorliegen eines HHÖ mittels MRT eine visuell erkennbare Hirnschwellung nachweisen, die insbesondere im Splenium des Corpus callosum besteht (Hackett et al. 1998). Allerdings spielt dieser diagnostische Ansatz im alpinen Gelände natürlich keine Rolle. Bei Patienten, die ein HHÖ überlebt haben, finden sich in T2*-gewichteten MRT-Aufnahmen des Gehirns Mikroblutungen im Bereich des Corpus callosum, die sich in Form von Hämosiderinablagerungen über Jahre hinweg nachweisen lassen (Schommer et al. 2013). Dies ist insbesondere für die retrospektive Diagnostik eines in der Vergangenheit liegenden HHÖ von Bedeutung.

Tab. 8.1 Mögliche Differenzialdiagnosen des Höhenhirnödems

Akute Psychose	CO-Intoxikation
Migräne	Erschöpfung
Hirntumoren	Dehydrierung
Schlaganfall	Diabetische Ketoazidose
Transient ischämische Attacken (TIA)	Hypoglykämie
Transient globale Amnesie (TGA)	Hyponatriämie
ZNS-Infektion	Hypothermie
Retinavenenthrombosen	Virale/bakterielle Infektion
Vergiftung (Toxine, Drogen, Alkohol)	Krampfanfall

Differenzialdiagnosen, die sich beim HHÖ anbieten, sind in Tab. 8.1 aufgeführt.

Aufgrund der im Gelände eingeschränkten Diagnostikmöglichkeiten sollte klinisch möglichst exakt vorgegangen werden, wobei der Grundsatz gilt, dass eine verdächtige Symptomatologie so lange als HHÖ gelten sollte, bis das Gegenteil bewiesen ist.

8.4 Pathophysiologie des HHÖ

Wie in ▶ Abschn. 8.1 bereits adressiert, wird allgemein davon ausgegangen, dass das HHÖ dem pathophysiologischen und klinischen Endstadium einer schwer verlaufenden

ABK entspricht. Entsprechend sei an dieser Stelle auf die ausführliche Beschreibung der Pathophysiologie der ABK in ▶ Kap. 7 verwiesen.

Zusätzlich zu den bei der ABK stattfindenden Prozessen dürfte in der Pathophysiologie des HHÖ eine Erhöhung der vaskulären Permeabilität durch erhöhten oxidativen Stress, Entzündungen oder die Hochregulierung des vaskulären endothelialen Wachstumsfaktors (VEGF) eine Rolle spielen (Tissot van Patot et al. 2005; Bailey et al. 2009). Darüber hinaus dürfte eine Hypoxie-induzierte Hemmung des energieabhängigen, transzellulären Ionentransports zu einem zytotoxischen (intrazellulären) Ödem führen (Kallenberg et al. 2007), das wiederum über eine Zunahme des Hirnvolumens zu einer intrakraniellen Drucksteigerung führt.

8

Eine schematische Übersicht zu den pathophysiologischen Prozessen, die über die Hypoxie zur ABK und im weiteren Verlauf zum HHÖ führen könnten, ist in ◘ Abb. 8.1 dargestellt und findet sich ebenfalls bei Berger et al. (2020a).

8.5 Prävention des HHÖ

Für die Prävention des HHÖ gelten die gleichen Maßnahmen wie für die Prävention der ABK. Daher sei an dieser Stelle auch auf die ausführliche Beschreibung der Präventionsmaßnahmen in ▶ Kap. 7 verwiesen.

> Im Vordergrund der Prävention stehen nichtmedikamentöse Maßnahmen, welche die angestrebte Höhenexposition, die individuelle Höhenanamnese (d. h. die individuelle Anfälligkeit) sowie die geplante Aufstiegsgeschwindigkeit und das Ausmaß der Vorakklimatisierung berücksichtigen.

8.5.1 Nichtmedikamentöse Maßnahmen

Gemäß den aktuellen Leitlinien für Aufstiege in Höhenlagen > 3000 m sollte die tägliche Schlafhöhe um nicht mehr als 500 m pro Tag gesteigert und alle 3–4 Tage ein

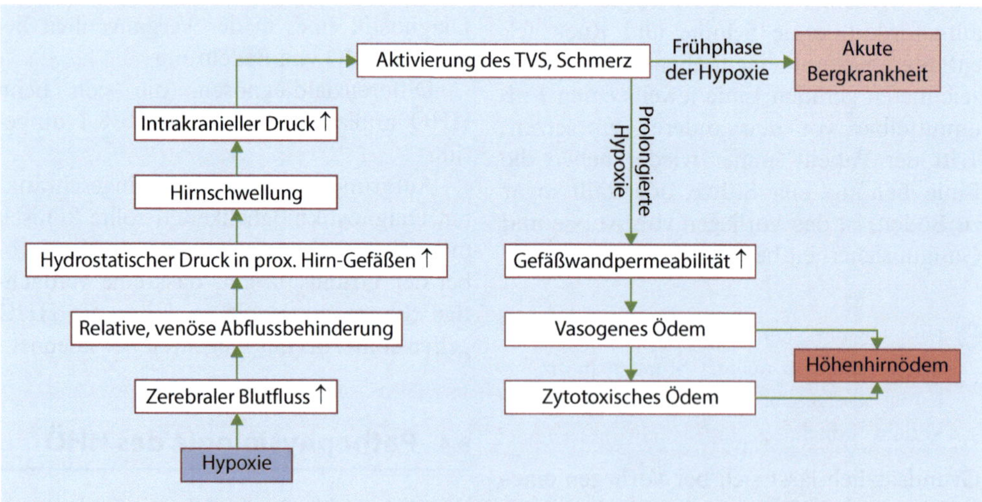

◘ **Abb. 8.1** Schematische Darstellung möglicher Mechanismen, die in der Pathophysiologie der ABK und des HHÖ von Bedeutung sein könnten. (Modifiziert nach Berger et al. 2020a). Für Details siehe Text sowie ▶ Kap. 7. *TVS* trigeminovaskuläres System

Ruhetag eingelegt werden (Luks et al. 2019). Neben der moderaten Aufstiegsgeschwindigkeit gilt eine gute Vorakklimatisation in niedriger gelegenen Höhen als weitere wichtige Präventionsmaßnahme. Der optimale individuelle Ansatz für eine ausreichende Vorakklimatisation lässt sich jedoch nur schwer vorhersagen. Grundsätzlich sollte die Vorakklimatisierung in einer Höhe durchgeführt werden, die hoch genug ist, um Anpassungsprozesse auszulösen, die gleichzeitig aber auch niedrig genug ist, um keine ABK und kein Unwohlsein zu verursachen. Insbesondere wenn Höhen > 4000 m das Ziel sind, sollte der Aufstieg in mehreren Tagesetappen erfolgen. Alternativ – und im Idealfall zusätzlich – sollten zur Vorbereitung Akklimatisationstouren in mittleren Höhen erfolgen. So empfiehlt es sich, als Vorbereitung für Trekkingtouren oder Bergsteigen mit schnellem Anstieg auf >4000 m, Akklimatisationstouren in den Alpen mit Übernachtungen in möglichst hohen Regionen durchzuführen (Schommer und Bartsch 2011).

8.5.2 Medikamentöse Maßnahmen

Grundsätzlich ist eine pharmakologische Prophylaxe der ABK und damit des HHÖ verfügbar. Sie ist aber bei den wenigsten Höhentouristen notwendig und sollte denjenigen vorbehalten sein, die eine Vorgeschichte einer ABK bzw. eines HHÖ aufweisen (insbesondere, wenn diese im Rahmen von vergleichbaren Höhenexpositionen regelmäßig auftreten). Ebenfalls bei denjenigen, die einen Aufstieg mit hohem ABK-Risiko planen, kann eine medikamentöse Prophylaxe erfolgen.

Eine Risikostratifizierung für die Entwicklung einer ABK bzw. eines HHÖ kann wie folgt vorgenommen werden (◘ Tab. 8.2):

Goldstandard zur medikamentösen Prävention der ABK und damit des HHÖ ist der Carboanhydrasehemmer Acetazolamid (125–250 mg 2-mal täglich). Bei Unverträglichkeiten oder Kontraindikationen gegen Acetazolamid kann Dexamethason in einer Dosis von 4 mg 2-mal täglich (alternativ 2 mg 4-mal täglich) eingenommen werden (Berger et al. 2020b). Bezüglich der Dosierungsempfehlungen sei auch auf die ausführliche Beschreibung in ▶ Kap. 7 zur ABK verwiesen.

> Wichtig ist, dass in Situationen mit geringem ABK-Risiko eine medikamentöse Prophylaxe nicht erfolgen sollte, da sich die Optionen zur pharmakologischen Therapie einer ABK bzw. eines HHÖ ansonsten reduzieren.

8.6 Therapie des HHÖ

Das HHÖ ist ein akut lebensbedrohliches Krankheitsbild. Daher ist eine sofortige und „aggressive" Therapie indiziert. Personen, die ein HHÖ an Orten mit Zugang zu einer medizinischen Versorgungsstation entwickeln, sollten mit Dexamethason und zusätzlichem Sauerstoff therapiert werden. Das Ziel muss sein, die SpO_2 auf >90 % anzuheben.

In abgelegenen Gebieten ohne medizinische Versorgung sollte bei Verdacht auf ein HHÖ ein sofortiger Abstieg eingeleitet werden. Dies gilt auch für Personen mit schwerer ABK, wenn sich diese unter Gabe von Acetazolamid oder Dexamethason verschlechtert. Wenn ein Abstieg nicht möglich ist, sollte Sauerstoff gegeben oder ein tragbarer Überdrucksack verwendet werden. Zusätzlich sollte Dexamethason gegeben werden, in einer initialen Dosis von 8 mg (per os oder intramuskulär oder intravenös), gefolgt von 4 mg alle 6 h (Luks et al. 2019).

Es gibt keine systematischen Daten oder Fallberichte über einen noch während der gleichen Unternehmung erfolgten

Tab. 8.2 Risikostratifizierung für die Entwicklung einer ABK bzw. eines HHÖ[a]. (Modifiziert nach Luks et al. 2019)

Niedriges Risiko	– Personen mit negativer Anamnese bzgl. ABK/HHÖ und geplanter Zielhöhe <2800 m – Aufstieg auf 2500–3000 m in ≥2 Tagen, mit anschließendem Anstieg der Schlafhöhe <500 m/Tag und 1 zusätzlicher Akklimatisationstag alle 1000 Hm
Moderates Risiko	– Personen mit positiver ABK-Anamnese, die innerhalb 1 Tag auf 2500–2800 m aufsteigen – Personen mit negativer ABK-Anamnese, die an 1 Tag auf >2800 m aufsteigen – Alle Personen mit einer Aufstiegsgeschwindigkeit >500 Hm/Tag (Anstieg der Schlafhöhe) in Höhen >3000 m, die jedoch alle 1000 Hm einen Akklimatisationstag einlegen
Hohes Risiko	– Personen mit positiver ABK-Anamnese, die in 1 Tag auf >2800 m aufsteigen – Personen mit einer positiven HHÖ- oder HLÖ-Anamnese – Personen mit einem Aufstieg auf >3500 m in 1 Tag – Personen mit einer Aufstiegsgeschwindigkeit >500 Hm/Tag (Anstieg der Schlafhöhe) in Höhen >3000 m, ohne zusätzliche Akklimatisationstage

[a]Die Höhenangaben beziehen sich jeweils auf die Schlafhöhe. Die Angaben gelten für nichtvorakklimatisierte Personen und einen Aufstieg aus dem Tal (<1200 m)
ABK akute Bergkrankheit; *HHÖ* Höhenhirnödem; *HLÖ* Höhenlungenödem; *Hm* Höhenmeter

Wiederaufstieg nach Abklingen eines HHÖ. Es wird jedoch empfohlen, in einer solchen Situation auf einen Wiederaufstieg zu verzichten. Wenn dieser doch versucht werden sollte, dann sollte die Person zumindest asymptomatisch und mindestens 2–3 Tage vor dem Wiederaufstieg kein Dexamethason mehr eingenommen haben (Luks et al. 2019). Außerdem wird dringend empfohlen, eine konservative Aufstiegsgeschwindigkeit (▶ Abschn. 8.5.1) konsequent einzuhalten.

Literatur

Bailey DM, Bartsch P, Knauth M, Baumgartner RW (2009) Emerging concepts in acute mountain sickness and high-altitude cerebral edema: from the molecular to the morphological. Cell Mol Life Sci 66(22):3583–3594

Bartsch P, Swenson ER (2013) Clinical practice: acute high-altitude illnesses. N Engl J Med 368(24):2294–2302

Berger MM, Sareban M, Bartsch P (2020a) Acute mountain sickness: do different time courses point to different pathophysiological mechanisms? J Appl Physiol (1985) 128(4):952–959

Berger MM, Schiefer LM, Treff G, Sareban M, Swenson ER, Bartsch P (2020b) Acute high-altitude illness: updated principles of pathophysiology, prevention, and treatment. Dtsch Z Sportmed 71:267–274

Clarke C (1988) High altitude cerebral oedema. Int J Sports Med 9(2):170–174

Dickinson JG (1979) Severe acute mountain sickness. Postgrad Med J 55(645):454–460

Gabry AL, Ledoux X, Mozziconacci M, Martin C (2003) High-altitude pulmonary edema at moderate altitude (<2,400 m; 7,870 feet): a series of 52 patients. Chest 123(1):49–53

Hackett PH, Roach RC (2001) High-altitude illness. N Engl J Med 345(2):107–114

Hackett PH, Roach RC (2004) High altitude cerebral edema. High Alt Med Biol 5(2):136–146

Hackett PH, Yarnell PR, Hill R, Reynard K, Heit J, McCormick J (1998) High-altitude cerebral edema evaluated with magnetic resonance imaging: clinical correlation and pathophysiology. JAMA 280(22):1920–1925

Hochstrasser J, Nanzer A, Oelz O (1986) Altitude edema in the Swiss Alps. Observations on the incidence and clinical course in 50 patients 1980–1984. Schweiz Med Wochenschr 116(26):866–873

Hultgren HN, Honigman B, Theis K, Nicholas D (1996) High-altitude pulmonary edema at a ski resort. West J Med 164(3):222–227

Kallenberg K, Bailey DM, Christ S, Mohr A, Roukens R, Menold E, Steiner T, Bartsch P, Knauth

M (2007) Magnetic resonance imaging evidence of cytotoxic cerebral edema in acute mountain sickness. J Cereb Blood Flow Metab 27(5):1064–1071

Luks AM, Auerbach PS, Freer L, Grissom CK, Keyes LE, McIntosh SE, Rodway GW, Schoene RB, Zafren K, Hackett PH (2019) Wilderness medical society practice guidelines for the prevention and treatment of acute altitude illness: 2019 update. Wilderness Environ Med 30(4S):S3–S18

Schommer K, Bartsch P (2011) Basic medical advice for travelers to high altitudes. Dtsch Arztebl Int 108(49):839–847; quiz 848

Schommer K, Kallenberg K, Lutz K, Bartsch P, Knauth M (2013) Hemosiderin deposition in the brain as footprint of high-altitude cerebral edema. Neurology 81(20):1776–1779

Tissot van Patot MC, Leadbetter G, Keyes LE, Bendrick-Peart J, Beckey VE, Christians U, Hackett P (2005) Greater free plasma VEGF and lower soluble VEGF receptor-1 in acute mountain sickness. J Appl Physiol (1985) 98(5):1626–1629

West JB (2014) Special topic: central nervous system and high altitude. High Alt Med Biol 15(2):97

Höhenlungenödem

Rainald Fischer und Marc Moritz Berger

Inhaltsverzeichnis

M. M. Berger et al. (Hrsg.), *Alpin- und Höhenmedizin*,
https://doi.org/10.1007/978-3-662-69578-4_9

Bereits um 1900 wurde von Lungenentzündungen und Ödemen bei Höhenbergsteigern mit Todesfolge berichtet. Bekannt geworden ist z. B. Dr. Jacottet, der in einer Hütte kurz unterhalb des Mont-Blanc-Gipfels verstorben ist, nachdem er sich im Rahmen einer Rettungsaktion geweigert hatte, weiter abzusteigen (Mosso 1898). Weitere Beschreibungen gab es aus Südamerika als sog. Re-Entry-Lungenödem. Hier waren hauptsächlich Hochlandbewohner betroffen, die nach einem Aufenthalt im Tiefland bei der Rückkehr in die Höhe ein Höhenlungenödem erlitten hatten. Die erste Beschreibung im englischsprachigen Bereich erfolgte 1960 durch Houston (Houston 1960). In den folgenden Jahren wurde deutlich, dass diese früher als Lungenentzündung bezeichnete Erkrankung ein Ödem der Lunge ist, das sich nach Abstieg oder Sauerstoffgabe rasch bessert. In den Folgejahren wurde diese Erkrankung wissenschaftlich ausführlich untersucht, insbesondere im Hinblick auf die zugrunde liegende Pathophysiologie.

Das Höhenlungenödem („high altitude pulmonary edema“, HAPE) ist eine der wenigen Erkrankungen, die allein zu Studienzwecken künstlich durch raschen Höhenaufenthalt ausgelöst werden können. Nach erfolgter Untersuchung des erkrankten Probanden heilt es durch Abstieg und/oder medikamentöse Behandlung rasch und ohne Residuen aus.

9.1 Fallbeispiel

Im Rahmen einer organisierten Gruppenreise zum Mustagh Ata (7545 m) trat bei einem 30-jährigen Mann ein Höhenlungenödem im Base-Camp in einer Höhe von 4500 m auf. Vorangegangen waren eine Busreise von Islamabad über den Kunjerab-Pass mit über 4500 m Höhe und ein kurzer Aufstieg in das Base-Camp. Die Anreise dauerte insgesamt 4 Tage. Am Tag nach der Ankunft im Base-Camp wurde von dem jungen Mann das Lager 1 auf über 5000 m Höhe bestiegen. Beim Abstieg bemerkte er eine verringerte Leistungsfähigkeit, der Abstieg von 1000 Höhenmetern dauerte insgesamt 3 h. Die beim Abendessen gemessene Sauerstoffsättigung betrug etwa 70 % und lag etwa 10 Punkte unterhalb der mittleren Sauerstoffsättigung der Mitreisenden. Während der Nacht kam es zu Erwachen durch Husten, Atemnot und zu einem aus der Ferne hörbaren Rasseln über der Lunge. Die Sauerstoffsättigung lag jetzt unter 60 %, der Puls lag bei über 130 Schlägen pro Minute. Das vom jungen Mann vermutete Höhenlungenödem alarmierte die gesamte Gruppe, vom Bergführer wurde Nifedipin 20 mg retard gegeben, und der Patient wurde in einen tragbaren Überdrucksack (Certec-Bag) gelegt. Durch den simulierten Abstieg um etwa 2000 Höhenmeter konnte eine rasche Besserung der Oxygenierung erreicht werden, nach 3 h Aufenthalt in dem Überdrucksack war der Patient selbstständig in der Lage, den Abstieg um 800 Höhenmeter zur Straße durchzuführen. Dort fuhr er mit einem Fahrzeug nach Kashgar (1100 m), wo er sich 2 Tage aufhielt. Nach Rückkehr in das Base-Camp und einem Aufenthalt dort ohne körperliche Anstrengung über weitere 5 Tage gelang es ihm schließlich, den Gipfel des Mustagh Ata zu erreichen, ohne dass ein erneutes Höhenlungenödem auftrat.

9.2 Inzidenz und Mortalität

In einer durchschnittlichen Bergsteigerpopulation beträgt die Inzidenz des Höhenlungenödems etwa 0,2 %, wenn eine Höhe von über 4000 m in 3 Tagen erreicht wird (Bärtsch 1997). Wenn diese Höhe innerhalb eines Tages erreicht wird, steigt die Inzidenz auf etwa 7 % an. Noch höher ist sie (über 60 %), wenn Personen mit einem früher einmal stattgehabten Höhenlungenödem erneut aufsteigen und von einer erhöhten individuellen Disposition für die Entwicklung eines Höhenlungenödems auszugehen ist. In mittleren Lagen der Alpen bzw. in Nordamerika liegt die Prävalenz des Höhenlungenödems bei Bergsteigern und Skifahrern zwischen 0,01 und 0,1 % (Hultgren et al. 1996). Für den Himalaya und Südamerika existieren wiederum unterschiedliche Zahlen, je nachdem welche Population untersucht wird. Hier schwanken die Angaben zwischen 0,6 und 2,5 % (Hultgren und Marticorena 1978).

Möglicherweise sind Frauen aufgrund der ventilatorischen Stimulation durch Progesteron und dem erniedrigten pulmonalarteriellen Druck durch Östrogen etwas weniger anfällig für das Höhenlungenödem als Männer (Hultgren et al. 1996; Lahm et al. 2008). In den letzten Jahren scheint die Häufigkeit insgesamt etwas zurückzugehen, da sich insbesondere die Aufklärung über die Erkrankungen verbessert hat und es daher zu einer frühzeitigeren Erkennung bzw. Therapie kommt (West et al. 2013).

Zur Mortalität gibt es keine klaren Daten. Die geschätzte Mortalität bei Personen mit unbehandeltem Höhenlungenlungenödem liegt bei 50 % (Bärtsch und Swenson 2013). Im Gegensatz dazu steht die rasche und meist vollständige Reversibilität nach Abstieg und/oder medikamentöser Behandlung, die in manchen Fällen bereits nach wenigen Tagen den Wiederaufstieg ohne Probleme möglich macht (West et al. 2013).

9.3 Typische Klinik

Das Höhenlungenödem tritt üblicherweise in den ersten 2–5 Tagen nach Ankunft in Höhen > 3500–4000 m auf. Häufig ist dem Höhenlungenödem eine starke körperliche Anstrengung vorangegangen. In etwa 50–70 % der Fälle bestehen begleitend Symptome einer akuten Bergkrankheit (ABK; ▶ Kap. 7).

Klinische Symptome des Höhenlungenödems

Typische Warnsymptome sind Verminderung der Leistungsfähigkeit bzw. Belastungsatemnot, Husten, thorakales Druckgefühl.

Bei Fortschreiten des HAPE treten die Alarmsymptome auf mit starkem Husten, weißlichem bis rötlichem schaumigem Auswurf, Atemnot, Rasseln über der Lunge, Zyanose, Tachypnoe, gelegentlich auch Fieber bis 38,5 °C.

Die Sauerstoffsättigung liegt meist unter 50 %, der arterielle paO_2 bei etwa 25 mmHg (Bärtsch et al. 1987). Da das HAPE typischerweise in einer Umgebung ohne Möglichkeiten zur klassischen medizinischen Diagnostik auftritt, müssen die Anamnese, die klinische Untersuchung und die Sauerstoffsättigung die Diagnose sichern. Eine wichtige Differenzialdiagnose ist die Lungenembolie, die üblicherweise ohne Lungenödemzeichen auftritt. Bei einer Pneumonie ist das Fieber höher, zudem ist der Auswurf eher gelb-grünlich verfärbt. Wenn weitere Diagnostik möglich ist, zeigt sich insbesondere im Röntgenbild ein ungleich verteiltes Verschattungsbild mit Infiltraten und etwas verdickten Pulmonalarterien. Initial liegen die Infiltrate eher in der Lungenperipherie, später sind sie eher homogen verteilt. Laborchemisch zeigt sich außer einer Leukozytose keine wesentliche Auffälligkeit, wichtig ist ein negatives D-Dimer (Khan et al. 2003).

9.4 Prädisponierende Faktoren und physiologische Charakteristika

Für das HAPE gibt es nicht nur einen prädisponierenden Faktor, sondern es handelt sich um ein Zusammenspiel mehrerer

Faktoren, die in Tab. 9.1 zusammengefasst sind.

Lungenfunktionsanalytisch finden sich bei HAPE-empfindlichen Personen eine um etwa 10–15 % verminderte totale Lungenkapazität und ein ca. 30 % niedrigeres funktionelles Residualvolumen (Steinacker et al. 1998). Zudem zeigt sich eine verminderte Diffusionskapazität, die letztlich auf eine Reduktion des pulmonalen Kapillarbettes hinweist. Allerdings ist unklar, ob diese Befunde Ursachen oder Folgen eines Höhenlungenödems sind, da prospektive Studien hierzu fehlen.

HAPE-empfindliche Personen haben zudem eine verminderte hypoxische Atemantwort, das bedeutet, dass sie bei einer gegebenen Höhe eine niedrigere arterielle Sauerstoffsättigung als Kontrollpersonen haben. Dies zeigt sich besonders unter Belastung, bei der die HAPE-empfindlichen Personen besonders stark entsättigen (Hackett et al. 1988).

Als zusätzlicher Faktor kann eine verminderte Flüssigkeitsresorption aus dem Alveolarraum zum Höhenlungenödem beitragen. Die Rückresorption von Flüssigkeit aus dem Alveolarraum hängt in erster Linie vom aktiven Transport von Natrium (Na^+) und Chlorid (Cl^-) durch Alveolarepithelzellen vom Typ I und II ab (Matthay et al. 2002). Über verschiedene, in der apikalen Zellmembran lokalisierte Na^+-Transporter wird Na^+ zunächst in das Zellinnere aufgenommen, dann wird es auf der basolateralen Seite der Zelle durch die Na^+/K^+-ATPase aus der Zelle heraustransportiert. Dies erzeugt einen elektrochemischen Gradienten, dem Wasser passiv folgt. Die Wasserresorption erfolgt wahrscheinlich parazellulär und/oder durch Aquaporine, die vorwiegend auf den Alveolarepithelzellen vom Typ I zu finden sind. Aus dem Lungeninterstitium wird die Flüssigkeit über die Lymphgefäße abtransportiert, die bei Höhenlungenödem-anfälligen Personen vermutlich weniger stark entwickelt sind (Carter et al. 1997). Hypoxie reduziert die Expression und Aktivität des epithelialen Natriumkanals (ENaC) und der Na^+/K^+-ATPase und führt damit zur Hemmung des transepithelialen Na^+-Transports (und somit zur Hemmung der alveolären

Tab. 9.1 Faktoren für Höhenlungenödemanfälligkeit. (Adaptiert nach Swenson und Bärtsch 2012)

	Faktoren
Hämodynamik	Überschießende hypoxische pulmonale Vasokonstriktion (HPV)
	Überschießende Anstiege des pulmonalarteriellen Druckes unter Belastung in Normoxie
	Erhöhter Sympathikotonus unter Hypoxie
	Verminderte vaskuläre endotheliale NO-Produktion unter Hypoxie
	Erhöhte vaskuläre endotheliale Endothelinproduktion unter Hypoxie
Pulmonal	Verringerte Lungenvolumina
	Eingeschränkte Verbesserung der Lungendiffusionskapazität unter Hypoxie und Anstrengung
	Vermutlich verminderte alveoläre epitheliale Natrium- und Wasserreabsorptionskapazität
Ventilation und Nierenfunktion	Verringerte hypoxische Atemantwort („hypoxic ventilatory response", HVR)
	Verminderte natriuretische Antwort auf akute Hypoxie

NO Stickstoffmonoxid

Flüssigkeitsresorption) (Mairbäurl 2006). Ob und inwieweit jedoch eine verringerte alveoläre Flüssigkeitsresorption sowie die lymphatische Transportkapazität zur Pathophysiologie des Höhenlungenödems wirklich beitragen, ist unklar. Zudem ist es denkbar, dass die alveoläre Cl^--Sekretion über den CFTR-Kanal ebenfalls eine Rolle spielt.

Die Einschränkung des pulmonalen Wasserabtransports kann auch zu einem subklinischen, interstitiellen Lungenödem führen. Hierzu gibt es in der Literatur eine kontroverse Diskussion, inwieweit dies eine Vorstufe des HAPE oder eine normale physiologische Reaktion ist (Cremona et al. 2002). Im Lichte aktueller Literatur erscheint dies eher ein Normalbefund zu sein, zumindest ist es schwierig, den Nachweis des subklinischen Lungenödems immer zu führen (Dehnert et al. 2010).

Auch eine erhöhte Sympathikusaktivität könnte bei HAPE-empfindlichen Personen von Bedeutung sein. Dies konnte bei direkten Sympathikusaktivitätsmessungen bzw. durch Katecholaminmessungen im Blut von Höhenlungenödem-anfälligen Personen gezeigt werden (Duplain et al. 1999; Berger et al. 2011).

Genetische Marker zur Erkennung von HAPE-Kandidaten ergeben bis dato kein eindeutiges Bild. Untersucht wurden die Isoformen der NO-Synthase, das *VEGF*-Gen, das *ACE*-Gen, unterschiedliche HLA-Komplexe und Polymorphismen des pulmonalen Surfactant-Proteins A1 und A2. Letztlich konnten aber alle diese Studien keine klare Korrelation mit dem Auftreten des HAPE zeigen (West et al. 2013). Dies liegt möglicherweise auch an der immer noch niedrigen Zahl der untersuchten Probanden.

9.5 Pathophysiologie

Wesentliches Kennzeichen des HAPE ist ein überschießender pulmonalarterieller Druckanstieg in Hypoxie (Swenson und Bärtsch 2012), der zu einem sog. Stress-Failure (Scherriss) der pulmonalen Kapillaren führt. Bei unbehandelten Patienten mit HAPE zeigen sich mittlere pulmonalarterielle Drücke von etwa 60 mmHg (35–100 mmHg, mit allerdings normalen Wedge-Drücken). Zudem konnte gezeigt werden, dass nicht nur der pulmonalarterielle Druckanstieg vorhanden ist, sondern auch, dass im Bereich der Mikrovaskulatur (Gefäße mit weniger als 100 µm Durchmesser) ein Druckanstieg über 20 mmHg auftritt (Maggiorini et al. 2001). Dies erklärt auch, warum Menschen mit einer pulmonalarteriellen Hypertonie allein kein Ödem entwickeln. Dieser erhöhte Druckanstieg im Bereich der alveolären Mikrovaskulatur ist vermutlich insbesondere bedingt durch eine inhomogene, überschießende, hypoxische pulmonale Vasokonstriktion, die in Gebieten mit hoher Perfusion zu einem erhöhten Kapillar- und Pulmonalarteriendruck mit Austritt von Flüssigkeit aus den Lungengefäßen führt. Eine zusätzliche pulmonalvaskuläre Drucksteigerung resultiert aus einer hypoxischen Venokonstriktion.

Ursächlich für den überschießenden pulmonalarteriellen Druckanstieg bei HAPE-anfälligen Personen ist eine Hypoxie-induzierte endotheliale Dysfunktion, die mit einer verminderten Bioverfügbarkeit des Vasodilatators Stickstoffmonoxid (NO) sowie einer gesteigerten Endothelin-1- und Sauerstoffradikalproduktion einhergeht (Berger et al. 2005, 2008; Bailey et al. 2010).

Der mikroskopische Nachweis des Stress-Failure gelang West et al. (1995) mit in-situ-perfundierten Rattenlungen in einer simulierten Höhe von etwa 8800 m. Dabei kommt es nicht nur zur Exsudation von hochmolekularen Eiweißen und Zellen, sondern auch von Erythrozyten.

Interessant und relevant für den Verlauf des HAPE ist die Beobachtung, dass die Brüche der alveolokapillären Membran rasch reversibel sind, wenn der Blutdruck in den Lungengefäßen reduziert wird. Dies gelingt bereits innerhalb weniger Minuten (Elliott et al. 1992). Diese rasche Reparatur mag auch eine Rolle dabei spielen, dass üblicherweise ein HAPE nach den ersten 5 Tagen auf einer gegebenen Höhe nicht mehr beobachtet wird. Möglicherweise kommt es auch zu einem raschen Remodeling und einer generalisierten muskulären Hypertrophie der pulmonalen Arteriolen, die damit zu einem gleichmäßigeren Druck in allen Lungengefäßen sowie zu eine vaskulären Stabilisierung führen.

Lange wurde darüber gestritten, ob möglicherweise eine Infektion der Auslöser für das HAPE ist. Inzwischen scheint klar, dass die Inflammation allenfalls sekundär zum Fortschreiten des Lungenödems beiträgt (Swenson et al. 2002). Lediglich Interleukin-6 (IL-6) konnte frühzeitig nachgewiesen werden, dies ist jedoch auch möglicherweise bedingt durch alleinige körperliche Anstrengung. Möglicherweise ist IL-6 schlicht ein Marker von körperlicher Aktivität und Hypoxie und damit kein klassischer Inflammationsmarker.

9.6 Prophylaxe des Höhenlungenödems

Analog zur Prophylaxe der akuten Bergkrankheit (▶ Kap. 7) bzw. des Höhenhirnödems (▶ Kap. 8) ist die beste Vorbeugung der langsame Aufstieg in Höhen über 3500–4000 m sowie eine gute Vorakklimatisation. In diesem Zusammenhang sei auch auf das Kapitel über Akklimatisation verwiesen (▶ Kap. 6). Besonders wichtig ist allerdings die Vermeidung von starker körperlicher Anstrengung bei Ankunft in neuer Höhe, um den Hypoxie-bedingten, überschießenden, pulmonalarteriellen Druckanstieg möglichst zu vermeiden. Dies gilt insbesondere für diejenigen, die zur Ausbildung eines HAPE neigen. Als pharmakologische Prophylaxe konnte gezeigt werden, dass 3-mal täglich 20 mg Nifedipin in retardierter Form bei HAPE-empfindlichen Personen wirksam ist (Bärtsch et al. 1991).

In den letzten Jahren war der Carboanhydrasehemmer Acetazolamid zunehmend in den Fokus des Interesses gekommen (Swenson 2014). Dieses Medikament stellt den Goldstandard für die Prävention der akuten Bergkrankheit dar. In einer randomisierten, placebokontrollierten Doppelblindstudie wurde untersucht, ob Acetazolamid das Ausmaß der höheninduzierten pulmonalarteriellen Hypertonie reduziert und das Höhenlungenödem bei einem schnellen Aufstieg auf 4559 m verhindern kann. Die Ergebnisse zeigten keine statistisch signifikanten Unterschiede in der Inzidenz des Höhenlungenödems zwischen der Acetazolamid- und Placebogruppe. Auch zeigte sich kein Unterschied in der Höhe des pulmonalarteriellen Drucks. Allerdings reduzierte Acetazolamid die Inzidenz und den Schweregrad der akuten Bergkrankheit und verbesserte die Sauerstoffsättigung im Blut. Damit kann Acetazolamid zur Prävention des Höhenlungenödems aktuell nicht empfohlen werden (Berger et al. 2022). Für die Prophylaxe der akuten Bergkrankheit ist es jedoch das Mittel der 1. Wahl.

Weitere prophylaktische Medikamente können Dexamethason und Phosphodiesterasehemmer sein. Für Dexamethason konnte in einer Dosis von 3-mal 8 mg pro Tag gezeigt werden, dass es genauso effektiv den pulmonalarteriellen Druck senkt wie Tadalafil (Maggiorini et al. 2006). Mögliche Erklärungen hierfür können die Stimulation der NO-Produktion, eine Reduktion des pulmonalvaskulären Sympathikotonus, eine verbesserte alveoläre Wasserresorption und eine verbesserte Surfactant-Sekretion sein. Allerdings war Dexamethason oral nur effektiv, wenn es ausreichend früh gegeben wurde. Eine späte Prophylaxe (1 Tag nach Ankunft in der Höhe) war weniger wirksam (Maggiorini et al. 2009). Es gibt aber einen Bericht über die Senkung des pulmonalarteriellen Druckes bei einem Kind

2 h nach Gabe von Dexamethason (Kriemler et al. 2006). Für Tadalafil, Sildenafil und Vardenafil konnte jeweils gezeigt werden, dass der pulmonalarterielle Druck in Normoxie und Hypoxie nach Akutexposition und nach Akklimatisation gesenkt werden konnte. Darüber hinaus scheint die Gabe von Phosphodiesterasehemmern auch die Leistungsfähigkeit im Vergleich zu Placebo zu verbessern (Richalet et al. 2005). Allerdings muss kritisch angemerkt werden, dass es möglicherweise hier auch Responder und Non-Responder gibt. Weitere pulmonalarterielle Drucksenker wie NO inhalativ, Ambrisentan, Minoxidil oder Lovastatin sind bisher noch nicht ausreichend untersucht worden, aber vermutlich ebenfalls wirksam.

9.7 Therapie des Höhenlungenödems

Für die Behandlung des HAPE gibt es keine kontrollierten Studien, ganz im Gegensatz zur Prophylaxe des HAPE. Trotzdem hat sich eine pragmatische Vorgehensweise durchgesetzt (Swenson et al. 2002). In milden bis mäßig schweren Fällen eines HAPE mit verfügbarer medizinischer Versorgung, wie z. B. in einem hoch gelegenen Skigebiet und der Verfügbarkeit von Sauerstoff, ist es vertretbar, die Sauerstoffsättigung über 90 % zu halten und mit weiterer Beobachtung den Verlauf abzuwarten.

In allen anderen Fällen ist die entscheidende Therapie des HAPE der sofortige und unmittelbare Abstieg. Bereits 300–500 m können zu einer deutlichen Besserung des Krankheitsbildes führen. Darüber hinaus ist die Gabe von Sauerstoff hoch wirksam, allerdings aufgrund der meist nur geringen Verfügbarkeit häufig zeitlich limitiert.

Auf Trekkingreisen oder Expeditionen hat sich die tragbare hyperbare Kammer als Therapieoption etabliert (Certec-Bag, Gamow-Bag). Es handelt sich hier um aufblasbare Säcke, die auf einen Druck von etwa 200 mbar aufgepumpt werden können, entsprechend einem Abstieg von etwa 2000 m. Die Dauer der Therapie in der hyperbaren Kammer ist unklar, vermutlich sind mindestens 1–2 h notwendig.

Medikamentös kann der pulmonalarterielle Druck mit Nifedipin 20 mg retard (3-mal täglich) gesenkt werden, vermutlich sind Sildenafil (50 mg) oder Tadalafil (20 mg) ebenfalls wirksam (Luks et al. 2019). Die orale Gabe von Dexamethason (8 mg) ist nicht schädlich, allerdings ist unklar, ob es im manifesten Höhenlungenödem wirksam ist. Ob inhalative NO-Donoren und inhalierbare Prostazyklinanaloga wirksam sind, ist bisher nicht getestet worden (Swenson et al. 2002).

Diuretika sind nicht zu empfehlen, da sie den Pathomechanismus nicht beeinflussen und die meisten Patienten im HAPE exsikkiert sind. Eine antibiotische Therapie ist nicht indiziert, außer es besteht eine begleitende Infektion der oberen oder unteren Atemwege.

Aufgrund der verbesserten Aufklärung und der Verfügbarkeit von verschiedenen Präparaten wird derzeit häufig eine multimodale Therapie beim HAPE angewandt. Allerdings fehlen hierzu kontrollierte Studien, die belegen, dass beim HAPE die Verwendung verschiedener pulmonalarterieller Drucksenker besser wirksam ist als z. B. Nifedipin.

Fazit

Entscheidendes pathophysiologisches Merkmal des HAPE ist die überschießende hypoxische pulmonale Vasokonstriktion. Leitsymptome des beginnenden HAPE sind eine verminderte Belastbarkeit und Husten. Die weitaus effektivsten Maßnahmen zur Vermeidung des Höhenlungenödems sind der langsame Aufstieg, eine gute Vorakklimatisation und geringe körperliche Belastung in den ersten 3–5 Tagen auf neuer Höhe. Die wichtigsten Therapiemaßnahmen beim

HAPE sind der Abstieg, die Gabe von Sauerstoff, die Anwendung eines Überdrucksacks sowie medikamentös die Gabe von Nifedipin 20 mg retard 3-mal täglich (evtl. Sildenafil 50 mg).

9

Literatur

Bärtsch P (1997) High altitude pulmonary edema. Respiration 64:435–443

Bärtsch P, Swenson ER (2013) Clinical practice: acute high-altitude illnesses. N Engl J Med 368:2294–2302

Bärtsch P, Waber U, Haeberli A, Maggiorini M, Kriemler S, Oelz O, Straub WP (1987) Enhanced fibrin formation in high-altitude pulmonary edema. J Appl Physiol 63:752–757

Bärtsch P, Maggiorini M, Ritter M, Noti C, Vock P, Oelz O (1991) Prevention of high-altitude pulmonary edema by nifedipine. N Engl J Med 325:1284–1289

Bailey DM, Dehnert C, Luks AM, Menold E, Castell C, Schendler G, Faoro V, Gutowski M, Evans KA, Taudorf S, James PE, McEneny J, Young IS, Swenson ER, Mairbäurl H, Bärtsch P, Berger MM (2010) High-altitude pulmonary hypertension is associated with a free radical-mediated reduction in pulmonary nitric oxide bioavailability. J Physiol 588:4837–4847

Berger MM, Hesse C, Dehnert C, Siedler H, Kleinbongard P, Bardenheuer HJ, Kelm M, Bärtsch P, Haefeli WE (2005) Hypoxia impairs systemic endothelial function in individuals prone to high-altitude pulmonary edema. Am J Respir Crit Care Med 2005(172):763–767

Berger MM, Dehnert C, Bailey DM, Luks AM, Menold E, Castell C, Schendler G, Faoro V, Mairbäurl H, Bärtsch P, Swenson ER (2008) Transpulmonary plasma ET-1 and nitrite differences in high altitude pulmonary hypertension. High Alt Med Biol 10:17–24

Berger MM, Luks AM, Bailey DM (2011) Transpulmonary plasma catecholamines in acute high-altitude pulmonary hypertension. Wild Environ Med 22:37–45

Berger MM, Sareban M, Schiefer LM, Swenson KE, Treff F, Schäfer L, Schmidt P, Schimke MM, Paar M, Niebauer J, Cogo A, Kriemler S, Schwery S, Pickerodt PA, Mayer B, Bärtsch P, Swenson ER (2022) Effects of acetazolamide on pulmonary artery pressure and prevention of high-altitude pulmonary edema after rapid active ascent to 4,559 m. J Appl Physiol 132:1361–1369

Carter EP, Wangensteen OD, Dunitz J, Ingbar DH (1997) Hyperoxic effects on alveolar sodium resorption and lung Na-K-ATPase. Am J Physiol 273:L1191–L1202

Cremona G, Asnaghi R, Baderna P, Brunetto A, Brutsaert T, Cavallaro C, Clark TM, Cogo A, Donis R, Lanfranchi P, Luks A, Novello N, Panzetta S, Perini L, Putnam M, Spagnolatti L, Wagner H, Wagner PD (2002) Pulmonary extravascular fluid accumulation in recreational climbers: a prospective study. Lancet 359:303–309

Dehnert C, Luks AM, Schendler G, Menold E, Berger MM, Mairbaurl H, Faoro V, Bailey DM, Castell C, Hahn G, Vock P, Swenson ER, Bärtsch P (2010) No evidence for interstitial lung oedema by extensive pulmonary function testing at 4,559 m. Eur Respir J 35:812–820

Duplain H, Vollenweider L, Delabeys A, Nicod P, Bärtsch P, Scherrer U (1999) Augmented sympathetic activation during short-term hypoxia and high-altitude exposure in subjects susceptible to high-altitude pulmonary edema. Circulation 99:1713–1718

Elliott AR, Fu Z, Tsukimoto K, Prediletto R, Mathieu-Costello O, West JB (1992) Short-term reversibility of ultrastructural changes in pulmonary capillaries caused by stress failure. J Appl Physiol 73:1150–1158

Hackett PH, Roach RC, Schoene RB, Harrison GL, Mills WJ Jr (1988) Abnormal control of ventilation in high-altitude pulmonary edema. J Appl Physiol 64:1268–1272

Houston CS (1960) Acute pulmonary edema of high altitude. N Engl J Med 263:478–480

Hultgren HN, Marticorena EA (1978) High altitude pulmonary edema. Epidemiologic observations in Peru. Chest 74:372–376

Hultgren HN, Honigman B, Theis K, Nicholas D (1996) High altitude pulmonary at a ski resort. West J Med 164:222–227

Khan DA, Hashim R, Mizra TM (2003) Differentiation of pulmonary embolism form high altitude pulmonary edema. J Coll Phys Surg Pak 13:267–270

Kriemler S, Kohler M, Zehnder M, Bloch KE, Rocca HB-L (2006) Successful treatment of severe acute mountain sickness and excessive pulmonary hypertension with dexamethasone in a prepubertal girl. High Alt Med Biol 7:256–261

Lahm T, Crisostomo PR, Markel TA, Wang M, Wang Y, Tan J, Meldrum DR (2008) Selective estrogen receptor-{alpha} and estrogen receptor-{beta} agonists rapidly decrease pulmonary artery vasoconstriction by a nitric oxide-dependent mechanism. Am J Physiol 295:R1486–R1493

Luks AM, Auerbach PS, Freer L, Grissom CK, Keyes LE, McIntosh SE, Rodway GW, Schoene RB, Zafren K, Hackett PH (2019) Wilderness medical society clinical practice guidelines for the prevention and treatment of acute altitude illness: 2019 update. Wilderness Environ Med 2019:S3–S18

Maggiorini M, Melot C, Pierre S, Pfeiffer F, Greve I, Sartori C, Lepori M, Hauser M, Scherrer U, Naeije R (2001) High-altitude pulmonary edema is initially caused by an increase in capillary pressure. Circulation 103:2078–2083

Maggiorini M, Brunner-La Rocca H-P, Peth S, Fischler M, Böhm T, Bernheim A, Kiencke S, Bloch KE, Dehnert C, Naeije R, Lehmann T, Bartsch P, Mairbäurl H (2006) Both tadalafil and dexamethasone may reduce the incidence of high-altitude pulmonary edema. Ann Intern Med 145:497–506

Maggiorini M, Streit M, Siebenmann C (2009) Dexamethasone decreases systemic inflammatory and stress response and favors vasodilation in high altitude pulmonary edema susceptibles at 4559 m. International Hypoxia Symposium, Lake Louise, Canada, S 58

Mairbäurl H (2006) Role of alveolar epithelial sodium transport in high altitude pulmonary edema (HAPE). Respir Physiol Neurobiol 151:178–191

Matthay MA, Clerici C, Saumon G (2002) Invited review: Active fluid clearance from the distal air spaces of the lung. J Appl Physiol 93:1533–1541

Mosso A (1898) Life of man in the high Alps. T. Fisher Unwin, London

Richalet JP, Gratadour P, Robach P, Pham I, Déchaux M, Joncquiert-Latarjet A, Mollard P, Brugniaux J, Cornolo J (2005) Sildenafil inhibits altitude-induced hypoxemia and pulmonary hypertension. Am J Respir Crit Care Med 171:275–281

Steinacker JM, Tobias P, Menold E, Reissnecker S, Hohenhaus E, Liu Y, Lehmann M, Bärtsch P, Swenson ER (1998) Lung diffusing capacity and exercise in subjects with previous high altitude pulmonary oedema. Eur Respir J 11:643–650

Swenson ER (2014) Carbonic anhydrase inhibitors and high altitude illnesses. Subcell Biochem 75:361–386

Swenson ER, Bärtsch P (2012) High altitude pulmonary edema. Compr Physiol 2:2753–2773

Swenson ER, Maggiorini M, Mongovin S, Gibbs JSR, Greve I, Mairbäurl H, Bärtsch P (2002) Pathogenesis of high-altitude pulmonary edema: inflammation is not an etiologic factor. J Am Med Assoc 287:2228–2235

West JB, Colice GL, Lee Y-J, Namba Y, Kurdak SS, Fu Z, Ou LC, Mathieu-Costello O (1995) Pathogenesis of high-altitude pulmonary oedema: direct evidence of stress failure of pulmonary capillaries. Eur Resp J 8:523–529

West JB, Schoene RB, Luks AM, Milledge JS (2013) High altitude pulmonary edema. In: West JB, Schoene RB, Luks AM, Milledge JS (Hrsg) High altitude medicine and physiology, 5. Aufl. CRC-Press Taylor and Francis Group, Boca Raton, Florida, S 309–332

Pulsoxymetrie in der Höhe

Markus Tannheimer

Inhaltsverzeichnis

M. M. Berger et al. (Hrsg.), *Alpin- und Höhenmedizin*,
https://doi.org/10.1007/978-3-662-69578-4_10

10.1 Pulsoxymetrie bei Höhenaufenthalten

Beim Expeditionsbergsteigen und Trecking in großer Höhe ist es übliche Praxis, die Sauerstoffsättigung (SaO_2) mittels Pulsoxymetrie (SpO_2) zu bestimmen. Diese wird häufig im Rahmen der Diagnosestellung der Acute Mountain Sickness (AMS) verwendet oder es werden Rückschlüsse auf den Akklimatisationsgrad gezogen (Basnyat 2014; Luks und Swenson 2011; Mandolesi et al. 2014; Roach et al. 1998; Saito et al. 1995; Tannheimer et al. 2002). Allerdings sind diese Messungen in großer Höhe viel komplexer und fehleranfälliger als in Meereshöhe (Luks und Swenson 2011; Tannheimer und Lechner 2019; Windsor 2012; Windsor und Rodway 2014), weshalb dort die Pulsoxymetrie von Experten kritisch gesehen wird (Bärtsch 2005; Basnyat 2014; Luks und Swenson 2011; Windsor und Rodway 2014). Es gibt auch keine Normwerte, da diese je nach Höhe und Akklimatisationszustand unterschiedlich sind, auch besteht eine teils erhebliche interindividuelle Variabilität. So gehört der Autor zu den Personen, die im Gruppenvergleich regelmäßig eine niedrigere SpO_2 aufweisen, ohne deshalb anfälliger für AMS zu sein. Im Folgenden werden die besonderen Aspekte pulsoxymetrischer Messungen in großer Höhe beschrieben und Empfehlungen zur Durchführung gegeben.

Einigkeit besteht bei der Verwendung der Pulsoxymetrie zur Überwachung kranker oder verletzter Personen in großer Höhe (Bärtsch 2005; Luks und Swenson 2011; Tannheimer et al. 2009a, b). Bedenken bestehen hinsichtlich möglicher Fehlerquellen aufgrund kältebedingter Durchblutungsstörungen oder wegen Bewegungsartefakten (Kamat 2002; Lee et al. 2004; Luks und Swenson 2011). Unserer Meinung nach widersprechen Bewegungsartefakte grundsätzlich der definierten Messsituation einer Ruhemessung. Die untersuchte Person sitzt dabei ruhig in warmer Kleidung mit warmen Fingern, der Sensor ist vor Sonnenlicht geschützt, während ein erfahrener Untersucher den repräsentativen Mittelwert eines 2- bis 3-minütigen Messintervalls visuell bestimmt (Luks und Swenson 2011; Mandolesi et al. 2014; Tannheimer und Lechner 2019). Kommt es durch Bewegung zu einer Störung der Messung wird diese verworfen und nach Standardisierung und Optimierung der Messsituation einfach wiederholt. Ist der Messfinger zu kalt und kann deshalb kein Signal abgeleitet werden, muss der Finger z. B. in der Achselhöhle erst aufgewärmt werden. Wurde sicher nicht hyperventiliert, schließt eine Ruhesättigung > 90 % in der Regel eine AMS aus. Alarmierend und Anlass für gezieltes Nachfragen und weitere engmaschigere Kontrollen sind auffällig niedrige Werte im Vergleich zur Gruppe oder bei einer Person im zeitlichen Verlauf. In großen Höhen fällt die Sauerstoffsättigung mitunter drastisch ab. Bei Bergsteigern am Mount Everest (8400 m: Punktion der Arteria femoralis) wurden Werte für die paO_2 von nur 19,1 mmHg und für die SaO_2 von nur 34,4 % ermittelt (Grocott et al. 2009). Dies liegt weit unterhalb des Messbereichs, für den Pulsoxymeter konzipiert sind. Daher kritisieren einige Autoren eine mögliche Ungenauigkeit von Pulsoxymetern im niedrigen Sättigungsbereich < 75 % (Luks und Swenson 2011; Windsor und Rodway 2014). Systematische Studien zeigten jedoch nur eine Abweichung von 1,8 % bis zu einem SpO_2-Wert von 57 % (Benoit et al. 1997). Frühere Studien haben eine relativ genaue Übereinstimmung bei Hunden im Sättigungsbereich zwischen 22–100 % gezeigt: $R^2 = 0{,}97$ (Sendak et al. 1988), bei Kindern im Bereich von 35–95 %: $R^2 = 0{,}90$ (Boxer et al. 1987) und ebenfalls bei Kindern im Bereich von 30–80 %: $R^2 = 0{,}94$ (Lazzell und Jopling 1987). Für das von uns am häufigsten verwendete Pulsoxymeter (Palm-Sat 2500®) gibt Nonin® eine konstante Genauigkeit von ± 2 Dezimalstellen im Sättigungsbereich von 70–100 % an

10

(Nonin_Medical_Inc 2010). Bei 14 intensivmedizinischen Patienten haben wir im Sättigungsbereich von 45–98 % die pulsoxymetrische mit der arteriell bestimmten SaO_2 verglichen und konnten eine ausgezeichnete Korrelation von R^2: 0,99 ($p < 0{,}001$) zeigen (Tannheimer et al. 2002).

10.2 Zirkadiane Rhythmik und periodische Atmung beeinflussen die Sauerstoffsättigung

Da die SaO_2-Werte einer zirkadianen Rhythmik unterliegen, ist der Messzeitpunkt für die Bewertung und die Vergleichbarkeit der SpO_2-Werte entscheidend (Tannheimer et al. 2017). So findet man die höchsten SpO_2-Werte am Morgen. Diese nehmen im Laufe des Tages ab und steigen im Verlauf der Nacht erneut an, sodass die Werte in der ersten Nachthälfte normalerweise niedriger sind als die der zweiten Nachthälfte (Tannheimer et al. 2017, 2018a, b). Dieser zirkadiane Rhythmus mit nächtlichen Minima scheint der normale physiologische Verlauf der SaO_2 zu sein, sowohl während des anhaltenden Akklimatisierungsprozesses als auch bei langfristig angepassten Bewohnern großer Höhen (Cristancho et al. 2016; Pomidori et al. 2009; Tannheimer et al. 2017). Physiologisch betrachtet hat dieser nächtliche SaO_2-Abfall eine große Bedeutung als Reiz für die EPO-Sekretion und somit für die Aufrechterhaltung eines erhöhten Hämatokritwerts – selbst nach erfolgter Akklimatisation (Böning et al. 2018; Tannheimer et al. 2010; Tannheimer et al. 2018a, b). Ein gestörter nächtlicher Sättigungsverlauf kann ein früher Indikator für einen gestörten Akklimatisierungsprozesse sein (Tannheimer et al. 2017).

Aufgrund der typischen periodischen Atmung in großer Höhe schwanken die SpO_2-Werte erheblich, was es schwierig macht, einen repräsentativen Wert der Messung zu bestimmen (Küpper et al. 2008; Tannheimer und Lechner 2019; West et al. 1986). Wir konnten Schwankungen der SpO_2-Werte unter Ruhebedingungen (6,013 m) von 17 % Punkten (57–74 %) innerhalb eines nur 3-minütigen Messintervalls nachweisen (Abb. 10.1) (Tannheimer und Lechner 2019). Zur Bestimmung eines repräsentativen Mittelwerts müssen Messungen daher über einen ausreichend

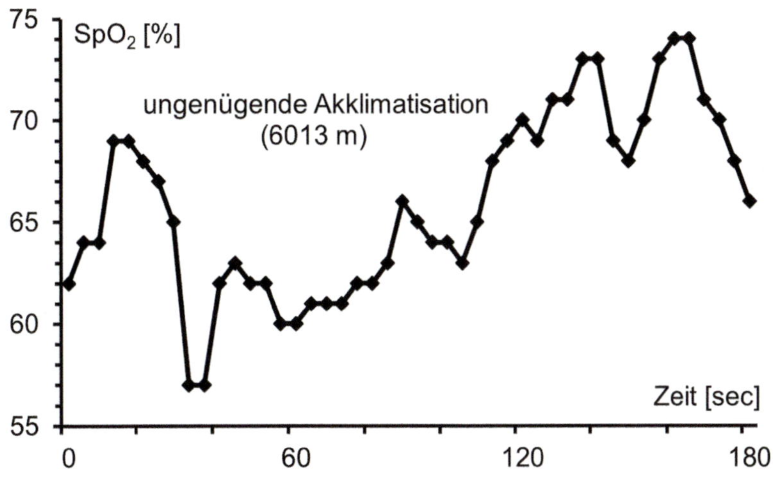

Abb. 10.1 Zyklischer Sättigungsverlauf bei ungenügender Akklimatisation. Die Differenz zwischen Maximalwert und Minimalwert des Messintervalls beträgt 17 Prozentpunkte

langen Zeitraum durchgeführt werden, denn nur dieser repräsentiert den für den Organismus in großer Höhe entscheidenden durchschnittlichen Sauerstoffgehalt des Blutes (Küpper et al. 2008; Muza 2018; Pomidori et al. 2009; Tannheimer und Lechner 2019). Punktuelle Einzelmessungen oder die Verwendung des höchsten oder niedrigsten SpO_2-Werts eines Messintervalls sind daher ungeeignet und sagen nichts über die tatsächliche Sauerstoffversorgung des Organismus aus (Luks und Swenson 2011; O'Connor et al. 2004; Windsor und Rodway 2014). Eine unzureichende Standardisierung der SpO_2-Messung in großer Höhe und grundlegende Unterschiede im Studiendesign sind höchstwahrscheinlich die Hauptgründe für die heterogene Studiensituation hinsichtlich der Vorhersagbarkeit der AMS durch die Pulsoxymetrie (Chen et al. 2012; Karinen et al. 2010; O'Connor et al. 2004; Roeggla et al. 1996; Saito et al. 1995; Tannheimer und Lechner 2019; Wagner et al. 2012).

10.3 Durchführung pulsoxymetrischer Messungen in der Höhe

Mit der Erfahrung zahlreicher SpO_2-Messungen bis in eine Höhe von 7,100 m (Tannheimer et al. 2002, 2009a, b 2013, 2017; Tannheimer und Lechner 2019) erachten wir eine streng standardisierte, immer identische Bestimmung des SpO_2 in Ruhe als zwingende Voraussetzung für ihre Anwendung in der Höhenmedizin (Bärtsch 2005; Tannheimer und Lechner 2019; Windsor 2012). Die Messung sollte dabei immer zur gleichen Tageszeit erfolgen, normalerweise morgens in nüchternem Zustand (Tannheimer et al. 2017, 2018a, b). Bei der Messung ist die Bildung eines repräsentativen Mittelwerts eines ausreichend langen Messintervalls erforderlich (Luks und Swenson 2011; Mandolesi et al. 2014; Tannheimer und Lechner 2019). Wir empfehlen, dass dieses Messintervall mindestens 3 Perioden der periodischen Atmung abdeckt, was etwa einer Messdauer von 2–3 min entspricht (Tannheimer und Lechner 2019; Tannheimer et al. 2002). Dies bedeutet einen relevanten Zeitaufwand, wenn eine größere Gruppe von Bergsteigern allmorgendlich gemessen wird. Mit verbesserter Akklimatisierung verringert sich der Schwankungsbereich der SpO_2-Zyklen und die Bestimmung des repräsentativen SpO_2-Werts wird einfacher, manchmal genauso einfach wie auf Meereshöhe (vgl. ◘ Abb. 10.1 und 10.2). Dann kann das Messintervall verkürzt werden (Tannheimer und Lechner 2019). Der Untersucher braucht für pulsoxymetrische Messungen in großer Höhe Erfahrung, da dieser repräsentative SpO_2-Wert des Messintervalls visuell anhand der auf dem Gerätedisplay angezeigten Werte ermittelt werden muss (Tannheimer und Lechner 2019). Selbst erfahrene Untersucher neigen dabei dazu, diesen repräsentativen SpO_2-Wert zu hoch zu bestimmen, insbesondere wenn sie bei sich selbst messen (Tannheimer und Lechner 2019). Wird die pulsoxymetrische Messung in der beschriebenen standardisierten Weise durchgeführt und die allgemein akzeptierte Definition der AMS sowie ihre Latenzzeit von 6–36 h bis zum Ausbruch der Krankheit (Hackett und Roach 2001; Luks et al. 2017; Muza 2007; West 2012) im Studiendesign berücksichtigt, erlaubt die SpO_2-Bestimmung die Vorhersage der AMS (Basnyat 2014; Karinen et al. 2010; Roach et al. 1998; Tannheimer et al. 2002).

Ausdauerathleten weisen in der Pulsoxymetrie in Ruhe mitunter inadäquat niedrige SpO_2-Werte auf. Passen auffällig niedrige SpO_2-Ruhewerte nicht in das klinische Bild, sollte diese Person leichte körperliche Tätigkeit (z. B. Herumlaufen oder 5 Kniebeugen) durchführen und anschließend erneut gemessen werden (Saito et al. 1995; Tannheimer et al. 2009a, b). Liegt der Messwert dann höher, wird dieser Wert verwendet

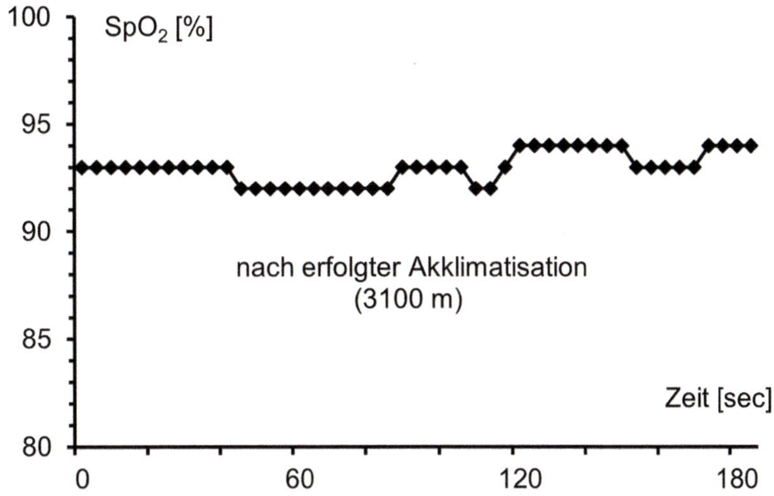

Abb. 10.2 Sättigungsverlauf in akklimatisiertem Zustand bei der gleichen Person, wie in Abb. 10.1, 2 Tage später und nahezu 3000 m tiefer. Die Messung könnte analog wie in Meereshöhe über einen kürzeren Zeitraum erfolgen

(Tannheimer et al. 2009a, b). Ein derartiger Befund spricht für eine bereits solide Akklimatisation. Fällt die SpO_2 bei dieser moderaten körperlichen Belastung allerdings weiter ab, ist dies ein Alarmzeichen für eine (noch inapparente) Höhenerkrankung und eine klinische Beurteilung des Gesundheitszustands ggf. mit einer Reevaluation im zeitlichen Verlauf wird empfohlen.

Eine relevante Fehlerquelle bei der Bestimmung der SpO_2 in großer Höhe ist die sehr große Beeinflussbarkeit durch Hyperventilation (Tannheimer et al. 2009a, b), die oft absichtlich oder unabsichtlich bei den untersuchten Personen auftritt (Tannheimer et al. 2009a, b; Tannheimer und Lechner 2019). Diese verfälscht die SpO_2-Messung erheblich, sodass ein Untersucher immer auf Hyperventilation achten muss. Für eine ungestörte Messung kann es hilfreich sein, wenn die untersuchte Person das Gerätedisplay nicht einsehen kann. Im Umkehrschluss ist ein fehlender signifikanter Anstieg der SpO_2 bei Hyperventilation ein Hinweis auf eine gestörte alveolokapilläre Diffusion. Wird bei einer Person eine auffällig niedrige SpO_2 im Vergleich zur Gruppe oder im individuellen zeitlichen Verlauf gemessen und steigt diese bei bewusster Hyperventilation nicht deutlich an (z. B. von 65 % auf > 75 %) ist dies dringend verdächtig für ein beginnendes HAPE (Tannheimer et al. 2009a, b).

> Hyperventilation ist die bedeutendste Fehlerquelle bei pulsoxymetrischen Messungen in der Höhe.

Die Beeinflussung durch Hyperventilation reduziert sich bei Messungen während körperlicher Belastung, allerdings könnten Bewegungsartefakte dabei die Messgenauigkeit beeinträchtigen (Kamat 2002; Lee et al. 2004). Dieser Einfluss ist allerdings geringer als vermutet. So konnten während eines Eisanstiegs mit Verwendung von Eisgeräten (Les Courtes, 3856 m über das NO-Couloir: 800 m, 45°–50° steiles Eis) bei der Messung am Finger noch ausreichend viele korrekte SpO_2-Messwerte bestimmt werden, um eine sinnvolle Beurteilung des Sättigungsverlaufs zu ermöglichen (Tannheimer et al. 2018a). Wir konnten auch zeigen, dass ein Testszenario, bei dem während eines Bergaufsprints die dafür benötigte Zeit und die dabei gemessene niedrigste SpO_2 verwendet werden, eine Beurteilung des individuellen Akklimatisationszustand sowie eine Risikoabschätzung zur Anfälligkeit für AMS in größerer Höhe erlaubt (Tannheimer et al. 2009a, b 2013). Für die tägliche höhenmedizinische Praxis hat die Messung in Ruhe allerdings die größte Relevanz, Messungen im Schlaf oder während körperlicher Belastung können wertvolle zusätzliche Informationen liefern.

Fazit

Die Pulsoxymetrie wird regelmäßig auch von medizinischen Laien während Aufenthalten in großen Höhen angewendet. Ihre Verwendung zum Monitoring und der Therapieüberwachung von kranken und verletzten Patienten ist unstrittig. Neben der klinischen Untersuchung ist sie ein wichtiger Baustein bei der Früherkennung der Höhenkrankheit und hilft bei der Beurteilung des individuellen Akklimatisationszustands. Zur Beurteilung dienen dabei als Bezugsgrößen der zeitliche individuelle Verlauf sowie die SpO_2-Werte innerhalb der jeweiligen Gruppe mit gleichem Akklimatisationsverlauf, wobei die interindividuelle Variabilität berücksichtigt werden muss. Die Pulsoxymetrie ist in der Höhe weitaus komplexer als auf Meereshöhe und bedarf eines erfahrenen Untersuchers sowohl für die Bestimmung des eigentlichen Messwerts als auch für dessen Interpretation und die daraus resultierende Empfehlung. Die Einbeziehung von Höhenanamnese, klinischer Untersuchung und alpinistischer Aspekte erfordern dabei in der Regel einen höhenmedizinisch erfahrenen Arzt.

Literatur

Bärtsch P (2005) Pulsoximetrie und akute Bergkrankheit. Flug- und Reisemedizin 44:22–23

Basnyat B (2014) Pro: pulse oximetry is useful in predicting acute mountain sickness. High Alt Med Biol 15(4):440–441

Benoit H, Costes F, Feasson L, Lacour JR, Roche F, Denis C, Barthelemy JC (1997) Accuracy of pulse oximetry during intense exercise under severe hypoxic conditions. Eur J Appl Physiol Occup Physiol 76(3):260–263. ▶ https://doi.org/10.1007/s004210050245

Böning D, Cristancho E, Sanchez A, Riveros-Rivera A (2018) Nocturnal decrease of arterial oxygen content—hidden stimulus for erythropoietin secretion at altitude. J Travel Med 25(1):tax079

Boxer RA, Gottesfeld I, Singh S, LaCorte MA, Parnell VA Jr, Walker P (1987) Noninvasive pulse oximetry in children with cyanotic congenital heart disease. Crit Care Med 15(11):1062–1064

Chen H-C, Lin W-L, Wu J-Y, Wang S-H, Chiu T-F, Weng Y-M, Wu M-H (2012) Change in oxygen saturation does not predict acute mountain sickness on Jade Mountain. Wilderness Environ Med 23(2):122–127

Cristancho E, Riveros A, Sanchez A, Penuela O, Böning D (2016) Diurnal changes of arterial oxygen saturation and erythropoietin concentration in male and female highlanders. Physiol Rep 4(17):1–7. ▶ https://doi.org/10.14814/phy2.12901

Grocott MP, Martin DS, Levett DZ, McMorrow R, Windsor J, Montgomery HE, Caudwell Xtreme Everest Research G (2009) Arterial blood gases and oxygen content in climbers on Mount Everest. N Engl J Med 360(2):140–149. ▶ https://doi.org/10.1056/NEJMoa0801581

Hackett PH, Roach RC (2001) High-altitude illness. N Engl J Med 345(2):107–114. ▶ https://doi.org/10.1056/NEJM200107123450206

Kamat V (2002) Pulse oximetry. Indian J Anaesth 46(4):261–268

Karinen HM, Peltonen JE, Kahonen M, Tikkanen HO (2010) Prediction of acute mountain sickness by monitoring arterial oxygen saturation during ascent. High Alt Med Biol 11(4):325–332. ▶ https://doi.org/10.1089/ham.2009.1060

Küpper T, Schöffl V, Netzer N (2008) Cheyne stokes breathing at high altitude: a helpful response or a troublemaker? Sleep Breath 12(2):123–127. ▶ https://doi.org/10.1007/s11325-007-0155-5

Lazzell V, Jopling M (1987) Accuracy of pulse oximetry in cyanotic congenital heart disease. Anesthesiology 67(3):169–169

Lee J, Jung W, Kang I, Kim Y, Lee G (2004) Design of filter to reject motion artifact of pulse oximetry. Comput Stand Interfaces 26(3):241–249. ▶ https://doi.org/10.1016/s0920-5489(03)00077-1

Luks AM, Swenson ER (2011) Pulse oximetry at high altitude. High Alt Med Biol 12(2):109–119. ▶ https://doi.org/10.1089/ham.2011.0013

Luks AM, Swenson ER, Bärtsch P (2017) Acute high-altitude sickness. Eur Respir Rev 26(143):1–14. ▶ https://doi.org/10.1183/16000617.0096-2016

Mandolesi G, Avancini G, Bartesaghi M, Bernardi E, Pomidori L, Cogo A (2014) Long-term monitoring of oxygen saturation at altitude can be useful in predicting the subsequent development of moderate-to-severe acute mountain sickness. Wilderness Environ Med 25(4):384–391

Muza SR (2007) Military applications of hypoxic training for high-altitude operations. Med Sci Sports Exerc 39(9):1625–1631. ▶ https://doi.org/10.1249/mss.0b013e3180de49fe

Muza SR (2018) Wearable physiological sensors and real-time algorithms for detection of acute mountain sickness. J Appl Physiol (1985) 124(3):557–563. ▶ https://doi.org/10.1152/japplphysiol.00367.2017

Nonin_Medical_Inc (2010) PalmSAT 2500 series operators manual. ▶ https://www.nonin.com/wp-content/uploads/2018/09/Operators-Manual-2500-1.pdf

O'Connor T, Dubowitz G, Bickler PE (2004) Pulse oximetry in the diagnosis of acute mountain sickness. High Alt Med Biol 5(3):341–348. ▶ https://doi.org/10.1089/ham.2004.5.341

Pomidori L, Bonardi D, Campigotto F, Fasano V, Gennari A, Valli G, Cogo A (2009) The hypoxic profile during trekking to the Pyramid Laboratory. High Alt Med Biol 10(3):233–237

Roach RC, Greene ER, Schoene RB, Hackett PH (1998) Arterial oxygen saturation for prediction of acute mountain sickness. Aviat Space Environ Med 69(12):1182–1185

Roeggla G, Roeggla M, Podolsky A, Wagner A, Laggner AN (1996) How can acute mountain sickness be quantified at moderate altitude? J R Soc Med 89(3):141–143

Saito S, Shimada H, Imai T, Futamata Y, Yamamori K (1995) Estimation of the degree of acclimatization to high altitude by a rapid and simple physiological examination. Int Arch Occup Environ Health 67(5):347–351

Sendak MJ, Harris AP, Donham RT (1988) Accuracy of pulse oximetry during arterial oxyhemoglobin desaturation in dogs. Anesthesiology 68(1):111–114

Tannheimer M, Lechner R (2019) The correct measurement of oxygen saturation at high altitude. Sleep Breath 23(4):1101–1106. ▶ https://doi.org/10.1007/s11325-019-01784-9

Tannheimer M, Thomas A, Gerngross H (2002) Oxygen saturation course and altitude symptomatology during an expedition to Broad Peak (8047 m). Int J Sports Med 23(5):329–335. ▶ https://doi.org/10.1055/s-2002-33144

Tannheimer M, Albertini N, Ulmer HV, Thomas A, Engelhardt M, Schmidt R (2009a) Testing individual risk of acute mountain sickness at greater altitudes. Mil Med 174(4):363–369

Tannheimer M, Tannheimer S, Thomas A, Engelhardt M, Schmidt R (2009b) Auto-PEEP in the therapy of AMS in one person at 4,330 m. Sleep Breath 13(2):195–199. ▶ https://doi.org/10.1007/s11325-008-0237-z

Tannheimer M, Fusch C, Böning D, Thomas A, Engelhardt M, Schmidt R (2010) Changes of hematocrit and hemoglobin concentration in the cold Himalayan environment in dependence on total body fluid. Sleep Breath 14(3):193–199. ▶ https://doi.org/10.1007/s11325-009-0284-0

Tannheimer M, Buzzelli MD, Albertini N, Lechner R, Ulmer HV, Engelhardt M (2013) Improvement in altitude performance test after further acclimatization in pre-acclimatized soldiers. Mil Med 178(5):507–510. ▶ https://doi.org/10.7205/MILMED-D-12-00410

Tannheimer M, van der Spek R, Brenner F, Lechner R, Steinacker JM, Treff G (2017) Oxygen saturation increases over the course of the night in mountaineers at high altitude (3050–6354 m). J Travel Med 24(5):1–6. ▶ https://doi.org/10.1093/jtm/tax041

Tannheimer M, Kirsten J, Treff G, Lechner R (2018a) Usability of pulse oximetry during severe physical exercise at high altitude. Dtsch Z Sportmed 69(11):361–364. ▶ https://doi.org/10.5960/dzsm.2018.353

Tannheimer M, van der Spek R, Lechner R, Steinacker JM, Treff G (2018b) Reply to comment 'Nocturnal decrease of arterial oxygen content-hidden stimulus for erythropoietin secretion at altitude by Boning et al. on Oxygen saturation increases over the course of the night in mountaineers at high altitude (3050m-6354 m) by Tannheimer et al.'. J Travel Med 25(1):1–2. ▶ https://doi.org/10.1093/jtm/tax093

Wagner DR, Knott JR, Fry JP (2012) Oximetry fails to predict acute mountain sickness or summit success during a rapid ascent to 5640 meters. Wilderness Environ Med 23(2):114–121. ▶ https://doi.org/10.1016/j.wem.2012.02.015

West JB (2012) High-altitude medicine. Am J Respir Crit Care Med 186(12):1229–1237

West JB, Peters RM Jr, Aksnes G, Maret KH, Milledge JS, Schoene RB (1986) Nocturnal periodic breathing at altitudes of 6,300 and 8,050 m. J Appl Physiol (1985) 61(1):280–287. ▶ https://doi.org/10.1152/jappl.1986.61.1.280

Windsor JS (2012) Pulse oximetry and predicting acute mountain sickness: are we asking the right questions? Wilderness Environ Med 23(2):112–113

Windsor JS, Rodway GW (2014) Con: pulse oximetry is useful in predicting acute mountain sickness. High Alt Med Biol 15(4):442–443

Präakklimatisation

Martin Faulhaber, Maria Wille und Hannes Gatterer

Inhaltsverzeichnis

M. M. Berger et al. (Hrsg.), *Alpin- und Höhenmedizin*,
https://doi.org/10.1007/978-3-662-69578-4_11

Höhenexpositionen ohne angemessene Akklimatisation bergen das Risiko für Höhenerkrankungen und reduzieren die Ausdauerleistungsfähigkeit. In gewissen Situationen kann eine Präakklimatisation hilfreich sein, diese negativen Erscheinungen zu minimieren.

Bei Aufstiegen in Höhen über 2500 m muss sich der menschliche Organismus gezielt an den mit der Höhe zunehmenden, relativen Sauerstoffmangel anpassen. Gelingt dies nicht, können verschiedene Formen von Höhenerkrankungen auftreten, von denen die akute Bergkrankheit (AMS) die häufigste ist (Bärtsch und Swenson 2013). Die Prävalenz der AMS steigt mit zunehmender Höhe an (Mairer et al. 2009; Wille et al. 2007; Maggiorini et al. 1990), und die Personen, die schneller in große Höhen aufsteigen und weniger Tage auf dem Weg dorthin akklimatisieren, werden deutlich öfter bergkrank (Bärtsch und Swenson 2013; Schneider et al. 2002; Maggiorini et al. 1990). In der Praxis können aufgrund von notwendigen Hüttenzustiegen und Seilbahnauffahrten, schlechten Wetterbedingungen, verkürzten Tourenzeiten und Zeitmangel die Regeln einer klassischen Akklimatisation bzw. die Empfehlungen zur Vermeidung von Höhenkrankheit oftmals nicht eingehalten werden. In diesen Fällen könnte eine Präakklimatisation eine Alternative oder zumindest eine Ergänzung, z. B. bei besonders AMS-anfälligen Personen, zur klassischen Akklimatisation vor Ort darstellen.

11

11.1 Präakklimatisation in natürlicher Höhe

Bereits ein mehrtägiger Aufenthalt in Höhen von ca. 2000 m resultiert in moderaten physiologischen Anpassungen und dürfte zu einer effektiven Präakklimatisation führen. Es konnte gezeigt werden, dass nach einem 6-tägigen Aufenthalt in 2200 m die AMS-Prävalenz bei einer nachfolgenden Akutexposition auf 4300 m um ca. 50 % reduziert war (Beidleman et al. 2009). Des Weiteren ergaben Studien, dass vorhergehende kurzfristige Höhenaufenthalte in natürlicher Höhe (wiederholte Tagesaufenthalte) im Sinne einer Präakklimatisation das AMS-Risiko reduzieren können (Schneider et al. 2002; Weng et al. 2013). Somit können diese Strategien der Präakklimatisation in natürlicher Höhe hilfreich sein, um einer AMS-Entwicklung vorzubeugen.

11.2 Präakklimatisation in simulierter Höhe

Schon früh begannen Forscher die Akklimatisationstaktik der Bergsteiger, wiederholte Auf- und Abstiege zwischen den Camps, in Höhenkammern (Hypoxiekammern) zu simulieren (Nagasaka und Satake 1969; Richalet et al. 1992). Diese frühen Studien mit sehr zeitintensiven und umfangreichen Hypoxieexpositionen zeigten sich durchaus geeignet als Vorbereitung auf einen nachfolgenden Höhenaufenthalt (Burtscher 2005). So konnte in einem frühen Versuch von Richalet et al. (1992) die Akklimatisationszeit am Mount Everest um 1–3 Wochen verkürzt werden. In den letzten Jahren haben diese Strategien der Präakklimatisation bei kommerziellen Expeditionen zu den höchsten Bergen der Erde mehr und mehr Bedeutung gewonnen. Diese sog. Flash-Expeditionen verbinden eine mehrwöchige Präakklimatisation zuhause mit der Gabe von zusätzlichem Sauerstoff auf der Gipfeletappe. Diese Art der Expeditionen kommt im Vergleich zu klassischen Expeditionen mit ungefähr der Hälfte der Reisezeit aus, und seitens der Anbieter wird von sehr hohen Erfolgsraten mit dieser Strategie berichtet (Tannheimer und Lechner 2020). Allerdings dürfte diese Art der Präakklimatisation aufgrund des enormen zeitlichen und finanziellen Aufwandes lediglich Expeditionen in extreme Höhen vorbehalten bleiben.

Für die Anwendung im Bergsport abseits extremer Expeditionen interessant ist die Tatsache, dass bereits wiederholte ein- bis mehrstündige Hypoxieexpositionen Akklimatisationseffekte induzieren. Hierzu gehören u. a. eine erhöhte Ventilation und eine verbesserte arterielle Sauerstoffsättigung sowohl in Ruhe als auch während Belastung (Burtscher et al. 2008; Beidleman et al. 2003; Jones et al. 2006; Katayama et al. 2001; Katayama 2009). Somit könnte eine derartige Präakklimatisation nicht nur positive Effekte in Bezug auf eine verbesserte Leistungsfähigkeit in der Höhe bewirken, sondern auch das Auftreten von Höhenkrankheiten minimieren und folglich eine zeit- und kostensparende Alternative zu kontinuierlichen Aufenthalten am Berg darstellen. Es gibt jedoch eine Fülle von unterschiedlichen Präakklimatisationsprotokollen in der Literatur und kein standardisiertes Vorgehen.

Bislang gibt es nur wenige, teils nicht kontrollierte Studien, die die potenziell positiven Effekte wiederholter Hypoxieexpositionen zur Prävention der AMS untersucht haben. Die vorliegenden Ergebnisse dieser zeigen, dass die wiederholten Aufenthalte in der Höhenkammer die Entstehung von AMS beeinflussen können. Vor allem Hypoxieexpositionen $\geq$ 3 h pro Tag über Tage (Fulco et al. 2011; Muza et al. 2006; Kolb et al. 2004) bis Wochen (Dehnert et al. 2009; Beidleman et al. 2004) oder Hypoxieexpositionen > 1 h pro Tag über 4 Wochen (Schommer et al. 2010) konnten eine Reduktion der AMS-Inzidenz oder zumindest eine teilweise Minderung der Symptome demonstrieren. Somit dürften (nahezu) tägliche Expositionen von 1–3 h in einer simulierten Höhe > 4000 m, durchgeführt über mindestens 1 Woche, das Minimum für eine erfolgreiche Präakklimatisation darstellen (Burtscher et al. 2008).

Es muss jedoch angemerkt werden, dass jene Studien mit einer signifikanten AMS-Reduktion weder verblindet noch placebokontrolliert waren (Beidleman et al. 2004; Kolb et al. 2004; Muza et al. 2006). Die Ergebnisse können dadurch nur vorsichtig interpretiert werden. Jene Studien, die ein verblindetes, placebokontrolliertes Studiendesign verwendeten, zeigten nur eine teilweise Reduzierung der AMS-Inzidenz (Schommer et al. 2010; Fulco et al. 2011) oder des AMS-Schweregrades (Wille et al. 2012). So konnten Schommer et al. (2010) nach Präakklimatisation nur eine verringerte AMS-Inzidenz auf 3611 m demonstrieren, nicht aber auf 4559 m, und bei Fulco et al. (2011) waren die AMS-Symptome nur zeitweise reduziert. In einer Laborstudie an der Universität Innsbruck konnte durch eine Präakklimatisation (7 einstündige passive Expositionen an 7 aufeinanderfolgenden Tagen auf einer simulierten Höhe von 4500 m) eine Reduktion des Schweregrades von AMS gezeigt werden (Wille et al. 2012). Allerdings ergab das gleiche Präakklimatisationsprotokoll in einer Folgestudie mit AMS-anfälligen Personen keine AMS-präventive Wirkung bei einer nachfolgenden akuten Exposition auf 3650 m in natürlicher Höhe (Faulhaber et al. 2016). Somit ist die Effektivität sehr zeiteffektiver Präakklimatisationsstrategien (z. B. wiederholte einstündige Hypoxieexpositionen) zumindest infrage gestellt. Auch eine 2022 veröffentlichte Übersichtsarbeit kommt zu dem Schluss, dass Präakklimatisationsprotokolle mit einer gesamten Expositionsdauer von mehr als 60 h angewendet werden sollten, um verlässliche Effekte erzielen zu können (Burtscher et al. 2022). Eine endgültige Beurteilung ist auf Basis der vorliegenden Studienergebnisse zum momentanen Zeitpunkt nicht möglich. Allerdings könnten Personen mit einer sehr niedrigen hypoxischen Atemantwort, wie dies oft bei höhenlungenödemanfälligen Personen der Fall ist, von diesen

Protokollen profitieren (Burtscher et al. 2008). Spezifische Studienergebnisse zu dieser Zielgruppe sind jedoch noch nicht vorhanden.

Literatur

Bärtsch P, Swenson ER (2013) Clinical practice: acute high-altitude illnesses. N Engl J Med 368:2294–2302

Beidleman BA, Muza SR, Fulco CS, Cymerman A, Ditzler D, Stulz D, Staab JE, Robinson S, Skrinar GS, Lewis SF, Sawka MN (2003) Intermittent altitude exposures improve muscular performance at 4300 m. J Appl Physiol 95:1824–1832

Beidleman BA, Muza SR, Fulco CS, Cymerman A, Ditzler D, Stulz D, Staab JE, Skrinar GS, Lewis SF, Sawka MN (2004) Intermittent altitude exposures reduce acute mountain sickness at 4300 m. Clin Sci 106:321–328

Beidleman BA, Fulco CS, Muza SR, Rock PB, Staab JE, Forte VA, Brothers MD, Cymerman A (2009) Effect of six days of staging on physiologic adjustments and acute mountain sickness during ascent to 4300 meters. High Alt Med Biol 10:253–260

Burtscher M (2005) Intermittierende Hypoxie: Höhenvorbereitung, Training, Therapie. Schweiz Z Sportmed Sporttraum 52:61–67

11

Burtscher M, Brandstätter E, Gatterer H (2008) Preacclimatization in simulated altitudes. Sleep Breath 12:109–114

Burtscher M, Millet GP, Burtscher J (2022) Hypoxia conditioning for high-altitude pre-acclimatization. J Sci Sport Exerc 4:331–345

Dehnert C, Boehm A, Menold E, Grigoriev I, Bärtsch P (2009) Simulated altitude during the night reduces severity of acute mountain sickness. Med Sci Sports Exerc 41:175

Faulhaber M, Pocecco E, Gatterer H, Niedermeier M, Huth M, Dünnwald T, Menz V, Bernardi L, Burtscher M (2016) Seven passive 1-h hypoxia exposures do not prevent AMS in susceptible individuals. Med Sci Sports Exerc 48:2563–2570

Fulco CS, Muza SR, Beidleman BA, Demes R, Staab JE, Jones JE, Cymerman A (2011) Effect of repeated normobaric hypoxia exposures during sleep on acute mountain sickness, exercise performance, and sleep during exposure to terrestrial altitude. Am J Physiol Regul Integr Comp Physiol 300:R428-436

Jones J, Muza SR, Fulco CS, Beidleman BA, Tapia M, Lammi E, Elliott L, Cymerman A (2006) Normobaric intermittent hypoxic exposure improve foot march performance at 4300 m. High Alt Med Biol 4:333

Katayama K (2009) Effect of intermittent hypoxia on hypoxic ventilatory response. In: Xi L, Serebrovskaya TV (Hrsg) Intermittent hypoxia: from molecular mechanisms to clinical applications. Nova Science, New York, S 245–259

Katayama K, Sato Y, Morotome Y, Shima N, Ishida K, Mori S, Miyamura M (2001) Intermittent hypoxia increases ventilation and SaO_2 during hypoxic exercise and hypoxic chemosensitivity. J Appl Physiol 90:1431–1440

Kolb J, Ainslie P, Ide K, Poulin M (2004) Effects of five consecutive nocturnal hypoxic exposures on the cerebrovascular responses to acute hypoxia and hypercapnia in humans. J Appl Physiol 96:1745–1754

Maggiorini M, Bühler B, Walter M, Oelz O (1990) Prevalence of acute mountain sickness in the Swiss Alps. BMJ 301:853–855

Mairer K, Wille M, Bucher T, Burtscher M (2009) Prevalence of acute mountain sickness in the Eastern Alps. High Alt Med Biol 10:239–245

Muza SR, Fulco CS, Beidleman BA, Staab JE, Tapia M, Elliott S, Elliott L, Money A, Cymerman A (2006) Normobaric intermittent hypoxic exposures decrease AMS at 4300 m altitude. High Alt Med Biol 4:338

Nagasaka T, Satake T (1969) Changes of pulmonary and cardiovascular functions in subjects confined intermittently in a low-pressure chamber for 3 consecutive days. Fed Proc 28:1312–1315

Richalet JP, Bittel J, Herry JP, Savourey G, Le Trong JL, Auvert JF, Janin C (1992) Use of a hypobaric chamber for preacclimatization before climbing Mount Everest. Int J Sports Med 13(Suppl 1):216–220

Schneider M, Bernasch D, Weymann J, Holle R, Bärtsch P (2002) Acute mountain sickness: influence of susceptibility, preexposure, and ascent rate. Med Sci Sports Exerc 34:1886–1891

Schommer K, Wiesegart N, Menold E, Haas U, Lahr K, Buhl H, Bärtsch P, Dehnert C (2010) Training in normobaric hypoxia and its effects on acute mountain sickness after rapid ascent to 4559 m. High Alt Med Biol 11:19–25

Tannheimer M, Lechner R (2020) Rapid ascents of Mt Everest: normobaric hypoxic preacclimatization. J Travel Med 27:taaa099

Weng YM, Chiu YH, Lynn JJ, Li WC, Wang SH, Kao WF, Hsu TY, Chiu TF, Lin YJ, Chan CW (2013) Different duration of high-altitude pre-exposure associated with the incidence of acute mountain sickness on Jade Mountain. Am J Emerg Med 31:1113–1117

Wille M, Bucher T, Mairer K, Burtscher M (2007) Alters- und geschlechtsspezifische Inzidenz der akuten Bergkrankheit (ABK) in den Alpen. In: Schobersberger W, Domej W, Sumann G, Berghold F (Hrsg) Jahrbuch 2007. Österreichische Gesellschaft für Alpin- und Höhenmedizin, Innsbruck, S 103–113

Wille M, Gatterer H, Mairer K, Philippe M, Schwarzenbacher H, Faulhaber M, Burtscher M (2012) Short-term intermittent hypoxia reduces the severity of acute mountain sickness. Scan J Med Sci Sports 22:e79-85

Präventivmedizinische und gesundheitstouristische Aspekte der mittleren Höhen

Beatrix Schobersberger und Wolfgang Schobersberger

Inhaltsverzeichnis

M. M. Berger et al. (Hrsg.), *Alpin- und Höhenmedizin*,
https://doi.org/10.1007/978-3-662-69578-4_12

Die Faszination, die Berge auf die Menschen ausübt, liegt nicht nur in der sportlichen Leistung begründet. Berge regen zur Beschäftigung mit dem eigenen Dasein an und geben dadurch auch spirituelle Impulse. Seit Bestehen der Menschheit spielen Berge in den Weltreligionen eine zentrale Rolle gewissermaßen als Verbindung zwischen Himmel und Erde. Für die Bevölkerung waren Berge gefährlich und faszinierend zugleich, ihre Nutzung beschränkte sich auf das Notwendige.

Erst mit der wissenschaftlichen Erforschung und dem Bau von Handelswegen erfolgte eine allmähliche Aneignung der Alpen als Lebensraum. So hat sich nicht nur das Reisen zu einer Angelegenheit der Massen verwandelt, sondern auch die „Bergreise" (wie sie um 1800 bezeichnet wurde) hat sich „demokratisiert", d. h., sie ist für viele Menschen zugänglich geworden.

Die einst abweisenden und unzugänglichen Alpen wurden vielfältig erschlossen. Die Wege wurden markiert, Hotels, Hütten und Biwaks sind praktische Stützpunkte, die Verkehrsmittel bringen uns rasch an die Aufstiegspunkte, das moderne Rettungswesen, die fortschreitende Medizintechnik sowie das umfassende Versicherungssystem beruhigen unsere Angstvorbehalte. Und v. a. verfügen wir über die gesammelten Erfahrungen des Bergsteigens zweier Jahrhunderte. So war es zu Beginn des Alpinismus nicht klar, was die Menschen auf den höchsten Bergspitzen erwarten würde und v. a. wie ihr Körper in der Höhe reagieren würde (Scharfe 2007).

In der Zeit der Aufklärung entstand die Vorstellung, dass Berge paradiesische Orte sein könnten, als die sie Albrecht von Haller in seinem 1729 erschienenen Gedicht „Die Alpen" verherrlichte. Am Ende dieser Entwicklung steht nun die touristische Nutzung des Gebirges als Erholungsraum, sei es als sportliches Aus-sich-heraus- oder als kontemplatives In-sich-Gehen (Steinbach-Tarnutzer 2011). Parallel zur Entdeckung der Berge als Erholungs- und Wirtschaftsraum hat sich die „Höhenmedizin" als eigener Wissenschaftszweig im letzten Jahrhundert entwickelt.

Als ein Vorreitermodell für die gesundheitliche Nutzung der mittleren Höhe gilt die sog. Klimatherapie im Schweizer Luftkurort Davos. Alexander Spengler, ein frisch approbierter 26 Jahre junger Arzt, trat 1856 in der entlegenen Gemeinde Davos in der Schweiz auf 1560 m Seehöhe seine erste Arztstelle an. Dass seine Arbeit dort Davos zu Weltruhm verhelfen würde, ahnten weder er noch die Davoser Bürger. Speziell Erkrankungen der Haut (atopische Hauterkrankungen) und Atemwege (inkl. Tuberkulose und allergisches Asthma) wurden in den neu entstandenen Kurkliniken und Sanatorien mit Erfolg behandelt (Bruck 2004), und die medizinische Ära der alpinen Klimatherapie hatte begonnen.

Bei der Klimatherapie handelt es sich vereinfacht um eine fachspezifische medizinische Therapie unter den begünstigenden Wirkungen einer besonderen klimatischen Konstellation wie Meer und Höhe (Schuh 2004). Diese begünstigenden Klimafaktoren betreffen im Alpenraum v. a. die moderate Hypoxie, wechselnde Temperaturen, Wind, hohe Lichtexposition mit einer gesteigerten UV-Strahlung, die trockene Luft sowie die Allergenarmut.

Während vor mehreren Jahrzehnten die Klimatherapie hauptsächlich zur begleitenden Behandlung bei Tuberkulose eingesetzt wurde und im 20. Jahrhundert in Verbindung mit Kur- und Rehabilitationsaufenthalten den Höhepunkt erreicht hat, entwickelte sich ein neuer Zweig einer ganzen Gesundheitsbranche: der Gesundheitstourismus. Vereinfacht handelt es sich beim Gesundheitstourismus um eine Tourismusform, in welcher der Tourismus mit einer Reise zu Gesundheitsdestinationen verbunden ist, wobei der primäre Zweck der Reise die Verbesserung des physischen Wohlfühlens durch eine Kombination von körperlicher Bewegung, Ernährungsmaßnahmen und medizinischen Dienstleistungen zur Aufrechterhaltung der Gesundheit ist (modifiziert nach UNWTO in Gee und Fajos-Sola 1997).

Der Bergtourismus mit dem speziellen Segment des Gesundheitstourismus findet in Europa im Wesentlichen im Alpenraum statt. Mehr als 13 Mio. Menschen bewohnen den 191.000 km^2 großen Alpenbogen in 7 Staaten mit insgesamt 6200 Gemeinden. Die Alpen sind nicht nur das größte und höchste Gebirge Europas, sie sind auch touristisch sehr intensiv erschlossen. Bereits im 19. Jahrhundert prägten die Engländer den Begriff der Alpen als „playground of Europe". Der Bergtourismus mit all seinen Facetten trägt wesentlich zur Entwicklung des ländlichen Raums bei. Viele höher gelegene Regionen und Täler wären ohne die Schaffung von Arbeitsplätzen im Freizeit- und Tourismussektor heute wohl nicht mehr bewirtschaftet. Die touristische Belastung des Naturraums der Alpen schlägt sich in einer enorm hohen Gästezahl nieder (Angaben pro Jahr; Reiner 2007):

- 4,7 Mio. Betten, Auslastung ca. 25 %,
- 60 Mio. Ankünfte pro Jahr sowie ca. 60 Mio. Tagesausflugsgäste,
- 370 Mio. Nächtigungen,
- 50 Mio. Besucher,
- 20 Mio. Skifahrer,
- 5–10 Mio. Wanderer,
- 3 Mio. Mountainbiker,
- 500.000 Kletterer,
- 120.000 Hängegleiter,
- 100.000 Skitourengeher.

Diese Zahlen weisen einerseits auf die ökonomische Auslastung im Sinne des Tourismus, andererseits auf die ökologische Belastung unseres Natur- und Lebensraums mit all ihren Folgen hin. Aktuelle Untersuchungen zeigen die Bedeutung der touristischen Übernachtungen im Alpenraum, die im Jahre 2022 ca. 546 Mio. betrugen (▶ www.de.statistica.com 2023).

Ziel des vorliegenden Kapitels ist die kritische Auseinandersetzung mit unseren alpinen Regionen mit Fokus auf die sog. mittleren Höhen (1500–3000 m) aus präventivmedizinischer und gesundheitstouristischer Sicht.

12.1 Physiologie der mittleren Höhen

Unabhängig von den meist sehr ähnlichen Einteilungen der verschiedenen Höhenlagen (mittlere – große – extreme Höhe) wird der Begriff „mittlere Höhe" (auch „moderate Höhe" genannt) im deutschsprachigen Raum als eine absolute Höhe zwischen 1500 und 3000 m definiert. Diese Einteilung basiert auf der Tatsache, dass bis 3000 m eine vollständige Akklimatisierung des Körpers an die moderate Hypoxie rasch möglich ist und dass bis zu dieser virtuellen Grenze schwere Formen der akuten Höhenkrankheit eine absolute Seltenheit darstellen.

Für gesundheitstouristische Aspekte eignet sich diese Einteilung gleichfalls sehr gut, da die für die Höhenakklimatisation entscheidenden Schlafhöhen bei einem alpinen Gesundheitsurlaub innerhalb der mittleren Höhen liegen und die klassischen alpinen Tourismushochburgen maximal bis 2000 m angesiedelt sind.

Folgendes sind die physiologischen Kenngrößen der akuten Anpassung und Akklimatisation an mittlere Höhen:

- initial mäßige Abnahme der Sauerstoffsättigung des Blutes mit Verbesserung nach Akklimatisation,
- moderate Hyperventilation in Ruhe und bei körperlicher Belastung,
- initiale moderate respiratorische Alkalose, die nach einigen Stunden metabolisch vollständig kompensiert ist,
- moderate Aktivierung des sympathischen Nervensystems mit nur initialem Anstieg der Ruheherzfrequenz sowie variablem geringfügigen Blutdruckanstieg und Normalisierung beider Parameter nach kurzer Zeit (maximal 2–4 Tage),

- keine Änderung des kardialen Schlagvolumens in Ruhe, kaum Änderungen des Schlagvolumens bei körperlicher Aktivität im Vergleich zur Normoxie,
- rasche Stimulierung der Erythropoese mit Anstieg des zirkulierenden Erythrozytenvolumens bzw. der zirkulierenden Hämoglobinmasse ab etwa 2 Wochen Höhenaufenthalt ohne zirkulatorisch relevanter Polyglobulie,
- moderate Reduktion der maximalen Leistungsfähigkeit < 5 % im Vergleich zu Tallage.

Aus physiologischer Sicht haben die mittleren Höhen für Gesundheitssuchende den Vorteil, dass bei nur moderater Hypoxie eine Höhenakklimatisation möglich und diese innerhalb weniger Tage vollständig abgeschlossen ist.

12.2 Gesundheitliches Risiko beim Bergsport in mittleren Höhen

12

Bei akutem Eintreffen in diese Höhenlage reagiert der unangepasste Organismus selbst auf die nur moderate Reduktion des inspiratorischen Sauerstoffpartialdruckes mit verschiedensten Anpassungsmechanismen, die alle ein Ziel haben, nämlich die Sauerstoffversorgung in Ruhe und bei körperlicher Belastung aufrechtzuerhalten. Für gewisse chronische Erkrankungen aus dem kardiovaskulären und respiratorischen Formenkreis wird die mittlere Höhe prinzipiell als medizinisch unbedenklich erachtet. Allerdings scheint es eine individuell unterschiedliche Höhenverträglichkeit abhängig von Alter, Geschlecht, Gesundheitszustand sowie Vorerkrankungen zu geben.

12.2.1 Kardiovaskuläre Ereignisse beim Bergwandern und Alpinskifahren

Akute Höhenexposition mit zu hoher Intensität der Sportausübung in Verbindung mit ungewohnten Umgebungsbedingungen, wie z. B. Kälte, kann zu plötzlichen, schwerwiegenden gesundheitlichen Beeinträchtigungen führen. Burtscher et al. (2007) hat alle Todesfälle, die während des Bergwanderns in Österreichs Alpen über eine 9-jährige Periode aufgetreten sind, aufgezeichnet und analysiert. Dabei beschreibt er eine Todesrate von 4 von 100.000 Bergwanderern, wovon 50 % an einem plötzlichen Herztod verstarben („sudden cardiac death", SCD), definiert als unerwarteter, nichttraumatischer Todesfall innerhalb 1 h nach Auftreten von kardialen Symptomen.

Der plötzliche Herztod ist somit der häufigste nichttraumatische Todesfall in den Bergen, 90 % der Todesfälle ereigneten sich bei Männern älter als 34 Jahre. Das Risiko steigt mit zunehmendem Alter und vorliegenden kardiovaskulären Risikofaktoren bzw. Vorerkrankungen wie stattgehabtem Myokardinfarkt, Diabetes mellitus, koronarer Herzkrankheit, arterieller Hypertonie und Hypercholesterinämie. Zudem zählen eine positive Familienanamnese und eine verminderte körperliche Leistungsfähigkeit mit mangelnder Ausübung von Bergsport vor Antritt des Höhenurlaubs zu den Risikofaktoren für ein derartiges Ereignis.

Ein Myokardinfarkt in der Vorgeschichte erhöht das Risiko für einen SCD beim Bergwandern auf das 11-Fache. Im Vergleich dazu haben Burtscher et al. (2000) auch die SCD-Rate beim Alpinskifahren analysiert und eine Todesrate von

1/100.000 Skifahrern pro Jahr als Ergebnis erhalten, 40 % der Todesfälle präsentierten sich als SCD. Das Risikoprofil für einen SCD beim Skifahren scheint ähnlich wie beim Bergwandern zu sein, allerdings dürfte doch ein anderer pathophysiologischer Mechanismus beim Skifahren verglichen mit Bergwandern zugrunde liegen. Beim Skifahren handelt es sich primär um eine intensive statisch-dynamische Kurzzeitbelastung über einige Minuten, während das Bergwandern eine lang dauernde zyklische Bewegungsform meist unterhalb der anaeroben Schwelle darstellt. Unterschiedliche Umgebungsbedingungen (wie Kälte, Geländeform u. a.) spielen hierbei eine wesentliche Rolle.

In einer Fragebogenstudie mit 1431 Wanderern und 1043 Skifahrern zeigte eine Innsbrucker Forschergruppe, dass die Prävalenz einer oder mehrerer kardiovaskulärer Risikofaktoren ab dem 40. Lebensjahr selbst bei diesen Sportausübenden zunimmt, unabhängig vom Geschlecht und der ausgeübten Sportart. Die befragten Skifahrer und Wanderer mit kardialen Risikofaktoren gaben an, weniger als 1 h pro Woche sportlich aktiv zu sein (Faulhaber et al. 2007).

Bestätigt wurden alle älteren Studien zum SCD beim Skifahren und Bergwandern durch die Analyse einer größeren Studienkohorte. Ein vorausgegangener Myokardinfarkt bei beiden Sportarten sowie ein Mangel an hoch intensivem Vorbereitungstraining bei Skifahrern bzw. Nachweis von metabolischen Störungen wie Hypercholesterinämie bei Bergwanderern waren die diesbezüglichen Hauptrisikofaktoren (Niebauer und Burtscher 2021).

Diese Aussagen decken sich mit einer interessanten retrospektiven Analyse, in der ein möglicher Zusammenhang zwischen Ausübung von Wintersport und dem Auftreten eines Myokardinfarkts recherchiert wurde. Es wurden alle Herzinfarktpatienten, die an der Universitätsklinik Innsbruck im Winter zwischen 2006 und 2010 aufgenommen wurden, in die Auswertung einbezogen. Insgesamt konnten 110 Patienten eingeschlossen werden, der Großteil der Urlauber stammte aus Deutschland und Holland.

Das Kernergebnis der Studie war, dass sich 56 % aller Herzinfarkte bereits in den ersten 3 Tagen nach Ankunft ereigneten, nur 22 % der Fälle wurden nach dem 5. Anreisetag registriert. Die absolute Höhe, in der die Symptome des Herzinfarkts auftraten, lag um die 1500 m. 70 % der Betroffenen gaben mehr als 2 klassische Risikofaktoren für ein kardiovaskuläres Ereignis an, und über die Hälfte der Betroffenen übten weniger als 2,5 h Sport pro Woche zu Hause aus; 23 % der Skiurlauber gaben an, bereits ischämische Symptome vor Antritt der Reise verspürt zu haben. Dass der Reisestress selbst einen Einfluss auf das Myokardinfarktrisiko haben kann, wurde in einer Untersuchung vom Royal Dutch Touring Club aus Dänemark auch für den Sommerurlaub gezeigt. Ähnlich wie beim Winterurlaub ereigneten sich 21 % der Herzinfarkte bereits in den ersten 48 h nach Ankunft. Als Schlussfolgerung wurde empfohlen, physischen sowie emotionalen Stress vor Urlaubsbeginn zu minimieren (Kop et al. 2003).

In einer weiteren Studie, die Skifahrer miteingeschlossen hatte, wurden an der Innsbrucker Universitätsklinik im Zeitraum von 2001–2011 alle aufgetretenen Typ-A-Aortendissektionen registriert und im Hinblick auf potenziell auslösende Faktoren analysiert (Schachner et al. 2013). Das Ergebnis zeigte, das 22,1 % (17/77) der Patienten die Aortendissektion im Zusammenhang mit alpinem Skilauf erlitten hatte. Bei 14 von den 17 Betroffenen erfolgte die Dissektion nichttraumatisch während des Skifahrens in einer Höhe zwischen 1200 und 3100 m. Als mögliche Mechanismen dafür werden neben den unten angegebenen Ursachen zusätzlich die mechanische Belastung im Sinne einer intrathorakalen Druckerhöhung sowie auf das thorakale

Gefäßsystem einwirkende Scherkräfte in Abhängigkeit von der gewählten Skitechnik diskutiert.

Als pathophysiologische Ursachen und Mechanismen für das Auftreten von akuten kardiovaskulären Ereignissen in mittlerer Höhe werden folgende Punkte diskutiert:

- Die ungewohnte Belastungsform, in Abhängigkeit von der Skitechnik und dem Abfahrverhalten (▶ Abschn. 12.2.2).
- Die akute Höhenexposition mit noch fehlender Höhenanpassung in den ersten Tagen.
- Die ungewohnt kalten Temperaturverhältnisse. Mehrere Studien konnten zeigen, dass sowohl Kälte- als auch Hitzeexposition das Risiko für das Auftreten eines akuten Myokardinfarkts erhöht und bei klimatisch nichtadaptierten Personen mit kardiovaskulären Vorerkrankungen sogar das Mortalitätsrisiko steigern kann (Madrigano et al. 2013; Medina-Ramon und Schwartz 2007).
- Der Arbeitsstress vor Reiseantritt sowie der Anreisestress selbst.
- Präexistente kardiovaskuläre Risikofaktoren.
- Bewegungsmangel.

12

> Richtige Reisevorbereitungen und eine möglichst stressarme Anreise zur alpinen Destination sind wesentliche Eckpfeiler für einen gesundheitsorientierten Alpinurlaub.

12.2.2 Alpines Skifahren und Skibergsteigen aus leistungsmedizinischer Sicht

Sollte man nun aus dem oben Genannten heraus eher davon abraten, einen Bergurlaub anzutreten, oder kann das Risiko für ein kardiovaskuläres Ereignis im Höhenurlaub mit dem richtigen Verhalten evtl. minimiert werden? Betrachtet man das alpine Skifahren aus leistungsmedizinischer Sicht, so hängt die metabolische Beanspruchung von verschiedenen Faktoren ab. Dies betrifft einerseits Pistenverhältnisse wie Streckenprofil, Schneeverhältnisse, Streckenlänge, andererseits das skifahrerische Können und die persönliche Leistungsfähigkeit.

Auch die gewählte Skitechnik, ob Carving oder Parallelschwung, die Tageszeit und das Alter haben Einflüsse auf die körperliche Beanspruchung beim Skifahren. In der Salzburger Skistudie (Scheiber et al. 2009) wurden die metabolischen Anforderungen beim Pistenskilauf in Abhängigkeit von unterschiedlichen Vorgaben (Tempo, Tageszeit, Pistensteilheit u. a.) untersucht. Die Ergebnisse hinsichtlich Herzfrequenz- und Blutdruckverhalten, Laktatanstieg und Sauerstoffaufnahme ergaben metabolische Anforderungen, die beim Hobbyskifahren von moderat bis hoch intensiv einzustufen waren.

In einer Folgestudie (Niederseer et al. 2011) wurden die Langzeiteffekte von alpinem Skilauf auf gesundheitsbezogene Parameter bei älteren Personen (mittleres Alter 67 Jahre) über einen 12-wöchigen Beobachtungszeitraum mit insgesamt 28 Skitagen untersucht. Dabei kam es bei keinem der Probanden während der 795 Skistunden zu einem gesundheitlichen Ereignis. Die Ergebnisse zeigten zudem positive Effekte auf den Fett- und Glukosestoffwechsel sowie eine Reduktion der Körperfettmasse. Aus trainingsrelevanter Sicht konnte eine Verbesserung der maximalen Sauerstoffaufnahme und der Muskelkraft im Sinne eines positiven Trainingseffekts erzielt werden.

Zusammenfassend kann aus den oben genannten Studien abgeleitet werden, dass kardiovaskulär vorbelastete Personen bei Antritt eines Höhenurlaubs wesentliche Aspekte beachten sollten, um das subjektive Risiko für potenzielle kardiovaskuläre Ereignisse zu reduzieren. Dazu zählen Stressminimierung vor und bei Antritt der Reise, Gewöhnen an die Höhe und

Umgebungstemperatur mit initial moderatem Beginn der Sportausübung und, wie allgemein präventivmedizinisch empfohlen, regelmäßiges Training am Heimatort und Reduktion der kardiovaskulären Risikofaktoren.

In den letzten Jahren hat sich nicht nur für Hochtrainierte, sondern für viele Freizeitsportler das Skibergsteigen als Alternative oder Ergänzung zum Pistenskifahren entwickelt. Das diesbezügliche muskuläre und kardiopulmonale Beanspruchungsprofil ist durch die Kombination von Hinaufgehen und Abwärtsfahren, also einer Kombination aus konzentrischer und exzentrischer Belastung der Muskulatur der unteren Extremität sowie einer sehr wechselhaften Herz-Kreislauf-Belastung (anaerobe und aerobe Anteile), gekennzeichnet. Dass das Skibergsteigen künftig auch gesundheitstouristisches Potenzial haben kann, konnten erste Studien nachweisen (Haslinger et al. 2018).

Eine sportmedizinische Untersuchung wird bei präexistentem hohen kardiovaskulären Risikoprofil empfohlen, trägt aber auch bei Gesunden zur optimierten Ausführung (Individualisierung) aller Wintersportarten bei. Neben dem klassischen Alpinskifahren erfreuen sich das Schneeschuhwandern und das Skitourengehen zunehmender Beliebtheit. Bei richtiger Durchführung (u. a. nicht zu schnell und nicht zu hoch) sind beide Bewegungsformen aus präventivmedizinischer und trainingsmethodischer Sicht sehr gut geeignet, um Gesundheitseffekte zu erzielen (Burtscher et al. 2018).

12.3 Gesundheitliche Aspekte des alpinen Wanderns

Eine oft gestellte Frage ist jene nach den möglichen Nebenwirkungen von Seilbahnfahrten bei Personen mit kardiovaskulären Vorerkrankungen, die von Normoxie startend bis 3500 m enden. Studien mit adäquater Fallzahl zur Klärung fehlen, möglich sind moderate Blutdruck- und Herzfrequenzanstiege sowie eine passagere Neigung zu supraventrikulären und ventrikulären Extrasystolen.

Da normalerweise ein Aufenthalt in den Alpen mit körperlicher Aktivität gekoppelt wird, wurden bereits vor einigen Jahrzehnten Überlegungen über eine mögliche positive Kombination der moderaten Hypoxie mit den gesundheitlichen Effekten körperlicher Bewegung angestellt. Wissenschaftliche Studien über gesundheitliche Effekte eines Wanderurlaubes sind allerdings erst Jahre nach touristischen Vermarktungsstrategien („Alpenluft ist gesund") gefolgt.

In den 1980er-Jahren gab es Überlegungen, speziell für dialysepflichtige Patienten eine alpine Feriendialyse anzubieten. Die Forschungsergebnisse über die Auswirkungen eines Höhenaufenthalts von niereninsuffizienten Patienten waren sehr erstaunlich, zumal diese Patientengruppe bereits in Tallagen eine verminderte maximale Leistungsfähigkeit aufweist. Ergometrien von Dialysepatienten nach 3-stündiger Exposition auf 2000 und 3000 m konnten zeigen, dass im Gegensatz zu einer unveränderten Leistungsfähigkeit in 2000 m in einer Höhe von 3000 m die Maximalleistung verglichen mit Tallage signifikant reduziert war (Mairbäurl et al. 1989). Ein 2-wöchiger Wanderurlaub in einem mit Feriendialyse ausgestatteten Hotel (2000 m) wurde von den Patienten sehr gut toleriert und führte sogar zu einer verbesserten Maximalleistung bei der Ergometrie. Somit wurde der wissenschaftliche Nachweis erbracht, dass dialysepflichtige Patienten in moderater Hypoxie nicht nur keine gesundheitlichen Nachteile haben, sondern sogar von einem mehrwöchigen alpinen Wanderurlaub gesundheitlich profitieren (Mairbäurl et al. 1989).

Seit 1998 läuft das gesundheitstouristische Großprojekt AMAS (Austrian Moderate Altitude Studies). AMAS I hatte das Ziel, die Auswirkungen eines mehrwöchigen Wanderurlaubes bei Personen mit metabolischem Syndrom zu analysieren, wobei im ersten Projekt der medizinische Sicherheitsaspekt im Vordergrund stand. Hintergrund war, dass in vielen damaligen Lehrbüchern generell für Patienten mit Hypertonie ein Aufenthaltsverbot in mittlerer Höhe ausgesprochen wurde. Dies stand allerdings im Widerspruch zu den touristischen Beobachtungen, dass gerade das Urlauberklientel mit metabolischem Syndrom deshalb in den Alpen Urlaub machte, weil es vom Bergurlaub subjektiv sehr profitierte. Im ersten AMAS-Projekt konnte nachgewiesen werden, dass ein 3-wöchiger, aktiver und individuell abgestimmter Wanderurlaub in mittlerer Höhenlage von allen Personen mit metabolischem Syndrom ausgezeichnet toleriert wurde und es darüber hinaus zu signifikanten kardiovaskulären (u. a. Reduktion der Hypertonie) und metabolischen Verbesserungen kam (Schobersberger et al. 2003).

Diese Veränderungen traten unabhängig vom Ernährungsverhalten auf, zumal es keine Nahrungsrestriktion gab. Der Sicherheitsaspekt konnte somit für Urlauber mit metabolischem Syndrom eindeutig nachgewiesen werden. In der AMAS-I-Folgestudie wurde das Studiendesign beibehalten und die Höhengruppe mit einer Talgruppe verglichen.

Die Ergebnisse der Pilotstudie von 2003 wurden bestätigt (Greie et al. 2006): keine „Nebenwirkungen" während des Aufenthaltes in moderater Hypoxie, Reduktion des Blutdrucks über eine 24-stündige Beobachtungsperiode, Verbesserung des Stoffwechselprofils (u. a Verbesserung des HOMA-Index, Abnahme der Fettmasse, Reduktion von LDL-Cholesterin). Zusätzliche Vorteile ergaben Analysen von psychologischen Tests und diversen Befindlichkeitsfragebögen (Strauss-Blasche et al. 2004). Ähnliche Ergebnisse liegen auch für die Talgruppe vor, allerdings gibt es rein höhenspezifische Verbesserungen im Sauerstofftransport durch die Rechtsverschiebung der Sauerstoffbindungskurve in der Höhengruppe (Schobersberger et al. 2005). Echokardiografische Messungen in moderater Hypoxie ergaben keine Unterschiede zwischen Höhe und Tal (Mair et al. 2008).

AMAS II untersuchte die Auswirkungen eines 1-wöchigen Aktivurlaubes (1700 m) bei Personen mit hohem Stresslevel. Neben hämatologischen Veränderungen (Anstieg zirkulierender endothelialer Progenitorzellen) bewirkte der Bergurlaub eine signifikante Stressreduktion, verifiziert anhand biopsychologischer Parameter und HRV (Herzratenvariabilitäts)-Messungen (Theiss et al. 2008; Schobersberger et al. 2009). Ähnliche Ergebnisse mit Verbesserungen von diversen Quality-of-Life-Parametern wurden in berufstätigen Personen nach einem 7-tägigen alpinen Wanderurlaub gefunden (Huber et al. 2022). Dass die positiven psychologischen Effekte eines alpinen Wanderurlaubes vom Ausmaß der körperlichen Aktivität sowie von der Urlaubsdauer abhängig sind, konnte kürzlich nachgewiesen werden (Schlemmer et al. 2019).

Im alpinen Gesundheitstourismus geht es nicht nur um eine nachweisbare objektive Verbesserung von medizinischen Parametern, sondern darüber hinaus um die subjektive Einschätzung der Urlaubsgäste bezüglich der erbrachten Gesundheitsmaßnahmen. Es konnte gezeigt werden, dass sich das künftige Bewegungsverhalten erhöht, wenn Bewegungsinterventionen positive Effekte auf die subjektive Einschätzung in Form der sog. affektiven Befindlichkeit zeigen (Rhodes und Kates 2015). Im Vergleich zu einer inaktiven Kontrollsituation, aber auch im Vergleich zu einer Bewegungseinheit indoor kam es im Rahmen einer randomisierten Crossover-Studie bei 3-stündigem Bergwandern zu signifikanten Verbesserungen der affektiven Befindlichkeit (u. a. Aktivierung und Energielosigkeit) (Niedermeier et al. 2017). Bergwandern stellt somit eine ausgezeichnete Intervention zur positiven Beeinflussung der affektiven Befindlichkeit dar, wobei sich die Umgebung beim Bergwandern offenbar zusätzlich vorteilhaft auswirkt.

Ältere, gesunde Personen tolerieren grundsätzlich ein 1-wöchiges, umfangreiches Wanderprogramm in den Bergen sehr gut. Allerdings sind die kardiopulmonalen und metabolischen Beanspruchungen beim Bergwandern in der Höhe größer als bei ähnlicher Belastung in Tallage, und die physische Regeneration dürfte in moderater Hypoxie länger dauern (Burtscher et al. 2001). Dies gilt es, bei mehrtägigen Touren in der Planung zu berücksichtigen.

Bergwandern/Bergsteigen zeichnet sich normalerweise durch ein Wechselspiel von Aufwärtsbewegung (konzentrischer) und Abwärtsbewegung (exzentrischer) Belastung für die Muskulatur der unteren Extremität aus. Dass körperliches Training bei Typ-2-Diabetikern die Insulinsensitivität und die Glukosetoleranz verbessert, ist schon länger bekannt. Allerdings dürften die Effekte auf den muskulären Glukosestoffwechsel abhängig vom Ausmaß konzentrischer und exzentrischer Bewegungsformen sein. So gibt es Hinweise, dass im Hinblick auf den Energieverbrauch der Muskulatur das Abwärtsgehen die Glukosetoleranz stärker verbessern könnte als vergleichsweises Aufwärtsgehen (Zeppetzauer et al. 2013).

Alpiner Gesundheitstourismus kann auch mit negativen Folgen assoziiert sein. Beim Bergwandern sind Stürze mit schwerer Verletzung oder fatalem Ausgang leider keine Seltenheit. Inwieweit Stürze im alpinen Gelände Folge eines kardiovaskulären Ereignisses sind, ist derzeit unklar. In einer Veröffentlichung (Faulhaber et al. 2017) einer Analyse von Bergwanderunfällen in Österreich zwischen 2006 und 2014 zeigten die Autoren, dass die Anzahl der jährlichen nichttödlichen Unfälle beim Bergwandern stetig zunahm. Etwa 75 % der Sturzunfälle ereigneten sich beim Abstieg und über 80 % auf markierten Routen oder kleinen Pfaden und bei guten Wetterbedingungen. Knapp 44 % der tödlichen Unfälle wurden als Polytrauma eingestuft, die Letalitätsrate betrug 6 %. Der Anteil männlicher Verletzter betrug 72 %. Der Abstieg vom Berg ist offensichtlich ein entscheidender Risikofaktor für Stürze. Kritische Selbsteinschätzung der eigenen Fähigkeiten sowie eine adäquate Tourenauswahl und Tourenplanung stehen zukünftig im Vordergrund, um diese Sturzstatistik zu optimieren.

Lag der Fokus in den letzten 20 Jahren im alpinen Gesundheitstourismus vorwiegend auf der Untersuchung der moderaten Hypoxie auf das kardiovaskuläre und pulmonale System, so gibt es sehr aktuelle Studien auch zur Frage des gesundheitlichen Nutzens von Bergwandern bei Personen mit orthopädischen Problemen. So wurde im Rahmen einer randomisierten, kontrollierten Studie mit Personen nach Knieprothesenoperation (Totalendoprothese, TEP) aufgezeigt, dass ein 3-monatiges Wanderprogramm in alpinen Regionen bezüglich der Belastung der TEP sicher ist und es nach den insgesamt 25 Wandertagen mit fast 10.000 Höhenmetern zu keinen Problemen mit der Knieprothese kam (Hepperger et al. 2017). Zusätzlich fanden die Autoren neben positiven Effekten zur subjektiven Lebensqualität in der Wandergruppe Verbesserungen hinsichtlich des Knee Injury and Osteoarthritis Outcome Score (KOOS) und von funktionellen Parametern (Stair Climb Test, KSS).

> Ein alpiner Wanderurlaub wird von Personen mit metabolischem Syndrom bei individuell gestalteter Urlaubsplanung und adäquater Ausführung nicht nur gut toleriert, sondern kann in allen Kernbereichen (Adipositas, Hypertonie, Insulinresistenz, Hyperlipidämie) zu signifikanten Verbesserungen führen.

12.4 Mögliche Auswirkungen des Klimawandels auf den alpinen Gesundheitstourismus

Unabhängig davon, in welchem Ausmaß klimatische Veränderungen in den nächsten Jahren und Jahrzehnten auch den Alpenraum betreffen werden, der Klimawandel ist nicht mehr wegzuleugnen. Dieser betrifft die alpine Flora wie die Fauna und selbstverständlich auch den alpinen Gesundheitstourismus. Im Alpenraum nahm beispielweise die Temperatur im 20. Jahrhundert um etwa 2 °C zu (Auer et al. 2007), eine weitere Erwärmung in den kommenden Jahrzehnten wird prognostiziert. Zudem wird ein deutlicher Anstieg von sommerlichen Hitzewellen vorhergesagt, die v. a. in Großstädten eine signifikante Zunahme der kardiovaskulären Morbidität und Mortalität zur Folge haben wird (Hutter et al. 2007).

Unabhängig davon, dass der Klimawandel in diesem Ausmaß auf der einen Seite die Schneelagen in den Alpen negativ beeinträchtigt und niedrig gelegene Skiorte sich bereits jetzt mit diesem Szenario auseinandersetzen müssen, sind auf der anderen Seite potenzielle gesundheitstouristische Vorteile für den Alpenraum denkbar. Auch wenn es in alpinen Höhenlagen wärmer werden sollte, die Temperaturdifferenz zu Tallagen wird bei globaler Erwärmung dennoch bestehen bleiben. Während die Sportausübung tagsüber bei extremen Sommertemperaturen in Tourismusdestinationen im Flachland annähernd unmöglich wird bzw. bereits ist, sind sportliche Betätigungen wie Bergwandern erträglich (▫ Abb. 12.1).

Der Klimawandel betrifft zukünftig auch die Bewucherung des Bodens mit potenziell Allergie-auslösenden Pflanzen wie die Ambrosie. In den nächsten Jahrzehnten wird infolge der globalen Erwärmung eine dramatische Zunahme der mit allergenen Pflanzen bewucherten Bodenfläche in

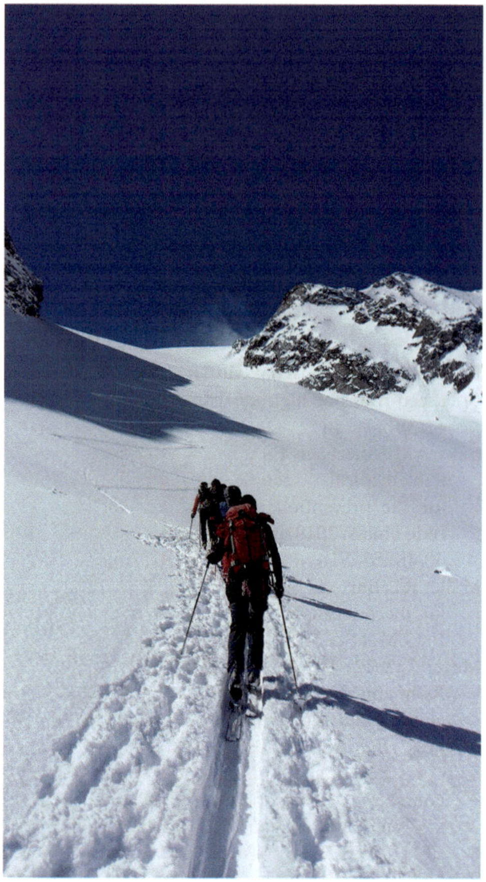

▫ **Abb. 12.1** Skitour auf das Wilde Hinterbergl, Stubaier Alpen, Tirol. (Bildrechte: B. Schobersberger)

Europa prognostiziert. Unabhängig davon steigt die Prävalenz an allergisch-atopischen Erkrankungen stetig an. Infolge des spezifischen Klimas in mittleren Höhen wurden seit Jahrzehnten positive Effekte auf Patienten mit verschiedenen allergisch-atopischen Leiden beschrieben („Höhenklimatherapie"). Unterschiede des Höhenklimas im Vergleich zu Tallagen und Auswirkungen auf Patienten mit allergisch-atopischen Erkrankungen sind:

- Reduktion des Sauerstoffpartialdrucks und niedrigere Jahresdurchschnittstemperaturen: verminderte Überlebensfähigkeit der Hausstaubmilbe,

- Reduktion der Luftfeuchtigkeit um ca. ein Drittel in 1500 m: Verringerung des Schimmelpilzbefalls,
- Reduktion diverser Umweltschadstoffbelastungen der Luft,
- Verringerung der Luftdichte: Verminderung des bronchialen Atemwegwiderstandes,
- generell niedrigerer Gehalt an Allergenen: Verbesserung der Lungenfunktion bei allergischem Asthma,
- höhere UV-Belastung: Benefits bei gewissen dermatologischen Erkrankungen (z. B. Neurodermitis).

In einer Metaanalyse von 21 Studien (Vinnikov et al. 2016) wurde nachgewiesen, dass der Höhenaufenthalt bei Patienten mit allergischem Asthma in fast allen Studien eine Verbesserung von diversen pulmonalen Funktionsparametern und Inflammationsmarkern zur Folge hatte. Zusätzlich wurde ein positiver Effekt des Wanderns auf das Körpergefühl und das Selbstbewusstsein der Patienten festgestellt. Diese Verbesserungen waren teilweise viele Wochen bis Monate nach Rückkehr in Tallage nachweisbar. Trotz dieser guten Datenlage sind viele Fragen noch offen (Tong et al. 2022). Es gilt deshalb zukünftig, speziell für dieses Touristenklientel klar definierte gesundheitstouristische Produkte zu entwickeln und umzusetzen. Die unabdingbare Voraussetzung hierfür ist die enge Kooperation zwischen Medizin und Forschung auf der einen und der Tourismuswirtschaft auf der anderen Seite. Dieser Thematik widmet sich intensiv die Vereinigung „European Alpine Altitude Climate Treatment (AACT)“ (Fieten et al. 2021).

> Aufgrund der aktuellen Datenlage besteht die große Wahrscheinlichkeit, dass Asthmatiker und Personen mit allergisch-atopischen Erkrankungen von einem gesundheitstouristischen Aufenthalt in mittleren Höhen hinsichtlich einer Verbesserung der Lungenfunktion profitieren.

Fazit

Alpine Destinationen werden jährlich von mehreren Millionen Menschen zum Zwecke der Erholung und körperlichen Ertüchtigung besucht. Aus physiologischer Sicht haben die sog. mittleren („moderaten“) Höhen (bis 3000 m) für Gesundheitssuchende den Vorteil, dass in nur moderater Hypoxie eine Höhenakklimatisation möglich und diese innerhalb weniger Tage vollständig abgeschlossen ist. Personen mit präexistenten Herz-Kreislauf-Erkrankungen sollten bei Antritt eines Höhenurlaubs wesentliche Aspekte beachten, um das Risiko für potenzielle kardiovaskuläre Ereignisse zu reduzieren. Dazu zählen regelmäßiges Training am Heimatort, Stressminimierung bei Anreise sowie Gewöhnen an die Höhe und Umgebungstemperatur mit moderatem Beginn der Sportausübung. Ein alpiner Wanderurlaub wird von Personen mit metabolischem Syndrom bei individuell gestalteter Urlaubsplanung und adäquater Ausführung gut toleriert und führt zu mannigfaltigen gesundheitlichen Verbesserungen in allen Kernbereichen der Erkrankung. Aufgrund der besonderen klimatischen Situation der mittleren Höhen profitieren Asthmatiker von einem gesundheitstouristischen Aufenthalt mit Verbesserung ihrer Lungenfunktion.

Literatur

Auer I, Böhm R, Jurkovic A et al (2007) HISTALP – historical instrumental climatological surface time series of the greater Alpine region 1760–2003. Int J Climatol 27:17–46

Bruck B (2004) Alexander Sprenger – Pionier der Klimatherapie. Dtsch Ärztebl 101(6):A357

Burtscher M, Pachinger O, Mittleman MA, Ulmer H (2000) Prior myocardial infarction is the major risk factor associated with sudden cardiac death during downhill skiing. Int J Sports Med 21:613–615

Burtscher M, Bachmann O, Hatzl T, Hotter B, Likar R, Philadelphy M, Nachbauer W (2001) Cardiopulmonary and metabolic responses in healthy elderly humans during a 1-week hiking programme at high altitudes. Eur J Appl Physiol 84:S379-386

Burtscher M, Pachinger O, Schocke MFH, Ulmer H (2007) Risk factor profile for sudden cardiac death during mountain hiking. Int J Sports Med 28:621–624

Burtscher M, Fderolf PA, Nachbauer W, Kopp M (2018) Potential health benefits from downhill skiing. Front Physiol 9:1924. ▶ https://doi.org/10.3389/fphys.2018.01924

Faulhaber M, Flatz M, Gatterer H, Schobersberger W, Burtscher M (2007) Prevalence of cardiovascular diseases among alpine skiers and hikers in the Austrian Alps. High Alt Med Biol 8:245–252

Faulhaber M, Pocecco E, Niedermeier M, Ruedl G, Walter D, Sterr R, Ebner H, Schobersberger W, Burtscher M (2017) Fall-related accidents among hikers in the Austrian Alps: a 9-year retrospective study. BMJ Open Sport Exerc Med 3:e000304. ▶ https://doi.org/10.1136/bmjsem-2017-000304

Fieten KB, Drijever-Messelink MT, Cogo A, Charpin D, Sokolowska M et al (2021) Alpine altitude climate treatment for severe and uncontrolled asthma: an EAACI position paper. Allergy 77:1991–2024

Gee C, Fayos-Sola E (1997) International tourism: a global perspective. World Tourism Organisation in cooperation with WTO Education Network, S 381. ▶ https://trove.nla.gov.au/version/46554336

Greie S, Humpeler E, Gunga HC, Koralewski E, Klingler A, Mittermayr M, Fries D, Lechleitner M, Hörtnagl H, Hoffmann G, Strauss-Blasche G, Schobersberger W (2006) Improvement of metabolic syndrome markers through altitude specific hiking vacation. J Endocrinol Invest 29:497–504

Haslinger S, Blank C, Morawetz D, Koller A, Dünnwald T, Berger S, Schlickum N, Schobersberger W (2018) Effects of recreational Ski Mountaineering on cumulative muscle fatigue – a longitudinal trial. Front Physiol 9:1687. ▶ https://doi.org/10.3389/fphys.2018.01687

Hepperger C, Gföller P, Hoser C, Ulmer H, Fischer F, Schobersberger W, Fink C (2017) The effect of a 3-month controlled hiking programme on the functional abilities of patients following total knee arthroplasty: a prospective, randomized trial. Knee Surg Sports Traumatol Arthrose 25:3387–3395

Huber D, Mayr M, Hartl A, Sittenthaler S, Traut-Mattausch E, Weisböck-Erdheim R, Freidl J (2022) Sustainability of hiking in combination with coaching in cardiorespiratory fitness and quality of life. Int J Environ Res public Health 19:3848. ▶ https://doi.org/10.3390/ijerph19073848

Hutter HP, Moshammer H, Wallner P, Leitner B, Kundi M (2007) Heatwaves in Vienna: effects on mortality. Wien Klin Wochenschr 119(7–8):223–227

Kop WJ, Vingerhoets A, Kruithof GJ, Gottdiener JS (2003) Risk factors for myocardial infarction during vacation travel. Psychosom Med 65:396–401

Madrigano L, Mittleman MA, Baccarelli A, Goldberg R, Melly S, von Klot S, Schwartz J (2013) Temperature, myocardial infarction, and mortality: effect modification by individual-and area-level characteristics. Epidemiology 24:439–446

Mair J, Hammerer-Lercher A, Mittermayr M, Klingler A, Humpeler E, Pachinger O, Schobersberger W (2008) 3-week hiking holidays at moderate altitude do not impair cardiac function individuals with metabolic syndrome. Int J Cardiol 123:186–188

Mairbäurl H, Schobersberger W, Hasibeder W, Knapp E, Hopferwieser T, Humpeler E, Loeffler L, Wetzels E, Wytibul K, Dittrich P (1989) Exercise performance of hemodialysis patients during short-term and prolonged exposure to altitude. Clin Nephrol 32:31–39

Medina-Ramon M, Schwartz J (2007) Temperature, temperature extremes, and mortality: a study of acclimatisation and effect modification in 50 US cities. Occup Environ Med 64:827–833

Niebauer J, Burtscher M (2021) Sudden Cardiac Death risk in downhill skiers and mountain hikers and specific prevention strategies. Int J Environ Res Public Health 18:1621. ▶ https://doi.org/10.3390/ijerph18041621

Niederseer D, Ledl-Kurkowski E, Kvita K, Patsch W, Dela F, Mueller E, Niebauer J (2011) Salzburg Skiing for the Elderly Study: changes in cardiovascular risk factors through skiing in the elderly. Scand J Med Sci Sports 21(Suppl. 1):47–55

Niedermeier M, Einwanger J, Hartl A, Kopp M (2017) Affective responses in mountain hiking – a randomized crossover trial focusing on differences between indoor and outdoor activity. PLos ONE 12(5):e0177719

Reiner K (2007) Bergtourismus – Herausforderungen und Entwicklungschancen für eine nachhaltigere Entwicklung. In: Oedl-Wieser T (Hrsg) Zeitreisen(de) im ländlichen Raum. Diskurse – Re.Visionen. Forschungsbericht der Bundesanstalt für Bergbauernfragen 57:41–54

Rhodes RE, Kates A (2015) Can the affective response to exercise predict future motives and physical activity behavior? A systematic review of published evidence. Ann Behav Med 49:71–731

Schachner T, Fischler N, Dumfahrt J, Bonaros N, Krapf C, Schobersberger W, Grimm M (2013)

Aortic dissection type A in alpine skiers. Biomed Res Int. ► https://doi.org/10.1155/2013/192459

Scharfe M (2007) Berg-Sucht. Eine Kulturgeschichte des frühen Alpinismus 1750–1850. Böhlau, Weimar

Scheiber P, Krautgasser S, von Duvillard SP, Müller E (2009) Physiological responses of older recreational alpine skiers to different skiing modes. Eur J Appl Physiol 105:551–558

Schlemmer P, Blank C, Schnitzer M (2019) Does physical activity during alpine vacations increase tourists' well-being? Int J Environ Res Public Health 16,1707. ► https://doi.org/10.3390/ijerph16101707

Schobersberger W, Schmid P, Lechleitner M, v. Duvillard S, Hörtnagl H, Gunga HC, Klingler A, Fries D, Kirsch K, Spiesberger S, Pokan R, Hofmann P, Hoppichler F, Riedmann G, Baumgartner H, Humpeler E (2003) Austrian Moderate Altitude Study 2000 (AMAS 2000): the effects of moderate altitude (1700 m) on cardiovascular and metabolic variables in patients with metabolic syndrome. Eur J Appl Physiol 88:506–514

Schobersberger W, Greie S, Humpeler E, Mittermayr M, Fries D, Schobersberger B, Artner-Dworzak E, Hasibeder W, Klingler A, Gunga HC (2005) Austrian Moderate Altitude Study (AMAS 2000): erythropoietic activity and HB-O2 affinity during a 3-week hiking holiday at moderate altitude in persons with metabolic syndrome. High Alt Med Biol 6:167–177

Schobersberger W, Leichtfied V, Mück-Weymann M, Humpeler E (2009) Austrian Moderate Altitude Studies (AMAS). Benefits of exposure to moderate altitudes (1,500–2,500 m). Sleep Breath 14:201–207

Schuh A (2004) Klima- und Thalassotherapie. Grundlagen und Praxis. Hippokrates, Stuttgart

Steinbach-Tarnutzer K (2011) Im Bann der Berge. Neue Züricher Zeitung vom 30.12.2011

Strauss-Blasche G, Riedmann B, Schobersberger W, Ekmekcioglu C, Riedmann G, Waanders R, Fries D, Mittermayr M, Marktl W, Humpeler E (2004) Vacation at moderate and low altitude improves perceived health in individuals with metabolic syndrome. J Travel Med 11:300–304

Theiss HD, Adam M, Greie S, Schobersberger W, Humpeler E, Franz WM (2008) Increased levels of circulating progenitor cells after 1-week sojourn at moderate altitude (AMAS II). Respir Physiol Neurobiol 160:232–238

Tong S, Yin S, Bao Y (2022) Climatotherapy for asthma: research progress and prospect. Environ Res 214:113988. ► https://doi.org/10.1016/j.envres.2022.113988

Vinnikov D, Khafagy A, Blanc PD, Brimkulov N, Steinmaus C (2016) High-altitude alpine therapy and lung function in asthma: systematic review and meta-analysis. ERJ Open Res 6;2(2):00097–2015. ► https://doi.org/10.1183/23120541.00097-2015

Zeppetzauer M, Drexel H, Vonbank A, Rein P, Aczel S, Daely CH (2013) Eccentric endurance exercise economically improves metabolic and inflammatory risk factors. Eur J Prev Cardiol 20:577–584

Stellenwert und Anforderungsprofil des Expeditionsarztes in extremer Höhe

Eike Plazikowski, Wolfgang Schaffert und Anita Maruna

Inhaltsverzeichnis

M. M. Berger et al. (Hrsg.), *Alpin- und Höhenmedizin*,
https://doi.org/10.1007/978-3-662-69578-4_13

Allein am Mount Everest wurden 2023 über 450 Gipfel-Permits ausgestellt (Pokharel 2023). Rechnet man noch 1–2 Sherpas pro Gipfelaspirant hinzu, kommt man zu dem Schluss, dass sich etwa 1200 Menschen in Richtung Todeszone auf den Weg begaben. Diese Zahlen allein geben schon einen Vorgeschmack dessen, welche Herausforderungen und Anforderungen auf Expeditionsärzte warten.

13.1 Historie des Bergsteigens in extremen Höhen außerhalb der Alpen

Im 20. Jahrhundert wurde die Besteigung der höchsten Berge der Welt zur großen Herausforderung. Zunächst durch nationalistische Interessen instrumentalisiert, entwickelte sich im weiteren Verlauf des 20. Jahrhunderts ein wahrer Ansturm und Wettlauf auf die höchsten Gipfel unseres Planeten.

Die damaligen Expeditionsärzte waren häufig selbst erfahrene Bergsteiger und vollwertige Teammitglieder, die neben der medizinischen Betreuung der Expedition auch wertvolle Forschungsdaten sammelten. Mit dem Ende der Epoche der klassischen Erstbesteigungen begann im Rahmen kommerzieller Angebote der Wandel von eigenverantwortlichen Elitebergsteigern zu häufig weniger erfahrenen Gipfelaspiranten, die mit Hilfe von professionellen Höhenbergführern ihre Gipfelträume verwirklichen wollen. Immer häufiger haben diese Unternehmungen jedoch keinen Expeditionsarzt dabei.

Im Folgenden soll der Stellenwert der ärztlichen Betreuung dargestellt und das besondere Anforderungsprofil eines Expeditionsarztes aufgezeigt werden. Einleitend hierzu werden zunächst die verschiedenen Arten von Höhentrekking bzw. Höhenbergsteigen beschrieben.

13.1.1 Trekking in abgelegenen Hochgebirgslandschaften und Besteigung einfacher Gipfel in der Sechstausenderregion

Mehr als die Hälfte aller Höhentrekkingtouristen führen ihre Touren, ähnlich wie in den Alpen, eigenständig und selbstorganisiert durch. Lokale Träger oder Führer bieten in unterschiedlicher Qualität den Höhentouristen ihre Dienste an. Soziale Medien und Outdoor-Presse vermitteln den Eindruck, mit der richtigen Ausrüstung und dem entsprechenden „Willen“ stünden die abgelegensten und unzugänglichsten Gegenden für jeden offen. Zahlreiche Routen sind inzwischen mit mehr oder weniger an westliche Erwartungen angepasster Infrastruktur versorgt. Mit einer überlegten Routenwahl könnte man also, ähnlich einer Hüttentour in den Alpen, Trekkingtouren in Höhenlagen durchführen. Ein Großteil dieser Touristen ist jedoch nicht mit den Anforderungen an eine solche Unternehmung vertraut, v. a. nicht mit den Problemen der Höhenakklimatisation und der oftmals niedrigeren oder fehlenden Trinkwasser- und Nahrungsmittelhygiene. Höhenspezifische Herausforderungen wie z. B. der Leistungsabfall, aber natürlich auch spezielle höhentypische Erkrankungen, treffen diese Art der Reisenden oft unerwartet.

Kommerzielles, organisiertes Höhentrekking wird weltweit von professionellen Agenturen angeboten und ermöglicht damit vielen den Traum vom Bergsteigen im Hochgebirge. Die Betreuung durch Träger, Tragtiere, Küchenmannschaft und zuverlässigen sowie ortskundigen lokalen Führern als Ergänzung zum offiziellen Bergführer lässt kaum Wünsche offen. Aufgrund der zunehmenden Konkurrenz entsteht jedoch ein ausgeprägter Preiskampf zwischen den

Anbietern. Schnell werden ein paar Tage eingespart und der Zeitplan für die notwendige Akklimatisation zu eng gefasst.

> Ein unreflektiertes Abgeben von Verantwortung an Trekkingorganisationen oder Agenturen erhöht die Wahrscheinlichkeit, dass eine geplante Tour scheitert. Der Anbieter sollte mit Bedacht gewählt werden und nicht nur aufgrund eines günstigeren Preises. Ein individuelles Auseinandersetzen mit z. B. der Akklimatisierungsstrategie ist unabdingbar. Auch die beste Ausrüstung hilft nicht, wenn sie nicht angewendet werden kann. Ausbildung, Training und Vorbereitung sollten selbstverständlich Teil der Reiseplanung sein.

13.1.2 Höhenbergsteigen mit Gipfelzielen in großer und extremer Höhe

Klassische Großexpeditionen

Organisation und Taktik der klassischen Großexpeditionen führten in den frühen Jahren des Expeditionsbergsteigens zu den erfolgreichen Erstbesteigungen der 14 Achttausender. Sie galten praktisch als einzige Möglichkeit höchste Gipfel „zu erobern". Merkmale dieser Großexpeditionen waren eine Vielzahl an Trägern und nichtbergsteigendem Hilfspersonal. An der Erstbesteigung des K2 waren z. B. über 500 lokale Träger beteiligt (Desio 1955). Ab Mitte der 1970er-Jahre zeichnete sich ein zunehmender Trend zu kleineren, oft beweglicheren und schnelleren Teams ab. Heute sind Unternehmungen im Stil der nationalen Großexpeditionen früherer Zeiten absolute Raritäten. Heute wird vielmehr versucht, im Sinne des Mottos „schnell und leicht", hohe Berge in möglichst kurzer Zeit zu besteigen. Daheim durchgeführte Vorakklimatisation in normobarer Hypoxie, Anreise per Hubschrauber und ähnliches sind Hilfsmittel des modernen Höhenbergsteigens. Über die Ethik dieser Art des Höhenbergsteigens kann natürlich gestritten werden, jedoch wird durch Risikoreduzierung die Erfolgschance einer Besteigung erhöht. Beispielsweise müssen vorakklimatisierte Bergsteiger am Mount Everest nicht mehrmals durch die gefürchteten Khumbu-Eisfälle klettern. Das Risiko für Eisschlag oder Spaltensturz reduziert sich zwangsläufig.

Private Expeditionen in Kleingruppen

Kleinere Expeditionsteams stellen einen Kontrast zu den Großexpeditionen dar. Üblicherweise verläuft eine solche Expedition so, dass eine kleine Gruppe Bergsteiger von nur wenigen lokalen Trägern unterstützt ein Basislager errichtet und von dort alleine Besteigungsversuche unternimmt. Meist warten die Träger nicht im Basislager, sondern holen die Bergsteiger nach einer vereinbarten Zeit wieder ab. Die Hochlager errichten die Bergsteiger hierbei selbst, manchmal bleibt noch ein Koch mit 1–2 Trägern im Basislager.

Kommerzielle Expeditionen ohne Gipfelführung

Für schwierige Sechstausender bis hin zum Gipfel des Mount Everest gibt es heute viele kommerzielle Angebote. Im Jahr 2023 bezogen z. B. 47 Expeditionen Stellung im Basislager am Mount Everest. 478 Gipfel-Permits wurden ausgestellt (Pokharel 2023), dazu kommen noch 1–2 Sherpa pro Bergsteiger. Durch den großen Andrang kann es zu Konkurrenz um die begrenzten Hochlagerplätze und zu Rivalitäten oder Staus auf den versicherten Routen kommen. Immer wieder kommt es, wohl auch in Folge des enormen Preiskampfes, in den Hochlagern zu Diebstählen von Sauerstoff, Ausrüstung und Essen.

Eine weitverbreitete Organisationsform besteht darin, dass unter Leitung eines erfahrenen Expeditionsbergsteigers oder

Bergführers die gesamte Logistik bereitgestellt wird, aber keine Gipfelführung mit Sicherheits- oder Erfolgsanspruch besteht. Der Expeditionsleiter hat lediglich eine beratende oder koordinierende Funktion.

Die meist sehr ambitionierten und v. a. zahlungskräftigen Kunden müssen sich vom Basislager aus – zumindest theoretisch – selbst um die Besteigung kümmern, wobei vorbereitete Hochlager, Fixseile, Sauerstoff, Verpflegung, Kommunikation etc. vom Veranstalter bereitgestellte Hilfen sind. Von dem Aufwand und den Personalressourcen her ähneln solche Expeditionen den klassischen Großexpeditionen.

Schätzungen zufolge waren 2023 etwa 250 nichtnepalesische Bergsteiger und etwa 300 Sherpas aus Begleitteams am Mount Everest erfolgreich. Zwei Bergsteiger erreichten hierbei den Gipfel ohne Flaschensauerstoff (Arnette 2023a).

Kommerzielle Expeditionen mit Gipfelführung

Zunehmender Zeitdruck, schlechtere Ausbildung sowie ein erhöhtes Sicherheitsbedürfnis führen dazu, dass viele Kunden einen Achttausender nur mit professioneller Führung und Gipfelanspruch buchen. Es werden oft Gipfelboni mit den Sherpas vereinbart, was wiederum die Risikobereitschaft unter den Führern steigert. Die Bergsteiger werden hierbei von einem Sherpa begleitet, der Hilfestellung leistet und ggf., z. B. am Mount Everest, zusätzlichen Sauerstoff trägt. Oft sind die Teilnehmer selbst keine erfahrenen Bergsteiger und verlassen sich auf eine Garantenstellung, die – objektiv betrachtet – nicht gewährleistet werden kann. Die anspruchsvolle Hochgebirgslandschaft wird durch die scheinbare Sicherheit, welche durch die Anwesenheit des Bergführers suggeriert wird, oft unterschätzt. Entsprechende „Tragödien“ sind dabei leider häufig, auch unter erfahrenen Bergführern, die ihr eigenes Leben gefährden, um das Leben ihrer Kunden zu sichern. Im Jahr 2023 kamen 17 Menschen am Mount Everest ums Leben (Arnette 2023b; Service 2023).

Expeditionsstil und Alpinstil

Verschiedene Besteigungstaktiken, die unterschiedliche Anforderungen an Logistik, Planung und Durchführung stellen, haben sich im Höhenbergsteigen etabliert. Beim sog. Expeditionsstil besteigt eine Gruppe Bergsteiger, unterstützt durch eine größere Gruppe Träger, Hochträger, Köche und evtl. Führer, einen Gipfel. Zunächst wird das Basislager errichtet und in weiterer Folge finden sog. Rotationen statt. Die Bergsteiger akklimatisieren hierbei am Berg, in dem sie z. B. vom Basislager aus ins Hochlager und wieder zurück gehen. Die Hochlager werden meist von Hochträgern bereits im Vorfeld aufgebaut. Der Aufstieg erfolgt häufig an etablierten Routen und entlang zuvor befestigter Fixseile. Ist die erste Rotation abgeschlossen steigen die Bergsteiger in das erste Hochlager auf, schlafen dort und steigen dann in das nächste, bereits aufgebaute Hochlager, wobei sie die Nacht wieder im ersten Lager verbringen, um weiter zu akklimatisieren. So wird der Berg nach und nach bestiegen, bis schließlich vom letzten Hochlager aus ein Gipfelversuch unternommen wird. Nach dem Erreichen des Gipfels steigen die Bergsteiger so weit wie möglich ab, evtl. sogar bis zurück ins Basislager.

Dem gegenüber steht der Alpinstil. Hierbei findet die Besteigung mit meist deutlich weniger Trägern und logistischem Aufwand statt, jedoch ist der Planungsaufwand erheblich größer. Die Bergsteiger errichten, evtl. mithilfe von Trägern, wiederum ein Basislager und beginnen von dort den Besteigungsversuch. Die Bergsteiger tragen nun Zelte, Kocher, Ausrüstung und Essen selbst. Es wird vom Basislager aus eine Route ausgewählt und die Bergsteiger steigen bis zu einem zuvor ausgewählten oder überlegten Lagerplatz. Das Lager wird eigenständig aufgebaut und am nächsten Tag wieder abgebaut. Von diesem Lager 1 geht es in diesem Sinne weiter, bis zum letzten Hochlager. Hier wird für den Gipfelversuch nichtbenötigtes Material zurückgelassen und das Lager wird auf dem Weg zurück vom Gipfel abgebaut. Für den Abstieg gilt wiederum, dass die Bergsteiger versuchen, so weit wie möglich abzusteigen.

Der Aufstieg beim Alpinstil findet meist nicht entlang von Fixseilen statt. Schwerere Passagen werden also klassisch gesichert und es wird, wenn möglich und nötig, überschlagend geklettert.

13.2 Gesundheitsrisiken beim außeralpinen Höhenbergsteigen

Wie an den bereits erwähnten Zahlen deutlich wird, boomt der Tourismus in die Hochgebirge wie nie zuvor. Ein dramatischer Anstieg an schweren und tödlichen Zwischenfällen beim Höhenbergsteigen betrifft nicht nur die zahlenden Kunden, sondern auch die lokalen Träger und Führer. Leider wird dies oft nicht im öffentlichen Bewusstsein wahrgenommen. Immer neue Rekorde und Zahlen erwecken den Eindruck, dass Höhenbergsteigen „sicherer" und risikoärmer wird und letztendlich für jeden möglich sei.

Um eine realistische Risikoeinschätzung der speziellen Unternehmung und eine entsprechende Aufklärung darüber bieten zu können, müssen zunächst die potenziellen Risiken systematisch dargestellt und sowohl dem Arzt als auch dem Teilnehmer bewusst gemacht werden.

13.2.1 Gefährdung durch physikalische Einflüsse

- Sauerstoffmangel der Höhe (hypobare Hypoxie) mit höhenbedingten Erkrankungen und Leistungsverlust bzw. Erschöpfung der Energiereserven (Hypoglykämie).
- Kälte und „Windchill" mit Risiko für lokale Erfrierungen (▶ Kap. 30) und allgemeine Unterkühlung (akzidentelle Hypothermie; ▶ Kap. 29).
- Hitzeerschöpfung, Austrocknung (Hypohydration) und Hitzschlag.
- Hohe Sonneneinstrahlung mit Risiko für z. B. Schneeblindheit (Keratokonjunktivitis), Sonnenbrand (▶ Kap. 44).

> Die 4 „Hypos" sind eine Bedrohung beim Höhenbergsteigen: Hypoxie, Hypothermie, Hypohydration und Hypoglykämie.

13.2.2 Gefährdung durch biologische Einflüsse

- Bakterielle, virale oder parasitäre Infektionserkrankungen des Verdauungstraktes, der Atemwege und der Haut (▶ Kap. 43).
- Schlechte Wasserqualität und verderbliche Nahrungsmittel.
- Giftpflanzen, allergische Reaktionen, Arthropodenbisse mit Krankheitsübertragung, Gifttierbisse von Spinnen, Skorpionen und Schlangen.
- Endemische Tropenerkrankungen wie Malaria, Schistosomiasis, Gelbfieber, Leishmaniosen, Schlafkrankheit u. v. a.

13.2.3 Gefährdung durch Umweltgefahren

- Lawinenverschüttung, Eisschlag, Steinschlag, Spaltensturz, Absturz.
- Hochwasser und Murenabgänge.
- Schneesturm, Blitzschlag, Sandsturm.
- Vulkanismus, Erdbeben.
- Wildtierangriffe.
- Verkehrsunfälle, Flugzeugabsturz.

13.2.4 Gefährdung durch persönliche Probleme

- Angst, Isolation, Heimweh (▶ Kap. 46).
- Verschlimmerung bestehender Erkrankungen (▶ Kap. 21).
- Unzureichende Vorbereitung und Aufklärung.

13.2.5 Gefährdung durch politische Einflüsse

- Kidnapping.
- Unruhen und tätliche Angriffe.
- Terroranschläge und kriegerische Handlungen.

13.3 Konsequenzen für die verantwortlichen Entscheidungsträger

Ein Arzt als Teil einer Expedition oder Reise vermittelt für die anderen Teilnehmer zunächst einmal Sicherheit. Immer wieder findet man daher Angebote von Expeditionsanbietern, die Ärzten Rabatte gewähren und im Gegenzug dafür erwarten, dass der Arzt die medizinische Versorgung der Teilnehmer übernimmt. Für die Teilnehmer entsteht der Eindruck eines Sicherheitsnetzes, das bei dem dargestellten Gefahrenpotenzial in den Bergen so nicht existiert. Vor Annahme solcher Angebote muss ausdrücklich gewarnt werden. Der Aufwand, eine Expedition medizinisch zu betreuen, darf nicht unterschätzt werden. Hier gilt es, sich den eigenen Wert sowie die medizinischen und persönlichen Herausforderungen genau vor Augen zu halten.

13.3.1 Anforderungen für den medizinischen Verantwortungsbereich

Das Anforderungsprofil an Expeditionsärzte ist vielseitig und komplex. Fällt die Entscheidung, eine Expedition ärztlich zu begleiten, dürfen Expeditionsteilnehmer aus juristischen und moralischen Gründen erwarten, von einem qualifizierten, in Berg-, Höhen- und Expeditionsmedizin ausgebildeten Arzt betreut zu werden. Die Internationale Gesellschaft für Bergmedizin (International Society for Mountain Medicine [ISMM]) in Kooperation mit der Medizinischen Kommission der Union Internationale des Associations d'Alpinisme (UIAA) und der Medizinischen Kommission für alpines Rettungswesen (IKAR) setzt dafür den Mindeststandard mit der Verleihung des internationalen Diploms für Bergmedizin (International Diploma in Mountain Medicine, DiMM).

Nationale Fachgesellschaften, wie die österreichische Gesellschaft für Alpin- und Höhenmedizin (ÖGAHM) sowie die deutsche Gesellschaft für Berg- und Expeditionsmedizin (BexMed), haben die für den Erwerb des DiMM notwendige Ausbildung sowie Prüfung übernommen. Über diese Gesellschafen kann zunächst das Diploma in Mountain Medicine und darauf aufbauend das Diploma in Wilderness and Expedition Medicine erworben werden.

Viele Veranstalter ziehen es trotz dieses hochqualitativen Angebots immer noch vor, aus Kostengründen ohne qualifizierten Expeditionsarzt auszukommen. Diese Position ist heute weder juristisch noch moralisch haltbar.

Juristisch ist, insbesondere in Österreich, auch die Haftbarkeit genauestens zu hinterfragen und zu prüfen, da ohne abgeschlossene Turnus- und/oder Facharztausbildung keine vollständige Berufsermächtigung zur selbstständigen ärztlichen Tätigkeit im Sinne eines Ius practicandi vorliegt.

13.3.2 Bedeutung für den Veranstalter

Leider machen sich nur wenige Fernreisende bewusst, dass weltweit gültige Reisekrankenversicherungen, ein Satellitentelefon oder GPS-Notfalltransponder sowie vorab organisierte Bergekostenübernahmen primär eine suggerierte Sicherheit darstellen.

Die Realität ist in vielen entlegenen Gebieten deutlich ernüchternder. Es fehlt oft an etablierter, organisierter Rettungsinfrastruktur. Hubschrauberflüge sind nur durch voraus deponierte Bezahlungsgarantie und meist nur erheblich zeitverzögert möglich. Oftmals sind diese Hubschrauber zudem nicht zum Verletztentransport ausgestattet und es fehlt bei diesen Flugeinsätzen ein entsprechendes Zielkrankenhaus. Hinzu kommt vielerorts eine möglicherweise korrupte, zeitweise überforderte Bürokratie, was Rettungs- oder Suchaktionen erschwert.

13

> Ein wirksames gesundheitliches Sicherheitsnetz existiert außerhalb von Europa und Teilen Nordamerikas nirgendwo auf der Welt. Somit steht die Notwendigkeit einer qualifizierten ärztlichen Begleitung von Trekking- und Höhenbergfahrten objektiv außer Zweifel.

Zur Sicherheit der Teilnehmer besteht eine moralische und zur Sicherheit des Veranstalters eine juristische Dimension. Wenn eine Unternehmung aufgrund medizinischer Notwendigkeit abgebrochen oder geändert werden muss, können weder Veranstalter noch Expeditionsarzt für eine Beeinträchtigung des Reiseerfolgs verantwortlich gemacht oder belangt werden. Zudem hängt die nachträgliche Übernahme von Kosten für Transport und medizinische Behandlung von einer qualifizierten ärztlichen Stellungnahme ab.

13.3.3 Bedeutung für privat organisierte Reisen

Durch die voranschreitende Erschließung entlegener Gebiete, erleichtertem Zugang zu Informationen und durch soziale Medien sind früher abgelegene Regionen heute Ziel einer steigenden Anzahl von Touristen und Abenteuersuchenden. Immer häufiger finden sich auch Personen ohne ausreichende Erfahrung in Umgebungen und Situationen, für die sie nicht angemessen vorbereitet sind.

Häufig zeigt sich, dass Reisende weder mit den Kriterien einer erfolgreichen Anpassung an große Höhen vertraut sind, noch bereit sind, sich den jeweiligen Anforderungen hinsichtlich Zeit- und Routenplanung anzupassen. In vielen Fällen übertragen Unerfahrene ihre Verantwortung und Entscheidungsgewalt vollständig auf lokale Tourenanbieter. Ein typisches Beispiel für eine solche Unternehmung ist die Besteigung des Kilimanjaro. Genaue Datenerhebungen sind schwierig, jedoch wird davon ausgegangen, dass etwa 50 % der Kilimanjaro-Aspiranten höhenkrank werden (Jackson et al. 2010).

Fällt bereits im Vorfeld, also noch vor Abreise, die Entscheidung, aus Kostengründen auf einen Arzt zu verzichten, sollte zumindest rechtzeitig vor der Reise eine Beratung durch einen qualifizierten Arzt in Anspruch genommen werden. Ausbildung, Unterweisung, Voruntersuchungen und Bereitstellung der notwendigen verschreibungspflichtigen Medikamente sind dann Kernaufgaben des beratenden Trekking- und Expeditionsarztes, der auch für eine ggf. notwendige Betreuung nach der Unternehmung zur Verfügung stehen sollte.

13.4 Tätigkeitsprofil des Trekking- und Expeditionsarztes

Das Tätigkeitsfeld des Expeditionsmediziners beschreibt ein Spezialgebiet, das besondere medizinische Fertigkeiten erfordert. Die schwer zugängliche oder fehlende übergeordnete Versorgungsstruktur stellt eine große Herausforderung dar. Die Kombination der notwendigen Fähigkeiten findet sich so in keiner medizinischen Fachdisziplin. Fachliche Schwerpunkte bilden Allgemein-, Innere-, Notfall- und Sportmedizin aber auch Unfall- und Viszeralchirurgie. Grundkenntnisse der Tropen- und Reisemedizin sind ebenfalls hilfreich. Hinzu kommt als entscheidender Wissensschwerpunkt das Spezialgebiet der Höhenmedizin.

Das Arbeitsumfeld des Expeditionsarztes ist oft lebensfeindlich, zeitweise gefährlich und oft deutlich abweichend von klinischen Standards in Europa. Eine schnelle Auffassungsgabe und Mut zur Improvisation zeichnen die Arbeit aus. Das Tätigkeitsprofil kann in 3 Qualifikationskriterien eingeteilt werden, die oft zeitgleich nötig sind: klinische Fähigkeiten, bergsteigerisches Können, sowie persönliche Eignungskriterien. Es muss von Anfang an sichergestellt sein, dass alle Punkte dieses Anforderungsprofils erfüllt sind.

13.4.1 Klinische Fähigkeiten des Expeditionsarztes

Die klinischen Fähigkeiten erwirbt der Expeditionsarzt während der Facharztweiterbildung oder entsprechenden Zusatzweiterbildungen. Bereits genannt wurden hierbei die Diplome für Berg- und Expeditionsmedizin, die sich intensiv mit den Themen der Höhenmedizin befassen. Weiterbildungen in Akut- und Notfallmedizin sind hilfreich, zum einen, weil die fachliche Kompetenz erweitert wird, zum anderen, weil präklinisches medizinisches Handeln oft ein höheres Maß an Improvisation erfordert und trainiert. Chirurgische Grundfähigkeiten wie Wundversorgungen etc. sollten bekannt sein und beherrscht werden. Insbesondere muss der Expeditionsarzt sich mit den erschwerten Hygienebedingungen auseinandersetzen und ggf. entsprechende Gegenmaßnahmen einleiten und kontrollieren.

Im Folgenden sind einige gängige Aufgaben exemplarisch dargestellt, die Auflistung soll hierbei als Planungshilfe dienen.

Vor der Expedition

- Erhebung eines medizinischen Fragebogens mit Evaluation. Insbesondere in Hinblick auf Vorerkrankungen, Allergien etc.
- Gegebenenfalls Durchführung oder Einsicht einer aktuellen Leistungsdiagnostik.
- Reisemedizinische Beratung, Überprüfung und Ergänzung des Impfstatus.
- Einholung detaillierter Informationen über Anmarschroute, Besteigungsvorhaben mit speziellem Fokus auf Aufstiegs- und Höhenprofil, medizinische und rettungstechnische Infrastruktur und ggf. aktuelle tropenmedizinische Situation sowie, in Hinblick auf Antibiotikaanwendung, lokale Resistenzenlage sowie Prophylaxemaßnahmen.
- Risikoeinschätzung und Ausarbeitung eines Notfallplans mit Kommunikations-, Transport- und medizinischen Behandlungsmöglichkeiten.
- Ausbildung der Teilnehmer in Erster Hilfe und Zusammenstellung der medizinischen Ausrüstung.
- Weiterhin sollte bereits vor der Expedition den Teilnehmern ein Grundwissen bzgl. Symptomen und Gefahren von Höhenkrankheiten vermittelt werden.

Während der Expedition

- Überwachung von tropenmedizinischen Verhaltensprinzipien, Wasserdesinfek-

tion, Nahrungsmittelhygiene, Körperhygiene und Strahlenschutz.
- Ab der Schwellenhöhe oberhalb von 2500 m Überwachung der Akklimatisation sämtlicher Teilnehmer. Hierzu zählt auch die Begleitmannschaft wie z. B. Köche, Träger etc.
- Medizinische Betreuung der Teilnehmer, bewährt hierbei haben sich fixe Behandlungszeiten.
- Kontrolle der medizinischen Ausrüstung und Übergabe an speziell dazu bestimmte Träger.

Im Basislager

- Errichten einer Ambulanz in einem dafür bereitgestellten Zelt, bestehend aus einer Liege z. B. aus Lastcontainern, der Basislagerapotheke, einer Sauerstoffbehandlungseinheit, diagnostischem Instrumentarium und chirurgischer Ausstattung. Vorwiegend hier betreut der Arzt Verletzte, Erkrankte und Ratsuchende.
- Einweisung der Teilnehmer in die medizinische Ausrüstung, wie z. B. die Überdrucksackbehandlung.
- Erklärung zur Verwendung von Hochlagerapotheken und Umgang mit dem Notfallsauerstoff. Hierbei gilt, dass Behandlungsmaßnahmen in der Regel nur nach ärztlicher Anordnung persönlich oder per Funk vorgenommen werden sollten. Der Sauerstoff muss immer mit dem ersten Lagergepäck nach oben getragen werden.
- Intensive Schulung der Teilnehmer in Symptomen und Therapiemöglichkeiten der Höhenkrankheit.
- Überwachen des Gesundheitszustandes, der Leistungsfähigkeit und der Höhenanpassung aller Teilnehmer und rechtzeitige Beratung bzw. Behandlung.
- Überprüfung der persönlichen Rucksackapotheken.

Beim Aufbau der Hochlager

- Auch der Expeditionsarzt sollte sich am notwendigen Akklimatisationsprozess beteiligen.
- Während der Hochlageraufenthalte des Arztes betreut ein ernannter und eingewiesener Assistent die Basislagerambulanz und den Funkdienst.
- Der Arzt führt seine Notfalltasche immer im Rucksack mit. Somit ist in allen Besteigungsphasen die Notfallversorgung gewährleistet.

Grundsätzliches

- Sämtliche relevanten Ereignisse sollen in einem Tagebuch detailliert dokumentiert werden.
- Eigene Gipfelambitionen können nur nach Entscheidung aller verantwortlichen Beteiligten unter Berücksichtigung der aktuellen Versorgungssituation verfolgt werden und sollten bereits vor der Expedition besprochen werden. Im Zweifel sind Gipfelambitionen jedoch hintenanzustellen.
- Da die meisten Notfallsituationen am Berg geschehen, ist die dauernde Anwesenheit im Basislager kein realitätsnahes Szenario. „Der Arzt kommt zum Patienten" bleibt auch beim Höhenbergsteigen eine grundsätzliche Option.
- Im Einzelfall muss der Expeditionsarzt zur Versorgung von Patienten das Basislager sowohl Richtung Berg als auch zur Transportbegleitung ins Tal verlassen.
- Es greift wie in der präklinischen Notfallmedizin das Grundprinzip, dass Eigenschutz vor Fremdschutz geht.
- Es kann vorkommen, dass man als Arzt auch in die Behandlung und Betreuung der lokalen Bevölkerung einbezogen wird. Ob man seine Rolle als Arzt so ausweiten möchte, sollte man sich vor

der Expedition überlegen und die Expeditionsapotheke ggf. entsprechend anpassen.

Nach der Expedition

- Verfassen eines Berichtes anhand des Tagebuchs.
- Betreuung und Beratung erkrankter Teilnehmer und Überweisung zu Spezialisten.
- Koordination und Durchführung von nötigen Nachuntersuchungen und Befundbesprechung.

13.4.2 Bergsteigerische und expeditionspraktische Fähigkeiten

Der Expeditionsarzt ist in seinem Arbeitsumfeld als eigenverantwortlicher und selbstständiger Bergsteiger im schwierigen Gelände mit Fels- und Eisklettern und bei extremen Witterungsbedingungen im Einsatz. Dies setzt ein hohes Maß an Können und körperlicher Fitness voraus. Dabei muss er nicht nur seine eigene Sicherheit berücksichtigen, sondern er übernimmt auch noch eine erhebliche Verantwortung für die ihm anvertrauten Expeditionsteilnehmer. Dieser Anspruch erfordert:

- eine mehrjährige Grundausbildung und Erfahrung im Sommer- und Winterbergsteigen;
- solide praktische Kenntnisse der Bergrettungstechnik mit Sicherheitsanforderungen für den Patientenabtransport, Standplatzbau, Abseiltechniken, Biwakbau;
- organisatorische und einsatztaktische Fähigkeiten: Auswahl und Aufbau eines sicheren Zeltlagerplatzes, einer Küche, eines Toilettenplatzes und Überwachung der Trinkwasser- und Nahrungsmittelhygiene;
- sicherer Umgang mit der modernen Navigations-(GPS-) und Kommunikationstechnik.

13.4.3 Anforderungen an die persönlichen Fähigkeiten

Um in Notfallsituationen rasch und zielorientiert Entscheidungen treffen zu können, bedarf es neben individuellen Merkmalen verbindlich vereinbarte Regeln und eine eindeutig geklärte Entscheidungskompetenz.

Autorität und Entscheidungskompetenz

Aufgabenverteilungen, Verantwortlichkeiten und Befehlshierarchien im Team sollten vorab besprochen werden.

- Wer ist der oberste Entscheidungsträger?
- Welchen Einfluss hat der Arzt auf den Ablauf der Expedition?
  - Wie werden z. B. individuell unterschiedliche Akklimatisationszeiten berücksichtigt?
- Wer moderiert Meinungsverschiedenheiten zwischen Expeditionsleitung und Arzt?

Selbstbewusstsein und Einfühlungsvermögen

Eine Expedition ist für Teilnehmer und Arzt eine Ausnahmesituation. Eine Reihe an Erwartungen, Ängsten, Sorgen und psychologischen Herausforderungen können dem begleitenden Arzt begegnen, aber natürlich auch ihn selbst betreffen. Grundprinzipien ärztlichen Handelns können als Leitstruktur dienen.

- Erkennen der eigenen Stärken, Schwächen und Grenzen.
- Hilfe für jeden, unabhängig von Vorurteilen oder Emotionen.

- Sensibler Umgang mit Verlust- und Versagensängsten der Teilnehmer.
- Improvisationsvermögen und Konfliktbewältigungsfähigkeit.

Umgang mit der Erwartungshaltung der Teilnehmer

- Besprechen der Erwartungen der Teilnehmer und Aufklärung über Grenzen der tatsächlichen Hilfsmöglichkeiten.
- Vergegenwärtigung und Betonung des hohen Maßes an Eigenverantwortung und Unterweisung des Teams zur Risikoreduktion.
- Betreuung des gesamten Teams, auch der Begleitmannschaft, nach einheitlichen medizinischen Standards.
- Bagatellerkrankungen liegen in Eigenverantwortung, sollten dennoch ernstgenommen werden.

Ethische und moralische Konflikte mit den Expeditionszielen

- Respekt vor der Autonomie jedes Teilnehmers und damit dem Recht, über sich selbst zu entscheiden, einen Ratschlag anzunehmen oder auch eine Behandlung abzulehnen. Das setzt verständnisvolle Patientenaufklärung und Kommunikationsfähigkeit voraus.
- Ist der Patient in seinem Urteilsvermögen eingeschränkt, z. B. im Rahmen eines beginnenden Höhenhirnödems, muss der Arzt die Entscheidung übernehmen, folgend der Maxime, Schaden für das Opfer zu vermeiden.
- Motivation zu Mitgefühl und Kameradenhilfe auch in vermeintlich aussichtsloser Situation. Das setzt vorherige Ausbildung und Fallsimulation voraus.
- Es empfiehlt sich spätestens im Basislager, Erwartungen und Ziele zu besprechen. Auch im Hinblick auf Scheitern bzw. Unglücke.
- Achten auf Fairness, Gleichberechtigung und Gerechtigkeit in der Gruppe.
- Rücksichtnahme auf Kultur, Tradition und Regeln des Gastlandes.

> Handelt es sich bei den Expeditionsteilnehmern um eine eingeschworene Gemeinschaft, die zusammen erfolgreich ist, aber auch ggf. gemeinsam umdreht? Oder handelt es sich um eine Interessengemeinschaft mit individuellen Bergsteigern, die ggf. auch alleine den Gipfelgang fortsetzen. Diese und ähnliche Fragen müssen vor der Expedition geklärt werden.

13.5 Umgang mit bekannten Vorerkrankungen und Einschränkungen

In einer immer älter werdenden Gesellschaft finden sich zunehmend Trekkingteilnehmer mit komplexen Vorerkrankungen, die trotzdem selbst anspruchsvolle Touren erfolgreich absolviert haben.

Die meisten publizierten Empfehlungen zum Umgang mit Vorerkrankungen basieren auf theoretischen Überlegungen, sind selten durch die Praxis dokumentiert, und befassen sich vorrangig mit höhenbedingten Atmungs- und Herz-Kreislauf-Problemen. Die schlechte Studienlage sowie fehlende Erfahrungen führen oft zu einer ablehnenden oder konservativen Beratungshaltung. Mit entsprechender Planung, Vorsorge und Betreuung können jedoch auch Bergsteiger mit vielfältigen Vorerkrankungen anspruchsvolle Bergtouren erfolgreich absolvieren. Diesem Themenschwerpunkt ist aufgrund der Komplexität ein eigenes Kapitel gewidmet (▶ Kap. 21).

> Der Expeditionsarzt muss sich rechtzeitig und umfassend mit Vorerkrankungen seiner Teilnehmer auseinandersetzen. Auch komplexe Vorerkrankungen müssen kein Grund zur Absage sein.

Literatur

Arnette A (2023a) Everest 2023: season summary – deadliest in history, the blog on alanarnette.com. ▶ https://www.alanarnette.com/blog/2023/06/02/everest-2023-season-summary-deadest-in-history/. Zugegriffen: 23. Nov. 2023

Arnette A (2023b) Why did so many climbers die on Mount Everest this year? Climbing. ▶ https://www.climbing.com/news/why-did-so-many-climbers-die-mount-everest-this-year/. Zugegriffen: 23. Nov. 2023

Desio A (1955) „The 1954 Italian expedition to the Karakoram and the conquest of K2“ (PDF). Alpine J LX 290:8–9

Jackson SJ, Varley J, Sellers C, Josephs K, Codrington L, Duke G, Njelekela MA, Drummond G, Sutherland AI, Thompson AA, Baillie JK (2010) Incidence and predictors of acute mountain sickness among trekkers on Mount Kilimanjaro. High Alt Med Biol Fall 11(3):217–22

Pokharel S (2023) Nepal issues record number of permits to climb Mount Everest, CNN. ▶ https://edition.cnn.com/travel/article/mount-everest-permits-nepal/index.html. Zugegriffen: 23. Nov. 2023

Service HN (2023) 17 feared dead on Everest this season, The Himalayan Times. ▶ https://thehimalayantimes.com/nepal/17-feared-dead-on-everest-this-season. Zugegriffen: 23. Nov. 2023

Medizinische Ausrüstung für Höhentrekking und Expeditionsbergsteigen

Anita Maruna, Wolfgang Schaffert und Eike Plazikowski

Inhaltsverzeichnis

M. M. Berger et al. (Hrsg.), *Alpin- und Höhenmedizin*,
https://doi.org/10.1007/978-3-662-69578-4_14

Die Zusammenstellung der medizinischen Ausrüstung wird immer eine Kompromisslösung sein, die sich aus dem jeweils individuellen Expeditionscharakter ergibt. Man sollte sich der Tatsache immer bewusst bleiben, dass man weitab jeder Fremdhilfe schon alleine aus Gewichts- und Volumengründen nicht für jeden Zwischenfall medizinisch vorbereitet sein kann. Als Rahmenbedingungen für Auswahl und Umfang können die häufigsten, v. a. aber die bedrohlichsten Erkrankungs- und Verletzungsbilder Orientierung geben.

14.1 Häufige oder bedrohliche Krankheitsbilder beim Höhentrekking und auf Expeditionen

14.1.1 Häufige, anfangs harmlose, aber behandlungsbedürftige Beschwerden

In größeren Höhen findet man eine deutlich verlangsamte Wundheilung vor. Wind und Lufttrockenheit erschweren den Heilungsverlauf „einfacher“ Wunden in adäquater Zeit. Weiter besteht eine erhöhte Infektionsgefahr aufgrund mangelnder Hygieneverhältnisse.

Treten daher vermeintliche Bagatelltraumen wie Wasserblasen, Druckstellen, Schürfwunden, Augenentzündungen oder Mundschleimhautentzündungen (auch Herpes-simplex-Infektionen der Lippen) auf, ist eine konsequente Behandlung unabdingbar, um schwerwiegendere Gesundheitsstörungen zu vermeiden.

14.1.2 Umweltbedingte Krankheitsursachen

Umweltbedingte Krankheiten stehen in direktem Zusammenhang mit dem Ort der Expedition. So wird man bei Expeditionen auf die hohen Berge dieser Erde mit klassischen Höhenkrankheiten, wie AMS/HAPE/HACE und Mischformen, konfrontiert. Weiter können Kälteschäden wie Hypothermie oder lokale Erfrierungen, im Gletschergebiet in großer Höhe wiederum Probleme wie Hitzschlag auftreten. Dehydrierung, Erschöpfung sowie strahlenbedingte Hornhautentzündungen (Schneeblindheit) stellen keine Seltenheit dar.

Ebenso muss man auf der Anreise mit Gifttierbissen oder -stichen bis hin zu allergischen Reaktionen rechnen.

Klassische objektive Gefahren wie Schneestürme, Blitzschläge, Steinschlag, Eisschlag, Lawinenverschüttung, Gletscherspaltenstürze sind auch bei Expeditionen in fremde Länder allgegenwärtig. Ein umfassendes Verständnis dieser potenziellen Risiken ist daher von höchster Bedeutung, um die Sicherheit des gesamten Expeditionsteams zu gewährleisten.

14.1.3 Häufige internistische Krankheitsbilder

Zu den häufigsten Krankheitsbildern zählen v. a. die Infektionskrankheiten, wie Erkrankungen des Magen-Darm-Traktes, Infektionen der oberen und unteren Atemwege sowie Weichteilinfektionen. Die rechtzeitige Behandlung ist eine der Hauptaufgaben eines Expeditionsarztes, um ein Fortschreiten zu verhindern, welches auch einmal zu einem Abbruch der Expedition für den Teilnehmer führen kann.

14.1.4 Ernsthafte internistische Krankheitsbilder

Allergische Reaktionen, die bei Nichtbehandlung tödliche Folgen haben können, müssen dementsprechend erkannt und behandelt werden. Asthmaanfälle, Krampfanfälle oder massive abdominelle Beschwerden müssen entsprechend therapeutisch versorgt werden können. Eine große Herausforderung stellt sicher der „unklare" Brustschmerz dar. Nicht außer Acht lassen darf man differenzialdiagnostisch akute psychische Krisen, Hyperventilation oder Panikattacken.

14.1.5 Ernsthafte Verletzungsmuster

Schädel-Hirn- und Wirbelsäulenverletzungen, stumpfe Brust- und Bauchverletzungen, Becken- und Oberschenkelfrakturen, offene Frakturen.

14.1.6 Tropenmedizinische Erkrankungen

Malaria tropica, Amöbiasis mit Abszedierung, Lambliasis, Schistosomiasis, Helminthiasis, Pilzinfekte, Hautparasiten, Arthropodenbisse mit Infektionsübertragung.

14.1.7 Schmerzen, Blutung, Atemprobleme, Bewusstlosigkeit

Eine Mindestausstattung für Blutstillung, Wärmeschutz, Schienung, Lagerung und behelfsmäßigen Abtransport ist ebenso wichtig wie eine Ausstattung für eine situationsgerechte Schmerzbehandlung, Beatmung und Behandlung bewusstloser Patienten.

14.2 Aufteilung, Umfang und Inhalt

Die medizinische Ausrüstung einer Expedition kann in folgende Schwerpunkte eingeteilt werden: *Basislagerapotheke* (diese wird bis in das Basislager hineingetragen und bleibt dort stationär, sie wird auch bei der Anreise herangezogen), *Notfalltasche des Arztes* und *Rucksackapotheke der Teilnehmer*.

Vom Grundkonzept her, hat es sich bewährt, die medizinische Ausrüstung in einzelne Einheiten schwerpunktmäßig und logistisch aufzuteilen. Das Material wird vorab sortiert und in speziellen Boxen/Kisten untergebracht. Es ist zu empfehlen, nicht alles in einer Box zu verstauen, denn sollte beim Anmarsch genau diese Box verlorengehen, kann so zumindest sichergestellt werden, dass nicht die gesamte Ausrüstung abhandenkommt. Der Expeditionsarzt sollte jederzeit auf die einzelnen Boxen zugreifen können, die in individueller Ordnung möglichst praktikabel aufgeteilt sein sollten. Eine logische Vorgehensweise hierfür wäre es, die Einheiten nach speziellen Krankheitsbildern wie Höhenkrankheit, Schmerz, Magen-Darm-Erkrankungen, Atemwegsinfektionen etc. zu unterteilen. Manche, sehr gängige Medikamente, wie Hustenstiller, Grippemedikamente, Schmerzmedikamente, sollen in ausreichender Menge mitgeführt werden.

Weiter hat sich eine „Diagnostik-Box" bewährt, wo Stethoskop, Blutdruckmanschette, Fieberthermometer, Spatel, Blutzuckermessgerät etc. aufbewahrt werden. Man kann auch eine Box mit Wundversorgung, Chirurgie und Atmung erstellen. Eigens sollte ein Ampullarium mitgeführt werden, mit den gängigen Notfallampullen entsprechend den aktuellen Guidelines der Notfallmedizin und dem entsprechenden Zubehör.

Einflussfaktoren auf die Zusammenstellung medizinischer Ausrüstung bei Expeditionen:

- Anzahl der Teilnehmer und der Begleitmannschaft (Träger, Hochträger, Küchenmannschaft, Bergführer),
- Mitbehandlung der einheimischen Bevölkerung,
- zeitliche Dauer und Charakter des An- und Rückmarsches, Aufenthaltsdauer

im Basislager, Gesamtdauer der Unternehmung,
- Risikocharakter der Expedition, Anzahl der Hochlager, Bergungsmöglichkeiten, Abtransportlogistik,
- Entfernung und Qualität des nächsten Krankenhauses, Möglichkeit eines raschen Heimtransports.

Die Entscheidung über Umfang und Zusammenstellung der expeditionsmedizinischen Ausrüstung liegt ausschließlich beim Expeditionsarzt. Es ist jedoch wichtig, dass gerade der Expeditionsveranstalter über Art und Umfang der medizinischen Ausrüstung in Kenntnis gesetzt wird, um den logistischen Transport vom Material zu organisieren, damit es nicht zu Beschädigungen kommt (augenfälliges Kennzeichnen „Medical-Box").

Der Expeditionsleiter ist verantwortlich für das Organisieren notwendiger Sauerstoffflaschen inkl. Masken und Reglersystemen. Die Überprüfung sollte gemeinsam und rechtzeitig erfolgen (im Falle einer Reklamation).

Der Expeditionsarzt sollte darauf achten, dass v. a. teure medizinische Leihgeräte (Ultraschall-Scanner, Defibrillator etc.) ausreichend transportversichert sind. Dies kann in den meisten Fällen über den Expeditionsveranstalter erfolgen und sollte vorab geklärt werden.

Für die Einfuhr von Medikamenten und medizinischen Geräten gelten bei den Fluggesellschaften (bzgl. Transport) und in den verschiedenen Zielländern unterschiedliche Bestimmungen (Informationen erhält man im Normalfall bei der zuständigen Behörde im Zielland oder der Ausländischen Vertretung in Österreich; Stand 2023: Sozialministerium). Es sollte in jedem Fall eine Liste über die Medikamente in englischer Sprache mitgeführt werden, ein gültiger Arztausweis und ein Arbeitsauftrag des jeweiligen Veranstalters. Sondervorschriften gelten für Suchtmittel (Opiate/Benzodiazepine), Auskünfte erteilt die jeweilige diplomatische Botschaft des Ziellandes.

14.2.1 Basislagerapotheke

Der folgende Vorschlag einer Basislagerapotheke ist ausgerichtet auf eine klassische, kommerziell geführte Expedition, bestehend aus Teilnehmern, Trägern, Hochträgern, Bergführern und einer Basislagermannschaft mit einheimischen Arbeitskräften. Eine weitere medizinische Infrastruktur vor Ort ist in der Regel nicht gegeben.

Die Apotheke sollte (wie oben beschrieben) in wasserdichten, schlagfesten Boxen oder Kisten untergebracht sein, die von außen klar als medizinisches Equipment markiert sind und über eine Schlossvorrichtung verfügen, damit die Kisten versperrt werden können. Innenseitig kann in wasserdichten Klarsichthüllen eine Liste der Medikamente mit vorhandener Anzahl, Dosierung und Indikation angebracht werden. Es hat sich bewährt, die Medikamente nach den Erkrankungen (Symptomen) zu sortieren, damit auch eine einfache Handhabung von den Teilnehmern durchführbar ist. Grundsätzlich sollten Medikamente nur vom Arzt ausgegeben werden, ist dieser nicht im Basislager, muss eine Person bestimmt werden, die evtl. diese Ausgabe übernimmt.

Medikamentenbox, nach Indikation geordnet

- **Höhenkrankheit**

Dexamethason 4 mg Tbl., Nifedipin ret. 20 mg Tbl., Acetazolamid 250 mg Tbl.

- **Antibiotika**

Azithromycin 500 mg Tbl., Amoxicillin 250 mg/Clavulansäure125 mg Tbl., Ciprofloxacin 500 mg Tbl., Clindamycin 600 mg Tbl., Metronidazol 400 mg Tbl., Doxycyclin 200 mg Tbl. (Anmerkung: aktuelle Guidelines und Resistenzentwicklungen beachten!).

- **Schmerzmittel**

Ibuprofen 400–600 mg Tbl., Tramal ret. 100 mg Tbl., Voltaren rapid 50 mg Tbl., Buscopan Tbl., Novalgin 500 mg Tbl.

- **Magen-Darm-Mittel**

PPI: Pantoprazol 40 mg Tbl., Ondansetron 4 mg Tbl., Loperamid 2 mg Tbl., Probiotika, Elektrolytpulver, Natriumpicosulfat Kps./Tropfen (bei Obstipation).

- **Atemwege/Husten**

Hustenstiller: Noscapin 2 mg Tbl.

Expektoranzien: Ambroxol Tbl.

Diverse Lutschtbl.

Fiebersenkende Medikamente: Paracetamol 500 mg Tbl., Metamizol 500 mg Tbl.

- **Tropfen/Sprays**

Augentropfen: Kortison-Einmalaugentropfen (Dexasine-AT), Novain-Augentropfen, antibiotische Einmalaugentropfen (Oxifloxacin-AT).

Nasentropfen/-spray.

Sonstiges: Salbutamol-Spray, Nitrolingual-Spray.

- **Salben/Lösungen**

Kortisonhaltige Hautsalbe (Hydrocortison 1 % Salbe), antibiotische Hautsalbe (Neomycin/Bacitracin-Salbe), Schmerzgel (Voltaren-Gel), Dexpanthenol-Wundheilsalbe, Dexpanthenol-Augen-/Nasensalbe.

Povidon-Jod-Lösung, Octenisept-Lösung zur Wund- und Schleimhautdesinfektion.

- **Allergie**

Desloratadin 5 mg Tbl.

- **Erfrierungen**

Aspirin 100 mg Tbl., Enoxaparin 4000 I.E. Spritzen.

- **Erregungszustände**

Lorazepam 2 mg Tbl.

- **Sonstiges**

Aciclovir 800 mg Tbl.

Box/Packeinheit: Trauma

Kleiderschere, SAM-Splint-Schienung, Stiff-Neck-Halsschienung, Quick-Clot-Blutstill-Set, selbst anlegbarer Druckverband, Emergency-Bandage („Israeli-Bandage“), Blasendauerkatheter Ch 14 inkl. Zubehör.

Box/Packeinheit: Wundversorgung

Nadelhalter, Klemme, Pinzette, Schere, Einmalskalpelle, Nahtmaterial nichtresorbierbar, Wundnahtstreifen, Gewebekleber, Klammermaschine, OP-site-Folie, Dreieckstuch, Schlauchverbände, Augenklappen, Wundauflagen, Rettungsdecke, Pflaster, Tape, Kinesiotape, Einmalhandschuhe.

Box/Packeinheit: Infusionen

Elo-Iso 500 ml, NaCl 0,9 % 250 ml und 100 ml, Glukose 5 % 500 ml, Infusionsbesteck inkl. Zubehör.

Box/Packeinheit: Atmung

Ambu-Beutel mit Maske und Filter, Guedel-Tuben, evtl. Larynxtuben inkl. Zubehör.

Box/Packeinheit: Diagnostik

Stethoskop, RR-Manschette, Thermometer, Otoskop, Pulsoxymeter, BZ-Messgerät, Harnteststreifen, Schwangerschaftstest, Stablampe, Reservebatterien.

Box/Packeinheit: Geräte

Ultraschall-Scanner, Defibrillator.

Box/Packeinheit: Ampullarium

Das Ampullarium richtet sich nach den aktuellen Guidelines der Notfallmedizin und nach der notfallmedizinischen Kompetenz des Expeditionsarztes. Es sollte die zu erwartenden notfallmedizinischen Maßnahmen abdecken. Es ist zu beachten, wirklich nur jene Medikamente mitzunehmen, mit denen man auch tatsächlich umgehen kann.

Als Expeditionsarzt sollte man jede medizinische Handlung gut überdenken, v. a. solche, die in die Notfallmedizin reichen. Es ist zu beachten, dass sich ein Weiter- oder Abtransport auch aus einem Basislager oft sehr schwierig gestaltet, da ein Hubschrauberflug sehr häufig nicht möglich ist. Die Ausstattung der Hubschrauber entspricht in den meisten Fällen nur jener der Transporthubschrauber, es findet sich kein medizinisches Equipment an Bord und auch kein Arzt (gültiger Stand 2023 für Asien/Afrika).

(Aufgrund der aktuellen Entwicklungen [Stand 2023] ist anzunehmen, dass es in den nächsten Jahren zu Änderungen kommen wird, daher sollte man sich bzgl. Hubschraubertransport vorab ausreichend informieren. Länderspezifische Unterschiede beachten.)

14.2.2 Persönliche Ausrüstung/Rucksackapotheke der Teilnehmer

Jeder Teilnehmer sollte seine eigene, individuell gestaltete Rucksackapotheke im Tagesrucksack mitführen, unabhängig von der medizinischen Ausrüstung der Gruppe. Diese soll v. a. die individuell notwendigen Medikamente beinhalten, wie z. B. Diabetesmedikamente, Epi-Pen bei Allergikern etc.

Wichtig ist, nur jenes Material/Medikament mitzunehmen, mit dem man auch vertraut ist und umgehen kann. Es ist empfiehlt sich, die Rucksackapotheke klein, kompakt und mit geringem Gewicht zu halten, denn sie muss ja auch getragen werden.

Eine *Grundausstattung für eine Rucksackapotheke* kann folgendermaßen aussehen:

- Compeed-Blasenpflaster, Tape,
- sterile Wundauflagen, Wundfixiermaterial (Peha-Haft etc.), Wunddesinfektionsmittel,
- Schmerzmedikament: z. B. Paracetamol 500 mg Tbl., Ibuprofen 400 mg Tbl.,
- Lutschtabletten,
- Antiallergikum: z. B. Desloratatin 5 mg Tbl.,
- Antiemetikum: z. B. Ondansetron 4 mg Schmelztbl.,
- Antidiarrhoikum: z. B. Loperamid Tbl. 2 mg,
- Sonnencreme Schutzfaktor 50,
- Rettungsdecke,
- Einmalhandschuhe.

14.2.3 Persönliche Dokumente

Identifikationspapiere (Reisepass, inkl. Kopie), Versicherungsunterlagen (in doppelter Ausführung, inkl. Hinterlegung bei der Agentur), Visum (inkl. Kopie), Flugunterlagen (mit Umbuchungsmöglichkeiten), Bargeld, Kreditkarten, Bezugsadressen und Telefonnummern von Angehörigen, nach Notwendigkeit Allergieausweis (in englischer Sprache), Medikamentenliste bei Einnahme von Dauermedikamenten (in englischer Sprache mit ärztlicher Verordnung).

14.2.4 Notfalltasche des Arztes

Diese bleibt während der gesamten Reise immer in Reichweite des Arztes, um bei etwaigen Notfällen adäquat handeln zu können. Der Inhalt kann je nach Profession des Arztes und Reiseziel variieren und sollte dementsprechend angepasst sein. Ein Mindeststandard entsprechend der Notfallmedizin sollte vorhanden sein:

- **Allgemeine Ausrüstung und Verbandmaterial**
  - Stethoskop, Pulsoximeter, Fieberthermometer, Splitterpinzette, Einmalskalpell, Schere, Einmalhandschuhe, Stablampe, Rettungsdecke, Sam-Splint-Schiene.
  - Verbandmaterial: Wundabdeckfolie (OP-Site), Wunddruckverband zur Blutstillung, Wunddesinfektionslösung, Wundstreifen, sterile Kompressen, nichtverklebende Wundauflagen, Wundverband.

- **Medikamente**
  - Höhenkrankheit: Dexamethason 4 mg Tbl., Nifedipin retard 20 mg Tbl., Acetazolamid 250 mg Tbl.
  - Schmerzen: Ibuprofen 600 mg Tbl., Paracetamol 500 mg Tbl., Opioidanalgetikum.
  - Erfrierungen: Aspirin 100 mg Tbl.
  - Hustenstiller: Noscapin 25 mg Drg.
  - Magen/Darm: Loperamid 2 mg Tbl., Ondanesetron 4 mg Tbl.
  - Sonstiges: Lorazepam 2 mg Tbl., Desloratadin 5 mg Tbl., Epi-Pen.
  - Spray/Tropfen: Nitrolingual-Spray, Salbutamol-Spray, Novain-Augentropfen.

- **Ampullen**

Das Ampullarium richtet sich nach der notfallmedizinischen Kompetenz des Expeditionsarztes und sollte die zu erwartenden notfallmedizinischen Maßnahmen abdecken (▶ Abschn. 14.2.1).

14.3 Hochlagerapotheke

Die Hochlagerapotheke ist als kleine Notfallapotheke zu sehen, die die notwendigsten Medikamente in der einfachsten Form beinhaltet, so, dass jeder Teilnehmer damit umgehen kann.

Obligat ist das Höhenmodul inkl. Ibuprofen 600 mg Tbl. mit einer schriftlichen Kurzanleitung, wann welches Medikament in welcher Dosierung zu nehmen ist.

Zusätzlich sollten Novain-Augentropfen enthalten sein gegen Schneeblindheit sowie Aspirin Tbl. bei Erfrierungen. Der Einsatz von atemdepressiven Medikamenten sollte vermieden werden, da eine Beatmung im Rahmen einer Bergung/Rettung aus großer Höhe oft nur sehr schwierig durchführbar ist. Zu beachten ist sicher, dass es bei einer Rettung aus großer Höhe oft schlicht unmöglich ist, die Vitalparameter so zu überwachen, wie wir es von der Notfallmedizin im Tiefland gewohnt sind.

> Das wesentlichste Medikament, das auf Expeditionen in große Höhen in ausreichendem Umfang mitgeführt werden muss, ist Sauerstoff (inkl. Zubehör).

Die gängigen Sauerstoffflaschen sind mit 4 l zu je 300 bar gefüllt. Die hauptsächlich verwendeten Reglersysteme können mit einer Flussrate von bis zu 4 l/min aufgedreht werden, vereinzelt gibt es Regler mit bis zu 8 l/min. Dies muss der Expeditionsarzt im Basislager vorab kontrollieren und überprüfen! Ebenso muss gezielt berechnet und überdacht werden, wo (d. h. in welcher Höhe/Lager/Depotplatz) wie viele Sauerstofflaschen deponiert werden sollen, damit eine allfällige Versorgung auch sicher gewährleistet ist. Es sollten zusätzlich ausreichend Reserveregler und Masken zur Verfügung stehen.

Ein Planungs- oder logistischer Fehler kann hier tödlich verlaufen!

14.4 Zusammenfassung

Der zunehmende Reisetrend in außereuropäische Hochgebirge ohne entsprechende Rettungs- und Gesundheitsstruktur ist mit gesundheitlichen Risiken verbunden, die nicht unterschätzt werden dürfen. Eine sorgfältige Planung im Vorfeld ist daher unabdingbar. Die Zusammensetzung der ärztlichen Ausrüstung hängt v. a. von der Art und dem Charakter der Reise, der Teilnehmeranzahl und nachfolgenden Begleitmannschaft und nicht zuletzt von der persönlichen Erfahrung des Arztes ab.

> Man sollte immer nur die Ausrüstung mit sich führen, mit der man auch umgehen kann.

Details, wie Malariaprophylaxe, hängen von der jeweiligen Reiseroute ab. Es ist zu empfehlen, jeden Teilnehmer vor Antritt der Reise seinen Impfschutz kontrollieren und nötigenfalls auffrischen zu lassen. Impfausweise sollen in Original und in Kopie mitgeführt werden.

Weiterführende Literatur

Berghold F, Schaffert W (2009) Handbuch der Trekking- und Expeditionsmedizin, medizinische Ausrüstung auf Höhentrekkingtouren, 7 Aufl, S 113–115, 121–125. DAV-Summit Club, München

Brugger H, Zafren K, Festi L et al (2021) Mountain Emergency Medicine, Helicopter Emergency Medical Services 41. Edra S. p. A, Milan

Hochholzer T, Burtscher M et al (2011) Trekking- und Expeditionsbergsteigen, Ein medizinischer Ratgeber, Medizinische Ausrüstung auf Höhentrekkingtouren, 1. Aufl, S 298–308, Panico Alpinverla, Innsbruckg

Jelinek T, Michel A (2023) CRM Handbuch Reisemedizin, Checklisten Reiseapotheke, 59. Aufl, S 557–558, Thieme, Düsseldorf

Von der Höhen- zur Intensivmedizin

Marc Moritz Berger und Jürgen Knapp

Inhaltsverzeichnis

M. M. Berger et al. (Hrsg.), *Alpin- und Höhenmedizin*,
https://doi.org/10.1007/978-3-662-69578-4_15

Im Jahr 1978 waren Reinhold Messner und Peter Habeler die ersten Bergsteiger, die den Gipfel des Mount Everests (8850 m) ohne die Verwendung zusätzlichen Sauerstoffs bestiegen. Dieser Erfolg war umso bemerkenswerter, als dass von zahlreichen Physiologen und Höhenmedizinern dieser Zeit angenommen wurde, dass eine Besteigung des Mount Everests ohne Verwendung zusätzlichen Sauerstoffs unmöglich sei (West 2000). Diese Haltung basierte auf der Annahme, dass der auf dem Gipfel herrschende inspiratorische Sauerstoffpartialdruck (PO_2) an der Untergrenze des Sauerstoffbedarfs in Ruhe liegt und keinerlei körperliche Aktivität mehr erlaubt (West 1999). Der Erfolg von Messner und Habeler, der mittlerweile über 200-mal wiederholt wurde, demonstriert jedoch eindrucksvoll, dass das Ausmaß der Hypoxietoleranz eines gesunden Menschen größer ist, als ursprünglich angenommen wurde.

15.1 Humane Hypoxietoleranz

15

Im Rahmen der Caudwell-Xtreme-Everest-Expedition im Jahr 2007 wurden von vier Bergsteigern auf einer Höhe von 8400 m arterielle Blutproben unter Umgebungsbedingungen und ohne zusätzlichen Sauerstoff abgenommen. In diesen Proben betrug der mittlere arterielle PO_2 24,6 mmHg (19,1–29,5 mmHg) und die begleitende O_2-Sättigung 54 % (Grocott et al. 2009). Diese Werte, die zu den niedrigsten jemals im Menschen dokumentierten Werten zählen, demonstrieren das Ausmaß der Hypoxie, das es während einer Besteigung des Mount Everests ohne die Verwendung zusätzlichen Sauerstoffs zu tolerieren gilt.

Zahlreiche Studien haben sich mit der Hypoxietoleranz des Menschen und den zugrunde liegenden Adaptations- und Kompensationsmöglichkeiten beschäftigt. Diese Studien haben nicht nur zu einem besseren Verständnis der Höhenphysiologie und -pathophysiologie geführt, sondern auch das Verständnis der Auswirkungen einer Hypoxie bei kritisch kranken Patienten verbessert. Die bei Bergsteigern zu beobachtenden, physiologischen Anpassungsprozesse an die in großer Höhe bestehende Hypoxie scheint – zumindest teilweise – auch für die Hypoxietoleranz kritisch kranker Patienten von Bedeutung zu sein. Daher könnte ein besseres Verständnis der höhenphysiologischen Prozesse auch für den intensivmedizinischen Bereich von Relevanz sein (Berger und Grocott 2017). Untersuchungen an Bergsteigern mit akuter Höhenexposition bieten im Vergleich zu Intensivpatienten den Vorteil, dass die Effekte einer Hypoxie an einem relativ homogenen Kollektiv ohne relevante Störfaktoren untersucht werden können. Bei kritisch kranken Patienten hingegen sind verschiedenste Einflussgrößen (z. B. Begleiterkrankungen, Medikamente) zu berücksichtigen. Allerdings können eben diese Einflussgrößen das Spektrum der Adaptations- und Kompensationsmöglichkeiten, das einem gesunden Bergsteiger zur Verfügung steht, auch einschränken.

15.2 Alveoläre Flüssigkeitsresorption

Ein Beispiel, wie höhenmedizinische Studien das pathophysiologische Verständnis anderer Krankheitsbilder erweitert haben, stellt der Mechanismus der alveolären Flüssigkeitsresorption dar. Die alveoläre Flüssigkeitsresorption beruht primär auf dem transepithelialen Transport geladener Ionen (◘ Abb. 15.1).

> Bei Personen mit Anfälligkeit für die Entwicklung eines Höhenlungenödems (HLÖ) scheint der transepitheliale Ionentransport zumindest in Hypoxie gestört zu sein (Sartori et al. 2002).

Dadurch ist die Rückresorption von Flüssigkeit aus dem Alveolarraum – zumindest in Hypoxie bzw. in der Höhe – vermindert und die Entstehung eines Lungenödems be-

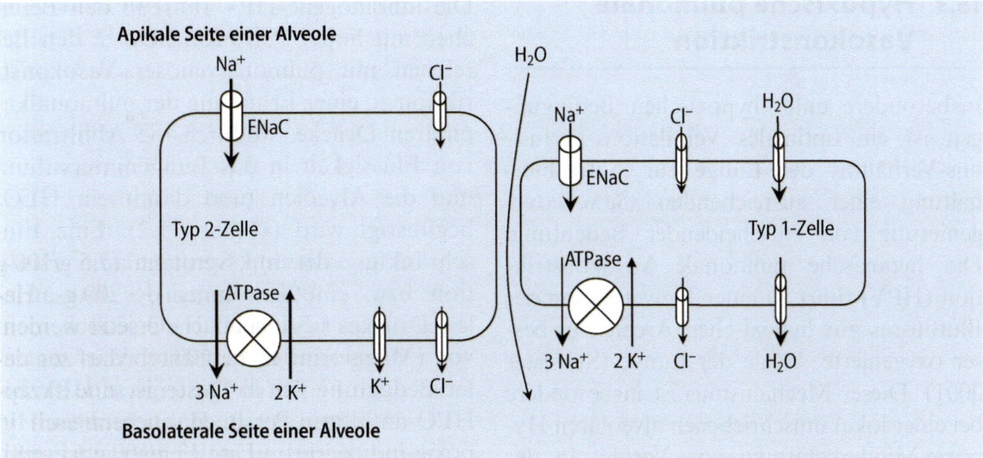

Abb. 15.1 Schematische Darstellung der transalveolären Ionen- und Wasser (*H_2O*)-Resorption. Die Resorption von Ödemflüssigkeit ist abhängig vom transepithelialen Natrium (*Na^+*)-Transport, über den ein Ionengradient generiert wird, dem passiv die Ödemflüssigkeit folgt. Na^+ tritt über apikale epitheliale Na^+-Kanäle (*ENaC*) in die Zelle ein. Auf der basolateralen Seite tritt Na^+ durch die Na^+/K^+-Adenosintriphosphatase (*ATPase*) aus der Zelle heraus in das Interstitium. Das im Gegenzug durch die Na^+/K^+-ATPase in die Zelle hinein transportierte K^+ verlässt die Zelle entlang des nach extrazellulär gerichteten K^+-Gradienten. Die Resorption von Na^+ wird von einer Chlorid (*Cl^-*)-Resorption begleitet. Der entstehende Na^+- und Cl^--Gradient stellt die treibende Kraft für die transepitheliale, parazelluläre Flüssigkeitsresorption dar.

günstigt. β-Sympathomimetika stimulieren den transepithelialen Ionentransport, was therapeutisch genutzt werden kann. So lässt sich durch Inhalation des β-Sympathomimetikums Salmeterol das Risiko, auf 4559 m an einem HLÖ zu erkranken, bei HLÖ-anfälligen Personen um etwa 50 % reduzieren (Sartori et al. 2002). Das Konzept, durch β-Sympathomimetika die alveoläre Flüssigkeitsresorption zu stimulieren, wurde in der Folge auch bei Patienten mit einem schweren Lungenversagen („acute respiratory distress syndrome“, ARDS) angewandt. Auch bei diesen Patienten ist die Kapazität der alveolären Flüssigkeitsresorption signifikant vermindert und mit erhöhter Mortalität assoziiert (Matthay 2002). Eine erste Pilotstudie an 40 Patienten zeigte vielversprechende Ergebnisse, da intravenöses Salbutamol im Vergleich zu Plazebo zu einer Reduktion des extravaskulären Lungenwassers und der Beatmungsdauer führte (Perkins et al. 2006). Eine nachfolgende Multizenterstudie an 324 ARDS-Patienten wurde jedoch vorzeitig abgebrochen, da die intravenöse Gabe von Salbutamol aufgrund von Tachykardien und Arrhythmien schlecht toleriert wurde und mit einer erhöhten 28-Tage-Mortalität assoziiert war (Gao Smith et al. 2012). Trotz dieses enttäuschenden Resultats bleibt der Mechanismus der alveolären Flüssigkeitsresorption ein interessantes Ziel zukünftiger Strategien zur Therapie eines Lungenödems. Einen vielversprechenden Ansatz stellt der relativ neue Wirkstoff Solnatide (Laborcode AP301) dar, der als flüssiges Aerosol zur Aktivierung des pulmonalen ENaC führt. Inwieweit Solnatide jedoch tatsächlich zu einer klinisch relevanten Outcome-Verbesserung bei Patienten mit Lungenödem führt, ist Gegenstand aktueller Untersuchungen (Schmid et al. 2022).

15.3 Hypoxische pulmonale Vasokonstriktion

Insbesondere unter hypoxischen Bedingungen ist ein optimales Ventilations-Perfusions-Verhältnis der Lunge zur Aufrechterhaltung einer ausreichenden Gewebeoxygenierung von entscheidender Bedeutung. Die hypoxische pulmonale Vasokonstriktion (HPV) führt zu einer Umverteilung des Blutflusses aus hypoxischen Arealen in besser oxygenierte Areale der Lunge (Sylvester 2001). Dieser Mechanismus ist insbesondere bei einer lokal umschriebenen alveolären Hypoxie/Minderbelüftung von Vorteil. In der Höhe hingegen ergibt die HPV keinen physiologischen Sinn, da die Hypoxie überall in der Lunge und nicht nur lokal begrenzt vorliegt und damit zu einem generalisierten Anstieg der pulmonalvaskulären Drücke führt.

> Hämodynamische Messungen mittels Pulmonalarterienkatheter an HLÖ-anfälligen Personen auf 4559 m Höhe haben gezeigt, dass das zentrale Ereignis in der Pathophysiologie des HLÖ eine gesteigerte, inhomogene HPV darstellt.

Die inhomogene HPV führt in den Bereichen mit hoher Perfusion bzw. in den Bereichen mit pulmonalvenöser Vasokonstriktion zu einer Erhöhung der pulmonalkapillären Drücke, wodurch die Abfiltration von Flüssigkeit in das Lungeninterstitium und die Alveolen (und damit ein HLÖ) begünstigt wird (◘ Abb. 15.2). Eine Einschränkung der linksventrikulären Funktion bzw. eine Erhöhung des linksatrialen Druckes liegt beim HLÖ jedoch nicht vor (Maggiorini et al. 2001). Von zentraler Bedeutung für die gesteigerte HPV bei HLÖ-anfälligen Personen scheinen ein Hypoxie-induziertes Ungleichgewicht zwischen Vasodilatatoren (u. a. Stickstoffmonoxid) und Vasokonstriktoren (u. a. Endothelin-1) sowie eine gesteigerte Produktion reaktiver Sauerstoffspezies zu sein (Bailey et al. 2010; Berger et al. 2005, 2009). Solche Veränderungen finden sich nicht nur beim HLÖ, sondern auch bei anderen Formen der pulmonalen Hypertonie sowie beim ARDS (Albertine et al. 1999; Klinger et al. 2013; Lau et al. 2017). Dies zeigt, dass Erkenntnisse an gesunden Menschen, die sich einer akuten Hypoxie exponieren,

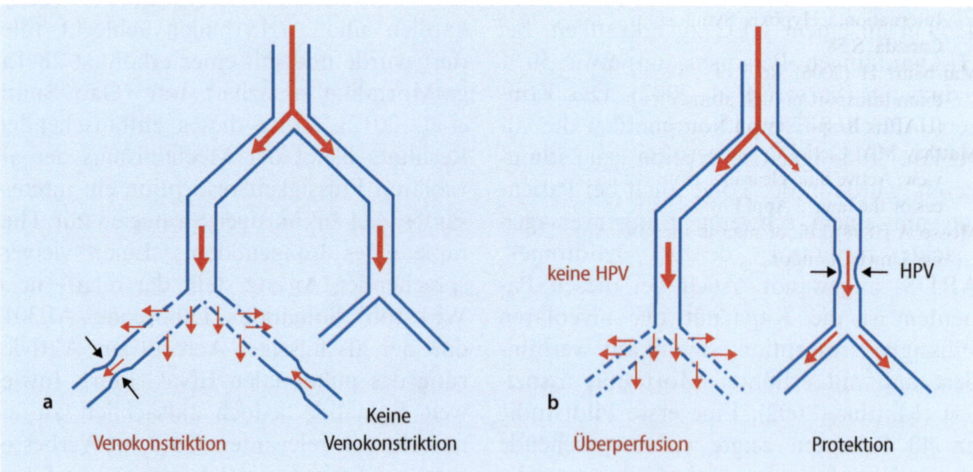

◘ **Abb. 15.2** Schematische Darstellung der Mechanismen, über die eine hypoxische pulmonale Vasokonstriktion (*HPV*) zu einer Erhöhung der pulmonalkapillären Drücke mit Abfiltration von Flüssigkeit in das Lungeninterstitium und die Alveolen führen könnte. **a** Prinzip der postkapillären Venokonstriktion. (Zhao et al. 1993). **b** Prinzip der inhomogenen präkapillären Vasokonstriktion. (Hultgren 1996)

auch für andere Formen der pulmonalen Hypertonie und des ARDS von Bedeutung sind.

15.4 Kapillardichte

In der Höhe kommt es zu einem Anstieg des Herzzeitvolumens (insbesondere bedingt durch einen Anstieg der Herzfrequenz), der Ventilation und im Verlauf auch der Hämoglobinkonzentration (► Kap. 6). Diese Adaptationsmechanismen sorgen dafür, dass der Sauerstofftransport in die Peripherie ausreichend funktioniert. Voraussetzung für eine ausreichende Sauerstoffversorgung des Gewebes ist jedoch eine genügende Kapillarisierung.

> In Geweben mit hoher Sauerstoffabhängigkeit, wie z. B. in der Skelettmuskulatur, führt ein reduziertes Sauerstoffangebot zu einer Erhöhung der Kapillardichte.

Bei Bergsteigern lässt sich im Rahmen einer Höhenexposition (5250 m) eine erhöhte Kapillardichte sowohl in den Muskelgruppen der Beine als auch in den nichtbeanspruchten Armmuskeln nachweisen (Hoppeler und Vogt 2001; Mizuno et al. 2008). Bleibt eine vermehrte Kapillarisierung unter hypoxischen Bedingungen aus, so ist die Sauerstoffversorgung der Peripherie eingeschränkt. Eine höhere Kapillardichte war im Rahmen der Besteigung eines 7126 m hohen Gipfels (Mount Himlung Himal, Nepal) mit einer erhöhten Gipfel-Wahrscheinlichkeit assoziiert.

Bei Patienten mit schwerer Sepsis, die im Rahmen des Schockgeschehens eine Gewebehypoxie aufweisen, ist eine höhere Kapillardichte mit geringerer Mortalität assoziiert (Hoppeler und Vogt 2001; Mizuno et al. 2008). Ein Schlüsselmechanismus zur Induktion einer höheren Kapillardichte stellt der Hypoxie-induzierbare Faktor 1 (HIF-1) dar (Pugh und Ratcliffe 2003; Semenza 2012), für dessen Beschreibung der Medizin-Nobelpreis des Jahres 2019 vergeben wurde. Bei verschiedenen Schockformen sind die Konzentrationen von HIF-1 erhöht (Textoris et al. 2012). Ob diese Anstiege für das Überleben relevant sind, ist bisher unklar. Therapeutische HIF-1-Gaben während Hypoxie im Schock werden diskutiert, um die Kapillardichte relevanter Organe beim Intensivpatienten zu erhöhen (Pugh und Ratcliffe 2003; Villani et al. 1998).

15.5 Mitochondriale Stoffwechselprozesse

Im Zuge einer Höhenanpassung kommt es nicht nur zu einer Erhöhung des Sauerstofftransports, sondern auch zu einer Reduktion der Sauerstoffverwertung im Körper (Kayser 1996). Erklärungen hierfür könnten auf subzellulärer Ebene in den Mitochondrien zu finden sein: Ihre Dichte nimmt in der Skelettmuskulatur nach Höhenakklimatisation ab, gleichzeitig nimmt auch die oxidative Phosphorylierungskapazität zur Adenosintriphosphat (ATP)-Gewinnung ab. Eine Umstellung der Energiegewinnung von einer primären Glukoseverwertung hin zu einer gesteigerten Fettsäureverwertung in den Mitochondrien bringt energetische Vorteile, da bei gleicher Sauerstoffverbrauchsmenge entsprechend des kalorischen Äquivalents mehr ATP gebildet wird (Murray und Horscroft 2016). Direkte Folge dieser Adaptationsprozesse ist eine Abnahme des Sauerstoffbedarfs. Der eigentliche Sauerstoffbedarf zur Aufrechterhaltung der Bildung von ATP in den Mitochondrien liegt gewebeabhängig bei einem PO_2 von etwa 1–5 mmHg (Gnaiger et al. 1995). Von Hypoxie-toleranten Tierspezies ist bekannt, dass die Anpassung an Hypoxie nicht über die Aktivierung anaerober Stoffwechselschritte, sondern über Reduktion des aeroben Sauerstoffverbrauchs durch Einschränkung zellulärer Prozesse (z. B. Ionentransport, Proteinsynthese) erfolgt (Hochachka et al. 1996).

Beim septischen Patienten scheinen ähnliche Anpassungsreaktionen von Bedeutung zu sein: Meist findet sich in der Initialphase einer Sepsis eine hyperdyname Kreislaufsituation mit erhöhtem Herzzeitvolumen, wohingegen im weiteren Verlauf der Erkrankung bei Normalisierung des Herzzeitvolumens die Reduktion mitochondrialer Stoffwechselprozesse und insbesondere oxidativer Phosphorylierungsschritte im Vordergrund steht (Singer 2014). In dieser Phase scheint eine Erhöhung des Sauerstofftransports nachteilig zu sein (Helmerhorst et al. 2015).

> Das Antwortverhalten auf eine akute Hypoxie besteht sowohl bei kritisch Kranken als auch bei gesunden Individuen im Rahmen einer akuten Hypoxie- bzw. Höhenexposition initial in einer Hochregulierung der Sauerstofftransportmechanismen, wohingegen im Verlauf eine Reduktion des Sauerstoffverbrauchs im Vordergrund steht.

15.6 Genetische Faktoren

15

Die große individuelle Variabilität bezüglich Höhentoleranz und körperlicher Leistungsfähigkeit in der Höhe ist wenig verstanden. Unklar ist ebenso, wieso manche kritisch kranken Patienten arterielle PO_2-Werte < 60 mmHg über Tage ohne relevante Organdysfunktion tolerieren und andere Patienten dies nicht können (Helmerhorst et al. 2015). Die Ursache dieser phänotypischen Unterschiede in der Hypoxietoleranz könnte genetischer Natur sein. Es ist vorstellbar, das genetische Varianten, die zu einer besseren Höhentoleranz führen, auch mit einer verbesserten Überlebensrate Hypoxie-assoziierter Erkrankungen verbunden sind (Berger und Grocott 2017). Belastbare Daten, die diese Hypothesen unterstützen, sind jedoch nur wenig vorhanden. So wurde für das Gen, welches das Angiotensin-konvertierende Enzym (ACE) kodiert, ein Deletions-Insertions-Polymorphismus beschrieben, der sowohl mit einer verbesserten Höhentoleranz (Wang et al. 2016) als auch mit einer verminderten Mortalität bei Vorliegen eines ARDS (Marshall et al. 2002) assoziiert ist. Auch die Hochregulierung des sog. Heat-Shock-Proteins-70 im Rahmen eines septischen Geschehens ist mit einer erhöhten Hypoxietoleranz sowie einem verminderten Risiko für die Entwicklung eines ARDS assoziiert (Aschkenasy et al. 2011).

> **Fazit**
> Untersuchungen gesunder Individuen in großer Höhe haben maßgeblich dazu beigetragen, die physiologischen und pathophysiologischen Effekte einer Hypoxie auf den menschlichen Organismus in ihrer Gesamtheit besser zu verstehen. Da auch bei kritisch kranken Patienten eine Hypoxämie häufig zu beobachten ist (entweder als Ursache oder als Folge verschiedener Krankheitsbilder), können die in großer Höhe gewonnenen Erkenntnisse dazu beitragen, die Auswirkungen einer Hypoxämie bei Intensivpatienten besser zu verstehen und daraus neue Therapiestrategien zu entwickeln. Insbesondere die Mechanismen, die zu einer Reduktion des zellulären Sauerstoffverbrauchs führen, dürften zukünftig von therapeutischem Interesse sein.

Literatur

Albertine KH, Wang ZM, Michael JR (1999) Expression of endothelial nitric oxide synthase, inducible nitric oxide synthase, and endothelin-1 in lungs of subjects who died with ARDS. Chest 116(1 Suppl):101S–102S

Aschkenasy G, Bromberg Z, Raj N, Deutschman CS, Weiss YG (2011) Enhanced Hsp70 expression protects against acute lung injury by modulating apoptotic pathways. PLoS ONE 6(11):e26956

Bailey DM, Dehnert C, Luks AM, Menold E, Castell C, Schendler G, Faoro V, Gutowski M, Evans KA, Taudorf S, James PE, McEneny J, Young IS, Swenson ER, Mairbaurl H, Bartsch P, Berger MM (2010) High-altitude pulmonary hypertension is associated with a free radical-mediated reduction in pulmonary nitric oxide bioavailability. J Physiol 588(Pt 23):4837–4847

Berger MM, Grocott MP (2017) Facing acute hypoxia: from the mountains to critical care medicine. Br J Anaesth 118(3):283–286

Berger MM, Hesse C, Dehnert C, Siedler H, Kleinbongard P, Bardenheuer HJ, Kelm M, Bartsch P, Haefeli WE (2005) Hypoxia impairs systemic endothelial function in individuals prone to high-altitude pulmonary edema. Am J Respir Crit Care Med 172(6):763–767

Berger MM, Dehnert C, Bailey DM, Luks AM, Menold E, Castell C, Schendler G, Faoro V, Mairbaurl H, Bartsch P, Swenson ER (2009) Transpulmonary plasma ET-1 and nitrite differences in high altitude pulmonary hypertension. High Alt Med Biol 10(1):17–24

Gao Smith F, Perkins GD, Gates S, Young D, McAuley DF, Tunnicliffe W, Khan Z, Lamb SE (2012) Effect of intravenous beta-2 agonist treatment on clinical outcomes in acute respiratory distress syndrome (BALTI-2): a multicentre, randomised controlled trial. Lancet 379(9812):229–235

Gnaiger E, Steinlechner-Maran R, Mendez G, Eberl T, Margreiter R (1995) Control of mitochondrial and cellular respiration by oxygen. J Bioenerg Biomembr 27(6):583–596

Grocott MP, Martin DS, Levett DZ, McMorrow R, Windsor J, Montgomery HE (2009) Arterial blood gases and oxygen content in climbers on Mount Everest. N Engl J Med 360(2):140–149

Helmerhorst HJ, Roos-Blom MJ, van Westerloo DJ, de Jonge E (2015) Association between arterial hyperoxia and outcome in subsets of critical illness: a systematic review, metaanalysis, and meta-regression of cohort studies. Crit Care Med 43(7):1508–1519

Hochachka PW, Buck LT, Doll CJ, Land SC (1996) Unifying theory of hypoxia tolerance: molecular/metabolic defense and rescue mechanisms for surviving oxygen lack. Proc Natl Acad Sci U S A 93(18):9493–9498

Hoppeler H, Vogt M (2001) Muscle tissue adaptations to hypoxia. J Exp Biol 204(Pt 18):3133–3139

Hultgren HN (1996) High-altitude pulmonary edema: current concepts. Ann Rev Med 47:267–284

Kayser B (1996) Lactate during exercise at high altitude. Eur J Appl Physiol Occup Physiol 74(3):195–205

Klinger JR, Abman SH, Gladwin MT (2013) Nitric oxide deficiency and endothelial dysfunction in pulmonary arterial hypertension. Am J Respir Crit Care Med 188(6):639–646

Lau EMT, Giannoulatou E, Celermajer DS, Humbert M (2017) Epidemiology and treatment of pulmonary arterial hypertension. Nat Rev Cardiol 4(10):603–614

Maggiorini M, Melot C, Pierre S, Pfeiffer F, Greve I, Sartori C, Lepori M, Hauser M, Scherrer U, Naeije R (2001) High-altitude pulmonary edema is initially caused by an increase in capillary pressure. Circulation 103(16):2078–2083

Marshall RP, Webb S, Bellingan GJ, Montgomery HE, Chaudhari B, McAnulty RJ, Humphries SE, Hill MR, Laurent GJ (2002) Angiotensin converting enzyme insertion/deletion polymorphism is associated with susceptibility and outcome in acute respiratory distress syndrome. Am J Respir Crit Care Med 166(5):646–650

Matthay MA (2002) Alveolar fluid clearance in patients with ARDS: does it make a difference? Chest 122(6 Suppl):340S-343S

Mizuno M, Savard GK, Areskog NH, Lundby C, Saltin B (2008) Skeletal muscle adaptations to prolonged exposure to extreme altitude: a role of physical activity? High Alt Med Biol 9(4):311–317

Murray AJ, Horscroft JA (2016) Mitochondrial function at extreme high altitude. J Physiol 594(5):1137–1149

Perkins GD, McAuley DF, Thickett DR, Gao F (2006) The beta-agonist lung injury trial (BALTI): a randomized placebo-controlled clinical trial. Am J Respir Crit Care Med 173(3):281–287

Pugh CW, Ratcliffe PJ (2003) Regulation of angiogenesis by hypoxia: role of the HIF system. Nat Med 9(6):677–684

Sartori C, Allemann Y, Duplain H, Lepori M, Egli M, Lipp E, Hutter D, Turini P, Hugli O, Cook S, Nicod P, Scherrer U (2002) Salmeterol for the prevention of high-altitude pulmonary edema. N Engl J Med 346(21):1631–1636

Schmid B, Kranke P, Lucas R, Meybohm P, Zwissler B (2022) Frank S (2022) Safety and preliminary efficacy of sequential multiple ascending doses of solnatide to treat pulmonary permeability edema in patients with moderate to severe ARDS in a randomized, placebo-controlled, double-blind trial: preliminary evaluation of safety and feasibility in light of the COVID-19 pandemic. Trials 23(1):252

Semenza GL (2012) Hypoxia-inducible factors in physiology and medicine. Cell 148(3):399–408

Singer M (2014) The role of mitochondrial dysfunction in sepsis-induced multi-organ failure. Virulence 5(1):66–72

Sylvester JT (2001) Hypoxic pulmonary vasoconstriction: a radical view. Circ Res 88(12):1228–1230

Textoris J, Beaufils N, Quintana G, Ben Lassoued A, Zieleskiewicz L, Wiramus S, Blasco V, Lesavre N, Martin C, Gabert J, Leone M (2012) Hypoxia-inducible factor (HIF1alpha) gene expression in human shock states. Crit Care 16(4):R120

Villani G, Greco M, Papa S, Attardi G (1998) Low reserve of cytochrome c oxidase capacity in vivo in the respiratory chain of a variety of human cell types. J Biol Chem 273(48):31829–31836

Wang Y, Lu H, Chen Y, Luo Y (2016) The association of angiotensin-converting enzyme gene insertion/deletion polymorphisms with adaptation to high altitude: a meta-analysis. J Renin Angiotensin Aldosterone Syst 17(1):1470320315627410

West JB (1999) Barometric pressures on Mt. Everest: new data and physiological significance. J Appl Physiol 86(3):1062–1066

West JB (2000) Human limits for hypoxia. The physiological challenge of climbing Mt. Everest. Ann N Y Acad Sci 899:15–27

Zhao Y, Packer CS, Rhoades RA (1993) Pulmonary vein contracts in response to hypoxia. Am J Physiol 265(1 Pt 1):L87–92

Alpine Sportmedizin

Spezifische muskuläre Belastungsmuster des Alpinsports

Marc Philippe

Inhaltsverzeichnis

M. M. Berger et al. (Hrsg.), *Alpin- und Höhenmedizin*,
https://doi.org/10.1007/978-3-662-69578-4_16

Die Belastungsmuster, die im alpinen Bereich auftreten, werden in erster Linie durch die Topografie des alpinen Geländes und durch die Sportarten definiert, die hier ausgeübt werden. Die Topografie des alpinen Geländes hat die Menschen seit jeher fasziniert, war aber gerade in früheren Zeiten auch mit sehr viel harter und teilweise gefährlicher Arbeit verbunden. Die Nutzung des alpinen Bereichs als Sportstätte ist eng mit der Neugierde der Menschen verbunden, Neues/Neuland zu entdecken. Die „sinnlose“ Besteigung von Bergen, insbesondere von Berggipfeln, ist schon sehr lange vor dem Begriff „Sport“ entstanden. Die Erstbesteigung des Mont Ventoux (1902 m) durch Francesco Petrarca am 26.04.1336 gilt als Geburtsstunde des Bergsteigens.

Grundlage fast aller alpinen Sportarten ist das starke Gefälle, das man im alpinen Bereich vorfindet. Neben dem Bergsteigen gibt es eine Vielzahl von Sportarten, die im alpinen Bereich betrieben werden. Man könnte sie einteilen in Sportarten, die an Land, auf dem Wasser oder in der Luft betrieben werden. Die gängigsten Sportarten an Land sind Bergwandern, Bergsteigen, Trekking, Laufen (Berglaufen, Trail Running), Klettern (Sportklettern, Alpinklettern, technisches Klettern, Eisklettern), Mountainbiking, E-Mountainbiking, Rennradfahren, Skifahren (alpin und nordisch), Langlaufen, Rodeln, Schneeschuhwandern und Skitouren (streng genommen finden die Wintersportarten auch auf dem Wasser statt). Auf dem Wasser wird v. a. Rafting, Kanufahren und Canyoning (teilweise an Land) ausgeübt. In der Luft betreibt man unter anderen Paragleiten und Drachenfliegen (Deltagleiten).

16.1 Beliebte Bergsportarten

Zu den beliebtesten Sommersportarten in den Alpen zählen Bergwandern und Bergsteigen, sowie Mountainbiking und Klettern. Die Sommersportart Nummer 1 in den Alpen ist das Bergwandern. Laut World Tourism Organization (WTO/IOC 2001) haben bereits 1999 über 4,7 Mio. deutsche Urlauber eine Sommerbergsportart und fast 4,2 Mio. eine Winterbergsportart als Hauptreisemotiv angegeben.

Die beliebtesten Wintersportarten sind Skifahren und Snowboarden. Skifahren ist im Winter mit Abstand die Sportart Nummer 1 in den Alpen. Allein Österreich verzeichnet jährlich ca. 50 Millionen Skier Days (WKO 2024). Alle diese Bergsportarten werden auch außerhalb der Alpen praktiziert. Trekkingunternehmungen und Expeditionen genießen besonders in den großen Bergmassiven dieser Welt immer größere Popularität.

- **Mit welchen sport- und umgebungsbedingten Belastungen muss die/der Alpinsportler/-in rechnen?**

Sämtliche Alpinsportarten (ausgenommen Hallenklettern) sind Freiluftsportarten, und somit ist das Element Natur in all seinen Ausprägungen allgegenwärtig. Vor allem im Hochgebirge können die schnell wechselnden Wetterbedingungen scheinbar einfache Touren innerhalb kürzester Zeit zu einer schweren oder sogar extremen Situation werden lassen. In solchen Fällen sind psychische Stärke und spezifische Coping-Strategien gefragt. Je extremer das Gelände wird, umso mehr erfordert es von Alpinsportlern/-innen neben körperlicher und psychischer Fitness Erfahrung, Planung und das Wissen über Gefahren. Ein zentrales Element, das zur Erschwerung der Sportausübung im Hochgebirge beiträgt, ist der mit Höhenzunahme abfallende atmosphärische Druck und die damit verbundene Hypoxie. Nachfolgende Kapitel (► Kap. 19 und 20) werden diese Thematik genauer betrachten.

Die beliebtesten Alpinsportarten haben gemeinsam, dass neben den gängigen konditionellen Fähigkeiten wie Ausdauer, Kraft und Kraftausdauer auch spezifische koordinative Aspekte eine große Rolle spielen. Im Vergleich zum Wandern in der Ebene sind beim Bergwandern mehr Trittsicherheit und ein besseres Gleichgewicht gefragt. Auch beim Mountainbiking bedarf es großer Geschicklichkeit und je nach Geländebeschaffenheit einer ausgefeilten Fahrtechnik. Klettern hat ein sehr spezielles Anforderungsprofil. Neben spezifischen konditionellen Eigenheiten (s. unten) erfordert der Klettersport eine gute Klettertechnik, aber v. a. fundierte Kenntnisse über Sicherungstechniken. Beim Skifahren und Snowboarden ist der koordinative Anspruch ebenfalls besonders hoch und erfordert eigene Techniken, die erlernt werden müssen.

Bergwandern und Bergsteigen, Skifahren und Snowboarden, aber auch (wenn auch in einer abgeschwächten Form) Mountainbiking weisen eine bergsportspezifische Besonderheit auf: Während bei den Gegensportarten im flachen Gelände (z. B. Wandern oder Rennradfahren) die Hauptbelastungsform der großen Muskelgruppen in den Beinen v. a. konzentrischer Natur ist, ist bei den Bergsportarten neben der konzentrischen Belastungsform auch die exzentrische Belastungsform sehr stark vorhanden.

16.2 Exzentrische und konzentrische Belastungen

Die exzentrische Belastungsform, die eine Besonderheit des Alpinsports darstellt, kommt zwar in vielen anderen Sportarten ebenfalls vor, jedoch ist sie selten in einem solchen Ausmaß zu finden wie beim Bergsteigen/Bergwandern oder Skifahren/Snowboarden. Am Beispiel Bergwandern und Bergsteigen lässt sich diese Besonderheit sehr anschaulich erklären. Die Hauptbelastungsform der beteiligten Beinmuskulatur ist beim Bergaufgehen fast ausschließlich konzentrischer Natur, beim Bergabgehen fast ausschließlich exzentrischer Natur. Beim Bergaufgehen wird die Schwerkraft vom Muskel überwunden, indem sich die Fasern zusammenziehen/verkürzen (= konzentrisch). Beim Bergabgehen muss der Muskel der Schwerkraft entgegenwirken, indem er sich kontrolliert verlängert (= exzentrisch).

Bei langen Bergtouren, beim Trekking und Höhenbergsteigen kommt dazu, dass meistens eine schwere Ausrüstung getragen werden muss, was zu entsprechend verstärkten konzentrischen bzw. exzentrischen Belastungen führt. Auch beim Mountainbiking spielt die exzentrische Belastungsform eine nicht zu unterschätzende Rolle. Anspruchsvolle Abfahrten müssen meist stehend gemeistert werden. Auch wenn moderne Federungselemente einen Großteil der exzentrischen Arbeit abnehmen, müssen die Bein- und Armmuskulatur viele Schläge exzentrisch abfangen und ausfedern. Beim Skifahren wie auch beim Snowboarden spielen exzentrische Muskelbelastungen ebenfalls eine große Rolle. Die Beine arbeiten bei beiden Sportarten wie eine Art Feder, sie müssen sowohl Stöße kontrolliert abfangen (exzentrisch) als auch gezielt ausfedern (konzentrisch). Inwiefern sich konzentrische und exzentrische Muskelbelastungen voneinander unterscheiden, wird in den folgenden Abschnitten genauer erläutert.

16.2.1 Exzentrische vs. konzentrische Drehmomente

Die Drehmomente, die der Muskel erzeugen kann, sind abhängig von der Kontraktionsgeschwindigkeit. Je schneller der Muskel sich zusammenzieht (konzentrisch), umso weniger Kraft kann er erzeugen. Bei einer maximalen isometrischen Kontraktion (Muskelkontraktion ohne Verkürzung oder Verlängerung der Muskelfasern) kann der Muskel die größte willentliche Kraft entwickeln. Bei In-vitro-Versuchen wurde gezeigt, dass ein Muskel, der trotz maximaler Anspannung gedehnt (exzentrisch) wird, höhere Kräfte erzeugen kann als bei maximaler isometrischer Anspannung. Die Kraft stieg zusätzlich mit zunehmender Dehngeschwindigkeit (Edman et al. 1978; Katz 1939).

Bei In-vivo-Messungen konntel nicht gezeigt werden, dass es bei maximalen exzentrischen Belastungen zu signifikant höheren Drehmomenten kommt als bei maximaler isometrischer Belastung (Babault et al. 2001; Webber und Kriellaars 1997; Westing et al. 1988; ◘ Abb. 16.1). Dies scheint in erster Linie mit einem muskelinternen Schutzmechanismus zusammenzuhängen, der eine Limitierung der Rekrutierung motorischer Einheiten bei exzentrischen Belastungen bewirkt (Webber und Kriellaars 1997).

16.2.2 Belastungsspezifische Fasertypenaktivierung

Viele Studien haben untersucht, ob konzentrische und exzentrische Belastungen zu typischen muskulären Enervierungsmustern führen (Enoka 1996; Komi et al. 1987; Bigland und Lippold 1954). Frühe Studien haben festgestellt, dass bei exzentrischen Muskelbelastungen weniger motorische Einheiten aktiviert werden als bei konzentrischen Belastungen (Komi et al. 1987; Bigland und Lippold 1954). Dies ist erstaunlich, da bei maximalen exzentrischen Belastungen bei allen Dehngeschwindigkeiten höhere Kräfte erzeugt werden als bei einer maximalen konzentrischen Belastung bei allen Verkürzungsgeschwindigkeiten (◘ Abb. 16.1).

16

Eine mögliche Erklärung dieses Phänomens ist, dass bei exzentrischen Belastungen schnell zuckende motorische Einheiten („fast-twitch", FT), die größere Kräfte als langsam zuckende motorische Einheiten („slow-twitch", ST) generieren können, vor den langsam zuckenden motorischen Einheiten rekrutiert werden. Dadurch würde es bei exzentrischen Belastungen zu einer Reversion des klassischen Rekrutierungsschemas „von klein zu groß" kommen (kleine motorische Einheiten beinhalten v. a. ST-Fasern; große motorische Einheiten beinhalten vermehrt FT-Fasern) (Nardone und Schieppati 1988, 1989).

Eine Arbeit von McHugh et al. (2002) spricht für diese Hypothese. Sie fanden heraus, dass bereits bei Intensitäten von 25 % der maximalen willentlichen Kontraktion (MVC) bei exzentrischer Belastung signifikant höhere Frequenzen im Elektromyografiesignal (EMG-Signal) sichtbar wurden (was auf eine Erregung schnell zuckender motorischer Einheiten hindeutet) als bei gleicher konzentrischer Belastung der Quadrizepsmuskulatur. Auch bei 50 % und 75 % der MVC blieb diese Signifikanz bestehen. Bei 100 % der MVC gab es keine Unterschiede in der Frequenz des EMG-Signals. Dies ließ sich dadurch erklären, dass die Frequenz des EMG-Signals bei konzentrischer Belastung mit zunehmender Intensität konstant zunahm, während bei exzentrischer Belastung die Frequenz des

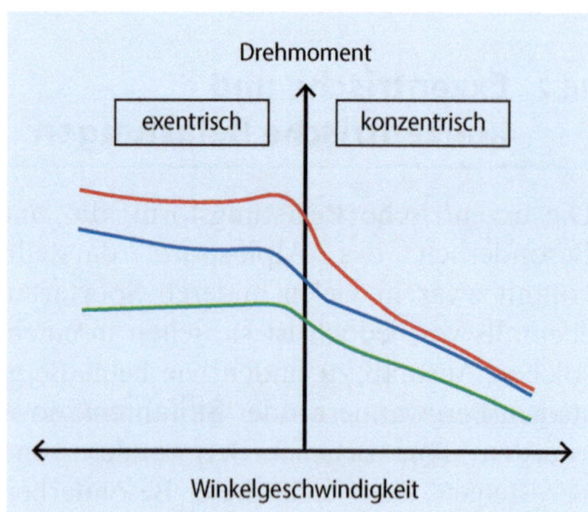

◘ **Abb. 16.1** Drehmoment-Winkelgeschwindigkeits-Beziehung im Kniegelenk bei 3 verschiedenen Winkeln (30° = *grüne* Linie; 40° = *blaue* Linie; 60° = *rote* Linie). (Mod. nach Westing et al. 1988)

EMG-Signals mit zunehmender Belastung konstant blieb.

Andere Forschergruppen sind nicht zu diesem Ergebnis gekommen und gehen davon aus, dass auch bei exzentrischen Belastungen das Rekrutierungsprinzip „von klein zu groß" beibehalten wird (Stotz und Bawa 2001; Komi et al. 2000). Auch Forschergruppen, die mit molekularbiologischen Methoden gearbeitet haben, kamen zum Schluss, dass bei exzentrischen Belastungen die Rekrutierungshierarchie erhalten wird (Beltman et al. 2004a). Aus den Reviews von Chalmers (2008) und Duchateau und Baudry (2014) geht hervor, dass es noch kein eindeutiges Bild bezüglich der Rekrutierungsstrategien bei exzentrischen Belastungen gibt, man aber tendenziell davon ausgehen kann, dass das klassische Rekrutierungsprinzip beibehalten wird.

> Das spezifische Enervierungsmuster bei exzentrischen Belastungen ist noch nicht genau bekannt.

16.2.3 Kinematische, kinetische und neuronale Kontrollstrategien

Einige Studien haben sich mit den spezifischen Belastungsmustern (kinematisch, kinetisch und neuronal) des Bergauf- bzw. Bergabgehens beschäftigt (Franz und Kram 2012, 2013; Franz et al. 2012; Lay et al. 2006, 2007). Alle Studien stellten fest, dass Bergaufgehen, Bergabgehen und in der Ebene gehen unterschiedlichen Kontrollstrategien unterliegen.

Franz et al. (2012) stellten fest, dass die Schrittfrequenz und die Standzeit (Zeit, in der beide Füße Bodenkontakt haben) sich nicht zwischen dem Bergaufgehen und dem Gehen in der Ebene unterschieden, aber die Schrittfrequenz und die Standzeit beim Bergabgehen ab einer Neigung von – 3° signifikant abnahm (untersuchte Neigungen: – 9° bis + 9°). Die positive Arbeit eines Beins bei einem ganzen Schritt nahm bei + 9° Hangneigung um 276 % im Vergleich zu einem Schritt in der Ebene zu. Die negative Arbeit eines Beins bei einem ganzen Schritt nahm bei – 9° Hangneigung um 283 % im Vergleich zu einem Schritt in der Ebene zu.

Lay et al. (2006) stellten fest, dass die kinematischen Änderungen beim Bergauf- und Bergabgehen im Vergleich zum Gehen in der Ebene mit dem situationsbedingten Verlangen nach Bodenfreiheit für Zehen bzw. dem Aufsetzen der Ferse und der Hebung des Körperschwerpunkts bzw. der kontrollierten Absenkung des Körperschwerpunkts zusammenhängen. Insgesamt kam es beim Bergaufgehen wie beim Bergabgehen zu einer signifikanten Zunahme des stützenden Drehmoments der unteren Extremitäten im Vergleich zum Gehen in der Ebene. Beim Bergaufgehen wurde diese Zunahme in erster Linie auf eine signifikante Hüftstreckerdrehmomentsteigerung zurückgeführt. Beim Bergabgehen nahm v. a. das Kniestreckerdrehmoment signifikant zu.

Passend zu diesem Ergebnis kamen Lay et al. (2007) und Franz und Kram (2012) zum Resultat, dass die Muskelaktivität der Kniestrecker, gemessen mit dem EMG, beim Bergabgehen im Vergleich zum Gehen in der Ebene signifikant zunahm. Beim Bergaufgehen kam es hingegen im Vergleich zum Gehen in der Ebene zu einer signifikanten Muskelaktivitätszunahme der Hüft-, Knie- und Sprunggelenkstrecker.

Des Weiteren haben Franz und Kram (2013) festgestellt, dass es mit zunehmendem Alter zu einem disproportionalen Anstieg der Aktivierung der Hüftstreckermuskulatur (insbesondere des Gluteus maximus) beim Bergaufgehen kommt, während sich die Koaktivierung der Antagonisten nicht von der jüngerer Menschen unterscheidet. Eine genaue Ursache für diese Feststellung konnten die Autoren nicht angeben.

> Bergaufgehen und Bergabgehen unterliegen spezifischen Kontrollmechanismen, die sich im Laufe des Lebens verändern können.

16.2.4 Energieverbrauch beim Bergaufgehen und Bergabgehen

Daten zum Energieverbrauch beim Berg- auf- bzw. Bergabgehen und Laufen zeigen kein eindeutiges Bild (Franz et al. 2012; Beltman et al. 2004b; Johnson et al. 2002; Minetti et al. 2002; Laursen et al. 2000). Dies liegt u. a. an den sehr unterschiedlichen Messmethoden und Protokollen der einzelnen Studien. Die gängigste Methode zur Messung des Energieverbrauchs ist die Messung der Sauerstoffaufnahme und der Kohlendioxydabgabe (Spirometrie).

Neben dieser Methode kann der Energieverbrauch aber auch über die mechanische Arbeit oder molekularbiologische Verfahren gemessen werden. Besonders die Berechnung des Energieverbrauchs über die geleistete mechanische Arbeit kann bei exzentrischen Belastungen zu Fehleinschätzungen führen, da, wie bereits in ▶ Abschn. 16.2.2 angeführt, selbst bei hohen exzentrischen Belastungen der Muskel weniger stark enerviert werden muss als bei gleichwertigen konzentrischen Belastungen. Neben einer unterschiedlichen Rekrutierungsstrategie wird aber v. a. vermutet, dass es bei exzentrischer Belastung zu einer mechanischen Dehnung der Querbrücken zwischen Aktin und Myosin kommt und diese ohne den Einsatz von Adenosintriphosphat (ATP) gesprengt werden können (Flitney und Hirst 1978). Bei In-vitro-Versuchen mit maximal stimulierten Muskelfasern wurde bei exzentrischer Belastung ebenfalls ein um 70 % niedrigerer Energieverbrauch als bei konzentrischer Belastung gemessen (Beltman et al. 2004b).

Franz et al. (2012) haben anhand von 12 jungen erwachsenen Probanden berechnet, dass ein Bein bei einem ganzen Schritt in der Ebene eine positive mechanische Arbeit von $0{,}29 \pm 0{,}03$ J/kg/Schritt verrichtet. Im Gegensatz dazu verrichtet ein Bein bei einem ganzen Schritt bei einer Hangneigung von + 9° (entspricht + 15,7 %) eine Arbeit von $1{,}09 \pm 0{,}10$ J/kg/Schritt. Bei einem ganzen Schritt in der Ebene wurde eine negative Arbeit von $-0{,}26 \pm 0{,}03$ J/kg/Schritt berechnet. Diese steigt bei einer Hangneigung von − 9° auf $-0{,}99 \pm 0{,}07$ J/kg/Schritt. Die Geschwindigkeit lag in allen drei Situationen bei 1,25 m/s.

Vergleicht man diese Erkenntnisse mit den Ergebnissen von Minetti et al. (2002), wird deutlich, dass die exzentrische Energieberechnung über die reine mechanische Arbeit zu einer Überschätzung führen würde. Sie maßen einen Energieverbrauch von $1{,}64 \pm 0{,}50$ J/kg/m beim Gehen in der Ebene. Bei einer Steigung von + 10 % lag der Energieverbrauch bei $4{,}68 \pm 0{,}34$ J/kg/m und stieg bis zu einer Steigung von + 45 % quasi linear auf $17{,}33 \pm 1{,}11$ J/kg/m an. Bei einer Steigung von − 10 % fiel der Energieverbrauch auf $0{,}81 \pm 0{,}37$ J/kg/m, um anschließend auf $3{,}46 \pm 0{,}95$ J/kg/m bei − 45 % Steigung anzusteigen. Diese Energieverbrauchswerte wurden mittels Sauerstoffverbrauch und Kohlendioxydabgabe sowie den jeweiligen kalorischen Äquivalenten berechnet.

Diese Ergebnisse decken sich mit den Resultaten von Johnson et al. (2002). Auch sie haben beim Bergabgehen einen Abfall der Sauerstoffaufnahme bei leicht negativem Gefälle gemessen und einen leichten Anstieg der Sauerstoffaufnahme bei stärkerem negativem Gefälle (◘ Abb. 16.2). Bei gleichem Gehtempo geben sie eine um 50 % reduzierte Sauerstoffaufnahme beim Bergaufgehen im Vergleich zum Bergabgehen an. Dies ergibt für das Bergabgehen eine doppelt so hohe Effizienz wie für das Berg-

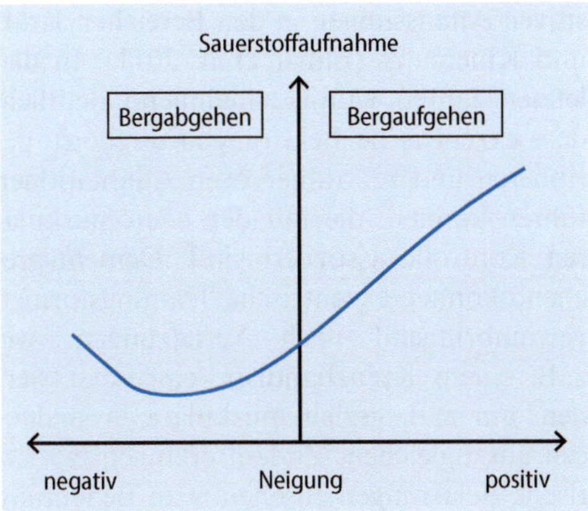

Abb. 16.2 Sauerstoffverbrauch beim Bergaufgehen und Bergabgehen bei einer Gehgeschwindigkeit von 1,1 m/s. (Mod. nach Johnson et al. 2002)

aufgehen. Die Herzfrequenz ist beim Bergabgehen analog zur Sauerstoffaufnahme auch entsprechend niedriger.

Schnee erschwert das Vorankommen zusätzlich. Bei einer Einsinktiefe von 45 cm wurde ein 5-facher Energieaufwand im Vergleich zu einer Einsinktiefe von 0 cm gemessen (Pandolf et al. 1976). Die Autoren geben des Weiteren an, dass ausdauerndes Schneespuren bei 50 % der maximalen Sauerstoffaufnahme bei einer Einsinktiefe von 2 cm mit maximal 0,67 m/s, und bei einer Einsinktiefe von 10 cm mit maximal 1,12 m/s ohne Schneeschuhe möglich ist (Pandolf et al. 1976).

Der Einsatz von Stöcken führt zu einer teilweisen Umverteilung der Belastung von den unteren Extremitäten zu den oberen Extremitäten (Bohne und Abendroth-Smith 2007; Schwameder et al. 1999). Dies ist v. a. dann günstig, wenn Zusatzgewichte (z. B. Rucksack) getragen werden müssen. Aus der Literatur geht nicht eindeutig hervor, wie sich das Gehen mit Stöcken auf den Energieverbrauch auswirkt. Während einige Autoren keinen unterschiedlichen Energieverbrauch beim Bergauf- und Bergabgehen mit und ohne Stöcke gemessen haben (Foissac et al. 2008; Jacobsen et al. 2000), haben andere einen erhöhten Energieverbrauch beim Gehen mit Stöcken in der Ebene und bei verschiedenen negativen und positiven Neigungen festgestellt (Saunders et al. 2008). Vor allem das Bergabgehen mit Stöcken könnte verantwortlich für den globalen Anstieg des Energieverbrauchs beim Gehen mit Stöcken sein (Perrey und Fabre 2008).

> Der Energieverbrauch beim Bergaufgehen ist ungefähr doppelt so hoch wie beim Bergabgehen (bei gleicher Geschwindigkeit).

16.2.5 Exzentrische Belastungen und muskuläre Schädigung

Exzentrische Belastungen sind für das Herz-Kreislauf-System weniger anstrengend als konzentrische Belastungen, führen aber zu höheren mechanischen Muskelbelastungen und somit zu einem anderen neuronalen Aktivierungsmuster. Gerade bei Menschen, die sich noch nicht an exzentrische Belastungen gewöhnt haben, können diese zu muskulären Schädigungen führen, die in Form von Muskelkater spürbar werden (Fridén und Lieber 2001; Rodenburg et al. 1993). Während gut Trainierte weniger von diesem negativen Einfluss exzentrischer Belastung betroffen sind (Skurvydas et al. 2011), können exzentrische Belastungen bei weniger gut Trainierten neben Muskelkater zu einer temporären Kraftminderung, Abfall der Sprintleistung und Abfall der Ausdauerleistung führen (Byrne und Eston 2002; Gleeson et al. 1998). Außerdem kann die muskuläre Schädigung auch die Energiebereitstellung beeinflussen.

Untersuchungen mittels 31P-magnetischer Resonanzspektroskopie (31P-MRS) haben gezeigt, dass es nach exzentrischer Belastung zu Veränderungen im Muskelstoffwechsel kommen kann (Davies et al. 2011; Newcomer et al. 2005; Lund et al. 1998; Rodenburg et al. 1994). Walsh et al.

(2001) konnten keine Veränderung der Muskeloxygenierung (gemessen mittels Nahinfrarotspektroskopie [NIRS]) nach exzentrischer Belastung beobachten. Ahmadi et al. (2008) stellten hingegen fest, dass es nach intensiver exzentrischer Belastung zu einer gestörten Muskeloxygenierung bis zu 4 Tagen nach der Belastung kam. Im Gegensatz zu Ahmadi et al. (2008) waren bei Walsh et al. (2001) sämtliche Marker muskulärer Schädigung unauffällig.

Wie bereits erwähnt, können Wanderstöcke dazu beitragen, einen Teil der Last von den unteren auf die oberen Extremitäten umzuverteilen. Bei korrektem Einsatz (richtige Länge, paralleler Stockeinsatz usw.) der Wanderstöcke beim Bergabgehen können diese dazu beitragen, Gelenksstrukturen der unteren Extremitäten zu schonen und Muskelschädigung und damit auch Muskelkater zu reduzieren (Bohne und Abendroth-Smith 2007; Howatson et al. 2011; Schwameder et al. 1999). Dies gilt insbesondere für Personen mit Übergewicht bzw. beim Tragen schwerer Rucksäcke (Cho und Roh 2016; Bohne und Abendroth-Smith 2007).

> Exzentrische Belastungen sind größtenteils verantwortlich für die Entstehung von Muskelkater.

16.2.6 Anpassungen an exzentrische Belastungen

16

Während akute exzentrische Belastungen negative Auswirkungen auf die Muskelfunktion und den Muskelmetabolismus haben können, wirken diese protektiv gegen weitere Schädigung durch zeitnah erfolgende exzentrische Belastungen (Maeo et al. 2015; Green et al. 2010). Die vorwiegend positiven Auswirkungen von chronischen exzentrischen Belastungen, v. a. im Krafttrainingsbereich, sind sehr gut erforscht. So führen regelmäßige exzentrische Belastungen zu positiven Anpassungen in den Bereichen Kraft und Kinematik (Elmer et al. 2011). In den letzten Jahren wurde zunehmend deutlich, dass exzentrische Belastungen direkt zu peripheren und zentralnervösen Adaptationen führen können, die mit der neuromuskulären Kontrolle assoziiert sind. Dementsprechend können exzentrische Trainingsformen gewinnbringend nach Verletzungen, wie z. B. einem Kreuzbandriss, eingesetzt werden, um z. B. gezielt muskuläre Dysbalancen auszugleichen. Zudem erlangen exzentrische Belastungen zusehends an Bedeutung in der Verletzungsprävention und Sturzprophylaxe (Lepley et al. 2017).

Positive immunologische und Stoffwechselanpassungen können ebenfalls durch exzentrische Belastungen hervorgerufen werden (Philippe et al. 2019, 2017; Drexel et al. 2021; Paschalis et al. 2010; Drexel et al. 2008). Da exzentrische Belastungen hohe mechanische Belastungen, aber niedrige Herz-Kreislauf-Belastungen hervorrufen, können auch Personen mit kardiovaskulären und pulmonalen Erkrankungen von dieser Bewegungsform, z. B. in der ersten Rehabilitationsphase, profitieren (Camillo et al. 2020; Gremeaux et al. 2010; Steiner et al. 2004).

16.2.7 Praktische Relevanz

Aus den vorigen Abschnitten geht hervor, dass Alpinsportarten wie Bergsteigen, Bergwandern oder Skifahren für den Untrainierten spezielle und ungewohnte Belastungsformen sind. Aktuelle Bergwander-Unfallstatistiken zeigen, dass ca. 75 % aller Wanderunfälle beim Abstieg passieren (Faulhaber et al. 2017 und 2020). Da exzentrische Belastungen akut zu Muskelkater, Muskelermüdung und zu negativer Beeinflussung von Kraft- und Ausdauerleistung führen können, ist es wichtig, dies gerade bei Untrainierten, bei Saisonbeginn und allgemein bei der Bergsport- und Tourenplanung zu beachten.

Der potenziell positive Einfluss von exzentrischen Belastungen darf aber auch nicht außer Acht gelassen werden. Viele Skigebiete haben auch im Sommer einen (eingeschränkten) Bahnbetrieb. Gerade Menschen, deren Herz-Kreislauf-System oder pulmonale Leistungsfähigkeit zu schwach ist, um länger bergauf zu gehen, könnten mit der Bahn hochfahren und zu Fuß bergab gehen (solange keine orthopädischen Probleme vorhanden sind, die Wege richtig gewählt werden und ggf. Wanderstöcke eingesetzt werden). Dies könnte ein optimales, Herz-Kreislauf schonendes Muskeltraining sein und eine Vorbereitung für spätere Touren mit leichten Anstiegen.

16.3 Belastungsmuster im Spezialfall Klettern

Es gibt heutzutage verschiedene Ausrichtungen im Klettersport. Die nachfolgenden Abschnitte beziehen sich aber nur auf die zurzeit populärste Art des Kletterns: das freie Klettern oder Sportklettern.

16.3.1 Sauerstoffaufnahme und Energiebereitstellung

Bereits vor 20 Jahren wurde vermehrt nach physiologischen Faktoren geforscht, die leistungsbestimmend beim Klettern sind. Grundlegend für alle weiteren Erkenntnisse waren die Bestimmung des Energiebedarfs und die Art der Energiebereitstellung beim Sportklettern.

Viele Forschergruppen haben die Sauerstoffaufnahme beim Klettern mit jener bei maximalen Fahrrad- oder Laufbandergometertests verglichen (Sheel et al. 2003; Booth et al. 1999; Watts und Drobish 1998; Mermier et al. 1997; Watts et al. 1996; Billat et al. 1995). Alle Autoren stellten beim Klettern im Vergleich zur VO_2-Peak auf dem Laufband oder auf dem Fahrrad eine eher niedrige Sauerstoffaufnahme fest. Die Ergebnisse der oben angeführten Studien zeigen, dass beim Klettern nur zwischen 37,7 % und 51,2 % der VO_2-Peak auf dem Laufband oder Fahrrad genutzt werden und somit die aerobe Kapazität keinen limitierenden Faktor darstellt.

Im Gegensatz dazu konnten alle oben angeführten Autoren beim Klettern einen disproportional hohen Anstieg der Herzfrequenz messen. Zudem wurden sogar bei submaximalen Belastungen Laktatwerte erhoben, die auf eine Anstrengung oberhalb der individuellen anaeroben Laktatschwelle hindeuten können. Geht man davon aus, dass die anaerobe Schwelle bei gesunden Menschen zwischen 60 und 90 % der VO_2max (▶ Kap. 19) liegt, sollten bei den erzielten Sauerstoffaufnahmewerten die Blutlaktatwerte deutlich niedriger sein. Zusammen mit den disproportional hohen Herzfrequenzwerten deutet dies darauf hin, dass beim Klettern gesamtsystemisch aerobe als auch lokale anaerobe Stoffwechselprozesse von Bedeutung sind. Bertuzzi et al. (2007) schätzten den anaerob laktaziden Anteil der Energiegewinnung auf 22,3 % der Gesamtenergiegewinnung.

> Die aerobe Kapazität ist nicht leistungslimitierend beim Klettern.

16.3.2 Leistungslimitierende Faktoren beim Klettern

Noé et al. (2001) zeigten, dass die Belastung auf die oberen Extremitäten und insbesondere auf die Finger mit zunehmendem Kletterneigungswinkel verstärkt wird. Kombiniert man diese Ergebnisse mit den Ergebnissen von Watts und Drobish (1998), die herausfanden, dass es bei der gleichen Tour mit zunehmendem Neigungswinkel (Überhang) nicht zu einer signifikanten Zunahme der Sauerstoffaufnahme kam, so wird ersichtlich und verständlich, dass das beim Klettern anfallende Laktat größtenteils in den oberen Extremitäten und insbesondere in der Greifmuskulatur gebildet wird.

Die hohe Beanspruchung der oberen Extremitäten ist somit Ursprung des überproportional hohen Anstiegs der Herzfrequenz im Vergleich zur Sauerstoffaufnahme, da die kleineren Muskelgruppen der oberen Extremitäten unter Belastung zu einem höheren sympathischen Drive führen als eine Beanspruchung großer Muskelgruppen der unteren Extremitäten (Zouhal et al. 2008; Davis et al. 1974).

> Die metabolische Azidose in der Unterarmmuskulatur wird als Hauptursache für die Klettererermüdung angesehen (Giles et al. 2006; Schöffl et al. 2006; Sheel 2004).

16.3.3 Kraft- und Ausdauerfähigkeit der Fingerflexormuskulatur bei Kletterern

Der ► Abschn. 16.3.2 macht deutlich, dass die Kletterleistung zu einem großen Teil von der Leistungsfähigkeit der Fingerflexormuskulatur abhängt. Der Klettersport nimmt somit eine Sonderstellung ein, da es nur wenige Sportarten gibt, bei denen so kleine Muskelgruppen absolut leistungsbestimmend sind. Dies hat dazu geführt, dass sich Forscher intensiv mit der Kraft- und Ausdauerfähigkeit der Greifmuskulatur auseinandergesetzt haben.

Um die maximale willentliche Griffkraft bzw. Zwickkraft zu messen, wird üblicherweise ein Handkraftdynamometer benutzt. Da ein Handkraftdynamometer wenig kletterspezifisch ist, haben sich viele Forschergruppen damit befasst, kletterspezifische Fingerbeugekrafttests zu entwickeln (Schöffl et al. 2006; Wall et al. 2004; Grant et al. 1996).

Neben unterschiedlichen Messgeräten macht die Auswahl der Test- bzw. der Kontrollgruppen einen Vergleich einzelner Studienergebnisse äußerst schwierig. Insgesamt kann man aus den Studien herauslesen, dass insbesondere Hochleistungskletterer/-kletterinnen eine höhere relative und absolute maximale Fingerkraft besitzen als Nichtkletterer/-kletterinnen. Diese Ergebnisse sind jedoch immer stark abhängig vom Niveau der Kletterer/Kletterinnen und von der Beschaffenheit der Kontrollgruppe (Philippe et al. 2012; MacLeod et al. 2007; Vigouroux und Quaine 2006; Wall et al. 2004; Grant et al. 1996, 2001, 2003; ; Ferguson und Brown 1997).

Neben der Maximalkraft der Fingerbeugemuskulatur ist für das Klettern die Kraftausdauer von höchster Bedeutung. Die Ausdauerleistungsfähigkeit auf einem Klettererergometer konnte als prädiktiver Faktor für die Kletterleistung ermittelt werden (España-Romero et al. 2009). In der Literatur findet man neben isometrisch kontinuierlichen Fingerbeugekraftausdauertests auch isometrisch intermittierende Kraftausdauertests. Diese Tests kommen dem Wesen des Kletterns sicherlich deutlich näher.

White und Olsen (2010) analysierten, dass professionelle männliche Kletterer bei Boulderwettkampftouren ein Verhältnis von Belastung zu Entlastung von 13:1 hatten. Das Verhältnis von Pausendauer zwischen den einzelnen Versuchen und Belastungsdauer während der Versuche wurde auf 4:1 beziffert. Das Anforderungsprofil beim Bouldern ist nicht eins zu eins vergleichbar mit dem Anforderungsprofil beim Vorstiegsklettern. Trotzdem macht ein Verhältnis von 13:1 deutlich, dass Klettern geprägt ist von einem ständigen Wechsel von eher langen Belastungszeiten und kurzen Erholungsphasen. Schädle-Schardt (1998) gibt ein, für das Sportklettern typisches, Verhältnis von Belastung zu Entlastung von 10:3 an.

Mehrere Forschergruppen konnten belegen, dass weibliche und männliche Kletterer, insbesondere jene, die Klettern als Leistungssport betreiben, bei einem intermittierenden Kraftausdauertest der Fingerbeugemuskulatur bei 40–80 % der Maximalkraft signifikant mehr Wiederholungen machen konnten (Philippe et al. 2012; Vigouroux und Quaine 2006; Ferguson und Brown 1997).

Ferguson und Brown (1997) erklärten die Vorteile der Kletterer/Kleterinnen beim kletterspezifischen Ausdauertest durch eine höhere Durchblutung der Unterarmmuskulatur bei Kletterern/Kletterinnen als bei Nichtkletterern/-kletterinnen, gemessen mittels der Plethysmografie. MacLeod et al. (2007) und Philippe et al. (2012) stellten mithilfe der Nahinfrarotspektroskopie (NIRS) fest, dass Kletterer/Kletterinnen einen höheren Sauerstoffsättigungsanstieg in der Fingerbeugemuskulatur während der 3-s-Pausen zwischen den Belastungen hatten als Nichtkletterer/-kletterinnen. Bei Okklusionsexperimenten konnte ebenfalls eine schnellere Reoxygenierung der Fingerbeugemuskulatur mit zunehmendem Kletterniveau festgestellt werden. Dies könnte ein Hinweis für eine verbesserte oxydative Kapazität der Fingerbeugemuskulatur sein (Fryer et al. 2016).

> Die Kraft- und Ausdauerleistungsfähigkeit der Hand- und Unterarmmuskulatur sind von größter Bedeutung im Klettersport (Saul et al. 2019).

Fazit

Ein Alleinstellungsmerkmal vieler Bergsportarten hinsichtlich muskulärer Belastungsformen ist der überproportionale exzentrische Bewegungsanteil. Exzentrische Muskelbelastungen unterscheiden sich von ihrem Anspruch aber auch von ihren Anpassungsmechanismen im Vergleich zu konzentrischen Belastungen. Exzentrische Belastungen zeichnen sich u. a. dadurch aus, dass sie sehr hohe muskuläre Belastungsspitzen erzeugen, bei gleichzeitigem niedrigen metabolischen Aufwand. Bei Personen, die nicht an exzentrische Belastungen adaptiert sind, führen diese häufig zu Muskelkater und auch Unfälle beim Bergwandern treten v. a. beim Bergabgehen auf. Bei Gewöhnung an solche Belastungen kommt es zu spezifischen morphologischen und neurophysiologischen Muskelanpassungen, die sich positiv auf Kraft, Bewegungskinematik, Stoffwechsel und Immunsystem auswirken können.

Sportklettern zeichnet sich dadurch aus, dass kleinen Muskelgruppen eine besondere Bedeutung zukommt. Die Kraft- und Ausdauerleistungsfähigkeit der Hand- und Unterarmmuskulatur sind übergeordnete, leistungsbestimmende Faktoren.

Literatur

Ahmadi S, Sinclair PJ, Foroughi N, Davis GM (2008) Monitoring muscle oxygenation after eccentric exercise-induced muscle damage using near-infrared spectroscopy. Appl Physiol Nutr Metab 33:743–752

Babault N, Pousson M, Ballay Y, van Hoecke J (2001) Activation of human quadriceps femoris during isometric, concentric, and eccentric contractions. J Appl Physiol 91:2628–2634

Beltman JGM, Sargeant AJ, van Mechelen W, de Haan A (2004a) Voluntary activation level and muscle fiber recruitment of human quadriceps during lengthening contractions. J Appl Physiol 97:619–626

Beltman JGM, van der Vliet MR, Sargeant AJ, de Haan A (2004b) Metabolic cost of lengthening, isometric and shortening contractions in maximally stimulated rat skeletal muscle. Acta Physiol Scand 182:179–187

de Bertuzzi RCM, Franchini E, Kokubun E, Kiss MAPDM (2007) Energy system contributions in indoor rock climbing. Eur J Appl Physiol 101:293–300

Bigland B, Lippold OC (1954) The relation between force, velocity and integrated electrical activity in human muscles. J Physiol 123:214–224

Billat V, Palleja P, Charlaix T, Rizzardo P, Janel N (1995) Energy specificity of rock climbing and aerobic capacity in competitive sport rock climbers. J Sports Med Phys Fitness 35:20–24

Bohne M, Abendroth-Smith J (2007) Effects of hiking downhill using trekking poles while carrying external loads. Med Sci Sports Exerc 39:177–183

Booth J, Marino F, Hill C, Gwinn T (1999) Energy cost of sport rock climbing in elite performers. Br J Sports Med 33:14–18

Byrne C, Eston R (2002) Maximal-intensity isometric and dynamic exercise performance after eccentric muscle actions. J Sports Sci 20:951–959

Camillo CA, Osadnik CR, Burtin C et al (2020) Effects of downhill walking in pulmonary rehabilitation for patients with COPD: a randomised controlled trial. Eur Respir J 56:2000639

Chalmers GR (2008) Can fast-twitch muscle fibres be selectively recruited during lengthening contractions? Review and applications to sport movements. Sports Biomech 7:137–157

Cho SY, Roh HT (2016) Trekking poles reduce downhill walking-induced muscle and cartilage damage in obese women. J Phys Ther Sci 28:1574–1576

Davies RC, Eston RG, Fulford J, Rowlands AV, Jones AM (2011) Muscle damage alters the metabolic response to dynamic exercise in humans: a 31P-MRS study. J Appl Physiol 111:782–790

Davies CT, Few J, Foster KG, Sargeant AJ (1974) Plasma catecholamine concentration during dynamic exercise involving different muscle groups. Eur J Appl Physiol Occup Physiol 32:195–206

Drexel H, Mader A, Saely CH et al (2021) Downhill hiking improves low-grade inflammation, triglycerides, body weight and glucose tolerance. Sci Rep 11:14503

Drexel H, Saely CH, Langer P, Loruenser G, Marte T, Risch L, Hoefle G, Aczel S (2008) Metabolic and anti-inflammatory benefits of eccentric endurance exercise – a pilot study. Eur J Clin Invest 38:218–226

Duchateau J, Baudry S (2014) Insights into the neural control of eccentric contractions. J Appl Physiol (1985) 116:1418–1425

Edman KA, Elzinga G, Noble MI (1978) Enhancement of mechanical performance by stretch during tetanic contractions of vertebrate skeletal muscle fibres. J Physiol 281:139–155

Elmer S, Hahn S, McAllister P, Leong C, Martin J (2011) Improvements in multi-joint leg function following chronic eccentric exercise. Scand J Med Sci Sports 22:653–661

Enoka RM (1996) Eccentric contractions require unique activation strategies by the nervous system. J Appl Physiol 81:2339–2346

España-Romero V, Ortega Porcel FB, Artero EG, Jiménez-Pavón D, Gutiérrez Sainz A, Castillo Garzón MJ, Ruiz JR (2009) Climbing time to exhaustion is a determinant of climbing performance in high-level sport climbers. Eur J Appl Physiol 107:517–525

Faulhaber M, Pocecco E, Niedermeier M et al (2017) Fall-related accidents among hikers in the Austrian Alps: a 9-year retrospective study. BMJ Open Sport Exerc Med 3:e000304

Faulhaber M, Pocecco E, Posch M, Ruedl G (2020) Accidents during mountain hiking and alpine skiing – epidemiological data from the Austrian Alps. Dtsch Z Sportmed 71:293–299

Ferguson RA, Brown MD (1997) Arterial blood pressure and forearm vascular conductance responses to sustained and rhythmic isometric exercise and arterial occlusion in trained rock climbers and untrained sedentary subjects. Eur J Appl Physiol Occup Physiol 76:174–180

Flitney FW, Hirst DG (1978) Cross-bridge detachment and sarcomere ‚ give' during stretch of active frog's muscle. J Physiol 276:449–465

Foissac MJ, Berthollet R, Seux J, Belli A, Millet GY (2008) Effects of hiking pole inertia on energy and muscular costs during uphill walking. Med Sci Sports Exerc 40:1117–1125

Franz JR, Kram R (2012) The effects of grade and speed on leg muscle activations during walking. Gait Posture 35:143–147

Franz JR, Kram R (2013) How does age affect leg muscle activity/coactivity during uphill and downhill walking? Gait Posture 37:378–384

Franz JR, Lyddon NE, Kram R (2012) Mechanical work performed by the individual legs during uphill and downhill walking. J Biomech 45:257–262

Fridén J, Lieber RL (2001) Eccentric exercise-induced injuries to contractile and cytoskeletal muscle fibre components. Acta Phyiol Scand 171:321–326

Fryer S, Stoner L, Stone K, Giles D, Sveen J, Garrido I, Espana-Romero V (2016) Forearm muscle oxidative capacity index predicts sport rock-climbing performance. Eur J Appl Physiol 116:1479–1484

Giles LV, Rhodes EC, Taunton JE (2006) The physiology of rock climbing. Sports Med 36:529–545

Gleeson M, Blannin AK, Walsh NP, Field CN, Pritchard JC (1998) Effect of exercise-induced muscle damage on the blood lactate response to incremental exercise in humans. Eur J Appl Physiol Occup Physiol 77:292–295

Grant S, Hasler T, Davies C, Aitchison TC, Wilson J, Whittaker A (2001) A comparison of the anthropometric, strength, endurance and flexibility characteristics of female elite and recreational climbers and non-climbers. J Sports Sci 19:99–505

Grant S, Hynes V, Whittaker A, Aitchison T (1996) Anthropometric, strength, endurance and flexibility characteristics of elite and recreational climbers. J Sports Sci 14:301–309

Grant S, Shields C, Fitzpatrick V, Loh WM, Whitaker A, Watt I, Kay JW (2003) Climbing-specific finger endurance: a comparative study of intermediate rock climbers, rowers and aerobically trained individuals. J Sports Sci 21:621–630

Green MS, Doyle JA, Ingalls CP, Benardot D, Rupp JC, Corona BT (2010) Adaptation of insulin-resistance indicators to a repeated bout of eccentric exercise in human skeletal muscle. Int J Sport Nutr Exerc Metab 20:181–190

Gremeaux V, Duclay J, Deley G, Philipp JL, Laroche D, Pousson M, Casillas JM (2010) Does eccentric endurance training improve walking capacity in patients with coronary artery disease? A randomized controlled pilot study. Clin Rehabil 24:590–599

Howatson G, Hough P, Pattison J et al (2011) Trekking poles reduce exercise-induced muscle injury during mountain walking. Med Sci Sports Exerc 43:140–145

Jacobson BH, Wright T, Dugan B (2000) Load carriage energy expenditure with and without hiking poles during inclined walking. Int J Sports Med 21:356–359

Johnson AT, Benjamin MB, Silverman N (2002) Oxygen consumption, heat production, and muscular efficiency during uphill and downhill walking. Appl Ergon 33:485–491

Katz B (1939) The relation between force and speed in muscular contraction. J Physiol (Lond) 96:45–64

Komi PV, Kaneko M, Aura O (1987) EMG activity of the leg extensor muscles with special reference to mechanical efficiency in concentric and eccentric exercise. Int J Sports Med 8(Suppl 1):22–29

Komi PV, Linnamo V, Silventoinen P, Sillanpää M (2000) Force and EMG power spectrum during eccentric and concentric actions. Med Sci Sports Exerc 32:1757–1762

Laursen B, Ekner D, Simonsen EB, Voigt M, Sjøgaard G (2000) Kinetics and energetics during uphill and downhill carrying of different weights. Appl Ergon 31:159–166

Lay AN, Hass CJ, Gregor RJ (2006) The effects of sloped surfaces on locomotion: a kinematic and kinetic analysis. J Biomech 39:1621–1628

Lay AN, Hass CJ, Richard Nichols T, Gregor RJ (2007) The effects of sloped surfaces on locomotion: an electromyographic analysis. J Biomech 40:1276–1285

Lepley LK, Lepley AS, Onate JA, Grooms DR (2017) Eccentric Exercise to Enhance Neuromuscular Control. Sports Health 9:333–340

Lund H, Vestergaard-Poulsen P, Kanstrup IL, Sejrsen P (1998) Isokinetic eccentric exercise as a model to induce and reproduce pathophysiological alterations related to delayed onset muscle soreness. Scand J Med Sci Sports 8:208–215

MacLeod D, Sutherland DL, Buntin L, Whitaker A, Aitchison T, Watt I, Bradley J, Grant S (2007) Physiological determinants of climbing-specific finger endurance and sport rock climbing performance. J Sports Sci 25:1433–1443

Maeo S, Ochi Y, Yamamoto M, Kanehisa H, Nosaka K (2015) Effect of a prior bout of preconditioning exercise on muscle damage from downhill walking. Appl Physiol Nutr Metab 40:274–279

McHugh MP, Tyler TF, Greenberg SC, Gleim GW (2002) Differences in activation patterns between eccentric and concentric quadriceps contractions. J Sports Sci 20:83–91

Mermier CM, Robergs RA, McMinn SM, Heyward VH (1997) Energy expenditure and physiological responses during indoor rock climbing. Br J Sports Med 31:224–228

Minetti AE, Moia C, Roi GS, Susta D, Ferretti G (2002) Energy cost of walking and running at extreme uphill and downhill slopes. J Appl Physiol 93:1039–1046

Nardone A, Romanò C, Schieppati M (1989) Selective recruitment of high-threshold human motor units during voluntary isotonic lengthening of active muscles. J Physiol 409:451–471

Nardone A, Schieppati M (1988) Shift of activity from slow to fast muscle during voluntary lengthening contractions of the triceps surae muscles in humans. J Physiol 395:363–381

Newcomer BR, Sirikul B, Hunter GR, Larson-Meyer E, Bamman M (2005) Exercise over-stress and maximal muscle oxidative metabolism: a 31P magnetic resonance spectroscopy case report. Br J Sports Med 39:302–306

Noé F, Quaine F, Martin L (2001) Influence of steep gradient supporting walls in rock climbing: biomechanical analysis. Gait Posture 13:86–94

Pandolf KB, Haisman MF, Goldman RF (1976) Metabolic energy expenditure and terrain coefficients for walking on snow. Ergonomics 19:683–690

Paschalis V, Nikolaidis MG, Giakas G, Theodorou AA, Sakellariou GK, Fatouros IG, Koutedakis Y, Jamurtas AZ (2010) Beneficial changes in energy expenditure and lipid profile after eccentric exercise in overweight and lean women. Scand J Med Sci Sports 20:103–111

Perrey S, Fabre N (2008) Exertion during uphill, level and downhill walking with and without hiking poles. J Sports Sci Med 7:32–38

Philippe M, Gatterer H, Burtscher M et al (2019) Concentric and Eccentric Endurance Exercise Reverse Hallmarks of T-Cell Senescence in Pre-diabetic Subjects. Front Physiol 10:684

Philippe M, Gatterer H, Eder EM et al (2017) The Effects of 3 Weeks of Uphill and Downhill Walking on Blood Lipids and Glucose Metabolism in

Pre-Diabetic Men: A Pilot Study. J Sports Sci Med 16:35–43

Philippe M, Wegst D, Müller T, Rascher C, Burtscher M (2012) Climbing-specific finger flexor performance and forearm muscle oxygenation in elite male and female sport climbers. Eur J Appl Physiol 112:2839–2847

Rodenburg JB, Bär PR, de Boer RW (1993) Relations between muscle soreness and biochemical and functional outcomes of eccentric exercise. J Appl Physiol 74:2976–2983

Rodenburg JB, de Boer RW, Schiereck P, van Echteld CJ, Bär PR (1994) Changes in phosphorus compounds and water content in skeletal muscle due to eccentric exercise. Eur J Appl Physiol Occup Physiol 68:205–213

Saul D, Steinmetz G, Lehmann W, Schilling AF (2019) Determinants for success in climbing: A systematic review. J Exerc Sci Fit 17:91–100

Saunders MJ, Hipp GR, Wenos DL, Deaton ML (2008) Trekking poles increase physiological responses to hiking without increased perceived exertion. J Strength Cond Res 22:1468–1474

Schädle-Schardt W (1998) Die zeitliche Gestaltung von Belastung und Entlastung im Wettkampfklettern als Element der Trainingssteuerung. Leistungssport 1:23–28

Schöffl VR, Möckel F, Köstermeyer G, Roloff I, Küpper T (2006) Development of a performance diagnosis of the anaerobic strength endurance of the forearm flexor muscles in sport climbing. Int J Sports Med 27:205–211

Schwameder H, Roithner R, Müller E, Niessen W, Raschner C (1999) Knee joint forces during downhill walking with hiking poles. J Sports Sci 17:969–978

Sheel AW (2004) Physiology of sport rock climbing. Br J Sports Med 38:355–359

Sheel AW, Seddon N, Knight A, McKenzie DC, Warburton DER (2003) Physiological responses to indoor rock-climbing and their relationship to maximal cycle ergometry. Med Sci Sports Exerc 35:1225–1231

Skurvydas A, Brazaitis M, Venckūnas T, Kamandulis S, Stanislovaitis A, Zuoza A (2011) The effect of sports specialization on musculus quadriceps function after exercise-induced muscle damage. Appl Physiol Nutr Metab 36:873–880

Steiner R, Meyer K, Lippuner K, Schmid J, Saner H, Hoppeler H (2004) Eccentric endurance training in subjects with coronary artery disease: a novel exercise paradigm in cardiac rehabilitation? Eur J Appl Physiol 91:572–578

Stotz PJ, Bawa P (2001) Motor unit recruitment during lengthening contractions of human wrist flexors. Muscle Nerve 24:1535–1541

Vigouroux L, Quaine F (2006) Fingertip force and electromyography of finger flexor muscles during a prolonged intermittent exercise in elite climbers and sedentary individuals. J Sports Sci 24(2):181–186 ▶ https://doi.org/10.1080/02640410500127785

Wall CB, Starek JE, Fleck SJ, Byrnes WC (2004) Prediction of indoor climbing performance in women rock climbers. J Strength Cond Res 18:77–83

Walsh B, Tonkonogi M, Malm C, Ekblom B, Sahlin K (2001) Effect of eccentric exercise on muscle oxidative metabolism in humans. Med Sci Sports Exerc 33:436–441

Watts PB, Drobish KM (1998) Physiological responses to simulated rock climbing at different angles. Med Sci Sports Exerc 30:1118–1122

Watts P, Newbury V, Sulentic J (1996) Acute changes in handgrip strength, endurance, and blood lactate with sustained sport rock climbing. J Sports Med Phys Fitness 36:255–260

Webber S, Kriellaars D (1997) Neuromuscular factors contributing to in vivo eccentric moment generation. J Appl Physiol 83:40–45

Westing SH, Seger JY, Karlson E, Ekblom B (1988) Eccentric and concentric torque-velocity characteristics of the quadriceps femoris in man. Eur J Appl Physiol Occup Physiol 58:100–104

White DJ, Olsen PD (2010) A time motion analysis of bouldering style competitive rock-climbing. J Strength Cond Res 24:1356–1360

WKO – Wintertourismus: Nachhaltigkeit, Wertschöpfung und Qualität (2024). ▶ https://www.wko.at/oe/tourismusfreizeitwirtschaft/wintertourismus. Zugegriffen: 17. Januar 2025

WTO/IOC (2001) Sport and tourism – introductory report, Madrid. Aus: Der Bergsport in Österreich – Studie im Auftrag des Bundeskanzleramtes, Sektion Sport (2007) ▶ http://www.esce.at/speafile/0711%20BKA%20Bergsport%20Austria%20SpEA%20DE.pdf. Zugegriffen: 17. Febr. 2012

Zouhal H, Jacob C, Delamarche P, Gratas-Delamarche A (2008) Catecholamines and the effects of exercise, training and gender. Sports Med 38:401–423

Trainingslehre und Steigtaktik beim Bergwandern und Bergsteigen

Martin Faulhaber und Hannes Gatterer

Inhaltsverzeichnis

M. M. Berger et al. (Hrsg.), *Alpin- und Höhenmedizin*,
https://doi.org/10.1007/978-3-662-69578-4_17

Gut ausgeprägte Ausdauer- und Kraftfähigkeiten sind Grundsteine für sicheres und erfolgreiches Bergsteigen. Nach dem Motto „ohne Fleiß kein Preis" sollten diese Fähigkeiten fortlaufend trainiert werden. Eine gute Steigtaktik ist Voraussetzung für eine optimale Umsetzung dieser Fähigkeiten auf Tour.

17.1 Generelle Prinzipien der Trainingsgestaltung

Von der Vielzahl an Prinzipien zur Auslösung, Steuerung und Festigung von Trainingsanpassungen ist nachfolgend eine Auswahl erläutert.

17.1.1 Regelmäßigkeit

Trainingseinheiten sollten regelmäßig, d. h. ohne längere Trainingspausen absolviert werden. Das Prinzip beruht auf den Erkenntnissen, dass in Phasen reduzierten Trainings oder sogar der Trainingsabstinenz die kardiorespiratorischen, metabolischen, neuromuskulären Anpassungen verloren gehen. Die Abnahme variiert dabei von System zu System und ist abhängig vom Fitnesslevel, der Trainingshistorie, der Art des Trainings und von genetischen Faktoren (Garber et al. 2001).

17.1.2 Trainingswirksamer Reiz und Progressivität

17

Entsprechend dem Prinzip des trainingswirksamen Reizes ist eine Belastung unterhalb einer bestimmten Schwelle unwirksam für die Verbesserung der Leistungsfähigkeit (Garber et al. 2001). Die Belastungsschwelle ist individuell unterschiedlich und hängt vom Leistungsniveau ab. So bedarf es beispielsweise bei moderat Trainierten einer Belastungsintensität von 70–80 % der maximalen Sauerstoffaufnahme (VO_2max), während sehr gut Ausdauertrainierte nahe ihres Maximums (95–100 % der VO_2max) trainieren müssen, um die VO_2max zu verbessern (Midgley et al. 2006).

Bei Untrainierten reicht jedoch bereits eine Intensität von ~40 % der VO_2max für einen trainingswirksamen Reiz aus (Swain et al. 2002). Folglich müssen Trainingsreize mit zunehmendem Leistungsniveau progressiv gestaltet werden, um längerfristige Trainingserfolge erzielen zu können. Ein gleichbleibender Trainingsreiz (z. B. gleiche Laufstrecke mit identischer Geschwindigkeit) verliert relativ rasch seinen leistungssteigernden Effekt (Zintl et al. 2009).

17.1.3 Wechsel von Belastung und Erholung

Die durch Training gesetzten Reize (z. B. Glykogenabbau als kataboler Prozess) rufen in der Erholungsphase eine spezifische Anpassung (z. B. anabole Antwort) hervor. Das Konzept der Superkompensation (▫ Abb. 17.1), welches allerdings nicht für alle Anpassungen anwendbar und teilweise umstritten ist (Tschiene 2006), geht davon aus, dass diese Kompensation über das Ausgangsniveau hinausgeht und nachfolgend zu einer verbesserten Leistungsfähigkeit führt (Astrand et al. 2003). Bei zu kurzen oder zu langen Erholungsphasen sind

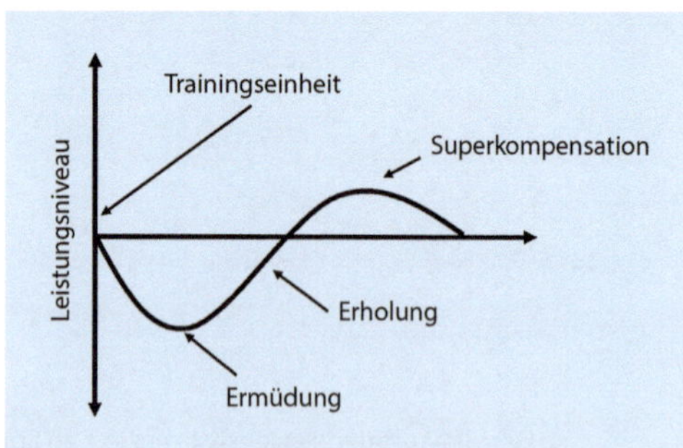

▫ **Abb. 17.1** Superkompensation

die Trainingsanpassungen gestört. Eine erneute Reizsetzung sollte idealerweise zum Zeitpunkt der maximalen Superkompensation erfolgen.

17.1.4 Individualisierung

Das Ausmaß der Trainingsanpassungen, die Regenerationsfähigkeit von intensiven Trainingsbelastungen, aber auch die zur Verfügung stehende Zeit und die Trainingsvorlieben weisen inter- und intraindividuell große Unterschiede auf. Es gibt beispielsweise Personen, die auf ein entsprechendes Krafttraining schnell und mit deutlicher Hypertrophie reagieren, während andere deutlich geringere Anpassungen zeigen. Ebenso kann sich die pro Woche fürs Training zur Verfügung stehende Zeit beispielsweise aufgrund von beruflichen Veränderungen schnell einmal deutlich verringern oder auch erhöhen. Bei einem optimalen Training werden diese Gegebenheiten und Veränderungen beachtet und das Training in Umfang, Inhalten und Intensitäten darauf abgestimmt.

17.1.5 Periodisierung und Spezifizierung

Ein längerfristiger Trainingsaufbau sollte im Hinblick auf das Trainingsziel, z. B. die geplante Trekkingtour, in verschiedene Abschnitte (Trainingsperioden) unterteilt sein. Für den Hochleistungssport gibt es sehr differenzierte Periodisierungsmodelle, für die Praxis des Bergsports wird hier ein vereinfachtes Modell mit 3 Perioden mit folgenden Eckpunkten vorgestellt.

- Allgemeine Vorbereitung:
  - breit gefächerte und unspezifische Trainingsinhalte,
  - Intensitäten gering bis moderat,
  - Progressivität durch eine kontinuierliche Steigerung des Trainingsumfangs.
- Spezielle Vorbereitung:
  - Training auf die Anforderungen der geplanten Unternehmung ausgerichtet (z. B. lange Touren mit schwerem Rucksack),
  - auch Training unter den zu erwartenden Umgebungsbedingungen (z. B. Kälte) und mit der entsprechenden Ausrüstung,
  - Reduzierung der Trainingsbelastung ca. 1 Woche vor Beginn der Unternehmung, um eine optimale Erholung zu garantieren (überschneidet sich bei alpinistischen Projekten oft mit der organisatorischen Vorbereitung und einer mehrtätigen Anreise).
- Übergangsperiode:
  - gezielte physische und psychische Regeneration im Vordergrund,
  - Belastungswechsel (z. B. Schwimmen oder Radfahren) und deutliche Reduzierung von Trainingsumfang und -intensität.

17.2 Training bergsportrelevanter motorischer Fähigkeiten

Das konditionelle und koordinative Anforderungsprofil von bergsportlichen Tätigkeiten ist sehr komplex (▶ Kap. 16). Die Ausdauer in Form einer allgemeinen aeroben Ausdauer stellt dabei in fast allen Bergsportdisziplinen eine zentrale konditionelle Fähigkeit dar. Des Weiteren sind spezifische Kraftfähigkeiten nicht nur beim Klettern, sondern auch beim Bergsteigen (z. B. Rumpfkraft beim Tragen eines schweren Rucksacks) von Bedeutung. Daher wird nachfolgend speziell auf das Training der aeroben Ausdauer und der Kraftfähigkeiten eingegangen (▶ Abschn. 17.2.1 und 17.2.2).

Für den Bergsport bedeutende koordinative Fähigkeiten, wie z. B. das Gleichgewicht, können oft zusammen mit der Ausdauer- oder Kraftfähigkeit trainiert werden. Ein längerfristiger Trainingsaufbau sollte zielgerichtet unter Beachtung der genannten Trainingsprinzipien erfolgen.

Generell sollten folgende Punkte Beachtung finden:

- Ärztliche Untersuchung vor Trainingsaufnahme für Neu- und Wiedereinsteiger über 55 (Frauen) bzw. 45 Jahre (Männer), für Personen mit bekannten Vorerkrankungen oder mit Symptomen wie Schwindel oder Atemnot bei geringer Belastung (in Anlehnung an American College of Sports Medicine 2022).
- Gewöhnungsphase in den ersten 4 Wochen mit sehr geringen Trainingsintensitäten, um eine ausreichende Belastungsgewöhnung aufzubauen und eine technisch korrekte Bewegungsausführung zu festigen.
- Kein Training bei Anzeichen eines Infektes (z. B. Fieber, Gliederschmerzen, Halsschmerzen, ungewöhnliche Abgeschlagenheit).
- Aufwärmphase (10- bis 15-minütig) bei niedriger Belastungsintensität am Beginn jeder Einheit (z. B. lockeres Einlaufen oder Musikgymnastik).
- Abwärmphase am Ende einer Einheit (z. B. Auslaufen mit Lockerungsübungen).
- Die Effektivität von Stretching an Beginn oder Ende des Trainings im Sinne einer Verletzungsprophylaxe oder Verbesserung der Regeneration wird noch immer kontrovers diskutiert und hängt sicher von der individuellen Durchführung ab (Rubini et al. 2007; Woods et al. 2007; Herbert et al. 2001).

17.2.1 Ausdauertraining

Intensitätssteuerung im Ausdauertraining

Die Herzfrequenzreservemethode (HFR) nach Karvonen ist eine Möglichkeit, die Trainingsintensität zu steuern. Die HFR wird berechnet durch Subtraktion der Ruheherzfrequenz (HFruhe) von der maximalen Herzfrequenz (HFmax). Um Herzfrequenzbereiche der angesteuerten Trainingsintensität (z. B. 60 % oder 80 % der HFR) zu erhalten, wird zum Prozentsatz der HFR die Ruheherzfrequenz addiert.

▶ Beispiel

Trainingsherzfrequenz (132 S/min) = ([HFmax (180 S/min) – HFruhe (60 S/min)] × % Intensität [0,60]) + HFruhe (60 S/min) (American College of Sports Medicine 2006).

Die HFmax kann durch einen Ausbelastungstest im Labor oder alternativ durch einen maximalen 400-m-Lauf im Feld (nur für gesunde und belastungsgewohnte Personen) bestimmt werden. Zur Abschätzung der HFmax kann auch die Formel: HFmax = 220 – Lebensalter herangezogen werden; allerdings mit einem Fehler von bis zu 15 S/min und somit einer beträchtlichen Fehlerquelle für die Intensitätsvorgabe (Wonisch et al. 2003; Whaley et al. 1992).

Die HFruhe wird durch mehrmalige Morgenmessungen bestimmt (im Bett liegend vor dem Aufstehen). Eine weitere Methode zur Steuerung des Trainings ist die Beurteilung des subjektiven Belastungsempfindens anhand der Skala nach Borg (Borg-Skala). Diese Skala reicht von 6 (überhaupt keine Anstrengung) bis 20 (maximale Anstrengung) (Borg 1974). ◀

Ausgewählte Trainingsmethoden des Ausdauertrainings

Für die Entwicklung der Ausdauerleistungsfähigkeit stehen unterschiedliche Trainingsmethoden zur Verfügung (◻ Tab. 17.1). Um einer Monotonie vorzubeugen, sollte in der Trainingspraxis nicht nur eine Methode Anwendung finden, sondern mit zunehmendem Leistungsniveau das gesamte Spektrum genützt werden.

Tab. 17.1 Ausgewählte Ausdauertrainingsmethoden und die dazugehörigen Intensitätsbereiche. (Mod. nach Garber et al. 2001)

Trainingsmethode	% HFR	Belastungsempfinden (Borg-Skala)	Beschreibung
Dauermethode (ext.)	40–60	12–13	Etwas anstrengend
Dauermethode (int.)	60–80	14–17	Anstrengend
Ext. Intervallmethode	70–85	15–18	Sehr anstrengend
Int. Intervallmethode	≥85	≥18	Extrem anstrengend
Fahrtspielmethode	40–85	12–18	Etwas bis sehr anstrengend

% HFR Prozentsatz der Herzfrequenzreserve; *ext.* extensiv; *int.* intensiv

Dauermethoden

Die kontinuierlichen Dauermethoden sind gekennzeichnet durch länger andauernde Belastungen mit konstanter Intensität und ohne Unterbrechungen (Schnabel et al. 2008). Die extensive Dauermethode ist gekennzeichnet durch Belastungen geringer bis moderater Intensität mit einer Dauer zwischen 20 min und mehreren Stunden. Ziel ist u. a. die Verbesserung der Grundlagenausdauer und des Fettstoffwechsels. Trainings(wieder-)einsteiger können diese Methode zur Belastungsgewöhnung und auch zur Verbesserung der Ausdauerleistung einsetzen. Fortgeschrittene hingegen werden diese Methode zur Stabilisierung des Leistungsniveaus oder für ein bergsportspezifisches Training, z. B. eine 12-stündige Bergtour mit schwerem Gepäck zur Expeditionsvorbereitung, nutzen. Wird die sehr niedrige Belastungsintensität (max. 40 % HFR) und eine kurze Dauer (bis 30 min) gewählt, kann diese Methode auch zur Unterstützung der Regeneration, z. B. nach belastenden Trainingsphasen oder nach Wettkämpfen, eingesetzt werden. Die intensive Dauermethode hingegen zielt auf die Entwicklung der aeroben Kapazität und der Schwellenleistung ab. Sie ist gekennzeichnet durch eine hohe Intensität und eine Dauer bis zu 1 h (Schnabel et al. 2008).

Fahrtspielmethode

Die Fahrtspielmethode beinhaltet einen „spielerischen", selbst gewählten und/oder vom Gelände vorgegebenen Intensitätswechsel. Die Fahrtspielmethode kann nahezu alle Intensitätsbereiche beinhalten, und die Dauer beträgt bis zu 60 min (Schnabel et al. 2008). Entsprechend breit sind die potenziellen Ziele dieser Methode, welche u. a. eine Erhöhung der anaeroben Schwelle, eine Steigerung der maximalen Sauerstoffaufnahme oder eine Verbesserung der Laktatkinetik umfassen (Zintl et al. 2009). Somit kann die Fahrtspielmethode mit entsprechend passendem Belastungsgefüge in allen Trainingsperioden zum Einsatz kommen.

Intervallmethoden

Die Intervallmethoden sind gekennzeichnet durch einen planmäßigen Wechsel von Belastung und Entlastung (Zintl et al. 2009). Die Pausengestaltung zwischen den einzelnen Intervallen erlauben nur eine unvollständige Erholung („lohnende Pause"). Als grober Richtwert für die Pausenlänge gilt ein Abfall der Herzfrequenz auf 120–130 S/min (Schnabel et al. 2008). Bei der extensiven Intervallmethode liegt die Belastungsdauer der einzelnen Intervalle bei 1–8 min mit einer hohen Belastungsintensität. Je nach Intensität werden 6–15 Intervalle absolviert. Ziel ist u. a. die Anhebung der anaeroben Schwelle und eine Erhöhung der maximalen Sauerstoffaufnahme (Zintl et al. 2009). Die intensive Intervallmethode ist gekennzeichnet durch 3–10 Belastungsphasen zu jeweils 20–90 s mit einer sehr hohen Intensität. Ziel ist u. a. die Weiterentwicklung der maximalen Sauerstoffaufnahme bei gut bis sehr gut Trainierten und ein Säuretoleranztraining (Zintl et al. 2009). Speziell im Ausdauerleistungssport werden in gewissen Trainingsphasen auch Intervalle mit mehr oder weniger maximalen Intensitäten über mehrere Minuten zur Optimierung der maximalen Sauerstoffaufnahme durchgeführt (Dolci et al. 2020). Diese Variante ist jedoch nur sehr belastungsgewohnten und leistungsfähigen Personen mit entsprechender Motivation zu empfehlen. Auch wenn das Training nach Intervallmethoden auch in klinischen Settings immer mehr zum Einsatz kommt, werden diese Methoden im Training des Bergsports typischerweise von fortgeschrittenen Sportlern angewendet.

Einbau koordinativer Aspekte in das Ausdauertraining

In der Trainingspraxis kann die Aufwärmphase genutzt werden, um die koordinativen Fähigkeiten zu schulen. Es bieten sich Technikübungen, wie z. B. das Anfersen, der Kniehebe- und/oder Hopserlauf, Schrittsprünge, Skippings oder Laufen mit Armkreisen, an. Des Weiteren kann das Gleichgewicht durch Geländeläufe (Achtung: Verletzungsgefahr!) oder beispielsweise durch Flussbettwanderungen entwickelt werden.

17

Beispiele für Ausdauertrainingseinheiten

- **Training nach der extensiven Dauermethode (Bergtour)**

Aufwärmen: lockeres Gehen mit koordinativen Übungen.

Hauptteil (2–3 h): leichte Bergtour mit Rucksack bei 40–60 % HFR bzw. einem subjektiven Belastungsempfinden von 12–13 auf der Borg-Skala.

Abwärmen: lockeres Bergabgehen mit anschließendem Lockerungs- und Dehnprogramm.

- **Training nach der intensiven Dauermethode (Berggehen mit Stöcken)**

Aufwärmen: lockeres Eingehen mit niedriger Intensität. Das Gelände kann hierbei genutzt werden, um Gleichgewichtsübungen auszuführen (z. B. Balancieren auf Stein, Wurzel).

Hauptteil (ca. 30 min): intensives Bergaufgehen mit Stockeinsatz. Intensität 60–80 % HFR bzw. 14–18 entsprechend der Borg-Skala.

Abwärmen: lockeres Bergabgehen.

- **Training nach der Fahrtspielmethode bzw. extensiven Intervallmethode (Laufen im Gelände bzw. steiler Anstieg)**

Aufwärmen: lockeres Eingehen oder Laufen.

Hauptteil Fahrtspielmethode (ca. 40 min): Laufen bei variierender Belastungsintensität durch Tempoänderungen oder Geländegegebenheiten. Intensität: 50–80 % HFR bzw. 13–17 auf der Borg-Skala.

Hauptteil extensive Intervallmethode (ca. 40 min): 4 min steiler Anstieg mit schwerem Rucksack bei 75–85 % HFR bzw. 16–18 auf der Borg-Skala. Lockeres Bergabgehen bis zum Erreichen einer Herzfrequenz von 120–130 S/min, anschließend wieder intensiver Aufstieg, insgesamt 6 Intervalle.

Abwärmen: lockeres Gehen oder Laufen.

17.2.2 Kräftigungstraining

Intensitätssteuerung im Kräftigungstraining

Die Belastungsintensität kann über den Prozentsatz des „1-Repetition-Maximum“

(1-RM) abgeschätzt werden. Die Bestimmung des 1-RM sollte im aufgewärmten Zustand und aus Sicherheitsgründen mit einem Trainingspartner erfolgen. Ausgehend von ca. 50 % der zu erwartenden Maximalleistung, wird mit diesem Gewicht eine korrekt ausgeführte Wiederholung durchgeführt. Ist dies ohne Hilfe möglich, wird nach einer Pause von 3–5 min das Gewicht um 5–10 % erhöht. Dieser Vorgang wird wiederholt bis zu dem Gewicht, an dem gerade noch diese eine Wiederholung mit korrekter Bewegungsausführung und über den ganzen Bewegungsraum möglich ist; dieses Gewicht stellt das 1-RM dar (American College of Sports Medicine 2006). Alternativ dazu oder bei Übungen, bei denen eine Abstimmung des Gewichtes nicht möglich ist, sollte die Belastung so gewählt werden, dass die der Trainingsmethode entsprechende Wiederholungszahl gerade noch möglich ist.

Ausgewählte Trainingsmethoden des Kräftigungstrainings

Aus der Vielzahl an Trainingsmethoden im Bereich des Krafttrainings werden an dieser Stelle die Kraftausdauermethode und eine Hypertrophiemethode vorgestellt.

▪ Kraftausdauermethode

Diese Methode zielt darauf ab, eine spezifische Kraftleistung über einen längeren Zeitraum aufrechterhalten zu können. Ein Training nach der Kraftausdauermethode kann zeitsparend als Trainingszirkel durchgeführt werden. Hierbei werden die Übungen mit nur kurzer Pause (20–60 s) nacheinander durchgeführt. Je nach Trainingszustand kann der Zirkel 1- bis 3-mal wiederholt werden, die Pause zwischen den Durchgängen sollte 3–5 min betragen. Die Kraftausdauermethode ist durch folgendes Belastungsgefüge gekennzeichnet (in Anlehnung an Schnabel et al. 2008):

- Wiederholungszahl: 20–40 (oder Belastungsdauer von 1–2 min),
- Belastungsintensität: 40–60 % des 1-RM bzw. so, dass 20–40 Wiederholungen (oder 1–2 min) bis zur Erschöpfung möglich sind.

▪ Hypertrophiemethode

Ein Training nach der Hypertrophiemethode bewirkt längerfristig einen Zuwachs an Muskelmasse, was mit einer größeren Maximalkraft verbunden ist. Obwohl im Bergsport bis auf wenige Ausnahmen eine Maximierung der Muskelmasse nicht erwünscht ist, stellt das Hypertrophietraining dennoch einen Grundstein zur Erreichung bzw. Erhaltung eines gewissen Kraftniveaus dar (z. B. für steile Anstiegsstücke mit hohem Zusatzgewicht). Als Organisationsform eignet sich hier ein Stationstraining, d. h., eine bestimmte Übung (z. B. Bankdrücken) wird mit einem (Einsatztraining) oder mehreren Sätzen (Mehrsatztraining) abgeschlossen, bevor zur nächsten Übung (z. B. Klimmzüge) gewechselt wird. Längerfristig dürfte ein Mehrsatztraining den etwas größeren Kraftzuwachs im Vergleich zum entsprechenden Einsatztraining bewirken, die Vorteile eines Einsatztrainings hingegen liegen in der Zeitersparnis (Fröhlich et al. 2010). Für das Belastungsgefüge der Hypertrophiemethode ergibt sich Folgendes (in Anlehnung an Schnabel et al. 2008):

- Wiederholungszahl: 8–12,
- Belastungsintensität: ca. 80 % des 1-RM bzw. so, dass 8–12 Wiederholungen bis zur Erschöpfung möglich sind,
- Sätze: 1 Satz beim Einsatztraining (bis zur Erschöpfung, für Fortgeschrittene evtl. noch 2–3 Wiederholungen mit Partnerhilfe); 2–3 Sätze beim Mehrsatztraining.

Einbau koordinativer Aspekte in das Kräftigungstraining

Das Training von Körpergleichgewicht und die Stabilisation können mit einem Kräftigungstraining verbunden werden, indem die entsprechenden Übungen auf einer labilen Unterlage durchgeführt werden. Vor allem Übungen der unteren Extremitäten (z. B. Kniebeugen in verschiedenen Variationen) und Rumpfstabilisationsübungen (z. B. Unterarmstütz) bieten sich hierfür an, aber auch ein Training der Oberkörpermuskulatur (z. B. Liegestütz) kann dadurch variiert werden. Als labile Unterlagen bieten sich beispielsweise Turnmatten in verschiedenen Stärken (evtl. doppelt) oder (für gewisse Übungen) Pezzibälle an.

Beispiele für Kräftigungstrainingseinheiten

Für den Breitensport sollte ein Kräftigungstraining 6–10 Übungen für Rumpf, untere Extremitäten und Oberkörper (Brust, Rücken und obere Extremitäten) umfassen. Die Bewegungsausführung sollte kontrolliert und eher langsam erfolgen; ein Trainingspartner kann unterstützend und auch motivierend wirken. Die nachfolgenden Beispiele stellen nur jeweils eine Möglichkeit einer Trainingseinheit dar, die nach individuellen Gegebenheiten (z. B. Trainingszustand) und vorhandenen Möglichkeiten (Turnhalle, Fitnessstudio etc.) angepasst werden müssen.

▪ Training nach der Kraftausdauermethode

Aufwärmen: Musikgymnastik.

Hauptteil (ca. 35 min): Zirkeltraining mit 6 Stationen, Bewegungsausführung langsam, Belastungsdauer 2 min pro Übung, dazwischen 30 s Pause mit Wechsel zur nächsten Station, 2 Durchgänge mit 4 min Pause dazwischen:

17

- Übung 1 (Oberkörper): Liegestütz bzw. Liegestütz an der Wand (erleichterte Form).
- Übung 2 (untere Extremitäten): Rückenlage mit angehobener Hüfte und Unterschenkel auf Gymnastikball, Gymnastikball wird durch Beugen im Kniegelenk Richtung Gesäß gezogen.
- Übung 3 (Rumpf): Bauchpressen in Rückenlage.
- Übung 4 (Oberkörper): Ruderzug im Langsitz mit Thera-Band.
- Übung 5 (untere Extremitäten): Kniebeuge im Ausfallschritt mit vorderem Fuß auf labiler Unterlage, evtl. Zusatzgewicht durch Hantel oder Medizinball (oder Ähnliches), beide Seiten trainieren.
- Übung 6 (Rumpf): Bauchlage wechselweise einen Arm und das diagonale Bein leicht anheben.

Abwärmen: Lockeres Laufen auf der Stelle und Lockerung der trainierten Muskulatur.

▪ Training nach der Hypertrophiemethode mit Hanteln und an Trainingsgeräten

Aufwärmen: Ruderergometer.

Hauptteil (ca. 45 min): Stationstraining mit 6 Übungen (Mehrsatztraining), Bewegungsausführung langsam, 10 Wiederholungen pro Übung, jeweils 3 Sätze mit 2 min Pause dazwischen:

- Übung 1 (Oberkörper): Bankdrücken mit Langhantel.
- Übung 2 (untere Extremitäten): Beinpresse.
- Übung 3 (Rumpf): Rückentrainingsgerät.
- Übung 4 (Oberkörper): Klimmzüge am Latissimuszug.
- Übung 5 (untere Extremitäten): Beinbeugen liegend oder sitzend am Trainingsgerät.
- Übung 6 (Rumpf): an der Sprossenwand hängend Beine anheben.

Abwärmen: Fahrradergometer mit anschließenden Lockerungsübungen.

17.3 Steigtaktik

Neben dem Trainingszustand und vielen weiteren Faktoren beeinflusst die Steigtaktik die Leistungsfähigkeit eines Bergsteigers im Feld ganz wesentlich. Zu den taktischen Elementen im Bergsport zählen im weiteren Sinne auch das Ernährungsverhalten und Akklimatisationsstrategien etc., die in ▶ Kap. 18 resp. ▶ Kap. 19 behandelt werden. An dieser Stelle wird auf ein paar ausgewählte Punkte der Geh- und Steigtaktik eingegangen.

17.3.1 Geh- und Steigtempo

Geh- und Steigtempo richten sich nach der individuellen Leistungsfähigkeit der Gruppenteilnehmer sowie der Schwierigkeit und Länge der Tour. In den ersten ca. 30 min sollte ein bewusst langsames Tempo gewählt werden. Speziell wenn steiles Gelände am Beginn einer Tour überwunden werden muss, besteht die Gefahr eines starken Laktatanstiegs, der auch längerfristig die Energiebereitstellung durch Fette hemmt (Astrand et al. 2003). Die Folgen sind eine frühe Entleerung der Glykogenspeicher mit vorzeitiger Ermüdung.

Nach der Aufwärmphase kann auf das durch das individuelle Leistungsniveau vorgegebene Tempo gewechselt werden. Das Tempo sollte dabei so gewählt werden, dass die Belastung ohne Pause und ohne großes Anstrengungsempfinden aufrechterhalten werden kann. Das Tempo muss hierzu der Geländesituation (Steilheit, Wegbeschaffenheit etc.) angepasst werden. Als Richtwert für die Belastungsintensität gilt, dass normal trainierte Personen eine Intensität von höchstens 60 % der VO_2max (entsprechend 60 % HFR) über einen längeren Zeitraum erbringen können (Burtscher 2004; American College of Sports Medicine 2006).

> Bei Touren in der Gruppe richtet sich das Tempo nach dem leistungsschwächsten Mitglied.

Die richtige Wahl des Geh- und Steigtempos beinhaltet natürlich auch, dass man für den Abstieg Kraftreserven einplant, da auch dieser die konditionellen Fähigkeiten in hohem Maße beansprucht (▶ Abschn. 17.3.2).

Pausengestaltung

Pausen dienen v. a. dazu, sich nach intensiven Belastungen (z. B. Spuren im Schnee, Schotterhang) zu erholen, verbrauchte Energiespeicher wieder aufzufüllen (essen), Flüssigkeitsverluste auszugleichen (trinken) und ggf. die Kleidung den äußeren Bedingungen anzupassen. Aus praktischen Gründen sollten die Pausen nur so viel Zeit in Anspruch nehmen, dass die oben genannten Tätigkeiten verrichtet werden können. Erschöpfende Belastungen, die eine längere Pause erfordern, sollten, wie oben beschrieben, gemieden werden, weil dadurch die erfolgreiche und unfallfreie Bewältigung der Tour gefährdet wird. Es empfiehlt sich eine längere Pause vor dem Abstieg einzulegen. Oftmals ist es günstiger, wenn diese im geschützten Gelände (nicht unbedingt auf dem Gipfel) erfolgt, um ein „Auskühlen" zu vermeiden.

17.3.2 Bergabgehen

Bergabgehen stellt spezielle Anforderungen an Kondition und Koordination. Die Sauerstoffaufnahme und somit der Energieverbrauch beim Bergabgehen sind im Vergleich zum Bergaufgehen gering (Minetti et al. 2002). Allerdings kommt es zu einer vorwiegend exzentrischen Beanspruchung der Oberschenkelmuskulatur und zu einer relativ hohen Gelenkbelastung, was oftmals Muskelkater und Gelenkbeschwerden zur Folge hat. Zusätzlich treten diese Belastungen, abhängig von der Geländebeschaffenheit kombiniert mit hohen Anforderungen an Gleichgewicht und Körperstabilisation, oftmals in einem schon ermüdeten Zustand auf. So ist es nachvollziehbar, dass beispielweise mehr als die Hälfte der Unfälle beim Bergwandern im Abstieg passieren (Faulhaber et al. 2017). Aus diesem Grund sind die bereits erwähnte Wahl des Geh- und Steigtempos und die Pausengestaltung unfall- und verletzungsprophylaktisch von großer Bedeutung.

Beim Bergabgehen sollte man eher langsam und mit kleinen Schritten gehen, um die Kraftspitzen auf Gelenke und Muskulatur zu reduzieren. Schnelles Bergabgehen mit hohen Tritten und Sprüngen etc. birgt ein erhöhtes Sturz- und Verletzungsrisiko und sollte daher, wenn überhaupt, nur von spezifisch trainierten Personen im nichtermüdeten Zustand praktiziert werden. Auch beim Bergabgehen sollten regelmäßige kurze Pausen eingelegt werden, damit sich die Muskulatur etwas von der meist ungewohnten Beanspruchung „erholen" kann.

Die richtige Verwendung von Stöcken kann die Belastungen der unteren Extremitäten verringern und die Stabilität erhöhen (Bohne und Abendroth-Smith 2007; Jacobson et al. 1997). Allerdings hat sich auch gezeigt, dass ein großer Teil der Bergwanderer die Stöcke nicht richtig einsetzt (Haid und Koller 1995).

Der bereits erwähnte Muskelkater ist durch Muskelschmerzen und Kraftverlust gekennzeichnet. Diese Symptome treten v. a. zu Beginn der Saison nach der ersten Bergtour (nach ungewohnt langem Bergabgehen) auf. Studien haben gezeigt, dass nach einem durchlebten Muskelkater eine Phase beginnt, in der Muskelschmerzen nach Bergabgehen in einem geringeren Maße auftreten – die Muskelkraft bleibt jedoch verringert (Chen et al. 2001; Pierrynowski al. 1987). Dies ist besonders bei mehrtätigen Touren oder wiederholten Tagestouren (z. B. im Urlaub) bei der Tourenwahl und -gestaltung zu beachten.

Literatur

American College of Sports Medicine (2022) ACSM's guidelines for exercise testing and prescription. Wolters Kluver, Philadelphia

Astrand PO, Rodahl K, Dahl HA, Stromme AB (2003) Textbook of work physiology: physiological bases of exercise. Human Kinetics, Champaign

Bohne M, Abendroth-Smith J (2007) Effects of hiking downhill using trekking poles while carrying external loads. Med Sci Sports Exerc 39:177–183

Borg GA (1974) Perceived exertion. Exerc Sport Sci Rev 2:131–153

Burtscher M (2004) Endurance performance of the elderly mountaineer: requirements, limitations, testing, and training. Wien Klin Wochenschr 116:703–714

Chen TC, Hsieh SS (2001) Effects of a 7-day eccentric training period on muscle damage and inflammation. Med Sci Sports Exerc 33(10):1732–1738. ► https://doi.org/10.1097/00005768-200110000-00018. PMID: 11581559

Dolci F, Kilding AE, Chivers P, Piggott B, Hart NH (2020) High-Intensity Interval Training Shock Microcycle for Enhancing Sport Performance: A Brief Review. J Strength Cond Res 34:1188–1196

Faulhaber M, Pocecco E, Niedermeier M, Ruedl G, Walter D, Sterr R, Ebner H, Schobersberger W, Burtscher M (2017) Fall-related accidents among hikers in the Austrian Alps: a 9-year retrospective study. BMJ Open Sport Exerc Med 3:e000304

Fröhlich M, Emrich E, Schmidtbleicher D (2010) Outcome effects of single-set versus multiple-set training – an advanced replication study. Res Sports Med 18:157–175

Garber CE, Blissmer B, Deschenes MR, Franklin BA, Lamonte MJ, Lee IM, Nieman DC, Swain DP (2001) American College of Sports Medicine position stand. Quantity and quality of exercise for developing and maintaining cardiorespiratory, musculoskeletal, and neuromotor fitness in apparently healthy adults: guidance for prescribing exercise. Med Sci Sports Exerc 43:1334–1359

Haid C, Koller A (1995) Hiking sticks in mountaineering. Lancet 346:1502

Herbert RD, de Noronha M, Kamper SJ (2001) Stretching to prevent or reduce muscle soreness after exercise. Cochrane Database Syst Rev 6:CD004577. ► https://doi.org/10.1002/14651858.CD004577

Jacobson BH, Caldwell B, Kulling FA (1997) Comparison of hiking stick use on lateral stability while balancing with and without load. Percept Mot Skills 85:347–350

Midgley AW, McNaughton LR, Wilkinson M (2006) Is there an optimal training intensity for enhancing the maximal oxygen uptake of distance runners? Empirical research findings, current opinions, physiological rationale and practical recommendations. Sports Med 36:117–132

Minetti AE, Moia C, Roi GS, Susta D, Ferretti G (2002) Energy cost of walking and running at extreme uphill and downhill slopes. J Appl Physiol 93:1039–1046

Pierrynowski MR, Tüdus PM, Plyley MJ (1987) Effects of downhill or uphill training prior to a downhill run. Eur J Appl Physiol Occup Physiol 56(6):668–672. ► https://doi.org/10.1007/BF00424808. PMID: 3678220

Rubini EC, Costa AL, Gomes PS (2007) The effects of stretching on strength performance. Sports Med 37:213–224

Schnabel G, Harra HD, Krug J (Hrsg) (2008) Trainingslehre – Trainingswissenschaft. Meyer & Meyer, Aachen

Swain DP, Franklin BA (2002) VO2 reserve and the minimal intensity for improving cardiorespiratory fitness. Med Sci Sports Exerc 34:152–157

Tschien P (2006) Streit um die Superkompensation. Leistungssport 36:5–15

Whaley MH, Kaminsky LA, Dwyer GB, Getchell LH, Norton JA (1992) Predictors of over- and underachievement of age-predicted maximal heart rate. Med Sci Sports Exerc 24:1173–1179

Wonisch M, Hofmann P, Pokan R, Kraxner W, Hödl R, Maier R, Watzinger N, Smekal G, Klein W, Fruhwald FM (2003) Spiroergometrie in der Kardiologie – Grundlagen der Physiologie und Terminologie. J Kardiol 10:383–390

Woods K, Bishop P, Jones E (2007) Warm-up and stretching in the prevention of muscular injury. Sports Med 37:1089–1099

Zintl F, Eisenhut A (2009) Ausdauertraining. BLV, München

Ernährung beim Bergwandern und Bergsteigen

Volker Veitl

Inhaltsverzeichnis

M. M. Berger et al. (Hrsg.), *Alpin- und Höhenmedizin*,
https://doi.org/10.1007/978-3-662-69578-4_18

18.1 Einleitung

Sowohl eine langfristige als auch kurzfristige Ernährung steht in direktem Zusammenhang mit Gesundheit und Leistungsfähigkeit. Ernährung ist einer der grundlegenden Faktoren für gute Leistungsfähigkeit. Ernährungsquantität und Ernährungsqualität sind die Basis für das Erreichen sportlicher Ziele. Mit dem Start in besondere körperliche Aktivitäten muss ein guter basaler Ernährungszustand vorhanden sein, der an die neuen körperlichen Anforderungen angepasst wird, kurzfristig oder langfristig. Eine vollwertige Ernährung ist die Basis zur Vorbereitung für eine angepasste Ernährung für die Tour in die Höhe.

Je intensiver körperliche Anforderungen sind und je länger diese anhalten, desto mehr hat eine nichtangepasste Ernährung ungünstige Folgen von geringem bis hohen Ausmaß, von Verminderung der Leistungsfähigkeit bis zu gesundheitlichen Beeinträchtigungen und auch Erkrankungen.

Vollwertige Ernährung, vollwertiges Essen und Trinken sichert die Gesundheit, fördert Leistung und Wohlbefinden. Zum Umsetzen einer vollwertigen täglichen Ernährung hat die Deutsche Gesellschaft für Ernährung (DGE) für die durchschnittliche Bevölkerung, auf Basis aktueller wissenschaftlicher Erkenntnisse, 10 Regeln formuliert. Diese sind die Grundlage zur Anpassung der Ernährung eines Sportlers auf seine individuellen Anforderungen.

Optimale Ernährung wird in Bergsteigerkreisen, wegen der hohen körperlichen Belastung, häufig eher mit Quantität als mit Qualität gleichgesetzt. Nach anekdotischen Berichten soll z. B. der legendäre Wiener Bergsteiger Karl Lukan als gutes Bergsteigeressen „a Gulyas und a guat's Schweinsbratl und a Bier dazua" bezeichnet haben.

Das Verständnis der optimalen täglichen Ernährung hat sich bis heute sicher geändert und etwas mehr an publizierte, wissenschaftlich fundierte Ernährungsrichtlinien angepasst. Das reichliche Angebote spezieller Supplemente zum Erreichen individueller sportlicher Ziele zeigt, dass das Interesse geweckt ist. Jedoch sind gesicherte Regeln oder Richtlinien für den Bedarf des Sportlers, demnach auch für den Bergsteiger, nicht publiziert. Zur vollwertigen Bedarfsdeckung durch Ernährung im Alpinsport müssen für allgemeine tägliche Aktivitäten und für die spezielle Tour individuelle Abschätzungen und Planungen durchgeführt werden.

Körperliche Leistungsfähigkeit hat im Alpinsport eine langfristige und kurzfristige Komponente, die im Zusammenhang mit dem notwendigen vorbereitenden Training und den Anforderungen der Bergtour in den verschiedenen Höhen stehen.

Langfristige Ernährung dient der physischen und psychischen Entwicklung zur Deckung des Energie- und Nährstoffbedarfes für die Alltagsaktivität und die Vorbereitung für körperliche Anforderungen sportlicher Aktivitäten oder Bergtouren. Sie erstreckt sich mindestens über Monate und Jahre.

Kurzfristige Ernährung muss quantitativ und qualitativ die Anforderungen während der Belastungen der sportlichen Bergtour decken und individuell an die Situation in der Höhe angepasst werden. Der Zeitraum beträgt dazu maximal mehrere Wochen. Leistungs- und Konzentrationsfähigkeit beeinträchtigende Defizite (Wasser, Energie, Wirkstoffe) müssen erkannt und schnell behoben werden, um akute gesundheitliche Risiken zu vermeiden. Mit der Unerfahrenheit im Bergsport werden Appetitlosigkeit in der Höhe, Hunger und Durst häufig unterschätzt.

18.2 Nationale und internationale Gesellschaften für Ernährungsempfehlungen

Die von WHO (World Health Organisation), FAO (Food and Agricultural Organisation) oder DGE (Deutsche Gesellschaft für Ernährung) veröffentlichten Ernährungsempfehlungen basieren auf Referenzwerten zur Energie- und Nährstoffzufuhr für verschiedene Altersgruppen der jeweiligen Bevölkerungsgruppe (z. B. DACH: Deutschland, Österreich, Schweiz), mit denen unter ihren durchschnittlichen Lebensbedingungen eine bedarfsgerechte Ernährung erreicht wird, zur Prävention ernährungsmitbedingter Krankheiten beigetragen und ein nachhaltiger Ernährungsstil gefördert wird (WHO 1998; DGE 2017, 2018, 2024a, b; Cunningham-Rundles et al. 2005).

Die derzeitig gültigen, lebensmittelbezogenen Ernährungsempfehlungen werden regelmäßig überarbeitet und zielen auf die Reduzierung des Verzehrs von Lebensmittelgruppen ab, die mit der Entstehung von ernährungsmitbedingten Krankheiten verbunden sind oder schädliche Umwelt- und Klimaeffekte (Treibhausgasemission und Landnutzung) aufweisen (DGE et al. 2015).

Die vollwertige Ernährung nach den DACH-Richtlinien kann dazu beitragen, Wachstum, Entwicklung und Leistungsfähigkeit sowie die Gesundheit ein Leben lang zu fördern, Risiken gering zu halten bzw. zu beseitigen und auch Überversorgung verhindern.

Die DACH-Referenzwerte (DGE 2018) zielen darauf ab, für die normale gesunde Bevölkerung eine angemessene Zufuhr von Nährstoffen, Energie, Wasser und Ballaststoffen zu gewährleisten, jedoch ohne immer detaillierte Bedarfsberechnungen erforderlich zu machen. Eine mäßig erhöhte Zufuhr ist berücksichtigt, um Körperreserven für eine geringe Bedarfssteigerung zu schaffen. Jedoch sind Bedarfswerte für ein spezielles Training, eine überdurchschnittlich Leistung, eine extreme Bergtour in den Referenzwerten nicht enthalten. Demnach müssen alle Sportler sich mit einer individuellen Ernährungsplanung auf Basis ihrer Ziele für Leistungsfähigkeit befassen.

18.3 Allgemeine Referenzen für die Energie- und Nährstoffzufuhr

Für gesunde Personen der durchschnittlichen Bevölkerung sollen mit den Referenzwerten lebenswichtige psychische und physische Funktionen gesichert und Gesundheitsrisiken vermieden werden. Darüber hinaus sollen Körperreserven angelegt werden, die kurzfristig eintretende Bedarfssteigerungen überbrücken können und präventive Wirkungen erzielen. Leistungssport wird z. B. nicht inkludiert!

DACH-Referenzwerte benennen Energie- und Nährstoffmengen für die durchschnittliche tägliche Zufuhr verschiedener Bevölkerungsgruppen und sind Werte eingeteilt in unterschiedliche Aussagekraft: empfohlene Zufuhr, Schätzwerte, Richtwerte (DGE 2018).

- *Empfohlene Zufuhr*: Wissenschaftlich gesicherte Werte für die tägliche Nährstoffzufuhr mit größter Aussagekraft (z. B. Protein, Linolsäure, viele Vitamine und Mineralstoffe).
- *Schätzwerte*: Nährstoffbedarf nicht hinreichend genau bekannt (z. B. n-3-Fettsäuren, Vitamine E und K)! Der Bedarf kann nicht mit wünschenswerter Genauigkeit bestimmt werden.
- *Richtwerte*: Empfohlene Nährstoffzufuhr, für die kein gesicherter Bedarf angeführt werden kann (z. B. Energie, Wasser, Fluorid, Ballaststoffe, Fett, Cholesterol, Speisesalz). Sie resultieren aus Erfahrungen, geben wissenschaftlich ungesicherte Bereiche an und dienen zur Orientierung.

Die Referenzwerte müssen nicht täglich oder durch einzelne Mahlzeiten erfüllt werden. Es reicht, die empfohlen Zufuhr im Durchschnitt einer Woche zu realisieren. Wegen verminderten Resorptionsraten verschiedener Nährstoffe bei hoher Dosierung sollte die Zufuhr gleichmäßig durchschnittlich und nicht in einer einmaligen hohen Dosierung erfolgen. Dies ist auch für sportspezifische Nahrungsergänzungsmittel zu berücksichtigen! Also 2- bis 3-mal pro Tag in geringerer Dosierung ist besser und zeitlich mindestens 0,5 h vor einer Mahlzeit mit einem Glas Wasser oder 2–3 h danach!

Absolute, genaue, individuelle Bedarfswerte können mit den Referenzwerten nicht berechnet werden. Der individuelle Bedarf ist von vielen physiologischen Einflüssen (Alter, Geschlecht, Ernährungszustand, Gesundheit u. a.) abhängig und kann durch äußere Einflüsse (Klima, Höhe, körperliche Aktivität) beeinflusst werden! Die Verwendung der DACH-Richtwerte zum Berechnen des individuellen Bedarfes gibt zwar eine allgemeine Sicherheit, jedoch muss für individuelle Lebensumstände (spezielles Training zur Leistungssteigerung) die notwendige Zufuhr extra abgeschätzt werden!

Auf der Basis aktueller wissenschaftlicher Erkenntnisse hat die DGE 10 Regeln zum vollwertigen Essen und Trinken formuliert, die auch qualitativ als Grundlage für die langfristige Ernährung im Alpinsport gelten, um die Leistungsfähigkeit im täglichen Leben zu fördern (DGE 2017, 2024b).

1. *Lebensmittelvielfalt genießen*
   Kein Lebensmittel enthält allein alle gesundheits- und leistungsfördernden essenziellen Nährstoffe. Eine gemischte Kost und dominierende pflanzliche Ernährung sind nachweislich präventiv wirksam.
2. *Gemüse und Obst – „nimm 5 am Tag"*
   Mit täglich 5 Portionen von möglichst frischem Obst und nicht zu intensiv gegartem Gemüse ist eine reichliche Versorgung mit Vitaminen, Mineralstoffen, Ballaststoffen und sekundären Pflanzenstoffen gesichert, die den Stoffwechsel, das Immunsystem und die Darmflora fördern.
   Für die Ernährung in der durchschnittlichen Bevölkerung werden etwa 400 g Gemüse und 250 g Obst täglich empfohlen. Entsprechend dem Energiebedarf im leistungsstarken Alpinsport werden größere bedarfsdeckende Portionen notwendig sein.
3. *Getreideprodukte und Kartoffeln als günstige Quellen für Kohlenhydrate wählen*
   Vollkornprodukte (Brot, Getreideflocken für Müsli, Teigwaren, Reis) und frische Kartoffeln (Pell- oder Ofenkartoffel) enthalten reichlich Vitamine, Mineralstoffe, Ballaststoffe und sekundäre Pflanzenstoffe, deutlich mehr als Weißmehlprodukte. Die Zubereitung soll schonend und fettarm/-los durchgeführt werden.
4. *Mit fettarmen tierischen Lebensmitteln die Ernährung ergänzen*
   Täglich fettarme Milchprodukte (Milch, Kefir, Quark, Joghurt mit Bifiduskulturen mit 1,5 % Fett, Käse mit 30 % F. i. Tr.), 2- bis 3-mal pro Woche Fisch (Lachs, Makrele, Hering) und mageres Fleisch liefern gut verfügbares Eiweiß und weitere wertvolle Nährstoffe.
   Für den durchschnittlichen Energiebedarf etwa 150 g Milchprodukte täglich und Fleisch bzw. Fisch 300–600 g wöchentlich. Meeresfisch (freilebend bzw. gut ernährt) liefert zusätzlich zum Protein wertvolle langkettige Fettsäuren (Eicosapentaensäure [EPA], Docosahexaensäure [DHA]).
5. *Gesundheitsfördernde Fette nutzen*
   Fette sind die dominanten Energielieferanten. Es sollen vorwiegend pflanzliche Fette, Öle verwendet werden, die reichlich lebensnotwendige ungesättigte Fettsäuren liefern und mit Vitamin E versorgen. Diese verringern das Risiko für hohe Blutfette, koronare Herzerkrankung und Hypertonie. Rapsöl und Oli-

venöl sind zu bevorzugen. Sie liefern die lebensnotwendigen Omega-3-Fettsäuren, Docosahexaensäure und das notwendige Vitamin E.
Zum Braten kann weniger wertvolles Öl (Sonnenblumenöl) verwendet werden, das dann aber nicht verzehrt werden soll. Margarine und Butter sind für eine vollwertige Ernährung unnötig! Ein „Marmeladebrot" kann man auch mit Quark oder Frischkäse (Cottage Cheese) machen! Kokosfett, Palmöl und tierisches Schmalz haben gesundheitlich ungünstige Eigenschaften. Gebratenes Fett soll in den Abfall!

6. *Zucker und Salz einsparen*
   Zuckerreiche und salzige Lebensmittel sind für eine vollwertige Ernährung nicht angebracht. Die generellen Kohlenhydrate (Stärkeprodukte, Maltodextrin) sind für die körperliche Leistungsfähigkeit notwendig. Übliche zuckersüße Erfrischungsgetränke liefern nur Energie und keine ausreichenden Wirkstoffe in Relation zum Energiegehalt.
   Wenn Salz verwendet wird, dann nur jodiertes Salz und davon maximal 6 g pro Tag (1 gestrichener Teelöffel pro Tag). Mit Meeresfisch kann man seinen Jodbedarf auch decken. Anstatt mit Salz ist es besser mit Kräutern zu würzen.
   Angaben zum Zucker- und Salzgehalt findet man auf Lebensmittelverpackungen in der Zutatenliste und Nährwerttabelle!
7. *Am besten Wasser trinken*
   Um den Tagesbedarf an Flüssigkeit bei geringer körperlicher Belastung zu decken, sind 1,5–2 l Wasser notwendig. Ideale Durstlöscher sind Wasser, ungezuckerte Kräuter- oder Früchtetees.
   Man kann Trinkwasser Geschmack verleihen, indem man es mit Kräutern (Minze, Salbei, Rosmarin) etwas länger stehen lässt und aromatisiert.
   Limonaden, Cola oder industrielle Fruchtsaftgetränke enthalten meistens viel Zucker und wenig Nährstoffe in Relation zum Energiegehalt (Nährwerttabelle am Etikett). Gerade beim Leistungssportler, der wegen seiner Schweißverluste hohen Flüssigkeits- und Mineralstoffbedarf hat, sind die „Limonaden" wenig empfehlenswert.
8. *Schonend zubereiten*
   Garen der Lebensmittel prinzipiell so kurz wie möglich, mit wenig Fett oder Wasser. Je weniger und je kürzer Hitze einwirkt, desto mehr Nährstoffe bleiben erhalten. Das „Wasserbad" im Kochtopf löst ebenfalls viele Vitamine und Mineralien heraus. Am günstigsten gart man Gemüse mit Wasserdampf oder in der Mikrowelle mit kurzer Erhitzung.
9. *Achtsam essen und genießen*
   Wer zu schnell isst, übersieht leicht, dass zu viel verzehrt wird. Das Sättigungsgefühl tritt erst nach 15–20 min auf! Also kleine Bissen und geduldig Kauen!
10. *Auf das Körpergewicht achten und in Bewegung bleiben*
    Ernährung und Bewegung, vollwertige Ernährung und täglich körperliche Aktivität gehören zusammen. Pro Tag 5000–10.000 Schritte oder 30–60 min Fahrradfahren oder im Tagesdurchschnitt pro Woche sind das sinnvolle Ausmaß.

Leistungssportler werden mit ihrem regelmäßigen Training genügend sinnvolle Bewegung machen.

Detaillierte qualitative und quantitative Angaben zu einer vollwertigen Ernährung für verschiedene Bevölkerungsgruppen sind auf der Homepage der Deutschen Gesellschaft für Ernährung (▶ www.dge.de) zu finden (DGE 2017). Es werden auch spezielle Broschüren angeboten.

Die DACH-Ernährungsempfehlungen müssen für Leistungssportler und den Alpinsportler individuell modifiziert werden!

18.4 Tägliche allgemeine Ernährungsanforderungen

Das vollwertige Essen nach den DACH-Richtlinien trägt wesentlich zur Förderung des Stoffwechsels und zur Optimierung des Immunsystems bei. Die Wirksamkeit des individuellen Immunsystems hängt deutlich von Ernährungsfaktoren ab. Übermäßige süße Kohlenhydrate (Glukose, Fruktose, Saccharose) bzw. Süßstoffe, hohe Aufnahme gesättigter Fettsäuren, Emulgatoren, hoher Salzgehalt zeigen einen negativen Einfluss auf das Darmmikrobiom, das wesentlichen positiven Einfluss auf das gesamte Immunsystem hat.

Fehlernährung, v. a. Unterernährung, geht mit Störungen des angeborenen als auch des erworbenen Immunsystems einher. Durch qualitative Mangelernährung fehlen Bausteine und Regulationsfaktoren für Komponenten des Immunsystems (Cunningham-Rundles et al. 2005). Am häufigsten sind Unterversorgung und Mangelzustände an Eisen, Jod, Vitamin A, B12, D und Zink. Weiterhin fehlen in der allgemeinen Ernährung meistens die sekundären Lebensmittelinhaltsstoffe zur Förderung der Darmflora, die die Entwicklung des Immunsystems benachteiligen. Das Ökosystem des Darmmikrobioms ist essenziell für das Immunsystem, das Gehirn, die Organe und den Stoffwechsel.

Es gibt weit über 1000 verschiedene Bakterienspezies (Darmmikrobiom), von denen jeder Mensch im Darm ein individuelles Muster beherbergt. Das Darmmikrobiom enthält Millionen von Genen für bioaktive Substanzen, die Enzyme und Tausende von Stoffwechselsubstanzen produzieren (Qin et al. 2000) durch die Stoffwechselvorgänge und das Immunsystem beeinflusst werden.

Eine bakterielle Fehlbesiedelung des Darms erhöht die intestinale Permeabilität und verursacht chronische Entzündungen. Pflanzliche Mischkost (Obst, Gemüse und Salate) versorgt mit einer höheren Anzahl und Menge an sekundären pflanzlichen Inhaltsstoffen (z. B. Flavonoide, Phenolsäuren, Karotinoide, Phytoöstrogene), die günstige antioxidative und immunmodulierende Eigenschaften besitzen. Unter vegetarischer Ernährung konnten signifikant geringere Konzentrationen an Entzündungsmarkern im Stoffwechsel (z. B. CRP, Fibrinogen) sowie die Abnahme der Leukozyten im Vergleich zu einer üblichen nichtvegetarischen Mischkost festgestellt werden (Craddock et al. 2019).

18.5 Ernährung für Darmgesundheit und Darmmikrobiom

Die Zusammensetzung des Darmmikrobioms ist auch durch kurzfristige Veränderungen der Ernährungsweise leicht veränderbar und prägt dessen Struktur und Funktionen. Ballaststoffarme westliche Ernährungsweise kann zum Verlust einzelner Bakterienarten führen, der die Funktionen der Darmflora, des Darmmikrobioms, einschränkt. Geringer Verzehr pflanzlicher Lebensmittel geht mit einer geringgradigen Entzündung im Körper einher, die eine Schädigung der Darmbarriere zur Folge hat. Absterbende Bakterien bilden Endotoxine, sie passieren die geschädigte Darmschleimhaut und verursachen eine Endotoxämie.

Bei mehrwöchigem Aufenthalt in verändertem Umfeld ist zur Risikoverminderung eine Versorgung mit günstigen Darmbakterien (Probiotika), Darmbakterien fördernd wirkenden Lebensmitteln (Präbiotika, mediterrane Kost) erforderlich, um deren Entwicklung im Darm zu fördern und mit entsprechenden Nahrungsergänzungsmitteln (z. B. ungesättigte Fettsäuren [EPA, DHA], Flavonide, Reservatol, Quercetin, lösliche und unlösliche Ballaststoffe, Vitamine A, E, D, Spurenelemente Eisen, Zink,

Selen) zu sichern (Mc Farland et al. 2018). Eine Unterversorgung mit Vitamin D (Blut < 50 nmol/l; 20 ng/ml) steht in Zusammenhang mit hohen Spiegeln von Entzündungsmarkern. Bei Vitamin-D-Substitution konnten deutlich niedrigere Entzündungswerte (TNF-α, IL6, CRP) gefunden werden (Givenzi et al. 2023).

Von Polyphenolen aus pflanzlichen Lebensmitteln ist eine antibiotische Wirkung auf pathogene Darmkeime bekannt. Sie haben auch eine präbiotische Wirkung und fördern die Entwicklung günstiger Darmbakterien (Bifidobakterien, Lactobacillus, Saccharomyces, A. muciniphila). Ebenfalls bieten Lebensmittel mit fermentierbaren Ballaststoffen (z. B. Pektine, Inulin, β-Glukane), präbiotischen Oligosacchariden (GOS, FOS) die Möglichkeit, bei der Entwicklung einer schützenden Darmflora mitzuwirken. Die wichtigsten Lebensmittel zur Versorgung mit diesen Ballaststoffen sind Äpfel, Karotten, Spargeln, Pastinaken, Chicorée, Zwiebeln, Haferflocken, Vollkornprodukte, Pilze, Hülsenfrüchte (Gartenbohnen, Erbsen, Kichererbsen, Linsen, Sojabohnen)!

Eine Ernährungsweise mit niedrigem Ballaststoffgehalt drosselt die Funktion der CD^+-T-Zellen des adaptiven Immunsystems und sorgt damit für eine Immunschwäche. Körperimmunität kann durch eine ballaststoffhaltige Kost in kurzer Zeit wieder gesteigert werden. Regelmäßige, wöchentlich ballaststoffliefernde Ernährung mit unterschiedlichen Lebensmitteln oder Nahrungsergänzungsmitteln ist bei gestörter Vollwertkost für das Immunsystem erforderlich (Siracus et al. 2023)!

Die intensive „moderne“ Ernährungsweise mit einem hohen Anteil verarbeiteter Lebensmittel, mit „hohem“ Hygienestandard und geringem Verzehr nichterhitzter Lebensmittel führt zu einer Darmflora mit wenig günstigen Darmbakterien, Verminderung der Mikrobiotadiversität und damit zu ungünstigen Einflüssen auf Stoffwechsel und Immunsystem. Einen Ausgleich können fermentierte Lebensmittel (z. B. Sauerkraut, Bifidusjoghurt, Acidophilusdrink, Kefir, Kimchi, Miso) und Probiotika schaffen.

Ebenso sehr ungünstig wirken sich Durchfallerkrankungen bei Reisen und Antibiotikatherapien aus. Diese Ereignisse fordern unweigerlich eine gleichzeitige Versorgung mit probiotischen Lebensmitteln und/oder probotischer Nahrungsergänzung. Diese Maßnahmen müssen mindestens 2 Wochen durchgeführt werden, um eine günstige Darmflora wiederherzustellen. Ein negativ beeinträchtigtes Darmmikrobiom kann innerhalb von 24 h durch Probiotika mit günstigem, reichhaltigen Bakterienspektrum und präbiotische Nährstoffquellen (ballaststoffreiche Lebensmittel, GOS, FOS) in relativ kurzer Zeit wieder signifikant korrigiert werden.

Die Bakterien in fermentierten probiotischen Lebensmitteln (mit z. B. Bifidobakterium, Lactobacillus, Saccharomyces) konkurrieren mit anderen Darmbakterien um Nährstoffe und Bindungsstellen an der Mukosa im Darm. Ihre Metaboliten (kurzkettige Fettsäuren, antimikrobielle Peptide) hemmen dann das Wachstum pathogener Keime und die günstige Darmflora wird wiederbelebt. Als Vorbeugung für eine Antibiotikadiarrhö oder Reisediarrhö sind mehrere Lactobacillus-Stämme (L. acidophilus, L. casei, L. rhamnosus, L. reuteri, Streptococcus thermophilus) erfolgreich eingesetzt worden (Mc Farland et al. 2018). Die verwendeten probiotischen Nahrungsergänzungsmittel müssen je Dosis eine möglichst hohe Konzentration von Keimen (je Keim $\geq 10^{10}$) haben, um wirksam im Dickdarm anzukommen. Sie sollen auf nüchternen Magen eingenommen werden, mindestens 30 min vor der nächsten Mahlzeit mit reichlich Wasser, und vor der Denaturierung durch Magensäure geschützt werden. Bei oraler Verwendung probiotischer Nahrungsergänzungsmittel konnte beobachtet werden, dass sie proinflammatorische Zytokine senken und antiinflammatorische Zytokine erhöhen (Huber et al. 2021).

Für Reisen ins Ausland, mit evtl. Versorgungsproblemen an vollwertiger Mischkost, ist eine Sicherung der Darmflora und damit des Immunsystems mit probiotischen Nahrungsergänzungen notwendig.

18.6 Ernährungsanforderungen im Bergsport

Wissenschaftlich anerkannte Richtlinien für die Ernährung im Alpinsport gibt es noch nicht. Die Ernährung im Bergsport muss ähnlich wie für den Leistungssportler, vom „Bergfan" bis zum Alpinsportler, individuell unterschiedlich auf Basis der DACH-Referenzwerte angepasst werden. Das bezieht sich auf die jährlich mehrfache, einfache Bergwanderung bis hin zum Bergleistungssportler, der sich wöchentlich regelmäßigem Training unterzieht und seine körperliche Entwicklung den Ansprüchen einer mehrwöchigen Tour in großer Höhe anpasst. Alljährliche Anforderungen durch den speziellen trainingsbedingten Lebensstil unterliegen anderen Bedingungen als die mehrwöchige hohe Bergtour. Zu den wichtigsten ernährungsbezogenen Überlegungen für die Bergtour gehören der hohe Energie- und Flüssigkeitsbedarf, die notwendige Eiweiß- und Kohlenhydratversorgung zur Verhinderung eines Verlustes an Muskelmasse, der Bedarf an antioxidativen Lebensmitteln zur Aufrechterhaltung des effektiven Immunsystems und die Eisenversorgung zur Stabilisierung der Erythropoese und Sauerstoffversorgung.

Bei einer Bergwanderung bis zu einer Höhe von etwa 1500 m gibt es in der Regel keine Gesundheitsbeeinträchtigungen und die tägliche Vollwertkost bleibt wie gewohnt. Für eine kurze Tour ($\leq$ 1,5 h) in mittlere Höhen bis etwa 2500 m genügt eine Sofortanpassung mit Getränk und einer kohlenhydratreichen Zwischenmahlzeit (Snack).

Der längere Aufenthalt in Höhen über 2500 m bis in extremen Höhen bringt viele physiologische Herausforderungen mit sich. Die Variante des „Höhenbergsteigens" führt in Höhen von etwa 5000 m zu deutlich verringertem Luftdruck und erfordert eine physische Anpassung an das verringerte Sauerstoffangebot und eine spezielle Ernährungsplanung für die längere körperliche Belastung. Hier muss die Ernährung während längerer Zeit für eine gute Akklimatisation eingeplant werden.

Neben Einflüssen der Höhe auf körperliche und kognitive Funktionen tritt häufig eine negative Energiebilanz auf, die zu Gewichtsverlust, Veränderungen der Körperzusammensetzung und Leistungseinbußen führt. Insbesondere der Abbau von fettfreiem Körpergewebe ist mit Leistungs-, Sicherheits- und Gesundheitsrisiken verbunden. Um diese zu verringern, geht es, außer um die basale vollwertige Ernährung, um den vorwiegend aktivitätsbedingten Mehrbedarf an Energie, Protein, Kohlenhydraten, Wirkstoffen und Flüssigkeit. Die DACH-Referenzwerte sind auf Körpergewicht und Körperzusammensetzung der durchschnittlichen Bevölkerungsgruppen bezogen. Diesen entsprechend muss der individuelle Bedarf des Leistungssportlers an Energie und Nährstoffen für seine täglichen Aktivitäten und bei einer längeren Alpintour auf seine anthropometrischen, physiologischen, trainings- und geschlechtsspezifischen Parameter modifiziert werden. Oberhalb von 5500 m ist jedoch eine vollständige Anpassung an die Höhe nicht mehr möglich. Hier kommt es bei längerem Aufenthalt zum körperlichen und geistigen Abbau.

18.7 Energiebedarf im Leistungssport

Energiebedarf ist keine fixe Größe. Er wird von Körpergewicht, Körperzusammensetzung, körperlicher Aktivität, Wachstum beeinflusst, wobei die körperliche Aktivität die variabelste Komponente darstellt. Mit der gesamten Nahrungsenergie (E) werden beim Verzehr normaler Lebensmittel alle Hauptnährstoffe aufgenommen. Dabei soll Eiweiß einen Anteil von 12–15 %E, Fett 30–35 %E und Kohlenhydrate den Hauptanteil mit 50–55 %E liefern.

Für Sportler müssen für die Kalkulation des Tagesenergieverbrauchs der individuelle Ruheenergieverbrauch, der Bedarf für übliche tägliche Aktivität und der Bedarf für die spezielle sportliche Leistung summiert werden. Die Gesamtsumme hängt von aktuellem Körpergewicht, der Körperzusammensetzung, Geschlecht, Alter, Gesundheitszustand, ethnischer Herkunft, vom Aufenthaltsort und der Umgebungstemperatur ab, aber ganz maßgeblich vom Umfang der körperlichen Aktivität.

Die Deckung des Energie- und Nährstoffbedarfes in großen Höhen ist eine hohe Herausforderung. Einige Untersuchungen zeigen 20 % und mehr Unterversorgung, was zum Verlust an magerer Körpermasse führt, sich negativ auf die aerobe Kapazität, die Muskelkraft auswirkt, die Immunfunktionen des Körpers beeinträchtigt und die Auslösung der Höhenkrankheit stimuliert.

In großer Höhe sind Appetit, Hunger- und Sättigungsgefühl vermindert und damit ohne Ernährungsplanung die Energieaufnahme stark reduziert. Deswegen wird über eine Abnahme der Energieaufnahme in großer Höhe um 30–50 % berichtet. Nach der Akklimatisierung verbessert sich der Appetit im Allgemeinen, aber in großer Höhe (> 5000 m) nimmt der Appetit weiter ab und ist mit dem Auftreten einer akuten Höhenkrankheit (AMS) eng verbunden. Erfahrung in den Bergen kann sich auf vollwertige Ernährung günstig auswirken. Eine Ernährungsplanung für längere hohe Bergtouren ist im schon Trainingszeitraum notwendig und bringt Sicherheit.

Der mit der negativen Energiebilanz verbundene Verlust magerer Körpermasse (mKM) wirkt sich negativ auf die aerobe Kapazität, die Muskelkraft und die Immunfunktionen des Körpers in großen Höhen aus, was das Risiko von Krankheiten (AMS) und Verletzungen unter diesen extremen Bedingungen erhöht. Die Abschätzung des Verlustes kann mit einer Hautfaltenmessung bestimmt werden. Eine Waage mit BIA (Body-Impedanz-Analyse) zur Bestimmung der Körperzusammensetzung zeigt, wegen der möglichen Dehydratation, keine richtigen Werte für die mKM.

Zum Abschätzen des individuellen Energiebedarfes soll das optimale Körpergewicht bestimmt werden, das von der Körpergröße abhängig, aber bei der durchschnittlichen Bevölkerung sehr unterschiedlich zum Sportler und zum Leistungssportler ist und stark vom längeren Trainingsumfang abhängt. Idealerweise soll ein Gewicht mit einem Körperfettanteil von 15 % (männlich) bis 25 % (weiblich) zur Berechnung verwendet werden. Für Kalkulationen ist es daher sinnvoller, für Bedarfsabschätzungen das Gewicht vor dem Beginn der Bergtour zu verwenden. Als Basiswert für die Ernährungsplanung des Sportlers ist eine Körperfettbestimmung z. B. mit Hautfaltenmessung oder BIA vor der Belastung durchzuführen. Je nach Sportart haben männliche und weibliche Sportler unterschiedliche Mengen an Körperfett. So zeigen Untersuchungen von Leichtathletinnen einen durchschnittlichen Wert von 18 % Körperfett (16,2–19,8 %) und männliche Kollegen 10,4 % (9,5–11,4 %). Für Volleyballer (ähnliche Werte für Basketballer) wurden für weibliche Athleten 25,6 % Körperfett (23,1–28,1 %), für männliche 14,3 % (12,6–16,1 %) festgestellt (Santos et al. 2014). Daraus ergibt sich bei gleichem Gewicht für Sportler und Nichtsportler ein deutlicher Unterschied im Ruheenergieumsatz.

Eine Körperzusammensetzung mit geringer Fettmasse und hohem Anteil fettfreier Masse (mageres Körpergewicht, mKG) korreliert mit höherer kardiorespiratorischer Fitness und mit höherer Leistungsfähigkeit. Das optimale Gewicht für die Ernährungsplanung ist das, bei dem die besten Trainings- und/oder Wettkampfergebnisse erreicht wurden und bei dem das Körperfett 15 % (m) bzw. 25 % (w) nicht deutlich übersteigt. Dieselben Größenordnungen kann man auch im Alpinsport übernehmen.

Für die Berechnung des Ruheenergieverbrauchs werden Geschlecht, mageres Körpergewicht (mKG) und Alter verwendet.

▪ Berechnung des Ruheenergieumsatzes (DACH 2015)

Der Ruheenergieumsatz (REU) wird in kcal pro Tag (kcal/d) bzw. in kcal/kg h angegeben.

Frauen: $REU = (0{,}047 \times mKG\,kg - 0{,}01452 \times Alter\,[Jahre] + 3{,}21) \times 239$

- *Beispiel 1*: Frau, 60 kg, 40 Jahre: REU = (0,047 × 60 − 0,01452 × 40 + 3,21) × 239 = (2,82 − 0,5808 + 3,21) × 239 = 1302 kcal/d. / REU = 0,90 kcal/kg h.

← *Männer:* $REU = (0{,}047 \times mKG\,kg + 1{,}009 - 0{,}01452 \times Alter\,[Jahre] + 3{,}21) \times 239$

- *Beispiel 2*: Mann, 71 kg, 40 Jahre: REU = (0,047 × 71 + 1,009 − 0,01452 × 40 + 3,21) × 239 = (3,337 + 1,009 − 0,5808 + 3,21) × 239 = 1667 kcal/d. / REU = 0,98 kcal/kg h.

Der REU, der größte Beitrag zum täglichen Energiebedarf, stellt die Energie dar, die benötigt wird, um die Aufrechterhaltung der normalen Körperfunktion und Homöostase zu unterstützen. Er macht bei der durchschnittlichen Bevölkerung meist 60–80 % des gesamten Energiebedarfes aus. Dieser basale Energieverbrauch (BEE) steht in engem Zusammenhang mit der mageren Körpermasse. Sie hat eine Stoffwechselrate von 20 kcal/kg und Fettgewebe nur 5 kcal/kg.

Zur Abschätzung des Energiebedarfs für körperliche Aktivitäten kann die durchschnittliche Herzfrequenz (HF) während der Aktivitätsdauer und in Ruhe (entspanntes Liegen) verwendet werden. Mit einer HF-Uhr oder einem HF-Monitor kann man die HF für verschiedene Aktivitätsperioden bestimmen und für die Berechnung des täglichen Energiebedarfes anwenden. Dividiert man die Aktivitäts-HF (AHF) durch die Ruhe-HF (RHF) so erhält man den „Physical Activity Level", den PAL-Wert, mit dem die individuell berechnete Ruheenergie (REU) für die Aktivitätsdauer multipliziert und damit der Energieverbrauch für die kontrollierte Aktivitätszeit berechnet wird (s. Beispiel 3 und ▫ Tab. 18.1).

- *Beispiel 3*: Breitensportler männlich, 71 kg, 40 Jahre. REU 24 h (RHF 60), Trainingszeit 3 h (AHF 140), Schlafen 6 h (SHF 50). Tägliche Aktivität 15 h (AHF 90).

Die Messung der täglichen Herzfrequenzen während des üblichen Trainings für 3 Tage bis eine Woche oder auch beim Aufenthalt am Berg in verschiede-

▫ Tab. 18.1 Rechenbeispiel für Energiebedarf bei körperlicher Aktivität (Beispiel 3)

	Dauer (h)	PAL (AHF/RHF)	Energie (kcal)	HF n/min
Ruheumsatz	24		1667	60
Aktivitätsumsatz Training	3	2,33	486	140
Aktivitätsumsatz normal	15	1,50	1563	90
Schlafen	6	0,83	347	50
Tagesenergie Summe	24		2396	
Tagesenergie ∅	24	1,44	2396	86

HF n/min Herzfrequenz/Minute; *RHF* Ruheherzfrequenz; *AHF* Aktivitätsherzfrequenz; *PAL* Physical Activity Level; *SHF* Schlafherzfrequenz

nen Höhen ermöglicht es, den individuellen Energiebedarf abzuschätzen, der die Basis für die Ernährungsplanung unter den gemessenen Bedingungen liefert. Der berechnete REU pro Stunde, multipliziert mit dem PAL-Wert und der Aktivitätsdauer ergibt den Energiebedarf für die Aktivität mit der registrierten Herzfrequenz (AHF).

Für intensiv trainierende Alpinsportler ist es notwendig, die individuelle Bedarfsberechnung auf der Basis von HF-Messungen durchzuführen und nicht nur die DACH-Energieempfehlung zu verwenden, da der trainierte Körper nicht dem der Durchschnittsbevölkerung entspricht.

◘ Tab. 18.2 gibt Abschätzungen des Energiebedarfes für Personen mit unterschiedlicher körperlicher Aktivität gemäß DACH, aufgeteilt nach Frauen und Männern, diversen Altersgruppen und verschiedener körperlicher Aktivität. Mit zunehmendem Alter reduziert sich der Energiebedarf bei vergleichbarer Intensität körperlicher Aktivität wegen der anzunehmenden Verminderung der muskulären Körpermasse.

Die DACH-Referenz wurde für einen Body Mass Index von 22 kg/m^2 (BMI = Gewicht (kg)/Größe (m^2)) ausgearbeitet! Für Sportler ist dieser BMI wegen der überdurchschnittlichen mageren Körpermasse (Muskelmasse) in Relation zum Körpergewicht nicht gültig. Daher sind individuelle Abschätzung mit der Herzfrequenz und dem mageren Körpergewicht bei ausgeglichenem Wasserhaushalt sinnvoller.

Um einen Plan für die eigene Energiezufuhr zu erstellen, sollte der Alpinsportler die Herzfrequenzmethode vor der extremen Bergtour bei einem vergleichbaren Trainingstourenplan anwenden. Dabei sind ausgehend von der Ruhe-HF, evtl. auch Schlaf-HF, im Tal und die durchschnittliche Herzfrequenz für einen Aufstieg bis etwa 2500 m, bis 3500 m und darüber, Ruhe-HF in der Höhe und für jede Etappe, die dazu benötigte Zeit zu protokollieren. Mit der Tal-Ruhe-HF und der Aktivitäts-HF können dann die PAL-Werte und für die verschiedenen Touretappen der Energiebedarf berechnet werden, die dann aufsummiert den Tagesenergiebedarf ergeben (◘ Tab. 18.1). Damit ist die Basis für einen individuellen quantitativen Ernährungsplan vorhanden, die dann durch eine Ernäh-

◘ Tab. 18.2 DACH-Richtwerte für Energiezufuhr bei verschiedener körperlicher Aktivität (PAL-Index)

Altersgruppen	DACH-Richtwerte für die Energiezufuhr von Erwachsenen bei verschiedener körperlicher Aktivität (PAL $Hf_{Aktivität}/Hf_{Ruhe}$) in kcal/Tag					
	PAL-Wert 1,4		PAL-Wert 1,6		PAL-Wert 1,8	
	m	w	m	w	m	w
19 bis < 25 Jahre	2400	1900	2800	2200	3100	2500
25 bis < 51 Jahre	2300	1800	2700	2100	3000	2400
51 bis < 65 Jahre	2200	1700	2500	2000	2800	2200
> 65 Jahre	2100	1700	2500	1900	2800	2100

PAL-Wert = Aktivitätsniveau:
– 1,2: sitzende oder liegende Lebensweise
– 1,4–1,5: nur sitzende Tätigkeit, wenig anstrengenden Freizeitaktivität, z. B. Büroangestellte
– 1,6–1,7: sitzende Tätigkeit, zeitweilig zusätzlicher Energieaufwand, gehende oder stehende Tätigkeit, z. B. Laboranten, Kraftfahrer, Fließbandarbeiter
– 1,8–1,9: überwiegend gehende und stehende Arbeit, z. B. Hausfrauen, Pflegepersonal, Kellner, Mechaniker, Handwerker
– 2,0–2,4: körperlich anstrengende berufliche Arbeit, z. B. Bauarbeiter, Landwirte, Waldarbeiter, Leistungssportler, Bergarbeiter
Für regelmäßige körperliche Aktivitäten (30–60 min Sport/Tag) werden etwa 0,3 PAL addiert

rungsfachkraft oder nach eigener Fortbildung in einen für die Tour individuell angepassten Ernährungsplan umgesetzt werden kann, der nach den DACH-Ernährungsempfehlungen für eine vollwertige Ernährung aufgebaut ist.

18.8 Umsetzung der Ernährungsempfehlungen in die tägliche leistungsgerechte Ernährungspraxis

Die wissenschaftlich abgestimmten DGE-Empfehlungen sind als vollwertige Ernährung ebenso für Alpin- und Leistungssportler in der täglichen Ernährung sinnvoll. Spezielle Situationen, z. B. angestrebte spezielle muskuläre Entwicklung, besondere Ausdauerfähigkeit oder längerer Aufenthalt in großen Höhen brauchen jedoch gezielte Änderungen der Ernährungsweise um eine trainings- und tourgerechte vollwertige Ernährung zu erreichen.

Die 10 DACH-Grundregeln für eine Vollwertkost sind grafisch in einem Ernährungskreis umgesetzt, der mit seinen Sektorengrößen die notwendigen und weniger notwendigen Lebensmittelgruppen darstellt (▶ www.dge.de/gesunde-ernaehrung) (◘ Abb. 18.1, ◘ Tab. 18.3).

❯ Die Kohlenhydratversorgung geschieht durch Lebensmittel aus Gruppe 1 und 2! Schwarzer und grüner Tee, Kräuter- und Früchtetee sind günstig, aber Bier und Wein nur Genussmittel! Sie sollen unwesentlich zur Energiezufuhr beitragen. Nur vor und/oder während hoher körperlicher Belastung spezielle Kohlenhydratgetränke verwenden oder kohlenhydratreiche Lebensmittel und zusätzlich Wasser zum Trinken.

❯ Die Realisierung der vollwertigen Ernährung ist häufig mit der Entwicklung neuer Essgewohnheiten verbunden.

18.9 Sichere Ernährung in der Höhe zur Vorbeugung von Nährstoffmangel und Dehydrierung

Es fehlt noch an präzisen wissenschaftlich fundierten Richtlinien für die Ernährung im Hochgebirge, die sich am tatsächlichen Bedarf und den Bedürfnissen orientieren. Nach der üblichen trainingsdominanten Ernährungsweise muss für die Höhe ein spezieller, individuell angepasster Plan erstellt werden. Das übliche Essverhalten bei Bergaktivitäten (u. a. bevorzugte Lebensmittel, Nahrungsergänzungsmittel, Flüssigkeiten, Häufigkeit des Verzehrs von Lebensmittelgruppen in den Bergen, Appetit) ist an die Bedingungen während des Aufenthalts in großer Höhe anzupassen.

18.9.1 Aktivitätsbedingter Bedarf an Nährstoffen und Flüssigkeit

Sportler, die ein umfangreiches Training durchführen, oder Alpinsportler auf Touren, müssen ihre vollwertige Energie- und Nährstoffversorgung v. a. im Ausland sicherstellen. Eine unzureichende Zufuhr von Kohlenhydraten bei Ausdaueraktivitäten kann zu Hypoglykämie, niedrigerem Glykogenspeicher und Muskelermüdung führen. Wird der Energiebedarf für die Leistungsanforderungen in der Höhe nicht erfüllt und zu wenig Protein zugeführt, können magere Körpermasse verloren gehen, die aerobe Kapazität, die Muskelkraft und die Immunität gestört werden und sogar gesundheitliche negative Effekte auftreten. Mit dem Verlust an sportlicher Leistungsfähigkeit werden Konzentration und Koordination beeinträchtigt, sowie durch die Ermüdung Reizbarkeit und Verletzungsrisiko erhöht sein. Schließlich können auch ein gestörtes Essverhalten und eine Dehydratation auftreten.

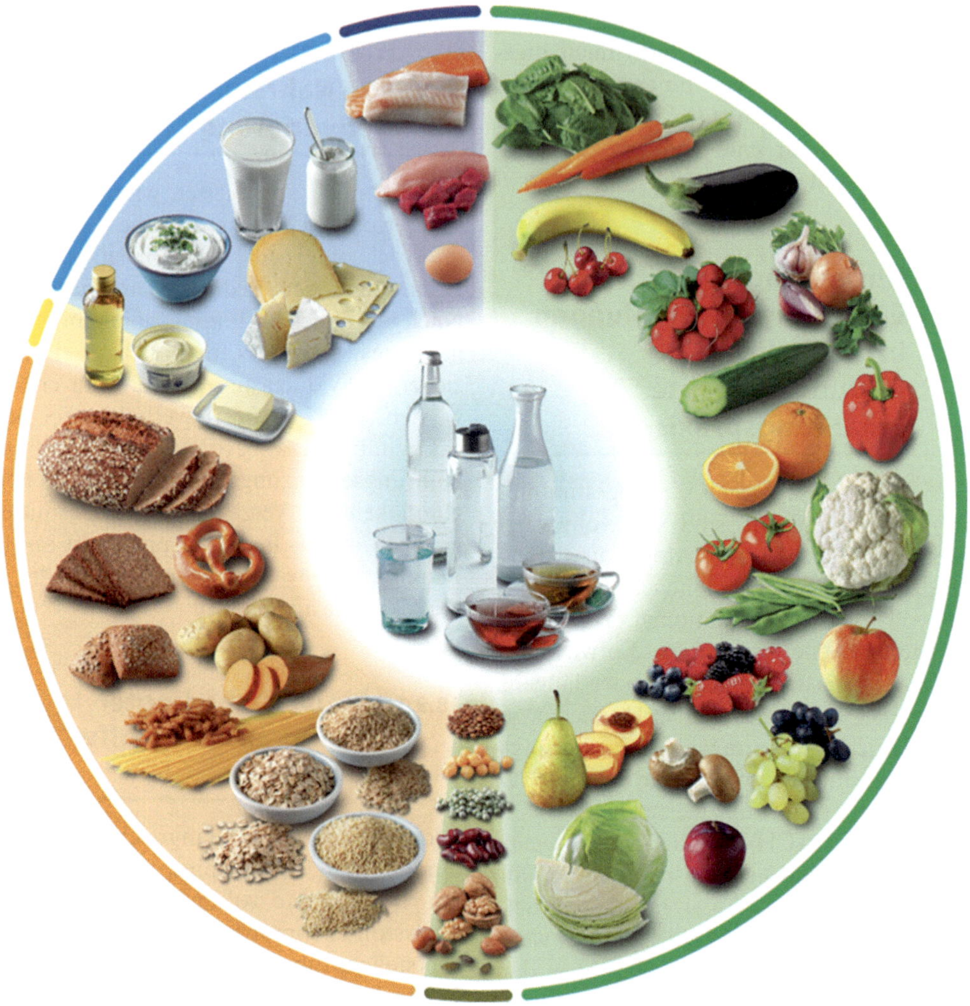

Abb. 18.1 DGE-Ernährungskreis. Der DGE-Ernährungskreis zeigt auf einen Blick wie eine gesunde und ökologisch nachhaltige Ernährung aussieht. Er ist damit eine Art Wegweiser mit Beispielen für eine optimale Lebensmittelauswahl. Die Größe der Lebensmittelgruppe veranschaulicht dabei den Anteil an der Ernährung. Je größer eine Lebensmittelgruppe ist, desto mehr kann daraus gegessen werden. Empfehlenswert ist es, innerhalb der Gruppen die Vielfalt an Lebensmitteln zu nutzen und abwechslungsreich zu essen. Eine gesunde und umweltschonende Ernährung ist zu mehr als ¾ pflanzlich und knapp ¼ tierisch (siehe Summen der Prozente in Tab. 18.3). (▶ https://www.dge.de/gesunde-ernaehrung/dge-ernaehrungsempfehlungen/dge-ernaehrungskreis/)

Aktivitätsbedingter Bedarf an Kohlenhydraten

Zur Energieversorgung bei intensiver körperlicher Aktivität und in großer Höhe sind die Kohlenhydrate (KH, Polysaccharide) aus Lebensmitteln die Hauptquelle und zur Energielieferung pro Liter Sauerstoffverbrauch optimal. Sie sollten idealerweise 2–3 h vor dem Start des Trainings/der Tour, während der Tour bei intensiver körperlicher Aktivität in kleinen Portionen und gleich nach deren Beendigung zur Erholung, Wiederauffüllung der Glykogenvorräte in Leber und Muskulatur zur Verfügung stehen.

Tab. 18.3 Empfohlene Energieanteile (E%) der Lebensmittelgruppen im DGE-Ernährungskreis

Gruppe	Lebensmittel	Notwendig
1	*Getreide, Vollkorngetreideprodukte* Vollkornmehle, Getreideflocken, Brot und Backwaren, Nudeln, Naturreis, Buchweizen, Quinoa, Amaranth, Kartoffeln! Vollkornlebensmittel dieser Gruppe sind eine wichtige Kohlenhydrat-Energiequelle und liefern hochwertiges Eiweiß, Vitamine, Mineralstoffe, Ballaststoffe und sekundäre Pflanzeninhaltsstoffe	ca. 31 E%
2	*Gemüse, Hülsenfrüchte und Salate* Die Lebensmittel dieser Gruppe tragen essenziell zur wichtigen Lieferung von Nährstoffen, Ballaststoffen, Kohlenhydraten und wichtigen sekundären Pflanzenstoffen bei! Hülsenfrüchte bieten wertvolle Proteine, die sich mit tierischen Lebensmitteln zu einer optimalen Mischung ergänzen (höhere Proteinwertigkeit für den Stoffwechsel)!	ca. 25 E%
3	*Obst, Beeren, Nüsse* Reich an wichtigen Nährstoffen, sekundären Pflanzenstoffe, aber ungünstiges Fett Obst ist ein wichtiger Bestandteil der Vollwertkost mit reichlich Vitamin C und ß-Carotin, sowie sekundären Pflanzenstoffen und Ballaststoffen Nüsse enthalten wenig Wasser, aber gleichzeitig reichlich ungesättigte Fettsäuren und Protein. 25 g Nüsse entsprechen etwa einer Portion Obst!	ca. 17 E%
4	*Milch und Milchprodukte (ohne Butter) mit geringem Fettgehalt (≤ 1,5 % F. i. Tr. [Fett in der Trockenmasse])* Sie enthalten für Muskelaufbau und -versorgung hochwertiges unverzichtbares Protein Zusätzlich versorgen sie v. a. mit Vitamin B2 und Kalzium Fettarme Varianten (Milch und Joghurt 1,5 % F. i. Tr., Käse 30 % F. i. Tr.) sind zu bevorzugen!	ca.18 E%
5	*Fleisch mager, Schinken magerer, Fisch, Eier* Lebensmittelgruppe mit hochwertigem Protein für den Stoffwechsel und die Muskelversorgung. Dazu Lieferanten von B-Vitaminen, Eisen und Zink. Mageres Fleisch ist zu bevorzugen Der Verzehr von Meeresfisch (Lachs, Makrele, Thunfisch) versorgt zusätzlich mit langkettigen ungesättigten Fettsäuren (Omega-3-Fettsäure) Wöchentlich jeweils 2–3 Portionen Fleisch und Fisch (100–200 g je nach Energie- und Eiweißbedarf), Eier	ca. 7 E%
6	*Öle und Fette* Fette sind als energiereiche Gruppe der Nährstoffe einzuschränken und pflanzliche zur bevorzugen, weil sie lebensnotwendige ungesättigte Fettsäuren, Vitamin E und sekundäre Pflanzenstoffe enthalten Streichfett ist nicht notwendig, wenn aber gewünscht, dann soll hochwertige Margarine verwendet werden. Bei verzehrfertigen Lebensmitteln aus dem Handel soll auf geringen Fettanteil und wenig Salz (max. 1,5 g/100 g) geachtet werden Zum Verzehr für Salate die hochwertigen Öle (Rapsöl, Olivenöl, Sojaöl, Leinöl, Kürbiskernöl) verwenden und zum Anbraten Kokosfett oder Palmöl, das nicht verzehrt wird und im Abfall landet	ca. 2 E%

(Fortsetzung)

Tab. 18.3 (Fortsetzung)

Gruppe	Lebensmittel	Notwendig
7	*Getränke* Sie sollen den Durst löschen (Wasser!) und sind für die Leistungsfähigkeit unentbehrlich. Der tägliche Flüssigkeitsbedarf von 1,5–3 l soll hauptsächlich mit Wasser gedeckt werden und kaum zur Energiezufuhr beitragen. Die Nährstoflieferung aus Fruchtsäften, Limonaden oder ähnlichem ist unwesentlich, da diese, wenn nicht selbst gepresst, nur gesüßt sind. Ein Blick auf die Zutatenliste ist erforderlich	
Grafisch dargestellte Empfehlungen zur Lebensmittelauswahl sind im DGE-Ernährungskreis (▶ www.dge.de/gesunde-ernaehrung/dge-ernaehrungsempfehlungen/dge-ernaehrungskreis/) und in der dreidimensionalen DGE-Lebensmittelpyramide dargestellt (▶ www.dge.de/gesunde-ernaehrung/dge-ernaehrungsempfehlungen/dreidimensionale-dge-lebensmittelpyramide/)		

Glykogenspeicher in der Muskulatur und in der Leber sind für eine aerobe Belastung von etwa 60–90 min Dauer verfügbar. Danach sind Zwischenmahlzeiten, Snacks am Berg mit langkettigen Kohlenhydraten (Polysaccharide, Maltodextrin), zur aktuellen Energieversorgung notwendig. Reichlicher KH-Konsum bei intensiver Belastung unter Hypoxie kann negative Symptome der großen Höhe mildern. In der Höhe ist der KH-Bedarf größer als auf Meereshöhe.

Nach den DACH-Richtlinien haben die KH einen Anteil von 50–60 E%, das sind bei 2500 kcal/d eine Menge von 1250–1500 kcal bzw. 313–375 g oder bei 70 kg Körpergewicht von 4,5–5,4 g/kg d! Das deckt den Tagesbedarf mit einer niedrigen körperlichen Belastung. Für eine höhere Belastung sind mehr KH zum Schutz der Leistungsfähigkeit notwendig (Tab. 18.4).

Zu Vorbereitung für eine mehrstündige (> 3 h) körperliche Aktivität hoher oder sehr hoher Intensität ist es wichtig, den hepatischen und muskulären Glykogenspeicher sicher zu füllen. Die Höhe der Glykogenspeicher korreliert eng mit der möglichen Belastungsdauer. In den 2–3 Tagen vor der geplanten Tour ist ein „carbohydrate loading" mit einer erhöhten Zufuhr an Kohlenhydraten im Ernährungsplan empfohlen, um volle Glykogenspeicher zu erreichen. Dazu sind 10–12 g KH/kg an mindestens 2 Tagen oder länger vor dem Tourstart notwendig (Tab. 18.4). Der übliche Muskelglykogengehalt kann um etwa 15 % gesteigert werden. Ebenso sollte 2–3 h vor

Tab. 18.4 Empfohlene Kohlenhydratzufuhr in Abhängigkeit verschiedener Belastungsintensitäten. (Nach Thomas et al. 2016)

Körperliche Belastung	Empfohlene KH-Zufuhr (g pro kg/Tag)	KH-Anteil 70 kg KG (Zufuhr g)	KH kcal (%E von 2800 kcal/d)
Niedrige Intensität	3–5 g/kg d	(5) 350 g	1400 kcal/50 %
Moderate Intensität	5–7 g/kg d	(7) 490 g	1960 kcal/70 %
Hohe Intensität (1–3 h/d)	6–10 g/kg d	(8) 560 g	2240 kcal/90 %
Sehr hohe Intensität (4–5 h/d	8–12 g/kg d	(10) 700 g	2800 kcal/100 %

dem Start am Morgen der nächtliche Abbau von KH und von Glykogen vor dem Beginn der Aktivität durch ein kohlenhydratreiches Frühstück ausgeglichen werden. Unterversorgung kann zu einer zentralen Ermüdung beitragen.

Gleichzeitig ist es erforderlich, fette Lebensmittel mit gesättigten Fettsäuren zu reduzieren. Der Ablauf des Ernährungsplans für die hohe Bergtour sollte vorher getestet werden, um die Verträglichkeit zu sichern.

Am Tourtag ist die KH-Versorgung in Mengen entsprechend der Belastungsintensität in mehreren kleinen Mahlzeiten mit ca. 90 min Abstand sinnvoll, um eine belastende, zu hohe, gastrointestinale Füllung zu vermeiden. Dadurch wird einerseits die Energiebereitstellung in der Höhe, bei der niedrigeren Sauerstoffversorgung durch die pro Liter O_2 weniger effiziente Fettsäureoxidation, vermindert. Andererseits könnte diese physiologische Regelung bei längeren Belastungen auch genützt werden, um Abbau von Körperfett durch Energieverbrauch zu erreichen und logistisch aufwendige KH-Versorgung zu verhindern. Weniger Leistungsfähigkeit wegen geringerer O_2-Effizienz muss dann in Kauf genommen werden. Bei guter logistischer Versorgung mit KH für eine längere Belastungsdauer wird aber das Risiko des Belastungsabbruchs durch Hypoglykämie mit einer hohen KH-Energierate vermindert. Ebenso wird der evtl. Abbau von Muskelmasse eingeschränkt.

Für Bergtouren über 3 h mit hoher Belastung werden geschätzte 90 g KH/h verbraucht. Die Menge kann mit KH-Getränken bei einer Konzentration von 60 g KH/l und gastrointestinaler Toleranz mit 1,5 l/h Trinkmenge aufgenommen werden. Da die große Trinkmenge bei einer Bergtour problematisch ist, müssen Lebensmittel zur KH-Versorgung verfügbar sein. Vollwertiges 100 g Roggenvollkornbrot würde schon 38 g KH liefern. Eine Portion Müsli (50 g) verfügt über etwa 30 g KH und ein einfacher Müsliriegel (25 g) im Durchschnitt 11 g KH. Solche „Powerriegel“, „Powerbar“, haben mit ca. 30–70 g/100 g (ca. 2–3 Stück) sehr unterschiedliche KH-Anteile, die man auf der Nährwertliste findet. Mit einer Mahlzeit Gemüserisotto (250 g) kann man 38 g KH aufnehmen.

Für eine 5-stündige Bergtour mit hoher Belastung wären etwa 450 g KH notwendig! Die logistische Versorgung mit diesem essenziellen Energielieferanten muss also geplant und vor der Tour getestet werden (Wahrburg und Egert 2017).

Weil bei Aufenthalten in großen Höhen unter intensiver Belastung der KH-Bedarf erhöht ist, kann man aber nicht davon ausgehen, dass die stark erhöhte Zufuhr die Leistungsfähigkeit steigert. Nach mehrwöchigem Aufenthalt und Adaptierung an die Hypoxie wird durch eine sehr hohe KH-Zufuhr über den Bedarf keine Leistungssteigerung beobachtet, sondern die Leistungsfähigkeit gesichert.

> Mit KH-Lebensmitteln nur den geschätzten Bedarf decken! Alle Tage und in der Höhe!

Protein für den Erhalt magerer Körpermasse (mKG)

Gewichtsverlust und Abnahme magerer Körpermasse (etwa 60 % des Gewichtverlustes) sind eine Folge der hypobaren Hypoxie beim Bergsteigen v. a. in großer Höhe (> 5000 m) (Wing-Gaia 2014). Herunterregelung der Proteinsynthese und Proteinabbau im Muskel bei leeren Glykogenspeichern oder ungenügende Zufuhr von Energie und Protein können die Ursache sein. Sichere Proteinernährung bei längerem Aufenthalt in der Höhe ist daher zur Erhaltung der Leistungsfähigkeit notwendig. Diese muss gut geplant und eingehalten werden, da in der Höhe die Sättigung durch proteinreiche Ernährung höher ist.

Für die notwendige Proteintagesdosis im Zusammenhang mit intensiver körperlicher Aktivität im Leistungssport gibt es keine generellen Richtlinien. Geringe Zufuhr mit negativer Stickstoffbilanz führt zu einem Proteinkatabolismus und geringer Regeneration nach einer anspruchsvollen hohen Bergtour.

Zur vollwertigen Ernährung des Erwachsenen wird in den DACH-Referenzwerten etwa 0,8 g/kg mKG Eiweißzufuhr empfohlen bzw. 1 g/kg mKG für ältere Personen. Für Ausdauer- und Leistungssportler gibt es nach wissenschaftlichen Untersuchungen Bedarfswerte von 1,2–1,7 g/kg mKG. Eine Metaregression aus 49 Studien ist zu einer notwendigen Zufuhr von 1,62 g/kg d gekommen. Eine höhere Menge führt nicht mehr zu einer Zunahme der mageren Körpermasse. Bei 70 kg Körpergewicht würde das einer Proteinmenge von mindestens 115 g/d entsprechen, die in etwa 500 g Roastbeef (4 Portionen à 125 g, Schweinekotelett, Hähnchenbrust), in etwa 600 g Forelle (4 Portionen à 150 g, Lachs) vorhanden wären. Bergkäse mit 45 % F. i. Tr. kann die gleichen Proteinmengen liefern. Ist diese berechnete Verzehrmenge zu hoch, so können Proteinsupplemente die Versorgung unterstützen. Jedoch liefert z. B. Molkenpulver nur 11 g Eiweiß in 100 g, Magermilchpulver jedoch 36 g/100 g und Eipulver 46 g/100 g! Diese gemeinsam verarbeitet mit Reis, Kartoffel, Soja o. ä. können wegen ihrer höheren Biologischen Wertigkeit zu vollwertiger Versorgung beitragen (◘ Tab. 18.5). Werden Proteinsupplemente verwendet, dann solche auswählen mit 1000–3000 mg Leucin (Coffey et al. 2011; DGE 2015; Morton et al. 2018).

Wegen der unterschiedlichen biologischen Wertigkeit von Protein (BW) aus verschiedenen Lebensmitteln sollen optimale Kombinationen aus tierischen und pflanzlichen Quellen verzehrt werden, um den Bedarf an essenziellen Aminosäuren mit geringer Verzehrmenge zu decken. Die biologische Wertigkeit der Lebensmittelproteine ist das Maß dafür, mit welcher Effizienz diese in körpereigene Proteine umgesetzt werden können. So weisen z. B. Molkenprotein (BW 104) und Vollei (BW 100) die höchsten Wertigkeiten auf, während Haferflocken (BW 60) oder Linsen (BW 60) geringe Werte haben, tierisches Protein also hohe und pflanzliches niedrige BWs. Jedoch wird die Lieferung essenzieller Aminosäuren und damit die BW deutlich höher, wenn pflanzliche mit tierischen Lebensmitteln gemischt werden. Mit Milch (75 %) und Weizenmehl (25 %) erhält man ein BW von 125 (◘ Tab. 18.5).

Ist auf der Tour in die Höhe eine eiweißreiche Versorgung mit Lebensmitteln nicht realisierbar, dann sollen Pulvermischungen oder Proteinbars zur Nahrungsergänzung verwendet werden, mit einem hohen Proteingehalt (>20 g/100 g) und mit hoher BW (z. B. Molkenprotein mit Ei, oder Soja, Kartoffel). Proteinsupplemente mit hohem Gehalt an verzweigtkettigen Aminosäuren, v. a. Leucin, können die Muskelproteinsynthese verbessern und die magere Körpermasse stabilisieren (24 g Molkenprotein, 4,8 g Leucin und 50 g Maltodextrin) (Coffey et al. 2011).

In der normalen täglichen Ernährung sind die Kombinationen von pflanzlichen und tierischen Lebensmitteln für die Proteinversorgung günstiger und Proteinsupplemente nur notwendig, wenn in der Höhe Risiken für eine unzureichende Bedarfsdeckung bestehen (Appetitverlust, Diäten zur Gewichtsreduktion, Unverträglichkeiten, einseitige wie vegane Ernährung).

Versorgung mit Nahrungsprotein während der Tourvorbereitung und während dem Aufenthalt in der Höhe

Ist ein Training mit Ausdauerbelastung zur muskulären Entwicklung für Bergtouren beabsichtigt, dann ist eine höhere Proteinzufuhr zielführend. Bei mehrwöchigen Touren in großer Höhe muss die Bedarfsdeckung bei adaptierter Körpermasse mit 1,3 g/kg mKG sicher sein, jedoch ist bei niedriger Energiezufuhr (Appetitverlust, Logistik) eine höhere Menge von 1,7 g/kg mKG notwendig, um den Verlust an magerer Körpermasse (mKG) zu verringern.

Wird eine intensive körperliche Belastung mit etwa 4500 kcal/d Energieverbrauch betrieben, dann wäre für 70 kg Körpergewicht eine Eiweißzufuhr von etwa 120 g/d nötig, was etwa 11 %E ausmacht. Für diese Menge müssten z. B. etwa 600 g mageres Rindfleisch oder 500 g magerer Käse (< 40 % F. i. Tr.) gegessen werden. Beim Extrembergsteigen sind solche Eiweißmengen also nur mit Supplementen bei geringem Volumen und reich an Leucin möglich und bei mehrwöchigem Aufenthalt notwendig.

Diese hohe Proteinversorgung und gleichzeitig hohe Kohlenhydratzufuhr kann die Proteinsynthese steigern. Ein isokalorischer Austausch von Kohlenhydraten mit Protein verbessert die Leistungsfähigkeit aber nicht. Gleichzeitig ist eine ausreichende Energiezufuhr unbedingt nötig, da sonst Körper- und Nahrungseiweiß als Energielieferanten dienen.

Aus metabolischen Gesichtspunkten ist darauf zu achten, dass die notwendige hohe Energie- und Nährstoffzufuhr durch häufigen Verzehr über den Tag gut verteilt, an die geplante Aktivität angepasst und damit eine kontinuierliche Versorgung erreicht wird, die mit dem aktuellen Verbrauch nahezu parallel verläuft, auf der Tour in die Höhe und zur Erholung im Basislager! Was resorbiert und verbraucht ist, muss nachgeliefert werden! Die praktische individuelle Planung umfasst eine Mahlzeit 3 h vor der Tour und kleine Essenspausen mit Protein- und KH-Snacks alle 2–3 h während der Tour, sowie baldige Mahlzeiten für die Erholung danach! Damit soll auch dem Appetitverlust in der Höhe abgeholfen und die Vollwerternährung gesichert werden. Ein richtiger Ernährungsplan stabilisiert die Muskelmasse! Nicht nach Appetit, sondern nach Plan essen! Wenn die Energieversorgung nicht ausreichend ist, dann sollte die Eiweißzufuhr erhöht werden.

Welchen Anteil sollen Fette in der Ernährung des Ausdauersportlers haben?

Im Vergleich zur Kohlenhydrat- oder Proteinzufuhr spielen die Fette am Berg in der Ernährung eher eine untergeordnete Rolle. Im Zusammenhang mit voraussichtlicher körperlicher Belastung, Training oder Tour in die Höhe muss sich der Fettanteil im täglichen Ernährungsplan ändern. Bei Aufrechterhaltung des Energiehaushaltes ist der hochwertige Fettverzehr zur Regeneration im Lager, für das Auffüllen der intramuskulären Triglyzeridspeicher und zur Aufnahme essenzieller Fettsäuren und fettlöslicher Nährstoffe wichtig. Lebensmittel mit wertvollen Fetten, mehrfach ungesättigten Fetttsäuren und fettlöslichen Vitaminen (A, D, E, K) sind lebenswichtig und daher auch für den Ausdauersportler, den Höhenbergsteiger mit längerem Aufenthalt in der Höhe wichtig. Ohne Nahrungsfette könnte der Körper diese Vitamine nicht richtig verwerten. Damit ist Leistungsfähigkeit bei längerem Aufenthalt in der Höhe eingeschränkt. Sollten entsprechende qualitative Lebensmittel nicht verfügbar sein so ist der regelmäßige Verzehr von entsprechenden Nahrungssupplementen (mehrfach ungesättigte Fettsäuren und die Vitamine) notwendig. (DGE 2015) Diese günstigen Fette sind auch Träger von Geschmacks- und Aromastoffen.

Für die Kontrolle der Nahrungsfettaufnahme im eigenen Ernährungsplan ist das Studium einer Nährwerttabelle für eine bessere Lebensmittelauswahl hilfreich und auch die Zusammenarbeit oder Schulung durch einen Alpin- oder Leistungssport-Ernährungsspezialisten. Verschiedene Untersuchungen der Ernährungsgewohnheiten von Leistungssportlern (Fünfkampf, Triathlon, Ironman, CrossFit) zeigten, dass diese bei Energiezufuhr von 2500 kcal/d bis 3700 kcal/d 28–40 %E Fett verzehren (Schek et al. 2019). Für die Ernährung von

Tab. 18.5 Biologische Wertigkeit von Eiweiß in Lebensmitteln

Lebensmittel (nach Kofranyi und Wirths 1994)	Biologische Wertigkeit (BW)
Vollei	100
Thunfisch	92
Eiklar	88
Schweinefleisch, Edamerkäse	85
Rindfleisch, Soja	84
Vollkornreis	83
Kuhmilch, Quinoa	82
Magerquark	81
Geflügel, Roggenmehl	80
Kartoffel	76
Fisch (Forelle, Kabeljau, Lachs)	75
Mais	74
Sojabohnen	72
Hafer, Linsen	60
Erbsen, Weizenmehl	59
Haselnuss	50
Karotten	36
34 % Vollei + 66 % Kartoffeln	136
70 % Molkenprotein + Kartoffeln	134
75 % Milch + 25 % Weizenmehl	125
60 % Vollei + 40 % Soja	123
75 % Vollei + 25 % Milch	121
68 % Vollei + 32 % Weizenmehl	120
55 % Vollei + 45 % Erbsen	120
88 % Vollei + 12 % Mais	114
51 % Milch + 49 % Kartoffeln	114
77 % Rindfleisch + 23 % Kartoffeln	113
55 % Soja + 45 % Reis	111
75 % Milch + 25 % Weizen	105
45 % Soja + 55 % Kartoffeln	103
51 % Bohnen + 49 % Mais	99

Alpinsportlern in der Höhe sind solche Ernährungsgewohnheiten nicht leistungsfördernd. Im Ausdauersport wurden auch gastrointestinale Beschwerden mit fettreicher Ernährung beobachtet (Schek et al. 2019). Daher sollte im Vorbereitungslager mit geringer Höhe schon die Einschränkung der Fettzufuhr, v. a. mit ungesättigten oder Transfettsäuren, geplant werden.

Einige Lebensmittel sollen Beispiele für die Fettversorgung geben (Tab. 18.6). Für einen geringeren Verzehr an Nahrungsfett werden 0,5–1 g/kg d empfohlen, das bei 70 kg maximal 70 g/d bzw. 630 kcal/d entspricht. Für ca. 1800 kcal/d REU und einer hohen körperlichen Aktivität mit PAL = 2,5 wären das 17,5 %E für Nahrungsfett und 16 %E mit den in Tab. 18.6 ausgewählten Mahlzeiten. Mit den über den Tag verteilten Mahlzeiten kann auch eine qualitativ gute Eiweißversorgung realisiert werden. Es wird eine Eiweißzufuhr von 62 g/d erreicht, die 0,88 g/kg d bei 70 kg Körpergewicht und 5 %E entspricht.

Nach der DACH-Richtlinie soll die Fettzufuhr 30 %E nicht über- und 20 %E nicht unterschreiten. Eine fettarme Ernährung in der Höhe, bei reichlich KH und Eiweiß, optimiert den respiratorischen Quotienten, erhöht den Sauerstoffpartialdruck und verbessert die arterielle Sauerstoffversorgung. Deswegen wird dem Sportler auch im Höhentraining empfohlen, eine moderate Menge an Fett zu sich zu nehmen (ca. 20 %E), wodurch aber ein etwas höheres Nahrungsvolumen zustande kommt, das mehr Planung erfordert. Um die Nahrungsfettaufnahme zu kontrollieren, sind Energie- und Nährwerttabellen behilflich, mit denen man den gewünschten Ernährungsplan kontrollieren und vollwertige Alternativen aussuchen kann (z. B. Wahrburg und Egert 2017, ▶ www.trias-gesundheit.de).

Mit vollwertiger Ernährung und Fettzufuhr bis zu 30 %E sind unterschiedliche Fettsäurefraktionen anzustreben, die bei 3000 kcal/d einem Fettanteil von 99 g/d und einer Aufteilung je Fettgruppe von etwa 33 g entsprechen (DGE-Richtlinien):

Tab. 18.6 Fettversorgung mit Lebensmitteln (0,5–1 g/kg d; KG 70 kg, EU 4800 kcal/d). (Wahrburg und Egert 2017)

REU 1800 PAL 2,5	Portion (g)	Fett (g)	Energie (kcal/P)	%E 4800 (kcal/d)	EW (g)
Joghurt	150	6	100	1,1	5
Roggenvollkornbrot	200	2	372	0,4	12
Margarine, Streichfett	40	32	288	6,1	0
Schafmilch	250	14	242	2,7	18
Gemüserisotto	250	10	262	1,9	5
Lammkotelett	125	21	286	4,0	22
Summen	*1015*	*85*	*1550*	*16,1*	*62*

- < 10 %E gesättigte Fettsäuren (max. ein Drittel der verzehrten Fettenergie).
- 7–10 %E mehrfach ungesättigte Fettsäuren (muFsr., PUFA, Summe n-3- und n-6-Fettsäuren) bzw. 10 %E, wenn gesättigte Fettsäuren 10 %E der Gesamtenergiezufuhr überschreiten.
- Einfach ungesättigte Fettsäuren (uFsr.) decken die Differenz zum Gesamtfettanteil ab.
- Transfettsäuren sollten vermieden werden! Höchstens < 1 %E betragen.

Transfettsäuren stehen im Gegensatz zu anderen ungesättigten Fettsäuren im Verdacht, gesundheitsschädigende Eigenschaften auf den Organismus auszuüben. Diese sind für eine vollwertig Ernährung nicht akzeptabel. Steigt der Verzehr von Transfettsäuren > 1 %E, so steigt das Risiko für koronare Herzerkrankungen über das 10-Fache (Schek et al. 2019). Diese zu meidenden Fettsäuren entstehen vorwiegend bei Erhitzung und bei industrieller Verarbeitung, beim industriellen Härten von Fetten sind sie in Frittieröl, Margarine, Nuss-Nugat-Creme, Kartoffelchips bzw. Pommes und in Instantsuppen zu finden. In frittierten Lebensmitteln sind bis zu 34 % der Fette Transfettsäuren.

> Beim Verzehr von Transfettsäuren nimmt LDL-Cholesterin zu und HDL-Cholesterin ab. Daher sollen z. B. Bratfette aus der Pfanne nur im Abfall landen.

Hochwertige Öle nur mäßig erwärmt (< 60°C) verwenden! Sie dienen bei Aromatisierungen und in Salaten und Gemüsen zur Vollwerternährung und fördern die Aufnahme von fettlöslichen Nährstoffen aus pflanzlichen Lebensmitteln.

Quellen für die einfach ungesättigten Fettsäuren sind z. B. Olivenöl, Haselnüsse, Erdnussöl, Rapsöl.

Essenzielle mehrfach ungesättigte Fettsäuren (PUFA, „polyunsaturated fatty acids“), Linolsäure (n-6), alpha-Linolensäure (n-3), Eicosapentaensäure (EPA, n-3) und Docosahexaensäure (DHA, n-3) findet man in hochwertigen Ölen (Leinöl, Walnussöl, Rapsöl, Sojaöl, Kürbiskernöl), Meeresfisch (Thunfisch, Lachs, Makrele) und Nüssen, Sonnenblumen- und Kürbiskernen (Beispiele in Tab. 18.7).

Auch mit der Untergrenze von 20 %E Fett bei der vollwertigen Ernährung muss gewährleistet werden, dass ausreichend essenzielle Fettsäuren und fettlösliche Vitamine aufgenommen werden, ein Sättigungsgefühl erreicht wird und für die Erhaltung der Leistungsfähigkeit intramuskuläre Triglyzeride nach langer Belastung wieder aufgefüllt werden. Bei längerem Aufenthalt in der Höhe muss die „reduzierte“ Fettzufuhr so hoch sein, dass die lebenswichtigen Inhaltsstoffe (Vitamine, Fettsäuren) verfügbar sind. Falls aus logistischen oder Volumengründen nicht möglich, so sind beim Aufenthalt in der Höhe länger als eine Woche

Tab. 18.7 Beispiele für Fettsäuren in Lebensmitteln

	Energie	Fett	Einfach ungesättigte Fettsäuren	Mehrfach ungesättigte Fettsäuren	Fettsäurenanteil
	kcal/100 g	g/100 g	g/100 g	g/100 g	%Fett
Roastbeef	131	4	2	gering	50,0
Rinderleber	131	4	1	1	25,0
Thunfisch	144	5	2	1	40,0
Makrele	182	12	5	3	41,7
Avocado	217	24	17	2	70,8
Erdnüsse	564	48	22	14	45,8
Kürbiskerne	560	46	11	24	23,9
Sonnenblumenkerne	575	49	11	30	22,4
Walnüsse	654	63	10	43	15,9

Supplemente erforderlich. In der üblichen Ernährung von Breitensportlern (Fünfkampf, Triathlon, Fitnesssport) wurde der Fettanteil mit 31–39,6 %E immer über den empfohlenen 30 %E gefunden (Bailey und Davies 2001).

Bei Vollwerternährung mit geringem Fett sind die bedarfsdeckenden Fettsäuren für die verschiedenen wichtigen Stoffwechseleinflüsse notwendig. Die von der DGE empfohlene Zufuhr essenzieller Fettsäuren, die im menschlichen Körper nicht gebildet werden können, beläuft sich für Jugendliche und Erwachsene auf 2,5 %E für Linolsäure (n-6) und 0,5 %E für α-Linolensäure (n-3).

Mit hohem Energiebedarf am Berg von 4500 kcal/d wären nach dieser Empfehlung 12,5 g/d Linolsäure und 2,5 g/d Linolensäure wünschenswert, die man mit 100 g Nüssen, Kürbiskern- oder Sonnenblumenöl, 200 g Lachs, 250 g Makrele oder ergänzend mit Omega-3-Seefischölkapseln erreichen kann (s. Nährwerttabelle). Dosierungen von ungefähr 5 g/d wurden ohne Nebenwirkungen beobachtet (EFSA 2013).

18

Frischer Meeresfisch am Berg, logistisch sicher ein Problem, kann aber durch Thunfisch aus der Dose (8,5 g/100 g uFsr.; 24 g/100 g Protein), Sprotten (7,5 g/100 g uFsr.; 8,5 g/100 g Protein), 200 g Heringstipp oder Räucherlachs ersetzt werden, um den essenziellen Fettsäurebedarf zu decken. Auch Fleisch in Dosen ist eine akzeptable Alternative (z. B. Hähnchenfleisch in Rapsöl; 17 g/100 g uFsr.; 17 g/100 g Eiweiß). Hierbei kommt es auf die Konservierung im Rapsöl an, das dann ebenfalls zu verzehren ist. In der EU sind die Inhaltsangaben auf verpackten Lebensmitteln Vorschrift und unterstützen damit die Ernährungsplanung.

In tierischen Lebensmitteln dominieren die gesättigten Fettsäuren. Man findet sie reichlich in Rindfleisch, Rinderfett (Talg), Lamm, Schweinefleisch, Geflügel mit Haut, Wurstwaren, Speck, Schmalz, Sahne, Butter, Käse und auch in pflanzlichen Lebensmitteln, Kokosfett, Palmöl, Palmkernöl, sowie in gebackenen und frittierten Speisen. Fertigprodukte mit hohem Anteil sollten gemieden werden.

Meeresfische und pflanzliche Lebensmittel mit einfach und mehrfach ungesättigten Fettsäuren in der Vollwerternährung sind für ihren höheren Stoffwechseleinfluss bedeutend. Die vorhandene Menge an gesättigten Fettsäuren findet man auf den

Etiketten verpackter Lebensmittel bzw. Öle. Wertvolle Öle (Rapsöl, Olivenöl, Maiskeimöl, Kürbiskernöl, Distelöl, Leinöl, Walnussöl) sollen für den Verzehr nicht hoch erhitzt werden (z. B. Braten), weil Inhaltsstoffe zerstört und sogar Transfettsäuren gebildet werden, die langfristig gesundheitlich riskant sind. Das Bratfett aus der Pfanne gehört in den Abfall! Auch Butter oder Margarine als Brotaufstrich sind nicht notwendig und der Verzicht fördert die Einsparung von Fett. Milch und Joghurt mit max. 1,5 % F. i. Tr. einplanen!

Versuche, mit der Fettzufuhr die Ausdauerleistung zu verbessern und Glykogenreserven zu schonen, haben gezeigt, dass sich die Fettsäureoxidation erhöht, aber die Leistungsfähigkeit nicht verbessert. Nahrungsergänzungsmittel mit Fettsäuren zeigen ebenfalls keine leistungsfördernden Effekte, wobei jedoch die Versorgung mit den essenziellen Fettsäuren und fettlöslichen Vitaminen v. a. bei längerer fettarmer Ernährung in der Höhe notwendig ist. Neben den lebenswichtigen mehrfach ungesättigten Fettsäuren (Linolsäure, Linolensäure, EPA, DHA) enthalten hochwertige Öle Substanzen, die den Stoffwechsel günstig beeinflussen. Daher ist der hochwertige Ölverzehr auch bei fettarmer Ernährung von Bedeutung.

Kürbiskernöl hat mit 80 % eine der höchsten Konzentrationen an einfach und mehrfach ungesättigten Fettsäuren. Mit einem Esslöffel (ca. 10 g) können schon 8 g PUFA aufgenommen werden und damit den Bedarf deutlich decken. Es enthält auch Mineralstoffe (K, Mg, Ca, P, Cu, Se, Zn, Mn, J, F) und Vitamine (A, B1, B2, B6, C, D, E), zahlreiche Phytosterine und Pflanzensterole. Mit dem hohen Vitamin-E-Gehalt (durchschnittlich 29 mg/100 g) kann eine Portion Steirisches Kürbiskernöl (1 EL, 10 ml) bis zu 20 % unseres täglichen Nahrungsbedarfs decken und es schmeckt direkt vom Löffel angenehm.

Begleitstoffe in den hochwertigen Ölen unterstützen den Stoffwechsel, zeigen eine antioxidative Wirkung und höhere arterielle Sauerstoffsättigung (z. B. Vitamin C, α-Tocopherol und α-Liponsäure) bei intensiver körperlicher Belastung, töten Parasiten in unserem Körper (Kukurbitasterine; ► http://www.omega-oele.de/kurbiskernoele-und-die-gesundheit/), fördern das Immunsystem und reduzieren AMS-Symptome in großen Höhen. Die tägliche Aufnahme von Pflanzenölen ist im Ernährungsprogramm für die Höhe zu sichern. Während Polyphenole, Ballaststoffe, Glutamin, die Vitamine A und D u. a. die Barrierefunktion stärken, können Emulgatoren in Lebensmitteln (Saucen, Mayonnaise), nichtsteroidale Antirheumatika (NSAR), Alkohol, größere Mengen an separater Fruktose, eine fett- und zuckerreiche Ernährung oder bakterielle Lipopolysaccharide (LPS) die Darmbarriere schwächen.

18.9.2 Nahrungsfette und ihr Einfluss auf das Immunsystem

Die westlich geprägte Ernährung mit dominantem Verzehr von Fleisch, gesättigten Fettsäuren, zuckerreichen Getränken, intensiv industriell verarbeiteten Lebensmitteln führt zu einer ungünstigen Darmflora und zur Schädigung der Darmbarriere, die mit einer geringgradigen Entzündung im Körper einhergeht (Endotoxinämie, leicht erhöhtes CRP). Für einen längeren Aufenthalt in der Höhe darf die Vorsorge für das Immunsystem nicht vernachlässigt werden.

Eine mediterrane Kost, mit einem hohen Anteil von vielfältigem Gemüse und Obst kombiniert mit hochwertigem Speiseöl (Olivenöl, Rapsöl, Kürbiskernöl), wirkt sich günstig auf die Darmflora und die Darmbarriere aus. Weiterhin tragen reichlich verzehrte Hülsenfrüchte, Samen und Nüsse, Zwiebeln, Knoblauch und Kräuter zur Förderung des Darmmikrobioms bei.

Das darmassoziierte Immunsystem spricht v. a. auf die in diesen Lebensmitteln enthaltenen n-6- und n-3-Fettsäuren,

Polyphenole gemeinsam mit fermentierbaren, löslichen und unlöslichen Ballaststoffen (Pektin, Inulin, Betaglukane, FOS, GOS, resistente Stärke), Vitaminen A und D, Spurenelementen (Zn, Fe, Sn) mit positiver Wirkung an.

> Wichtige Lebensmittel zur Mikrobiotaversorgung mit fermentierbaren Ballaststoffen sind Äpfel, Möhren, Spargeln, Pastinaken, Chicorée, Zwiebeln, Vollkornmehle(-brote), Pilze, Hülsenfrüchte (Tab. 18.8).

Akute Höhenkrankheit (AMS) könnte von einer Schädigung der Blut-Hirn-Schranke durch freie Radikale vermittelt sein. Enterale antioxidative Vitaminsupplemente etwa 2–3 Wochen vor, beim Aufstieg und während des Aufenthaltes in großen Höhen könnten zur Verminderung des AMS-Risikos beitragen. Eine Dosierung von 250 mg L-Ascorbinsäure, 100 IE dl-α-Tocopherolacetat und 150 mg α-Liponsäure jeweils am Morgen nach dem Frühstück und nach dem Abendessen kann die Häufigkeit spezifischer Höhensymptome (Kopfschmerzen, Magen-Darm-Probleme, Schwindel, Müdigkeit, Schlafstörungen) auf die Hälfte reduzieren. Das physiologische Profil von Bergsteigern wurde mit arterieller Sauerstoffsättigung und angepasster Energieaufnahme in der Höhe beobachtet. Bei einer erhöhten Eisen- (20–40 mg/d) und Vitamin-D-Versorgung (2000–4000 I.E./d) ist eine Förderung der Erythropoese beobachtet worden.

18.9.3 Fette, Ballaststoffe, Probiotika zur Förderung der Darmflora und des Immunsystems

18

Gesundheitliche Wirkungen durch die nutritive Förderung der Darmflora erreicht man durch eine langfristige umfassende Modifizierung der Ernährung und mit einer optimalen Versorgung, die im wöchentlichen Durchschnitt eine Ballaststoffmenge von 35 g/d erreicht (Fröleke „Kleine Nährwerttabelle“ DGE; Tab. 18.8). Falls, wie auf mehrwöchigen hohen Bergtouren, eine Ballaststoffversorgung mit frischen Lebensmitteln nicht möglich ist, dann sind Supplemente mit einer Ballaststoffmischung für die Darmpflege notwendig bzw. Müslimischungen mit entsprechendem Ballaststoffgehalt. Innerhalb einer Woche sollte wenigstens die Hälfte der durchschnittlichen Tagesdosis mit einer ausreichenden täglichen Wasserversorgung sicher verzehrt werden.

Supplemente mit Mischungen von Ballaststoffen, Mineralstoffen, Vitaminen und Bakterienstämmen werden im Internet reichlich angeboten. Bei den Bakteriensupplementen sollten mehrere Stämme in hoher Konzentration ($\geq 10^{10}$ Keime/Portion) vorhanden sein (diverse Lactobacillen, Bifidobakterien, Enterococcus faecium, Lactococcus, Saccharomyces, Akkermansia, Faecalibacterium, Roseburia) kombiniert mit Kohlenhydraten (Oligosacchariden, Polysacchariden, FOS), Kalium, Magnesium, Enzymen (Amylasen). Diese probiotischen Bakterien konkurrieren mit anderen Darmbakterien um Nährstoffe und ihre Metabolite hemmen das Wachstum pathogener Bakterien.

> Eine pflanzlich betonte Ernährung mit reichlichen, wenig verarbeiteten Lebensmitteln wirkt sich positiv auf die für die Gesundheit günstigen Darmmikrobiota aus.

18.9.4 Optimaler Flüssigkeitshaushalt in der Höhe

Hypoxie in großer Höhe, hohe Atemfrequenz wegen niedrigem O_2-Partialdruck in der Atemluft, intensive Aktivität und geringe Luftfeuchtigkeit erhöhen den Flüssigkeitsverlust und tragen zur Dehydrierung bei, was die aerobe Kapazität und damit die Leistungsfähigkeit in großen Höhen verringert. Reduzierter Durst in großen Höhen verändert die Trinkgewohnheiten und ist ein weiterer Dehydrierungsfaktor. Zusätzlich ist die Wasserversorgung eingeschränkt, wenn vermehrt getrocknete und weniger frische Lebensmittel (Milchprodukte, Eier, Früchte, Gemüse) verzehrt werden, was überwiegend (80–90 %) der Fall ist (Karpęcka-Gałka et al. 2023).

Eine Gewichtsabnahme über 2–4 % KG durch Schweiß- und Atemverlust vermindert die Leistungsfähigkeit und erhöht den Wasserbedarf, wegen der körperlichen Aktivität, den klimatischen Bedingungen, dem Körpergewicht, der Bekleidung und dem Trainingszustand. Bei Kälte kann es zu vermehrter Diurese kommen (Höhendiurese), was sich auf die Blutkonzentration auswirkt. Verminderte Gehirndurchblutung bei starker Dehydratation hat AMS-Symptome zur Folge und diese beeinträchtigen die körperliche Leistungsfähigkeit. Bei Belastungen, die länger als eine Stunde dauern, ist bereits während der Aktivität zu trinken.

In moderaten Höhen bis zu 4000 m kann der Atemwasserverlust auf ca. 2 l/d steigen und durch die Harnausscheidung um 0,5 l/d zunehmen. Befragungen von Bergsteigern zeigen, dass fast die Hälfte der Befragten in den Bergen 2–3 l Flüssigkeit pro Tag zu sich nimmt, während etwa der gleiche Anteil geringere Mengen pro Tag trinkt, was zu Dehydrierung führen und sich negativ auf die Akklimatisierung auswirken kann (Karpęcka-Gałka et al. 2023). Laut ACSM-Experten (American College of Sports Medicine) liegt der tägliche Flüssigkeitsbedarf während intensiver körperlicher Aktivität bei 4–5 l/d. Eine individuelle Überwachung des Flüssigkeitsstatus durch Protokollieren und standardisiertes Wiegen ist wichtig, um den Flüssigkeitsbedarf der Bergsportler zu ermitteln. Der Flüssigkeitsbedarf richtet sich nach dem normalen Stoffwechsel (35 ml/kg d) und der individuellen Schweißrate (Gewichtsverlust), die inter- als auch intraindividuell stark variieren kann. Bei einer starken Dehydratation und geringen Regenerationszeit (< 12 h) sollte ein strengerer Rehydratationsplan umgesetzt werden. Für eine schnelle vollständige Rehydratation werden etwa 1,5 l Flüssigkeit pro kg Gewichtsverlust empfohlen.

Es ist ein wichtiges Ziel, so viel zu trinken, dass das Körpergewicht konstant gehalten wird. Mit dem Ernährungsplan soll ein fraktionierter Trinkplan erfüllt werden. Am Abend vor der geplanten Tour 0,5 l Wasser bzw. KH-Getränk, dasselbe am Morgen gleich beim Aufwachen und nochmal eine halbe Stunde vor dem Start. Während des Anstiegs alle Viertelstunde 0,25 l Wasser bzw. KH-Getränk. Auf keinen Fall sich nur auf das Durstgefühl verlassen. Das tritt erst auf, wenn man schon reichlich Schweiß verloren hat. Nach der Tagestour im Lager mindestens die Gewichtsdifferenz mit Elektrolytsupplement (v. a. Na) trinken. Nach der Adaptierung in der Höhe kann man erwarten, dass die Flüssigkeitsverluste geringer werden. Vor allem in den ersten Tagen zur Akklimatisierung in der Höhe wird eine regelmäßige Überwachung des Gewichts (am Morgen, nüchtern, nach der Toilette), der Körpermasse und der Trinkmengen die Leistungsfähigkeit sichern und das Gesundheitsrisiko vermindern.

18.9.5 Geeignete Getränke zur Rehydrierung

Mit den notwendigen Trinkmengen ist auch die Mineralstoffversorgung festzulegen. Der Mineralstoffgehalt des Schweißes ist sehr variabel. Vorrangig ist es, dessen Natriumgehalt zu berücksichtigen, der im Schnitt bei etwa 900 mg/l liegt und mit Getränken ersetzt werden muss. Bei einem Schweißverlust von 4 % und 70 kg Körpergewicht gehen 2,52 g Na verloren. Gemeinsam mit einem normalen Na-Tagesbedarf von 8 g/d wären bei starker körperlicher Be-

Tab. 18.8 Beispiele zur Optimierung der Ernährung – Förderung einer „gesunden" Mikrobiota mit Protein, Fettsäuren, Ballaststoffgehalt in Lebensmitteln. (Fröleke 2006)

	Protein (g/100 g)	Ungesättigte Fettsäuren (g/100 g)	Mehrfach ungesättigte Fettsäuren (g/100 g)	Ballaststoffe (g/100 g)	Na (mg/100 g)
Dinkelvollkorn-mehl	14,4	0,43	1,17	8,38	–
Haferflocken	13,5	2,7	2,64	10,0	7
Roggenmehl Typ 1800	10,8			13,9	2
Roggenvollkorn-brot	7,3			8,1	527
Weizenmehl Typ 1700	12,1			11,7	2
Weizenvollkorn-brot	7,5			7,4	448
Bohnen weiß	21,1			23,2	3,5
Erbsenschote grün	6,55	0,04	0,3	4,25	2,0
Erbsensamen trocken	22,9	0,11	0,79	16,6	26
Mohnsamen trocken	23,8	4,47	31,12	20,5	21
Sojabohne trocken	37,6	4,09	10,73	22,0	4,7
Sonnenblumen-kerne	26,5	13,5	28,0	6,3	2
Blumenkohl	2,46	+	0,13	2,92	16
Chicorée	1,27	+	0,1	1,26	4
Grünkohl	4,3	0,02	0,48	4,2	42
Löwenzahnblätter	2,87	0,01	0,37	3,02	76
Porree	2,21	0,01	0,17	2,27	4,4
Rosenkohl	4,45	0,01	0.19	4,4	9,2
Blaukraut	1,5	+	0,1	2,5	11
Spargel	1,91	0,01	0,08	1,31	4,1
Weißkraut	1,37	+	0,11	2,96	12
Karotte, Möhre	0,98	0,04	0,12	3,63	61
Rote Rübe/Beete	1,53	0,01	0,05	2,53	58
Sellerie	1,55	0,01	0,17	4,23	77
Zwiebel	1,18	0,1	0,01	1,81	3,0
Grüne Bohnen	2,39	0,01	0,11	1,89	1,5

(Fortsetzung)

Tab. 18.8 (Fortsetzung)

	Protein (g/100 g)	Ungesättigte Fettsäuren (g/100 g)	Mehrfach ungesättigte Fettsäuren (g/100 g)	Ballaststoffe (g/100 g)	Na (mg/100 g)
Gurke	0,6	0,01	0,09	0,54	3,0
Paprikaschote	1,08	0,01	0,13	3,59	1,5
Sauerampferblatt	3,19	0,12	0,19	1,95	–
Tomate	0,95	0,03	0,1	0,95	3,3
Austernpilz	3,46	0,02	0,1	5,85	6,0
Champignon	4,11		0,15	2,03	7,9
Erdnuss geröstet	30,2	22,7	14,8	11,4	5,7
Haselnuss	14,1	46,0	8,6	8,2	2,0
Walnuss	17,0	10,9	41,7	6,14	2,4
Kürbiskerne	24,0	10,6	23,6	8,8	18
Ananas	0,46	0,02	0,08	0,99	2,1
Orange	1,0	+	+	1,6	1,4
Himbeere	1,3	0,03	0,19	4,68	1,3
Pflaume	0,6	0,05	0,08	1,58	1,7
Apfel	0,34	0,02	0,24	2,02	1,2
Sauerkirsche	0,9	0,13	0,15	1,04	2,0

lastung 10–11 g/d Na mit Lebensmitteln und Getränken aufzunehmen. Dafür liefert Frischfleisch ca. 50–120 mg/100 g, Fleisch- und Wurstwaren 500–2500 mg/100 g (Rauchfleisch 2472 mg/100 g), Fisch aus der Dose 1–2,5 g/100 g und das wichtige Mikrobiomgemüse (Tab. 18.8) im Mittel nur 13,4 mg/100 g. Unter den Tourbedingungen in der Höhe ist die Bedarfsdeckung für Na und andere Mineralstoffe bzw. Vitamine mit der normalen Ernährung nicht möglich. Für den Aufenthalt sind Na, Fe, K und Mg zum Verlustausgleich sowie Vitamine C, E, und D für den erhöhten Bedarf und die Risikoverminderung täglich mit Supplementen zu decken.

Mineralstoffarme Getränke (Leitungswasser, natriumarmes Mineralwasser) ohne Kohlenhydrate (Maltodextrin, Oligosaccharide, Inulin) können am Berg bei hohen Schweißverlusten zu einer Hyponatriämie (Natriumgehalt im Plasma < 135 mmol/l) führen, wenn während der hohen Belastung am Berg mehr natriumarme Flüssigkeit aufgenommen, als Natrium über Schweiß und Urin ausgeschieden wird. Da der Wasser- und Elektrolythaushalt bei der Resorption im Darm und im Stoffwechsel eng miteinander zusammenhängen, spielt auch die Zusammensetzung des Getränks eine Rolle bei der Wasserresorption.

Das optimale Getränk sollte bei längerer (> 90 min) und hoher körperlicher Belastung am Berg möglichst schnell mit Wasser, Mineralstoffen und Kohlenhydraten (KH) versorgen, um die Ermüdung hinauszuzögern und Natriumverluste zu ersetzen. Die beste Wasserabsorption wird über leicht hypotone oder isotone Getränke mit einer KH-Konzentration von 4–8 g/100 ml und 400–1100 mg/l Natrium erreicht. Mit dieser Getränkezusammensetzung lässt sich eine schnelle Magenpassage und Absorption der Flüssigkeit im Darm erreichen.

Die Zufuhr weiterer Mineralstoffe oder Vitamine ist während der Belastung am Berg bei gutem vorherigen Versorgungszustand nicht erforderlich, sondern zur Erholung im Lager notwendig (▫ Tab. 18.9). Sind dem Sportgetränk weitere Elektrolyte zugesetzt, so sollten diese die Obergrenzen von ca. 225 mg/l K und Ca bzw. 100 mg/l Mg nicht wesentlich überschreiten. Nicht nur während der Belastung, sondern auch in der Regenerationsphase im Lager soll v. a. der Natriumanteil im Getränk gewährleistet sein, um einer Diurese entgegenzuwirken. Hier eignen sich z. B. Bouillon (Gemüsebrühe 495 mg/100 g, Hühnerbrühe 248 mg/100 g), natriumreiche Sportgetränke oder Suppen (Rindfleischsuppe 333 mg/100 g). Auch Fruchtsaftschorlen, aus Fruchtsaft und natriumreichem, kohlensäurearmen Mineralwasser (1:2), eignen sich zur Rehydratation.

In 2–4 h vor der Belastung soll mit 5–10 ml/kg Körpergewicht eine ausgeglichene Flüssigkeitsbilanz angestrebt werden, bei der die Urinfarbe hellgelb ist. Dies entspricht etwa 350–700 ml bei 70 kg Körpergewicht. Übermäßige Flüssigkeitszufuhr ohne Na kann das Risiko einer Hyponatriämie hervorrufen. Vor der Bergtour mit normalen Plasmaelektrolytkonzentrationen, nach guter Erholung am Vortag, an den Start gehen. Im Tagesverlauf ausreichende Mengen Flüssigkeit trinken und keine Mahlzeiten auslassen, da diese die Versorgung durch den Gehalt an Wasser und osmotisch wirksamen Bestandteilen, wie Natrium, unterstützen.

Innerhalb der ersten Tage zur Akklimatisierung in der Höhe wird eine regelmäßige Überwachung des Gewichts, der Körpermasse, der Trinkmengen die Leistungsfähigkeit sichern und das Gesundheitsrisiko vermindern. Das Wiegen des Körpers am Morgen vor und gleich nach der Belastung zur Bestimmung des individuellen Flüssigkeitsverlusts gibt eine Orientierung zur optimalen Trinkmenge unter Belastung.

Ist das Körpergewicht um weniger als 5 % reduziert und steht in den nächsten 24 h keine erneute Belastung an, können Sportler nach Belieben Flüssigkeit (2–3 l/d Trinkmenge und Lebensmittel) und Elektrolyte ersetzen. Der Verzehr von normalen Haupt- und Zwischenmahlzeiten (Snacks) kombiniert mit genügend Wasser sichert die Wiederherstellung des Flüssigkeits- und Elektrolythaushalts.

Zur Vermeidung einer Diurese sollte die Wasserzufuhr über einen längeren Zeitraum in kleinen Schlucken erfolgen zusammen mit den notwendigen Elektrolyten, in Verbindung mit einer (Zwischen-)Mahlzeit, um eine optimale Rehydratation zu ermöglichen. Für die optimale Versorgung ist es empfehlenswert, einen Trinkplan aufgeteilt in mehrere kleine Mengen zu organisieren, sowohl auf der Tour als auch am Erholungstag.

18.9.6 Physische Leistungsfähigkeit im Zusammenhang mit Mineralstoffen

Nach der Belastung müssen auch die Glykogenspeicher wieder aufgefüllt werden. Dafür ist ausreichend Kalium notwendig (z. B. in Fruchtsäften und Trockenobst),

▫ **Tab. 18.9** Empfehlungen für die Nährstoffgehalte in einem isotonen Rehydratationsgetränk. (Brouns et al. 1992)

KH (g/l)	Na (mg/l)	Cl (mg/l)	K (mg/l)	Ca (mg/l)	Mg (mg/l)	Osmolarität (mmol/kg)
60–80	400–1100	400–1500	120–225	45–225	10–100	< 300

denn Kalium ist erforderlich, um die Kohlenhydrate im Körper zu speichern. Jedes Gramm Glykogen benötigt dazu 19 mg Kalium und etwa 3 g Wasser. Das Trinken fettarmer Milch ($\leq$ 1,5 % Fett) mit hohem Gehalt an Protein, Na, K, Ca, Mg und P soll nach Verlust von magerer Körpermasse eine positive Flüssigkeitsbilanz und Sättigungsgefühl bewirkt haben. Magermilch- oder Molkenpulver mit Wasser gemischt (10 g/100 ml, 35 kcal, Na 80 mg, K 220 mg, Ca 150 mg, Mg 12 mg) und evtl. mit dunkler Schokolade als Kakao wären demnach eine logistisch günstige Alternative für die Versorgung in der Höhe.

Industriell werden „hypotonische", „isotonische" und „hypertonische" Getränke angeboten:

- *Hypotonische* eignen sich für kurze (< 1 h) hochintensive Belastungen mit optimaler Flüssigkeitszufuhr, aber eingeschränkter Energieversorgung.
- *Isotonische* sind Kohlenhydratquellen mit Elektrolyten, die beim Schwitzen verloren gehen. Sie eigenen sich für intensive Aktivitäten mit längerer Dauer.
- *Hypertonische* liefern einen sehr hohen Kohlenhydratanteil (> 8 %). Ihre Resorptionsrate ist zwar langsamer, aber sie bieten eine direkte Energieversorgung und schnelle Möglichkeit Glykogenspeicher bald (< 1 h) nach der Belastung wieder aufzufüllen, besser als feste Nahrung. Gleichzeitig bieten sie optimale Mengen an Mineralstoffen und Vitaminen sowie einen Eiweißanteil mit essenziellen Aminosäuren, der dem Körpermasseverlust bei großer Belastung vorbeugt. Für die Ausdauerbelastung in der Höhe ist das die optimale Mischung während der Tour und zur Regeneration danach.

In dem Tourgetränk kann mit den angebotenen Pulvern eine optimale individuelle Mischung mit dem Wasser am Berg zubereitet werden. Hypertonische Lösung eignet sich für hochintensive lange Trainingseinheiten (> 2 h) und für Trainingseinheiten, bei denen die Schweißrate etwas niedriger ist. Vor der Tour die Getränke auf die Tolerierbarkeit prüfen!

Mit der durchschnittlichen Ernährung in der Bevölkerung werden immer wieder eine Unterversorgung bis zur Mangelernährung von Sportlern berichtet. Die üblichen DACH-Referenzwerte berücksichtigen die in unserer Region übliche Lebensweise, sind aber nicht auf besondere Ansprüche durch überdurchschnittliche körperliche Belastung beim Sport oder in der Höhe abgestimmt. Dafür müssen die DACH-Durchschnittswerte modifiziert werden. Wissenschaftlich ausreichend gesicherte Verzehrempfehlungen für Mineralien oder Vitamine sind wenig verfügbar.

Mit dem erhöhten Energiebedarf bei kurzer oder langer intensiver körperlicher Belastung ergibt sich im Vergleich zu den DACH-Referenzen ein Mehrbedarf, der individuell nach dem Energieverbrauch quantifiziert werden muss. Sportassoziierte Mikronährstoffverluste (Schweißverluste), sportbedingter Mehrbedarf sowie kritische Versorgungsphasen (Umweltbedingungen, individuelle Ernährungsgewohnheiten, Appetitregulation, Gewichtsreduktion) verlaufen parallel mit der intensiven körperlichen Aktivität. So ist v. a. der Mineralstoffverlust durch Schwitzen individuell variabel. Der Natriumgehalt im Schweiß von durchschnittlich 874 mg/l hat eine Streubreite von 175–1512 mg/l. Für die Mineralstoffe Ca, Fe, K, Cu, Mg und Zn sind die Verluste bei weitem nicht so hoch, aber auch mit großer Streubreite zu finden (Brouns et al. 1992).

Beispiele eines auf Basis der DACH-Referenzwerte kalkulierten Bedarfes an Mineralstoffen für Sportler sind in der ◘ Tab. 18.10 angeführt. Die Hochrechnung vom durchschnittlichen Energiebedarf männlicher Erwachsener auf verschiedene Energieverbrauche sind sehr

Tab. 18.10 Mineralstoffbedarf von Sportlern mit hohem Energieverbrauch auf Basis der DACH-Referenzen. (Carlsohn et al. 2019)

Männlich 5–51 Jahre	DACH-Referenz (2008)					Empfehlung (Carlsohn et al. 2019)	
	2900 kcal/d	pro 1000 kcal	3500 kcal/d	4500 kcal/d	5500 kcal/d	pro Tag	Stoffwechselfunktion
Na (mg/d)	550	190	664	855	1045	4000–8000	Muskelfunktion, Wasserhaushalt
Se (µ/d)	70	24	85	110	133	100–200	Antioxidans, Schilddrüse, Regeneration
Mg (mg/d)	400	140	480	620	760	200–600	Muskelfunktion, Nervenleitgeschwindigkeit
Fe/Zn (mg/d)	10	3,5	12	16	19	20–40	Sauerstofftransport, Leistungsfähigkeit, Immunsystem, Proteinsynthese
P (mg/d)	700	240	845	1090	1330	2000–4000	Muskelfunktion, Energieumsatz

unterschiedlich zu den Empfehlungen, für die aber keine wissenschaftlichen Zitate angeführt werden. Beim Schwitzen muss die Mineralstoffversorgung entsprechend den Schweißverlusten höher dosiert werden.

Mit einer gut geplanten Vollwertkost für die beabsichtigte körperliche Aktivität, beim Aufstieg in die Höhe, kann der Mineralstoffbedarf bei ausreichender Ernährung gut gedeckt werden. Jedoch mit dem auftretenden Appetitverlust in der Höhe und der verminderten Energiezufuhr treten nach spätestens einer Woche leistungsbeeinträchtigende Mangelsituationen auf, die sich mit AMS-Symptomen und einer geringeren Sauerstoffsättigung zeigen und bei längerer Dauer auch wesentliche gesundheitliche Störungen auslösen.

Einseitige Ernährungsgewohnheiten führen zu Defiziten, wie bevorzugte pflanzliche Ernährung eine Unterversorgung mit Zink verursacht, Zink weniger gut resorbiert wird und Ballaststoffe sowie Phytat schwer lösliche und schwer resorbierbare Komplexe bilden. Die Lebensmittel Haferflocken, Vollkorngetreide, Naturreis, Hülsenfrüchte, Nüsse und Kürbiskerne enthalten beispielsweise viel Zink. Aber wichtige Lieferanten mit gut resorbierbaren Mineralstoffen sind Fleisch, Milchprodukte und Eier. Eine Kombination von Vollkorngetreideprodukten mit Milchprodukten fördert die Zinkaufnahme.

18.9.7 Vitaminbedarf am Berg

In großen und extremen Höhen ist eine reichliche Verfügbarkeit von fettlöslichen (A, D, E, K) und wasserlöslichen Vitaminen (C, B1, B2, B6, B12, Niacin, Folsäure, Pantothensäure, Biotin) von Bedeutung, da sie für die Funktion von Energie-, Eiweiß- und Kohlenhydratstoffwechsel, der Funktion des Nervensystems und des Immunhaushaltes mitverantwortlich sind. In der üblichen Vollwertkost wird der tägliche Verzehr von 5 Portionen Obst und Gemüse, etwa 700 g/d, empfohlen, die den Vitaminbedarf gut decken. Wegen der Umweltfaktoren und der Belastung in der Höhe über 3000 m kann eine Unterversorgung während des Aufenthaltes in 2–3 Wochen die Leistungsfähigkeit, den Stoffwechsel und das Immunsystem stark negativ beeinflussen. Während langer Trekkingreisen, mit eingeschränktem Verzehr frischer pflanzlicher Lebensmittel und intensiver körperlicher Belastung, kann es bei einem Vitaminmangel zu gesundheitlichen Beeinträchtigungen kommen. Dies v. a. dann, wenn in der vorher üblichen Ernährung nicht schon länger auf eine optimale Vollwertkost geachtet wurde. Bei kürzeren einwöchigen Unternehmen und täglicher guter Ernährung sind keine Risiken zu erwarten.

Durch hohe körperliche Belastung, geringe Frischeverpflegung, UV-Licht und Ozon entstehen in der Höhe „freie Radikale", aggressive Sauerstoffverbindungen, die bei ungenügender Inaktivierung körpereigene Strukturen (Proteine, Kohlenhydrate, Lipide und Nukleinsäuren) oxidativ angreifen und zerstören. Antioxidative Vitamine (Vitamin C, E und Provitamin A) aus pflanzlichen Lebensmitteln beugen diesen metabolischen Schäden vor. Zusätzlich fördert Vitamin C die Aufnahme von Eisen und damit die Erythropoese für die optimale Sauerstoffversorgung in der Höhe. In der Höhe ist es aus logistischen Gründen wahrscheinlich, dass nicht genügend Obst und Gemüse zur Verfügung stehen. Eine hohe Vitaminzufuhr mit Supplementen schützt vor Mangel, führt jedoch durch überhöhte Zufuhr nicht zu einer Leistungssteigerung.

B-Vitamine sind zur Energiegewinnung beim Metabolismus von Kohlenhydraten (Vitamin B1, Niacin), Fettsäuren (Niacin) und Aminosäuren (Vitamin B2, B6, Niacin) beteiligt. Die hohe Versorgung mit Kohlenhydraten bei intensiver Aktivität am Berg erfordert eine höhere Zufuhr an Vitamin B1. Dieses spielt auch eine große Rolle bei der Übermittlung von Nervenimpulsen im Gehirn, in den peripheren Nervenzellen, bei der Kollagensynthese und ist damit auch wichtig für die Wundheilung. Viele B-Vitamine erhält man beim Verzehr von Vollkornprodukten (Brot, Reis, Teigwaren) und Vitamin B2 (Riboflavin) auch noch mit Milch und Milchprodukten.

Eine suffiziente Vitamin-D-Versorgung (Serumlevel > 75 nmol/l, Optimum ca. 100 nmol/l) ist im Sport wesentlich für Muskelkraft, Leistungsfähigkeit und Immunfunktion. Für die Muskelstruktur, den Querschnitt und die Anzahl von Typ-II-Muskelfasern, den Schutz vor Myopathien und die Regeneration scheint Vitamin D günstige Effekte zu haben. Bei niedrigen Blutwerten sind Infektionen der oberen Atemwege häufig.

Vitamin-D-Mangel verschlechtert auch den Eisenstatus und erhöht das Anämierisiko. Eine Kontrolle der Blutwerte vor der Höhentour ist sinnvoll, um bei niedrigen Serumkonzentrationen (< 75 nmol/l, 30 mg/ml) mit einer mehrwöchigen Supplementation (1000–2000 IE/d, 25–50 µg/d evtl. gemeinsam mit Zn, Se) in etwa 2 Monaten eine suffiziente Versorgung zu erreichen. Durch die Speicherung im Fett- und Muskelgewebe besteht eine längere Verfügbarkeit für körperliche Aktivität. In vernünftigem Ausmaß erscheint eine Vitamin-D-Supplementation bei hoher körperlicher Belastung durchaus sinnvoll. Die individuelle Eigensynthese von Vitamin D ist zwar möglich, aber nach Alter, Hauttyp, Jahreszeit mit wenig Sonne-Haut-Kontakt sehr unterschiedlich. Hochdosierte Nahrungsergänzungsmittel (NEM) mit > 4000 IE Vitamin D/d (100 µg/d) sollten nicht verwendet werden.

Es gibt nur wenige Lebensmittel, die nennenswerte Mengen Vitamin D enthalten (Tab. 18.11). Insbesondere fette Meeresfische (z. B. Lachs, Hering, Makrele), Eigelb und einige Speisepilze. Zur hohen Bedarfsdeckung nur mit Lebensmitteln muss viel verzehrt werden, was mit normalen Lebensmitteln, v. a. auf Tour, nicht möglich ist. Nahrungssupplemente müssen daher für eine längere vollwertige Ernährung in der Höhe eingeplant und ihre individuelle Verträglichkeit geprüft werden. Bei langen Touren in großen Höhen sollte

Tab. 18.11 Vitamin D und mehrfach ungesättigte Fettsäuren (PUFA) in Lebensmitteln. (► www.lebensmittel-naehrstoffe.de; Nährwerttabelle)

	Vit. D (IE/100 g)	Vit. D (µg/100 g)	PUFA (g/100 g)
Fischöl, Lebertran	10.000	250,0	22,5
Makrele, gesalzen	1008	25,2	6,2
Makrele, Atlantik, roh	645	16,1	2,63
Hering, sauer	480	12,0	3,65
Lachs, Atlantik, Zucht, roh	440	11,0	4,2
Sardine, roh	440	11,0	1,62
Lachs, wild, roh	336	8,4	4,2
Eigelb, roh, frisch	216	5,4	5,25
Lamm, Kotelett, roh	208	5,2	0,15
Steinpilz, gedünstet	152	3,8	
Frischkäse	108	2,7	0,14
Pfifferling, gedünstet	104	2,6	

die Einnahme von Vitaminsupplementen (Nahrungsergänzungsmittel NEM) eingeplant werden, da der hohe Bedarf mit frischen Lebensmitteln logistisch wohl kaum gedeckt werden kann. Dies sollte auf jeden Fall in den Ruhetagen im Lager vor und sofort nach der Tour realisiert werden.

Die Vitaminversorgung wird in Relation zum kalkulierten Energieverbrauch entsprechend der geplanten Aktivität hochgerechnet auf Basis der DACH-Referenzen für 2500 kcal/d und supplementiert, wenn die tatsächliche Energieversorgung länger als einige Tage defizitär ist. Höher dosiert werden die antioxidativen Vitamine C und E sowie das Vitamin D, um speziellen Risiken in der Höhe vorzubeugen.

18.10 Ernährungsplanung zur Tour in die Höhe: Strategisch Essen und Auftanken

Für Bergwandern und Bergsteigen (Alpinsport) ist die Ernährungsplanung sehr unterschiedlich. Der Bergwanderer macht seine Aktivitäten gelegentlich und ist keinem Training mit ständig großen körperlichen Anforderungen und physischen Belastungen in großer Höhe ausgesetzt.

Bergwandern ist Gehen im gebirgigen Gelände, von längerer Dauer und höherer körperlicher Intensität als beim Spazierengehen. Für die Bedarfsschätzung wird erwartet, dass man maximal eine Geschwindigkeit von 5 km/h erreicht und imstande ist, das durchzuhalten über mehreren Stunden bis ca. einen halben Tag. So orientiert sich die tägliche Energie- und Nährstoffversorgung nach den allgemeinen DACH-Richtlinien für eine vollwertige Ernährung. Bei einem längeren Trip auf den Berg (> 1 h) ist die gute Flüssigkeitsversorgung (1–2 l) und eine Kohlenhydratmahlzeit für einen halben Tag (4–5 h) notwendig. Die Erholung findet mit Vollwertkost wieder zuhause statt.

Als Grundbedarf an täglicher Nahrungsenergie ohne jede sportliche Belastung wären für einen jungen Erwachsenen mit etwa 80 kg Körpergewicht (mit ca. 15 % Körperfett), bei täglich 4–5 h leichter körperliche Aktivität mit einem PAL = 1,4 ist ein Energiebedarf von 2800 kcal/d zu erwarten. Das ist die tägliche Energiemenge in 3 Haupt- und 2 Zwischenmahlzeiten, mit der man erfahrungsgemäß sein Gewicht konstant erhält (◘ Abb. 18.1).

> Man braucht für eine halbtägige, sportlich betonte Bergwanderung nahezu soviel Nahrung, wie man im wenig aktiven Alltag pro Tag verzehren kann.

Dagegen ist beim Bergsteigen für den Alpinsportler eine deutlich höhere, regelmäßige, körperliche Belastung gegeben. Die Variante des „Höhenbergsteigens“ führt in Höhen über 4000 m und erfordert ein regelmäßiges Training mit einer Intensität, die dem Aufstieg in die Höhe und dem Aufenthalt im Basislager nahekommt. Wegen des in der Höhe deutlich verringerten Luftdrucks und dem verringerten Sauerstoffangebot ist eine physische Anpassung notwendig, was eine spezielle Ernährungsplanung erfordert.

18.10.1 Die Trainingszeit vor der Tour

Als Basis für die Ernährungsplanung ist der tägliche Energiebedarf erforderlich. Dieser wird für die Bergtour mit dem Tagesprotokoll der Herzfrequenz einer Testtour abgeschätzt (► Abschn. 18.7, ◘ Tab. 18.1) und dann die Anteile für die üblichen 5 Tagesmahlzeiten aufgeteilt (◘ Abb. 18.2, ◘ Tab. 18.12). Längere (Berg-)Wanderungen über mehrere Tage und eine längere Strecke erfordern eine Ernährungslogistik, die den gesamten Tagesbedarf und den täglichen Marschbedarf absichert.

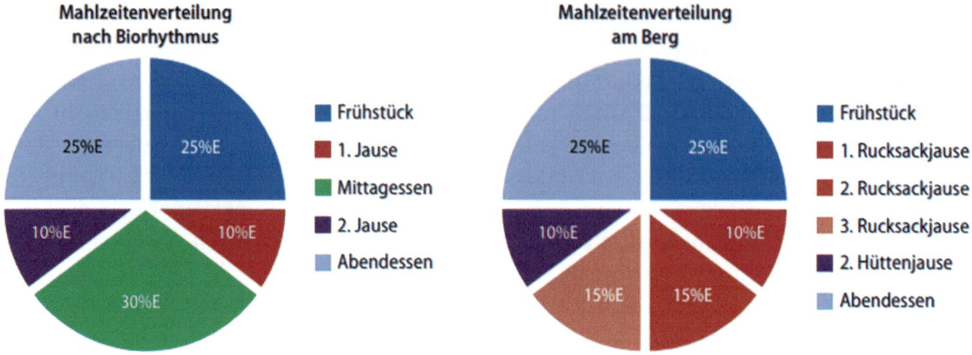

Aktiver Tag	2800 kcal/d	5h Bergtour	4050 kcal/d	Zum Beispiel
Frühstück 25%E	500 kcal	Frühstück 25%E	1013 kcal	
1. Jause 10%E	280 kcal	1. Rucksackjause 10%E	405 kcal	2 Powerbar
Mittagessen 30%E	840 kcal	2. Rucksackjause 15%E	608 kcal	3 Powerbar
2. Jause 10%E	280 kcal	3. Rucksackjause 15%E	608 kcal	3 Powerbar
Abendessen 25%E	500 kcal	2. Hüttenjause 10%E	405 kcal	2 Powerbar
		Abendessen 25%E	1013 kcal	

Abb. 18.2 Empfohlene Mahlzeitenverteilung auf Basis des täglichen Energiebedarfes (Tab. 18.12). *E* Energie

Bei mehrtägigen Bergtouren, z. B. mit täglich 5 h hoher Aktivität, sind ein Grundbedarf von etwa 2800 kcal/d und der Mehrbedarf nach dem PAL-Wert auf Basis der Test-HF für den Aufstieg erforderlich. Bei intensivem Gehen mit 5 km/h werden z. B. ca. 200–250 kcal/h verbraucht. Eine 5-stündiger Anstieg in die Höhe – etwa dieselbe Herzfrequenz wie schnelles Gehen – verbraucht ca. 1000–1250 kcal zusätzlich zum basalen Tagesbedarf, was vor dem Start (Frühstück), während des Aufstiegs und nach dem etwa 5-stündigen Weg mit 2 reichlichen Hauptmahlzeit und 2–4 kleineren Zwischenmahlzeiten gedeckt werden muss (Abb. 18.2, am Berg). Dabei nimmt die Rucksackversorgung etwa 50 % des Gesamtbedarfes ein. Dieser könnte z. B. schon mit relativ kleinen „Powerbars" gedeckt werden (Tab. 18.12). Alternativen für einen dieser Riegel wären z. B. 2 Scheiben Roggenvollkornbrot mit Käse oder Schinken oder für 2 Riegel etwa 300 g Gemüserisotto in der Plastikbox (Tab. 18.13).

Tab. 18.12 Mahlzeitenaufteilung für einen normalen Tag und einen Bergtourtag auf Basis der Schätzung des Energiebedarfes

Aktiver Tag	2800 kcal/d	5-h-Bergtour	4050 kcal/d	Zum Beispiel
Frühstück 25 %E	500 kcal	Frühstück 25 %E	1013 kcal	
1. Jause 10 %E	280 kcal	1. Rucksackjause 10 %E	405 kcal	2 Powerbars
Mittagessen 30 %E	840 kcal	2. Rucksackjause 15 %E	608 kcal	3 Powerbars
2. Jause 10 %E	280 kcal	3. Rucksackjause 15 %E	608 kcal	3 Powerbars
Abendessen 25 %E	500 kcal	2. Hüttenjause 10 %E	405 kcal	2 Powerbars
		Abendessen 25 %E	1013 kcal	

Die vollwertige Nährstoffversorgung soll durch eine Auswahl von Lebensmitteln nach dem Vorschlag der Ernährungspyramide erreicht werden (Abb. 18.3). Kein Lebensmittel enthält für sich alle notwendigen Nährstoffe. Mit der in der Ernährungspyramide vorgeschlagenen Auswahl pro Tag und pro Woche ist die vollwertige Versorgung gesichert und das Gewicht kann konstant gehalten werden.

Für Vollwertkost liefern pflanzliche Lebensmittel (Getreide 31 %E, Gemüse 25 %E, Obst 17 %E) (▶ Abschn. 18.8) mit etwa 73 % den Hauptanteil an Energie und Nähr-

Tab. 18.13 Auswahl optimaler Lebensmittel für den Bergtourtag

Lebensmittelgruppe	Auswahl
Vollkorngetreideprodukte, Gebäck	Getreidemüsli mit (Trocken-)Früchten und fettarmem Molkenpulver; Müsliriegel, Vollkornprodukte (-brötchen) aus Getreidemischungen
Magermilchprodukte	Milch und Joghurt (≤ 1,5 g % Fett); Hartkäse (≤ 45 % F. i. Tr.), Quark (Topfen) 10 % F. i. Tr.; Aufstriche ≤ 20 % F. i. Tr
Obst, Gemüse	z. B. Tomate, Gurke, Kohlrabi, Karotte, frisch oder tiefgekühlt, am Stück oder ungesüßte Zubereitungen (Püree, Mus)
Fleisch/Fisch(waren), Eier	Schinken (ohne Fettrand); Putenbrust, Filets von Makrele, Lachs, Hering; Omega-3-Ei
Getränke	Wasser, Mineralwasser, naturreine Fruchtsäfte, isotone Sportgetränke, Kaffee, Tee ungesüßt (Früchtetee, Grüntee, Schwarztee)
Streichfette	Sparsam verwenden, besser weglassen!

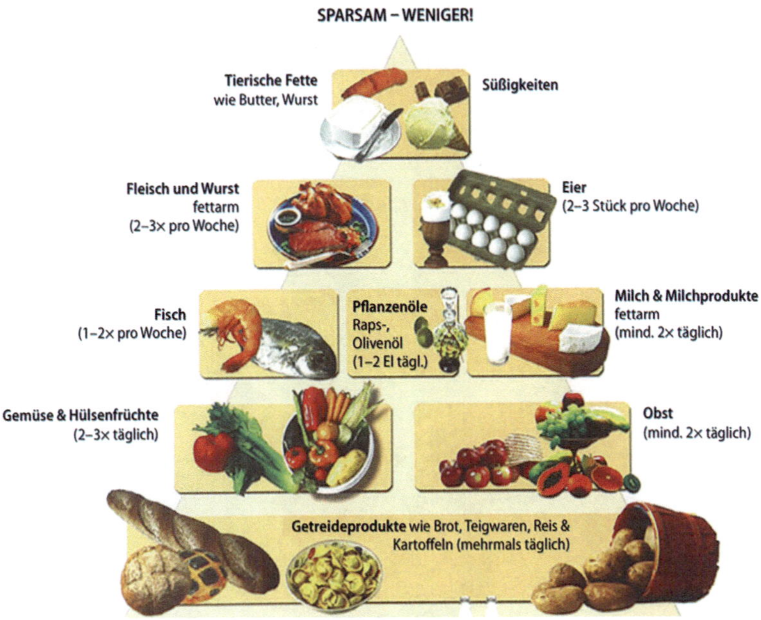

Abb. 18.3 Ernährungspyramide: Aufteilung der Lebensmittel für eine Vollwertkost (ca. 2500 kcal/d). (Österreichisches Akademisches Institut für Ernährungsmedizin, mit freundl. Genehmigung von Kurt Widhalm)

stoffen und etwa 25 %E tierische Lebensmittel sichern die Vollwertigkeit. Diese Relationen sollen sowohl zur Trainingsernährung als auch bei einer Woche Aufenthalt und länger im Basislager in der Höhe erreicht werden. Dabei sind die Mengen der verschiedenen Lebensmittelgruppen an den Energiebedarf bei der Aktivität in der Höhe anzupassen.

Die Mengenangaben in der Ernährungspyramide sind für einen Energiebedarf von etwa 2500 kcal/d angegeben. Entsprechend dem geschätzten Energiebedarf für die Aktivität in der Höhe in Relation zur DACH-Empfehlung sind mehr von diesen Mengen für die Bergtour einzuplanen. Für die kalkulierten 4000 kcal/d in der Höhe müssten nach der Ernährungspyramide 60 % mehr Lebensmittel gewählt werden.

Der DGE-Ernährungskreis (Abb. 18.4) (DGE 2015) gibt einen quantitativen Ausblick über die Lebensmittelgruppen wie eine gesunde und ökologisch nachhaltige Ernährung aussieht. Die Größe der Lebensmittelgruppen veranschaulicht als Wegweiser den Anteil, den diese an der Ernährung haben sollen. Je größer eine Lebensmittelgruppe ist, desto mehr kann daraus gegessen werden. Empfehlenswert ist es, innerhalb der Gruppen die Vielfalt an Lebensmitteln zu nutzen und abwechslungsreich zu essen.

Zur Basisernährung nach der Empfehlung des DGE-Ernährungskreises (Abb. 18.4; ▶ https://www.dge.de/gesunde-ernaehrung/dge-ernaehrungsempfehlungen/dge-ernaehrungskreis/) oder der Ernährungspyramide (Abb. 18.3) sind folgende

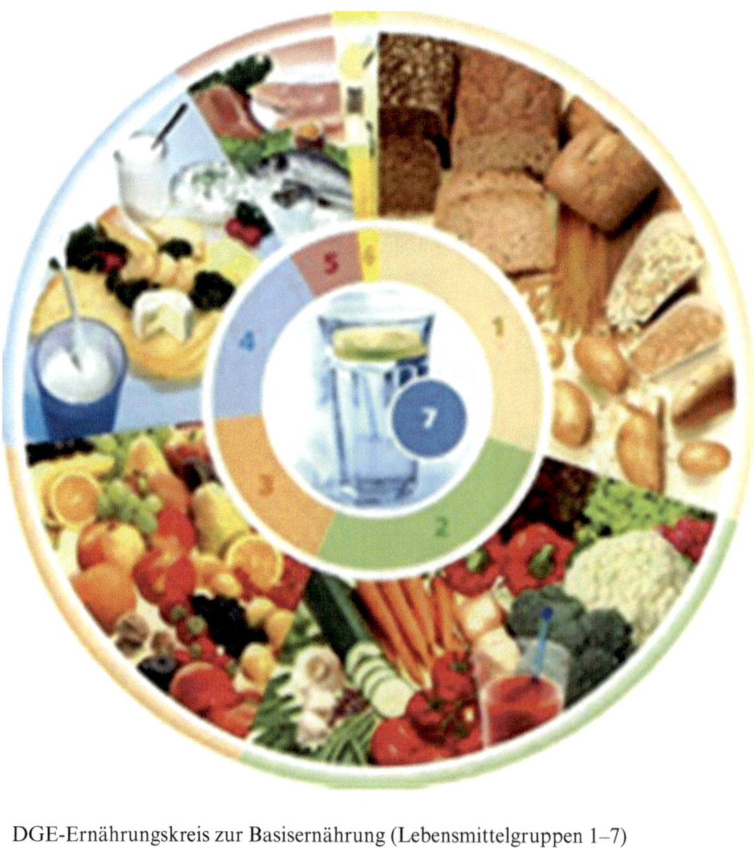

Abb. 18.4 DGE-Ernährungskreis zur Basisernährung (Lebensmittelgruppen 1–7)

Mengen der 6 Lebensmittelgruppen täglich bzw. wöchentlich zu verzehren.

1. *Getreideprodukte und Kartoffel* sind die größte Lebensmittelgruppe. Vollkornprodukte sind zu bevorzugen.
   Täglich etwa 250 g Brot und 60 g Müsliflocken, 200 g gekochte Kartoffel oder 200 g Vollkornnudeln bzw. stattdessen 150 g gekochter Vollkornreis wären die Zielgrößen dieser Gruppe.

> Vollkorngetreideprodukte, v. a. Hafer, Amaranth, Quinoa, enthalten viele Mineralstoffe und B-Vitamine.

2. Von der *Gemüsegruppe* wären täglich 3 Portionen (ca. 400 g) frisch oder schonend im Wasserdampf oder mit der Mikrowelle gegart verzehrenswert.
   Hülsenfrüchte wie Linsen, Sojabohnen, Lupinen sind pflanzliche Eiweißalternativen mit 60–100 g pro Portion.
3. Dazu kommen noch 2 Portionen *Obst* (ca. 250 g). *Nüsse* (30 g) können eine Portion ersetzen. Sie enthalten reichlich einfach und mehrfach ungesättigte Fettsäuren, Vitamine B und E, Magnesium, Kalium, Eisen, Zink und sekundäre Pflanzenstoffe.

> Jegliches Gemüse und Obst versorgt mit Kohlenhydraten, präbiotischen Ballaststoffen, Vitaminen, Mineralstoffen und sekundären Pflanzenstoffen. Auch Blattgemüse und Salate enthalten wichtige Mineralstoffe.

4. *Milchprodukte* gibt es in großer Vielfalt, sodass ein täglicher Genuss mit fettarmem Milchgetränk ($\leq$ 1,5 % F. i. Tr. Milch, Joghurt, Kefir Buttermilch) und ca. 60 g Käse (30 % F. i. Tr.) leicht möglich ist.

> Milchprodukte mit reichlich diversen Labkulturen (Bifidus, Lactobacillus usw.) bevorzugen zur Pflege der Darmflora.

5. *Fettarmes Fleisch* (Filet, Hüfte, Ober- und Unterschale) sollte wöchentlich mit ca. 300 g bei normalem und ca. 600 g bei hohem Energiebedarf im Ernährungsplan sein. Dazu eine Portion (150 g) magerer *Meeresfisch* (Kabeljau, Rotbarsch) und 1 Portion (100 g) fettreicher Meeresfisch (Lachs, Makrele, Hering) sowie 3 Eier in der Woche.
6. Von den wertvollen *Ölen* (Raps, Soja, Walnuss, grüne Kürbiskerne) 1–2 Esslöffel täglich verzehren. Gemeinsam mit dem Gemüse oder direkt vom Löffel. Butter und Margarine nur dann, wenn man nicht in der Lage ist, darauf zu verzichten. Margarine nur mit höherem Gehalt an mehrfach ungesättigten Fettsäuren (omega-3 MUFs)!

> Meeresfisch oder natives Lein-, Raps- oder Walnussöl enthalten wichtige Omega-3-Fettsäuren.

18.10.2 Vorbereitung für die Tour

Der Ernährungsplan erfordert Informationen über die Lebensmittellogistik in der Tourregion zu den Möglichkeiten, eine Vollwertkost zu erlangen. Zum Ausgleich von Unterversorgung können fertige oder leicht zuzubereitende Mahlzeiten vorbereitet oder besorgt werden.

Es gibt heute im Sport- und Lebensmittelhandel verpackte Mahlzeiten, die in stabilen Beuteln haltbar und gut transportabel sind (Tab. 18.14, 18.15, 18.16). Diese sind im Beutel im Wasserbad zu wärmen und dann essfertig, oder mit warmem Wasser zuzubereiten. Von der Beutel-Nährwerttabelle ist die Info für den KH- und Proteingehalt ersichtlich. Klassische Gemüseprodukte (Weißkraut, Sauerkraut, Rotkraut) im stabilen Foliensack sind gute Versorger mit Mineralstoffen und Ballaststoffen zur Darmflorapflege und sie können kalt und warm

Tab. 18.14 Gemüse und Obst zum Mitnehmen (nur Wärmen)

Gemüse je 100 g		Energie (kcal)	Fett (g)	Ges. Fs. (g)	Unges. Fs. (g)	KH (g)	Sacch (g)	Bst (g)	Prot (g)	Salz (g)	Vit C (mg)	Vit B1 (mg)	Fe (mg)	Mg (mg)
Blaukraut mit Apfel	**70 % Rotkraut, 6 % Apfelmus**	**44**	**0,5**	**0,1**	**0,4**	**8,4**	**8,3**	**1,9**	**1,1**	**1,3**	**50**			
Sauerkraut	Weißkraut geschnitten	17	0,5	0,1	0,4	0,6	0,6	1,9	1,4	1,3	20			
Rote Rüben gekocht	R. Rüben/R. Beete	46	0,5	0,1	0,4	8,4	8,4	3	1,5	0,7	10			
Rote-Rüben-Salat	R. Rüben, Essig, Saccharin	24	0,1	0,1	0	4,6	2,8	3	0,8	1,1	10			
Rotkohl	Rotkohl 85 %, Apfelsaft, Essig, Salz, Zwiebeln	44	0,5	0,1	0,4	8,4	8,4	2,6	1,3	1,1	8			
Sonnenblumenkerne		609	49	5,3	43,7	12	1,7	6,3	27	0		2	6,3	420
Kürbiskerne		582	46	9,4	36,6	2	1,4	6	37	0			13	402
Zwetschgenröster	Pflaumen 70 %, Zucker, Zitronensäure	99	0,1		0,1	24								
Marillenröster	Marillen 71 %	80	0,1		0,1	19	4	2	1		5		0,5	7

Tab. 18.15 Fertiggerichte zum Mitnehmen (nur Wärmen)

Fertiggerichte je 100 g		Energie (kcal)	Fett (g)	Ges. Fs. (g)	Unges. Fs. (g)	KH (g)	Sacch (g)	Bst (g)	Prot (g)	Salz (g)	Vit C (mg)	Vit B1 (mg)	Fe (mg)	Mg (mg)
Heringsfilet in Tomatensauce	**60 % Hering, 14 % Tomatenmark, Rapsöl, Zucker**	**182**	**12**	**2,1**	**9,9**	**4,5**	**3,8**	**1,1**	**13**	**0,8**			**0,8**	**25**
Rote Bohnen	Bohnen, Salz	92	0,6	0,1	0,5	12	0,4	6,7	6,5	0,9	1		1	22
Vollkornpasta	Vollkornhartgries	351	2,5	0,5	2	67	3,5	6	12	0				
Vollkornteigwaren	Vollkorndinkel	350	2,5	0,4	2,1	64	3	9	13	0				
Penne mit Pilzen	78 % Teigwaren, Sonnenblumenöl, Milcheiweiß, 1,2 % Champignon	389	7,7	1	6,7	66	5,7	2,8	12	3,7				
Rapsöl	Raps gepresst	824	92	6	86	0	0	0	0	0				
Distelöl	Distelöl gepresst	828	92	7,3	84,7	0	0	0	0	0				
Olivenöl	Koroneiki-Oliven	828	92	14	77,2	0	0	0	0	0				

Tab. 18.16 Verpackte fertige Trekkingnahrungen (Reisemittagessen, mit Wasser zubereiten)

Pro 100 g	Risotto mit Spargel und Brokkoli	Vegetarisches Tandoori mit Quinoa	Spinat-Kartoffel-Topf	Nudeln in Tomatensauce	Beef-Stroganoff	Gemüse-Patty
Energie (kcal)	110	170	404	460	540	377
Fett (g)	3,1 (27 %E)	3,8 (21 %E)	14 (32 %E)	9 (18 %E)	18,8 (32 %E)	12,3 (30 %E)
Ges. Fettsr. (g)	0,6	0,5	8,9	5,4	12,5	2,8
Unges. Fettsr. (g)	2,5	3,3	5,1	3,6	6,3	11,5
Kohlenhydrate (g)	17 (65 %E)	24 (58 %E)	57 (58 %E)	78,8 (70 %E)	73,8 (56 %E)	30,4 (33 %E)
Saccharose (g)	0,8	4,0	8,4	17,5	4,0	7,5
Protein (g)	2,9 (11 %E)	5,0 (12 %E)	9,7 (10 %E)	11,8 (11 %E)	16,3 (12 %E)	31,2 (34 %E)
Salz (g)	1,45	0,8	3,7	5,4	4,4	5,8
Packung (g)	400	400	125	125	125	500

verzehrt werden. Auch Wurzelgemüse (rote Rüben/Beete, Karotten) sind in transportabler Verpackung verfügbar. Fertige Gemüsesäfte (Gemüsesaftmix, Karotten, Tomaten) sind gute Mineralstoff- und Vitaminlieferanten. Mit 100 ml kann teilweise der normale halbe Tagesbedarf gedeckt werden.

Die planbare Versorgung mit selbst vorbereiteten Speisen gibt eine gute Alternative zur ausreichenden Tourernährung und für den Aufenthalt in der Höhe.

Einzelne Portionen für individuelle Mahlzeiten mit gekochten Vollkornnudeln, Kartoffeln, gekochtem Vollkornreis oder Gemüse (grüne Bohnen, Erbsen, Kohlsprossen, Rosenkohl, Karotten, Sellerie, Pastinaken) können in Tiefkühlplastiksäckchen (Ziploc-Beutel) warm abgefüllt, unter gleichzeitigem Absaugen der Luft, mit einem Schweißgerät geschlossen werden. Die Säckchen sind dann auch bis etwa 70°C erwärmbar und damit für die Mahlzeitenvorbereitung mit Wasserbad in der Höhe gut geeignet. Ein selbst gekochtes Treckingmenü hat den individuellen Geschmack, ist kostengünstig und frei von Zusatzstoffen (Kochbuch Rucksackküche)!

Mit Dosenware von Heringsfilet in Sauce, Sardinen in Rapsöl, Thunfisch, Lachs, Fleisch oder Gemüse (rote oder weiße Bohnen, Erbsen) in Rapsöl oder Saucen sind dann leicht Menüs mit speziellem Kohlenhydrat- oder Proteingehalt zur individuellen Bedarfsdeckung für verschiedene Situationen in der Höhe verfügbar. Die Fertigprodukte haben einen Energiegehalt von ca. 150–250 kcal/100 g und ergeben dann mit einer Portion Vollkornnudeln gekocht (300 g, 420 kcal) eine Mahlzeit mit ca. 600 kcal und damit etwa 15 %E vom Tagesbedarf. Werden Hygienebedingungen bei der Zubereitung eingehalten, ist die Haltbarkeit der selbst hergestellten Trekkingware ausreichend.

Müsli mit Getreideflocken, Samen (Sonnenblumenkerne, Kürbiskerne), Nüssen, Früchten (trocken oder frisch) können nach individueller Vorliebe und mit Magermilchpulver gemischt hergestellt werden, sodass am Berg nur noch Wasser nötig ist, um beim Frühstück oder nach der intensiven

Höhentour eine kohlenhydratreiche Mahlzeit zu haben.

Für eine extreme Belastung sollten 8–12 g KH/kg d (70 kg, 700 g KH) im Essensplan verfügbar sein. Mit 100 g Müslimischung können schon etwa 60 g KH, 8 g Ballaststoffe und ca. 350 kcal verzehrt werden, die für die notwendige Glykogenspeicherung sorgen können. Die vorbereiteten Müsliportionen werden ebenfalls in Plastiksäckchen eingeschweißt. Mit sprühgetrocknetem Volleipulver (Eiweiß 44 g/100 g hohe BW, 590 kcal/100 g) und Wasser kann man ganz einfach ein Rührei zur Eiweißversorgung zubereiten. Fertige, trockene Müslimischungen im Beutel sind gut für Mahlzeiten während der Tour verwendbar, wenn Wasser verfügbar ist.

Die fertigen Trekkingnahrungen (◘ Tab. 18.16) kommen mit ihrem Verhältnis KH:EW:F den Richtlinien recht nahe. Im Internet sind mit „Travellunch“ oder „Trekkingnahrung“ viele fertige Trekkingnahrungen zu finden. Gefriergetrocknete bieten den Vorteil eines sehr guten Energie-Gewicht-Verhältnisses und einer optimalen Nährstoffversorgung und sind schnell zuzubereiten. Die optimalen Anteile der Hauptnährstoffe sollten KH 60 %E, Fett 20 %E, Eiweiß 20 %E betragen. Bei einem guten Ernährungsplan wird sich das Gewicht einer Tagesration zwischen 600–1000 g bewegen, was die Grenzen einer Rucksacktour aufzeigt. Für eine zweiwöchige autarke Tour muss man also mit bis zu 14 kg Gewicht für die Tourverpflegung rechnen! Von einer Gewichtsreduktion durch Einsparung ist abzuraten!

Die eingeplanten fertigen und selbst zubereiteten Trekkingmenüs für die Höhe sind auf ihre Tolerierbarkeit und Verwertbarkeit unter extremen körperlichen Belastungen zu testen, da in der Höhe eher gastrointestinale Störungen auftreten können (z. B. Völlegefühl, Sodbrennen, Meteorismus, Diarrhö), begleitet von mehr oder weniger umfangreicher Beeinträchtigung der Leistungsfähigkeit. Die Ernährung in der Höhe sollte sich wegen der Verträglichkeit nicht sonderlich von den üblichen Ernährungsgewohnheiten unterscheiden. Gefriergetrocknete Lebensmittel (Trekkingnahrung) verhelfen als energiereiche, leichte Verpflegung für Touren in die Höhe zum Erfolg.

Untersuchungen der Ernährungsgewohnheiten von Alpinisten in der Höhe zeigten, dass der gemessene Energiebedarf von 4560 kcal/d wegen der Appetitlosigkeit nur zu 60 % gedeckt worden ist. Gleichzeitig war die Proteinversorgung zu gering und der Fettverzehr zu hoch. Eine Analyse des Energieverbrauchs mit doppelt markiertem Wasser bei Mount-Everest-Bergsteigern zeigt, dass der Energieverbrauch bei körperlicher Aktivität 1,85- bis 3,0-mal höher ist als der Energieverbrauch im Ruhezustand auf Meereshöhe (Westerterp-Plantenga et al. 1999).

> Es besteht die Notwendigkeit, einen Ernährungsplan für den Aufenthalt in der Höhe zu entwickeln, der, konsequent eingehalten, das Wohlbefinden und die körperliche Leistungsfähigkeit sichert. Dieser Ernährungsplan ist vor der geplanten Tour in die Höhe praktisch zu testen um die Verträglichkeit zu sichern.

18.10.3 Ernährung während der Anpassung und Erholung im Basislager

Zeitpunkt und Zusammensetzung der eingenommenen Mahlzeiten können eine Rolle bei der Optimierung der Leistung, der Trainingsanpassung und der Vermeidung von Übertraining spielen.

Jeder, der eine Tour plant oder als Verantwortlicher selbst organisieren und leiten möchte, tut gut daran, sich intensiv mit den Gesetzmäßigkeiten der Höhe und der Akklimatisation auseinanderzusetzen sowie sich über die speziellen Formen der Bergkrankheit zu informieren. Die Gesetzmäßigkeiten der Höhe sollte jeder beachten, ansonsten droht ihm ein im wahrsten Sinne des Wortes ein „atemberaubendes Abenteuer“. Zur Akklimatisierung scheint eine Phase von mindestens 2 Wochen notwendig zu sein, bevor man in der Lage ist, den Aufstieg in die extreme Höhe ohne Stoffwechselprobleme zu bewältigen.

Am Tourtag soll das Frühstück kohlenhydratreich geplant werden, um die evtl. seit dem Abendessen verminderten Glykogenvorräte aufzufüllen und 2 h vor dem Start eine gute Blutzuckerversorgung bis zur ersten Zwischenmahlzeit zu sichern. In den etwa 1000 kcal für das Frühstück (◘ Tab. 18.12) sollten 60–80 % KH-Oligo-Polysaccharide vorhanden sein, also etwa 200 g. Im Haferflockenmüsli mit Trockenobst (z. B. Apfel, Aprikosen, Cranberries, Datteln, Erdnüsse, Kastanien, Kürbiskerne o. ä.) stehen in 100 g schon ca. 70 g KH, 10 g EW und 350 kcal zur Verfügung. Zwei Scheiben Roggenvollkornbrot (120 g) liefern zusätzlich etwa 230 kcal und 50 g KH.

Stabilisierung der mageren Körpermasse in großer Höhe

Ergebnisse einer Umfrage zeigten einen Gewichtsverlust bei 73,3 % der Bergsteiger, die von einer Expedition zurückkehrten. Beim einwöchigen Aufenthalt in etwa 4000 m verloren Bergsteiger etwa 3 % ihres Körpergewichts und in extremer Höhe von 5300–8000 m 15 % nach 3 Monaten (Westerterp-Plantenga et al. 1999).

Verlust von magerer Körpermasse wirkt sich negativ auf die aerobe Kapazität (Hoppeler et al. 1990), die Muskelkraft (Brouns et al. 1992) und die Immunfunktionen des Körpers in großen Höhen aus, was das Risiko von Krankheiten und Verletzungen unter diesen extremen Bedingungen erhöhen kann. Mögliche Ursachen des höheninduzierten Muskelschwunds sind die verringerte Muskelproteinsynthese und eine suboptimale Energie- und Proteinzufuhr. Eine negative Energiebilanz – häufig wegen Appetitverlust – ist die Hauptursache für den Katabolismus von Muskelproteinen. Nach Erschöpfung der Glykogen- und Fettspeicher werden die Proteinspeicher katabolisiert, um den Energieverbrauch zu decken (Ocobock 2017).

Auch eine hohe Proteinzufuhr fördert nur dann eine wirksame Proteinsynthese zur Sicherung der mageren Körpermasse, wenn der Energiebedarf ausgeglichen ist. Bei einem Ernährungsplan mit ausreichender Energie (mindestens 27–30 kcal/kg) und Eiweiß (1,6–1,8 g/kg/Tag) soll alle 3–4 h eine zusätzliche Proteindosis (0,25–0,40 g/kg je Dosis) während des Tourtages in der Höhe bei intensiver körperlicher Aktivität in Betracht gezogen werden. Ernährungsinterventionen mit Kohlenhydrat + Protein oder Protein allein vor und nach der Tagestour können eine wirksame Verbesserung der Körperzusammensetzung unterstützen.

Es erscheint physiologisch vernünftig, 2–3 h vor und innerhalb einer Stunde nach der Tour eine zusätzliche Dosis (0,25–0,40 g/kg; täglich 2,3–3,1 g/kg magere Körpermasse) mit hochwertigem Protein zu sich zu nehmen, um die Muskelproteinsynthese maximal anzuregen. Die Verwendung eines leucinreichen Proteinpräparats (700–3000 mg/d) scheint sinnvoll zu sein, um vor dem Abbau der mageren Körpermasse in großer Höhe zu schützen (Wing-Gaia 2014).

Eine kleine Dosis Tryptophan (1 g) kann sowohl die Stimmung als auch die Schlafqualität verbessern. Lebensmittel mit hohem Tryptophangehalt sind Nüsse (Cashewnüsse, Walnüsse, Erdnüsse, Mandeln), Sesam und Kürbiskerne, Sojabohnen und Getreide.

> Ein Aufenthalt in großer Höhe, auch ohne körperliche Belastung, führt zu Gewichtsverlust wegen Appetitlosigkeit mit ca. 1/3 weniger Energiezufuhr. Es werden 2/3 Körperfett und 1/3 magere Körpermasse abgebaut (Armellini et al. 1997).

Tourenverpflegung für den Alpinsportler

Persönliche Erfahrungen von Alpinsportlern zur Ernährung während der Tour divergieren sehr stark. Physiologische Überlegungen, der geschätzte Energiebedarf und Testerfahrungen mit dem Ernährungsplan in der Höhe sollten die Grundlage für die Rucksackverpflegung bilden. Für eine Tagestour sind etwa 50 % des Tagesenergiebedarfes (◘ Abb. 18.2) in der Höhe notwendig. Bei intensiver körperlicher Belastung in der Höhe kann der KH-Verbrauch bis zu 80 % der Gesamtenergie ansteigen. Für die Ausdauerleistung auf der Bergtour wird eine kohlenhydratreiche Kost (75 %E KH) z. B. mit Vollkornbrot, Trockenobst, frischem Obst, Bananen, Fruchtschnitten, Müsli oder Müsliriegeln empfohlen.

Beim Frühstück 2–3 h vor dem Tourstart sollten gute Kohlenhydratvorräte angelegt und tagsüber mit Zwischenmahlzeiten und auch mit dem Abendessen wieder aufgefüllt werden. Zur Sicherung der optimalen körperlichen und geistigen Tagesleistungsfähigkeit sollte nach einem reichlichen, leicht verdaulichen Frühstück (25 % Tagesenergie), das bei starker körperlicher Belastung in den ersten 3 h verbraucht ist, Energiereserven wiederholt ergänzt werden.

Stärkehaltige Lebensmittel gewährleisten eine mäßige, aber länger anhaltende Blutzuckererhöhung. Reiner Traubenzucker (Glukose) sorgt für schnelle, hohe Blutzuckerspitzen und ist daher nur in kleinen Mengen (ca. 50 g) zu verwenden, wenn akut Glukose gebraucht wird (Glukosetabletten, Dextroenergen).

Die Rucksackverpflegung muss nach dem Frühstück bis zum Abendessen mit 3–4 Zwischenmahlzeiten den aktuellen Verbrauch während der Tour decken (◘ Abb. 18.2, ◘ Tab. 18.12). Es sind jeweils 400–600 kcal notwendig, die in kurzen Pausen mit einem kleinen Kohlenhydratessen (Früchtemüsli) und Trinken oder durch Powerbars (Müsliriegel) und Trinken beim Gehen gedeckt werden. Eingewickelt in Tortillas (Wraps) können Gemüse, Salat und Fleisch (Schinken), Quark gute Zwischenmahlzeiten abgeben. Der verminderte Appetit in der Höhe darf nicht berücksichtigt werden. Essen nach Plan! Solange gegessen wird, ist das Risiko des Leistungseinbruchs gering. Allerdings sind 1000 Höhenmeter und mehr ohne Essenspausen oder ohne berggerechte Snacks riskant. Vier Scheiben Roggenvollkornbrot mit Schinken oder Käse (ohne Streichfett) sind ebenfalls akzeptable Mahlzeiten mit Pause zum Kauen und Wasser oder Tee (ohne KH) zum Trinken.

Nüsse, dunkle Schokolade, Trockenobst, getrocknetes Gemüse, Energieriegel, gegarter Reis, Haferflocken, Couscous, Linsen, Leinsamen, Chiasamen und ähnliches lässt sich super kombinieren und gibt reichlich Energie und günstige Nährstoffe für den Tag.

> Man sollte bei längerer intensiver Ausdauerbelastung, v. a. in großer Höhe, in den Ruhephasen bewusst nach Plan – praktisch zur Erholung und auf Vorrat – essen.

Bei der Verwendung von Koffeintabletten wurde mit 3–6 mg/kg eine verbesserte kognitive und körperliche Leistungsfähigkeit beobachtet (McLellan et al. 2016).

Die hypobaren hypoxischen Bedingungen in der Höhe werden von oxidativem Stress begleitet. Die Aufnahme von Antioxidanzien mit der Nahrung kann dem oxidativen Stress entgegenwirken. Hohe Dosierungen (Vitamin C bis 200 mg/d) scheinen in der Höhe notwendig zu sein und können einer Erkältung vorbeugen. Zur sicheren Eisenversorgung in der Höhe, kombiniert mit Vitamin C, wäre ein Supplement mit 40–60 mg/d förderlich.

> Für eine Halbtagestour sollte man für die Brotzeit/Jause etwa das Doppelte an Lebensmitteln einpacken, wie für das Frühstück benötigt wird.

Nach der anstrengenden Bergtour ist ein erholsames warmes Abendessen (Gemüsesuppe, Gemüse) innerhalb einer Stunde nach Ankunft die schönste Belohnung und eine gute Erholung. Fertige Pasta- oder Kartoffelmenüs stellen die Glykogen- und Energievorräte wieder her (◘ Tab. 18.15). Ein herzhafter Eintopf mit Nudeln (Käsespätzle), Fleisch, Champignons und Zwiebeln, ein Reisgericht mit Gemüse und Fisch oder Folienpellkartoffeln mit Quark können einfach im Trekkingmenü-Beutel (Ziploc-Beutel) mit heißem Wasser aufgegossen werden, dazu reichlich trinken, um die Regeneration zu verbessern und um für den nächsten Tag vorzubereiten. Die Wahl der Fertiggerichte wird vom verfügbaren Bergkocher dominiert! Appetitliche Treckingtourmahlzeiten gibt es aus der eigenen Küche oder von mehreren Herstellern als Fertigprodukt. Am Abend aber nur so viel essen, dass man danach trotzdem gut schlafen kann.

Wasserhaushalt: Flüssigkeitszufuhr

Weit kritischer, als zu wenig zu essen, ist es, zu wenig zu trinken: Die Flüssigkeitszufuhr ist für die Leistungsfähigkeit sehr wichtig. Durstgefühl ist kein sicherer Indikator für die notwendige Flüssigkeitszufuhr. Diese ist für den Stoffwechsel häufig schon vor dem Entstehen eines ausgeprägten Durstgefühls in mehreren kleineren Portionen (ca. je 1/4 l) erforderlich, da größere Mengen viel länger brauchen, um den Magen zu verlassen. Warme Getränke sind günstiger als kalte.

Für sehr hohe Belastungen wird empfohlen, etwa 90 g/h gut verwertbare KH (Oligosaccharide, Maltodextrin) aufzunehmen. Dies kann alle 15–30 min gut in Kombination mit Wasser, mit 6–8 %igen KH-Elektrolyt-Lösungen, geschehen und die Euglykämie fördern. Für die notwendigen KH sind mindestens 1,5 l Getränk erforderlich und für eine extreme Tagestour etwa 3–5 l Trinkmenge. Außer mit Wasser kann auch mit Tee (Schwarztee, Früchtetee) sowie mit dünnem Kaffee, von dessen Koffein ein ergogene Wirkung beobachtet wurde, das KH-Getränk zubereitet werden.

Leichter schwarzer Tee und schmackhafter Früchtetee mit Natrium und Maltodextrin sind gut zum Auffüllen von Flüssigkeit geeignet. Marktübliche isotone Getränke (ca. 250–340 mosmol/kg) enthalten meist niedermolekulare Kohlenhydrate, die eine schnelle Blutzuckerwirkung haben und so zur Rehydratation, jedoch weniger gut zur längeren Kohlenhydratversorgung geeignet sind.

Für die Wiederherstellung des normalen Hydratationszustandes, z. B. auch nach Durchfallerkrankungen, werden Lösungen verwendet, die ca. 60 mmol/l Na (3,5 g/l NaCl) und ca. 120 mmol/l Glukose (20 g/l) enthalten. Es muss bei den Getränken darauf geachtet werden, dass Natrium und Glukose in dieser Menge und Relation enthalten sind. Um die Osmolarität eines Getränks niedrig zu halten (< 300 mosmol/l) und damit bessere Verträglichkeit zu erreichen, ist Glukose besser durch das Glukosepolymer Maltodextrin zu ersetzen.

18.11 Ernährungsrichtlinien für Bergsportler

- Ausgleich von Bilanzdefiziten: Wasser, Energie, Kohlenhydrate, Eiweiß.
- Bilanzierte Energiezufuhr:
  Aufrechterhaltung der Leistungsfähigkeit,
  effizientere Energiegewinnung aus kohlenhydratreicher Nahrung: Reis, Kartoffeln, Nudelgerichte, Maltodextrin-haltige Getränke,
  Anstreben eines konstanten Körpergewichts (Eiweißsupplementation).
- Flüssigkeit: Ausgleich der Verluste! Anstreben eines konstanten Körpergewichts.
- Optimale Eiweißzufuhr: Lebensmittel mit tierischem (Eisenzufuhr) und pflanzlichem Eiweiß kombiniert im Verhältnis 1:2.

- Fettreduktion: schlechtere Verträglichkeit in der Höhe, v. a. tierische Fette.
- Optimales Verhältnis der Hauptnährstoffe: EW:F:KH = 18 %E:15 %E:67 %E (eiweiß- und kohlenhydratreiche, aber fettarme Kost).
- Wirkstoffreiche Ernährung: Auswahl von mineralstoffreichen (K, Mg, Fe) und vitaminreichen Lebensmitteln.
- Stabiler Immunstoffwechsel: Antioxidanzien in Lebensmittel und Supplementen (Vitamine C, D, E).
- Leichte Vollkost: leicht verdaulich, gut verträglich.
- Alkohol meiden! Erhöhtes Risiko für Höhenkrankheit.

18.12 Organisation der Ernährung zur Tour über 2500 m

Es gibt drei verschiedene Höhenstufen, die jeweils ein gesondertes Anpassen erfordern.

1500–2500 m (mittlere Höhen): Sofortanpassung genügt! Ernährung nach den Richtlinien für Vollwertkost! Unter 1500 m gibt es in der Regel keine Gesundheitsbeeinträchtigungen. Die mittlere Höhe von etwa 2500 m ist der Bereich, in dem für Touren schon Höhentraining absolviert werden kann.

Darüber hinaus in großen Höhen 2500–5300 m reicht eine Sofortanpassung nicht aus. Die Abnahme des Sauerstoffpartialdruckes und damit die Abnahme des für unseren Körper zur Verfügung stehenden Sauerstoffes in der Einatmungsluft beginnt sich ab der Schwellenhöhe 2500 m auf den Stoffwechsel auszuwirken. Ab hier ist eine Akklimatisation für den Hauptbereich von Trekkingtouren erforderlich!

Die Höhenstufe von 3500 m ist der Akklimatisationsbereich, in dem über einen 2-Wochen-Aufenthalt mit Training und angepasster Ernährung die Leistungsfähigkeit in die extreme Höhe abgesichert werden kann. Das kann noch mit mehreren Stufen von 500–1000 m darüber gesteigert werden. Der Erhalt der mageren Körpermasse und die Verfügbarkeit von Glykogen durch kohlenhydratreiche Ernährung sind erforderlich. Oberhalb von 5500 m ist jedoch eine vollständige Anpassung an die Höhe nicht mehr möglich. Hier kommt es zum körperlichen und geistigen Abbau und einem Leistungsverlust bei längerem Aufenthalt als wenige Tage.

Höhenbergsteigen ist mit Sicherheit eine faszinierende Sportart, belastend aber relativ ungefährlich, sofern man die Gesetzmäßigkeiten der Höhe beachtet und seinem Körper Zeit gibt, um sich an die Höhe anzupassen. Wichtig ist es, evtl. gesundheitliche Beeinträchtigungen und Symptome wahrzunehmen, wie Kopfschmerzen, Gangunsicherheit, Atemnot und insbesondere auch eine verminderte Urinausscheidung innerhalb von 24 h (weniger als 500 ml).

> Die Ernährung und die Ernährungsplanung für die Tour in extreme Höhen sind genauso wichtig wie das physische Training über relativ lange Dauer.

Literatur

Armellini et al (1997) The effects of high-altitude trekking on body composition and resting metabolic rate. Horm Metab Res 29(9):458–461. ▶ https://doi.org/10.1055/s-2007-979077

Brouns F et al (1992) Rationale for upper limits of electrolyte replacement during exercise. Int J Sport Nutr 2:229–238

Carlsohn A, et al. Minerals and vitamins in sports nutrition. Position of the working group sports nutrition of the German Nutrition Society (DGE). Ernährungs Umschau 66(12):250–257 (2019)

Coffey VG et al (2011) Nährstoffversorgung erhöht die Signalübertragung und Proteinsynthese in der menschlichen Skelettmuskulatur nach Sprints. Eur J Appl Physiol 111:1473–1483. ▶ https://doi.org/10.1007/s00421-010-1768-0

Craddock JC et al (2019) Vegetarian-based dietary patterns and relation with inflammatory and immune biomarkers. Adv Nutr 10(3):433–451

Cunningham-Rundles S et al (2005) Mechanisms of nutrient modulation of the immune response. J. All. Clin. Immunology 115(6):1119–1120

Damian M (2001) Bailey and Bruce Davies; Acute Mountain Sickness; Prophylactic Benefits of Antioxidant Vitamin Supplementation at High Altitude. High Alt Med Biol 2(2):21–29. ▸ https://doi.org/10.1089/152702901750067882

DGE (Hrsg) (2015) Fettzufuhr und Prävention ausgewählter ernährungsmitbedingter Krankheiten. Bonn. ▸ www.dge.de/wissenschaft/leitlinien/leitlinie-fett

DGE (2017) Vollwertig essen und trinken nach den 10 Regeln der DGE. ▸ www.dge.de/10regeln

DGE (2018) Ausgewählte Fragen und Antworten zu den Referenzwerten für die Nährstoffzufuhr allgemein. ▸ www.dge.de/fileadmin/dok/gesunde-ernaehrung/faq/DGE-FAQ-Referenzwerte_allgemein-2018.pdf

Deutsche Gesellschaft für Ernährung (DGE) (2024a) Lebensmittelbezogene Empfehlungen der DGE. (Food-Based Dietary Guidelines, FBDG). ▸ www.dge.de/wissenschaft/fbdg/

DGE (2024b) Gut essen und trinken – die DGE-Empfehlungen. ▸ www.dge.de/gesunde-ernaehrung/dge-ernaehrungsempfehlungen/10-regeln/#c1189

EFSA 2013: © European Food Safety Authority, Scientific Opinion on Dietary Reference Values for energy. EFSA Journal 11(1):3005

Fröleke H (2006) Kleine Nährwerttabelle: Der Deutschen Gesellschaft für Ernährung, 43. Aufl, Neuer Umschau

Deutsche Gesellschaft für Ernährung (DGE), Österreichische Gesellschaft für Ernährung (ÖGE), Schweizerische Gesellschaft für Ernährung (SGE) (Hrsg) (2015) D-A-CH Referenzwerte für die Nährstoffzufuhr, 2. Aufl., 1. Ausgabe, Bonn, S. 1–20

Givenzi T et al (2023) Effects of vitamin D supplementation on inflammatory response of patients with cancer. Clin Nutr 42(7):1142

Hoppeler H et al (1990) Morphological adaptations of human skeletal muscle to chronic hypoxia. Int J Sports Med 11:S3–S9. ▸ https://doi.org/10.1055/s-2007-1024846

Huber H et al (2021) Probiotics for the mind: How gut bacteria can affect our mental health. Ernährungs Umschau 68(3):44

Karpęcka-Gałka E et al (2023) Nutrition, Nutritional Supplements and dietary habits of mountaineers in high mountains. Nutrition 15(19):4219

Karpecka-Gałka E et al (2023) Diet, supplementation and nutritional habits of climbers in high mountain conditions. Nutrients 15:4219. ▸ https://doi.org/10.3390/nu15194219. ▸ https://www.mdpi.com/journal/nutrients.

Kasprzak Z et al (2015) Vitamin D; iron metabolism, and diet in alpinists during a 2-week high-altitude climb. High Alt Med Biol 16(3):230–235. ▸ https://doi.org/10.1089/ham.2015.0008

Mc Farland LV et al (2018) Strain-specify and disease-specify of probiotic efficacy. Front Med 5:124

McLellan TM et al (2016) A review of caffeine's effects on cognitive, physical and occupational performance. Neurosci Biobehav Rev 71:294–312. ▸ https://doi.org/10.1016/j.neubiorev.2016.09.001

Morton RW et al. (2018) Systematic review, meta-analysis and meta-regression of the effect of protein supplementation on resistance training-induced gains in muscle mass and strength in healthy adults. Br J Sports Med 52(6):376–384. ▸ https://doi.org/10.1136/bjsports-2017-097608

Ocobock CJ (2017) Body fat attenuates muscle mass catabolism among physically active humans in temperate and cold high-altitude environments. Am J Hum Biol 29:e23013. ▸ https://doi.org/10.1002/ajhb.23013

Qin J et al (2000) A human gut microbiome catalogue established by metagenomic sequencing. Nature 464:59–65

Santos DA, Dawson JA, Matias CN et al (2014) Reference values for body composition and anthropometric measurements in athletes. PLoS ONE 9(5):e97846

Schek A, et al (2019) Fats in sports nutrition. Position of the working group sports nutrition of the German Nutrition Society (DGE). Ernährungs Umschau 66(9): 181–188. The English version. ▸ https://doi.org/10.4455/eu.2019.042

Schmidt N, Schmidt E (2022) Mikronährstoff-Therapie; Elsevier GmbH, Deutschland, 1. Aufl, S 518–520, ISBN 978-3-437-56541-0

Siracus F et al (2023) Short-term dietary changes can result in mucosal immune depression. Nat Immunol 24:1473

Stender S, Dyerberg J (2004) Influence of trans fatty acids on health. Ann Nutr Metab 48:61–66

Thomas DT et al (2016) American college of sports medicine joint position statement. Nutrition and athletic performance. Med Sci Sports Exerc 48:543–568

Wahrburg U, Egert S (2017) Kalorien- & Nährwerttabelle, 5. Aufl, TRIAS Verlag. ▸ www.trias-gesundheit.de

Westerterp KR et al (1992) Energy Expenditure Climbing Mt. Everest. J Appl Physiol 73:1815–1819. ▸ https://doi.org/10.1152/jappl.1992.73.5.1815

Westerterp-Plantenga MS et al (1999) Appetite at "high altitude" [operation everest III (Comex-'97)]: A simulated ascent of mount everest. J Appl Physiol 87:391–399. ▸ https://doi.org/10.1152/jappl.1999.87.1.391

WHO (1998) Report of a Joint FAO/WHO consultation: preparation and use food-based dietary guidelines. Tech Rep Ser 880:1998

Wing-Gaia SL (2014) Nutritional strategies for the preservation of fat free mass at high altitude. Nutrients 6:665. ▸ https://doi.org/10.3390/nu6020665

Einfluss der Höhe auf die körperliche Leistungsfähigkeit

Martin Burtscher, Mahdi Sareban und Gunnar Treff

Inhaltsverzeichnis

M. M. Berger et al. (Hrsg.), *Alpin- und Höhenmedizin*,
https://doi.org/10.1007/978-3-662-69578-4_19

Die individuelle Ausdauerleistungsfähigkeit ist eine entscheidende Determinante für die Leistungsfähigkeit im Bergsport. Der mit ansteigender Höhe fallende barometrische Druck bewirkt durch den sich entsprechend verringernden Sauerstoffpartialdruck einen kontinuierlichen Abfall der aeroben Kapazität ($\dot{V}O_2max$) von ~ 6–10 % pro 1000 Höhenmeter. Die $\dot{V}O_2max$ ist wiederum eine bestimmende Komponente der Ausdauerleistungsfähigkeit. In der Höhe kann der Gasaustausch bereits bei moderater Intensität leistungslimitierend sein und das Herz-Kreislauf-System wird bei gegebener Leistung stärker beansprucht. Neben den Umweltbedingungen Höhe und Kälte wirkt sich auch das Zusatzgewicht durch Rucksack, Sicherungsmaterial und Schuhe auf die Ausdauerleistungsfähigkeit in der Höhe aus. Ein guter Trainingszustand, eine ausreichende Akklimatisation, langjährige Bewegungserfahrung in den Bergen und eine gute Ausrüstung sind Grundvoraussetzungen für eine hohe Ausdauerleistungsfähigkeit in der Höhe und somit auch für den Erfolg der Höhenunternehmung. Gesundheitszustand und Leistungsfähigkeit sollten im Rahmen einer sport- bzw. höhenmedizinischen Untersuchung 12–6 Monate vor einer Höhenunternehmung erfasst werden, um Risikofaktoren zu identifizieren und eine gezielte Vorbereitung zu ermöglichen. Eine zusätzliche Kontrolluntersuchung im unmittelbaren Vorfeld der Unternehmung gestattet die Überprüfung des Trainingserfolgs.

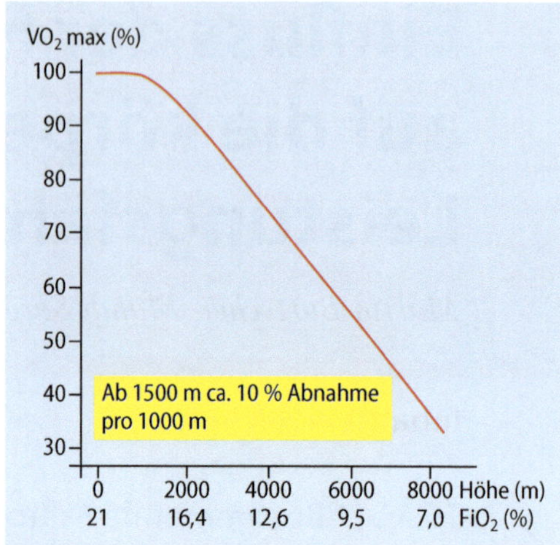

Abb. 19.1 Abfall der maximalen Sauerstoffaufnahme ($\dot{V}O_2max$) mit zunehmender Höhe bzw. abfallender inspiratorischer Sauerstoffkonzentration (FiO_2). (Mod. nach Cerretelli 1992)

Zur Aufrechterhaltung vieler Stoffwechselprozesse im menschlichen Organismus ist eine aerobe, also sauerstoffabhängige Energiebereitstellung notwendig. Erhöht sich der Energieverbrauch durch körperliche Aktivität, z. B. durch Bergsteigen, steigt die aerobe Energiebereitstellung und damit auch der Sauerstoffverbrauch. Der Sauerstoffverbrauch unter Belastung ist endlich und ihr Höchstwert wird als maximale Sauerstoffaufnahme ($\dot{V}O_2max$) oder aerobe Kapazität bezeichnet. Da sich mit zunehmender Höhe das Sauerstoffangebot pro Atemzug zunehmend reduziert, reduziert sich auch die $\dot{V}O_2max$ in charakteristischer Weise (Abb. 19.1). Wenn einerseits die $\dot{V}O_2max$ bereits im Tal gering ist, kann die weitere, höhenbedingte Reduktion bereits in mittleren Höhenlagen die Aufstiegsgeschwindigkeit erheblich einschränken. Andererseits kann eine im Tal hohe $\dot{V}O_2max$ sogar den Aufstieg auf Gipfel jenseits der 8000 m ohne zusätzlichen Sauerstoff ermöglichen. Somit besteht prinzipiell ein enger Zusammenhang zwischen der im Tal gemessenen $\dot{V}O_2max$ und der Kapazität in der Höhe. Daher sind Bergsteiger mit hoher $\dot{V}O_2max$ bei gegebener Höhenverträglichkeit auch in der Höhe meist leistungsfähiger. Dieser Zusammenhang beeinflusst die Ausdauerleistungsfähigkeit in der Höhe wesentlich, allerdings spielen – genau wie bei Ausdauerleistungen in Tallage, auch Dauerleistungsfähigkeit und Bewegungsökonomie bei Höhenunternehmungen eine sehr wichtige, potenziell entscheidende Rolle (Burtscher et al. 2008; Joyner und Coyle 2008).

Diese Faktoren hängen direkt oder indirekt von der tatsächlich erreichten Höhe und der Akklimatisation ab, denn die höhenbedingte Abnahme der $\dot{V}O_2max$ bessert sich im Zeitraum von 15 Tagen bis 10 Wochen um 5–13 % (Furian et al. 2022). Zusätzliches Training in Hypoxie verstärkt diese begünstigenden Akklimatisationseffekte (Millet und Jornet 2019). Eine weitere, häufig vernachlässigte Rolle spielen Weg- und Wetterbedingungen sowie Ausrüstungs- und Rucksackgewicht. Sie beeinflussen v. a. die Bewegungsökonomie und dadurch auch die Leistungsfähigkeit.

19.1 Bestimmende Faktoren der Ausdauerleistungsfähigkeit

19.1.1 Maximale Sauerstoffaufnahme ($\dot{V}O_2max$)

Die $\dot{V}O_2max$ als Maß der aeroben Kapazität beschreibt in einer Zahl komplexe Mechanismen, wie den Sauerstofftransfer aus der Luft ins Blut (Lunge), seinen Transport im Organismus (Herz, Blut) und schließlich den Sauerstoffverbrauch in den Mitochondrien (Muskel) zur Energiebereitstellung in Form von Adenosintriphosphat (ATP). Die $\dot{V}O_2max$ ist durch genetische Faktoren bestimmt, aber in diesem Rahmen durch Training beeinflussbar. Das Sauerstofftransport und das Sauerstoffnutzungssystem sind in ◘ Abb. 19.2 dargestellt.

Die Ficksche Formel verdeutlicht den Zusammenhang zwischen $\dot{V}O_2max$, dem Sauerstofftransport durch Herz und Blut und der muskulären Sauerstoffnutzung (Q = Herzminutenvolumen [Herzfrequenz × Schlagvolumen], 1,34 = Hüfner-Zahl, [Hb] = Hämoglobinkonzentration, S_aO_2 = Sauerstoffsättigung des arteriellen Blutes, S_vO_2 = Sauerstoffsättigung des gemischt-venösen Blutes im rechten Vorhof):

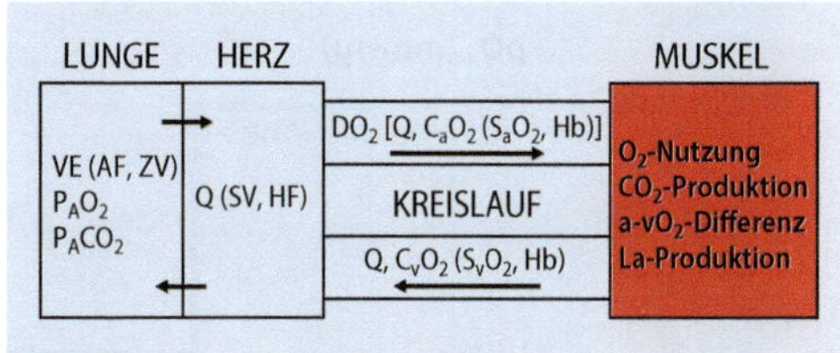

◘ **Abb. 19.2** Sauerstofftransport von der Lunge zu den Mitochondrien der Arbeitsmuskulatur. $\dot{V}E$ Atemminutenvolumen, *AF* Atemfrequenz, ZV Zugvolumen, p_AO_2, p_ACO_2 Sauerstoff- und Kohlendioxidteildruck in den Alveolen, *Q* Herzminutenvolumen, *SV* Schlagvolumen, *HF* Herzfrequenz, DO_2 Sauerstofftransportmenge, C_aO_2 Sauerstoffgehalt im arteriellen Blut, S_aO_2 Sauerstoffsättigung des arteriellen Blutes (in der Lungenkapillaren), *Hb* Hämoglobinkonzentration, *a-v* arterio-venös, *La* Laktatkonzentration, S_vO_2 Sauerstoffsättigung des gemischt-venösen Blutes, C_vO_2 Sauerstoffgehalt im gemischt-venösen Blut, $\dot{V}O_2max$ maximale Sauerstoffaufnahme. (Burtscher 2013)

$$\dot{V}O_2max = Q \times [Hb] \times 1{,}34 \times (S_aO_2 - S_vO_2)$$

Der Sauerstoffpartialdruck nimmt von der Außenluft bis zu den Mitochondrien der Arbeitsmuskulatur kaskadenförmig ab. Es gibt drei Schlüsselstellen (◘ Abb. 19.3), auf die sich Höhe unterschiedlich auswirkt.

▪ Atmosphäre – Alveolen

Die höhenabhängig markanteste Veränderung ist auf die veränderten Umgebungsbedingungen zurückzuführen, denn mit dem abnehmenden barometrischen Luftdruck verringert sich proportional auch der Sauerstoffpartialdruck. Er ist in 5500 m Höhe nur noch etwa halb so hoch wie auf Meereshöhe. Das Ausgangsniveau reduziert sich also deutlich. Nach der Inspiration reduziert die körperwarme Wasserdampfsättigung den Sauerstoffpartialdruck unvermeidbar weiter auf dem Weg in die Alveolen. In den Alveolen reduziert sich der Sauerstoffpartialdruck (p_AO_2) zusätzlich durch metabolisches Kohlendioxid aus dem Blut und die Sauerstoffaufnahme. Die Größenordnung dieser Reduktion ist bei gegebener Kohlendioxidproduktion

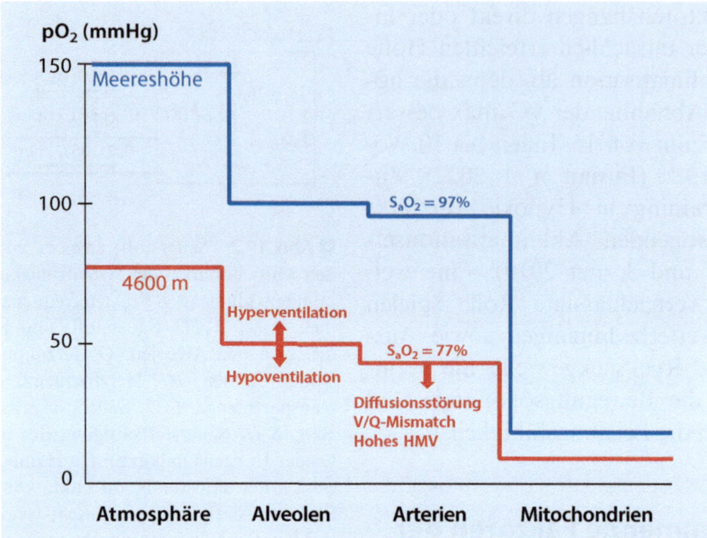

Abb. 19.3 Sauerstoffkaskade bei leichter Belastung in Tallage und auf etwa 4600 m. pO_2 Sauerstoffpartialdruck, S_aO_2 arterielle Sauerstoffsättigung, *V*/*Q* Ventilation/Perfusion, *HMV* Herzminutenvolumen. (Burtscher 2013)

und Sauerstoffaufnahme eine Funktion der Ventilation. Genau daraus erklärt sich der mächtige Effekt der Hyperventilation für die Akklimatisation in der Höhe, denn durch Anstieg der Ventilation lässt sich die höhenbedingte Reduktion des alveolären Sauerstoffpartialdrucks von inspiratorischen Bedingungen auf alveolare Verhältnisse bereits in Ruhe ungefähr halbieren. Dieser Effekt fällt unter Belastung noch stärker aus.

> Die Hyperventilation ist ein mächtiger Mechanismus zur Kompensation des Sauerstoffmangels; die individuell unterschiedliche Ausprägung des hypoxisch ventilatorischen Reflexes kann im Labor getestet werden.

Alveolen – Lungenkapillaren – arterielles Blut

19

Die ventilatorisch bedingte Erhöhung des p_AO_2 ist so wichtig, weil er die treibende Kraft für die Sauerstoffbeladung der Erythrozyten in den Lungenkapillaren ist und höhere Werte prinzipiell eine effizientere Beladung ermöglichen. Zudem bewirkt die Hyperventilation eine Erniedrigung des p_ACO_2, wodurch die Bindungsaffinität des Hämoglobins zum Sauerstoff zunimmt, was ebenfalls die Beladung verbessert.

Mechanistisch führt der in der Höhe verminderte arterielle Sauerstoffpartialdruck (p_aO_2) bzw. die niedrigere S_aO_2 über periphere Chemorezeptoren (insbesondere in den Karotiskörperchen in den Gabeln der Halsschlagader) zu einer unmittelbaren Hyperventilation (hypoxisch ventilatorischer Reflex). Eine unzureichende Atemantwort auf Hypoxie bei Belastung bewirkt ein Absinken des p_AO_2 und letztlich auch der S_aO_2 und der aeroben Kapazität (Burtscher et al. 2006).

In der Lunge kommt es zu einer hypoxisch vermittelten Gefäßverengung (Vasokonstriktion) der Lungengefäße (Naeije et al. 2010). Dieser sofort einsetzende sog. Euler-Liljestrand-Reflex zielt darauf ab, den Gasaustausch in der Lunge zu optimieren, indem Alveolen mit geringerer Sauerstoffkonzentration weniger und jene mit höherer Konzentration mit mehr Blut perfundiert werden. Allerdings kann dieser Reflex in der Höhe, insbesondere bei zusätzlicher körperlicher Belastung, zum Lungenhochdruck (erhöhter Blutdruck im Lungenkreislauf oder pulmonale Hypertension) beitragen (Dehnert et al. 2005). Die pulmonale Hypertension kann durch Steigerung der rechts-ventrikulären Nachlast zur Abnahme des Herzminutenvolumens (Q), zu einem pathologischen Ventilations-Perfusions-Verhältnis und durch Verletzung der alveolo-kapillären Membran und Ödembildung zur Abnahme der Sauerstoff-Lungendiffusionskapazität führen. Diese wiederum führt zur Abnahme von p_aO_2 bzw. S_aO_2 und reduziert die aerobe Leistungsfähigkeit (Calbet et al. 2003; Naeije et al. 2010). Die Diffusionskapazität, also der Gasaustausch zwischen Alveolen und arteriellem Blut über die kapilläre Diffusionsmembran, kann in der Höhe auch bei Gesunden leistungslimitierend sein. Einige Daten weisen darauf hin, dass gut trainierte Bergsportler eine höhere Lungendiffusionskapazität besitzen als gleich trainierte Nichtbergsportler (Puthon et al. 2016; Burtscher et al. 2009, 2013; ◘ Tab. 19.1) und die Lungendiffusionskapazität sich in den ersten Wochen der Höhenexposition verbessert (Agostoni et al. 2011).

◘ **Tab. 19.1** Belastungsergebnisse eines erfolgreichen Höhenbergsteigers in Tallage (600 m) und insimulierter Höhe von 5000 m. (Burtscher et al. 2009)

	Höhe: 600 m	Höhe: 5000 m
$\dot{V}O_2$max (ml/min/kg)	65	49
85 % $\dot{V}O_2$max (ml/min/kg)	55	42
$\dot{V}$Emax (l/min)	133	170
$\dot{V}$E bei 85 % $\dot{V}O_2$max (l/min)	85	111
$\dot{V}$E/MVV bei 85 % $\dot{V}O_2$max (%)	40	52

Maximale Sauerstoffaufnahme ($\dot{V}O_2max$), maximales Atemminutenvolumen ($\dot{V}Emax$) und Atemminutenvolumina bei 85 % der $\dot{V}O_2$max (= angenommene Dauerleistungsschwelle)

▪ Herz-Kreislauf-System

In der Höhe und ganz besonders in extremen Höhen > 5500 m nimmt das submaximale Q zu und das maximale Q ab (Calbet et al. 2003). Hauptverantwortlich für die Zunahme des submaximalen Q in der Höhe, durch das es zu einer Verbesserung der O_2-Versorgung kommt, ist die gesteigerte Sympathikusaktivität und konsekutiv erhöhte Herzfrequenz. Für die Reduktion des Q bei maximaler Belastung scheint die nach etwa einem Tag einsetzende, höhenbedingte Reduktion des Plasmavolumens und damit einhergehende Reduktion des kardialen Schlagvolumens eine wesentliche Einflussgröße darzustellen (Siebenmann et al. 2013). Weitere Einflussgrößen sind die höhen- und belastungsbedingte pulmonale Hypertonie und die Reduktion der maximalen Herzfrequenz. Letzterer liegt möglicherweise eine Hypoxie-induzierte Hemmung zugrunde, allerdings ist die Studienlage dazu heterogen (Mourot 2018) und berücksichtigt nur unvollständig die Veränderungen des Vegetativums im zeitlichen Verlauf einer Höhenakklimatisation (Siebenmann et al. 2017)).

Das submaximal erhöhte Herzminutenvolumen führt dazu, dass die Kontaktzeit zwischen dem Sauerstoff in den Alveolen und den Sauerstoffträgern (Erythrozyten) für eine vollständige Sauerstoffsättigung des arteriellen Blutes nicht mehr ausreicht. Auch dieser Mechanismus beeinflusst zusätzlich zu den bereits erwähnten die individuelle Diffusionskapazität und kommt insbesondere in extremen Höhen zu tragen. Daraus ergibt sich, dass ein hohes Q von Höhenbergsteigern nur dann sinnvoll genutzt werden kann, wenn eine entsprechende hohe Lungendiffusionskapazität eine rasche Sauerstoffbeladung des Lungenkapillarblutes gestattet (Burtscher 2013).

▪ Arterielles Blut – Zelle (Mitochondrien)

Eine Abnahme der S_aO_2 geht mit einer Verminderung des Sauerstoffkonzentrationsgradienten zwischen Kapillarblut und

Muskelzelle (Mitochondrien) einher und bewirkt eine reduzierte aerobe Energiebereitstellung. Natürlich spielen u. a. die vom Trainingszustand abhängige Kapillarisierung der Arbeitsmuskulatur, die Fasertypenverteilung, die Myoglobinkonzentration und die Mitochondriendichte und -funktion eine entscheidende Rolle für das Ausschöpfungsvermögen des verfügbaren Sauerstoffs. Das Sauerstoffausschöpfungsvermögen scheint jedoch in Höhenlagen nicht limitierend für die $\dot{V}O_2$max zu sein (Calbet et al. 2003).

Zusammenfassend ist im Gegensatz zur Tallage v. a. in großen Höhen die alveolo-arterielle Sauerstoffdiffusion bei submaximalen Dauerleistungen wie dem Bergsteigen limitierend und kann nur teilweise durch eine Steigerung der Atem- und Herz-Kreislauf-Funktion kompensiert werden (Naeije et al. 2010; Burtscher 2009).

Abb. 19.4 veranschaulicht, warum niedrige Kapazitäten eines Teilsystems (z. B. Gasaustausch in der Lunge) nicht durch hohe Kapazitäten eines anderen Teilsystems kompensiert werden können.

> Im Gegensatz zur Tallage ist in großer Höhe auch bei Gesunden der Gasaustausch in der Lunge bei Arbeit mit großen Muskelgruppen (z. B. Bergsteigen) leistungslimitierend.

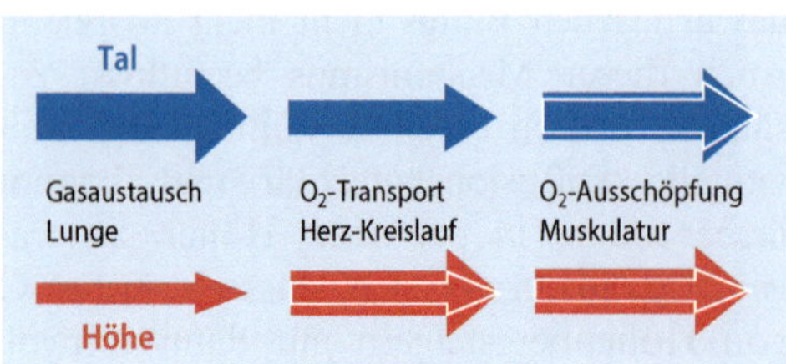

Abb. 19.4 Höhenabhängige Bedeutung des alveolo-arteriellen Gasaustausches, der Sauerstofftransportkapazität und der Sauerstoffausschöpfung bei Gesunden. Die *Stärke der Pfeile* stellt die jeweilige Kapazität dar. Die *weißen Pfeile* zeigen die Beeinflussung der den Schlüsselkomponenten nachgeordneten Komponenten und somit der $\dot{V}O_2$max

19

Bestimmung der $\dot{V}O_2$max und Beurteilung der Leistungsfähigkeit in der Höhe

Die $\dot{V}O_2$max kann relativ einfach spiroergometrisch im Labor oder mit etwas größerem Aufwand im Feld bestimmt werden. Obwohl sie nicht als optimaler Prädiktor für die bergsteigerische Leistungsfähigkeit angesehen werden darf, gestattet sie eine grobe Abschätzung der höhenabhängigen Ausdauerleistung. Außerdem gibt sie den Untersuchenden Auskunft über Belastungsreaktionen der Atmung und des Herz-Kreislauf-Systems. Wird sie rechtzeitig im Vorfeld einer Höhenunternehmung (Trekkingreise oder Expedition) durchgeführt, können Trainingsmaßnahmen abgeleitet und nachfolgend der Trainingserfolg überprüft werden. Die Abb. 19.5 zeigt, welche individuelle $\dot{V}O_2$max etwa notwendig ist, um einen bestimmten Höhenunterschied pro Stunde in unterschiedlichen Höhenlagen zu bewältigen, allerdings nur mit leichten Bergschuhen, bei guten Wegbedingungen und mit leichtem Gepäck. Sie zeigt auch beispielhaft den altersabhängigen Verlauf der $\dot{V}O_2$max (rund 10 % Abnahme pro Dekade) für eine gut trainierte und eine wenig trainierte Person.

Während die nichttrainierte (aber gesunde) Person mit 40 Jahren gerade noch 300 Höhenmeter pro Stunde in 3500 m ansteigen kann, kann dies unter Umständen sogar noch für eine 80-jährige, gut trainierte Person in kardio-pulmonaler Hinsicht möglich sein. Größere Höhen, schlechte Wegbedingungen, Kälte und große Zusatzgewichte erhöhen die Anforderungen an die individuelle Ausdauerleistungsfähigkeit (Burtscher 2004).

> Ein medizinischer Belastungstest (Spiroergometrie) sollte weit im Vorfeld (12–6 Monate) einer Höhenunternehmung durchgeführt werden.

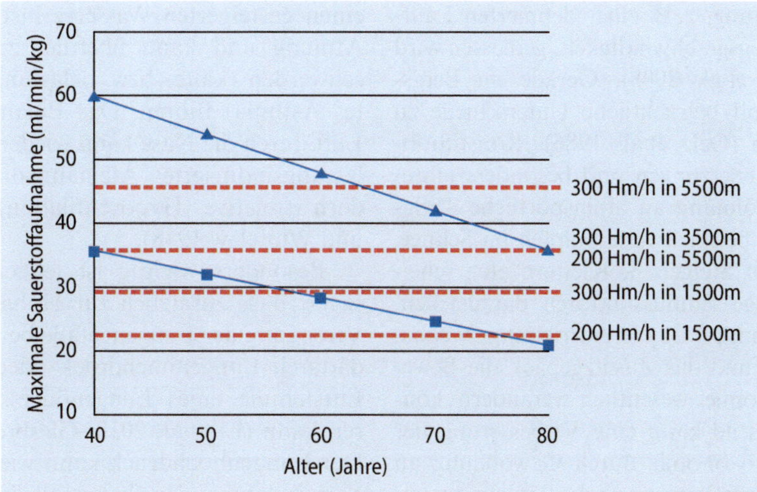

Abb. 19.5 Altersabhängige Abnahme der $\dot{V}O_2max$ einer gut trainierten (*obere blaue Linie*) und wenig trainierten Person (*untere blaue Linie*). Die *gestrichelten roten Linien* zeigen etwa jene $\dot{V}O_2max$ an, die notwendig ist, um 200 oder 300 Höhenmeter (Hm) pro Stunde in unterschiedlichen Höhenlagen zu bewältigen (bei guten Wegbedingungen und mit leichtem Gepäck) (Burtscher 2004)

19.1.2 Dauerleistungsschwelle (% $\dot{V}O_2max$)

Unter der Dauerleistungsschwelle wird jene Belastungsintensität verstanden (in % der VO_2max), die über längere Dauer (> 1 bis zu mehreren Stunden) gerade noch aufrechterhalten werden kann. Sie ist neben der $\dot{V}O_2max$ eine wichtige Kenngröße der Ausdauerleistungsfähigkeit. Typischerweise liegt sie für eine Dauer von über 1 h zwischen 70 und 80 % der individuellen $\dot{V}O_2max$, kann aber bei hochtrainierten Ausdauerathleten bis über 90 % erreichen (Jones et al. 2021). Individuell kann diese Schwelle im Rahmen einer Laktat-Leistungsdiagnostik oder Spiroergometrie bestimmt werden, mit der Möglichkeit, aus diesem Schwellenwert individualisierte Trainingsempfehlungen abzuleiten. Sie hängt u. a. von Merkmalen der Arbeitsmuskulatur wie der Funktion der Mitochondrien ab und kann durch Training wesentlich beeinflusst werden (Burtscher 2008, 2013).

Die Dauerleistungsschwelle ist bei akuter Höhenexposition nicht nur absolut, sondern auch relativ (% $\dot{V}O_2max$ in der Höhe) vermindert (Faulhaber et al. 2021). Allerdings nimmt sie ähnlich zur $\dot{V}O_2max$ im Rahmen der Akklimatisation wieder zu (Burtscher et al. 2006), da im Rahmen der Akklimatisation die S_aO_2 ansteigt. Das liegt nicht nur an der oben beschriebenen ventilatorischen Akklimatisation, sondern u. a. auch an der hämatologischen Akklimatisation. Diese besteht kurzfristig in der Reduktion des Plasmavolumens (Hämokonzentration) und mittelfristig in der Zunahme der Hämoglobinmasse. Dadurch verbessert sich das Sauerstoffangebot pro Blutvolumeneinheit, die belastungsabhängige Adrenalinkonzentrationen sinkt, die glykolytische Energiebereitstellung reduziert sich und die Dauerleistungsschwelle erhöht sich wieder.

19.1.3 Bewegungsökonomie

Die Bewegungsökonomie wird anhand des Sauerstoffverbrauchs bestimmt, der bei einer bestimmten submaximalen, sportartspezifischen Leistung, z. B. einer definierten Lauf- oder Anstiegsgeschwindigkeit, gemessen wird (Burtscher et al. 2008). Gerade im Bergsport sind oft beträchtliche Unterschiede zu beobachten (Oelz et al. 1986). Konstitutionelle Voraussetzungen und besonders jahrelange Gewöhnung an alpinsportliche Tätigkeiten, wie beispielsweise Stapfen im Schnee, Anstieg mit Steigeisen, Klettern etc., scheinen wichtige Einflussfaktoren darzustellen. Hinzu kommt, dass die Ausrüstung, Wegbedingungen und das Zusatzgepäck die Bewegungsökonomie wesentlich verändern können. Einerseits kann eine Verbesserung der Bewegungsökonomie durch Gewöhnung an die spezifische bergsportliche Tätigkeit stattfinden. Andererseits kann sie bei Ermüdung und/oder Erkrankung auch beeinträchtigt sein. Es wundert daher nicht, dass hochtrainierte Bergläufer größtenteils am Berg und insgesamt über 1000 h im Jahr trainieren (Millet und Jornet 2019).

> Alpine Bewegungserfahrung ist unerlässlich für eine sichere und ökonomische Fortbewegung im Rahmen von Höhenunternehmungen und beeinflusst dadurch die individuelle Ausdauerleistungsfähigkeit.

19.2 Höhe und Kälte

Die Leistungsfähigkeit bei der Bergsportausübung im Winter (gelegentlich natürlich auch im Sommer) kann zusätzlich zum höhenbedingten Sauerstoffmangel durch Kälte beeinträchtigt werden. Einerseits ist beispielsweise der Energieverbrauch in der Höhe bei kalten Umgebungstemperaturen zusätzlich erhöht (Toner und McArdle 1988). Andererseits kann der Sauerstoffmangel den Einsatz von Muskelzittern zur Wärmeproduktion verzögern und dadurch die Auskühlung und Entstehung von Hypothermie begünstigen (Johnston et al. 1996).

Die gesteigerte Atemtätigkeit in der Höhe begünstigt bei zusätzlicher Kälte einen gesteigerten Wasserverlust durch die Atmung und kann überdies zu Atembeschwerden (kälte- bzw. belastungsinduziertes Asthma) führen. Das Einatmen kalter Luft durch die Nase kann wiederum die belastungsinduzierte Atemantwort vermindern (relative Hypoventilation) (Burgess und Whitelaw 1988).

Besonders wichtig ist jedoch die Tatsache, dass zusätzlich zur Höhe Kälte zur Verengung der Lungengefäße beitragen und dadurch Lungenhochdruck oder sogar die Entstehung eines Lungenödems provozieren kann (Li et al. 2018; Giesbrecht 1995). Der Lungenhochdruck kann wiederum zur Verminderung der Sauerstoffsättigung des Blutes führen und dadurch auch der Leistungsfähigkeit.

19.3 Bedeutung von Zusatzgewicht

Neben unterschiedlicher Wegbeschaffenheit (Schutt, tiefer Schnee, Eis etc.) wird die Leistungsfähigkeit am Berg ganz wesentlich durch Zusatzgewichte (Schuhe, Rucksack, Material) beeinflusst. Dies macht sich mit zunehmender Höhe und der damit verbundenen Leistungsabnahme besonders bemerkbar.

Obwohl die moderne Bergsportausrüstung deutlich leichter geworden ist, bleibt ein Mindestmaß an Schutzkleidung, Sicherheitsausrüstung, Verpflegung etc. notwendig. Steigt beispielsweise ein 70 kg schwerer Bergsteiger mit einem 7 kg schweren Rucksack auf, bedeutet dies überschlägig etwa 10 % mehr Energiebedarf als ohne Rucksack und eine etwa 10 % längere Anstiegszeit. Bei 14 kg Zusatzgewicht nehmen Energieverbrauch und Anstiegszeit um 20 % zu. Zunehmendes Rucksackgewicht vermindert potenziell auch die Bewegungsökonomie, insbesondere wenn der Rucksack nicht symmetrisch und enganliegend getragen wird. Nicht zu unterschätzen ist das vergleichsweise große Gewicht der Schuhe beim Höhenbergsteigen. In Abhängigkeit von Geschlecht und Gehgeschwindigkeit erfordert das Schuhgewicht pro kg etwa 2- bis 5-mal mehr Energieaufwand als 1 kg zusätzliches Körpergewicht (Holewijn et al. 1992). Zusatzgewicht kann die Leistungsfähigkeit in der Höhe besonders dann entscheidend verschlechtern, wenn die individuelle Leistungsfähigkeit ohnehin relativ niedrig ist. Bei leichteren Personen sind die Auswirkungen relativ größer.

> Zusatzgewichte bedeutet eine Reduktion der absoluten Leistungsfähigkeit.

19.4 Höchstleistung und Limitierung in extremer Höhe

Skyrunning ist eine junge Disziplin des Bergsports und umfasst Bergläufe über 2000 m Meereshöhe auf technisch anspruchsvollen Trails mit der Zielsetzung, Gipfel in möglichst kurzer Zeit zu erreichen. Allgemeine leistungsphysiologische Erkenntnisse für erfolgreiches Skyrunning finden sich aktuell hauptsächlich in Fallberichten (Burtscher et al. 2009). Ein besonders leistungsfähiger und höhentauglicher Bergsteiger (41 Jahre, 181 cm, 77 kg) war in der Lage, den Gipfel des Mount Everest vom Basislager aus und wieder zurück in einem einzigen Tag zu bewältigen. Er schaffte dies vom vorgeschobenen Basislager in 6300 m auf der Nordroute zum Gipfel (8849 m) und zurück ohne zusätzlichen Sauerstoff in 16 h und 42 min (Burtscher et al. 2009).

Um die Frage zu klären, welche physiologischen Eigenschaften ihn für diese außergewöhnliche Leistung befähigten, wurden verschiedene sportmedizinische Tests in Tallage und in einer simulierten Höhe von ~ 5000 m durchgeführt. Es zeigte sich, dass seine Hämoglobinkonzentration (16 g/dl), seine Vitalkapazität (5,5 l), seine $\dot{V}O_2max$ von ~ 65 ml/min/kg und seine anaerobe Leistungsfähigkeit (Sprintleistung) im Vergleich zu Spitzenausdauersportlern nicht außergewöhnlich sind. Seine Diffusionskapazität und ventilatorische Kapazität (maximal willkürliches Atemminutenvolumen) waren jedoch überdurchschnittlich (~ 130 % der erwarteten Normalwerte). Die $\dot{V}O_2max$ war hoch genug, um trotz des höhenbedingten Abfalls (~ 10 % pro 1000 m ab 1500 m) auch über 8000 m noch kontinuierliches Gehen (Ansteigen) ohne zusätzlichen Sauerstoff zu ermöglichen. Mit einer für das Alter durchschnittlichen $\dot{V}O_2max$ von z. B. 40 ml/min/kg wäre dies nicht möglich gewesen. Außerdem betrug der tatsächliche Leistungsabfall in 5000 m (des Bergsteigers in ◘ Tab. 19.1) nur 25 % gegenüber den erwarteten 35 %.

Die Bedeutung der Ausgangsleistungsfähigkeit ($\dot{V}O_2max$) in Tallage für eine Everest-Besteigung ohne zusätzlichen Sauerstoff ist anhand verschiedener Studien in ◘ Abb. 19.6 dargestellt. Die Ergebnisse eines maximalen Belastungstests (Spiroergometrie) in Tallage (600 m) und in simulierter Höhe (~ 5000 m) sind in ◘ Tab. 19.1 dargestellt (Burtscher et al. 2009).

Besonders auffallend sind auch die ökonomischen Herz-Kreislauf- und Atemreaktionen bei Belastungen bei 85 % $\dot{V}O_2max$ des Bergsteigers in ◘ Tab. 19.1. Dies bedingt, dass er auch bei langdauernder Belastung in der Höhe nur wenig ermüdet. Ähnliche Ergebnisse zeigte auch eine klassische Bergsportstudie von Oelz et al., die 1986 veröffentlicht wurde (Oelz et al. 1986). Die Arbeitsgruppe untersuchte 4 Jahre nach der ersten Gipfelbesteigung des Mount Everest ohne künstlichen Sauerstoff im Jahr 1978 die beiden Ausnahmebergsteiger Peter Habeler (41 Jahre) und Reinhold Messner (39 Jahre). Messner hatte mit 49 ml/min/kg die niedrigste und Habeler mit 66 ml/min/kg die höchste $\dot{V}O_2max$ in Bezug auf das Körpergewicht. Dabei zeigte sich, dass der äußerst

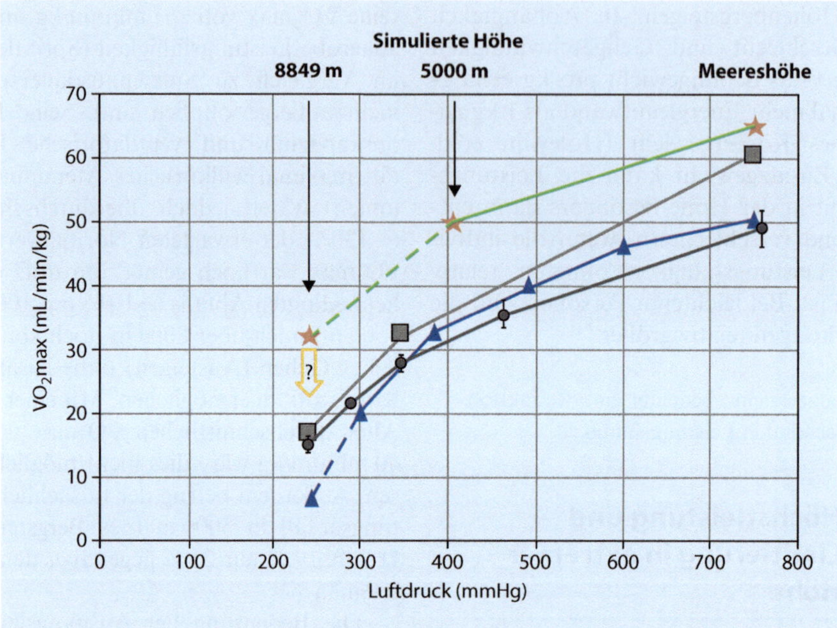

Abb. 19.6 Abnahme der maximalen Sauerstoffaufnahme ($\dot{V}O_2max$) von Meereshöhe zum (simulierten) Everest-Gipfel (8849 m, Luftdruck: 240 mmHg), gemessen in der Operation-Everest-II-Studie (*schwarze Kreise*) (Cymerman et al. 1989), der Himalayan Scientific and Mountaineering Expedition (gemessen bis auf 7440 m und dann extrapoliert; *blaue Dreiecke*) (PUGH et al. 1964), der American Medical Research Expedition zum Everest (gemessen bis auf 6300 m, Umgebungsluft, 16 % O_2 und 14 % O_2 – Everest-Gipfel simuliert; *graue Quadrate*) (West et al. 1983), und unsere Fallbeobachtung (gemessen bis auf 5000 m in simulierter Höhe und dann extrapoliert – 2 Modelle; *Sterne*) (Burtscher et al. 2009). (Modifiziert nach Burtscher und Viscor 2022)

erfolgreiche Höhenbergsteiger Reinhold Messner sich mit dieser geringeren $\dot{V}O_2max$ auch im 35 % steilen „Laborgelände" erfolgreich fortbewegen konnte, wofür seine teilweise leichteren Bergkameraden 9–16 m/min Sauerstoff pro Kilogramm Körpergewicht mehr benötigten. Seine Bewegungsökonomie war offenbar sehr gut. Allerdings ist anzumerken, dass sich bestimmte Merkmale (z. B. Gewicht, Trainingszustand) seit der Everest-Besteigung möglicherweise geändert haben. Jahrzehntelange Alpinerfahrung, konsequentes und umfangreiches sportartspezifisches Training, adäquates Risikoabschätzungsvermögen, geringe Verletzungsanfälligkeit und besonders die bis ins kleinste Detail durchdachte Logistik der Vorbereitungen (Akklimatisation) und Durchführung der Besteigungen komplettieren das Eigenschaftsprofil von erfolgreichen Höhenbergsteigern/Skyrunnern.

Fazit

Die individuelle Ausdauerleistungsfähigkeit stellt eine entscheidende Größe für die Leistungsfähigkeit im Bergsport dar. Der zunehmende Sauerstoffmangel mit ansteigender Höhe bedingt einen kontinuierlichen Abfall der aeroben Kapazität (~ 6–10 % pro 1000 Höhenmeter). Der alveolo-arterielle Sauerstoffaustausch spielt in der Höhe eine bedeutend größere leistungslimitierende Rolle als im Tal und kann nur teilweise durch die Hyperventilation und Erhöhung der Sauerstofftransportkapazität kompensiert werden.

Neben der Kälte wirkt sich besonders das Zusatzgewicht durch Rucksack, Sicherungsmaterial und Schuhe auf die Leistungsfähigkeit in der Höhe aus. Langjährige Bewegungserfahrung in den Bergen, ein guter Trainingszustand und eine ausreichende Akklimatisation sind Grundvoraussetzungen für die entsprechende Dauerleistungsfähigkeit in der Höhe und oft auch für den Erfolg der Höhenunternehmung.
Gesundheitszustand und Leistungsfähigkeit sollten im Rahmen einer sport- bzw. höhenmedizinischen Untersuchung mindestens 12–6 Monate vor der Höhenunternehmung (Trekking, Expedition) kontrolliert werden, um Risikofaktoren zu identifizieren und eine gezielte Vorbereitung zu ermöglichen. Eine Kontrolluntersuchung gestattet die Überprüfung des Trainingserfolgs.

Literatur

Agostoni P, Swenson ER, Bussotti M, et al (2011) High-altitude exposure of three weeks duration increases lung diffusing capacity in humans. J Appl Physiol 110(6):1564–1571

Burtscher M (2004) Endurance performance of the elderly mountaineer: requirements, limitations, testing, and training. Wien Klin Wochenschrift 116:703–714

Burtscher M (2013) Exercise limitations by the oxygen delivery and utilization systems in aging and disease: coordinated adaptation and deadaptation of the lung-heart muscle axis – a minireview. Gerontology 59(4):289–296

Burtscher M, Viscor G (2022) How important is VO-2max when climbing Mt. Everest (8,849 m)? Respir Physiol Neurobiol 297:103833

Burgess KR, Whitelaw WA (1988) Effects of nasal cold receptors on pattern of breathing. J Appl Phys 64(1):371–376

Burtscher M, Faulhaber M, Flatz M, Likar R, Nachbauer W (2006) Effects of short-term acclimatization to altitude (3200 m) on aerobic and anaerobic exercise performance. Int J Sports Med 27:629–635

Burtscher M, Förster H, Burtscher J (2008) Superior endurance performance in aging mountain runners. Gerontology 54:268–271

Burtscher M, Gatterer H, Domej W (2009) Physiological basis to climb Mt. Everest in one day. Respir Physiol Neurobiol 166:3

Calbet JA, Boushel R, Radegran G, Sondergaard H, Wagner PD, Saltin B (2003a) Why is VO2max after altitude acclimatization still reduced despite normalization of arterial O2 content? Am J Physiol Regul Integr Comp Physiol 284:R304–R316

Calbet JA, Boushel R, Rådegran G, Søndergaard H, Wagner PD, Saltin B (2003b) Determinants of maximal oxygen uptake in severe acute hypoxia. Am J Physiol Regul Integr Comp Physiol 284(2):R291–R303

Cerretelli P (1992) Energy sources for muscular exercise. Int J Sports Med 13:106–110

Cymerman A, Reeves JT, Sutton JR, Rock PB, Groves BM, Malconian MK, Young PM, Wagner PD, Houston CS (1989) Operation Everest II: maximal oxygen uptake at extreme altitude. J Appl Physiol 66(5):2446–2453

Dehnert C, Grünig E, Mereles D, von Lennep N, Bärtsch P (2005) Identification of individuals susceptible to high-altitude pulmonary oedema at low altitude. Eur Respir J 25(3):545–551

Faulhaber M, Gröbner K, Rausch L, Gatterer H, Menz V (2021) Effects of acute hypoxia on lactate thresholds and high-intensity endurance performance – A Pilot Study. Int J Environ Res Public Health 18(14):7573

Furian M, Tannheimer M, Burtscher M (2022) Effects of acute exposure and acclimatization to high-altitude on oxygen saturation and related cardiorespiratory fitness in health and disease. J Clin Med 11(22):6699

Giesbrecht GG (1995) The respiratory system in a cold environment. Aviat Space Environ Med 66(9):890–902

Holewijn M, Heus R, Wammes LJ (1992) Physiological strain due to load carrying in heavy footwear. Eur J Appl Physiol Occup Physiol 65(2):129–134

Johnston CE, White MD, Wu M, Bristow GK, Giesbrecht GG (1996) Eucapnic hypoxia lowers human cold thermoregulatory response thresholds and accelerates core cooling. J Applied Physiol 80(2):422–429

Jones AM, Kirby BS, Clark IE, et al (2021) Physiological demands of running at 2-hour marathon race pace. J Appl Physiol ;130(2):369–379

Joyner MJ, Coyle EF (2008) Endurance exercise performance: the physiology of champions. J Physiol 586(1):35–44

Li Y, Zhang Y, Zahn Y (2018) Research advances in pathogenesis and prophylactic measures of acute high altitude illness. Rep Med 2018;145:145–52

Millet GP, Jornet K (2019) On top to the top-acclimatization strategy for the „fastest known time“ to Mount Everest. Int J Sports Physiol Perform 14(10):1438–1441

Mourot L (2018) Limitation of maximal heart rate in hypoxia: mechanisms and clinical importance. Front Physiol 9:972

Naeije R, Huez S, Lamotte M, Retailleau K, Neupane S, Abramowicz D, Faoro V (2010) Pulmonary artery pressure limits exercise capacity at high altitude. Eur Respir J 36(5):1049–1055

Oelz O, Howald H, Di Prampero PE et al (1986) Physiological profile of world-class high-altitude climbers. J Appl Physiol 60(5):1734–1742

Pugh LG, Gill MB, Lahiri S, Milledge JSWARDMP, West JB (1964) Muscular exercise at great altitudes. J Appl Physiol 19:431–440

Puthon L, Bouzat P, Rupp T, Robach P, Favre-Juvin A, Verges S (2016) Physiological characteristics of elite high-altitude climbers. Scand J Med Sci Sports 26(9):1052–1059

Siebenmann C, Hug M, Keiser S et al (2013) Hypovolemia explains the reduced stroke volume at altitude. Physiol Rep 1(5):e00094

Siebenmann C, Rasmussen P, Hug M et al (2017) Parasympathetic withdrawal increases heart rate after 2 weeks at 3454 m altitude. J Physiol 595(5):1619–1626

Toner MM, McArdle WD (1988) Physiological adjustments of man to the cold. In: Pandolf KB, Sawka MN, Gonzalez RR. (Hrsg) Human performance: physiology and environmental medicine at terrestrial extremes. Cooper Publishing Group, Carmel, CA, S 361–399

West JB, Boyer SJ, Graber DJ, Hackett PH, Maret KH, Milledge JS, Peters RM, Pizzo CJ, Samaja M Sarnquist FH (1983) Maximal exercise at extreme altitudes on Mount Everest. J Appl Physiol Respir Environ Exerc Physiol 55:688–98

Höhentraining

Hannes Gatterer und Martin Faulhaber

Inhaltsverzeichnis

M. M. Berger et al. (Hrsg.), *Alpin- und Höhenmedizin*,
https://doi.org/10.1007/978-3-662-69578-4_20

Höhentraining wird v. a. im Hochleistungssport eingesetzt, um die sportliche Leistungsfähigkeit der Athleten zu optimieren. Es gibt unterschiedlichste Höhentrainingskonzepte, deren Wirksamkeit jedoch nicht eindeutig erwiesen ist.

Aus wissenschaftlicher Betrachtungsweise haben das Höhentraining und dessen Effekte auf die körperliche Leistungsfähigkeit seit den Olympischen Sommerspielen in Mexico City, die in einer Höhe von ca. 2300 m stattfanden, an Interesse gewonnen (Meller et al. 1974; Burtscher et al. 1996). Dort hat sich gezeigt, dass besonders auch „Kurzstreckenwettbewerbe" (bis ca. 1 min Dauer) von der geringeren Luftdichte in 2300 m profitierten, während die Leistungen bei längeren Wettkämpfen durch das im Vergleich zur Tallage geringere Sauerstoffangebot beeinträchtigt waren.

Während es kaum Zweifel daran gibt, dass Aufenthalt und Training in der Höhe die aerobe Leistungsfähigkeit in der Höhe verbessern, ist die Frage, ob Höhentraining auch zu einer Leistungssteigerung in Tallage führt, wissenschaftlich noch nicht eindeutig geklärt. In der Folge wurden unterschiedlichste Vorgehensweisen für ein Höhentraining praktiziert und wissenschaftlich untersucht. Vereinfacht können diese Konzepte in

- kontinuierliche Höhen- bzw. Hypoxieexpositionen und
- intermittierende Höhen- bzw Hypoxieexpositionen

unterteilt werden.

20.1 Kontinuierliche Hypoxieexpositionen („live high – train high", klassisches Höhentraining)

Bei dieser Form des Höhentrainings leben und trainieren die Sportler typischerweise für mehrere Wochen in Höhen zwischen 1500 und 2500 m. Aus praktischer Sicht ergibt sich, dass ein klassisches Höhentraining in der Regel nur in natürlicher Höhe sinnvoll durchgeführt werden kann, da ein kontinuierlicher Aufenthalt mit Training in Höhenräumen/-zelten nicht zielführend erscheint (Stichworte: Isolation, Bewegungseinschränkung).

Im Rahmen der Akklimatisation kommt es z. B. zu einer Hyperventilation, einer Abnahme des Plasmavolumens (Hämokonzentration) und vermutlich nach min. 2 Wochen Aufenthalt auch zur Blutneubildung (Erythropoese) und einem muskulären „Remodeling".

Diese Anpassungen sind für die aerobe Leistungsfähigkeit und somit für Wettkämpfe mit Ausdauercharakter in der Höhe günstig. Für eine Vorbereitung auf Höhenwettkämpfe wird daher ein 1- bis 3-wöchiges Höhentraining im Bereich der Wettkampfhöhe empfohlen (Gore et al. 2008). Allerdings wurde auch gezeigt, dass bereits kurzzeitige Akklimatisationsaufenthalte von 2 Nächten positive Effekte auf die Ausdauerleistung in der Höhe zeigen (Burtscher et al. 2006). Eine Kurzzeitakklimatisation kann somit als Alternative gesehen werden, wenn längerfristige Aufenthalte im Bereich der Wettkampfhöhe nicht möglich oder erwünscht sind.

Ein Vorteil eines klassischen Höhentrainings im Vergleich zu einem Trainingslager im Tal für die Wettkampfleistung in Tallage ist hingegen fraglich und wird in der wissenschaftlichen Literatur kontrovers diskutiert (Siebenmann und Dempsey 2020; Millet und Brocherie 2020). Es wurden hierzu zwar etliche Studien durchgeführt, allerdings unter schwer vergleichbaren Bedingungen (z. B. Höhe, Dauer, Trainingsintensität und Trainingszustand der Probanden betreffend). Durch ein klassisches Höhentraining dürfte die Leistungsfähigkeit im Tal bei weniger trainierten Personen eher verbessert werden als bei Eliteausdauerathleten (◘ Tab. 20.1) (Burtscher et al. 1996). Ein wesentlicher Grund dafür dürfte die

Tab. 20.1 Ergebnisse der Metaanalyse von Bonetti und Hopkins (2009)

Höhentrainingsform		Eliteathleten		Subeliteathleten	
Veränderungen		*Leistung*	*VO_2max*	*Leistung*	*VO_2max*
Natürliche Höhe	LHTH	Unklar	−1,5 (±2,0) %	+0,9 (± 3,4) %	+4,3 (±2,6) %
	LHTL	+4,0 (±3,7) %	Unklar	+4,2 (± 2,9) %	Unklar
Künstliche Höhe	LHTL (8–18 h/Tag)	Unklar	−0,5 (±1,4) %	+1,4 (± 2,0) %	/

LHTH „live high – train high"; *LHTL* „live high – train low"; *VO_2max* maximale Sauerstoffaufnahme (± 90 % Konfidenzlimit)

höhenbedingte Reduktion der absoluten Trainingsintensität sein, die speziell bei Eliteathleten zu einem schlechteren neuromuskulären Trainingseffekt während des Höhenaufenthaltes und damit verbunden zu negativen muskulären Anpassungen führt. Des Weiteren sind die individuellen Reaktionen der Athleten auf das Höhentraining dafür verantwortlich, ob es zu einer Leistungssteigerung in Tallage kommt. Für die Realisierung der optimalen Wettkampfleistung ergibt sich aus dem individuell unterschiedlichen Reakklimatisationsverlauf und dem damit verbunden optimalen Wettkampfzeitpunkt nach Rückkehr in Tallage ein weiteres Problem, das es zu berücksichtigen gibt (Millet et al. 2010). Daher ist aus wissenschaftlicher Sicht ein Nachweis für die Wirksamkeit dieses Konzepts bei Ausdauerathleten im höchsten Leistungsniveau nicht erbracht.

20.2 Intermittierende Hypoxieexpositionen

Intermittierende Hypoxie (IH) ist definiert als wiederholte Sauerstoffmangelexpositionen, die durch Phasen mit normalem Sauerstoffangebot unterbrochen sind (Neubauer 2001). Somit fallen prinzipiell auch pathologische Zustände, wie z. B. IH im Zusammenhang mit dem obstruktiven Schlafapnoesyndrom (OSAS), unter diesen Begriff. Im Rahmen dieses Abschnitts wird ausschließlich auf IH-Formen eingegangen, die durch Aufenthalte in natürlicher oder simulierter Höhe bzw. das Atmen von hypoxischen Gasgemischen (über Maske) hervorgerufen und zum Zwecke des Höhentrainings angewendet werden. Die in der Literatur verwendeten Begriffe für IH-Anwendungen sind unspezifisch und erlauben keine systematische Abgrenzung untereinander. Generell sind IH-Protokolle durch folgende Parameter charakterisiert:

- Die Intensität der Hypoxie wird üblicherweise in Form des inspiratorischen Sauerstoffpartialdrucks der Einatemluft angegeben. Dieser ist in hypobarer Hypoxie von der Reduzierung des Gesamtluftdrucks und in normobarer Hypoxie von der Reduzierung des inspiratorischen Sauerstoffanteils (F_iO_2) abhängig. Obwohl physikalische und physiologische Unterschiede zwischen hypobarer und normobarer Hypoxie bestehen, werden deren Auswirkungen auf den Organismus kontrovers diskutiert (Millet und Debevec 2020; Richalet 2020). Dennoch wird in der Praxis für eine bessere Vergleichbarkeit und Anschaulichkeit bei normobaren Hypoxieexpositionen der inspiratorische Sauerstoffanteil über den Sauerstoffpartialdruck in die entsprechende simulierte Höhe umgerechnet und als Intensitätsangabe verwendet. Somit entspricht beispiels-

weise ein F_iO_2 von 14 % in normobarer Hypoxie auf Meereshöhe einer simulierten Höhe von ca. 3200 m.
- Die Dauer einzelner hypoxischer Phasen kann von wenigen Minuten bis zu mehreren Stunden variieren. Bei IH-Protokollen mit sehr kurzen Hypoxiephasen werden diese pro Einheit mehrmals wiederholt, wohingegen mehrstündige Hypoxiephasen normalerweise nur 1-mal pro Tag stattfinden. Je nach Anwendungsgebiet werden die entsprechenden IH-Protokolle zwischen 1 und bis zu 6 Wochen angewendet.
- Generell wird unterschieden, ob während der Hypoxiephasen (teilweise) körperliche Aktivität stattfindet oder nicht. Wird körperliches Training in Hypoxie durchgeführt, so spielt auch die individuelle Belastungsintensität (Beanspruchungsgrad) eine Rolle.

Aus den genannten Parametern lassen sich in Anlehnung an die Fachliteratur 3 große Gruppen an IH-Protokollen unterscheiden (Burtscher 2005; Katayama 2009). Die ◘ Abb. 20.1 stellt schematisch vereinfacht jeweils ein Beispiel aus jeder Gruppe dar.

Gruppe A: IH mit 3- bis 5-minütigen passiven Hypoxiezyklen in einer simulierten Höhe von 3000–5000 m, unterbrochen von ungefähr gleich langen normoxischen Phasen. Die Zyklen werden 3- bis 5-mal pro Einheit wiederholt. Die Anwendung über 2–4 Wochen erfolgt bis zu täglich. Aufgrund des intervallartigen Hypoxie-Normoxie-Wechsels

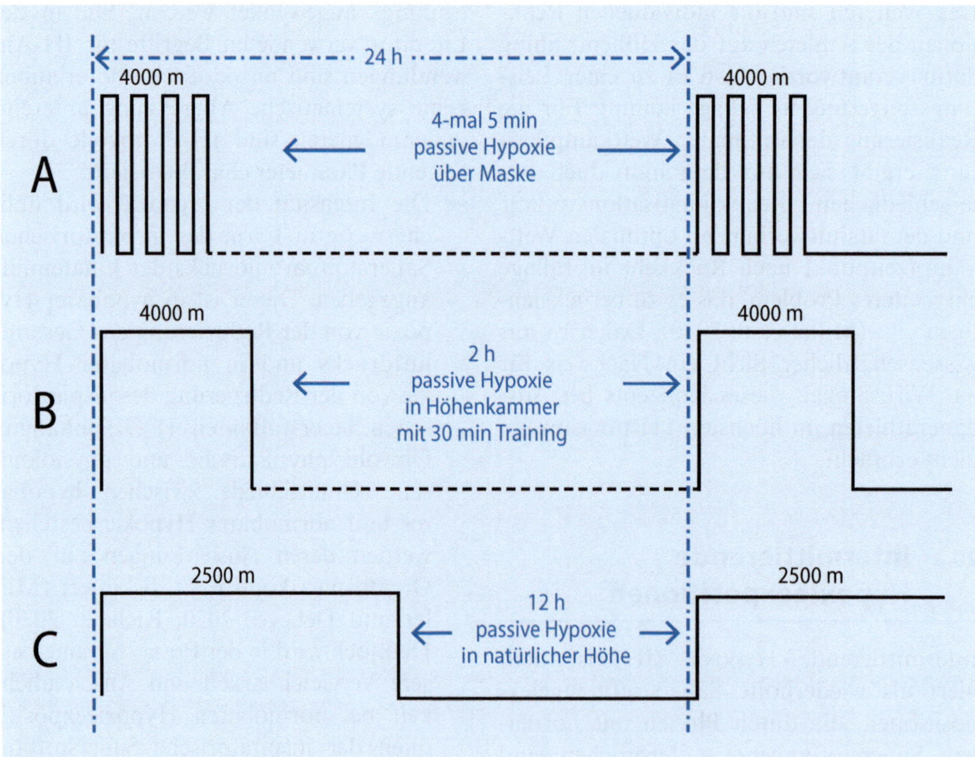

◘ **Abb. 20.1** Ausgewählte Beispiele für intermittierende Hypoxieprotokolle aus den 3 Gruppen (A, B, C). (Adaptiert nach Burtscher 2005 und Katayama 2009)

werden diese Protokolle oft als „Intervallhypoxie“ bezeichnet.

Gruppe B: IH mit 1- bis 4-stündigen passiven oder (teilweise) aktiven Hypoxieexpositionen in einer (simulierten) Höhe von 3000–5000 m. Die Anwendung über 1–5 Wochen erfolgt bis zu täglich. In der Praxis finden Protokolle dieser Gruppe als „live low – train high“ und als „wiederholte passive Kurzzeithypoxieexpositionen“ Anwendung, die in weiterem Sinne dem Konzept „live high – train low“ zuzuordnen sind.

Gruppe C: IH mit 4- bis über 12-stündigen passiven Hypoxieexpositionen in einer (simulierten) Höhe von 2000–3000 m (oder mehr). Die Anwendung über mehrere Wochen erfolgt an Einzeltagen bis zu täglich. Das Höhentrainingskonzept „live high – train low“ ist dieser Kategorie zuzuordnen.

Die Wahl der IH-Protokolle bestimmt die Art der Anpassungen. Protokolle aus Gruppe A und teilweise aus Gruppe B (passiver Aufenthalt) zielen hauptsächlich auf ventilatorische Anpassungen und Anpassungen des autonomen Nervensystems ab (Serebrovskaya 2002). Protokolle der Gruppe B mit inkludierter körperlicher Belastung („live low – train high“) führen hauptsächlich zu muskulären und neuropsychologischen Anpassungen (Hoppeler et al. 2008). IH-Anwendungen aus Gruppe B und C könnten gleichermaßen die Bewegungsökonomie beeinflussen, während lediglich Protokolle aus Gruppe C in einer Erhöhung der Erythrozytenzahl und damit verbunden in einer Erhöhung der Sauerstofftransportkapazität resultieren können (Levine und Stray-Gundersen 1997; Siebenmann et al. 2012).

20.2.1 Intervallhypoxie

Bei dieser Form intermittierender Hypoxie werden die kurzen Hypoxiezyklen meist über die Atmung eines hypoxischen Gasgemisches über eine Maske verabreicht. Daraus ergibt sich, dass Intervallhypoxie fast ausschließlich unter künstlichen Höhenbedingungen angewendet werden kann.

Obwohl Intervallhypoxie mit kurzen Hypoxiezyklen bei älteren Personen und Patienten die Belastungstoleranz, teilweise verbunden mit einem Anstieg der Gesamthämoglobinmasse, verbessert (Burtscher et al. 2004, 2009), konnten leistungssteigernde Effekte bei gut bis sehr gut Trainierten nicht gezeigt werden (Julian et al. 2004). Intervallhypoxieanwendungen (in der hier definierten Form) dürften somit zur Steigerung der körperlichen Leistungsfähigkeit in Tallage bei Sportlern nicht geeignet sein. Inwieweit Intervallhypoxie die Leistungsfähigkeit in der Höhe beeinflusst, kann anhand der vorliegenden wissenschaftlichen Arbeiten nicht beurteilt werden.

20.2.2 „Live low – train high“

Grundgedanke von „live low – train high“ ist das gezielte Ausnützen zusätzlicher Trainingsstimuli durch ein Training unter hypoxischen Bedingungen, wobei die Regeneration unter normoxischen Bedingungen stattfindet. Oftmals wird auch nur ein Teil der Trainingseinheiten in Hypoxie absolviert. Das Training in Hypoxie kann prinzipiell sowohl in natürlicher als auch unter simulierten Höhenbedingungen stattfinden, wobei sich aus logistischen Gründen meist Letztere anbieten.

Sowohl in der Praxis als auch in wissenschaftlichen Studien finden verschiedenste Protokolle Anwendung. So variiert die Interventionsdauer zwischen 10 Tagen und 8 Wochen und die Trainingsintensität zwischen 50 und 80 % der VO_2max bei Höhen zwischen 2300 und 5700 m. Durch diese Art des Trainings können neuropsychologische und muskuläre Anpassungen stattfinden (Hoppler et al. 2008). Erstere können als „Gewöhnung“ an das höhenspezifische Belastungsgefühl mit evtl. verminderter zentralnervöser Hemmung gesehen werden. Letztere betreffen eine Zunahme der

Myoglobinkonzentration, der muskulären Pufferkapazität, der gesteigerten muskulären Glukoseaufnahme und -utilisation. Hingegen scheinen Enzyme des aeroben Stoffwechsels und die muskuläre Kapillarisierung durch das Training in Hypoxie kaum günstiger beeinflusst zu werden als durch Training in Normoxie. Ein wesentlicher Nachteil des Trainings in Hypoxie ist ohne Zweifel die notwendige Reduktion der absoluten Trainingsintensität, was zu einer verschlechterten Trainingsqualität im neuromuskulären Bereich führen kann.

Die Ergebnisse von Trainingsstudien in Bezug auf die Verbesserung der Leistungsfähigkeit in Tallage sind sehr widersprüchlich, und ein Vorteil gegenüber einem Training in Tallage konnte bei Ausdauerathleten nicht eindeutig nachgewiesen werden. Aus diesem Grund ist diese ursprüngliche Form von „live low – train high" etwas in den Hintergrund gerückt. Allerdings gibt es Hinweise, dass „live low – train high" effektiv zur Vorbereitung auf Trainingslager oder Wettkämpfe in der Höhe eingesetzt werden kann (Vogt und Hoppeler 2010).

Seit einigen Jahren tritt eine spezielle Form dieses Trainingskonzeptes vermehrt in den wissenschaftlichen Fokus. Durch die Durchführung wiederholter (5–10 Wiederholungen, 3–5 Sätze) kurzer (< 10 s) und maximaler Sprintbelastungen wurde versucht, die Problematik der reduzierten Trainingsintensität zu lösen. Mit diesem sog. Sprintintervalltraining in Hypoxie kann der muskuläre Reiz (d. h. Sprintgeschwindigkeit bzw. Leistung am Fahrrad) im Vergleich zur Tallage nahezu aufrechterhalten bleiben und zusätzlich ein Hypoxiereiz gesetzt werden. Dieses Training zeigte sich effektiv in der Steigerung der Ermüdungsresistenz gegenüber wiederholten Sprints sowie in der Verbesserung der aeroben Ausdauer und der Schwellenleistung (Brocherie et al. 2017; Faiss et al. 2013b; Gatterer et al. 2014). Jedoch wird die Effektivität des Trainings zur Steigerung der Talleistung noch kontrovers diskutiert (Montero und Lundby 2017). Verantwortlich für die erwähnten Leistungsverbesserungen scheinen, ähnlich wie für das ursprüngliche „live low – train high", eine erhöhte glykolytische Aktivität (anaerober Metabolismus) und eine veränderte pH-Regulation zu sein (Faiss et al. 2013a). Darüber hinaus konnten eine muskuläre Durchblutungssteigerung während der Belastung (Faiss et al. 2013b), aber auch Veränderungen der Belastungs- bzw. Schmerztoleranz gezeigt werden (Álvarez-Herms et al. 2016). Sprintintervalltraining in Hypoxie könnte also eine durchaus vielversprechende Methode sein, um in Sportarten mit intermittierendem Belastungsprofil (Fußball, Tennis etc.) Leistungsverbesserungen zu erzielen.

20.2.3 „Live high – train low"

Aufbauend auf der Annahme, dass die reduzierte absolute Trainingsintensität in der Höhe ein wesentlicher Schwachpunkt des klassischen Höhentrainings darstellt, wurde das Konzept „live high – train low" entwickelt. Ziel dieses Konzeptes ist es, die Effekte des Höhenaufenthaltes (v. a. eine Zunahme der Gesamthämoglobinmasse) zu nutzen und mit den maximalen absoluten Trainingsintensitäten in Tallage, die für die Steigerung der sportartspezifischen Leistungsfähigkeit eine notwendige Voraussetzung zu sein scheinen, zu kombinieren (Levine und Stray-Gundersen 1997). In der Praxis finden gleichermaßen natürliche und simulierte Höhenexpositionen für „live high – train low" Anwendung.

Die vorliegenden Studien zeigen auch hier eine Inhomogenität bezüglich Höhenlage, Aufenthaltsdauer und Trainingszustand der Athleten. Dementsprechend widersprüchlich sind auch die Ergebnisse mit Untersuchungen, die eine Zunahme der Gesamthämoglobinmasse und/oder der Leistungsfähigkeit in Tallage zeigten, und anderen, die keine Vorteile von „live high – train low" gegenüber einem vergleichbaren Aufenthalt und Training in Tallage zeigen konnten. Im Hinblick auf die Blutneubildung scheint eine Aufenthaltshöhe von mindestens 2000 m mit einer täglichen Aufenthaltsdauer von nicht weniger als 14 h über 3 Wochen oder mehr notwendig zu sein, um eine Erythropoese bewirken zu können (Rusko et al. 2004). Somit dürften „wiederholte passive Kurzzeithypoxieexpositionen" bei Athleten zu kurz sein, um zu einer Steigerung der Gesamthämoglobinmasse führen zu können (Gore et al. 2006). Bei Athleten, die auf den Reiz eines Höhentrainingslagers nach „live high – train low" reagieren (sog. Responder), ist eine Steigerung der Gesamthämoglobinmasse von 3–5% (bis zu10 %) nach 300-400 h Höhenexposition zu verzeichnen (Gore et al. 2013), die mit einer entsprechenden VO_2max-Steigerung (ca. 3 ml/min/kg pro g/kg Gesamthämoglobinmassensteigerung) einhergehen (Wehrlin et al. 2006; Schmidt und Prommer 2008). Allerdings konnten auch mehrere Untersuchungen keine Vorteile dieses Konzeptes zeigen, und speziell neue, gut kontrollierte Studien stellen die erythropoietischen Effekte bei Spitzenathleten wieder infrage (Lundby et al. 2012; Robach et al. 2006; Siebenmann et al. 2012). Die Gesamthämoglobinmasse zu Beginn einer solchen Intervention stellt vermutlich eine kritische Variable dar. Athleten, die bereits eine hohe Gesamthämoglobinmasse aufweisen, sollten demzufolge auch eine geringere Anpassung erfahren (Robach und Lundby 2012), wobei auch hier die Literatur uneins ist (Hauser et al. 2017). Hinsichtlich Leistungssteigerung zeigte eine im Jahr 2009 verfasste Metaanalyse, dass sowohl Eliteathleten als auch Athleten niedrigeren Niveaus die Leistungsfähigkeit durch diese Form des Höhentrainings um ca. 1–4 % verbessern können, während Änderungen der VO_2max kein klares Bild ergeben (■ Tab. 20.1) (Bonetti und Hopkins 2009). Allerdings sind auch diese leistungssteigernden Effekte ähnlich den erythropoietischen Effekten laut neueren Untersuchungen bei Spitzenathleten zu hinterfragen (Robach et al. 2006; Siebenmann et al. 2012). Auch gilt es, immer einen möglichen Placebo-, Nocebo- oder Trainingscampeffekt zu berücksichtigen (Bonetti und Hopkins 2009).

Ein weiterer Ansatz zur Steigerung der Ausdauerleistung in Tallage beruht auf einer Optimierung der Bewegungsökonomie. Eine Verbesserung der Bewegungsökonomie (z. B. Laufökonomie) führt zu einem geringeren Sauerstoffverbrauch bei gleicher Bewegungsgeschwindigkeit und kann somit unabhängig von einer Anhebung der maximalen Sauerstoffaufnahme und/oder der Dauerleistungsgrenze zu einer Leistungsverbesserung führen. Speziell in Langstreckenlaufdisziplinen stellt die Ökonomie eine unabhängige Einflussgröße auf die Wettkampfleistung dar (Coyle 2007). Es wurde gezeigt, dass „live high – train low" die Laufökonomie von Eliteläufern um ca. 3 % verbessert (Saunders et al. 2004), und auch für „wiederholte passive Kurzzeithypoxieexpositionen" ergaben Studien positive Effekte (Katayama et al. 2004; Burtscher et al. 2010). Allerdings sind die Ergebnisse bei Weitem nicht einheitlich, und mehrere Untersuchungen konnten diese Effekte nicht nachweisen (Truijens et al. 2008; Siebenmann et al. 2012). Ein wesentlicher Grund für die divergierenden Ergebnisse dürfte darin liegen, dass Veränderungen der Laufökonomie u. a. auch stark von den begleitenden Trainingsreizen, beispielsweise durch plyometrisches Training oder hochintensives Intervalltraining, beeinflusst werden (Foster und Lucia 2007). So hat sich bei wiederholten Anwendungen in verschiedenen Trainingsperioden gezeigt, dass nur in der Vorbereitungsperiode (mit vorwiegend unspezifischen Trainingsinhalten moderater Intensität) Verbesserungen der Laufökonomie erreicht wurden (Burtscher et al. 2010).

Trotz der anhaltenden Kontroversen (Siebenmann und Dempsey 2020; Millet und Brocherie 2020) gilt LHTL nach wie vor als Goldstandard-Trainingskonzept für die Verbesserung der Talleistung durch

Höhentraining. Im Jahr 2023 wurde eine wissenschaftliche Zusammenfassung von 25 Jahren LHTL-Erfahrung veröffentlicht (Girard et al. 2023). Es wurden 10 zentrale Lehren abgeleitet. Es sind dies:

1. Es gibt ein schmales Fenster für die „optimale Dosis" der Höhe (2000–2500 m, 12–14 h Höhenaufenthalt pro Tag, > 2 Wochen).
2. Es gibt eine große individuelle Variabilität der Reaktionen und die Mechanismen, die hinter den Reaktionen auf LHTL stehen, sind nach wie vor unklar.
3. Eisenmangel beeinträchtigt die erythropoietische Reaktion auf die Höhe, sodass ein Screening des Eisenstatus von Athleten vor Beginn eines LHTL-Camps eine absolute Notwendigkeit ist.
4. Wenn die Verbesserung der Leistungsfähigkeit das Hauptziel ist, muss die Trainingsbelastung (Umfang/Intensität) vor, während und nach der LHTL-Intervention überwacht und entsprechend angepasst werden.
5. Die erfolgreiche Umsetzung des LHTL-Trainings erfordert eine sorgfältige Überwachung der Schlafqualität, des Ermüdungsstatus und des Hydratationsstatus. Es gilt Infektionen, Krankheiten oder Überlastungszustände zu vermeiden.
6. Die Trainings-/Wettkampfphase vor dem Höhentraining als auch der Zeitpunkt eines möglichen Wettkampfs oder der Leistungsbeurteilung nach dem Höhentraining beeinflussen die LHTL-Ergebnisse
7. In natürlicher als auch in künstlicher Höhe sind ähnliche Effekte auf die Masse der roten Blutkörperchen und die maximale aerobe Leistung zu erwarten.
8. Physiologische Anpassungen (z. B. tHb-Masse) nach LHTL sind häufig robuster/wiederholbarer als Leistungsänderungen.
9. Obwohl Ausdauersportler (z. B. Schwimmer, Läufer, Radsportler) die Hauptzielgruppe des LHTL-Trainingskonzeptes darstellen, ist nunmehr LHTL auch bei anderen Sportarten (z. B. Mannschafts- und Racketsportarten) beliebt.
10. Zusätzliche Hypoxie- und/oder Hitzeexposition (wenn gut gesteuert) kann die Vorteile von LHTL verstärken.

Erwähnenswert scheint auch, dass sich mittlerweile auch Mischformen entwickelt haben. Zu nennen ist hier das „live high – train low and high" Konzept (LHTLH), welches Trainingseinheiten in der Höhe (moderate Intensität) mit Trainingseinheiten in Tallage (hohe Intensität) kombiniert (Millet et al. 2010).

Für die Steigerung der Ausdauerleistung in der Höhe scheint „live high – train low" bei hochtrainierten Ausdauersportlern durchaus Wirksamkeit zu zeigen (Schuler et al. 2007). Somit stellt „live high – train low" eine Möglichkeit zur Vorbereitung auf Höhenwettkämpfe dar. Hingegen ist die Datenlage für „wiederholte passive Kurzzeithypoxieexpositionen" für diesen Einsatzbereich widersprüchlich. Zwar weisen einige Studien auf Vorakklimatisationseffekte und eine optimierte Ausdauerleistung in der Höhe hin (Beidleman et al. 2003, 2008), allerdings konnten die Ergebnisse mit placebokontrollierten Studien nicht gestützt werden (Beidleman et al. 2009; Faulhaber et al. 2010).

Fazit

Eine generelle Empfehlung für die Gestaltung des Höhentrainings kann, basierend auf den wissenschaftlichen Ergebnissen, nicht gegeben werden. Somit bleibt eine individuell an den jeweiligen Athleten angepasste Gestaltung des Höhentrainings, möglichst unter Einbezug bereits gemachter Höhentrainingserfahrungen, unerlässlich.

Literatur

Álvarez-Herms J, Julià-Sánchez S, Gatterer H, Blank C, Corbi F, Pagès T, Burtscher M, Viscor G (2016) Anaerobic training in hypoxia: a new approach to stimulate the rating of effort perception. Physiol Behav 163:37–42

Beidleman BA1, Muza SR, Fulco CS, Cymerman A, Ditzler DT, Stulz D, Staab JE, Robinson SR, Skrinar GS, Lewis SF, Sawka MN, (2003) Intermittent altitude exposures improve muscular performance at 4,300 m. J Appl Physiol 95:1824–1832

Beidleman BA, Muza SR, Fulco CS, Cymerman A, Sawka MN, Lewis SF, Skrinar GS (2008) Seven intermittent exposures to altitude improves exercise performance at 4300 m. Med Sci Sports Exerc 40:141–148

Beidleman BA, Muza SR, Fulco CS, Jones JE, Lammi E, Staab JE, Cymerman A (2009) Intermittent hypoxic exposure does not improve endurance performance at altitude. Med Sci Sports Exerc 41:1317–1325

Bonetti DL, Hopkins WG (2009) Sea-level exercise performance following adaptation to hypoxia: a meta-analysis. Sports Med 39:107–127

Burtscher M (2005) Intermittierende Hypoxie: Höhenvorbereitung, Training, Therapie. Schweiz Z Sportmed Sporttraum 52:61–67

Burtscher M, Faulhaber M, Flatz M, Likar R, Nachbauer W (2006) Effects of short-term acclimatization to altitude (3200 m) on aerobic and anaerobic exercise performance. Int J Sports Med 27:629–635

Burtscher M, Gatterer H, Faulhaber M, Gerstgrasser W, Schenk K (2010) Effects of intermittent hypoxia on running economy. Int J Sports Med 31:644–650

Burtscher M, Haider T, Domej W, Linser T, Gatterer H, Faulhaber M, Pocecco E, Ehrenburg I, Tkatchuk E, Koch R, Bernardi L (2009) Intermittent hypoxia increases exercise tolerance in patients at risk for or with mild COPD. Respir Physiol Neurobiol 165:97–103

Burtscher M, Nachbauer W, Baumgartl P, Philadelphy M (1996) Benefits of training at moderate altitude versus sea level training in amateur runners. Eur J Appl Physiol 74:558–563

Burtscher M, Pachinger O, Ehrenbourg I, Mitterbauer G, Faulhaber M, Pühringer R, Tkatchouk E (2004) Intermittent hypoxia increases exercise tolerance in elderly men with and without coronary artery disease. Int J Cardiol 96:247–254

Brocherie F, Girard O, Faiss R, Millet GP (2017) Effects of repeated-sprint training in hypoxia on sea-level performance: a meta-analysis. Sports Med 47:1651–1660

Coyle EF (2007) Physiological regulation of marathon performance. Sports Med 37:306–311

Faiss R, Girard O, Millet GP (2013a) Advancing hypoxic training in team sports: from intermittent hypoxic training to repeated sprint training in hypoxia. Br J Sports Med 47(Suppl1):45–50

Faiss R, Léger B, Vesin JM, Fournier PE, Eggel Y, Dériaz O, Millet GP (2013b) Significant molecular and systemic adaptations after repeated sprint training in hypoxia. PLoS ONE 8:e56522

Faulhaber M, Gatterer H, Haider T, Patterson C, Burtscher M (2010) Intermittent hypoxia does not affect endurance performance at moderate altitude in well-trained athletes. J Sports Sci 28:513–519

Foster C, Lucia A (2007) Running economy: the forgotten factor in elite performance. Sports Med 37:316–319

Gatterer H, Philippe M, Menz V, Mosbach F, Faulhaber M, Burtscher M (2014) Shuttle-run sprint training in hypoxia for youth elite soccer players: a pilot study. J Sports Sci Med 13:731–735

Girard O, Levine BD, Chapman RF, Wilber R (2023) „Living High-Training Low“ for Olympic Medal Performance: What Have We Learned 25 Years After Implementation? Int J Sports Physiol Perform 18:563–572

Gore CJ, McSharry PE, Hewitt AJ, Saunders PU (2008) Preparation for football competition at moderate to high altitude. Scand J Med Sci Sports 18:85–95

Gore CJ, Rodríguez FA, Truijens MJ, Townsend NE, Stray-Gundersen J, Levine BD (2006) Increased serum erythropoietin but not red cell production after 4 wk of intermittent hypobaric hypoxia (4,000–5,500 m). J Appl Physiol 101:1386–1393

Gore CJ, Sharpe K, Garvican-Lewis LA, Saunders PU, Humberstone CE, Robertson EY, Wachsmuth NB, Clark SA, McLean BD, Friedmann-Bette B, Neya M, Pottgiesser T, Schumacher YO, Schmidt WF (2013) Altitude training and haemoglobin mass from the optimised carbon monoxide rebreathing method determined by a meta-analysis. Br J Sports Med 47(Suppl 1):i31–39

Hauser A, Troesch S, Steiner T, Brocherie F, Girard O, Saugy JJ, Schmitt L, Millet GP, Wehrlin JP (2017) Do male athletes with already high initial haemoglobin mass benefit from „live high-train low“ altitude training? Exp Physiol 103:68–76

Hoppeler H, Klossner S, Vogt M (2008) Training in hypoxia and its effects on skeletal muscle tissue. Scand J Med Sci Sports 18(Suppl1):38–49

Julian CG, Gore CJ, Wilber RL, Daniels JT, Fredericson M, Stray-Gundersen J, Hahn AG, Parisotto R, Levine BD (2004) Intermittent normobaric hypoxia does not alter performance or erythropoietic markers in highly trained distance runners. J Appl Physiol 96:1800–1807

Katayama K (2009) Effect of intermittent hypoxia on hypoxic ventilatory response. In: Xi L, Serebrovskaya

TV (Hrsg) Intermittent hypoxia: from molecular mechanisms to clinical applications. Nova Science Publishers, New York, S 245–259

Katayama K, Sato K, Matsuo H, Ishida K, Iwasaki K, Miyamura M (2004) Effect of intermittent hypoxia on oxygen uptake during submaximal exercise in endurance athletes. Eur J Appl Physiol 92:75–83

Levine BD, Stray-Gundersen J (1997) „Living high-training low": effect of moderate-altitude acclimatization with low-altitude training on performance. J Appl Physiol 83:102–112

Lundby C, Millet GP, Calbet JA, Bärtsch P, Subudhi AW (2012) Does „altitude training" increase exercise performance in elite athletes? Br J Sports Med 46:792–795

Meller W, Mellerowicz H, Lübs E, Kieper C, Howald H (1974) Comparative studies on the effect of altitude training on the endurance at sea level in enzygotic twins. Schweiz Z Sportmed 22:129–140

Millet GP, Roels B, Schmitt L, Woorons X, Richalet JP (2010) Combining hypoxic methods for peak performance. Sports Med 40:1–25

Millet GP, Debevec T (2020) CrossTalk proposal: Barometric pressure, independent of PO2, is the forgotten parameter in altitude physiology and mountain medicine. J Physiol 598:893–896

Millet GP, Brocherie F (2020) Hypoxic Training Is Beneficial in Elite Athletes. Med Sci Sports Exerc 52:515–518

Montero D, Lundby C (2017) No improved performance with repeated-sprint training in hypoxia versus normoxia: a double-blind and crossover study. Int J Sports Physiol Perform 12:161–167

Neubauer JA (2001) Physiological and pathophysiological responses to intermittent hypoxia. J Appl Physiol 90:1593–1599

Richalet JP (2020) CrossTalk opposing view: Barometric pressure, independent of PO2, is not the forgotten parameter in altitude physiology and mountain medicine. J Physiol 598:897–899

Robach P, Lundby C (2012) Is live high-train low altitude training relevant for elite athletes with already high total hemoglobin mass? Scand J Med Sci Sports 22:303–305

Robach P, Schmitt L, Brugniaux JV, Nicolet G, Duvallet A, Fouillot JP, Moutereau S, Lasne F, Pialoux V, Olsen NV, Richalet JP (2006) Living high-training low: effect on erythropoiesis and maximal aerobic performance in elite Nordic skiers. Eur J Appl Physiol 97:695–705

Rusko HK, Tikkanen HO, Peltonen JE (2004) Altitude and endurance training. J Sports Sci 22:928–944

Saunders PU, Telford RD, Pyne DB, Cunningham RB, Gore CJ, Hahn AG, Hawley JA (2004) Improved running economy in elite runners after 20 days of simulated moderate-altitude exposure. J Appl Physiol 96:931–937

Schmidt W, Prommer N (2008) Effects of various training modalities on blood volume. Scand J Med Sci Sports 18(Suppl1):57–69

Schuler B, Thomsen JJ, Gassmann M, Lundby C (2007) Timing the arrival at 2340 m altitude for aerobic performance. Scand J Med Sci Sports 17:588–594

Serebrovskaya TV (2002) Intermittent hypoxia research in the former soviet union and the commonwealth of independent States: history and review of the concept and selected applications. High Alt Med Biol 3:205–221

Siebenmann C, Robach P, Jacobs RA, Rasmussen P, Nordsborg N, Diaz V, Christ A, Olsen NV, Maggiorini M, Lundby C (2012) „Live high-train low" using normobaric hypoxia: a double-blinded, placebo-controlled study. J Appl Physiol 112:106–117

Siebenmann C, Dempsey JA (2020) Hypoxic Training Is Not Beneficial in Elite Athletes. Med Sci Sports Exerc 52:519–522

Truijens MJ, Rodríguez FA, Townsend NE, Stray-Gundersen J, Gore CJ, Levine BD (2008) The effect of intermittent hypobaric hypoxic exposure and sea level training on submaximal economy in well-trained swimmers and runners. J Appl Physiol 104:328–837

Vogt M, Hoppeler H (2010) Is hypoxia training good for muscles and exercise performance? Prog Cardiovasc Dis 52:525–533

Wehrlin JP, Zuest P, Hallén J, Marti B (2006) Live high-train low for 24 days increases hemoglobin mass and red cell volume in elite endurance athletes. J Appl Physiol 100:1938–1945

Bergsteigen und Bergwandern mit internistischen, neurologischen und psychiatrischen Vorerkrankungen

Johannes Mair, Beatrix Schobersberger, Marika Falla, Katharina Hüfner und Rainald Fischer

Inhaltsverzeichnis

M.M. Berger et al. (Hrsg.), *Alpin- und Höhenmedizin*,
https://doi.org/10.1007/978-3-662-69578-4_21

21.1 Einleitung

Bergwandern und Bergsteigen werden trotz des Unfallrestrisikos in der Summe als gesundheitlich sehr positive, präventive, körperliche Aktivitäten angesehen (Dibben et al. 2023; Pelliccia et al. 2021). Allerdings kann der Aufenthalt im Gebirge für einzelne Personen mit bereits vorbestehenden Erkrankungen ein Problem darstellen. Daher soll in diesem Kapitel auf bestimmte typische internistische, neurologische und psychiatrische Vorerkrankungen eingegangen werden, bei denen der Aufenthalt in mittleren und großen Höhen entweder ein gesundheitliches Risiko darstellen kann oder besondere Vorkehrungen zum gesundheitlich unschädlichen Aufenthalt notwendig sind.

Für die ärztliche Beratung und medizinische Freigabe sind folgende Punkte wesentlich:

- Die Art der Vorerkrankung und ihr potenziell negativer Einfluss auf die Höhenanpassungsreaktion und somit das Risiko für das Auftreten einer Höhenerkrankung: Herz- und Kreislauferkrankungen, Lungenerkrankungen und hämatologische Erkrankungen mit einer schwierig zu korrigierenden, chronischen Anämie sind die relevantesten internistischen Erkrankungen, weil sie die Höhenanpassung des Körpers am stärksten stören.
- Ist die Grunderkrankung stabil und optimal behandelt?
- Die geplante Art des Aufenthaltes und der körperlichen Belastung: z. B. Höhenaufenthalt mit Seilbahnfahrt ohne große körperliche Belastung und Möglichkeit der raschen Talfahrt bei Problemen, Flug an einen Zielort in großer Höhe, geplante intensive körperliche Belastung (z. B. schwierige Hochtour, Trekking).
- Die angestrebte geplante maximale Höhe: z. B. Ostalpen, Westalpen, Anden, Himalaya.
- Das Risiko der Verschlechterung der Grunderkrankung durch körperliche Belastung in der geplanten Höhe und den zu erwartenden äußeren Bedingungen: z. B. Hitze, Kälte, Lufttrockenheit, Sturm, mentaler Stress.
- Die medizinischen Versorgungsmöglichkeiten im Falle einer Verschlechterung der Grunderkrankung vor Ort: z. B. gut ausgebautes Notarzthubschrauberrettungssystem im Urlaubsland bei flugtauglichem Wetter oder keine Möglichkeit der zeitnahen ärztlichen Versorgung.
- Mögliche zusätzliche Strapazen der Anreise: z. B. Aufenthalt in mehreren Klimazonen (z. B. Besteigung des Kilimanjaro).
- Das Restrisiko, das die Person zu akzeptieren bereit ist.

Ein großes Manko aller medizinischen Empfehlungen und Richtlinien (Cornwell III et al. 2021; Parati et al. 2018; Donegani et al. 2014) zur medizinischen Beratung von Personen mit Vorerkrankungen vor einem Höhenaufenthalt ist, dass sie hauptsächlich auf Expertenmeinungen und -erfahrungen beruhen und es nur wenige, qualitativ hochwertige, klinische Studien zu den einzelnen Fragestellungen gibt. Diese sind nur sehr aufwendig durchzuführen.

MacInnis et al. (2013) beispielsweise untersuchten in Nepal ca. 500 nepalesische Pilger der Janai Purnima, die Gosainkunda in ca. 4400 m in kurzer Zeit (1–2 Tage) von Dhunche (ca. 2000 m Ausgangshöhe) erreichen wollten, in Bezug auf die Häufigkeit von Höhenerkrankungen und Risikofaktoren für deren Auftreten. Circa ein Drittel aller untersuchten Teilnehmer entwickelten Symptome einer Höhenerkrankung, als Risikofaktoren wurden weibliches Geschlecht, ein Alter > 35 Jahre und eine hohe Aufstiegsgeschwindigkeit gefunden.

21.2 Einfluss von Erkrankungen und medikamentöser Dauertherapie auf die Höhenanpassungsreaktion des Körpers

Die physiologischen Grundlagen der Höhenanpassungsreaktion (zusammengefasst in nachfolgender Übersicht) werden in den ► Kap. 3 und 4 im Detail abgehandelt, sowie die Effekte des Höhenaufenthaltes auf Herz und Lunge von Bärtsch und Gibbs (2007) und in den europäischen und amerikanischen Richtlinien zu Höhenaufenthalten von Patienten mit kardiovaskulären Vorerkrankungen zusammengefasst (Parati et al. 2018; Cornwell III et al. 2021).

Übersicht

Auswirkungen der hypobaren Hypoxie auf den systemischen und pulmonalen Kreislauf

1. *Pulmonale Vasokonstriktion* mit pulmonaler Hypertonie – Trigger:
   - Zunahme des Atemminutenvolumens mit respiratorischer Alkalose
   - durch Hypoxie getriggerte, pulmonale Vasokonstriktion (Von-Euler-Liljestrand-Mechanismus)
2. Sympathikusaktivierung[a]:
   - Zunahme der Herzfrequenz, des Herzminutenvolumens und initial der Herzkontraktilität
   - Zunahme des systemischen arteriellen Blutdruckes (bei längerem Aufenthalt trotz initialer, durch Hypoxie getriggerter, systemischer Vasodilatation) insbesondere bei körperlicher Belastung in Kälte
   - Zunahme des Atemminutenvolumens

[a]Diese Veränderungen werden über Chemorezeptoren getriggert, die die Hypoxie erkennen. Die Sympathikusaktivierung ist in mittleren Höhen (bis ca. 3000 m) nur moderat. Der geringe Anstieg des systemischen arteriellen Ruheblutdruckes in der Höhe normalisiert sich üblicherweise innerhalb von einigen Tagen. Der pulmonale arterielle Blutdruck hingegen bleibt erhöht. Dieser Anstieg ist ab ca. 3000 m relevant, aber individuell stark variabel.

Zusätzlich ist die physiologische Abnahme der Leistungsfähigkeit in der Höhe zu beachten (Bärtsch und Gibbs 2007), dies kann insbesondere bei Herzinsuffizienz zu Problemen führen (Agostoni et al. 2000). Die maximale Sauerstoffaufnahme nimmt auch bei Gesunden ab 1500 m um ca. 10 % pro 1000 Höhenmeter ab und ist auf 4000 m um ca. 25 % niedriger als in Tallagen. Die zu erwartenden Sauerstoffsättigungen bei Gesunden in Ruhe nach 1–2 Tagen Höhenaufenthalt verursacht durch die hypobare Hypoxie sind in ◘ Tab. 21.1 zusammengefasst.

Aufgrund dieser pathophysiologischen Grundlagen ist es naheliegend, dass insbesondere Herz- und Lungenerkrankungen Höhenaufenthalte limitieren und Medikamente die Höhenanpassungsreaktion stören können. Dazu gehören alle Medikamente, die den Sympathikus hemmen, wie z. B. Betablocker. Andere Medikamente, die das Renin-Angiotensin-Aldos-

◘ Tab. 21.1 Erwartete Sauerstoffsättigungen Gesunder in Ruhe nach 1–2 Tagen Höhenaufenthalt. (Modifiziert nach Luks und Hackett 2022)

Höhe (Meter)	Sauerstoffsättigung (%)
5500	70–80
4500	75–85
3500	82–88
2500	90–95
1500	93–97

teron-System (RAAS) hemmen (z. B. Angiotensin-Converting-Enzyme [ACE]-Inhibitoren oder Angiotensinrezeptorblocker), haben möglicherweise sogar günstige Effekte, da das RAAS an der Entstehung der Hypoxie-induzierten pulmonalen Vasokonstriktion beteiligt ist, oder sie ohnehin zur Therapie von Höhenerkrankungen eingesetzt werden (z. B. Kalziumantagonisten). Therapieumstellungen bei gut eingestellten Patienten sind für kurze Höhenaufenthalte in den Alpen nicht notwendig und sollten bei geplanten längeren Höhenaufenthalten (z. B. Trekkingtouren) einige Monate vorher erfolgen, damit eine optimale Einstellung der Grunderkrankung mit evtl. besser höhenverträglichen neuen Medikamenten möglich ist.

Es ergeben sich daher folgende entscheidende Fragen vor einer Höhenfreigabe:

- Ist eine ausreichende Steigerung des Herzminutenvolumens möglich?
  Zum Beispiel Probleme bei Herzinsuffizienz, bekannter koronaren Herzerkrankung oder hochgradigen Klappenstenosen.
- Ist eine ausreichende Steigerung des Atemminutenvolumens möglich?
  Zum Beispiel Probleme bei schweren Lungenerkrankungen, neuromuskulären Erkrankungen (z. B. Myasthenia gravis) oder hochgradiger Adipositas, aber auch bei einer gestörten Chemorezeptorreflexantwort (z. B. nach chirurgischen Eingriffen im Bereich der Bifurkation der Arteria carotis communis oder nach Bestrahlung).
- Kann das rechte Herz die Zunahme des pulmonalen Gefäßwiderstandes kompensieren?
  Zum Beispiel Probleme bei chronischer Rechtsherzinsuffizienz und/oder vorbestehender pulmonaler Hypertonie.
- Risiko von schwerwiegenden Folgen der Hypoxie und des Auftretens einer Höhenerkrankung?
  Zum Beispiel zyanotische Vitien, Anämie, Sichelzellanämie.
- Ist eine Optimierung der medikamentösen Therapie der Grunderkrankung möglich oder eine Umstellung der medikamentösen Therapie sinnvoll?

Wichtig ist es, einen Reiseplan mit der Person zu entwerfen, der folgende Punkte beinhalten soll:

- Versorgung mit einer ausreichenden Reservemenge von Medikamenten mit Berücksichtigung evtl. notwendiger Lagerungstemperaturen.
- Erstellen eines Reiseplanes, z. B. Berücksichtigung von Zeitverschiebungen bei der Medikamenteneinnahme, Festlegen von Triggern, die zu einer Anpassung der Therapie oder Abbruch des Höhenaufenthaltes führen.
- Gegebenenfalls Erstellen eines Akklimatisationsplanes.
- Gegebenenfalls überprüfen, ob die benötigten medizinischen Geräte unter den zu erwartenden Umweltbedingungen auch funktionieren werden, z. B. Blutzuckermessgerät, Insulinpumpe, Blutdruckmessgerät.
- Erstellen eines Notfallplanes, Versorgung mit entsprechenden Notfallmedikamenten, Schulung von Reisebegleitern im Notfallmanagement.

21.3 Internistische Vorerkrankungen

21.3.1 Kardiale Vorerkrankungen

Nach Unfällen ist der plötzliche Herztod die zweithäufigste Todesursache im Bergsport. Wie bereits von Burtscher et al. (1993) publiziert und anschließend mehrfach bestätigt (Burtscher 2017) sind über 35-jährige, untrainierte Männer bei ungewohnten körperlichen Belastungen in den Bergen in den ersten 1–2 Tagen besonders gefährdet. Die häufigste Ursache für Todesfälle oder den überlebten plötzlichen Herztod ist eine unbekannte, asymptomatische, koronare Herzerkrankung (KHK). Mindestens eine Übernachtung über 1300 m vor Beginn der körperlichen Aktivitäten reduziert dieses Risiko. Bei der medizinischen Untersuchung gilt es, bisher asymptomatische Risikopersonen zu erkennen und entsprechend zu beraten, insbesondere, weil das durchschnittliche Alter der aktiven Bergsportler laufend zunimmt (Luks und Hackett 2022). Die kardiovaskuläre Risikobeurteilung kann analog den sportmedizinischen Richtlinien (Pelliccia et al. 2021) für über 35-jährige, asymptomatische Personen vor Beginn mit Sport erfolgen (◘ Abb. 21.1).

Notwendige Voruntersuchungen bei bekannten kardialen Vorerkrankungen:

- *Ergometrie*: Die Überprüfung der körperlichen Leistungsfähigkeit ist essenziell, sie soll auch bei Aufenthalt nur in mittleren Höhen etwa 2 Watt/kg Körpergewicht betragen, um bei geplanten körperlichen Aktivitäten genügend Leistungsreserve zu haben. Zudem können das Blutdruck- und Herzfrequenzverhalten während und nach Belastung erhoben werden und das Risiko für relevante belastungsinduzierte Rhythmusstörungen oder Myokardischämie beurteilt werden.
- *Echokardiografie* (falls kein rezenter Befund vorliegt): Die Echokardiografie ist die zweite Basisuntersuchung vor der Freigabe für Bergsport bei bekannten kardialen Erkrankungen. Sie erlaubt die Beurteilung der links- und rechtsventrikulären Funktion und zusätzlich das Screening für das Vorliegen einer pul-

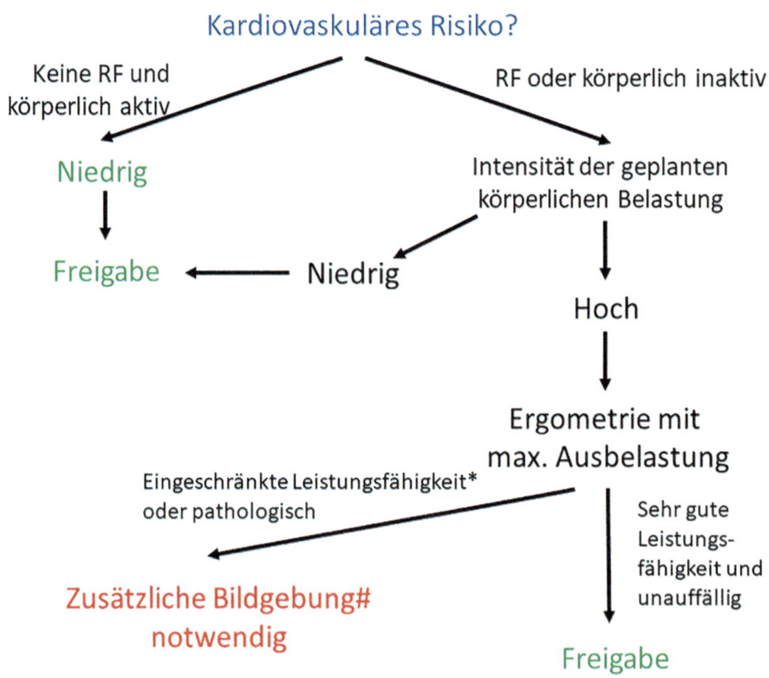

◘ **Abb. 21.1** Höhenfreigabe für asymptomatische, über 35-jährige Personen ohne bekannte kardiale Vorerkrankungen. (Algorithmus modifiziert nach Pelliccia et al. 2021). * ≤ 2 Watt/kg Körpergewicht; # Bildgebung: morphologisch (Computertomografie-Koronarangiografie) oder funktionell (z. B. Myokardperfusionsszintigrafie). *RF* Risikofaktor; *max.* maximal

monalen Hypertonie oder einer relevanten Klappenerkrankung.

In Einzelfällen kann auch eine Überweisung an spezialisierte Zentren sinnvoll sein, die einen kardiopulmonalen Funktionstest unter normobarer oder besser hypobarer Hypoxie anbieten können (Luks und Hackett 2022). Eine einfach durchführbare Alternative als Provokationstest ist in entsprechenden Regionen der Aufenthalt in einem Gletscherskigebiet (1. Aufenthalt ≥ 3000 m) oder einer hochgelegenen Passhöhe (z. B. Stilfser Joch in Südtirol) mit möglicher rascher Rückkehr ins Tal bei durch Hypoxie verursachten Problemen.

Arterielle Hypertonie

Die arterielle Hypertonie ist die häufigste Zufallsdiagnose bei Vorsorgeuntersuchungen und sportärztlichen Untersuchungen (Pelliccia et al. 2021). Aus einer Vielzahl von Studien ist bekannt, dass in den ersten Tagen nach Überschreiten einer Höhe von ca. 2500 m der arterielle Blutdruck für einige Tage ansteigt (Luks und Hackett 2022). Dieser Anstieg ist abhängig von der erreichten Höhe und in Ostalpenhöhen gering (bis 4000 m systolisch < 10–15 mmHg) und liegt bei Gesunden im Normbereich. Es kann aber auch zu einer Erstmanifestation einer arteriellen Hypertonie im Rahmen eines Höhenaufenthaltes mit entsprechenden Symptomen kommen. In den weiteren 4–7 Tagen normalisiert sich der arterielle Blutdruck meist langsam wieder auf Ausgangswerte. Allerdings gibt es offenbar eine Personengruppe, bei denen der Blutdruck in der Höhe nicht wieder auf Basiswerte zurückgeht (Wu et al. 2007b). Höhenassoziierte Schlafstörungen und zentrale Schlafapnoe sind relativ häufig und können den physiologischen nächtlichen Blutdruckabfall während des Schlafes (sog. Dipping) verhindern. Die prophylaktische Gabe von Acetazolamid in großen Höhen kann zumindest bei Gesunden diesen höhenbedingten Blutdruckanstieg als auch die zentrale Schlafapnoe reduzieren bzw. sogar verhindern (Cornwell III et al. 2021).

Eine arterielle Hypertonie muss auch unter Belastung vor einem geplanten Höhenaufenthalt gut eingestellt sein. Eine sehr gute Blutdruckeinstellung unter körperlicher Belastung findet sich bei Werten < 210/90 mmHg bei 100 % der individuellen Leistungsnorm. Vor Beginn eines Klettertrainings sollten die Ruheblutdruckwerte < 160/100 mmHg betragen. Aufgrund der Verträglichkeit und der physiologischen Veränderungen in der Höhe empfehlen sich für Bergsportler ACE-Hemmer oder Angiotensinrezeptorblocker oder Kalziumantagonisten bzw. die Kombination von Kalziumantagonisten mit einer dieser Substanzklassen (Parati et al. 2018; Pelliccia et al. 2021). Falls eine Monotherapie ausreicht, sind bei häufigen Aufenthalten in großen Höhen Kalziumantagonisten die 1. Wahl. Gut eingestellte Hypertoniker ohne hypertonieverursachte Endorganschädigungen sind höhentauglich, und es bestehen auch keine Einschränkungen für Leistungssport (Parati et al. 2018; Cornwell III et al. 2021; Pelliccia et al. 2021). Es ist nicht notwendig, routinemäßig die Medikamentendosis in der Höhe zu erhöhen. Bei geplanten, länger andauernden Höhenaufenthalten empfiehlt sich aber, ein Blutdruckmessgerät mitzuführen, um zu kontrollieren, ob bei Beschwerden (z. B. Kopfschmerzen) der Blutdruck beteiligt ist und die Therapie entsprechend angepasst werden muss. Eine Ruhephase von mindestens 10 min soll vor dem Blutdruckmessen eingehalten werden. Neben erhöhten Werten sind auch niedrigere Blutdruckwerte als üblich bei unzureichender Flüssigkeitszufuhr und langer Ausdauerbelastung möglich. Der Patient soll bezüglich entsprechender Therapieanpassungen im Vorfeld geschult werden.

Pulmonale Hypertonie

Im Gegensatz zur arteriellen Hypertonie ergeben sich bei pulmonaler Hypertonie erhebliche Einschränkungen bezüglich der

Möglichkeit eines Höhenaufenthaltes, weil diese Patienten durch den Anstieg des pulmonalen Gefäßwiderstandes besonders gefährdet sind. Eine pulmonale Hypertonie findet sich häufig sekundär bei Herzinsuffizienz sowie bei fortgeschrittenen Lungenerkrankungen, insbesondere der chronisch-obstruktiven Lungenerkrankung (COPD). Der durch die hypobare Hypoxie ausgelöste Anstieg des Lungendruckes kann bei hochgradiger pulmonaler Hypertonie bereits in mittleren Höhen zu einer Rechtsherzinsuffizienz oder Ausbildung eines Höhenlungenödems führen. Prinzipiell ist eine hochgradige oder deutlich bereits in Tallagen belastungslimitierende pulmonale Hypertonie (> NYHA II) oder ein zyanotisches kongenitales Vitium eine Kontraindikation für einen Höhenaufenthalt > 2000 m. Falls unbedingt erforderlich (z. B. Flugreise) sollte eine Sauerstoffgabe erfolgen, um die Hypoxie zu vermeiden. Bei Patienten mit einem hohen Risiko für das Vorliegen einer pulmonalen Hypertonie soll eine Echokardiografie vor einem Höhenaufenthalt durchgeführt werden, um den systolischen Pulmonalarteriendruck abzuschätzen.

Akuter Myokardinfarkt

Die Erstmanifestation einer KHK als akuter Myokardinfarkt (AMI) ist relativ häufig und kommt auch im Bergsport vor (▣ Abb. 21.2). Die genauen pathophysiologischen Ursachen und insbesondere zeitlichen Trigger einer Ruptur eines koronaren arteriosklerotischen Plaques sind noch nicht genau bekannt. Beteiligt sind vermutlich der Anstieg des arteriellen Blutdruckes während körperlicher Belastung, die neurohumorale Aktivierung, eine mögliche Hyperkoagulabilität und Plättchenaktivierung oder endotheliale Dysfunktion verstärkt durch Exsikkose bei langen Ausdauerbelastungen und rezente Infekte (z. B. „severe acute respiratory syndrome coronavirus type 2", SARS-CoV-2). Die Patienten sind aber oft überdurchschnittlich fit, und das Ausmaß der körperlichen Belastung, unter der das Ereignis auftritt, ist meist nur durchschnittlich (▣ Abb. 21.2). Nach Ausschluss von bestehenden oder rezenten

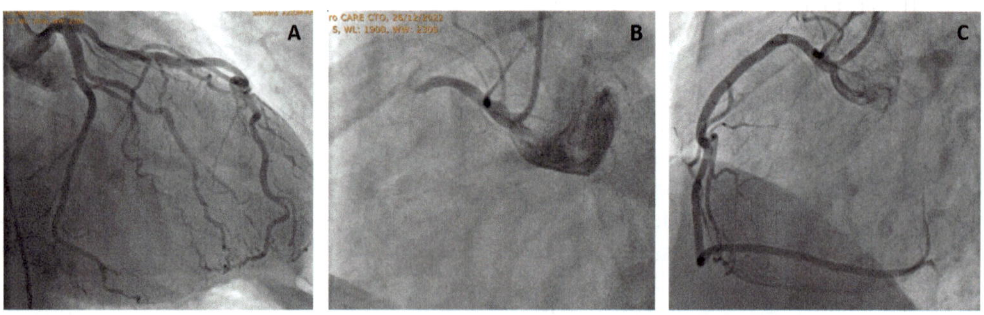

▣ **Abb. 21.2** Akuter Hinterwand-ST-Streckenhebungsmyokardinfarkt als Erstmanifestation einer koronaren Herzerkrankung bei fittem Freizeitsportler im Rahmen einer Pistenskitour. Dieser 67-jährige Mann war ein sehr aktiver und fitter Hobbysportler (ein Halbmarathon wurde noch ca. 2 Monate vor dem Ereignis erfolgreich beschwerdefrei beendet). Er musste eine subjektiv nicht sehr anstrengende Pistenskitour wegen Übelkeit abbrechen. Er fuhr noch selbstständig ins Tal ab und mit dem Auto nach Hause. Wegen anhaltender Beschwerden wurde der Notarzt verständigt und der Patient nach Erstversorgung zur Akutkoronarangiografie überstellt. Es bestanden bis auf eine positive Familienanamnese keine kardiovaskulären Risikofaktoren und kein Zustand nach rezentem Infekt (insbesondere SARS-CoV-2 negativ zum Aufnahmezeitpunkt) als möglicher Trigger. Das Ausmaß der körperlichen Anstrengung war in diesem Fall nur durchschnittlich. **a** Linke Koronararterie mit nur oberflächlichen Wandveränderungen ohne relevante Stenosen. **b** Thrombotischer Verschluss im Bereich der proximalen rechten Koronararterie. **c** Sehr gutes Endergebnis nach erfolgreicher primärer perkutaner Koronarintervention der rechten Koronararterie

Infekten bleibt die Suche nach möglichen Triggern oft ergebnislos, aber üblicherweise findet sich zumindest ein bestehender bekannter kardiovaskulärer Risikofaktor.

Ein durch AMI oder akute Myokardischämie verursachtes Kammerflimmern bzw. anhaltende ventrikuläre Tachykardien sind zudem die häufigsten Ursachen für den plötzlichen Herztod und unter optimalen Versorgungsbedingungen überlebten plötzlichen Herztod im Bergsport (Burtscher 2017).

Eine häufige Fragestellung nach AMI insbesondere in gebirgigen Regionen ist, wann mit Bergsport wieder begonnen werden darf. Da die Myokardinfarktgröße naturgemäß individuell sehr unterschiedlich ist, sind keine allgemein gültigen Empfehlungen möglich, es muss immer eine durch den AMI verursachte Ventrikelfunktionsstörung und Herzinsuffizienz mitberücksichtigt werden. Die derzeitigen Empfehlungen (Parati et al. 2018; Cornwell III et al. 2021) berücksichtigen jedoch die Herzfunktion nicht ausreichend und sind teilweise in gebirgigen Regionen nicht umsetzbar, z. B. auch nach einem unkomplizierten akuten Koronarsyndrom oder unkomplizierter elektiver Stentimplantation oder Bypasschirurgie sollen Patienten mindestens 6 Monate lang einen Höhenaufenthalt vermeiden (Parati et al. 2018, Evidenzgrad: reine Expertenmeinung). Es wird jedoch analog zu den sportmedizinischen Empfehlungen (Wettkampfsportverbot für 3 Monate nach AMI; Pelliccia et al. 2021) von hochintensivem Ausdauersport (z. B. alpine Hochtour) für mindestens 3 Monate abgeraten. Es empfiehlt sich nach AMI, mit Alpinsport erst nach einem Rehabilitationsprogramm und nach Beurteilung der individuellen linksventrikulären Ejektionsfraktion (LVEF) und Leistungsfähigkeit mit entsprechend angepassten Empfehlungen wieder zu beginnen (Abschn. „Stabile koronare Herzerkrankung“). In Abhängigkeit von der Infarktgröße empfiehlt sich jedoch, Höhen > 2500 m für 2–6 Wochen nach AMI zu meiden und nach elektiven Interventionen für 2 Wochen (mindestens 1 Woche körperliche Schonung ist ohnehin aufgrund der Gefäßpunktion der Arteria radialis oder femoralis communis notwendig).

Stabile koronare Herzerkrankung (chronisches Koronarsyndrom)

Patienten mit bekannter KHK, die in Tallagen beschwerdefrei sind, tolerieren üblicherweise mittlere Höhen beschwerdefrei, Höhen bis ca. 3500 m sind als risikoarm anzusehen. Bei sportlich sehr aktiven Personen ist zu beachten, dass die Symptome einer wirksamen KHK atypisch sein können. Beispielsweise kann sich eine nach wie vor überdurchschnittliche Leistungsfähigkeit in der Ergometrie finden, aber mit einem gewissen Leistungsknick im Vergleich zum Vorjahr, oder es tritt eine sog. Walking-through-Angina-pectoris-Symptomatik auf. Dies bedeutet, dass kurzzeitige vorübergehende Beschwerden am Beginn der körperlichen Belastung auftreten, aber eine Bergtour kann im Anschluss ohne Beschwerden wie geplant durchgeführt werden. Daher ist auch bei einer Ergometrie zu beachten, dass die Personen wirklich ausbelastet werden und nicht nach Erreichen der Altersnorm aus Zeitgründen abgebrochen wird. Bei Patienten mit bekannter KHK besteht die Hauptsorge beim Aufenthalt im Gebirge in der Kombination von vermehrter Anstrengung und zunehmender Hypoxie sowie evtl. Kälte, wodurch prinzipiell eine myokardiale Ischämie ausgelöst werden kann. Es findet sich allerdings nur eine geringe Zunahme des AMI-Risikos während körperlicher Aktivität (Mittleman et al. 1993), das aber auf die Dauer der Aktivität im Wesentlichen beschränkt ist und bei trainierten Personen deutlich geringer ist als bei körperlich inaktiven. In Summe findet sich ein deutlicher präventiver prognostischer Nutzen von Sport (Biscaglia et al. 2020). Es sollte jedoch insbesondere bei > 35-jährigen Männern mit oder ohne bekannter KHK empfohlen werden, dass außergewöhnliche körperliche Anstrengungen in den ersten beiden Tagen eines Bergurlaubes vermieden werden (Burtscher 2017). Daher ist das Ausmaß der initial möglichen risikoarmen Aktivitäten abhängig von der individuellen Fitness.

Bei Patienten mit bekannter KHK sollen bei klinischem Verdacht auf eine Progression bevorzugt funktionelle bildgebende Verfahren (z. B. Myokardszintigrafie zur Beurteilung der Myokardperfusion) durchgeführt werden, um eine relevante belastungsinduzierte Myokardischämie auszuschließen, weil die Diagnose KHK ohnehin bekannt ist und die Relevanz von mittelgradigen Stenosen in der derzeitigen Routine-Computertomografie-Koronarangiografie meist nicht mitbeurteilt wird.

Für Höhenaufenthalte > 3000 m von Patienten mit bekannter KHK lassen sich die Empfehlungen (Cornwell III et al. 2021; Donegani et al. 2014; Luks und Hackett 2022; Parati et al. 2018) wie folgt zusammenfassen:

- Beschwerdefreiheit in Tallagen auch unter körperlicher Belastung*.
- Eine gute Leistungsfähigkeit (> 2 Watt/kg Körpergewicht) ohne Hinweis für belastungsinduzierte relevante Rhythmusstörungen oder Ischämie.
- Bei Patienten nach Myokardinfarkt ist zusätzlich zu beachten, dass bei einer linksventrikulären systolischen Auswurfsfraktion (LVEF) < 35 % nur Höhen bis ca. 3500 m empfohlen werden.

  *Treten Angina-pectoris-Beschwerden trotz Optimierung der medikamentösen Therapie nur bei starker körperlicher Belastung auf und es besteht keine Möglichkeit zur Revaskularisation (z. B. dünner Gefäßseitenast oder Gefäßendast zu klein für eine Intervention), so sind Höhenaufenthalte in mittleren Höhen trotzdem möglich.

Asymptomatische KHK-Patienten mit normaler Leistungsfähigkeit und Herzfunktion können Bergsport in Alpenhöhenlagen ohne Einschränkungen ausüben, Westalpentouren erfordern jedoch eine sehr gute, beschwerdefreie Leistungsfähigkeit in Tallagen. Patienten mit bekannter KHK sollten außergewöhnliche Belastungen in den ersten beiden Tagen des Bergurlaubes vermeiden und zur Akklimatisation am besten eine Nacht über 1000 m verbringen, bevor sie mit dem geplanten Bergsport beginnen (Burtscher 2017).

Zu beachten ist, dass KHK-Patienten unter einfacher und besonders dualer Thrombozytenaggregationshemmung ein erhöhtes Blutungsrisiko bei Verletzungen haben. Die Patienten müssen darauf aufmerksam gemacht werden und entsprechend in der Erstversorgung geschult werden und entsprechendes Wundversorgungsmaterial mitführen. Das Gleiche gilt für Patienten, die eine orale Antikoagulationstherapie benötigen (z. B. wegen Vorhofflimmern).

Herzinsuffizienz

Die abnehmende körperliche Leistungsfähigkeit und zunehmende Sympathikusaktivierung mit zunehmender Höhe gefährdet besonders Patienten mit Herzinsuffizienz (Agostoni et al. 2000). Aus diesem Grund können Herzinsuffizienzpatienten zwar eine passive Exposition in mittleren Höhen relativ gut tolerieren. Allerdings kann körperliche Anstrengung rasch zur Erschöpfung und zu einer Dekompensation führen, weil der Abfall der Leistungsfähigkeit mit zunehmender Höhe bei Herzinsuffizienz stärker ausgeprägt ist als bei Gesunden. Daher erfordert Bergsport eine stabile, optimal therapierte Grunderkrankung mit Beschwerden nur bei sehr starker Anstrengung (New-York-Heart-Association-Stadium [NYHA] I) in Tallagen. Bei Beschwerden unter stärkerer körperlicher Belastung (NYHA II) müssen diese in der Höhe und Höhen > 3000 m vermieden werden. Eine Ergometrie zur Bestimmung der Leistungsfähigkeit erlaubt, die möglichen körperlichen Aktivitäten in der Höhe abzuschätzen. Bei einer LVEF < 35 % wird von Höhenaufenthalten > 3500 m abgeraten. Zusätzlich bestehen bei Herzinsuffizienzpatienten oft weitere Komorbiditäten, z. B. KHK, pulmonale Hypertonie, Lungenerkrankungen, chronische Anämie, chronische Niereninsuffizienz oder ein Schlafapnoesyndrom, die ebenfalls für die Höhenfreigabe miteinbezogen werden müssen. Eine Eisenmangelanämie soll vor einem längeren Höhenaufenthalt ausgeglichen werden. Bei häufigeren oder längeren Höhenaufenthalten sollten nur ß1-selektive Betablocker zur Herzinsuffizienztherapie eingesetzt werden, weil Carvedilol die Leistungsfähigkeit in der Höhe negativ beeinflusst.

Rhythmusstörungen

Sport unter Hypoxie kann theoretisch durch eine Sympathikusaktivierung, metabolische Veränderungen oder Elektrolytverschiebungen durch starkes Schwitzen und respiratorische Alkalose Rhythmusstörungen triggern. Bei kardial Gesunden besteht kein erhöhtes Risiko für relevante ventrikuläre Rhythmusstörungen in der Höhe (Parati et al. 2018). Leider fehlen ausreichende Daten zur Häufigkeit von Rhythmusstörungen im Bergsport bei Patienten mit primär unbekannten kardialen Vorerkrankungen. Es ist jedoch eine Zunahme der Häufigkeit bei intensiver körperlicher Belastung unter Hypoxie zu erwarten, jedoch gibt es bisher keine Hinweise für eine klinische Relevanz in mittleren Höhenlagen. Bekannte zusätzliche Trigger, wie übermäßiger Genuss von Alkohol, koffeinhaltigen Getränken und ähnlichem, sollten vermieden werden. Es ist ein maximaler Belastungstest vor einem Höhenaufenthalt zur Risikoeinschätzung indiziert, um relevante belastungsinduzierte Rhythmusstörungen oder eine unzureichende Frequenzkontrolle bei Vorhofflimmern zumindest in Tallagen ausschließen zu können. Patienten mit bekannten paroxysmalen supraventrikulären Tachykardien, die längere Höhenaufenthalte in Regionen mit begrenzten medizinischen Versorgungsmöglichkeiten planen, sollten über die Option einer elektrophysiologischen Untersuchung und Ablationstherapie einige Monate vor der geplanten Reise informiert werden.

Wird im Rahmen einer sportärztlichen oder alpinmedizinischen Vorsorgeuntersuchung im Ruhe-EKG mit 12-Kanal-Ableitungsstandard auch nur eine ventrikuläre Extrasystole gefunden, sollen eine strukturelle Herzerkrankung oder evtl. vorliegende, familiär gehäufte Rhythmusstörungen ausgeschlossen werden (Pelliccia et al. 2021). Die Freigabe für Bergsport ist abhängig von der Grunderkrankung, aber körperliche Aktivitäten mittlerer Intensität sind fast immer möglich. Die rhythmusstabilisierenden Medikamente müssen auch während des Bergsportes ohne Lücken eingenommen werden. Auf eine ausreichende Flüssigkeitszufuhr, am besten mit isotonischen Getränken, ist zu achten.

Synkope

Außer kardialen Erkrankungen gibt es zahlreiche weitere Ursachen für Synkopen. Die miteinhergehende Bewusstlosigkeit des Patienten unterscheidet die Synkope vom Kollaps (keine Bewusstlosigkeit). Der Patient soll bis zur erfolgreichen Abklärung und Behandlung der Synkopenursache absturzgefährdetes Gelände meiden. Obwohl in den Richtlinien nicht zum Problem der Wiederaufnahme von Bergsport nach einer Synkope Stellung genommen wird (Donegani et al. 2014; Parati et al. 2018; Cornwell III et al. 2021), ergeben sich folgende naheliegende Gesichtspunkte:

- Prinzipiell ist das Risiko für Synkopen innerhalb der ersten 24 h nach Beginn eines Höhenaufenthaltes vermutlich durch eine Gefäßtonusregulationsstörung ab mittleren Höhen erhöht (Falla et al. 2021).
- Ist die Synkope bei Situationen aufgetreten, die im Bergsport wahrscheinlich sind (z. B. unter körperlicher Belastung, Husten, Miktion)?

- Hat sich der Patient relevant dabei verletzt?
- Wurde eine plausible Ursache gefunden und konnte sie erfolgreich behandelt werden?

Oft findet sich jedoch keine eindeutige oder verlässlich behandelbare Ursache. In diesem Fall soll absturzgefährdetes Gelände für mindestens 3 Monate gemieden werden, danach eine individuelle Entscheidung mit dem Patienten getroffen werden.

Herzschrittmacher

Patienten mit Schrittmachern ohne strukturelle Herzerkrankung haben keine erhöhte Gefährdung durch einen Höhenaufenthalt (West et al. 2013). In der Einheilungsphase müssen die Schulter bzw. der Arm der Seite der Implantation für mindestens 3–4 Wochen geschont werden. Bei der Schrittmacherprogrammierung ist darauf zu achten, dass ein dynamischer Herzfrequenzanstieg unter Belastung möglich ist, um die notwendige Herzfrequenzreserve unter Belastung zu ermöglichen. Ob Alpinklettern oder Klettersteiggehen prinzipiell verboten werden müssen, hängt davon ab, ob der Patient einen für das Überleben ausreichenden Eigenrhythmus hat. Wenn das nicht der Fall ist, muss von diesen Sportarten abgeraten werden. Theoretisch könnte eine durch einen Sturz ausgelöste Dysfunktion des Schrittmachers, z. B. durch Sondenbruch, trotz nicht so schwerer Verletzungen zum Tod führen.

Implantierbarer Kardioverter-Defibrillator (ICD)

Für ICD-Träger ergeben sich erhebliche Einschränkungen für Bergsport. Höhenaufenthalte können je nach Grunderkrankung das Risiko für Rhythmusstörungen und ICD-Auslösungen erhöhen. Bei körperlicher Bewegung sind, wenn auch deutlich seltener als früher, durch Skelettmuskelpotenzialfehlerkennung Fehlauslösungen möglich. Absturzgefährdetes Gelände soll prinzipiell für mindestens 6 Monate gemieden werden. Waren in diesem Zeitraum keine ICD-Interventionen notwendig, kann bei zusätzlich guter Leistungsfähigkeit in der Ergometrie ohne relevanten Rhythmusstörungen Bergsport in Bereichen ohne relevante Absturzgefahr in mittleren Höhen nach Aufklärung des Patienten über das Restrisiko vertretbar sein (individuelle Entscheidung, „shared decision making“). Nach einer adäquaten ICD-Therapie und anschließender Therapieoptimierung muss eine Wartezeit von 6 Monaten erneut eingehalten werden. Wird ein ICD aus primär-prophylaktischer Indikation implantiert, darf zunächst ohnehin kein Sport mit Armbeteiligung der betroffenen Seite in den ersten 6 Wochen nach Implantation durchgeführt werden. Absturzgefährdetes Gelände soll auch bei diesen Patienten für mindestens 3 Monate gemieden werden, danach individuelle Entscheidung gemeinsam mit dem Patienten, jedoch wird von Alpinklettern und Klettersteiggehen wegen des Restunfallrisikos durch eine ICD-Auslösung abgeraten. Dieses Risiko ist in einer Kletterhalle oder einem Klettergarten, aber auch beim Bouldern niedriger. Dennoch muss festgehalten werden, dass bei transvenösen Schrittmacher- oder ICD-Patienten generell der Klettersport ein Risiko für eine Elektrodendysfunktion mit sich bringt.

Erworbene Klappenerkrankungen

Die häufigsten, erworbenen, primären Klappenerkrankungen bei jüngeren Erwachsenen sind die Aortenklappenstenose (z. B. frühzeitige Degeneration einer bikuspiden Aortenklappe) und die Mitralklappeninsuffizienz (z. B. Mitralklappenprolapssyndrom). Generell werden Klappeninsuffizienzen während körperlicher Belastung besser toleriert als Klappenstenosen, die die Steigerung des Herzminutenvolumens stärker einschränken.

Aortenklappenstenose

Asymptomatische Patienten mit geringer oder mittelgradiger Stenose tolerieren mittlere Höhenlagen gut. Bei mittelgradiger Stenose wird eine Ergometrie empfohlen, bei einer sehr guten beschwerdefreien Leistungsfähigkeit sind Höhen bis ca. 4000 m möglich. Aber asymptomatische Patienten mit hochgradiger Aortenklappenstenose sollen intensive körperliche Belastungen generell vermeiden, es wird mittlerweile auch für diese Patientengruppe die frühzeitige Operation bzw. der frühzeitige transkutane Aortenklappenersatz empfohlen.

Primäre Mitralklappeninsuffizienz

Da der Schweregrad einer Mitralklappeninsuffizienz von Vor- und Nachlast abhängt, kann er sich unter körperlicher Belastung ändern. Jedoch gibt es keine Hinweise, dass Sport die Krankheitsprogression beschleunigt. Auch beschwerdefreie Patienten mit hochgradiger Insuffizienz mit normalem EKG und normaler Leistungsfähigkeit, hochnormaler LVEF (> 60 %) und normaler linksventrikulärer Größe ohne Hinweis für eine pulmonale Hypertonie dürfen uneingeschränkt Sport betreiben (Parati et al. 2018; Cornwell III et al. 2021; Pelliccia et al. 2021). Vor einem Aufenthalt in großen Höhen ist jedoch eine Stressechokardiografie mit körperlicher Belastung zur Beurteilung des systolischen Pulmonalarteriendruckes unter Belastung zu empfehlen.

Zustand nach Myokarditis

Prinzipiell soll bei Infekten eine Sportpause eingehalten werden und ein Training erst nach vollständiger Genesung nach ca. 2 Wochen in Abhängigkeit von Schweregrad und Verlauf der Infektion wieder begonnen werden. Nach einer nachgewiesenen Myokarditis (z. B. in der Kernspintomografie des Herzens) besteht unabhängig von der LVEF ein Sportverbot für 3 Monate und 6 Monate für Wettkampfsport (Pelliccia et al. 2021). Lange hochalpine Westalpentouren sind bezüglich körperlicher Belastung durchaus mit Wettkampfsport vergleichbar. Bergsport ohne Einschränkungen ist wieder erlaubt bei einer normalen Ventrikelfunktion, normalem Ruhe- und Langzeit-EKG und einer normalen Ergometrie.

Persistierendes Foramen ovale (PFO)

Bei ca. 25 % aller Menschen verwachsen das Septum primum und Septum secundum des Vorhofseptums nach der Geburt nicht. Dadurch entsteht eine Art „Klappe" zwischen beiden Vorhöfen, die unter bestimmten hämodynamischen Bedingungen einen Rechts-Links-Shunt-Blutfluss über diesen vorübergehend offenen Kanal erlaubt. Durch den mit zunehmender Höhe steigenden Druck im kleinen Kreislauf kann prinzipiell die Häufigkeit derartiger Ereignisse zunehmen. Ein Screening für das Vorliegen eines PFO vor Höhenaufenthalten wird nicht generell empfohlen. Bei Personen mit einem Höhenlungenödem ohne offensichtliche Erklärung für dessen Auftreten ist ein Ausschluss eines PFO aber vor einem neuerlichen Höhenaufenthalt sinnvoll, da es Berichte gibt, dass ein PFO das Auftreten eines Höhenlungenödems begünstigt (Rögla et al. 2007). Es gibt aber keine Daten bezüglich des Nutzens eines prophylaktischen interventionellen PFO-Verschlusses zur Verhinderung einer neuerlichen Höhenerkrankung. Eine prophylaktische Gabe von niedrig dosierter Acetylsalizylsäure (100 mg/Tag) während des Höhenaufenthaltes ist eine Option, um das Risiko von paradoxen Embolien zu reduzieren (Kurdziel et al. 2016).

Analoge Überlegungen gelten für Personen mit kleinen, hämodynamisch nicht wirksamen Vorhofseptumdefekten und anderen hämodynamisch nicht wirksamen Rechts-Links-Shunts (z. B. intrapulmonalen Shunts).

21.3.2 Lungenerkrankungen

Prinzipielle Probleme bei Patienten mit Lungenerkrankungen in der Höhe sind die Zunahme des Pulmonalarteriendruckes und die Zunahme der Häufigkeit der zentralen Schlafapnoe mit nächtlichen Sauerstoffsättigungsabfällen. Zusätzlich können Kälte und Lufttrockenheit insbesondere belastungsabhängige Asthmabeschwerden verschlechtern. Bei Patienten mit chronischer bronchialer Obstruktion kann sich durch den Höhenaufenthalt die Sauerstoffsättigung stärker als bei Gesunden vermindern. Nächtliche Sauerstoffsättigungsabfälle durch zentrale Schlafapnoe in der Höhe sind ebenso zu berücksichtigen (Luks und Hackett 2022).

Asthma bronchiale

Da Asthma eine häufige Erkrankung ist, wird oft die Frage gestellt, ob eine asthmatische Vorerkrankung ein Problem für einen Höhenaufenthalt darstellt. Dabei ist zu berücksichtigen, dass die bronchiale Obstruktion durch Kälte, Anstrengung, Hypoxie, Hypokapnie und vermehrte Ventilation zunehmen kann.

Alle diese Punkte können prinzipiell zur Verschlechterung von Asthma bronchiale führen. Positiv für Asthmatiker ist dagegen, dass die Allergendichte (Pollenflug, Hausstaubmilben) in der Höhe deutlich abnimmt. Zudem vermindert sich auch die Feinstaubbelastung.

Asthmatiker können daher durchaus in große und extreme Höhen vorstoßen, allerdings müssen die Patienten in Bezug auf ihre Erkrankung gut geschult werden. Denn, wenn auch gezeigt werden konnte (Cogo et al. 2004), dass bei Asthmatikern keine vermehrten Exazerbationen in der Höhe auftreten, so besteht doch das Risiko einer zunehmenden bronchialen Obstruktion. Aus diesem Grund sollte eine regelmäßige Peak-Flow-Messung erfolgen, allerdings nur mit Geräten mit turbinometrischem Messverfahren, da die klassischen Peak-Flow-Meter den Atemfluss in größerer Höhe oder Kälte unterschätzen.

Darüber hinaus sollen die Patienten im Umgang mit ihrer Notfallmedikation (z. B. inhalative Betamimetika ± kurz wirksamer Muskarinantagonisten, Prednisolon [2-mal 20–30 mg Prednisolon p.o. über maximal 5 Tage]) geschult sein (ggf. auch zusätzliche Sauerstoffgabe in Notfallsituationen, falls möglich). Günstig ist es, Pulverinhalatoren mit einer Kombination aus inhalativem Steroid (z. B. Beclometason, Budesonid, Fluticason) und Formoterol als Basis- und Bedarfstherapie mitzuführen, da deren Deposition auch in größerer Höhe im Gegensatz zu Druckgasinhalatoren nicht reduziert ist (Luks und Swenson 2007).

Chronisch obstruktive Atemwegserkrankungen (COPD)

Patienten mit chronisch obstruktiven Atemwegserkrankungen werden in der Regel nicht von selbst den Wunsch äußern, höher als in mittlere Höhen aufzusteigen, besonders wenn dies mit körperlicher Anstrengung verbunden ist. Diese Patienten sind sich ihrer krankheitsbedingten Limitation sehr wohl bewusst. Folglich gibt es auch keine Studien, die diese Fragestellung wirklich untersucht haben (Luks und Swenson 2007). Bezogen auf Studien zur Flugtauglichkeit, bei denen die Hypoxieeffekte in einer Höhe von 2348 m untersucht wurden, zeigte sich, dass ab einer Einsekundenkapazität (FEV_1) von unter 50 % bzw. ab einem paO_2 von etwa 70 mmHg auf Meereshöhe ein vermehrtes Risiko besteht, in dieser Höhe eine relevante Hypoxie zu entwickeln. Je nach Studie konnte aber auch gezeigt werden, dass die meisten dieser Patienten Hypoxie sehr gut tolerieren und die Patienten nur selten symptomatisch werden.

Es erscheint sinnvoll, Patienten mit einem FEV_1 unter 50 % vom Soll bzw. mit spirometrisch nachgewiesenem Bronchialkollaps von einem Höhenaufenthalt über 2500 m abzuraten, wenn dieser mit körperlicher Anstrengung verbunden ist. Ein kurzfristiger Aufenthalt mit der Seilbahn ohne Anstrengung, z. B.

auf dem Jungfraujoch oder ähnlich hoch gelegenen Urlaubszielen, erscheint vertretbar, insbesondere wenn ein rascher Abstieg gewährleistet werden kann. Sollte dies nicht möglich sein, z. B. bei hoch gelegenen Zielflughäfen wie La Paz oder Lhasa, muss davon abgeraten werden, bzw. wenn der Aufenthalt unvermeidbar ist, ggf. die Gabe von Sauerstoff während des Aufenthaltes möglich sein. Hierzu bieten sich insbesondere tragbare Sauerstoffkonzentratoren an, die auf Batteriebasis funktionieren und für den Urlaub ausgeliehen werden können (Fischer et al. 2013).

Darüber hinaus sollen auch diese Patienten, ähnlich wie Asthmatiker, in der Therapie einer Exazerbation geschult werden, d. h. ein Notfallplan für den Gebrauch von kurz wirksamen Bronchodilatatoren, Prednisolon (2-mal 20–30 mg Prednisolon p.o. über maximal 5 Tage), Antibiotika und evtl. Theophyllin als hilfreiches Reservemittel sollte vorhanden sein (zusätzlich auch Sauerstoffgabe bei Notfällen, falls möglich). Die Schwelle, ab der die Notfallmedikation eingesetzt wird, sollte entsprechend niedriger angesetzt werden.

Interstitielle Lungenerkrankungen

Patienten mit restriktiven oder interstitiellen Lungenerkrankungen sind auch durch vermehrte Ventilation oft nicht in der Lage, ihre Oxygenierung zu verbessern. Entsprechend sind diese Patienten bei Höhenaufenthalten durch die auftretende Hypoxämie besonders gefährdet (Luks und Swenson 2007). Höhen über 2500 m sind ungeeignet, besonders bei relevanter Diffusionseinschränkung. Ist dies nicht zu vermeiden, muss Sauerstoff während der Reise z. B. in portablen Sauerstoffkonzentratoren mit Zusatzbatterien mitgeführt werden.

21.3.3 Anämien

Jede Verringerung im Hämoglobingehalt des Blutes verringert den zur Verfügung stehenden Sauerstoffgehalt des Blutes. Entsprechend besteht bei Patienten mit ausgeprägten Anämien das Risiko für das Auftreten von durch Hypoxie verursachten Beschwerden (z. B. Angina pectoris, Symptome einer zerebralen Hypoxie) auch bei Aufenthalten in mittleren und besonders in großen Höhen. Vor einem Höhenaufenthalt sollte eine Anämie so gut als möglich behandelt werden (z. B. Blutungsquelle sanieren, Eisenmangel oder Folsäuremangel ausgleichen, Erythropoetingabe bei chronischer Niereninsuffizienz). Bei einer im mitteleuropäischen Raum seltenen Sichelzellenanämie ist zu beachten, dass Höhenaufenthalte > 2500 m die Gefahr einer hämolytischen Krise mit sich bringen können (Luks und Hackett 2022). Bei chronischen hämatologischen Erkrankungen ist die medikamentöse Korrektur der Anämie oft nur bedingt möglich, ein Hämatokrit-Mindestwert von mindestens 20 % wird auch für einen passiven Höhenaufenthalt empfohlen. Sollte eine Reise trotzdem bei Unterschreiten dieses Wertes nicht vermieden werden können, muss ggf. sogar eine prophylaktische Bluttransfusion in Erwägung gezogen werden. Nicht vergessen sollte man, dass auch für Gesunde ein ausreichender Eisenspeicher notwendig ist, um eine Polyglobulie in der Höhe aufbauen zu können. Dies ist besonders bei prämenopausalen Frauen zu beachten, und ggf. ist eine prophylaktische Eisensubstitution vor einem Höhenaufenthalt notwendig.

21.3.4 Zustand nach Thrombose oder Pulmonalembolie

Innerhalb von 3 Monaten nach einem thromboembolischen Ereignis wird von Aufenthalten in großen Höhen abgeraten (Luks und Hackett 2022). Üblicherweise werden Patienten auf eine sog. direkte orale Antikoagulanzientherapie eingestellt. Regelmäßige Kontrollen der Gerinnung sind bei dieser Therapie nicht notwendig und Änderungen in der Nahrungszusammensetzung beeinflussen den Therapieeffekt nicht. Die laufende Therapie soll während des Höhenaufenthaltes unverändert fortgesetzt werden. Liegt das Ereignis länger zurück und die orale Antikoagulation wurde bereits beendet, muss diese nicht für den Höhenaufenthalt wieder begonnen werden, weil es keine eindeutige Evidenz für ein erhöhtes Thromboserisiko in der Höhe gibt (Treml et al. 2022), insbesondere für Höhen < 4000 m. Auf eine ausreichende Flüssigkeitszufuhr ist aber zu achten.

21.3.5 Adipositas

Patienten mit einem erhöhten Body-Mass-Index (BMI > 25) haben ein erhöhtes Risiko, an akuter Bergkrankheit zu erkranken (Wu et al. 2007b). Bei sehr adipösen Patienten ist die erforderliche Steigerung des Atemminutenvolumens in der Höhe erschwert, oft liegt auch zusätzlich ein Schlaf-Apnoe-Syndrom vor, das sich unter Hypoxie verschlechtert. Häufig bestehen auch noch eine arterielle Hypertonie oder ein Diabetes mellitus. In Summe müssen für eine Höhenfreigabe dieser Patienten alle Begleiterkrankungen berücksichtigt werden, prinzipiell wurde aber für Patienten mit metabolischem Syndrom der Nutzen eines Bergurlaubes in mittleren Höhenlagen gezeigt (Schobersberger et al. 2003; Mair et al. 2008).

21.3.6 Diabetes mellitus

Die sehr erfreulichen Fortschritte im Management der Patienten mit Diabetes mellitus ermöglichen, ein normales Leben zu führen, Wettkampfsport zu betreiben und alpinistische Höchstleistungen bis hin zur Besteigung des Mount Everest von Typ-1-Diabetikern (Hillebrandt et al. 2023; Koufakis et al. 2022). Generell sind sportliche Personen mit Diabetes mellitus Typ 1 in der Regel perfekt im Management ihrer Erkrankung geschult und haben meist noch keine Folgeerkrankungen. Im Gegensatz dazu müssen bei Patienten mit Diabetes mellitus vom Typ 2 die Erkrankungsursachen und -folgen für eine Höhenfreigabe berücksichtigt werden.

Die Glukosestoffwechselstörung an sich beeinträchtigt die Anpassung an die Höhe oder die Leistungsfähigkeit nicht. Inwieweit der Insulinbedarf mit zunehmender Höhe und/oder körperlicher Anstrengung steigen oder sinken wird, kann nicht eindeutig vorhergesagt werden. Die verfügbaren Daten unterscheiden sich stark, insbesondere auch aufgrund des Aufstiegsprofils und der körperlichen Belastung. Bei Diabetikern wird die prophylaktische Therapie mit Dexamethason im Expeditionsbergsteigen nicht empfohlen (Hillebrandt et al. 2023).

Für Patienten mit Diabetes mellitus Typ 1 sind daher einige praktische Punkte von Bedeutung:

- Wechselnder Kalorienbedarf pro Tag je nach Aufstiegsroute.
- Wechselnder Insulinbedarf je nach körperlicher Anstrengung und zugeführter Nahrung (Gefahr der Ketoazidose bei Typ-1-Diabetikern).
- Kälte und Hypoxie können Insulinpumpen und Blutzuckermesssysteme beeinflussen. Ein Notfallplan bei Versagen der Insulinpumpe oder der Blutzuckermessgeräte muss erstellt werden.

Daher müssen Typ-1-Diabetiker vor dem Bergsport optimal geschult sein. Die Verwendung von kurz wirksamen Insulinen ist zu bevorzugen, wobei auf die erlaubte Lagerungstemperatur des Insulins zu achten ist und ein ausreichender Vorrat an Ersatzinsulin mitgeführt werden muss. Die Verwendung von Insulinpumpen wird zumindest in Studien zur Flugtauglichkeit kritisch gesehen: Durch den Druckunterschied können sich in den Pumpen Blasen bilden, die dann Hypoglykämien hervorrufen können, weil zu schnell zu viel Insulin abgegeben wird. Dennoch waren mit diesen Systemen unter Beachtung von Vorsichtsmaßnahmen erfolgreiche Besteigungen des Aconcagua (6960 m) möglich (Hillebrandt et al. 2023). Zur Messung des Blutzuckers empfehlen sich Geräte nach der Glukose-Dehydrogenase-Methode, diese scheinen verlässlicher in der Höhe zu messen. Kontinuierliche Blutzuckersensoren scheinen in der Höhe und Kälte etwas ungenauer zu messen, können aber für die Blutzuckereinstellung trotzdem verwendet werden (Pavela et al. 2018). Es ist auf jeden Fall sinnvoll, dass Patienten mit Diabetes mellitus während des Bergaufenthaltes eher Hyperglykämien akzeptieren als Hypoglykämien, die Blutzuckerwerte sollten daher eher am oberen Rand des Erlaubten gehalten werden (z. B. orale Antidiabetika reduzieren oder sogar pausieren). Es ist zu beachten, dass Acetazolamid das Risiko einer Ketoazidose erhöht und daher nicht prophylaktisch genommen werden soll (Hillebrandt et al. 2023). Es kann schwierig sein, die Symptome einer Hypoglykämie von einer Höhenerkrankung abzugrenzen. Zur raschen Therapie von Hypoglykämien müssen immer rasch wirksame Glukosequellen und Glukagon mitgeführt werden. Bei Touren ohne die Möglichkeit einer raschen ärztlichen Hilfe sollten Tests zur Bestimmung der Ketonkörper im Blut mitgeführt werden, um bei einer klinischen Verschlechterung einen Insulinmangel rascher diagnostizieren zu können. Zudem ist es wichtig, dass die Tourenbegleiter über mögliche Notfallsituationen und -maßnahmen informiert und in diesen geschult sind.

21.3.7 Gastrointestinale Erkrankungen

Eine Höhenexposition kann bereits in moderaten alpinen Höhenlagen, aber v. a. in großen und extremen Höhen mit gastrointestinalen Problemen einhergehen. Die Verdauungsfunktion wird durch viele Faktoren beeinflusst, wie eine veränderte Ernährung, Resorptionsstörungen, eine prophylaktische Medikamenteneinnahme, vermehrte Keimbelastung in Wasser und Nahrung mit Übelkeit, Erbrechen, Diarrhö und gastrointestinaler Blutung als mögliche Folgen. Während des Baus der Eisenbahnlinie von Golmud nach Lhasa konnte gezeigt werden, dass ab einer Höhe von 3500 m die Inzidenz von Bluterbrechen, Teerstuhl oder Hämatochezie bei etwa 0,5 % lag (Wu et al. 2007a). Zudem konnten gastrointestinale Veränderungen im Sinne einer Gastritis oder Duodenitis festgestellt werden (Pawar et al. 2018). Daher sollten nichtsteroidale Antiphlogistika nur mit Vorsicht eingenommen werden, und, falls die Einnahme notwendig ist, wird die zusätzliche prophylaktische Gabe von Protonenpumpeninhibitoren empfohlen.

Vor einem längeren geplanten Bergaufenthalt sollten abdominelle Hernien operativ saniert werden, dies gilt auch für perianale Abszesse oder Analfissuren. Patienten mit chronisch entzündlichen Darmerkrankungen benötigen auch in einer stabilen Krankheitsphase einen Notfallplan im Falle einer akuten Verschlechterung, von langen Aufenthalten in Regionen mit eingeschränkten medizinischen Versorgungsmöglichkeiten ist abzuraten.

21.3.8 Lebererkrankungen

Ein in der Höhenliteratur nicht beachtetes Organ ist die Leber. Es gibt nur sehr wenige epidemiologische Studien zu Leberzirrhosepatienten, die permanent in Höhenlagen wohnen. Personen mit chronischen Lebererkrankungen können in einer stabilen Krankheitsphase auch den Wunsch eines Höhenaufenthaltes äußern. Höhenphysiologisch ist die Reaktion der Leber kaum untersucht. Die vorliegenden Daten beschreiben einen erhöhten hepatischen Blutfluss ab 3400 m und 5000 m (Luks und Swenson 2015). Allerdings kommt es in der gesunden Leber zu keinem Anstieg der Leberenzyme sowie zu keinen Veränderungen im Zytochrom-P450-System oder in Parametern der Lebersynthesefunktion.

Auch Patienten mit fortgeschrittener Leberzirrhose oder hepatischem Hydrothorax werden aufgrund der klinischen Symptomatik in der Regel nicht den Wunsch äußern, höher als in mittlere Höhen aufzusteigen, besonders wenn dies mit körperlicher Anstrengung verbunden ist. Jedoch können Personen mit Lebererkrankungen bereits eine manifeste Leberzirrhose aufweisen, die im kompensierten Stadium die Lebensqualität kaum beeinträchtigt. Für das Reisen in große Höhenlagen bedarf es allerdings einer sorgfältigen Voruntersuchung. Auch jeder Leberzirrhosepatient im kompensierten Stadium soll vor einer längeren Reise und einem Höhenaufenthalt eine Gastroskopie und eine Sonografie zur Evaluierung des Ösophagusvarizenstatus, sowie dem Ausschluss eines Aszites und eines Hydrothorax durchführen lassen.

Bei einer kompensierten Leberzirrhose im Stadium CHILD Pugh Score A ist das Risiko für Höhenerkrankungen nicht erhöht. Einer besonderen Aufmerksamkeit bedarf es v. a. bei Patienten mit hepatopulmonalem oder portopulmonalem Syndrom.

Portopulmonale Hypertension (PoPH): Während die Diagnose der portalen Hypertonie meist klinisch und sonografisch erfolgt, ist für die Diagnose der PoPH eine Rechtsherzkatheter-Untersuchung notwendig. Eine PoPH liegt definitionsgemäß vor, wenn der mittlere pulmonal-arterielle Druck (mPAP) in Ruhe ≥ 25 mmHg beträgt und ein erhöhter pulmonal-vaskulärer Widerstand (> 240 $dyn \times s \times cm^{-5}$, 3 Wood-Einheiten) bei gleichzeitigem Vorliegen einer portalen Hypertension gefunden wird. Ursachen der PoPH sind eine massive Vasodilatation und Shunts der pulmonalen (kapillären und präkapillären) Gefäße infolge eines Gefäßremodellings. Es handelt sich dabei um einen durch Stickstoffmonoxid (NO) vermittelten Mechanismus (Fritz et al. 2013; Rodriguez-Roisin und Krowka 2008), der durch Endothelin und hochregulierte endotheliale NO-Synthasen vermittelt wird. Es konnte gezeigt werden, dass bei Leberzirrhosepatienten NO in der Exspirationsluft erhöht ist. Der Oxygenierungsstörung liegen somit eine Vasodilatation einerseits und eine Rechts-Links-Shunt-Bildung andererseits zugrunde. Ursächlich werden vermehrte Scherkräfte im kleinen Kreislauf im Rahmen der hyperdynamen Kreislaufsituation bei Leberzirrhose angenommen. Vermutlich sind auch vasoaktive Substanzen aus dem Splanchnikusgebiet beteiligt, die nicht wie sonst üblich von der Leber abgebaut werden.

Daher ist anzunehmen, dass PoPH-Patienten in der Höhe ein erhöhtes Risiko für ein Höhenlungenödem und eine eingeschränkte rechtsventrikuläre Funktion aufweisen (Luks und Swenson 2015).

Hepatopulmonales Syndrom: Das hepatopulmonale Syndrom bei chronischen Lebererkrankungen ist definiert als Hypoxämie durch pulmonale mikrovaskuläre Vasodilatation bei Patienten mit portaler Hypertonie. Die genaue Pathophysiologie ist unbekannt, vermutet wird eine erhöhte hepatische Produktion oder ein verminderter hepatischer Abbau von Vasodilatatoren. Das erhöhte Herzzeitvolumen resultiert in einer Hypoxämie durch Hyperperfusion im Verhältnis zur Ventilation. Die Diagnose erfolgt mittels Pulsoxymetrie und Kontrastechokardiografie. Die Personen zeigen eine reduzierte Leistungsfähigkeit, die sich in der Höhe durch Zunahme der Hypoxämie verschlechtert. Bei schweren Formen sind Höhenaufenthalte ohne die Möglichkeit des raschen Abstieges durch eine Talfahrt kontraindiziert.

Weitere Risiken von Leberzirrhosepatienten bei einem Höhenaufenthalt:

- Leberzirrhosepatienten haben meist eine chronische Anämie (Abschn. 21.3.3) unterschiedlicher Genese und eine dadurch bedingte eingeschränkte Sauerstofftransportkapazität und Leistungsfähigkeit. Zudem gibt es mehrere Fallbeispiele von akuten Ösophagusvarizenblutungen bei Langstreckenflügen, allerdings gibt es kaum Literatur dazu bei Höhenbergsteigern.

- Durch die Immunsuppression infolge der Leberfunktionsstörung besteht eine erhöhte Infektanfälligkeit, insbesondere für Pneumonien bei Höhenaufenthalten.
- Die Hypalbuminämie erhöht das Risiko eines interstitiellen Lungenödems bereits in normobarer Umgebung.
- Bei Patienten mit einer schweren Lebererkrankung findet sich meist zusätzlich kombiniert eine Niereninsuffizienz. Daraus resultiert eine verzögerte Medikamentenelimination.

21.3.9 Schilddrüsenerkrankungen

Schilddrüsenerkrankungen sind in der Bevölkerung recht häufig, ein unmittelbarer negativer Einfluss für einen Höhenaufenthalt ist nicht bekannt. Eine Schilddrüsenhormonbestimmung vor einem Höhenaufenthalt ist anzuraten, und eine Therapie entsprechend den Befunden durchzuführen.

21.3.10 Chronische Nierenerkrankungen

Geringe und moderate Nierenfunktionsstörungen finden sich häufig als Begleiterkrankungen und beeinflussen die Freigabe für Höhenaufenthalte üblicherweise nicht (Luks et al. 2008). Es sollte jedoch insbesondere die Kombination von Dehydrierung und Einnahme von nichtsteroidalen Schmerzmitteln wegen der Gefahr der Nierenfunktionsverschlechterung vermieden werden. Schwere chronische Nierenfunktionsstörungen führen zu einer chronischen Anämie trotz Erythropoetin-Substitutionstherapie. Naturgemäß kann die Erythropoese in der Höhe nicht weiter gesteigert werden und daher ist von länger dauernden Höhenaufenthalten abzuraten. Mittlere Höhen und kurze Aufenthalte auch > 3000 m (z. B. Seilbahnfahrt) sind normalerweise unproblematisch, falls keine zusätzlichen, höheneinschränkenden, relevanten kardiovaskulären Begleit- oder Folgeerkrankungen der Niereninsuffizienz vorliegen.

21.3.11 Besonderheiten bei Personen mit einer malignen Tumorerkrankung

Das Auftreten einer Tumorerkrankung bedeutet nicht automatisch, dass die betroffene Person im Rahmen ihrer Möglichkeiten nicht Bergsport betreiben darf. Ganz im Gegenteil: Sport hat mittlerweile eine etablierte Rolle im Rahmen der Rehabilitation onkologischer Patienten. Welche Belastungen und Höhen möglich sind, hängt von der Grunderkrankung ab. Tumorerkrankungen und die notwendigen Chemo- oder Strahlentherapien sowie eine begleitende orale Steroidtherapie können die kardiale und muskuläre Leistungsfähigkeit deutlich beeinträchtigen, sodass eine Ergometrie und Echokardiografie sinnvoll sind, um die Möglichkeiten einzuschätzen. Bei Patienten mit Lungentumoren kann zusätzlich das Lungenvolumen durch Resektion bis zur Hälfte der Vitalkapazität verringert sein. Dies führt zu einer Verminderung der Hyperventilationsfähigkeit und zu einer Verringerung der Diffusionsfläche. Sobald mehr als ein Drittel der Vitalkapazität fehlt, sollte für Höhen über 2500 m eine Höhentauglichkeitsuntersuchung erfolgen. Dies kann entweder direkt durch passiven Transport mit der Seilbahn in Höhen zwischen 2500 und 3000 m erfolgen oder mittels Einatmens eines hypoxischen Gasgemisches (F_iO_2 0,14–0,15) über mindestens 30 min. Solange die Sauerstoffsättigung über 85 % liegt, darf davon ausgegangen werden, dass diese Höhe toleriert wird. Für größere Höhen sollten Vitalkapazität und Einsekundenkapazität mindestens 60–70 % vom Sollwert betragen. Zusätzlich können Chemotherapien oder Bestrahlungen im Thoraxbereich zu einer Einschränkung der Diffusionskapazität führen. Werte unter 70 % vom Soll bedeuten eine relevante Einschränkung, die auch durch Hyperventilation nicht ausgeglichen werden kann. Reisen in Höhen über 2500 m sind in diesem Fall nicht zu empfehlen.

Tumorerkrankungen oder Tumortherapien führen oft zu einer chronischen Anämie mit einer zusätzlichen Einschränkung der Sauerstofftransportkapazität. Daher ist für Höhenaufenthalte auch auf einen ausreichenden Hämoglobinwert zu achten. Wie viel ausreichend ist, lässt sich jedoch nur grob abschätzen. Für Höhen bis 2500 m sollte ein Hb von 10 g/dl ausreichen, zwischen 2500 m und 4000 m sollte der Hb bei 12 g/dl, bei größeren Höhen nicht unter 13 g/dl liegen. Hauptursache aller Höhenkrankheiten ist eine nicht ausreichende Oxygenierung. Daher ist nicht nur bei Patienten mit Krebserkrankungen auf eine ausreichende Vitalkapazität, Diffusionskapazität und Sauerstofftransportkapazität zu achten.

Vermutlich haben Patienten mit zerebralen Tumorerkrankungen oder bei Zustand nach Schädelbestrahlung ein erhöhtes Risiko für das Auftreten der akuten Bergkrankheit oder eines Höhenhirnödems (Falla et al. 2021). In diesem Fall ist eine Bildgebung vor Reiseantritt zu empfehlen, um zumindest ein bereits vorhandenes perifokales Hirnödem auszuschließen. Patienten mit zerebralen Raumforderungen wird von Aufenthalten in großen Höhen abgeraten (Falla et al. 2021). Bei einzelnen gutartigen zerebralen Raumforderungen (z. B. Meningeom) kann aber Bergsport nach individueller Beratung durch Experten möglich sein.

Chemotherapie oder eine Kortikoiddauertherapie können das Risiko einer Gastritis erhöhen. Da dies auch für einen längeren Höhenaufenthalt gilt, sollten Patienten nach Chemotherapie oder unter oralen Steroiden einen Protonenpumpeninhibitor ab Höhen über 2500 m prophylaktisch einnehmen. Für längere Auslandsbergreisen ist darüber hinaus zu prüfen, ob die Immunabwehr durch stattgehabte Chemotherapie eingeschränkt ist oder die Erkrankung selbst zu einer Infektanfälligkeit führt. Daher ist prinzipiell von länger dauernden Höhenaufenthalten unter höher dosierter, oraler Steroidtherapie eher abzuraten, da auch mögliche zerebrale Höhenkomplikationen („acute mountain sickness“ [AMS], „high altitude cerebral edema“ [HACE]) durch zusätzliche Steroidgabe möglicherweise nicht mehr ausreichend therapiert werden können. Eventuell notwendige Tot- oder Lebendimpfungen müssen ebenfalls geplant und die Gabe entsprechend angepasst werden.

21.3.12 Zustand nach Transplantation

Im stabilen Zustand bei guter Organfunktion sind diese Patienten nach Ende der operationsbedingten Einschränkungen prinzipiell nach einigen Monaten höhentauglich, falls keine relevanten zusätzlichen Schädigungen anderer Organe vorliegen. Sportlich aktive transplantierte Patienten sind normalerweise sehr gut im Monitoring und Management ihrer Organfunktion und immunsupprimierenden Therapie geschult.

Patienten nach Transplantation mit einem Calcineurininhibitor zur Immunsuppression, haben ein erhöhtes Risiko für eine arterielle Hypertonie. Eine erhöhte Infektanfälligkeit und entsprechende prophylaktische Maßnahmen (z. B. Impfungen) sind zu beachten. Wie bereits erwähnt, kann bei Steroiddauertherapie die zusätzliche Gabe von Dexamethason zur Therapie der Höhenerkrankung weniger effektiv sein. Es waren aber beispielsweise erfolgreiche Besteigungen des Kilimanjaro durch stabile organtransplantierte Patienten unter ärztlicher Begleitung möglich.

Es gibt 2 publizierte Fallbeispiele von erfolgreich lebertransplantierten Patienten und ihrem positiven Langzeitergebnis bei tibetischen Bewohnern, die > 4000 m leben (Dou et al. 2010; Jin et al. 2009). Eine Einzelstudie hat untersucht, ob nach einer Lebertransplantation bei unauffälliger kardiopulmonaler Funktion ohne residualer portopulmonaler oder hepatopulmonaler Hypertension ein Höhenaufenthalt sicher ist. Dabei wurde kein Unterschied gefunden zwischen 6 mit Tacrolimus immunsupprimierten, lebertransplantierten Patienten und 15 Kontrollprobanden hinsichtlich ihrer Leistungsfähigkeit, der Sauerstoffsättigung, der AMS-Inzidenz und des Gipfelerfolges während eines Aufstiegs auf 5895 m (Pirenne et al. 2004).

Bei Zustand nach einer Herztransplantation ist zu beachten, dass primär ein denerviertes Herz ohne Versorgung durch sympathische und parasympathische Nervenfasern vorliegt, weil diese durchtrennt wurden. Dies führt zu einem erhöhten Ruhepuls und langsameren Herzfrequenzanstieg unter Belastung und einer beeinträchtigten Regulation des koronaren Blutflusses. Dennoch sind auch herztransplantierte Patienten zu sportlichen Hochleistungen fähig. Für Höhenaufenthalte ist zu beachten, dass als Restzustand der vorbestehenden kardialen Erkrankung noch eine pulmonale Hypertonie vorliegen kann und ausgeschlossen werden soll. Vor einem Höhenaufenthalt sind daher eine Echokardiografie und eine Ergometrie notwendig.

21.4 Neurologische Symptome und neurologische Vorerkrankungen

21.4.1 Kopfschmerzen und Migräne

Kopfschmerzen sind häufig in der Allgemeinbevölkerung und treten vermehrt beim Höhenbergsteigen auf. Sie sind zudem das Leitsymptom der akuten Höhenkrankheit. Daher ist zu erwarten, dass bei Personen, die im Alltag über häufige Kopfschmerzen klagen, diese auch während eines Höhenaufenthaltes, insbesondere bei Anstrengungen, auftreten können (Falla et al. 2021).

Migräne ist ebenso eine häufige Erkrankung, die Diagnose soll jedoch von einem Neurologen bestätigt werden (▶ Kap. 25). Hypoxie kann einen Migräneanfall triggern, daher soll jeder Migränepatient darüber informiert werden, dass sich seine Beschwerden in der Höhe verschlechtern können (sowohl Häufigkeit als auch Intensität der Kopfschmerzen). Darüber hinaus ist berichtet worden, dass Migränepatienten während einer Höhenexposition den Ablauf der Migräne anders erleben können. Bei länger andauernden Höhenaufenthalten ist eine prophylaktische Medikamenteneinnahme sinnvoll, falls keine Dauertherapie besteht. Ein individuell nachweislich wirksames Medikament und ein weiteres zur möglichen Vorbeugung (z. B. Flunarizin oder Amitryptylin) sollen mitgeführt werden (Angelini et al. 2021). Vermutlich haben Patienten mit Migräne ein etwas erhöhtes Risiko, eine akute Bergkrankheit zu erleiden. Es kann schwierig sein, die auftretenden Kopfschmerzen als Symptom der Höhenerkrankung von Migränebeschwerden abzugrenzen. Bei Migräne mit atypischer oder verlängerter Aura ist vor einem längeren Aufenthalt in großen Höhen eine neurologische Kontrolle und ggf. eine weitere Abklärung notwendig (Angelini et al. 2021).

21.4.2 Epileptischer Anfall und Epilepsie

Epileptische Anfälle können sehr selten auch bei Patienten ohne bekannte Epilepsie oder neurologische Grunderkrankung in großen Höhen durch verschiedene Ursachen (z. B. Hypoxie, respiratorische Alkalose, Schlafentzug, Elektrolytstörungen, Hypoglykämie) oder deren Kombination auch ohne akute Höhenerkrankung ausgelöst werden. Wird nach einem einmaligen Anfall eine neurologische Grunderkrankung ausgeschlossen, besteht keine Kontraindikation für weitere Berg-, Trekking- oder Klettertouren, wenn Alkohol vermieden wird und Vorsichtsmaßnahmen eingehalten werden, um mögliche Trigger zu reduzieren (Angelini et al. 2021; Küpper et al. 2014). Eine Karenzfrist für Aktivitäten mit Absturzgefahr von 3 Monaten nach einem provozierten und von 6 Monaten nach einem nichtprovozierten Anfall soll jedoch eingehalten und das von der geplanten Aktivität abhängige Unfallrisiko durch ein Rezidiv eines Anfalles berücksichtigt werden. Aufenthalte > 3500 m erfordern generell 6 Monate Anfallsfreiheit.

Bei bekannter, gut eingestellter Epilepsie mit seltenen Anfällen und Medikamentenspiegeln im therapeutischen Bereich ist eine Tour in mittlere Höhen möglich. Problematisch sind Klettern, Klettersteige und Touren in absturzgefährdetem Gelände. Diesbezüglich ist eine Risikoabwägung im Einzelfall notwendig. Die Patienten sollten mindestens 2 Jahre anfallsfrei sein. Risikoärmer sind fokale Anfälle ohne Bewusstseinsverlust. Das gilt auch vor Aufenthalten in großen Höhen, wobei zusätzlich eine zerebrale Raumforderung als Ursache der Epilepsie ausgeschlossen sein muss. Die Standardmedikation muss fortgeführt werden. Vorsicht ist gegeben bei gleichzeitiger Gabe anderer Medikamente, besonders Carbamazepin und Valproat sind sehr interaktionsanfällig. Eine Notfallmedikation soll mitgeführt, und der Bergführer und die Tourenpartner müssen über die Erkrankung informiert werden.

21.4.3 Schlaganfall, transitorisch-ischämische Attacke (TIA)

Über TIA und ischämische Schlaganfälle wurde auch bei Höhenbergsteigern ohne Vorerkrankungen berichtet. Sie werden vermutlich durch eine Kombination einer Polyzythämie, einer Dehydrierung, eines prothrombotischen Zustandes, einer endothelialen Dysfunktion oder einer gestörten zerebralen vaskulären Autoregulation verursacht (Zhu et al. 2021; Liu et al. 2021). Nach einem Schlaganfall kommt es zu einer relevanten Veränderung der zerebralen Vasoregulation. Daher wird nach einer TIA oder einem ischämischen oder hämorrhagischen Insult selbst bei vollständiger Rückbildung der Ausfälle und guter Kontrolle der kardiovaskulären Risikofaktoren von einem Höhenaufenthalt für mindestens 3 Monate abgeraten (Falla et al. 2021; Parati et al. 2018). Zusätzlich müssen selbstverständlich relevante sporteinschränkende neurologische Restdefizite nach einem Insult und häufige Begleiterkrankungen, wie z. B. Diabetes mellitus, arterielle Hypertonie, koronare Herzerkrankung oder Herzinsuffizienz, für die Bergsportfreigabe berücksichtigt werden. Wie bei allen relevanten Vorerkrankungen sollen Bergtouren generell nicht ohne Begleitung unternommen werden.

21.4.4 Sonstige neurologische Erkrankungen

Personen mit unbehandelten Hochrisiko-Malformationen zerebraler Gefäße (z. B. Aneurysma, arteriovenöse Gefäßmalformation) oder Amyloidangiopathie sollen große Höhen wegen des Anstieges des arteriellen Blutdruckes und des dadurch erhöhten Blutungsrisikos meiden (Angelini et al. 2021; Falla et al. 2021).

Vorübergehende globale Amnesien können auch in der Höhe auftreten, die Prognose ist ähnlich wie bei Episoden in Tallagen gut, Rezidive sind selten. Eine einzelne Episode ist keine Kontraindikation für Höhenaufenthalte (Falla et al. 2021).

Patienten mit motorischen Einschränkungen (z. B. Morbus Parkinson, manche Ausprägungen von multipler Sklerose, neuromuskuläre Erkrankungen) sind sich ihrer krankheitsbedingten Limitation bewusst und werden häufig auch in einer stabilen Krankheitsphase nicht den Wunsch äußern, große Höhen aufzusuchen, insbesondere wenn dies mit körperlicher Anstrengung verbunden ist. Eine individuelle Beratung je nach Ausprägung der Erkrankung und z. B. dem Ausmaß der zusätzlichen Kälteexposition ist hier stets angezeigt. Seilbahnfahrten in mittlere Höhen stellen jedoch meist kein Problem dar. Zusätzlich sind Funktionsstörungen des autonomen Nervensystems (z. B. bei Morbus Parkinson, multipler Sklerose) oder der Atemmuskulatur (z. B. bei neuromuskulären Erkrankungen) zu beachten, die die Höhenanpassungsreaktion beeinträchtigen können, aber auch periphere Neuropathien, die besondere Kälteschutzmaßnahmen erfordern (Angelini et al. 2021; Falla et al. 2021). In der Praxis werden von diesen Patientengruppen viel häufiger Fragen zur Flugtauglichkeit gestellt, die in den meisten Fällen gegeben ist.

21.5 Psychiatrische Vorerkrankungen

Bergsteigen und Bergwandern können grundsätzlich bei Personen mit psychischen Erkrankungen zu einer Verbesserung der psychischen Gesundheit beitragen (Ower et al. 2019) und sind auch bei schwer psychisch Erkrankten im Rahmen von therapeutischen Interventionen möglich (Sturm et al. 2012). Die Art der geplanten Aktivität, Höhenexposition und der Entlegenheitsgrad der Tour sollte immer mit dem aktuellen psychischen Gesundheitszustand abgeglichen werden. Bei nichtbehandelten Abhängigkeitserkrankungen ist aufgrund der kognitiven Beeinträchtigung besondere Vorsicht geboten. Es zeigt sich ein gehäuftes Auftreten von Essstörungen bei einigen Personen, die viel Bergsport betreiben (Habelt et al. 2023). Bei schwerer Anorexie (BMI $< 16\,kg/m^2$) ist von anstrengender körperlicher Aktivität abzuraten. Bei technischen Touren sind immer sedierende und extrapyramidal motorische Nebenwirkungen von Medikamenten zu beachten.

Bezüglich einer Höhenexposition war man lange davon ausgegangen, dass sich Personen mit psychischen Vorerkrankungen kaum in großen Höhen aufhalten. Dies scheint allerdings nicht der Realität zu entsprechen, wie rezente Befragungen zeigen (Hüfner et al. 2022). Einerseits zeigen Personen mit psychischen Vorerkrankungen öfter Symptome einer Höhenerkrankung als Personen ohne psychische Vorerkrankungen (Hüfner et al. 2022). Andererseits weisen Personen nach einer akuten Höhenerkrankung in den nachfolgenden Jahren ein erhöhtes Risiko auf, eine psychiatrische Erkrankung zu entwickeln (Wang et al. 2023). Prinzipiell beruhen Empfehlungen zur Höhenexposition von Personen mit psychischen Vorerkrankungen größtenteils auf Expertenempfehlungen (Hüfner et al. 2019): Depressive und bipolare Störungen können im Rahmen von Schlafstörungen in der Höhe exazerbieren. In der Höhe kommt es bei vielen Personen zu Veränderungen der Stimmung, möglicherweise ist das Risiko solcher Schwankungen bei Personen mit vorbestehenden depressiven oder bipolaren Störungen erhöht. Eine stabile medikamentöse Einstellung ist deshalb wichtig. Die Einnahme einer sedierenden Medikation muss individuell geplant und besprochen werden und evtl. nächtliche Aufbruchzeiten berücksichtigen. Auch psychotische Symptome können in der Höhe ausgelöst werden, hier ist noch unklar, ob das Risiko bei Personen mit psychotischen Vorerkrankungen wie Schizophrenie erhöht ist (Hüfner et al. 2023).

21.6 Medikamentöse Prophylaxe und Therapie der Höhenerkrankung – Empfehlungen und Einschränkungen bei Vorerkrankungen

Die Verwendung von Standardmedikamenten in der Therapie und Prophylaxe der akuten Bergkrankheiten kann bei Patienten mit Vorerkrankungen nur eingeschränkt möglich sein bzw. zu beachtenswerten Risiken führen. Im Folgenden sollen einige dieser Probleme kurz in Anlehnung an West (2013, S. 386) zusammengefasst werden:

- Acetazolamid: Aufgrund der entstehenden metabolischen Azidose und der konsekutiv notwendigen Hyperventilation sollte dieses Medikament bei Patienten mit eingeschränkter Ventilationskapazität (FEV_1 < 25 %) oder bereits bestehender Hypokapnie nicht eingesetzt werden. Eine relative Kontraindikation besteht bei Patienten mit Einschränkungen in der Lebersynthese bzw. hochdosierter Acetylsalizylsäure-Einnahme. Auch Patienten mit Nierenkrankheiten sollten Acetazolamid nur mit Vorsicht verwenden. Bei einer glomerulären Filtrationsrate (GFR) unter 10 ml pro Minute/m^2 Körperoberfläche ist es kontraindiziert. Falls Acetazolamid prophylaktisch genommen wird, sollen andere Diuretika reduziert oder abgesetzt werden. Es dürfen Topiramat und Acetazolamid nicht kombiniert werden (Luks und Hackett 2022).
- Dexamethason: Die wesentlichen Nebenwirkungen von Dexamethason sind zerebraler Natur (Gefühl des „Aufgeputschtseins", Schlafstörungen, aber auch psychotische Symptome), daneben erhöht es den Blutzucker (insbesondere bei Diabetespatienten in der Therapie mit zu berücksichtigen) und erhöht das Risiko für gastrointestinale Blutungen. Bei Typ-2-Diabetikern ist zu beachten, dass Dexamethason die Insulinresistenz verschlechtert (Hillebrandt et al. 2023).
- Nifedipin: Bei einer parallelen Einnahme von Medikamenten, die über den CYP-450-Metabolismus verstoffwechselt werden, kann eine verminderte Wirkung möglich sein. Beachten muss man auch die additive Wirkung mit anderen Antihypertensiva.
- Phosphodiesterasehemmer: Sildenafil und Tadalafil sollten bei Niereninsuffizienz nur in reduzierter Dosis eingesetzt werden, dies gilt auch für Patienten mit Leberinsuffizienz. Darüber hinaus erhöhen beide Medikamente das Risiko eines gastrointestinalen Refluxes. Sie sind bei gleichzeitiger Gabe von Nitropräparaten oder Alpharezeptorblockern wegen der Gefahr einer schweren Hypotonie kontraindiziert.

21.7 Schlussfolgerung

Im Rahmen der medizinischen Beratung vor einem Höhenaufenthalt muss neben der maximalen geplanten Höhe geklärt werden, welchen zusätzlichen Einflüssen der Patient während des Höhenaufenthaltes ausgesetzt ist (z. B. Klimazonen, Ausmaß der geplanten körperlichen Anstrengung) und welche Auswirkungen auf den Verlauf der Grunderkrankung oder das Risiko der Entwicklung einer Höhenerkrankung dadurch zu erwarten sind. Entscheidend sind auch die medizinischen Behandlungsmöglichkeiten vor Ort. Patienten sollen nur in einer stabilen Krankheitsphase mit optimaler Therapie und einem detaillierten Notfallplan hoch gelegene Bergziele aufsuchen. Dazu zählen auch die Information der Begleiter sowie deren Schulung für Notfallsituationen. Bei den höhenmedizinischen Notfallpräparaten Acetazolamid, Prednisolon, Nifedipin und Phosphodiesterasehemmern müssen Nebenwirkungen, Interaktionen und Kontraindikationen je nach Vorerkrankung und laufender Therapie überprüft werden. Trotz Vorerkrankung können Patienten uneingeschränkt höhentauglich sein, z. B. gut eingestellte und geschulte Hypertoniker oder Diabetiker ohne Folgeerkrankungen. Ein niedriges kardiales Risiko in ostalpinen Höhenlagen haben beispielsweise beschwerdefreie Patienten nach unkompliziertem Myokardinfarkt mit einer LVEF > 45 % und normaler altersentsprechender Ergometrie.

Eine Kontraindikation für einen Höhenaufenthalt besteht bei instabiler Grunderkrankung in Tallage, zyanotischen Vitien oder Langzeitsauerstofftherapie, für eine Höhe > 2500 m bei hochgradiger oder deutlich symptomatischer pulmonaler Hypertonie, fortgeschrittener Lungenerkrankung mit FEV_1 < 30 % oder totaler Lungenkapazität < 50 %, innerhalb von 6 Wochen nach akutem Myokardinfarkt und innerhalb von 3 Monaten nach TIA und Schlaganfall oder bei unbehandelten Hochrisiko-Malformationen zerebraler Gefäße (z. B. Aneurysma, arteriovenöse Gefäßmalformation).

Bei allen individuellen Einschränkungen sollte jedoch betont werden, dass Bergsport für die meisten Personen trotz Vorerkrankungen positive Effekte hat.

Literatur

Agostoni P, Cattadori G, Guazzi M, Bussotti M, Conca C, Lomanto M, Guazzi M (2000) Effects of simulated altitude induced hypoxia on exercise capacity in patients with chronic heart failure. Am J Med 109:450–455

Angelini C, Giardini G, Falla M (2021) Travel to altitude with neurological disorders (recommendation of the UIAA medical commission). Health Promotion & Physical Activity 15:29–39

Bärtsch P, Gibbs JS (2007) The effect of high altitude on the hearts and lungs. Circulation 116:2191–2202

Biscaglia S, Campo G, Sorbets E, Ford I, Fox KM, Greenlaw N, Parkhomenko A, Tardif JC, Tavazzi L, Tendera M, Wetherall K, Ferrari R, Steg PGCLARIFY, Investigators, (2020) Relationship between physical activity and long-term outcomes in patients with stable coronary artery disease. Eur J Prev Cardiol 27:426–436

Burtscher M (2017) Risk and protective factors for sudden cardiac death during leisure activities in the mountains: an update. Heart Lung Circ 26:757–762

Burtscher M, Philadelphy M, Likar R (1993) Sudden cardiac death during mountain hiking and downhill skiing. N Engl J Med 329:1738–1739

Cogo A, Fischer R, Schoene R (2004) Respiratory diseases and high altitude. High Alt Med Biol 5:435–444

Cornwell WK III, Baggish AL, Deo Bhatta YK, Brosnan MJ, Dehnert C, Guseh JS, Hammer D, Levine BD, Parati G, Wolfel EE (2021) Clinical implications for exercise at altitude among individuals with cardiovascular disease. J Am Heart Assoc 10:e023225

Dibben GO, Faulkner J, Oldridge N, Rees K, Thompson DR, Zwisler AD, Taylor RS (2023) Exercise-based cardiac rehabilitation for coronary artery disease: a meta-analysis. Eur Heart J 44:452–469

Donegani E, Hillebrandt D, Windsor J, Gieseler U, Rodway G, Schöffl V, Küpper T (2014) Pre-existing cardiovascular conditions and high altitude travel – Consensus statement of the medical commission of the Union Internationale des Associations d'Alpinisme (UIAA MedCom). Travel Medicine and Infectious Disease Travel Med Infect Dis 12:237–252

Dou K, Wang D, Zhao Q, Song Z, Yue S, Tao K, Chen S, He Y, Ti Z (2010) Liver transplantation in a patient withpulmonary hypertension at high altitude. Wilderness Environ Med 21:50-53

Falla M, Giardini G, Angelini C (2021) Recommendations for traveling to altitude with neurological disorders. J Cent Ner Syst Dis 13:1–18

Fischer R, Wanka E, Einhaeupl F, Voll K, Schiffl H, Lang SM, Gruss M, Ferrari U (2013) Comparison of portable oxygen concentrators in a simulated airplane environment. Respir Med 107:147–149

Fritz JS, Fallon MB, Kawut SM (2013) Pulmonary vascular complications of liver disease. Am J Respir Crit Care Med 187:133–143

Habelt L, Kemmler G, Defrancesco M, Spanier B, Henningsen P, Halle M, Sperner-Unterweger B, Hüfner K (2023) Why do we climb mountains? An exploration of features of behavioural addiction in mountaineering and the association with stress-related psychiatric disorders. Eur Arch Psychiatry Clin Neurosci 273:639–647

Hillebrandt D, Gurto A, Küpper T, Richards P, Schöffl V, Shah P, van der Spek R, Wallis N, Milledge J (2023) UIAA Medical Commission recommendations for mountaineers, hillwalkers, trekkers, and rock and ice climbers with diabetes. High Alt Med Biol 24:110–126

Hüfner K, Sperner-Unterweger B, Brugger H (2019) Going to Altitude with a Preexisting Psychiatric Condition. High Alt Med Biol 20:207–214

Hüfner K, Caramazza F, Pircher Nöckler ER, Stawinoga AE, Fusar-Poli P, Bhandari SS, Basnyat B, Brodmann Maeder M, Strapazzon G, Tomazin I, Zafren K, Brugger H, Sperner-Unterweger B (2022) Association of pre-existing mental health conditions with acute mountain sickness at Everest base camp. High Alt Med Biol 23:338–344

Hüfner K, Falla M, Brugger H, Gatterer H, Strapazzon G, Tomazin I, Zafren K, Sperner-Unterweger B, Fusar-Poli P (2023) Isolated high altitude psychosis, delirium at high altitude, and high altitude cerebral edema: are these diagnoses valid? Front Psychiatry 14:1221047

Jin S, Chen Z, Lunan Y, Zeng Y, Wen T, Li B, Zhao J, Wang W, Xu M, Yang J (2009) Can liver transplantation achieve similar effects at high altitudes compared with plains: case report. Transplant Proc 41:2003-2005

Koufakis T, Mustafa OG, Zebekakis P, Kotsa K (2022) Re „Clinical recommendations for high altitude exposure of individuals with pre-existing cardiovascular conditions“. High Alt Med Biol 23:100–102

Küpper T (2014) Seizures at high altitude – still a mystery? High Alt Med Biol:424–425

Kurdziel M, Gierlaszynska K, Kazik A, Kurek A, Pytel G, Waclawski J, Wasilewski J, Fiszer R, Gadula-Facek E, Bialkowski J, Gasior M (2016) Should people with patent foramen ovale go to high altitude? A case report of an alpinist with a patent foramen ovale exposed to extreme altitude. High Alt Med Biol 17:54–55

Liu M, Yan M, Guo Y, Xie Z, Rui Li R, Li J, Ren C, Ji X, Guo X (2021) Acute ischemic stroke at high altitudes in China: early onset and severe manifestations. Cells. ► https://doi.org/10.3390/cells10040809

Luks AM, Swenson ER (2007) Travel to high altitude with preexisting lung disease. Eur Resp J 29:770–792

Luks AM, Swenson ER (2015) Evaluating the risks of high altitude travel in chronic liver disease patients. High Alt Med Biol 16:80–88

Luks AM, Hackett PH (2022) Medical conditions and high-altitude travel. N Engl J Med 386:364–373

Luks AM, Johnson RJ, Swenson ER (2008) Chronic kidney disease at high altitude. J Am Soc Nephrol 19:2262–2271

MacInnis MJ, Carter EA, Freeman MG, Pandit BP, Siwakoti A, Subedi A, Timalsina U, Widmer N, Thapa GB, Koehle MS, Rupert JL (2013) A prospective epidemiological study of acute mountain sickness in Nepalese pilgrims ascending to high altitude (4380 m). PLoS ONE 8:e75644

Mair J, Hammerer-Lercher A, Mittermayr M, Klingler A, Humpeler E, Pachinger O, Schobersberger W (2008) 3-week hiking holidays at moderate altitude do not impair cardiac function in individuals with metabolic syndrome. Int J Cardiol 123:186–188

Mittleman MA, Maclure M, Tofler GH, Sherwood JB, Goldberg RJ, Muller JE (1993) Triggering of acute myocardial infarction by heavy physical exertion. Protection against triggering by regular exertion. Determinants of Myocardial Infarction Onset Study Investigators. N Engl J Med 329:1677–1683

Ower C, Kemmler G, Vill T, Martini C, Schmitt A, Sperner-Unterweger B, Hüfner K (2019) The effect of physical activity in an alpine environment on quality of life is mediated by resilience in patients with psychosomatic disorders and healthy controls. Eur Arch Psychiatry Clin Neurosci 269:543–553

Parati G, Agostoni P, Basnyat B, Bilo G, Brugger H, Coca A, Festi L, Giardini G, Lironcurti A, Luks AM, Maggiorini M, Modesti PA, Swenson ER, Williams B, Bärtsch P, Torlasco C (2018) Clinical recommendations for high altitude exposure of individuals with pre-existing cardiovascular conditions. Eur Heart J 39:1546–1554

Pavela J, Suresh R, Blue RS, Mathers CH, Belalcazar LM (2018) Management of diabetes during air travel: a systematic literature review of current recommendations and their supporting evidence. Endocr Pract 24:205–219

Pawar A, Sinha V, Sharma P, Sinha D (2018) High altitude area – A risk factor for gastric perforation? A case series. Int J Surg Case Rep 53:429–432

Pelliccia A, Sharma S, Gati S, Bäck M, Börjesson M, Casekki S, Collet JP, Drezner JA, Hansen D, Heidbuchel H, Myers J, Niebauer J, Papadakis M, Piepoli MF, Prescott E, Roos-Hesselink JW, Taylor SAG, RS, Thompson PD, Tiberi M, Vanhees L, Wilhelm M. (2021) 2020 ESC guidelines on sports cardiology and exercise in patients with cardiovascular disease. Eur Heart J 42:17–96

Pirenne J, Van Gelder F, Kharkevitch T, Nevens F, Verslype C, Peetersmans WE, Kitalde H, Vanhees L, Devos Y, Hauser M, Hamoir E, Noizat-Pirenne F, Pirotte B (2004) Tolerance of liver transplant patients to strenuous physical activity in high-altitude. Am J Transplant 4:554-560

Rodriguez-Roisin R, Krowka MJ (2008) Hepatopulmonary syndrome – A liver-induced lung vascular disorder. N Engl J Med 358:2378–2387

Röggla G, Mandelburger D, Moser B, Binder T (2007) A case of an alpinist with a patent foramen ovale and high-altitude pulmonary edema at moderate altitude. Wilderness Environ Med 18:321

Schobersberger W, Schmid P, Lechleitner M, von Duvillard SP, Hörtnagl H, Gunga HC, Klingler A, Fries D, Kirsch K, Spiesberger R, Pokan R, Hofmann P, Hoppichler F, Riedmann G, Baumgartner H, Humpeler E (2003) Austrian Moderate Altitude Study 2000 (AMAS 2000). The effects of moderate altitude (1,700 m) on cardiovascular and metabolic variables in patients with metabolic syndrome. Eur J Appl Physiol 88:506–514

Sturm J, Plöderl M, Fartacek C, Kralovec K, Neunhäuserer D, Niederseer D, Hitzl W, Niebauer J, Schiepek G, Fartacek R (2012) Physical exercise through mountain hiking in high-risk suicide patients. A randomized crossover trial. Acta Psychiatr Scand 126:467–475

Treml B, Wallner B, Blank C, Fries D, Schobersberger W (2022) The Influence of environmental hypoxia on hemostasis-a systematic review. Front Cardiovasc Med. ▶ https://doi.org/10.3389/fcvm.2022.813550

Wang YH, Chien WC, Chung CH, Her YN, Yao CY, Lee BL, Li FL, Wan FJ, Tzeng NS (2023) Acute mountain sickness and the risk of subsequent psychiatric disorders-A nationwide cohort study in Taiwan. Int J Environ Res Public Health 20:2868

West JB, Schoene RB, Luks AM, Milledge JS (2013) Pre-existing medical conditions at altitude. In: West JB, Schoene RB, Luks AM, Milledge JS (Hrsg) High altitude medicine and physiology, 5. Aufl. CRC-Press Taylor and Francis Group, Boca Raton, Florida, S 373–389

Wu TY, Ding SQ, Liu JL, Jia JH, Dai RC, Zhu DC, Liang BZ, Qi DT, Sun YF (2007a) High-altitude gastrointestinal bleeding: an observation in Qinghai-Tibet railroad construction workers on Mountain Tagula. World J Gastroenterol 13:774–780

Wu TY, Ding SQ, Liu JL, Yu MT, Jia JH, Chai ZC, Dai RC, Zhang SL, Li BY, Pan L, Liang BZ, Zhao JZ, de Qi T, Sun YF, Kayser B (2007b) Who should not go high: chronic disease and work at altitude during construction of the Qinghai-Tibet railroad. High Alt Med Biol 8:88–107

Zhu M, Lei Y, Zhang K, Xia Y, Li C (2021) The pathophysiological mechanism of ischemic stroke after hypobaric hypoxia simulation at high altitude. Metab Brain Dis 36:483–490

Orthopädische Probleme beim Bergsteigen

Thomas Hochholzer

Inhaltsverzeichnis

M. M. Berger et al. (Hrsg.), *Alpin- und Höhenmedizin*,
https://doi.org/10.1007/978-3-662-69578-4_22

Bei den verschiedenen Spielformen des Bergsteigens – vom leichten Bergwandern bis zum Expeditionsbergsteigen – treten orthopädische Probleme gehäuft an der unteren Extremität und am Rücken auf. Dabei sind besonders die Kniegelenke betroffen. Nicht umsonst hat sich deswegen auch der etwas unglückliche Begriff „Bergsteigerknie“ eingebürgert. Viele Bergsteiger sind auch im hohen Alter noch aktiv und oft mit Knie- oder Hüftendoprothesen versorgt. Hier stellt sich die Frage nach der Belastungs- und Sportfähigkeit, die jeweils individuell beurteilt werden sollte.

22.1 Kniegelenk und untere Extremität

Das Kniegelenk besteht aus 3 gesonderten Gelenkabschnitten: dem Gelenk zwischen Femur und Tibia, dem patellofemoralen Gelenk und dem tibiofibularen Gelenk. Degenerative Veränderungen und Überlastungen betreffen alle 3 Gelenke, wobei beim Bergsteigen besonders das patellofemorale Gleitlager belastet wird.

22.1.1 Femoropatellares Schmerzsyndrom

Für die meist überlastungsbedingten Knieschmerzen gibt es eine ganze Reihe von Synonymen: vorderer Knieschmerz, Chondropathia patellae, femoropatellare Dysfunktion oder femoropatellares Schmerzsyndrom. Alle diese Begriffe beschreiben Schmerzen im Bereich der Patella, die von der häufigen medialen Gonarthrose, Meniskusläsionen oder Weichteilüberlastungen wie dem Patellaspitzensyndrom abzugrenzen sind. Diese femoropatellaren Schmerzsyndrome können beim Bergabgehen gehäuft auftreten. Sie sind also meist als Überlastungsreaktionen im femoropatellaren Gleitlager zwischen Patella und Gelenkfläche mit den zugeordneten passiven und aktiven Strukturen einzuordnen.

Vor allem Bergabgehen oder sogar Bergablaufen ist für das Kniegelenk und das femorale Gleitlager eine maximale Belastung, es treten dabei ein hoher Kniescheibenanpressdruck und enorme Bremskräfte auf. „Moderne Bergsportarten“ wie Trailrunning mit Bergabläufen benötigen ein Höchstmaß an muskulärer Koordination. Trotzdem wird die Belastung für das Kniegelenk und den retropatellaren Knorpel immens sein. Nach einigen Untersuchungen im Labor steigt dabei der Anpressdruck der Patella um bis zu 50 % (Haid und Koller 2003). Dabei sind die Belastungen unter Laborbedingungen mit Sicherheit als geringer einzuschätzen als die tatsächliche Belastung im Gelände, in dem die gesamte untere Extremität und besonders das Kniegelenk koordinativ auf Unebenheiten, Stufen, Geröll etc. mit dementsprechender muskulärer Stabilisation reagieren muss.

Die Schmerzen äußern sich durch ein dumpfes, brennendes Gefühl unterhalb oder hinter der Patella und verstärken sich insbesondere beim Bergabgehen. Auch das maximale Abbeugen des Kniegelenks schmerzt, Kälte und Nässe können als unangenehm empfunden werden. Bei stärkerer Ausprägung der Beschwerden kann es zur Schwellung oder zu intraartikulären Ergüssen des Knies kommen. Oft entstehen solche Beschwerden gerade im Frühling oder bei den ersten Bergtouren, bei denen man die Belastung noch nicht so gewohnt ist. Auch lange Bergtouren, die mit einer starken Ermüdung einhergehen, sind oft der Auslöser. Neben der ursächlichen Überlastung oder Überanstrengung des Kniegelenks sind aber oft noch weitere Faktoren bei einer genaueren Untersuchung des Kniegelenks festzustellen:

- muskuläre Dysbalancen,
- angeborene knöcherne Formvarianten der Patella und des Gleitlagers,
- degenerative Veränderungen.

Dabei spielen muskuläre Defizite oder Dysbalancen sämtlicher Muskelgruppen der unteren Extremität und des Beckens – also in erster Linie funktionelle Beschwerden – eine große Rolle. Die für die Patella so wichtige Quadrizepsmuskulatur – und hier insbesondere der Vastus medialis – kann insuffizient oder einfach nur schlecht trainiert sein. Dieser innere Kniegelenkstrecker ist der wichtigste dynamische Stabilisator der Patella. Auch bei Sportlern findet sich manchmal eine Abschwächung dieses Muskels, der schnell auch bei Verletzungen oder Nichtgebrauch mit einem sichtbaren Muskelschwund reagiert.

Auswirkungen auf die Belastung der Patella kann auch eine verkürzte Muskulatur am Oberschenkel (Tractus iliotibialis, Quadrizeps, ischiokrurale Muskulatur) und der Hüfte (Iliopsoas, Außenrotatoren der Hüfte) haben. Spezielle sportliche Fehlbelastungen, falsches Training und fehlendes Stretching führen zu Tonuserhöhungen oder Verkürzungen dieser Muskelgruppen, die einen wichtigen Einfluss auf die Kniemechanik nehmen und den Anpressdruck der Kniescheibe an das Gleitlager am Oberschenkel verstärken können.

Daneben können auch Änderungen der Beckenstellung durch den starken Zug des Quadrizeps (einer der stärksten Muskeln des menschlichen Körpers) oder des Iliopsoas Einfluss auf die Kniescheibe haben. Funktionelle Innenrotationsfehlstellungen des Femurs mit einer Lateralisationstendenz der Patella können durch Muskeldefizite beispielsweise der Hüftaußenrotatoren bedingt sein. Auch Fehlstellungen des Fußes wie ein Knick-Plattfuß verändern unter Umständen die Rotationsstellung der Tibia mit Auswirkungen auf das femoropatellare Gleitlager. Alles in allem darf man somit das Kniegelenk und hier besonders das femoropatellare Gleitlager nie isoliert betrachten, sondern immer im Zusammenhang mit der gesamten unteren Extremität und dem Becken.

Neben der muskulären Situation der Patella hat die knöcherne Ausbildung der Patella und des Gleitlagers einen entscheidenden Einfluss auf die Führung der Kniescheibe. Rotationsfehlstellungen des distalen Femurs, Trochleadysplasien oder angeborene Fehlentwicklungen der Kniescheibe wie eine sog. Jägerhutpatella bewirken eine ungleichmäßige Belastung der Gelenkfacetten mit hohen Druckspitzen (▣ Abb. 22.1).

Weiterhin haben degenerative Veränderungen des Knochens und des Knorpels Einfluss auf die Belastung beim Bergabgehen. Wohl bei über 60–65 % der über 55-Jährigen kann man im Röntgenbild degenerative Veränderungen der Retropatellarfläche und des femoralen Gleitlagers feststellen.

Das Kniegelenk gehört damit zu den bevorzugten Gelenken einer degenerativen Gelenkerkrankung. Dabei ist es aber außerordentlich wichtig, festzustellen, dass das Röntgenbild mit mehr oder minder schweren radiologischen Veränderungen und das Beschwerdebild des Patienten keineswegs korrelieren müssen. Als Untersucher sollte man sich immer wieder fragen, ob die gefundene Pathologie auch die Beschwerden des Patienten erklärt. Es gibt eine Anzahl an sehr interessanten Reihenuntersuchungen, die eindeutig zeigen, dass die radiologische Einteilung der Arthrose in 4 Schweregrade mit den subjektiv geäußerten Kniegelenkbeschwerden wenig zu tun hat (Neogi et al. 2009).

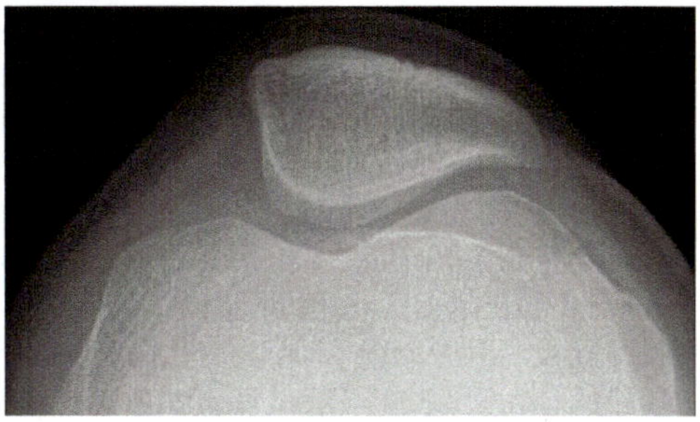

▣ **Abb. 22.1** Mäßig ausgebildete mediale Patellafacette in der tangentialen Röntgenaufnahme. Durch diese knöcherne Formvariante erhöht sich der Druck auf die Gelenkfläche

22.1.2 Therapeutisches Vorgehen beim femoropatellaren Schmerzsyndrom

Welche Schlüsse kann man nun als Bergsteiger oder als beratender Arzt aus diesen Fakten ziehen, um den Patienten gezielt zu beraten? Das therapeutische Vorgehen wird in erster Linie konservativ sein. Je untrainierter der Bergsteiger mit Kniebeschwerden ist, desto mehr Wert muss auf eine gezielte Vorbereitung gelegt werden. Das Gleiche gilt für Patienten mit der Diagnosestellung einer Retropatellararthrose, die ja keineswegs zum Verbot des Bergsteigens führen muss. Auch viele Patienten mit anlagebedingten knöchernen Formvarianten der Kniescheiben und des Gleitlagers werden von einem Trainingsprogramm profitieren und müssen eher selten operativen Maßnahmen zugeführt werden.

Kniebeschwerden bei längeren Bergtouren können das Aus bedeuten. Im Akutfall oder unter „Feldbedingungen" (Trekkingtour, mehrtägige Wanderung, Expedition) stellt sich zuerst die Frage, ob die Unternehmung überhaupt fortzusetzen ist. Bei größeren Ergüssen und Schwellungen des Kniegelenks wird ein Weitergehen schmerzbedingt kaum mehr möglich sein. Nichtsteroidale Antiphlogistika (NSAR) können zur Schmerzreduktion beitragen. Bei Schmerzen mit Ergussbildung kann man durch kalte Umschläge oder Salbenverbände über Nacht Linderung verschaffen. Wenn kalte Umschläge eher unangenehm sind, wird man versuchen, durch warme oder heiße Auflagen Besserung zu erreichen, – der Einzelfall zeigt, ob Wärme oder Kälte angenehmer ist.

Meistens hilft bei einer akuten Überlastung im Anfangsstadium eher eine Kältebehandlung. Stützende Kniebandagen oder ein gut angelegtes Tape vermindern die Schmerzen während des Gehens und helfen in dieser Phase auch, die Patella zu zentrieren. Meist werden diese Schmerzen nach einigen Tagen von alleine leichter, wenn sich der Bewegungsablauf auf die Belastung eingestellt hat. In dieser Zeit sollte man das Rucksackgewicht so weit wie möglich reduzieren und die Schrittlänge und das Tempo beim Gehen bewusst klein halten sowie auf Sprünge oder große Schritte verzichten.

Dann aber steht die Ausbildung der muskulären Fähigkeiten mit Kraft, Beweglichkeit (Dehnung) und Koordination im Mittelpunkt. Ein muskuläres Aufbauprogramm oder physiotherapeutische Behandlung darf sich dann nicht nur auf das Kniegelenk konzentrieren, sondern beinhaltet je nach Diagnosestellung und Muskelstatus ein umfassendes Trainingskonzept für die untere Extremität. Es könnte ein 1- bis 3-maliges Training mit Radfahren (oder Kniestreckertraining an Maschinen), einem Dehnprogramm für Quadrizeps, Ischiokruralmuskulatur und Hüftbeuger und -rotatoren sowie ein Koordinationstraining auf dem MFT-Brett oder Weichschaummatten enthalten. Die Möglichkeiten sind dazu sehr vielfältig geworden.

Das Training der Koordination ist außerordentlich wichtig und spielt gerade für die Bewegungsökonomie beim Bergsteigen eine entscheidende Rolle. Beim Bergsteigen sind zwischen Erfahrenen und Anfängern beim Gehen im unwegsamen Gelände (Moränen, Spuren im tiefen Schnee, Steigen mit Steigeisen etc.) große Unterschiede zu beobachten.

Für unerfahrene Bergsteiger sind diese Aktivitäten beim Bergsteigen nicht nur ungewohnt, sondern oft sehr kraftraubend und mit schneller Ermüdung verbunden. Erfahrene Bergsteiger haben gerade durch die langjährige Bewegung im unwegsamen Gelände bessere koordinative Fähigkeiten als Anfänger. Bewegungserfahrungen, Trittsicherheit, Schwindelfreiheit, ökonomisches Gehen schonen die persönlichen Leistungsreserven und schützen damit auch vor Überlastung der Gelenke.

Die wichtige Bewegungsökonomie kann nicht in wenigen Wochen oder Monaten erlernt werden, sondern ist ein Produkt aus vielen Jahren des Gehens und Steigens im Gebirge. Man sollte auch davon ausgehen, dass diese koordinativen Fähigkeiten im Alter langsam abnehmen, aber durch Training wesentlich verbessert werden können. Hier ist der Ausdruck „Leistungsreserve" einzubringen: Ermüdung, Erschöpfung, Erkrankungen, aber auch mangelndes Training können diese Bewegungsökonomie deutlich beeinträchtigen und dann zu akuten Überlastungen im Gelenkbereich führen.

22.1.3 Verwendung von Skistöcken, Ausrüstung

An dieser Stelle muss auch der Einsatz von Skistöcken beim Bergsteigen diskutiert werden. Nach einer Anzahl von Untersuchungen unter Laborbedingungen (Schwameder 2003; Neogi et al. 2009) zeigt sich, dass die Belastung der Kniegelenke beim Bergabgehen durch den richtigen Einsatz von Stöcken wohl um bis zu einem Drittel reduziert werden kann. Trotzdem muss man den Gebrauch der Skistöcke beim Bergsteigen differenziert betrachten: Kinder und Jugendliche benötigen keine Skistöcke beim Bergsteigen, da sie zuerst die normale Bewegung im Gelände und damit eben auch ihre koordinativen Fähigkeiten erlernen und verbessern sollten (Hochholzer 2003; ◘ Abb. 22.2).

Den erfahrenen und austrainierten Bergsteiger wiederum könnte die Benutzung der Stöcke dazu verleiten, schneller als ohne Stöcke bergab zu gehen. Damit würde aber die Belastung der Kniegelenke enorm gesteigert werden. Der gleiche Effekt tritt auch dann auf, wenn man statt der Frequenz die Schrittlänge erhöht, auch hier kommt es zu starken Druckspitzen im femoropatellaren Gelenk (Haid und Koller 2003).

Je mehr aber degenerative Veränderungen im Bereich des Kniegelenks, des Hüftgelenks oder Beschwerden im Bereich der Wirbelsäule bestehen, umso mehr kann der Einsatz von Stöcken beim Bergabgehen diese Gelenke entlasten (◘ Abb. 22.3).

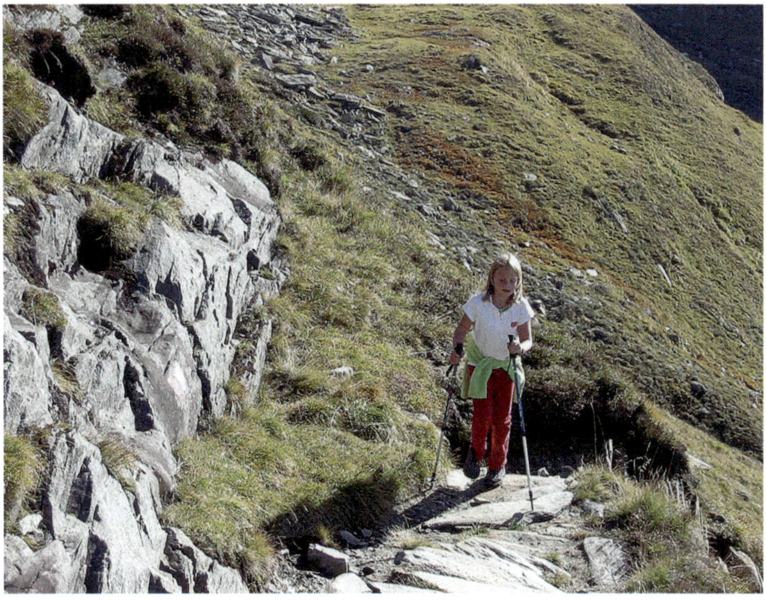

◘ **Abb. 22.2** Kinder und Jugendliche müssen ihre Bewegungserfahrung ohne den Gebrauch von Skistöcken im alpinen Gelände erlernen. (Bildrechte: T. Hochholzer)

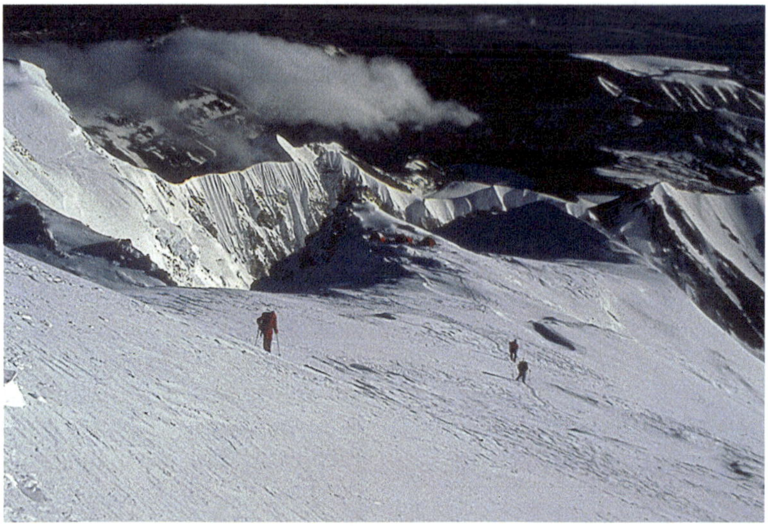

Abb. 22.3 Anstieg zum Gipfel der Shisha Pangma vom letzten Lager auf 7300 m. Skistöcke können unter diesen Bedingungen den Anstieg wesentlich erleichtern, und sie unterstützen auch die Atemhilfsmuskulatur in dieser Höhe. (Bildrechte: Thomas Hochholzer)

Trotzdem muss auch ein muskuläres „Abfedern“ beim Aufsetzen der Füße über die Ferse gewährleistet sein.

Auch Vorbereitung und Ausrüstung für eine größere Unternehmung in den Bergen bei evtl. Knieproblematiken sollen auf die persönlichen Bedürfnisse abgestimmt sein. Die Bergschuhe sollten nicht zu schwer, dabei aber trotzdem stabil und mit guter Sohle versehen sein. Besonders Frauen, die meist leichtes Schuhwerk gewöhnt sind, sollten unbedingt auf das Gewicht der Schuhe achten. Leichttrekkingschuhe haben oft eine Sohle, die biegsamer und damit bequemer ist, sind aber oft weniger stabil als Hochtourenschuhe und evtl. bei Nässe weniger rutschfest. Je mehr degenerative Veränderungen der Gelenke vorliegen, desto geringer muss auch das Rucksackgewicht werden.

22.1.4 Knochenmarködem des Kniegelenks

Mechanische oder statische Überlastungen können zu Reaktionen des Knochens führen. Durch die Einführung der MRT werden nun solche Überlastungsknochenmarködeme leicht diagnostizierbar. Ödeme finden sich dabei gehäuft in den Fußwurzelknochen und am Kniegelenk (Biedert et al. 2007; Diehm et al. 2003; Walther und Stäbler 2006).

Bei Bergsteigern scheint die große Gewichtsbelastung des Rucksacks auf die Kniegelenke Ursache zu sein. Beispielsweise traten bei einem 48-jährigen, gut trainierten Bergsteiger nach einer 2-wöchigen Bergtour in Patagonien mit einem Rucksackgewicht bis 40 kg Schmerzen an beiden Kniegelenken auf.

Neben dem Gewicht ist dabei wohl auch das ermüdende Gehen mit herabgesetzter Koordination in steilem Blockgelände mit Scherbewegungen für diese Problematik mitverantwortlich. Die MRT zeigte in beiden medialen Femurkondylen ein massives Knochenmarködem ohne weitere Pathologien.

Therapeutisch müssen die Kniegelenke mit Knochenmarködemen oft bis zu 3 Monate entlastet werden (Sportkarenz, evtl. Gehstützen). Positive Berichte gibt es über

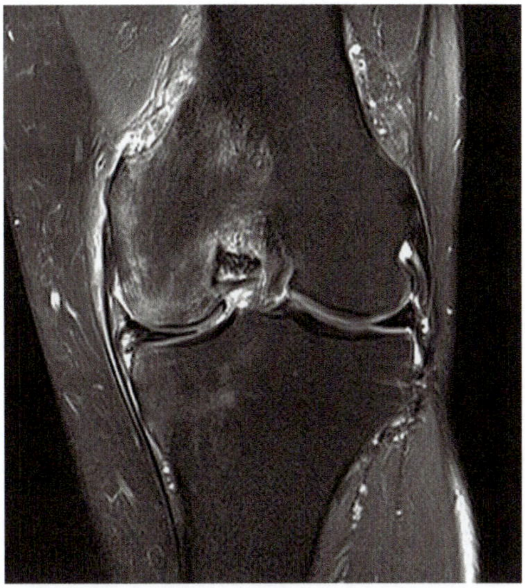

Abb. 22.4 Knochenmarködem der medialen Kondyle des Kniegelenks bei einem 48-jährigen Bergsteiger ohne Trauma nach einer Expedition mit schwerem Rucksack bis 40 kg

den Einsatz der Stoßwelle. In den letzten Jahren scheinen diese überlastungsbedingten Knochenmarködeme bei Bergsteigern auch wegen der verfeinerten Diagnostik zuzunehmen (Abb. 22.4).

22.2 Rückenbeschwerden

Muskuläre Verspannungen der Schulter- und Rückenmuskulatur oder Blockierungen der Wirbelgelenke sind bei längeren Touren oft die Ursache für Rückenbeschwerden. Das Schlafen auf harten Unterlagen im Zelt oder das ungewohnte Tragen schwerer Rucksäcke löst meist diese Probleme aus. Viele Rückenbeschwerden werden sofort mit Bandscheibenvorfällen verbunden, Bandscheibenvorfälle als akute Symptomatik während einer Tour haben aber eher Seltenheitswert. So kommt der genauen Analyse der Belastungssituation des Rückens mit einem schweren Rucksack eine wichtige Bedeutung zu.

Schon beim Kauf sollte man wissen, wozu der Rucksack später eingesetzt wird, da die Hersteller heute eine breite Palette verschiedenster Modelle anbieten (z. B. Tourenrucksack, Tagesrucksack, Leichtrucksack).

Wichtig ist neben der optimalen Passform (es werden nun sogar Rucksäcke speziell für Frauen angeboten), dass das Gewicht zu einem großen Teil vom integrierten Hüftgurt übernommen wird. Dazu müssen beim Packen des Rucksacks die schweren Gegenstände unten und körpernah verstaut werden. Dies entlastet den Schulter- und Rückenbereich enorm. Mit einer optimalen Gewichtsverteilung kann die Haltung ökonomisiert und somit die stabilisierende Muskulatur entlastet werden, einer frühzeitigen Ermüdung wird dabei vorgebeugt.

Probetouren mit entsprechendem Gewicht sollten vor längeren Unternehmungen auf alle Fälle die Tauglichkeit des Rucksacks testen. Im Hinblick auf den späteren Tragekomfort sind mehrere Punkte zu beachten: Manchmal sind die Trageriemen des Rucksacks zu straff eingestellt, was zu einer Beeinträchtigung der Nerven und Gefäße in der Achsel führen kann. Symptome sind ein Kribbeln oder Taubheitsgefühl in den Fingern und Händen. Hier muss nur der Rucksack richtig eingestellt und evtl. das Gewicht reduziert werden.

Das Auf- und Abnehmen des Rucksacks mit kombinierten Rotations- und Flexionsbewegungen belastet die Bandscheiben, die hierbei maximal komprimiert werden. Bei vorgeschädigten Bandscheiben stellt diese Bewegung die häufigste Ursache für Probleme dar. Als Vorbild nehme man sich die einheimischen Träger in Nepal, die oft mit primitivsten Tragevorrichtungen Gewichte von mehr als 50 kg schleppen: Die Last wird auf den häufigen Rastplätzen aus Stein auf einer Erhöhung abgestellt, der Träger geht dabei leicht in die Knie, nimmt die Last auf oder streift sie ab. Drehbewegungen in der Wirbelsäule werden damit ebenso wie tiefes Bücken vermieden.

Wesentlich häufiger als Bandscheibenvorfälle während des Bergsteigens sind

Überlastungen der Wirbel- und Rippenwirbelgelenke sowie des Iliosakralgelenks (ISG). Über muskuläre Überlastungen und Ermüdungen, Zwangshaltungen der Wirbelsäule bei schwerem Rucksackgewicht können die sog. kleinen Wirbelgelenke oder das Iliosakralgelenk mit Blockierungen oder bei entsprechenden degenerativen Veränderungen (Spondylarthrose, ISG-Arthrose) mit entzündlichen Überlastungen reagieren.

Die Folge sind Bewegungseinschränkungen bis hin zu Zwangshaltungen. Um das Gelenk zu schützen, erhöht sich außerdem der Tonus der Muskulatur weiter. Diese Tonussteigerung ist hauptverantwortlich für die nachhaltigen Hexenschussbeschwerden. Solche Rückenprobleme können auch durch Verkühlungen ausgelöst werden. Deshalb müssen nasse und verschwitzte T-Shirts bei Gehpausen schnell gewechselt oder es muss wenigstens eine Jacke darüber gezogen werden. Schon geringer Luftzug kann zu lästigen Verspannungen der Muskulatur führen.

Den Akutfall im Gebirge kann man wohl nur mit NSAR und Gewichtsreduktion des Rucksacks behandeln, die weitere Therapie kann neben Injektionen ein muskuläres Stabilisationsprogramm umfassen.

22.3 Bergsteigen mit Hüft- und Knieprothesen

Es werden in Deutschland mit weiter steigender Tendenz pro Jahr etwa 300.000 Endoprothesen an Hüft- und Kniegelenk implantiert (Jerosch und Heisel 2009). Die Patienten werden dabei immer jünger und sind damit oft auch sportlich noch sehr aktiv. Hat man vor etwa 20 Jahren meist den Patienten mit Endoprothesen Sport nicht empfohlen oder sogar verboten, in der Meinung, sportliche Aktivität würde einer Prothesenlockerung Vorschub leisten, zeigt sich in den letzten Jahren hierbei ein grundlegender Wandel. Teilweise werden nun sogar spezielle Skikurse für Patienten mit Endoprothesen veranstaltet. Sport mit Endoprothesen ist grundsätzlich möglich, jedoch müssen einige Grundvoraussetzungen beachtet werden (s. folgende Übersicht).

Sportliche Aktivität mit Endoprothesen

Voraussetzungen:

- Mindestens 6 Monate nach einer Operation
- Funktionelles Gangbild
- Keine Schmerzen
- Gute Beweglichkeit und ausreichende Kraft
- Keine Instabilität
- Keine erhöhten Entzündungsparameter

Kontraindikationen:

- Infektion
- Schlechte Beweglichkeit
- Muskuläre Insuffizienz
- Massive Adipositas
- Revisionsendoprothese
- Luxationstendenz
- Instabilität

Natürlich gibt es Sportarten, die für Patienten mit einer endoprothetischen Versorgung optimal geeignet sind. Dazu zählen Disziplinen mit geringer Scher- oder Rotationsbelastung des Gelenks, ohne große axiale Belastungen und ohne abrupte Bewegungsabläufe (Franke 2008; Schmidt-Sody et al. 2011; Wimmer et al. 2012). Sportarten wie Schwimmen, Radfahren und mit Sicherheit auch Bergwandern sind zu empfehlen. Vermieden werden sollten Sportarten wie beispielsweise Weitsprung, Basketball oder Tennis, bei denen doch erhebliche Druckspitzen und Scherkräfte für die Prothesen auftreten.

Wichtige Aspekte sind natürlich auch die Fitness, Sportlichkeit und Technikbeherrschung vor der Operation. Ein exzellenter Skifahrer wird wahrscheinlich schneller und ohne größere Probleme in seine Sportart nach der Operation zurückfinden als derjenige, der die Technik und Bewegungsabläufe erst wieder erlernen muss. Auch ein Patient, der jahrelang vor der Operation wegen Schmerzen und Bewegungseinschränkung sportlich pausiert hat, wird schwerer wieder die koordinativen Feinheiten beherrschen als derjenige, der nur für kurze Zeit nach der Operation und der anschließenden Reha seinen Sport nicht mehr ausübte.

Trotzdem sind gerade beim Skifahren oder Skitourengehen einige Aspekte – und hier gerade die äußeren Bedingungen – zu beachten (s. Übersicht).

Skisport mit Endoprothesen

Wichtige Voraussetzungen:

- Angepasste Ausrüstung (drehfreudiger und stabiler Ski, nicht zu lang)
- Ausreichend Kondition und Kraft
- Geringes Rucksackgewicht
- Gute Technik
- Optimale äußere Bedingungen (Sicht, Schneeverhältnisse, Kälte etc.)
- Zeitliche Begrenzung (nicht bis zur Erschöpfung)

Man wird als beratender Arzt seinem Patienten beispielsweise nicht empfehlen, Ski zu fahren, wenn die Piste extrem eisig und holprig ist. Die daraus resultierenden Schläge während der Abfahrt belasten das künstliche Gelenk enorm.

Beim Klettern muss man mit Sicherheit den einzelnen Patienten genauestens beraten. Hier wird man an die prothetische Versorgung nochmals höhere Ansprüche hinsichtlich der Stabilität (Hüftluxation) und der Scherkräfte (Knie) stellen müssen.

Fazit

Zusammenfassend kann man sagen: Je älter die Bergsteiger sind, je mehr degenerative Gelenkerkrankungen vorliegen, je länger und extremer die Touren werden, je schwerer das zu tragende Gewicht ist, desto eher wird man zur alpinen Aktivität ein begleitendes muskuläres Trainingsprogramm empfehlen und beim Bergabgehen Stöcke benutzen. Kinder und Jugendliche benötigen keine Stöcke. Anfänger sollten erst das richtige Gehen in den Bergen ohne Stock erlernen, aber auch das Gehen mit Stöcken muss erlernt werden. Bergsteigen mit Endoprothesen ist grundsätzlich möglich, bedarf aber einer individuellen Beratung.

Literatur

Biedert MR, Bachmann M, Gal I (2007) Bone bruise – radiologische und morphologische Aspekte. Sportorthopädie Traumatologie 23(1):36–41

Diehm C, Sabo D, Welk T (2003) Das Knochenmarködem-Syndrom: Nur eine Durchblutungsstörung des Knochens? Cardiovasc 7:1

Franke H (2008) Bewegung und Sport mit Endoprothesen. Dtsch Z Sportmed 57(7/8):VII–VIII

Haid C, Koller A (2003) Umstrittene Stöcke beim Wandern. Sicherheit am Berg, Österreichisches Kuratorium für Alpine Sicherheit, Innsbruck, S 26–29

Hochholzer T (2003) Stöcke am Berg – Erfahrung aus der Praxis. Sicherheit am Berg, Österreichisches Kuratorium für Alpine Sicherheit, Innsbruck, S 35–37

Jerosch J, Heisel J (2009) Hüfte und Sport – Empfehlungen von Sportarten aus orthopädisch-unfallchirurgischer und sportwissentlicher Sicht. Deutscher Ärzte-Verlag, Köln

Neogi T, Felson D, Niu J, Nevitt M, Lewis CE, Albadi P, Sack B, Torner J, Bradley L, Zhang Y

(2009) Association between radiographic features of knee osteoarthritis and pain: results from two cohort studies. BMJ 339:2844

Schmidt-Sody M, Pilger V, Gerdesmeyer L (2011) Rehabilitation und Sport nach Hüfttotalendoprothese. Orthopäde 40(6):513–519

Schwameder H (2003) Tourenstöcke am Berg – Hilfe oder Hindernis? Sicherheit am Berg, Österreichisches Kuratorium für Alpine Sicherheit, Innsbruck, S 30–34

Wimmer MD, Majewski M, Pagenstert G, Valderrabano V, Nowakowski AM (2012) Sport nach Hüft- und Kniegelenksendoprothetik. Schweiz Z Sportmed Sporttraum 60(2):80–81

Walther M, Stäbler A (2006) Das Knochenödem am Fuß. Fuß Sprunggelenk 4:174

Akute und chronische Schäden durch Sportklettern

Volker Schöffl

Inhaltsverzeichnis

M. M. Berger et al. (Hrsg.), *Alpin- und Höhenmedizin*,
https://doi.org/10.1007/978-3-662-69578-4_23

Sportklettern ist eine moderne und weithin ausgeübte Spielart des Alpinismus. Entwickelt aus dem „extremen" Freeclimbing der 1970er-Jahre, erfreut es nun in- und outdoor Jung bis Alt. Das moderne Sportklettern entwickelte sich aus dem alpinen Klettern und wurde v. a. seit den 1980er-Jahren populär. Galt es bis dahin v. a., den Gipfel zu erreichen, rückte nun das „wie" und „wo" einer Begehung in den Vordergrund. So wurden möglichst schwierige Routen gewählt und versucht, diese „frei", also ohne Zuhilfenahme künstlicher Mittel, zu bezwingen. Als Wettkampfsport ist Sportklettern inzwischen weit etabliert und mittlerweile auch bei den olympischen Spielen vertreten.

Seil und Haken dienen beim Sportklettern nur der Sicherung des Kletterers und werden nicht zur Fortbewegung selbst eingesetzt. Mit dem rasanten Emporschnellen der gekletterten Schwierigkeitsgrade wuchs auch das Bedürfnis der Kletterer, sich gegeneinander unter objektiven Kriterien zu messen. So kam es Mitte der 1980er-Jahre zur Geburt des Wettkampfkletterns. Zunächst noch ohne größere internationale Organisation finden seit 1991 regelmäßig Welt- und Europameisterschaften sowie Weltcups und nationale Wettkämpfe statt. Nachdem die Veranstaltungen der ersten Jahre noch am Naturfels ausgetragen wurden, finden diese mittlerweile, auch aus Naturschutzgründen, an künstlichen Kletterwänden statt. Zunächst noch unter Leitung der Union Internationale des Associations d'Alpinisme (UIAA), hat sich inzwischen ein eigener Weltwettkletterverband, die IFSC (International Federation of Competition Climbing), gebildet. Bei den Olympischen Spielen 2021 in Tokyo war Sportklettern erstmals als olympische Disziplin vertreten. Der maximale Schwierigkeitsgrad des Sportkletterns konnte mittlerweile bis zum 12. Grad angehoben werden, und regelmäßig finden nationale und internationale Wettkämpfe statt.

So entstanden in den letzten Jahren allein in Deutschland ca. 500 künstliche „Indoor-Kletteranlagen". Sportklettern wurde vom Individualsport für Extremisten zum Freizeitsport für alle Altersstufen. Gleichermaßen fand in den letzten Jahren eine Art „Rückbesinnung" statt, die Idee des „freien Kletterns" wird zunehmend an die hohen Fels- und Expeditionsgipfel der Welt übertragen. Errungenschaften, wie z. B. David Lamas' freie Begehung der „Kompressorroute" am Cerro Torre, dokumentieren eindrucksvoll die Kombination aus Sportklettern auf höchstem Niveau und alpinistischen Fähigkeiten. Aktuell gibt es nach Aussagen des Deutschen Alpenvereins ca. 300.000 aktive Sportkletterer in Deutschland, in Europa über 2 Mio.

23.1 Terminologie

In der Terminologie des Sport- bzw. Freikletterns wird eine Vielzahl von Begriffen verwendet, die der näheren Definition bedürfen. Freiklettern bezieht sich auf die freie Durchsteigung einer Klettertour, d. h., das Seil und die Sicherungsmittel dienen nur der Absicherung des Kletterers. Eine so in einem Stück im Vorstieg durchstiegene Route wird als „Rotpunkt" bezeichnet, und wenn die Route dem Kletterer zuvor unbekannt ist, wird sie als „on-sight" bezeichnet.

Der Alleingang mit Seilsicherung wird als „Solo-Begehung" bezeichnet, der ungesicherte Alleingang als „free-solo". Allerdings sind wirkliche „Free-solo-Begehungen" entgegen den Darstellungen in den Medien äußerst selten. Eine Routenbegehung unter Seilsicherung von oben wird als „top-rope" bezeichnet.

Neben dem reinen Schwierigkeitsklettern gibt es eine weitere, wesentliche Unterdisziplin des Sportkletterns: das „Bouldern". Ein „Boulder" ist im Englischen ein Felsblock. Unter Bouldern versteht man das seilfreie Klettern in Absprunghöhe. Als Sicherung werden beim Bouldern „crashpads“ oder Absprungmatten verwendet.

23.2 Unfallrisiko

Das Unfallrisiko in den einzelnen Disziplinen des Alpinsports variiert sehr in Abhängigkeit von objektiven Gefahren, Sicherungsmöglichkeiten und der persönlichen Risikobereitschaft. Beim reinen Sportklettern sind die objektiven Gefahren (z. B. Fels- oder Eisschlag) allerdings gering. Verschiedene Untersuchungen der letzten Jahre konnten zeigen, dass die meisten Verletzungen beim Sportklettern Überlastungsschäden sind und das Unfallrisiko gering ist.

In einer Analyse des Unfallschweregrades (UIAA MedCom Score; Schöffl et al. 2011) zeigt sich ebenfalls, dass die meisten Unfälle geringeren Schweregrades sind (◘ Tab. 23.1). Das Risiko eines schweren, gar tödlichen Unfalls allerdings bleibt immer bestehen. Zum Vergleich mit anderen Disziplinen und Sportarten wird in der Sportmedizin das relative Unfallrisiko bezogen auf 1000 h Sportausübung herangezogen. Dieses liegt beim Sportklettern zwischen 0,2/1000 h im Outdoor- und 0,02/1000 h im Indoor-Bereich (◘ Tab. 23.1; Schöffl et al. 2010, 2012).

Neuhof et al. (2011) beschreiben dabei eine relativ gleichmäßige Verteilung zwischen Verletzungen der oberen (42,6 %) und der unteren (41,3 %) Extremität. Überlastungsbeschwerden betreffen dabei häufiger die obere Extremität, frische Verletzungen wie z. B. durch Sturz v. a. die untere Extremität. Kletterhäufigkeit und Schwierigkeitsniveau korrelieren mit der Häufigkeit von Überlastungsbeschwerden (Schöffl et al. 2012). Die meisten Verletzungen betreffen den Vorsteiger, die häufigste Verletzungsursache für akute Verletzungen ist ein Sturz, für Überlastungsschäden die Ausübung eines schwierigen Kletterzuges (Schöffl et al. 2012).

23.3 Verletzungen und Überlastungen

Von 604 Kletterverletzungen (1998–2001) betrafen 247 (41 %) die Hand und Finger (Schöffl et al. 2006). Frakturen oder gar Polytraumata treten wesentlich seltener auf. In den letzten Jahren nahmen dabei Verletzungen der Hände und Finger sogar noch zu. So betrafen von 911 Kletterverletzungen der Jahre 2009–2012 sogar 65,1 % die Hand und Finger. Ebenso zunehmend sind im eigenen Krankengut Schulterverletzungen. Die ◘ Tab. 23.2 gibt Aufschluss über das eigene Krankengut der Jahre 1998–2001, 2009–2012 und 2017–2018.

Einige der hier auftretenden Verletzungen, wie z. B. das Lumbricalis-Shift-Syndrom oder Ringbandrupturen, sind spezifisch für den Klettersport und treten nur selten in der Normalbevölkerung auf. Dies kann die Differenzialdiagnose schwierig gestalten, v. a. dann, wenn Kletterpatienten die Ausnahme im Patientengut darstellen. Nachfolgend sollen daher einzelne kletterspezifische Verletzungen näher dargestellt werden.

23.3.1 Ringbandverletzungen

Verletzungen des Ringbandsystems sind die häufigsten Handverletzungen bei Kletterern, und erst neuerdings werden Ringbandverletzungen auch in der Normalbevölkerung beschrieben (◘ Abb. 23.1). Das Ringbandsystem der Finger besteht aus 5 Ring- (A1–5) und 3 Kreuzbändern (C1–3). Vor allem durch die sog. aufgestellte Fingerposition (◘ Abb. 23.2), die beim Festhalten von kleinen Griffen häufige Verwendung findet, kommt es zu einer sehr

Tab. 23.1 Unfallrisiko Sportklettern

Studie	Kletterdisziplin (geografische Lokalisation)	Unfallrisiko (per 1000 h)	Unfallschweregrad
Bowie et al. (1988)	Felsklettern, Bouldern, Big-Wall-Klettern (Yosemite Valley, USA)	37,5[a]	Meist wenig schwere Unfälle ISS-Score < 13 5 % ISS 13–75
Schussmann et al. (1990)	Bergsteigen und alpines Klettern (Grand Tetons, USA)	0,56 für Unfälle 0,13 für Todesfälle	23 % der Unfälle mit Todesfolge (NACA 7)[b]
Schöffl und Winkelmann (1999)	Indoor-Klettern (Deutschland)	0,079	3 NACA 2 1 NACA 3
Schöffl und Küpper (2006)	Wettkampfklettern Indoor-WM 2005	3,1	16 NACA 1 1 NACA 2 1 NACA 3
Schöffl et al. (2009)	Wasserfallklettern (international)	4,07 für NACA 1–3	2,87/1000 h NACA 1 1,2/1000 h NACA 2 und 3 Keine >NACA 3
Backe (2009)	Klettern (indoor und outdoor)	4,2 (davon 93 % Überlastungsreaktionen)	–
Neuhof et al. (2011)	Unfälle Sportklettern (Europa)	0,2	81,4 % UIAA 2 18,2 % UIAA 3 0,4 % UIAA 4–6
Schöffl et al. (2013)	Sportklettern indoor (Deutschland) (515.337 Kletterwandbesuche in 5 Jahren)	0,02	15 UIAA 2 13 UIAA 3 2 UIAA 4
Schöffl, IFC MedCom (2013)	IFSC World Cup 2012	0,74	Alle UIAA 2

ISS Injury Severity Score; *NACA* National Advisory Committee of Aeronautics; *UIAA* Union Internationale des Associations d'Alpinisme
[a]Unfall- und Todesfallrate pro 100 h kalkuliert durch Schöffl et al. (2010)
[b]NACA-Score nachträglich graduiert durch Schöffl et al. (2010)

hohen Krafteinwirkung auf die Ringbänder A2, A3 und A4 und damit evtl. zur Zerrung oder Ruptur (Schöffl et al. 2006). An Symptomen findet sich ein lokaler Druckschmerz mit Schwellung des Grundgliedes, fakultativ ein geringes Hämatom und beim Anspannen der Beugesehne gegen Widerstand ein Hervortreten der Sehne („bowstring"). Nach klinischer Verdachtsdiagnose und Ausschluss einer knöchernen Verletzung gibt die Sonografie (erhöhter Abstand der Beugesehnen zum Knochen) Aufschluss über Ringbandzerrung, singuläre Ringbandruptur oder Mehrfachruptur.

Bei singulärer Ringbandverletzung (Grad I–III nach Schöffl et. al. 2003a) erfolgt ein konservatives Vorgehen mit Ruhigstellung und frühfunktioneller Behandlung. Bei der Mehrfachverletzung (Grad IV) sollte die operative Rekonstruktion angestrebt werden (Abb. 23.2). Die Ergebnisse der konservativen Therapie

Tab. 23.2 Die 10 häufigsten Verletzungen und Überlastungssyndrome bei Sportkletterern in den Jahren 2017–2018, 2009–2012 und 1998–2001

2017–2018 (n = 633)			2009–2012 (n = 911)			1998–2001 (n = 604)		
Verletzungen/ Überlastungen	n	%	Verletzungen/ Überlastungen	n	%	Verletzungen/ Überlastungen	n	%
Ringbandverletzung (Finger)	78	12,3	Ringbandverletzung (Finger)	140	15,4	Ringbandverletzung (Finger)	122	20,2
Tenosynovitis (Finger)	67	10,6	Kapsulitis (Finger)	87	9,5	Epikondylitis	51	8,4
Kapsulitis (Finger)	49	7,7	Tenosynovitis (Finger)	80	8,8	Tenosynovitis (Finger)	42	7,0
Knieverletzung	45	7,1	SLAP-Verletzung	51	5,6	Kapselzerrung (Finger)	37	6,1
SLAP-Verletzung	37	5,8	Epikondylitis	50	5,5	Hautabschürfung	34	5,6
Impingement (Schulter)	34	5,4	Impingement (Schulter)	40	4,4	Rückenschmerzen	24	4,0
Handgelenksüberlastung	22	3,5	Beugesehnenzerrung (Finger)	36	4,0	Knieverletzung	14	2,3
Epikondylitis	21	3,3	M. Dupuytren	30	3,3	Frakturen	14	2,3
Epiphysenfugenverletzung (Finger)	19	3,0	Kapselzerrung (Finger)	25	2,7	Kapsulitis (Finger)	13	2,2
Wirbelsäulenverletzung	18	2,8	Beugesehnenganglion (Finger)	19	2,1	Beugesehnenganglion (Finger)	11	1,8

SLAP superiores Labrum anterior nach posterior

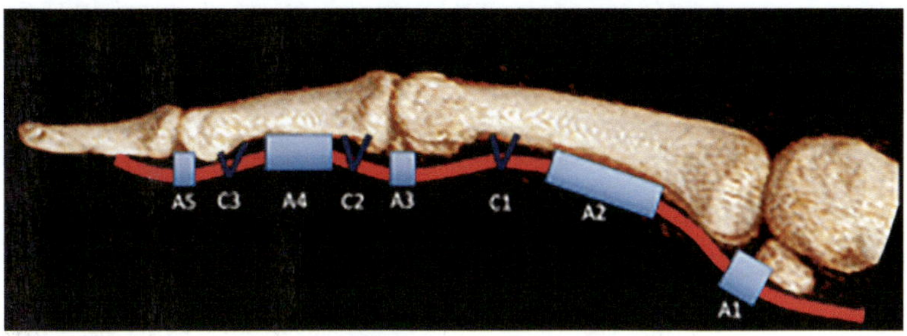

Abb. 23.1 Ringbandsystem, schematische Darstellung

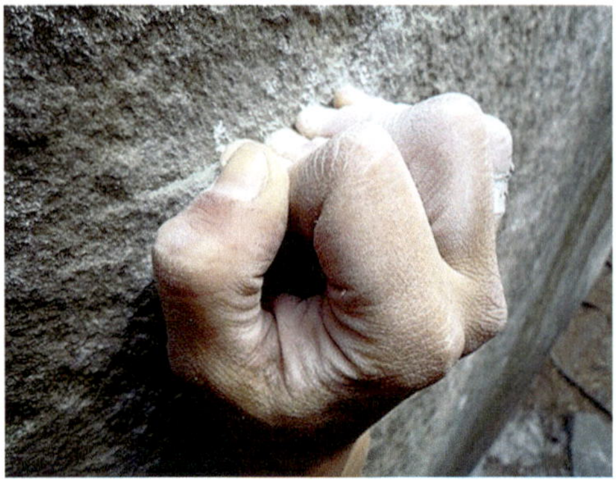

Abb. 23.2 Aufgestellte Fingerposition beim Klettern

sind sehr gut, das initial zu beobachtende Fingerkraftdefizit bildet sich zurück, und die Sportler erreichen ihr ursprüngliches Leistungsniveau wieder. Ein Taping mit nach biomechanischen Gesichtspunkten entwickeltem H-Tape (Abb. 23.3) des verletzten Fingers sollte am Anfang therapeutisch und später während der Sportausübung unterstützend angewendet werden (Schöffl et al. 2003a).

Ein ca. 1,5 cm breites Tape mit einer Länge von 8–10 cm (fingerdickenabhängig) wird von beiden Enden her eingerissen, sodass in der Mitte ein Steg von ca. 1 cm Breite stehen bleibt und jeweils zwei 0,75 cm starke Zügel auf jeder Seite des Steges stehen bleiben. Zwei dieser Zügel werden dann unter dem Gelenk durchgeführt und stramm festgeklebt. Dann wird das Gelenk gebeugt, und die zwei verbleibenden Zügel werden über dem Gelenk durchgeführt und dort stramm festgeklebt. So kann einerseits das verletzte Ringband entlastet werden, andererseits bei einer Sehnenscheidenentzündung der

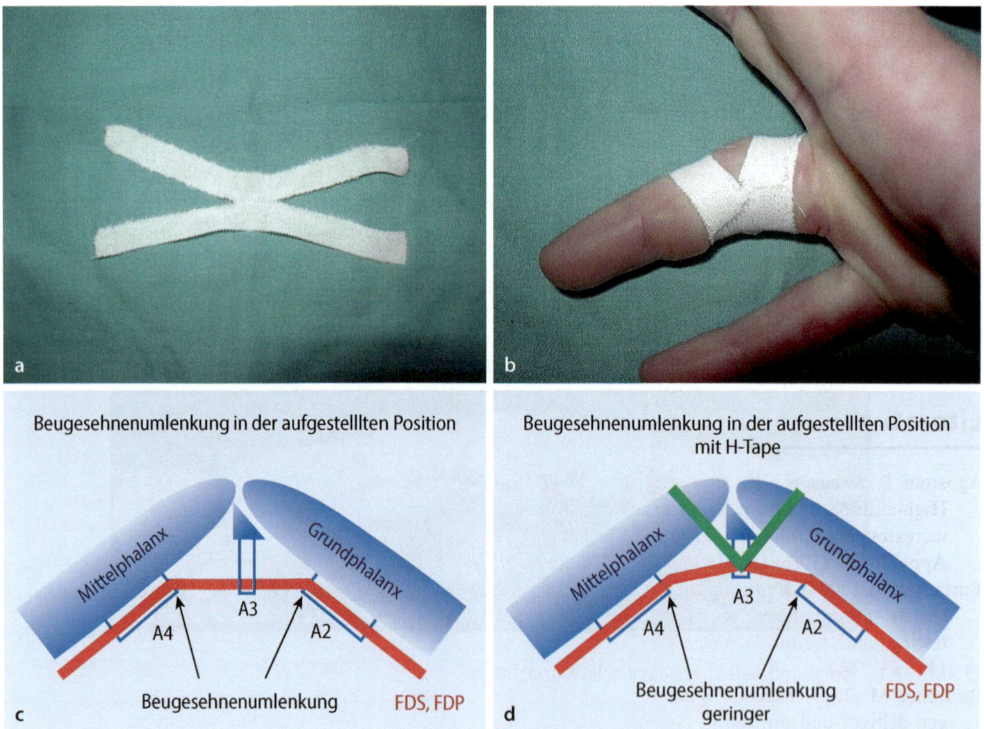

Abb. 23.3 **a–d** H-Tape zur Behandlung der Ringbandverletzung, klinische Anlage und biomechanische Wirkung. *FDS* Flexor digitorum superficialis; *FDP* Flexor digitorum profundus

■ **Tab. 23.3** Behandlungsrichtlinien der Ringbandruptur. (Schöffl et al. 2007)

	Grad I	Grad II	Grad III	Grad IV
Verletzung	Ringbandzerrung	Komplette Ruptur A4- oder Teilruptur A2- oder A3-Ringband	Komplette Ruptur A2- oder A3-Ringband	Multiple Rupturen, z. B. A2/A3, A2/A3/A4 oder singuläre Ruptur (A2 oder A3) in Kombination mit Verletzungen der Mm. lumbricales oder der Kollateralbänder
Therapie	Konservativ	Konservativ	Konservativ	Operativ
Immobilisation	Nein	10 Tage	10–14 Tage	Postoperativ 14 Tage
Funktionelle Therapie	2–4 Wochen	2–4 Wochen	4 Wochen	4 Wochen
Ringbandschutz	Tape	Tape	Thermoplastischer Ring, Softcast-Ring	Thermoplastischer Ring, Softcast-Ring
Leichte sportartspezifische Aktivität	Nach 4 Wochen	Nach 4 Wochen	Nach 6–8 Wochen	Nach 4 Monaten
Volle sportartspezifische Aktivität	Nach 6 Wochen	Nach 6–8 Wochen	Nach 3 Monaten	Nach 6 Monaten
Tapeschutz während sportartspezifischer Aktivität	3 Monate	3 Monate	6 Monate	> 12 Monate

Umlenkwinkel der Beugesehne am Ringbandende abgeschwächt und die Reibung damit reduziert werden. Die ■ Tab. 23.3 zeigt die Behandlungsrichtlinien der Ringbandruptur verschiedener Grade auf.

23.3.2 Tenosynovitis

Die Tenosynovitis (Sehnenscheidenentzündung) ist die wichtigste Differenzialdiagnose zur Ringbandverletzung und das häufigste Überlastungssyndrom bei Kletterern. Sie kann sich einerseits aufgrund einer konsekutiven Überlastung „einschleichen", andererseits aber durchaus, quasi „akut" nach einem besonders harten Training oder Klettertag auftreten.

Die Untersuchung zeigt einen palmarseitigen Druckschmerz zumeist auf Höhe des A2-Ringbandes oder im Bereich der Handwurzel, oft mit Ausstrahlung in den Unterarm. Die diagnostische Sicherung erfolgt mittels der Sonografie, die einen charakteristischen Flüssigkeitsring (Halophänomen) im Querschnitt zeigt.

Da eine vermehrte Flüssigkeitsansammlung in den Sehnenscheiden der Finger bei Kletterern auch ohne Beschwerden häufig vorhanden ist, sollte die Untersuchung im Vergleich zum kontralateralen gesunden Finger erfolgen. Therapeutisch kann initial eine Schienenruhigstellung durchgeführt werden, des Weiteren erfolgen Sportpause, Therapie mit nichtsteroidalen Antiphlogistika (NSAD) und Enzympräparaten,

Eisabreibungen, Bürstenmassagen und evtl. Schwefelbädern.

In chronischen Fällen kann eine lokale Kortikoidinstillation, die streng in die Sehnenscheide und nicht die Sehne erfolgen muss, notwendig werden. Nur in Ausnahmefällen ergibt sich die Indikation zur offenen Tenosynovektomie. Bei milden Fällen helfen oft bereits eine Belastungsreduktion und ein Taping während der Sportausübung (H-Taping). In seltenen Fällen können arthrotische Veränderungen (streckseitige Osteophyten) auch zu direkten Reizungen der Strecksehnen führen.

23.3.3 Frakturen und Epiphysenfrakturen jugendlicher Kletterer

Durch Verkanten in Fingerlöchern und Fingerrissen kann es zu einfachen Basisfrakturen des Fingerendgliedes wie auch zu schwerwiegenden Berstungs- und Drehbrüchen kommen. Höhergradige Frakturen erfordern oft, v. a. in Verbindung mit ausgedehnten Hautweichteildefekten nach Steinschlagverletzung eine operative Versorgung.

Kritischer müssen die in den letzten Jahren zunehmend auftretenden, atraumatischen Epiphysenfrakturen (Ermüdungsfrakturen) jugendlicher Kletterer gesehen werden (◘ Abb. 23.4).

Zumeist handelt es sich um Aitken-I- und -II-Frakturen (Salter-Harris II–III) (Schöffl et al. 2003b). Über ein eigentliches Trauma wird nur selten berichtet. Alle Jugendlichen berichteten über langsam zunehmende Schmerzen und Schwellungen im Fingermittelgelenk. Diese Verletzungen müssen sehr ernst genommen werden, denn bei nichtadäquater Therapie führen sie zu irreversiblen Schäden.

Rezidivierende Fingerschmerzen und Schwellungen jugendlicher Kletterer müssen daher immer radiologisch abgeklärt werden, und bei klinischem Verdacht und

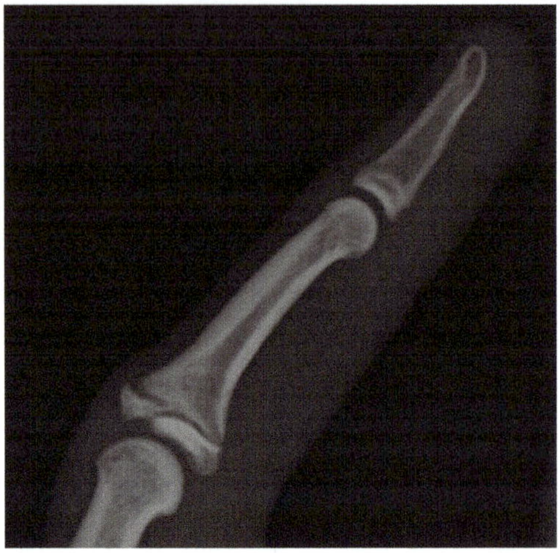

◘ **Abb. 23.4** Epiphysenfraktur des Fingermittelgelenkes

unauffälligem konventionellen Röntgenbild muss eine MRT-Diagnostik durchgeführt werden. Frische Verletzungen mit Dislokation des Epiphysenfragments sollten mit einer Miniosteosynthese versorgt werden, chronische Malunions benötigen ggf. eine Bohrdrahtepiphysiodese.

Bei nicht oder nur wenig verschobenen Verletzungen genügt eine kurze Ruhigstellung und 6- bis 8-wöchige Sportpause. Wichtig sind hier auch eine sportmedizinische Aufklärungsarbeit sowie eine Überwachung jugendlicher Leistungskletterer und die Vermeidung spezieller hoch belastender Trainingsformen (Campus-Board).

23.3.4 Lumbricalis-Shift-Syndrom

Das Lumbricalis-Shift-Syndrom ist ein seltenes, aber kletterspezifisches Krankheitsbild. Beim Anziehen an einem „Einfingerloch“ oder bei speziellem einfingerigen Training wird der ziehende Finger ausgestreckt, und die anderen Finger werden gebeugt. Dabei wird die belastete Profundussehne so stark gegen die unbelasteten benachbarten Profundussehnen verschoben, dass die gemeinsamen Ursprünge der Mm. lumbricales gegeneinander verschoben werden und somit Muskelteilrupturen und Zerrungen entstehen können. Die klinische Validierung ist einfach. Zieht der Kletterer am verletzten Finger bei gebeugten benachbarten Fingern, berichtet er über ziehende Schmerzen seitlich der Grundphalanx. Werden die benachbarten Finger beim Provokationstest ausgestreckt, sind keine Schmerzen vorhanden. Die Therapie besteht aus lokalen Maßnahmen, Taping und vorsichtigem Dehnen der Mm. lumbricales.

23.3.5 Verletzungen beim Sturz

Durch die modernen Sicherungsmittel sowie die verbesserte Ausrüstung ist sicheres Stürzen für den Sportkletterer möglich geworden, ja für das Erreichen der höchsten Schwierigkeitsgrade essenzieller Bestandteil des Sportes. So sind 10 Stürze pro Tag durchaus normal. Schubert (DAV-Sicherheitskreis) unterscheidet dabei zwischen dem bewussten absichtlichen Springen wie im Sportklettern häufig und den unkontrollierten Stürzen mit häufigeren Verletzungsfolgen.

Im Sportklettern ist im Gegensatz zum alpinen Klettern der Hüftsitzgurt etabliert, Verletzungen innerer Organe sind dabei sehr selten. Ein Hängesyndrom (orthostatischer Kollaps) ereignet sich eigentlich nur beim bewusstlosen Kletterer. Allgemein versteht man unter einem Hängesyndrom jene Körperschädigung, die durch einen Kreislaufzusammenbruch beim freien Hängen in einem Anseilgurt verursacht wird.

Führend bei Sturzverletzungen sind Traumata der unteren Extremitäten, ursächlich prinzipiell 2 verschiedene Unfallmechanismen: das Anpralltrauma und das Niedersprungtrauma. Das Anpralltrauma entsteht durch den Seilzug, der den Stürzenden gegen die Felswand zieht. Vor allem kurze Stürze mit hohem Sturzfaktor in wenig steilem Gelände sind hierfür ursächlich. Hierbei kommt es v. a. zu Kontusionen und Frakturen des Vor- und Mittelfußes sowie des Talus und Kalkaneus (◘ Abb. 23.5). Beim Niedersprungtrauma kommt es zum ungebremsten Sturz auf den Boden. Dies ereignet sich v. a. beim Bouldern, beim Klettern meist beim Sturz vor dem Einhängen des Sicherungsseiles in den ersten Haken oder bei sicherungstechnischen Fehlern. Hierbei kommt es hauptsächlich zu

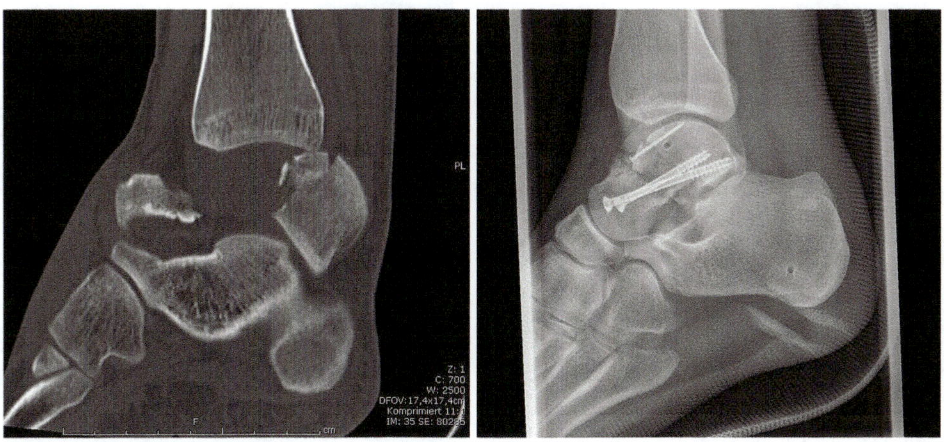

a b

◘ **Abb. 23.5** Talushalsluxationsfraktur durch Anpralltrauma nach einem 4-m-Sturz im Vorstieg. **a** Unfall-CT. **b** Aufnahme nach der Operation

Umknicktraumata mit evtl. nur harmlosen Distorsionen oder aber auch Außenbandrupturen und Frakturen.

Während des Sturzes sollten die Arme nach seitwärts genommen werden, um eine stabile Position zu erreichen (◘ Abb. 23.6). Am Ende des Sturzes, wenn der Seilzug den Körper gegen die Wand zieht, sollten die Füße nach vorne genommen werden, um den Aufprall abzumindern. Gleichermaßen sollten die Hände das beschützen, was das Wichtigste ist, d. h., sie sollten nach vorne genommen werden und wenn, dann ggf. vor den Kopf bzw. den Brustkorb kommen. Nachdem der Sturz vollendet ist, können die Hände an den Einbindepunkt des Seiles genommen werden, um ein Abkippen nach hinten zu vermeiden. Es sollte auf keinen Fall versucht werden, das Seil bereits beim Sturz zu greifen. Schwere Verletzungen durch Seilumschlingungen bis hin zur Finger- oder Handamputation können sonst die Folge sein (Hochholzer und Schöffl 2005).

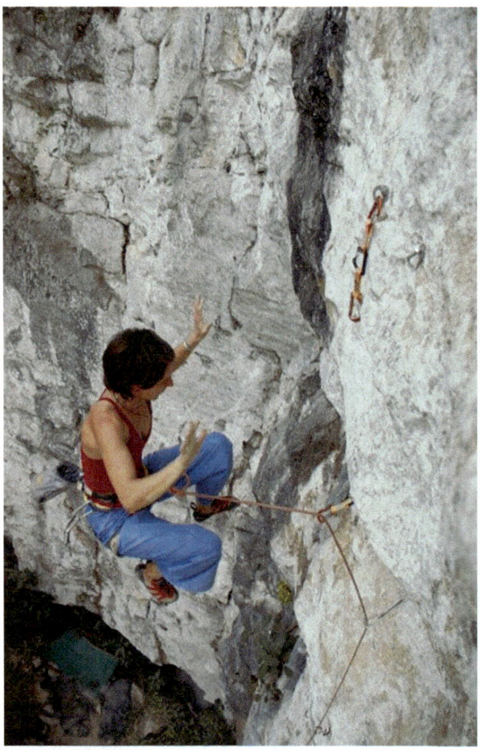

◘ **Abb. 23.6** Isabelle Schöffl demonstriert die empfohlene Armposition im Sturz auf der Route „Calcaneus", 7c, Laos. (Bildrechte: V. Schöffl, mit freundl. Genehmigung von I. Schöffl)

23.3.6 Fußprobleme

Fußprobleme durch enge Kletterschuhe sind häufig, denn um einen optimalen Druck auf die teils sehr kleinen Tritte zu erreichen, muss der Kletterschuh eine sehr enge Passform garantieren. Dabei sind im Schuh die Zehengelenke nicht gestreckt, sondern aufgestellt. Dadurch resultieren chronische Vorfußprobleme wie Schwielen, Druckstellen oder gar ein Hallux valgus (◘ Abb. 23.7).

Derartig enge Schuhe sind aber nur im Leistungsbereich nötig. Im Freizeitbereich sind daher etwas bequemere Größen

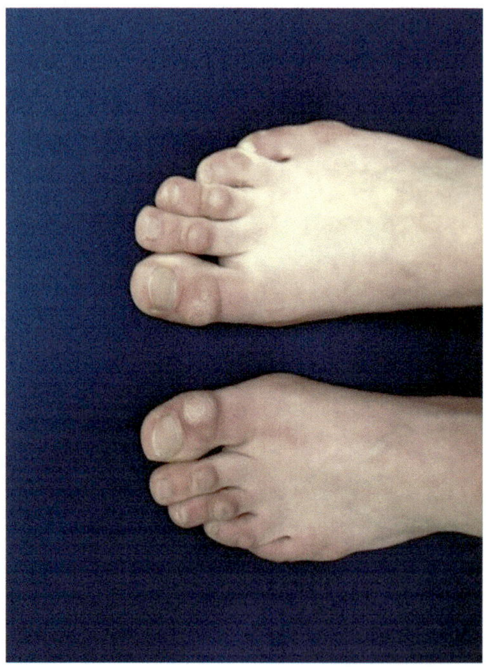

◘ **Abb. 23.7** Chronische Schwielen durch sehr enge Kletterschuhe

problemlos einsetzbar und haben zudem noch den Vorteil, dass die meisten Fußprobleme deutlich seltener vorkommen. Immer mehr Schuhhersteller tragen dem Rechnung und bieten orthopädisch angepasste Kletterschuhe mit Innenfutter an, wie z. B. in ◘ Abb. 23.8 zu sehen.

Insgesamt bleibt zu berücksichtigen, dass sich viele der hier diskutierten Differenzialdiagnosen auf den Leistungssport beziehen und im Freizeitsport selten auftreten. Klettern hat sich mittlerweile als sicherer Freizeit- und Breitensport etabliert. Es bewirkt eine Aktivierung des Gesamtkörpers, die in spielerischer Weise umgesetzt werden kann. Dieses spielerische Gesamtkörpertraining wird zunehmend auch im Schul- und Kindersport umgesetzt und hat seinen festen Platz in der Physiotherapie und medizinischen Rehabilitation.

23.3.7 Möglichkeiten zur Unfallvermeidung

Der aktive Sportler kann zur Unfallvermeidung beitragen. Dazu hat er verschiedene Möglichkeiten. So sollte beim Bouldern generell ein Crash-Pad benutzt werden. Dies ist eine speziell angefertigte 2- oder 3-lagige Hartschaumstoffmatte in Form eines größeren Rucksackes; aufgeklappt ergibt sie eine Gesamtfläche von ca. 1,5–2 m^2, die als Aufsprungmatte genutzt wird.

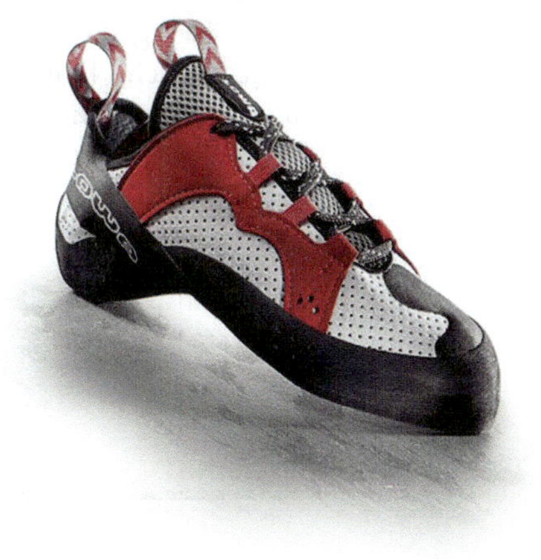

◘ **Abb. 23.8** Moderner Kletterschuh aus nichtweitendem Material mit gepolstertem und antimikrobakteriellem Innenfutter. (Bildquelle: Lowa, Jetzendorf, Deutschland, mit freundl. Genehmigung)

Auch im Bereich von Indoor-Kletterwänden müssen Matten vorhanden sein. Hierbei empfehlen sich für stark überhängende Boulder-Wände Weichbodenmatten mit einer Stärke von mindestens 30 cm. Hier stürzt der Kletterer aufgrund der Wandneigung meist unkontrolliert auf den Rücken. Ein Problem stellen allerdings die Schlitze zwischen den einzelnen Matten dar. Viele Unfälle ereignen sich hier durch ein Hängenbleiben des Fußes im Mattenschlitz mit anschließendem Umknicken. Gute Hersteller bieten Mattenverbindungsbrücken an, die diesem entgegenwirken.

Im Vorstiegsbereich von Indoor-Anlagen müssen die Matten niedriger und härter sein. Hier kommt es v. a. zu Niedersprungtraumata, Weichbodenmatten würden hier nur die Gefahr eines Umknickens verstärken. Beim Thema Routenabsicherung kann nur an die Erstbegeher appelliert werden. Der erste Haken sollte in vernünftiger Höhe liegen und die weiteren so, dass der Kletterer nicht beim Einhängen oder Sturz auf den Boden fällt. Beim Sichern muss darauf geachtet werden, den Sturz, wenn möglich, nicht zu kurz und zu hart abzufangen, d. h., den sog. Sturzfaktor möglichst zu reduzieren.

Auch mit statischen Sicherungsgeräten, wie z. B. dem GriGri oder Cinch, kann durch ein leichtes Abspringen des Sichernden ein dynamisches Sichern erfolgen. Fehler hierbei ereignen sich v. a. im Anfängerbereich, richtiges Sichern muss geübt sein. Ziel aller Aktivitäten sollte sein, ernsthafte Unfälle zu vermeiden, und dabei dem Kletterer dennoch ein Höchstmaß an Individualität zu ermöglichen.

23

Möglichkeiten zur Vermeidung von Unfällen

- Crash-Pad beim Bouldern
- Mattenabsicherung im Indoor-Bereich
- Mattenverbindungsbrücken
- Routenabsicherung
- Sicherungstechnik

Literatur

Backe S, Ericson L, Janson S et al (2009) Rock climbing injury rates and associated risk factors in a general climbing population. Scand J Med Sci Sports 19:850–856

Bowie W, Allen HT, H, (1988) Rock climbing injuries in Yosemite National Park. West J Med 149:172–177

Hochholzer T, Schöffl V (2005) Epiphyseal fractures of the finger middle joints in young sport climbers. Wild Environ Med 16:139–142

Neuhof A, Henning F et al (2011) Injury risk evaluation in sport climbing. Int J Sports Med 32:794–800

Schöffl I, Einwag F, Strecker W et al (2007) Impact of taping after finger flexor tendon pulley ruptures in rock climbers. J Apl Biomech 23:52–62

Schöffl V, Küpper T (2006) Injuries at the 2005 world championships in rock climbing. Wild Environ Med 17:187–190

Schöffl V, Einwag F, Strecker W et al (2006) Strength measurement after conservatively treated pulley ruptures in climbers. Med Sci Sports Exerc 38:637–643

Schöffl V, Hochholzer T, Winkelmann H et al (2003a) Differentialdiagnose von Fingerschmerzen bei Sportkletterern. D Z Sportmed 54:38–43

Schöffl V, Hochholzer T, Winkelmann H et al (2003b) Pulley injuries in rock climbers. Wild Environ Med 14:94–100

Schöffl V, Morrison A, Hefti U et al (2011) The UIAA medical commission injury classification for mountaineering and climbing sports. Wild Environ Med 22:46–51

Schöffl V, Morrison A, Schwarz U et al (2010) Evaluation of injury and fatality risk in rock and ice climbing. Sport Med 40:657–654

Schöffl V, Schöffl I (2006) Injuries to the finger flexor pulley system in rock climbers – current concepts. J Hand Surg [Am] 31:647–654

Schöffl V, Schöffl I, Schwarz U et al (2009) Injury risk evaluation in water ice climbing. Med Sport 2:32–38

Schöffl V, Morrison A, Schöffl I et al (2012) Epidemiology of injury in mountainering, rock and ice climbing. In: Caine D, Heggie T (Hrsg) Medicine and sport science – epidemiology of injury in adventure and extreme sports. Karger, Basel, S 17–43

Schöffl V, Hoffmann G, Küpper T (2013) Acute injury risk and severity in indoor climbing – a prospective analysis of 515337 indoor climbing wall visits in 5 years. Wild Env Med 24(3):187–194

Schöffl V, Winkelmann H (1999) Unfallstatistik an „Indoor-Kletteranlagen". Sportverletz Sportschaden 13:14–16

Schöffl V, Simon M, Lutter C (2019) Finger- und Schulterverletzungen im Klettersport. (Finger and shoulder injuries in rock climbing). Orthopäde 48(12):1005–1012

Schöffl V, Schöffl I, Hochholzer T, Lutter C (2022) Climbing medicine. A practical guide. Springer, 1. Aufl. 2022 edition (26 May 2022). ISBN 978-3030721831

Schöffl V, Schöffl I, Flohe S, El-Sheikh Y, Lutter C (2021) Evaluation of a diagnostic-therapeutic algorithm for finger epiphyseal growth plate stress injuries in adolescent climbers. A J Sports Med 24:3635465211056956

Schussmann L, Lutz L, Shaw R et al (1990) The epidemiology of mountaineering and rock climbing accidents. Wild Environ Med 1:235–248

Alpine Unfall- und Notfallmedizin

Risikomanagement und Unfallprävention im Bergsport. Ergebnisse alpiner Feldforschung

Martin Schwiersch

Inhaltsverzeichnis

M. M. Berger et al. (Hrsg.), *Alpin- und Höhenmedizin*,
https://doi.org/10.1007/978-3-662-69578-4_24

24.1 Ausgangslage, Untersuchungsziel, Studienanlage und Ergebniszusammenfassung

24.1.1 Ausgangslage und Untersuchungsziel

„Sicher ist es dort, wo nichts passiert, – wo viel passiert, ist es gefährlich.“ Dies ist eine erste intuitive Leitlinie menschlichen Entscheidens: Die Vertretbarkeit alpinen Handelns schätzen wir anhand von Vorannahmen über Unfallhäufigkeiten ab. Diese Vorannahmen lenken bei realen Alpinunfällen unsere Aufmerksamkeit: „Schon wieder“ denken wir angesichts eines Lawinenunglücks. Was wir nicht wissen können, ist, wie viele Skitourengeher an diesem Tag auf gefährliche Touren verzichteten und wie viele Gruppen lawinensicherere Touren wählten. Umgekehrt ist eine eingegangene Gefährdung nicht allein dadurch vertretbar, dass bislang kein Unfall zu beobachten war. Es könnte durchaus sein, dass sich täglich Tausende Hallenkletternde Mitteleuropas wechselseitig gefährden, weil sie mit „Schlappseil“ sichern, – nur kommt es selten vor, dass die Vorsteiger in Bodennähe unerwartet stürzen.

Aus diesen zwei Gründen sind Unfallraten allein schlechte Ratgeber: Zum einen ist die „Basisrate“ (Schwiersch 2004) nicht bekannt: Wie viele Skitourengeher waren im Alpenraum unterwegs? Und wie viele entschieden sich gegen eine Tour? Wie viele Kletterer sichern mit „Schlappseil“? Zum anderen kann ein ausgebliebener Unfall tatsächliches Gefährdungsverhalten kaschieren. Zeit also, „Meinung“ über Risiken durch Wissen über eingegangene Risiken sowie Verhaltensfehler zu ersetzen.

24.1.2 Methodischer Ansatz

Die Sicherheitsforschung des Deutschen Alpenvereins (DAV) entschloss sich daher, zu untersuchen, wie sich Hallenkletternde, Skitourengruppen und Bergwandernde bei ihrer jeweiligen Betätigung faktisch verhalten. Methodisch führte das zu Feldstudien mit folgender Herangehensweise.

▪▪ Versuch, „typische“ Feldstichproben zu ziehen

Beim *Hallenklettern* wurden große Publikumshallen aufgesucht – zu jeder Öffnungszeit, an typischen Besuchertagen. Weiter wurde Wert darauf gelegt, die beobachteten Kletterer zufällig während ihrer Verweildauer in der Halle und auch in Bezug auf die gekletterte Tour zufällig zu untersuchen. Beim *Skitourengehen* wurden typische Skitourenberge unterschiedlicher Skitourenregionen bei unterschiedlichen Lawinengefahrenstufen ausgewählt und die Skitourengruppen beobachtet, die am gewählten Beobachtungstag anwesend waren. Beim *Bergwandern* wurde analog vorgegangen, wobei unterschiedliche Wegeschwierigkeiten und Tourenlängen berücksichtigt wurden.

▪▪ Zufällige Auswahl der Untersuchungsteilnehmer

„Wer da ist, ist richtig“: Beim Hallenklettern und Bergwandern wurden potenzielle Probanden vorher angesprochen; beim Skitourengehen vor und nach ihrer Tour. Ablehnungen gab es kaum. Aufgrund der Dichte beim Hallenklettern wurde hier eine zufällige Auswahl der in die Halle kommenden Personen gewählt.

▪▪ Fokussierung der Beobachtung auf sicherheitsrelevantes Handeln

In allen 3 Feldern wurden die interessierenden Verhaltensweisen vorab kategorisiert und zu einem Beobachtungssystem zusammengefasst. So wurden beim *Hallenklettern* für jeden der Vorgänge Vorstieg, Nachstieg, Vorstiegssichern und Nachstiegssichern potenzielle Verhaltensfehler aufgelistet, die vor Ort seitens der Beobachter als „aufgetreten"/„nicht aufgetreten" anzukreuzen waren. Beim *Skitourengehen* wurden sowohl das von der beobachteten Gruppe durchschrittene Gelände nach Gefährdungsgesichtspunkten kategorisiert wie auch das dort gezeigte sicherheitsrelevante Verhalten. Beim *Bergwandern* interessierten der Grad der gezeigten Belastung, die gezeigte Trittsicherheit und die benötigten Zeiten. Belastung und Trittsicherheit wurden durch die Beobachter anhand einer Skala eingestuft und anschließend im Konsensverfahren auf Angemessenheit eingeschätzt.

In Vorstudien zeigte sich, dass die jeweiligen Beobachtungskategorien sinnvoll und für die Untersuchungsfrage vollständig waren. Auch konnte belegt werden, dass die Beobachter unabhängig voneinander zu ähnlichen Einschätzungen gelangten (Schwiersch et al. 2007).

Nach der Beobachtungsphase wurden alle Probanden mittels Fragebogen (Hallenklettern und Bergwandern) und beim Skitourengehen zusätzlich per strukturiertem Einzelinterview (Studie 2005) bzw. jeweils ein Interviewpartner vor und nach der Tour befragt (Studie 2020–2022).

24.1.3 Studien und Stichproben

Untersucht wurden in den Jahren 2003–2005 278 Probanden in Kletterhallen, 122 beim Skitourengehen und 208 beim Bergwandern, jeweils Männer und Frauen ab 16 Jahren. Aufgrund der massiven Weiterentwicklung der Sicherungsgeräte beim Klettern wurde 2012 eine weitere Beobachtungsstudie in 11 Kletterhallen an 368 Probanden durchgeführt. 2020–2022 wurde eine zweite Feldstudie im Bereich Skitour/Freeride durchgeführt, hier nahmen 112 Skitourengruppen mit 345 Personen teil.

Die nähere Soziodemografie und Ergebnisdarstellung finden sich in Mersch et al. (2005, 2007), Schwiersch et al. (2005, 2006), Funk et al. (2012, 2013) sowie Brugger et al. (2022a, b, 2023).

24.1.4 … und das Ergebnis lautet zusammengefasst (Take Home Message I)

Menschen, die aus freien Stücken Bergwandern, Skitouren gehen oder in Hallen klettern, sind keine Hasardeure. Überforderte Halbschuhtouristen im Absturzgelände, tiefschneetrunkene Skifahrer, die johlend in einen lawinengefährdeten Hang einfahren, und Kletterer, die beim Sichern mit der Frau nebenan flirten und dabei ihren vorsteigenden Kumpel vergessen, sahen wir nicht oder bestenfalls in Einzelfällen.

Die beobachteten Personen wussten in der Regel, was sie taten, sie hatten ihre Entscheidung für die Tour bewusst getroffen unter Abwägung der Risiken. Sie waren orientiert über mögliche Verhaltensfehler (Hallenklettern), die gegebene Lawinengefahrenstufe (Skitourengehen) und die Anforderungen der Wanderung (Bergwandern). Ihre Kompetenzen schätzten sie im Wesentlichen gut ein – und beim gezeigten Verhalten überwog beim Hallenklettern und beim Bergwandern das angemessene Sicherheitshandeln die gezeigten Fehler deutlich.

Etwaigen Zerrbildern kann mit Fug und Recht entgegengetreten werden. Auch von weiteren Vorurteilen müssen wir uns verabschieden:

- Frauen zeigen weder ein besseres noch ein schlechteres Verhalten als Männer.
- Jüngere Menschen gefährden sich nicht mehr als ältere.
- Eine längere Praxis allein führt nicht zu besserem Verhalten.

Dies gilt jeweils für Hallenkletterer und Bergwanderer. (Diese Fragestellungen konnten bei der Skitourenstudie nicht untersucht werden, da hier immer Gruppen untersucht wurden.)

Aber es gibt auch Handlungsbedarf. In allen Feldern zeigen sich relevante Anteile an Verhaltensfehlern, die vermeidbar wären. Und die mögliche Lösung ist ebenfalls empirisch absicherbar: Ausbildung und eine intensive Zuwendung zum jeweiligen Feld helfen.

24.2 Risikomanagement von Skitourengehern

24.2.1 Lawinenbezogenes Wissen

Alle Skitourengruppen (◘ Abb. 24.1) wurden vor und nach ihrer Tour mittels strukturiertem Interview zu ihrem lawinenkundlichen Wissen und zur durchgeführten Tour befragt. Berichtet werden die Ergebnisse der Studie 2020–2022. Die am Beobachtungstag bei der durchgeführten Tour geltende Lawinengefahrenstufe wurde von den meisten Skitourengruppen proaktiv genannt im Zuge des Interviews; die Angaben waren in der Regel richtig. Es zeigte sich eine Zunahme der Bekanntheit der Lawinengefahrenstufe gegenüber der Studie 2005 (◘ Abb. 24.2).

Dies ist keine Trivialität, da die Lawinengefahrenstufe sich täglich ändern kann und sich regional und z. T. nach Höhenstufen unterscheidet, sie muss als Information also spezifisch gesucht und gemerkt werden.

Für die lawinenbezogene Entscheidungsfindung vor Ort stellen die „Lawinenprobleme" eine wichtige zusätzliche Information im Lawinenlagebericht dar. Diese sind einem Gutteil (knapp zwei Drittel) der Gruppen bekannt (◘ Abb. 24.3).

In der Studie 2005 zeigte sich, dass die Zusatzinformationen des Lawinenlageberichts eher von denjenigen Probanden wiedergegeben werden können, die

- eine formale Ausbildung vorweisen,
- ihr schnee- und lawinenkundliches Wissen als gut einschätzen,
- strategische Lawinenkunden (z. B. Reduktionsmethode, „stop or go", Snowcard) als Entscheidungshilfe einsetzen,
- Hangsteilheiten gut einschätzen können.

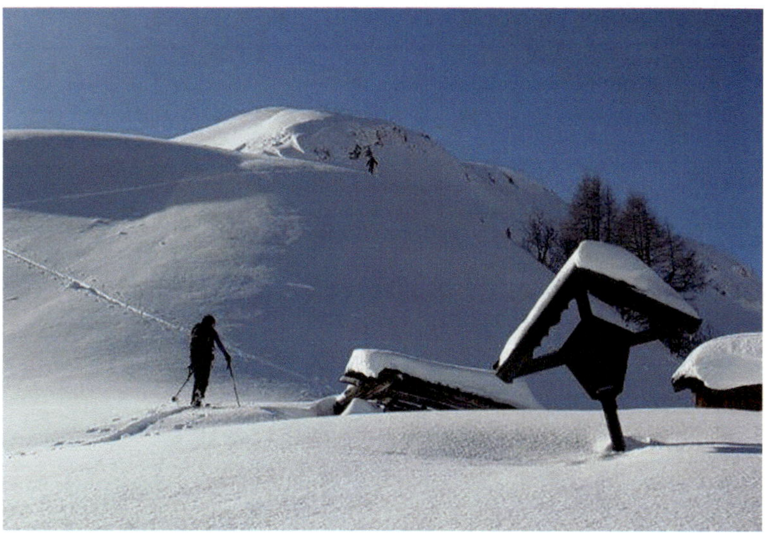

◘ **Abb. 24.1** Skitourengehen

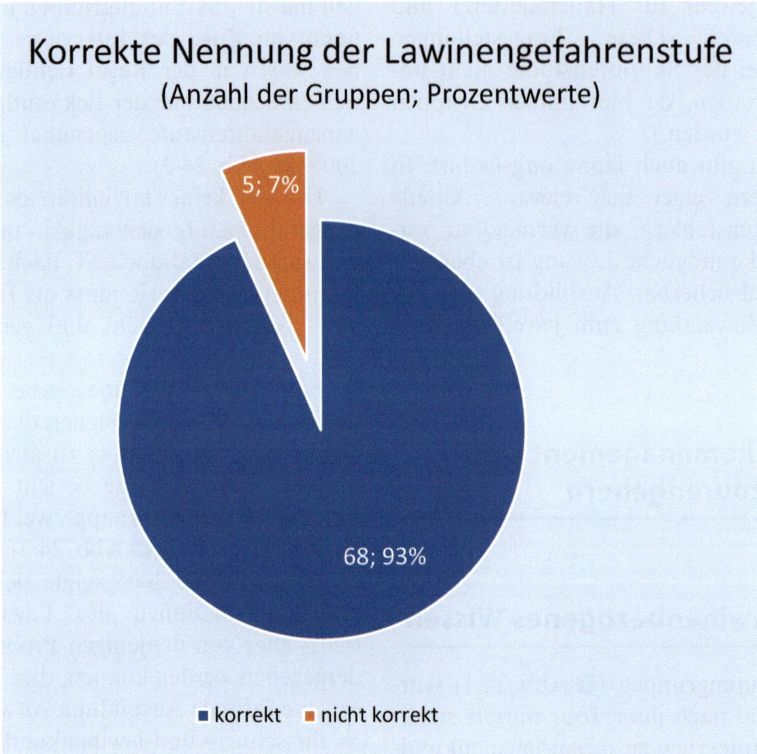

Abb. 24.2 Skitourengehen: Korrekte Nennung der Lawinengefahrenstufe (Anzahl der Gruppen; Prozentwerte). (Bildrechte: DAV, mit freundl. Genehmigung)

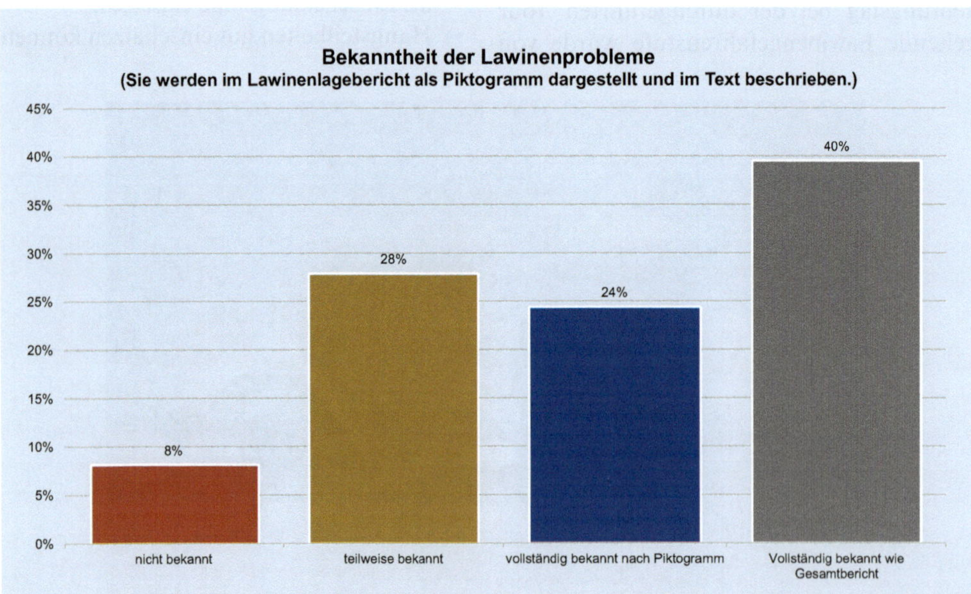

Abb. 24.3 Skitourengehen: Bekanntheit der Lawinenprobleme (sie werden im Lawinenlagebericht als Piktogramm dargestellt und im Text beschrieben). (Bildrechte: DAV, mit freundl. Genehmigung)

> Diejenigen Personen, die sich dem Feld „Lawinen“ intensiv zuwenden, profitieren von den Informationen im Lawinenlagebericht am meisten.

24.2.2 Lawinenbezogene Einschätzungen und Verhaltensentscheidungen von Skitourengruppen

In beiden Studien zeigten sich ähnliche Ergebnisse; berichtet werden diejenigen der Studie 2020–2022. An den Erhebungstagen lag überwiegend eine Lawinengefahrenstufe von „mäßig“ oder „erheblich“ vor; damit waren die beobachteten Gruppen gefordert, ihre Tourenentscheidung und Routenwahl der Lawinengefahr anzupassen.

Grundsätzlich wählten die Gruppen verhältnisangepasste Touren: 21 Gruppen (19 %) wählten Touren ohne lawinenbezogene Gefahrenstellen; 64 % wählten Touren mit 1 bis max. 3 Gefahrenstellen. Bei 66 % der Gefahrenstellen lautete die Verhaltensempfehlung „Entlastungsabstände einhalten“, die Stellen konnten also mit Vorsichtsmaßnahmen durchaus begangen werden.

Allerdings werden Gefahrenstellen nicht vollständig erkannt: 62 % der Gefahrenstellen der intendierten Tour werden vor Antritt der Tour als solche identifiziert, 56 % der Gefahrenstellen der durchgeführten Tour (Unterschied ist nicht signifikant).

Die ◘ Abb. 24.4 zeigt die Angemessenheit des Risikomanagements der Gruppen an Gelände- und Gefahrenstellen.

Aufgrund der grundsätzlich defensiven und verhältnisangepassten Tourenentscheidungen überwiegt das angemessene Verhalten mit 68 % (583 Maßnahmen an 862 Stellen), wenn man lawinenungefährliche

Verhaltensempfehlungen und gezeigtes Verhalten an Geländestellen		Gezeigtes Verhalten der Gruppen				
		In Gruppe gegangen	Entlastungsabstände gehalten	Einzeln gegangen	Stelle umgangen	auf die Stelle und die weitere Tour verzichtet
Verhaltensempfehlung gemäß Risikoeinschätzung Studie	Kann in Gruppe begangen werden	529	39	12	3	0
	Entlastungsabstände einhalten	**107**	43	17	7	12
	Einzeln gehen	35	**21**	11	15	3
	Stelle umgehen	5	0	**2**	0	1
	Verzicht auf die Stelle und die weitere Tour	0	0	0	**0**	0

Die Skitourengruppen passierten 862 Geländestellen (= Stellen, die potenziell lawinengefährlich werden können), von denen am Erhebungstag 279 seitens der Studie als gefährlich eingestuft wurden (gelb unterlegt). Je nach Gefahrengrad der Stelle wurden unterschiedliche Verhaltensempfehlungen ausgesprochen.
Blau: Übereinstimmung zwischen Verhaltensempfehlung und gezeigtem Verhalten an Geländestellen
Grün: Übervorsichtiges Verhalten an Geländestellen
Rot: Riskantes Verhalten an Geländestellen im Verhältnis zur Verhaltensempfehlung

◘ **Abb. 24.4** Skitourengehen: Risikomanagement an Gelände- und Gefahrenstellen. (Bildrechte: DAV, mit freundl. Genehmigung)

Die Skitourengruppen passierten 862 Geländestellen (= Stellen, die potenziell lawinengefährlich werden können), von denen am Erhebungstag 279 seitens der Studie als gefährlich eingestuft wurden *(gelb unterlegt)*. Je nach Gefahrengrad der Stelle wurden unterschiedliche Verhaltensempfehlungen ausgesprochen. *Blau:* Übereinstimmung zwischen Verhaltensempfehlung und gezeigtem Verhalten an Geländestellen. *Grün:* Übervorsichtiges Verhalten an Geländestellen. *Rot:* Riskantes Verhalten an Geländestellen im Verhältnis zur Verhaltensempfehlung

Stellen („Geländestellen“) und am Erhebungstag lawinengefährdete Stellen („Gefahrenstellen“) zusammenfasst.

Bezieht man sich nur auf die Gefahrenstellen, dann werden von diesen jedoch nur 19 % (54 von 279 Gefahrenstellen) so begangen, wie es die Risikoanalyse der Studie empfiehlt. Den Löwenanteil des „riskanten“ Verhaltens stellt an 107 Stellen die Begehung im Gruppenverband dar, wo die Risikoanalyse einen Entlastungsabstand empfohlen hat, d. h., allein durch Einhalten von Entlastungsabständen könnte das angemessene Verhalten an Gefahrenstellen insgesamt auf 58 % erhöht werden. Große Diskrepanzen zwischen Empfehlung und Verhalten gibt es lediglich in Einzelfällen: 5 Stellen wurden von insgesamt drei Gruppen im Gruppenverband begangen, obwohl Umgehung empfohlen war.

Die Diskrepanzen könnten verbessert werden, wenn Skitourengeher klare, gut handhabbare Risikomanagementsysteme („strategische Lawinenkunden“) verwenden würden. Diese gibt es, allerdings werden sie – dies zeigen beide Studien – nur wenig angewandt.

> Bei grundsätzlich gutem Risikomanagement werden lawinenbezogene Gefahrenstellen nicht ausreichend gut erkannt. „Strategische Lawinenkunden“ könnten dies verbessern, allerdings werden sie in der Praxis nur wenig angewendet.

24.3 Risikomanagement beim Bergwandern: Trittsicherheit und Kondition von Bergwanderern

Um eine Bergwanderung (Abb. 24.5) sicher bewältigen zu können, müssen, abgesehen von einer hinreichenden Wetterstabilität, sowohl Trittsicherheit als auch Kondition ausreichen. „Risikomanagement“ bedeutet diesbezüglich, eine Tour gewählt zu haben, der man konditionell gewachsen ist und für die die eigene Trittsicherheit, z. B. im schroffen Gelände, ausreicht.

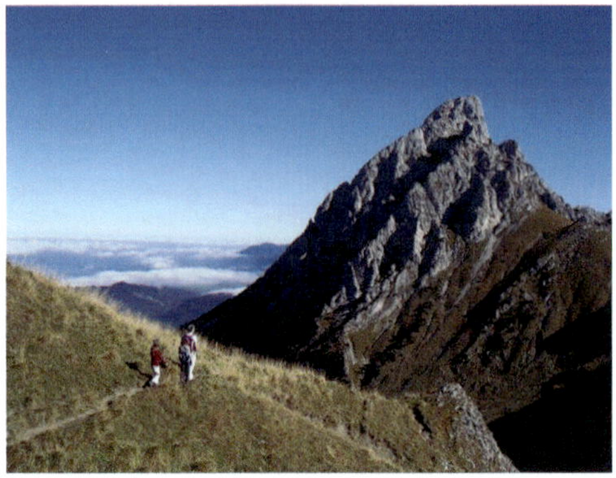

Abb. 24.5 Bergwandern

Beide Faktoren wurden nach einem Beobachtertraining durch Beobachtung der Probanden während der Bergtour eingeschätzt und fünfstufig skaliert (1 = sehr gut, 5 = mangelhaft). Parallel wurden die Wegzeiten der Probanden notiert. Um festzustellen, ob die Kondition als „angemessen“ eingestuft werden könnte, wurde folgendermaßen vorgegangen: Als „Messlatte“ zur Bestimmung der angemessenen Zeit wurde die DIN-Norm zur Wegezeitberechnung herangezogen. Dann wurde die gezeigte konditionelle Belastung ins Verhältnis zur benötigten Zeit gesetzt, denn wer schneller unterwegs ist, darf ja auch mehr angestrengt sein. Auch zur Bestimmung der Angemessenheit der Trittsicherheit wurde die Schwierigkeit des Bergweges ins Verhältnis zur beobachteten Trittsicherheit gesetzt. Die Abb. 24.6 zeigt die Ergebnisse.

Die beobachteten Personen zeigten sich der gewählten Tour im Wesentlichen konditionell gewachsen und begingen sie trittsicher. Sowohl trittsicher wie konditionsange-

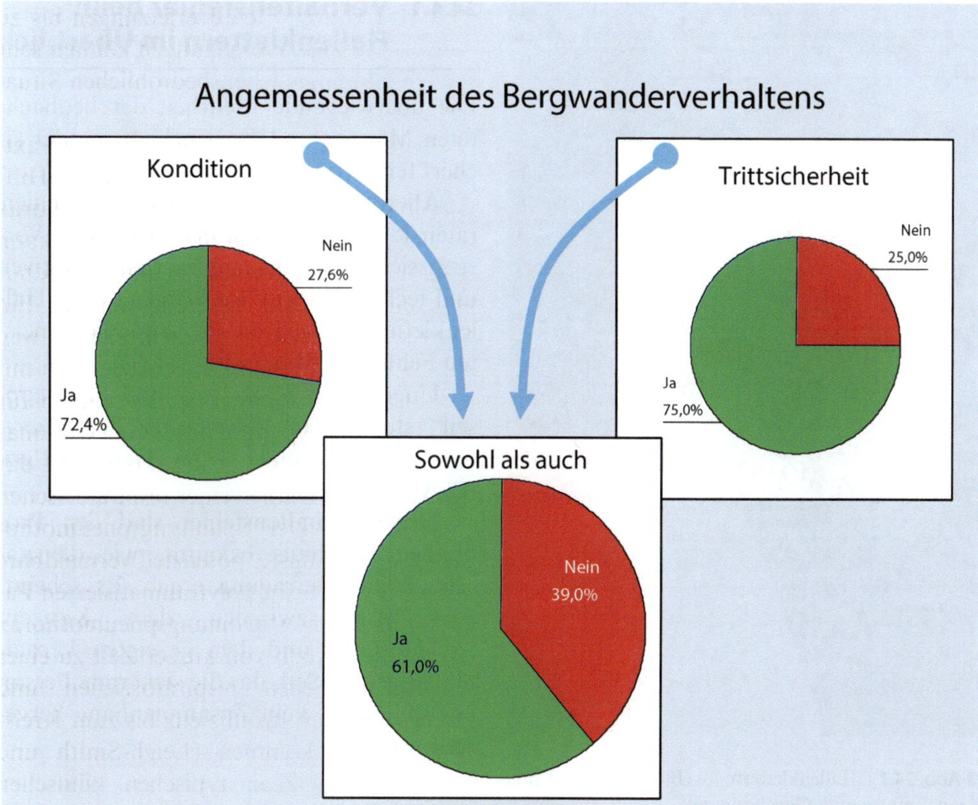

Abb. 24.6 Bergwandern: Angemessenheit von Trittsicherheit und Kondition. (Bildrechte: DAV, mit freundl. Genehmigung)

messen begingen ihre Tour 61 % der beobachteten Personen.

Auch die Bergwandernden wurden nach der Tour befragt. Vor allem diejenigen können ihre Trittsicherheit und ihre konditionelle Leistungsfähigkeit gut einschätzen, die im Jahr häufiger unterwegs sind. Es zeigte sich allerdings auch, dass eine Planung der Tour über Kartenmaterial und unter Einbeziehung von Strecken und Höhenmetern in der Regel nicht erfolgt.

> Bergwandernde zeigten sich der gewählten Tour im Wesentlichen konditionell gewachsen und begingen sie trittsicher.

24.4 Risikomanagement von Hallenkletterern

Das Klettern in Hallen hat sich mittlerweile zu einer eigenständigen Sportart entwickelt (Abb. 24.7). Hierzu wurden 2 Studien durchgeführt. Studie I (Mersch et al. 2005) bildete das gesamte Risikomanagement der Hallenkletterer ab; Studie II fokussierte darüber hinaus auf den Kernvorgang des Sicherns (Funk et al. 2012, 2013). Die Ergebnisdarstellung bezieht sich bei sicherungsgerätbezogenen Aspekten auf Studie II, ansonsten auf Studie I.

24

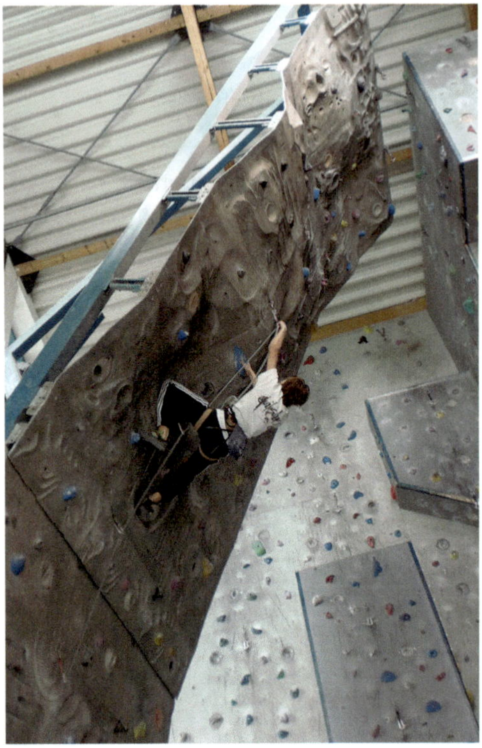

Abb. 24.7 Hallenklettern. (Bildrechte: Lydia Kraus, mit freundl. Genehmigung)

24.4.1 Verhaltensfehler beim Hallenklettern im Überblick

Die überwiegende Mehrheit der beobachteten Männer und Frauen klettert oder sichert fehlerfrei (Abb. 24.8).

Allerdings unterscheiden sich die Fehlerraten je nach Vorgang deutlich: Beim Vorstiegssichern, dem komplexesten kognitiven und technomotorischen Vorgang beim Hallenklettern, zeigen die Probanden die meisten Fehler (Abb. 24.9).

Ungenügendes Sichern und „Schlappseil" stellen den Löwenanteil der gezeigten Verhaltensfehler beim Hallenklettern (Abb. 24.10).

Diese Verhaltensfehler sind den Probanden durchaus bekannt, wie die anschließende Befragung ergab. Es scheint, dass z. B. zwischen dem Konzept „Schlappseil" und dem gezeigten Verhalten, also dem Seil, das die sichernde Person vor sich sieht, kein Zusammenhang hergestellt wird.

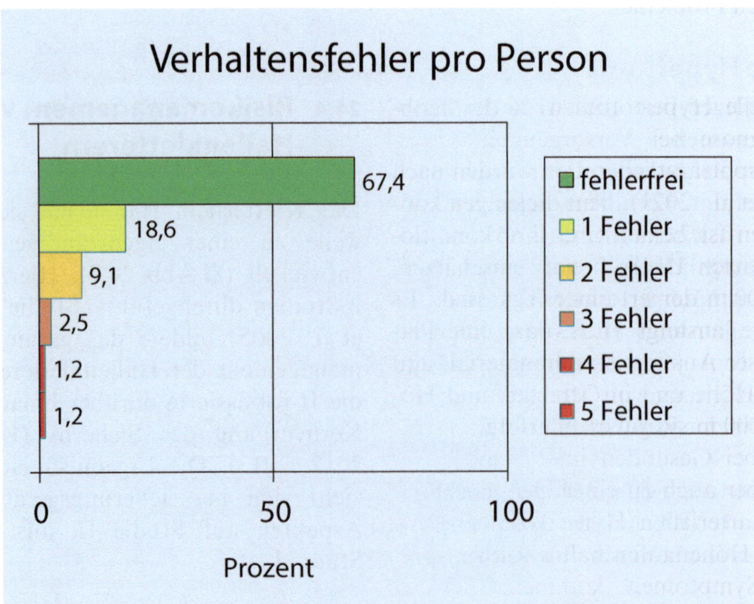

Abb. 24.8 Häufigkeit von Verhaltensfehlern pro Person beim Hallenklettern. (Bildrechte: DAV, mit freundl. Genehmigung)

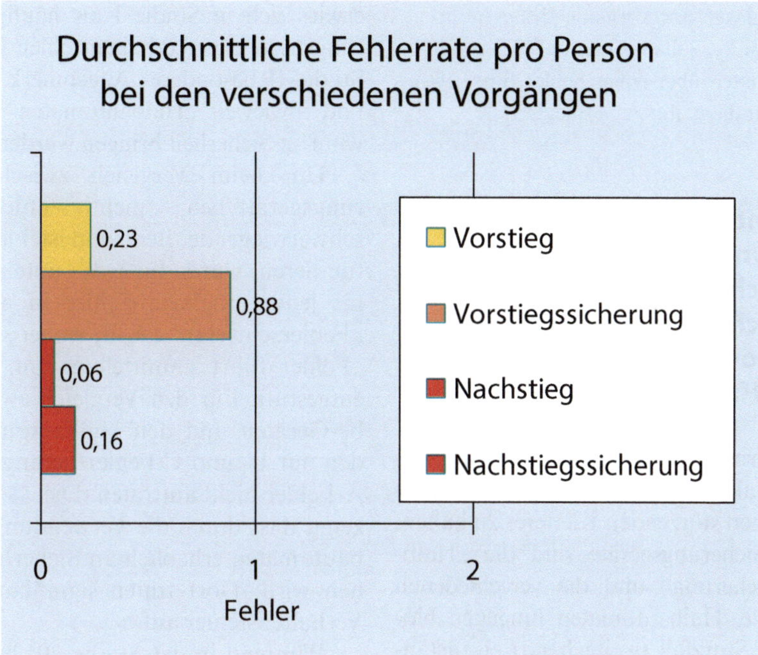

Abb. 24.9 Durchschnittliche Verhaltensfehlerraten pro Person, bezogen auf die verschiedenen Klettervorgänge. (Bildrechte: DAV, mit freundl. Genehmigung)

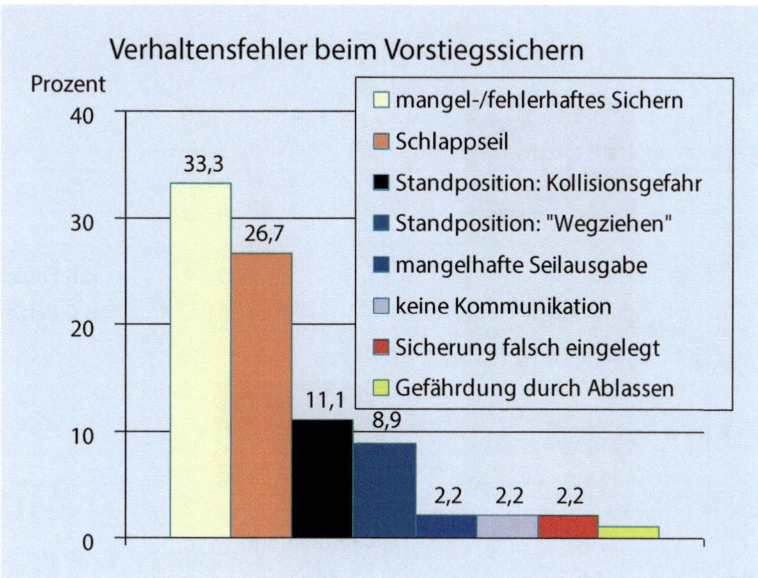

Abb. 24.10 Häufigkeit verschiedener Verhaltensfehler beim Vorstiegssichern. Anmerkung: In keinem Fall wurde der Gurt falsch angelegt. Stürze der Vorsteiger traten kaum auf; gefährliches Sicherungsverhalten beim Sturz wurde nicht beobachtet. (Bildrechte: DAV, mit freundl. Genehmigung)

24

> Je komplexer der Vorgang, desto häufiger treten Verhaltensfehler auf. Theoretisches Wissen über einen Fehler führt allein nicht dazu, ihn zu vermeiden.

24.4.2 Unterschiede zwischen dynamischen Sicherungsgeräten und Sicherungsgeräten mit Blockierunterstützung („Halbautomaten")

Beim Sichern mit dynamischen Sicherungsgeräten muss aktiv Bremskraft aufgewandt werden, um einen stürzenden Kletterer zu halten. Typische Sicherungsgeräte sind die „Halbmastwurfsicherung" und die verschiedenen Tube-Geräte. Halbautomaten hingegen blockieren im Sturzfall (weitgehend) eigenständig (z. B. „Smart", „Click-up", Grigri"). Die mangelhafte Bedienung des Sicherungsgeräts erwies sich in Studie I als häufigster sicherungsbezogener Verhaltensfehler. Daher legte Studie II besonderes Augenmerk darauf, ob und inwieweit „Halbautomaten" einen Gewinn an Sicherheit bringen würden.

Um beim Vergleich zwischen Sicherungsgerättypen nicht unterschiedlich schwerwiegende Bedienungsfehler zu konfundieren, wurde für jedes untersuchte Gerät jeder mögliche Fehler in eine von 5 „Fehlerschweren" (A–E, wobei A bedeutet: „Fehler führt unmittelbar zum Absturz") eingestuft. Für den Vergleich zwischen Tube-Geräten und den Halbautomaten wurden nur B- und C-Fehler herangezogen, da A-Fehler nicht auftraten. Die ◘ Abb. 24.11 zeigt, dass durch die Verwendung von Halbautomaten erheblich an Sicherheit gewonnen wird: Dort traten signifikant weniger Verhaltensfehler auf.

Während in der Studie 2012 „Tube-Geräte" noch die am häufigsten verwendeten Sicherungsgeräte waren, haben sich mittler-

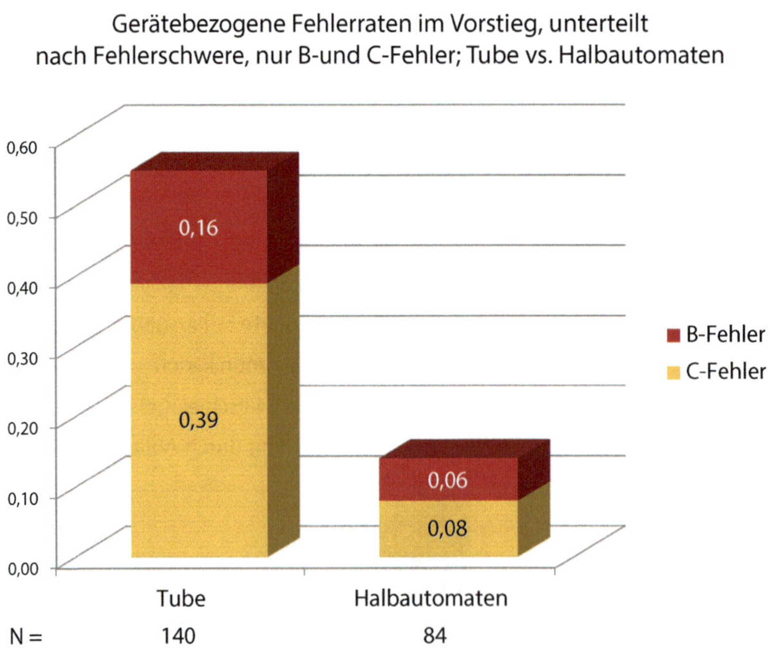

◘ **Abb. 24.11** Unterschiede in den Bedienungsfehlern zwischen dynamischen Sicherungsgeräten und Halbautomaten. Ein A-Fehler (führt unmittelbar zum Absturz) trat nicht auf. (Bildrechte: DAV, mit freundl. Genehmigung)

weile Sicherungsgeräte mit Blockierunterstützung weitgehend durchgesetzt.

Diese Ergebnisse bedeuten nicht, dass das Sichern mit dynamischen Sicherungsgeräten fahrlässig wäre. Sie können grundsätzlich genauso sicher bedient werden wie Halbautomaten und haben in bestimmten Situationen auch klare Vorteile (Funk et al. 2013).

> Bei Sicherungsgeräten mit Blockierfunktion treten weniger sicherheitsrelevante Bedienungsfehler auf als bei „dynamischen" Sicherungsgeräten.

24.5 Take Home Message II

Folgende Schlüsse können aus den Ergebnissen gezogen werden:

1. Das Sicherheitsverhalten wird im alpinen Feld in der Regel nicht „belastet": Der *unerwartete* Sturz ist beim Hallenklettern die Ausnahme; Bergwanderer rutschen selten an einer absturzgefährdeten Stelle aus, und sie kommen auch bei ungenügender Planung meist vor Einbruch der Dämmerung wieder ins Tal.
2. Risikomanagement kann nicht in erster Linie bedeuten, aus „Fehlern" zu lernen, da sie unter Umständen gar nicht bemerkt werden, sondern muss vielmehr heißen, Fehler in der Planung und in *Verhaltensexperimenten* vorwegzunehmen. Dies ist eine Forderung an die Ausbildung. Konkret: Ein Mensch, der beim Klettern das Sichern lernt, muss erleben und erfahren, wie es ist, z. B. im Moment des Umgreifens der Sicherungshand einen unerwarteten Sturz halten zu müssen. Jedes Verhaltenskonzept (wie „kein Schlappseil", „Bremshandprinzip" etc.) sollte in der Ausbildung durch Verhaltensexperimente „belastet" werden, die den schlimmstmöglichen Fall – natürlich entsprechend abgesichert – simulieren. Nur so kann erfahrungsbegründetes Wissen entstehen und eine Sicherungsroutine, die ihren Namen verdient. Wissen ohne Erfahrung bleibt abstrakt, Erfahrung ohne Wissen ahnungslos.
3. Wo Erfahrungsexperimente nicht möglich sind, können *Planungsszenarien* helfen: Was wäre, wenn bei der Bergtour an dieser Stelle eine Person erschöpft wäre? Eine gute Vorplanung hilft weiterhin, Plan und Wirklichkeit vergleichen zu können: Wie liegen wir in der Zeit? Können wir innerhalb des gesetzten Zeitrahmens die X-Scharte noch erreichen? Und: Die Unternehmung ist erst abgeschlossen, wenn die Nachbereitung abgeschlossen ist.
4. Um Gefahrensituationen in der Planung und auch vor Ort vorwegnehmen zu können, sind Risikomanagementsysteme, im Skitourengehen „strategische Lawinenkunden", beim Bergwandern „BergwanderCard", hilfreich. Sie strukturieren die Wahrnehmung und führen bei den Akteuren zu einem geteilten mentalen Modell, das die Kommunikation erleichtert. In beiden Handlungsfeldern entstehen derzeit Onlinetools, die die bisherigen analogen Hilfestellungen ablösen. Es ist zu hoffen, dass diese im Vergleich zu den analogen Hilfestellungen besser angenommen werden.
5. Konkret vor Ort, z. B. in der Kletterhalle, brauchen wir eine förderliche *Rückmeldekultur*. Wer eine gefahrenträchtige Situation bei anderen sieht, soll sich nicht scheuen, dies anzusprechen. Wer von anderen diesbezüglich angesprochen wird, sollte für die Aufmerksamkeit dankbar sein können, statt eine Einmischung zu erleben.
6. Eine *Haltung der interessierten Zuwendung* zum jeweiligen Betätigungsfeld hilft für ein gutes Risikomanagement. Es geht nicht nur darum, unterwegs zu sein, sondern dabei auch lernen zu wol-

len. Bergsteigen bietet nicht nur Aus-, sondern auch Einsichten.

7. Interessierte Zuwendung ist die Voraussetzung für *sicherheitsbezogene Verhaltensexzellenz*. Ein gestelztes Wort, zugegeben. Aber es ist nicht nur eine Wonne, einem Könner beim Klettern zuzusehen, sondern auch beruhigend, eine solche Person am Sicherungsgerät zu wissen.

Literatur

Brugger M, Fritz L, Hellberg F, Hummel C, Schwiersch M, Streicher B (Forschungsgruppe Winter der DAV-Sicherheitsforschung) (2022a) Sind Skitourengeher*innen tatsächlich anfällig für Entscheidungsfallen? Antworten zum Einfluss von Heuristiken aus der Skitourenstudie der DAV-Sicherheitsforschung. Bergundsteigen (121):48–57

Brugger M, Fritz L, Hellberg F, Hummel C, Schwiersch M, Streicher B (Forschungsgruppe Winter der DAV-Sicherheitsforschung) (2022b) Skitourengruppen – sicher unterwegs? Lawinen: Gefahreneinschätzung und -verhalten in der Gruppe. Panorama 74(6):56–60

Brugger M, Fritz L, Hellberg F, Hummel C, Schwiersch M, Streicher B (Forschungsgruppe Winter der DAV-Sicherheitsforschung) (2023). Denn sie wissen im Wesentlichen, was sie tun. Skitourengruppen und ihre lawinenbezogenen Tourentscheidungen. Panorama 75(1), 38–42

Funk F, Schwiersch M, Hellberg F (2012) Homo verticalis indoorensis. Teil 1. Berg & steigen 4:38–42

Funk F, Schwiersch M, Semmel C, Hellberg F (2013) Homo verticalis indoorensis II. Berg & steigen 1:64–73

Mersch J, Trenkwalder P, Schwiersch M, Stopper D (2005) Hallenklettern – narrensicher oder fehlerträchtig? Ergebnisse einer empirischen Feldstudie. berg & steigen 1:58–63

J Mersch J, Semmel C, Trenkwalder P, Stopper D (2007) Lawinengefahr erkannt? DAV Panorama 1:76–79

Schwiersch M (2004) Die verflixte Basisrate. Der unbekannte Boden des Risikos. berg & steigen 1:16–21

Schwiersch M, Stopper D, Bach T (2005) Verstehen Skitourengeher den Lawinenlagebericht? berg & steigen 4:30–33

Schwiersch M, Stopper D, Bach T, Ehrlich M (2006) Trittsicherheit und Kondition. DAV-Panorama 3:92–95

Schwiersch M, Stopper D, Bach T, Leuthardt T (2007) Der Elchtest. Die strategische Lawinenkunde am Prüfstand. berg & steigen 1:42–47

Neurologische und psychiatrische Notfälle im Gebirge

Katharina Hüfner und Marika Falla

Inhaltsverzeichnis

M. M. Berger et al. (Hrsg.), *Alpin- und Höhenmedizin*,
https://doi.org/10.1007/978-3-662-69578-4_25

25.1 Neurologische Notfälle

Im deutschsprachigen Raum kommen 25–30 % der Patienten wegen akuter neurologischer Symptome in zentrale Notaufnahmen der Spitäler. Über die Häufigkeit neurologischer Notfälle in der Alpin-/Höhenmedizin gibt es keine genauen Daten, hauptsächlich Übersichtsarbeiten (Basnyat et al. 2004; Baumgartner et al. 2007; Wilson et al. 2009) sowie Fallberichte sind verfügbar. Im Großen und Ganzen kann mit vergleichbaren Krankheiten wie auf Meereshöhe gerechnet werden. Die häufigsten Leitsymptome in der Neurologie sind Kopfschmerz, Lähmungen und Schwindel. Ihnen kann eine Vielzahl harmloser, aber seltener, auch lebensgefährlicher Erkrankungen zugrunde liegen. In diesem Unterkapitel stellen wir deshalb die wichtigsten Leitsymptome mit Diagnostik, Differenzialdiagnosen und in der Alpin-/Höhenmedizin praktikabler Notfallbehandlung vor. Weiterhin wird auf einige wichtige neurologische Notfälle wie „Schlaganfall" oder „epileptischer Anfall" in eigenen Abschnitten eingegangen. Die akute Bergkrankheit (AMS; ▶ Kap. 7) und das Höhenhirnödem (HACE; ▶ Kap. 8) gehen naturgemäß auch mit neurologischen Symptomen einher.

Wichtig ist immer, zu unterscheiden, ob es sich um ein Wiederauftreten oder eine Verschlimmerung einer vor der Höhenexposition bestehenden Erkrankung handelt (z. B. Migräne, Epilepsie), oder um eine neu aufgetretene Symptomatik (zur Problematik Bergsteigen mit neurologischen Vorerkrankungen (▶ Kap. 21). Im Zweifelsfall sollte jedes Symptom in der Höhe, bis zum Beweis des Gegenteils, als höhenbedingt oder mit der Höhenkrankheit assoziiert behandelt werden.

Typischerweise lässt sich in der Neurologie die erste Diagnostik durch eine klinisch-neurologische Untersuchung gut durchführen. Voraussetzung ist die Beherrschung der Grundtechniken der klinisch-neurologischen Basisuntersuchung: Vigilanz/Bewusstsein – Meningismuszeichen – Kognition – Hirnnerven – Motorik – Reflexe – Sensibilität – Koordination – Stand/Gang.

Zwei einfache Maßnahmen zum Merken: Bei fokal neurologischen Defiziten sollte immer eine Blutzuckerkontrolle erfolgen bzw., wenn dies nicht möglich ist, Glukose gegeben werden. Bei Verdacht auf einen erhöhten Hirndruck ist eine Oberkörperhochlagerung (15–30°) mit Lagerung des Kopfes in der neutralen Position aus pathophysiologischen Erwägungen, wenn möglich, durchzuführen (Rangel-Castilla et al. 2008).

25.1.1 Neurologisches Leitsymptom – Kopfschmerz

Kopfschmerzen sind ein sehr häufiges Symptom, besonders in der Alpin-/Höhenmedizin. Bis zu 90 % der Menschen, die in größere Höhen aufsteigen, klagen über Kopfschmerzen (Burtscher 1999; Silber et al. 2003). Bei primären Kopfschmerzerkrankungen ist der Schmerz selber die Erkrankung (z. B. Migräne), während bei sekundärem Kopfschmerz der Schmerz Symptom einer anderen, zugrunde liegenden Erkrankung ist (Meningitis, Blutdruckkrise, Glaukomanfall (▶ Abschn. 45.2.2), Nasennebenhöhleninfekt, Dehydratation oder Höhe).

In den diagnostischen Kriterien besteht ein großer Overlap zwischen den Kriterien für Migräne, Höhenkopfschmerz („high altitude headache" [HAH]) und AMS (Davis et al. 2016). Aus praktischen Gründen raten wir dazu, jede Kopfschmerzsymptomatik, die in der Höhe auftritt und die Kriterien von AMS erfüllt, primär als solches zu betrachten und zu behandeln, da eine Fehldiagnose von AMS als Migräne zum weiteren Aufstieg und nachfolgend zum möglichen

Übergang in HACE führen könnte (Karle und Auerbach 2014). Ein weiteres Problem ist, dass Migräneattacken in der Höhe ihre Charakteristika verändern können (Murdoch 1995), sodass Patienten sie nicht als ihre „bekannte" Migräne erkennen können. Weiterhin ist unklar, ob Patienten mit Migräne ein erhöhtes Risiko für AMS und/oder HACE haben (Canoui-Poitrine et al. 2014).

> Jede Symptomatik, die in der Höhe auftritt und die Kriterien von AMS erfüllt, sollte primär als solches betrachtet werden, da die diagnostischen Kriterien des Kopfschmerzes bei AMS mit denen von Migräne und Höhenkopfschmerz überlappen.

Migräne (primärer Kopfschmerz)

Migräne kann durch Höhe (wahrscheinlich hypoxiebedingt) ausgelöst werden (Britze et al. 2017), und Patienten mit bekannter Migräne neigen prinzipiell dazu, Kopfschmerzen auch in der Höhe zu entwickeln (Davis et al. 2016). Typisch für die Migräne sind unilaterale, pulsierende Kopfschmerzen, eine mittlere oder starke Schmerzintensität und eine Verstärkung durch körperliche Routineaktivitäten (z. B. Gehen oder Treppensteigen). Während des Kopfschmerzes bestehen Übelkeit und/oder Erbrechen oder Photophobie und Phonophobie (Headache Classification Committee of the International Headache Society 2018). Typisch für die Migräne ist die Aura, die innerhalb von 60 min von Kopfschmerzen begleitet sein kann, die aber nicht bei allen Patienten und nicht bei jeder Attacke auftritt. Dabei handelt es sich um fokale neurologische Symptome, die sich allmählich entwickeln (über Minuten) und zwischen 5 und 60 min anhalten. Am häufigsten sind visuelle Symptome (Blitze oder Flackern) oder Gefühlsstörungen. Alle Patienten, die unter Migräne leiden, müssen darüber informiert werden, dass sich ihre Erkrankung in der Höhe verschlimmern kann, sowohl in der Häufigkeit als auch in der Intensität. Migränepatienten sollten ein ihnen bekanntes und bei ihnen wirksames Medikament mitführen. Der Gebrauch von Triptanen ist in der Höhe, soweit bekannt, unbedenklich und kann, wenn sonst keine Kontraindikationen vorliegen, bei Patienten, die sie normalerweise bei Migräneattacken verwenden, erfolgen. Möglicherweise sind Triptane in der AMS-Prävention wirksam (Jafarian et al. 2007). Ob Triptane auch gegen Höhenkopfschmerzen helfen, ist unklar (Burtscher et al. 1995). Acetylsalicylsäure sollte aufgrund der Blutungsgefahr bei Begleiterkrankungen oder Verletzungen nicht verwendet werden.

Behandlung der akuten Migräneattacke (S1-Leitlinie Therapie der Migräneattacke und Prophylaxe der Migräne 2022) 2024a:

- Metoclopramid 10–20 mg p.o. oder i.v. plus 400 mg Ibuprofen.
- Mittel der 2. Wahl: 1 g Paracetamol bei Kontraindikationen gegen NSAR.
- Triptane, wenn Patienten diese normalerweise bei Migräneattacken einnehmen.

Spannungskopfschmerz (primärer Kopfschmerz)

Dies ist die häufigste Kopfschmerzart, die fast jeder kennt. Die Lebenszeitprävalenz liegt bei bis zu 80 % (Headache Classification Committee of the International Headache Society 2018). Der Schmerz ist typischerweise beiderseits lokalisiert und von drückender, beengender Qualität. Er erreicht eine leichte bis mäßige Intensität und verstärkt sich nicht durch körperliche Routineaktivitäten. Es besteht keine begleitende Übelkeit (Headache Classification Committee of the International Headache Society 2018). Das Vorliegen von fokalneurologischen Zeichen oder schweren internistischen Begleiterkrankungen oder Symptomen macht diese Diagnose unwahrscheinlicher, es sollte nach einer zugrunde liegenden Ursache gefahndet werden. Die Dauer einer Episode kann bis zu 1 Woche betragen.

Behandlung des akuten Spannungskopfschmerzes (S1-Leitlinie Diagnostik und Therapie des Kopfschmerzes vom Spannungstyp 2023) 2024b) z. B.:

- 500–1000 mg Paracetamol p.o. oder
- 200–400 mg Ibuprofen p.o.

Kopfschmerzen im Rahmen von AMS/HACE (sekundärer Kopfschmerz)

▸ Kap. 7 und 8.

Höhenkopfschmerz (sekundärer Kopfschmerz)

Mehr als 30 % der Personen, die sich in große Höhen (> 2500 m) begeben, leiden an einem Höhenkopfschmerz (Burtscher et al. 2011). Dabei handelt es sich um einen meist beidseitigen, dumpfen Kopfschmerz von drückender Qualität und leichter bis mittlerer Intensität, der auch Charakteristika eines Migränekopfschmerzes aufweisen kann (Broessner et al. 2016). Der Höhenkopfschmerz verschlechtert sich parallel zum Höhenanstieg sowie durch Anstrengung, Bewegung, Pressen, Husten oder Bücken und verschwindet innerhalb von 24 h nach Abstieg (Headache Classification Committee of the International Headache Society 2018). Nichtmedikamentöse Maßnahmen entsprechen denen zur Prophylaxe und Therapie von AMS (▸ Kap. 7 und 8):

- Prophylaxe des Höhenkopfschmerzes (Xiong et al. 2017; Gertsch et al. 2010): 400–600 mg Ibuprofen 3-mal täglich oder 85 mg Acetazolamid 3-mal täglich.
- Behandlung des Höhenkopfschmerzes (Harris et al. 2003): 400–600 mg Ibuprofen oder 1 g Paracetamol oder 10 mg Metoclopramid (Irons et al. 2020).

Wichtig ist, zu bedenken, dass auf der einen Seite eine Behandlung des Höhenkopfschmerzes über die Reduktion der Kopfschmerzsymptomatik eine beginnende AMS maskieren kann, auf der anderen Seite gastrointestinale Nebenwirkungen des Ibuprofens mit AMS-Symptomen verwechselt werden können.

25.1.2 Neurologisches Leitsymptom – Schwindel

Schwindel ist eine häufig von Patienten geäußerte Beschwerde. Hier ist es besonders wichtig, zu differenzieren, was der jeweilige Patient unter Schwindel versteht. Handelt es sich um ein präsynkopales Gefühl im Rahmen von Dehydratation und niedrigem Blutdruck, um ein allgemeines Unwohlsein im Rahmen von schlechtem Schlaf oder um einen Dreh-/Schwankschwindel. Schwindel ist oft von vegetativen Symptomen wie Erbrechen begleitet. Wenn sich neben dem Schwindel noch weitere fokalneurologische Zeichen zeigen, so ist an eine zentrale Läsion zu denken.

Wie auch beim Kopfschmerz ist das Problem, dass Schwindel eines der Symptome von AMS ist. Wenn er in Verbindung mit Kopfschmerz auftritt, sollte er also in der Höhe immer primär als AMS-Zeichen gewertet werden. Prinzipiell sind eine diagnostische Zuordnung und spezifische Therapie anzustreben. Symptomatisch können z. B. Dimenhydrinat-Dragees 50 mg (auch als Suppositorien oder i.v. erhältlich) oder Ondansetron 4–8 mg (oral oder i.v.) gegeben werden. Die Anwendung sollte sich auf wenige Tage beschränken. Bei Dimenhydrinat ist die sedierende Wirkung im alpinmedizinischen Setting zu beachten.

Benigner peripherer paroxysmaler Lagerungsschwindel

Eine sehr häufige Ursache von Schwindel ist der gutartige periphere Lagerungsschwindel, der entweder posttraumatisch oder spontan auftreten kann. Hierbei handelt es sich um abgesprengte Otolithenkristalle, die sich in den Bogengängen bewegen. Dieser Schwindel ist per se harmlos, führt aber bei Kopf- und Körperlageänderungen zu kurz andauernden Attacken ohne fokalneurologische Begleitsymptome, die beim Klettern/Bergsteigen ein Risiko darstellen. Die Diagnostik und Therapie sind klinisch auch in der Alpin-/Höhenmedizin leicht durchzuführen. Bei den Lagerungsmanövern kann Schwindel ausgelöst und ein Nystagmus beobachtet werden, der nach wenigen Sekunden bis Minuten sistiert (S2k-Leitlinie: Vestibuläre Funktionsstörungen 2021).

Neuritis vestibularis

Es handelt sich um eine virale Entzündung des Gleichgewichtsnervs mit isoliertem Schwindel ohne Hörstörung, der für einige Tage anhält. Da es sich wahrscheinlich um eine Reaktivierung latenter Herpesviren handelt, ist von einer möglichen Häufung in der Höhe auszugehen. Klinisch zeigt sich ein horizontal rotierender Nystagmus. Eine Besserung kann durch 100 mg Methylprednisolon pro Tag unter Magenschutz – Dosis jeden vierten Tag um 20 mg reduzieren – erreicht werden (S2k-Leitlinie: Vestibuläre Funktionsstörungen).

Morbus Menière

Durch die Druckunterschiede in der Höhe kann evtl. das Auftreten eines Morbus Menière begünstigt werden (Gurkov et al. 2016). Bei dieser Erkrankung treten über Stunden andauernde Schwindelattacken mit Hörstörung, Ohrdruck und Ohrgeräusch auf. Da es sich um eine chronische Erkrankung handelt, sollte diese den meisten Patienten bei Antritt der Tour bereits bekannt sein. Die Behandlung erfolgt in der Akutsituation symptomatisch.

25.1.3 Neurologisches Leitsymptom – Lähmung und/oder Sensibilitätsstörung

Bei Lähmungen und/oder Sensibilitätsstörungen ist es immer wichtig, zuerst eine topische Diagnostik durchzuführen: Eine periphere Läsion ist grundsätzlich eher harmlos (wenn sie auch am Berg zu einer gefährlichen Einschränkung führen kann), während zentrale Läsionen auf einen Prozess im Gehirn oder Rückenmark hindeuten und meist ein rasches Handeln erfordern. Hinweise auf eine zentrale Läsion geben in der Akutphase z. B. ein erhaltener Stirnast (Stirnrunzeln) bei einer Fazialisparese oder ein positiver Babinski-Reflex. Weitere Hinweise auf eine zentrale Genese, die sich erst im Verlauf entwickeln, sind Tonuserhöhung, Spastik und Reflexsteigerung an der betroffenen Extremität. Auch zusätzliche neurologische Ausfälle wie Doppelbilder oder Dysarthrie deuten auf eine zentrale Genese. Periphere Lähmungen und Sensibilitätsstörungen zeichnen sich hingegen dadurch aus, dass sie dem Versorgunggebiet einer Nervenwurzel oder eines peripheren Nervens zugeordnet sind. In diesem Abschnitt werden wichtige periphere Ursachen dargestellt, bei einer zentralen Genese ist neben HACE v. a. auch an einen Schlaganfall zu denken.

> Taubheitsgefühl oder Lähmungen sind in der Alpin-/Höhenmedizin häufig durch Druckläsionen peripherer Nerven bedingt, die durch ungewohnte Belastungen und Schlafbedingungen am Berg begünstigt werden.

Bandscheibenläsion

Bandscheibenvorfälle treten am häufigsten im Lendenwirbelsäulen (LWS)-Bereich auf. Je nachdem, wo der Vorfall hindrückt, kommt es zu einer Wurzelläsion oder Kompression des Spinalkanals. Der Bandscheibenvorfall ist häufig mit Rückenschmerzen vergesellschaftet, es kommt zum paravertebralen Hartspann, einem Klopf- oder Druckschmerz über der Wirbelsäule, einem Husten-, Press- und Niesschmerz, und klinisch zeigen sich positive Nervendehnungszeichen. Ein neurologischer Notfall besteht, wenn eine mehr als Drei-Fünftel-Parese auftritt (Bewegung gegen die Schwerkraft gerade noch möglich) oder wenn Blasen-/Mastdarmstörungen bestehen. Auch leichtere Verläufe können natürlich den Tourenverlauf ungünstig beeinflussen.

Behandlung des akuten Bandscheibenvorfalls (S2k-Leitlinie Konservative, operative und rehabilitative Versorgung bei Bandscheibenvorfällen mit radikulärer Symptomatik 2020):

- Schmerzmedikation: Paracetamol 500–1000 mg oder Ibuprofen 400–600 mg oder Tramadol 100–200 mg oder andere Opiate (unter Beachtung der bekannten Nebenwirkungen).
- Je nach Symptomschwere zusätzlich Muskelrelaxanzien wie Tizanidin oder bei Nichtverfügbarkeit Benzodiazepine (unter Beachtung der bekannten Nebenwirkungen, ► Abschn. 25.2.8).
- Eventuell zusätzlich, falls sehr starke Beschwerden: 50–100 mg Prednisolon pro Tag (Studien fehlen).

Periphere Nervenläsionen

Diese sind wahrscheinlich der häufigste Grund für Lähmungen und Gefühlsstörungen in der Alpin-/Höhenmedizin. Meist treten Lähmungen und Gefühlsstörungen gleichzeitig im Versorgungsgebiet eines Nervens oder Nervengeflechtes (Plexus) auf (◘ Tab. 25.1). Dies hängt mit ungewohnten Belastungen, Kleidungs-/Ausrüstungsgegenständen und Schlafbedingungen zusammen, die Druckläsionen verursachen können.

Eine Druckentlastung ist sinnvoll, ggf. eine Schienung oder Tapeverband, um die betroffene Funktion bis zum Abstieg zu kompensieren. Weiterhin kann eine nächtliche Ruhigstellung in Neutralposition und Polsterung zur Erholung des Nervs beitragen. Weitere Druckläsionen und Belastungen sollten unbedingt vermieden werden. Beim Karpaltunnelsyndrom kann ein Versuch mit oralem Prednisolon 20 mg morgens oder lokale Infiltration von 60 mg Methylprednisolon in den Karpaltunnel ge-

◘ Tab. 25.1 Wichtige periphere Nervenläsionen durch Druck. (Vereinfachte Übersicht nach Berlit 2014)

Betroffener Nerv	Lokalisation	Symptome
N. thoracicus longus	Im Bereich der Klavikula/1. Rippe durch Druck der Rucksackschlaufen	Rucksacklähmung: Der Arm kann nicht mehr über die Horizontale gehoben werden, die Skapula steht nach dorsal ab (Scapula alata)
N. medianus	Karpaltunnel im Bereich der Handwurzelknochen, oft durch vermehrte repetitive Bewegungen	Brachialgia paraesthetica nocturna: Kribbelnde oder nadelstichartige Missempfindungen in der betroffenen Hand, betont in den Finger I–III palmar, Störung der Daumenabduktion Symptome treten bevorzugt nachts oder bei fixierter Beuge- oder Streckstellung der Hand auf und bessern sich durch Schütteln der Hand
N. ulnaris	Im Bereich des Sulcus ulnaris	Ziehende Schmerzen zum IV. und V. Finger, Sensibilitätsstörungen dieser 2 Finger palmar und dorsal, Krallenstellung der Finger und Störung der Daumenadduktion und Fingerspreizung
N. radialis	Im Bereich des Oberarms nach Schlafen auf harter Unterlage („Parkbankläsion“)	Fallhand durch Parese der Handgelenkstrecker mit Sensibilitätsstörungen an Handrücken und dorsalem Vorderarm
N. fibularis	Im Bereich des Fibulaköpfchens	Steppergang bei Parese der Zehen- und Fußextensoren, Sensibilitätsstörung der einander zugewandten Flächen von I. und II. Zehe, manchmal auch kompletter Fußrücken

macht werden (S3-Leitlinie Diagnostik und Therapie des Karpaltunnelsyndroms 2022 DGN ?).

Polyradikulitis

Hiermit ist an erster Stelle das Guillain-Barré-Syndrom gemeint, das spontan, aber besonders auch nach Infekten auftreten kann. Es ist ein häufiger Grund für eine symmetrische, schlaffe Parese mit Areflexie; Sensibilitätsstörungen, Schmerzen und autonome Dysfunktion können auftreten. Die Abnahme der Vitalkapazität und Herzrhythmusstörungen können eine intensivmedizinische Versorgung erforderlich machen, weshalb eine Überwachung der autonomen Funktionen und deshalb eine rasche Bergung des Patienten angestrebt werden sollten. Die Akutbehandlung ist im Rahmen der Alpin-/Höhenmedizin rein supportiv.

Periphere Fazialisparese und andere Hirnnervenparesen

Sie ist klinisch durch Betroffensein aller 3 Gesichtsäste klar von der zentralen Läsion zu trennen, wo der Stirnast aufgrund einer beidseitigen Versorgung ausgespart ist. Die periphere Fazialisparese wird mit Kortison, z. B. morgendlich 60 mg Prednisolon für 5 Tage, dann tägliche Reduktion um 10 mg oder alternativ Prednisolon 2-mal 25 mg/Tag für 10 Tage unter Magenschutz behandelt, die Gabe von Virostatika ist umstritten und deshalb außer bei Hinweis auf eine Herpes-zoster-Infektion nicht routinemäßig zu empfehlen (S2k- Leitlinie Therapie der Idiopathischen Fazialisparese (Bell's Palsy); Diener et al. 2017). Auch andere Hirnnervenausfälle können durch Aufenthalt in der Höhe begünstig werden (Wilson et al. 2009). So tritt z. B. eine Affektion des sechsten Hirnnerven (N. abducens) in der Höhe relativ häufig auf, wobei die Ursache meist unklar bleibt und die Erkrankung einen gutartigen Verlauf nimmt (Basnyat et al. 2004; Falla et al. 2021a, b, c). Allerdings kann auch ein erhöhter intrakranieller Druck, z. B. im Rahmen von HACE, die Ursache sein, in diesem Fall handelt es sich um einen Notfall

25.1.4 Neurologisches Leitsymptom – Störung von Bewusstsein und Kognition

Störungen von Bewusstsein und Kognition können eine Vielzahl von internistischen, psychiatrischen und neurologischen Ursachen zugrunde liegen. In der Höhe ist zuvorderst auch an eine höhenbedingte Ursache wie HACE zu denken.

Quantitative Bewusstseinsstörungen werden z. B. nach der Glasgow Coma Scale quantifiziert, qualitative beinhalten Verwirrtheitssyndrome beim Delir, für die es ebenso Untersuchungsskalen gibt (z. B. Delirium Observation Scale). Internistische Ursachen für Bewusstseinsstörungen sind beispielsweise Synkopen, Hypoglykämie und andere metabolische Erkrankungen (▶ Abschn. 21.3), psychiatrische Ursachen für Bewusstseinsstörungen sind beispielsweise ein Delir, eine Intoxikation oder eine Hyperventilation im Rahmen einer Panikattacke (▶ Abschn. 25.2). Neurologische Ursachen für Bewusstseinsstörungen können neben zerebralen Läsionen im Rahmen von Schlaganfällen oder Schädel-Hirn-Trauma (▶ Abschn. 26.3) auch postiktale Zustände sein. Schlaganfälle führen besonders dann zu Bewusstlosigkeit, wenn die hintere Strombahn und damit der Hirnstamm betroffen sind. Weitere Hirnstammzeichen sind die „D's" wie Dysarthria, Diplopia (mit Augenbewegungsstörungen), Dysphagia. Bei der transienten globalen Amnesie (Litch und Bishop 1999) kommt es zu qualitativen Bewusstseinsstörungen mit Orientierungsstörungen zu Ort und Zeit (nicht zur Person), der Zustand ist von Ratlosigkeit und Unsicherheit gekennzeichnet, es können durchaus sinnvolle Handlungen ausgeführt werden (z. B. Zugreise), im Nachhinein besteht eine amnestische Lücke (retrograde Amnesie). In der Erkrankungsphase wiederholt der Patient stereotyp Fragen und kann sich neue Gedächtnisinhalte nicht merken (anterograde Amnesie). Pathophysiologisch geht man von einer Minderperfusion des Hippocampus aus. Die Erkrankung heilt spätestens nach 24 h folgenlos aus (S1-Leitlinie Transiente globale Amnesie 2022).

Beeinträchtigungen der Kognition (z. B. Aufmerksamkeit, Konzentration, Gedächtnis oder exekutive Funktionen) können bei internistischen (z. B. Infekt), psychiatrischen (z. B. Delir; ▶ Abschn. 25.2.4) oder neurologischen (z. B. Schlaganfall) Erkrankungen auftreten. Höhenexposition kann aber auch per se und ohne weitere Begleitsymptome zu kognitiven Einschränkungen führen, wobei das Ausmaß der kognitiven Beeinträchtigungen eng mit dem Grad der Hypoxie zusammenhängt (McMorris et al. 2017). Unterschiedliche kognitive Domänen sind durch Höhenexposition unterschiedlich stark beeinträchtigt, wobei es große Unterschiede zwischen den Studien gibt (Bliemsrieder et al. 2022). Insbesondere kann es zu einer Verlangsamung der Reaktionszeiten, gestörter Aufmerksamkeit und Einschränkungen des Arbeitsgedächtnis kommen (Falla et al. 2021a, b, c 2022). Auch eine veränderte Risikobereitschaft kann auftreten (Pighin et al. 2022). Eine kognitive Beeinträchtigung in der Höhe kann somit, auch wenn sie isoliert auftritt, eine Gesundheitsgefährdung darstellen, da es zu Unfällen kommen kann. Weiterhin ist gut möglich, dass insbesondere in der Höhe auftretender Schlafmangel sowie Kälte (Falla et al. 2021a, b, c) die Kognition weiter verschlechtern.

> Bei Bewusstseinsstörungen als auch kognitiven Beeinträchtigungen muss in der Höhe immer zuerst an ein HACE gedacht werden. Dennoch sind internistische Ursachen wie Synkopen oder Hypoglykämie und psychiatrische Ursachen wie Intoxikation oder ein delirantes Syndrom in der Alpin-/Höhenmedizin wahrscheinlich häufiger als primär neurologische Genesen.

25.1.5 Schlaganfall

Einem Schlaganfall können sowohl Durchblutungsstörungen als auch Blutungen im Gehirn zugrunde liegen. Eine klinische Differenzierung zwischen beiden Zuständen, die unterschiedliche therapeutische Konsequenzen haben, ist ohne apparative Diagnostik nicht möglich. In einem „normalen", nichtalpin-/höhenmedizinischen Sample machen Ischämien ca. 85 %, intrazerebrale Blutungen 10–15 %, Subarachnoidalblutungen ca. 5 % und Thrombosen zerebraler venöser Blutleiter ca. 1 % aller Schlaganfälle aus (S3- Leitlinie Schlaganfall 2020). Kopfschmerzen sind kein typisches Symptom von Schlaganfällen, sie treten allerdings bei Dissektionen der hirnversorgenden Gefäße, Subarachnoidalblutung oder Thrombose venöser Blutleiter auf. Wahrscheinlich ist das Schlaganfallrisiko bei Aufenthalt in der Höhe erhöht (Baumgartner et al. 2007). Faktoren wie Polyzythämie, Hämokonzentration, Beeinträchtigung der zerebralen vaskulären Autoregulation, Herzrhythmusstörungen sowie Endothelschäden können dabei ein Risiko darstellen, wobei noch ungeklärt ist, ob hypobare Hypoxie wirklich einen prothrombotischen Zustand auslöst (Woods et al. 2008; Richalet et al. 1991; van Veen und Makris 2008).

> Ischämische Schlaganfälle und intrakranielle Blutungen können in Zusammenhang mit HACE auftreten. In Einzelfällen kann ein HACE sich auch primär als „Schlaganfall" präsentieren (Yanamandra et al. 2014).

Es sind inzwischen einige Algorithmen für die Schnelldiagnose eines Schlaganfalls auch durch nichtärztliches/neurologisches Personal publiziert. Je komplexer der Algorithmus, umso genauer ist er meist in der Detektion, aber umso schwerer anzuwenden. Der FAST-Algorithmus (◘ Tab. 25.2) hat sich auch bei medizinischem, nichtärztlichen Personal wie Rettungssanitätern be-

Tab. 25.2 FAST-Algorithmus (National Stroke Association)

F	Face: Die Person lächeln lassen Hängt eine Seite des Gesichtes, ist das Gesicht asymmetrisch?
A	Arms: Die Person beide Arme hochhalten lassen Bewegt sich ein Arm unwillkürlich nach unten?
S	Speech: Die Person einen einfachen Satz nachsprechen lassen Ist ihre Sprache verwaschen oder unzusammenhängend?
T	Time: Sofort handeln

währt (Harbison et al. 2003). Ein deutlicher Nachteil ist, dass Schlaganfälle der hinteren Strombahn (also Hirnstamm und Kleinhirn) nicht gut erfasst werden.

Zerebrale Ischämie

Bei einer transitorischen ischämischen Attacke (TIA) sind die Symptome innerhalb von 24 h rückläufig, bei einer zerebralen Ischämie halten die Symptome darüber hinaus an.

Das akutmedizinische Problem ist, einen ischämischen Schlaganfall von einer Blutung zu differenzieren. Dies ist ohne zerebrale Bildgebung nur schwer bis gar nicht möglich. Eine Alternative könnte ein tragbarer Ultraschall sein, der zumindest bei Verschluss eines großen Gefäßes in der Therapieentscheidung hilfreich sein könnte (Wilson et al. 2011). Ein Schlaganfall aufgrund einer paradoxen Embolie sollte bei Vorliegen einer tiefen Venenthrombose in Betracht gezogen werden, da der erhöhte pulmonale Gefäßwiderstand und der arterielle Druck aufgrund der hypoxischen Vasokonstriktion in großer Höhe die Wahrscheinlichkeit eines Rechts-Links-Shunts bei Personen mit einem offenen Foramen ovale (30 % der gesunden Bevölkerung) erhöht. Der Goldstandard der Therapie (Thrombolyse, mechanische Thrombektomie) wird nur an wenigen Orten in der Höhe verfügbar sein und meist auch nicht innerhalb des Lysezeitfensters). Bei Verdacht auf Schlaganfall ist immer eine möglichst schnelle Bergung angebracht, und es sollte ein Krankenhaus mit Bildgebung, idealerweise mit Stroke Unit angesteuert werden. Ohne Bildgebung zur Differenzierung von Blutung vs. Ischämie ist eine sinnvolle Therapie nicht möglich. Für eine Therapie mit ASS kann deshalb keine Empfehlung abgegeben werden. Da es sich um eine frühe Sekundärprophylaxe, nicht eine Therapie des akuten Ereignisses handelt, kann diese erst nach Ausschluss einer Blutung erfolgen. Die Notfalltherapie bei Verdacht auf ischämischen Schlaganfall besteht aus Sauerstoffgabe (da in der Höhe meist von einer erniedrigten Sauerstoffsättigung ausgegangen werden kann) und 30°-Oberkörperhochlagerung. Blutdruckwerte sollten bei Verdacht auf ischämischen Schlaganfall nicht abrupt gesenkt werden. Systolische Werte über 220 mmHg und diastolische Werte über 120 mmHg sollten langsam gesenkt werden, ebenso wie Fieber und Blutzuckerwerte über 200 mg/dl (S2e-Leitlinie Akuttherapie des ischämischen Hirninfarktes 2021).

Nach einer TIA besteht ein deutlich erhöhtes Risiko für einen Schlaganfall oder andere kardiovaskuläre Ereignisse. Eine Besonderheit einer TIA ist die Amaurosis fugax. Dabei handelt es sich um eine kurzfristige monokulare Erblindung durch retinale Ischämie. Nach einer TIA besteht ein hohes Risiko für einen ischämischen Schlaganfall oder anderes kardiovaskuläres Event in den nächsten Stunden/Tagen, sodass diese auch als Notfall anzusehen ist. Bergsteiger, die eine TIA folgenlos überstanden haben, sollen sich unbedingt zu Hause eingehend untersuchen lassen (Blasco Mariño et al. 2023; Richalet et al. 2020).

Intrazerebrale Blutung

Der Verdacht auf eine intrazerebrale Blutung besteht besonders bei antikoagulierten Patienten (Marcumar oder direkte Inhibitoren). Gefäßmalformationen, Amyloidangiopathie oder extrem erhöhte Blutdruckwerte prädisponieren dazu. Die Notfalltherapie am Berg bei Verdacht auf intrazerebrale Blutung besteht aus einer Sauerstoffgabe, 30°Oberkörperhochlage und einer Blutdrucksenkung mit systolischen Blutdruckwerten unter oder gleich 140 mmHg, jedoch nicht unter 110 mmHg (DGN ? S2k-Leitlinie Behandlung von spontanen intrazerebralen Blutungen). Möglicherweise stellt der Aufenthalt in großer Höhe einen Risikofaktor für intrakranielle Blutungen dar, wobei nicht klar ist, ab welcher Aufenthaltsdauer dies gilt (Fang et al. 2011).

> Eine Differenzierung zwischen zerebraler Ischämie und intrazerebraler Blutung ist am Berg, wenn keine Bildgebung verfügbar ist, nicht möglich, sodass eine spezifische Therapie nicht möglich ist.

Subarachnoidalblutung

Leitsymptom ist ein sehr heftiger Kopfschmerz („wie noch nie, Vernichtungsschmerz") häufig mit Meningismus und evtl. nachfolgender Vigilanzminderung, die eine Unterscheidung zu HACE erschwert. Sie entsteht meist bei Ruptur eines intrakraniellen Aneurysmas und häufig sind jüngere Patienten betroffen. Zu den Risikofaktoren für eine Ruptur gehören erhöhter Bluthochdruck, körperliche Aktivität (z. B. sexuelle Aktivität), Anstrengung beim Stuhlgang, manchmal auch Husten oder Niesen. Die Subarachnoidalblutung ist ein neurologischer Notfall, da es im Verlauf zu Rezidivblutungen, Hydrozephalus und Vasospasmen mit nachfolgenden Infarkten kommen kann. Eine möglichst rasche Bergung ist anzustreben. Ob der Aufenthalt in der Höhe mit seiner geänderten Hämodynamik (erhöhter Blutfluss und erhöhte Kapillarpermeabilität) für das Auftreten von Subarachnoidalblutungen prädestiniert, ist unklar. Möglicherweise ist in der Höhe das Rupturrisiko auch für kleinere, an sich nicht so Ruptur gefährdete Aneurysmen erhöht (Cui et al. 2014). Dieser Umstand sollte bedacht werden, wenn Personen mit bekannten intrazerebralen Aneurysmen in große Höhen aufsteigen wollen. Als Notfalltherapie sind am Berg eine Sauerstoffgabe, 30°-Oberkörperhochlage sowie eine Senkung des arteriellen Blutdrucks bis zur Versorgung des Aneurysmas sinnvoll (Zielwert von 60–90 mmHg mittlerer arterieller Blutdruck) (S2k-Leitlinie Subarachnoidalblutung (SAB) 2023).

Thrombose zerebraler venöser Blutleiter

In der Höhe besteht wahrscheinlich ein höheres Risiko für Thrombosen durch Polyzythämie, Dehydratation und ggf. Einnahme von Kortison. Besonders gefährdet sind Personen mit vorbestehenden Koagulationsstörungen wie Protein-S- oder -C-Mangel oder APC-Resistenz (Zavanone et al. 2017), Raucher und Frauen, die hormonelle Antikonzeptiva einnehmen. Kopfschmerzen sind dabei ein häufiges Symptom und oft assoziiert mit fokalneurologischen Defiziten und einer Stauungspapille. Epileptische Anfälle können im Verlauf auftreten. Der Verlauf ist oft etwas weniger akut als beim ischämischen Schlaganfall oder der Blutung. Ohne Bildgebung ist eine Diagnose nicht möglich, die Behandlung erfolgt nach Diagnosestellung durch eine Antikoagulation mit Heparin. An eine Thrombose zentralvenöser Blutleiter ist auch beim Auftreten neurologischer Symptome unmittelbar nach dem Abstieg zu denken.

Schlaganfall und chronische Höhenexposition

Es gibt nur wenige Studien zu Schlaganfällen bei chronischer Höhenexposition. Möglicherweise sind, im Gegensatz zur Meereshöhe, intrakranielle Blutungen die häufigste Schlaganfallentität bei Personen, die dauerhaft in hohen Höhen leben (Fang et al.

2011). Über die Häufigkeit von akuten ischämischen Schlaganfällen bei Personen, die dauerhaft in der Höhe leben, im Vergleich zu Personen, die in niedrigeren Höhen leben, gibt es widersprüchliche Studien (Zheng et al. 2023; Falla et al. 2021a, b, c).

25.1.6 Epileptischer Anfall

Hier ist zu unterscheiden zwischen einem akuten symptomatischen Anfall (epileptische Ereignisse in engem zeitlichen Zusammenhang mit einer Infektion des Zentralnervensystems [ZNS], einem Schlaganfall, einem Schädel-Hirn-Trauma, einer Hypoglykämie oder Ähnlichem) – hier ist der Anfall vermutlich ein akutes Symptom einer „Reizung" des Gehirns – und einer Epilepsie, die sich durch wiederkehrende epileptische Anfälle auszeichnet. Eine Epilepsie ist im Normalfall den Patienten bereits vor der Tour bekannt und sie führen ihre Notfallmedikation mit (zur Problematik des Bergsteigens mit Epilepsie ▶ Abschn. 21.4.2). Ob der Aufenthalt in großen Höhen epileptische Anfälle provozieren kann, ist aktuell noch ungeklärt (Mieske et al. 2010).

Allgemein muss zwischen generalisierten (meist tonisch-klonischen) Anfällen und fokalen Anfällen unterschieden werden. Epileptische Anfälle dauern in der Regel nicht länger als 2 min. Der Patient befindet sich dabei im iktalen Zustand. Vielen Anfällen folgt eine Nachphase (postiktal), die v. a. im höheren Lebensalter auch 24 h und länger anhalten kann. Obwohl die Neurone dann keine synchronen exzessiven Entladungen mehr aufweisen, kommt es zu Vigilanzstörungen, Sprachstörungen, Lähmungen, Gedächtnisstörungen, aber auch psychischen Störungen wie Depression oder selten psychotischen Episoden oder aggressiven Zuständen. Eine postiktale Lähmung kann einen Abtransport notwendig machen (sog. Todd-Lähmung), wenn sie länger andauert. Der typische generalisiert tonisch-klonische Anfall ist zwar im Moment des Auftretens sehr dramatisch, aber meist selbstlimitierend. Es kommt zuerst zu einer Aura, die aus psychischen, kognitiven oder sensorischen Sensationen besteht. Anschließend kann es zu einem „Initialschrei" kommen, gefolgt von einem Zubodenstürzen – mit möglichen Verletzungsfolgen oder Absturz. Es folgt eine tonische und dann eine klonische Phase. Fast immer sind ein Zungenbiss und ein unfreiwilliger Harn- und Stuhlabgang zu beobachten. Ein selbstlimitierender epileptischer Anfall kann und soll nicht akut behandelt werden, da die Gefahr durch Medikamentennebenwirkungen überwiegt. Der Patient sollte vor Gefahren durch Verletzung geschützt werden, aber keinesfalls der Mund gewaltsam geöffnet oder die Extremitäten festgehalten werden. Potenzielle Anfallprovokatoren wie Schlafentzug, Fieber oder Alkohol sind bis zum Abstieg, so gut es geht, zu meiden. Wichtig ist eine weitere diagnostische Einordnung nach dem Abstieg inkl. EEG und Bildgebung, um über das weitere Procedere zu entscheid en (S2k-Leitlinie Erster epileptischer Anfall und Epilepsien im Erwachsenenalter 2023). Sollte es zu einem weiteren Anfall vor dem Abstieg kommen, ist eine Therapie mit z. B. Levetiracetam 1000–2000 mg/Tag bis zur weiteren Diagnostik, evtl. in Kombination mit einem niedrig dosierten Benzodiazepin möglich. Generell sind Benzodiazepine in der Alpin-/Höhenmedizin aufgrund der Nebenwirkungen, so gut es geht, zu vermeiden (▶ Abschn. 25.2.8).

> Dauert ein epileptischer Anfall länger als 5 min an oder wird zwischen 2 Anfällen das Bewusstsein nicht wiedererlangt, muss eine Behandlung erfolgen.

Status epilepticus

Hierbei handelt es sich um einen lebensbedrohlichen Notfall, der rasches Handeln erforderlich macht. Der epileptische Anfall dauert mindestens 5 min an, oder zwischen 2 Anfällen wird das Bewusstsein nicht wiedererlangt. In diesem Fall ist eine medikamentöse Intervention sinnvoll und notwendig. Mittel der ersten Wahl zur Anfallskupierung sind Benzodiazepine (S2k-Leitlinie Erster epileptischer Anfall und Epilepsien im Erwachsenenalter 2023). Lorazepam i.v. ist die aktuell empfohlene, evidenzbasierte Initialtherapie (0,1 mg/kg, maximal 4 mg/Bolusgabe, ggf. 1-mal wiederholen), aufgrund der Notwendigkeit, das Medikament zu kühlen, aber wohl eher weniger praktikabel. Auch eine intranasale oder intramuskulär Gabe von Midazolam (intravenös: 0,2 mg/kg, max. 10 mg/Bolusgabe, ggf. 1-mal wiederholen; intramuskulär, intranasal: 10 mg) oder die intravenöse oder rektale Applikation von Diazepam (intravenös: 0,15–0,2 mg/kg, max. 10 mg/Bolusgabe, ggf. 1-mal wiederholen; rektal: 0,2–0,5 mg/kg, max. 20 mg/Bolusgabe) bzw. auch jedes anderen Benzodiazepins ist möglich (zur Problematik von Benzodiazepin-Gebrauch in der Alpin-/Höhenmedizin ▶ Abschn. 25.2.8). Bei Unwirksamkeit empfehlen wir eine i.v.-Therapie mit Levetiracetam 60 mg/kg, max. 4500 mg, über 10 min), auch die Therapie mit Valproat ist möglich (Valproat 40 mg/kg, max. 3000 mg, über 10 min). Die in den Leitlinien erstgenannte Therapie mit Phenytoin erscheint uns am Berg nicht praktikabel.

25.1.7 Meningitis/Enzephalitis

Alle Infektionskrankheiten, so auch die Meningitis/Enzephalitis, haben ein regional spezifisches Erregerspektrum, das es immer zu beachten gilt. Eine Meningitis geht klinisch mit Fieber, Kopfschmerz, Übelkeit, manchmal auch Erbrechen, Nackensteife (Meningismus) sowie Licht- und Lärmscheu einher. Neurologische Herdzeichen, epileptische Anfälle und Bewusstseinsstörungen treten bei der Enzephalitis zusätzlich auf. Das Auftreten der gefährlichen Herpes-simplex-Virus (HSV)-Enzephalitis kann möglicherweise durch höhenbedingte Immunschwäche und/oder zusätzliche Einnahme von Kortison begünstigt werden. Bei Verdacht sollte sofort mit Aciclovir i.v. 3-mal 10 mg/kg behandelt werden, auf ausreichende Hydrierung ist zu achten (S1-Leitlinie Virale Meningoenzephalitis 2018). Bei der bakterielle Meningoenzephalitis sind neben den je nach Land unterschiedlichen Erregern auch spezifische Resistenzspektren zu beachten, was allgemeine empirische Therapieempfehlungen erschwert. Häufige Erreger sind *Streptococcus pneumoniae* und *Neisseria meningitidis*. An eine Impfung sollte im Vorfeld je nach Reiseland gedacht werden.

Therapievorschlag (Adaptation je nach vermutetem Erregerspektrum) (S2k-Leitlinie Ambulant erworbene bakterielle Meningoenzephalitis im Erwachsenenalter 2023):

- Dexamethason 4-mal 10 mg/Tag (vor Antibiose beginnen) + Ceftriaxon 2-mal 2 g/Tag plus Ampicillin 6-mal 2 g/Tag. In Regionen mit einem hohen Anteil an Cephalosporin-resistenten Pneumokokken (bzw. entsprechender Reiseanamnese) soll zusätzlich mit Vancomycin 2-mal 1 g/Tag (Richtwert, Spiegelbestimmungen zur optimalen Dosisfindung im Verlauf) oder Rifampicin 1-mal 600 mg/Tag behandelt werden.

25.2 Psychiatrische Notfälle

Psychiatrische Krankheiten haben eine 12-Monats-Prävalenz von über 30 % der Bevölkerung (Möller et al. 2015). Umfragen zeigen, dass Personen mit psychiatrischen Vorerkrankungen sowohl Alpinsport betreiben als auch sich in großen und extremen Höhen aufhalten (Hüfner et al. 2022). Psychiatrische Notfälle können demnach sowohl bei Personen mit psychiatrischen Vorerkrankungen als auch de novo bei zuvor psychisch Gesunden aufgrund von

Stress und/oder Höhenexposition auftreten. Psychiatrische Notfälle am Berg und in der Höhe entsprechen im Großen und Ganzen den Notfällen, wie sie auch auf Meereshöhe auftreten. Man sollte bedenken, dass aufgrund des weiterhin bestehenden Stigmas, mit dem „psychische Probleme" behaftet sind, davon auszugehen ist, dass viele Patienten körperliche Symptome in den Vordergrund stellen und über psychische Beschwerden nur auf Nachfrage berichten.

In diesem Unterkapitel werden die wichtigsten psychiatrischen Notfälle anhand ihrer Leitsymptome (psychomotorischer Erregungszustand, Angst, Suizidalität) sowie zusätzlich wichtige Krankheitsbilder (akute Belastungsreaktion, Intoxikation, Delir, Höhenpsychose) dargestellt (bezüglich kognitiver Störungen siehe ▶ Abschn. 25.1.4, bezüglich Schlafstörungen ▶ Kap. 5 und bezüglich Angststörungen ▶ Kap. 46). Gemäß dem Vulnerabilitäts-Stress-Model zur Pathogenese psychischer Erkrankungen prädisponiert der mit der Höhenexposition einhergehende Stress (▶ Kap. 46), gepaart mit dem Stress durch körperliche Anstrengung, Schlafmangel etc., für das Auftreten von psychiatrischen Symptomen. Der ▶ Abschn. 25.2.8 gibt einen Überblick über die Medikation, die bei psychiatrischen Notfällen Verwendung findet.

Personen mit einer psychischen Vorerkrankung haben ein erhöhtes Risiko, bei Höhenexposition Symptome der akuten Bergkrankheit zu entwickeln (Hüfner et al. 2022). Interessanterweise gilt diese Assoziation wohl auch anders herum: Personen mit einer akuten Bergkrankheit haben im Verlauf ein höheres Risiko eine psychische Erkrankung zu entwickeln (Wang et al. 2023). Inwieweit es sich hier um rein statistische Assoziationen oder kausale Zusammenhänge handelt, ist Gegenstand raktueller Forschung. Das Auftreten der akuten Bergkrankheit hängt mit Angst und Somatisierungsneigung vor dem Start der Höhenexposition zusammen (Talks et al. 2022; Bian et al. 2016), sowie damit, wie stark die Aufmerksamkeit auf die Symptomatik gelenkt ist (Bärtsch 2022).

In allen psychiatrischen Notfallsituationen ist ein ruhiges, empathisches, bestimmtes, sicherheitsvermittelndes, aber den Patienten nicht bedrängendes Auftreten der behandelnden Person von großer Bedeutung. Bei psychomotorischer Erregung kann eine verbale Deeskalation viele Situationen beruhigen (◘ Tab. 25.3). Oft ist es hilfreich, etwas zum Essen oder zum Trinken anzubieten, um Kontakt mit dem Patienten herzustellen.

Eine psychiatrische Befunderhebung dient der Stellung einer psychiatrischen Diagnose. Hierbei geht es nicht nur darum, den Patienten und seine Probleme ernst zu nehmen, sondern festzustellen, ob die Symptomatik auf Grundlage einer psychiatrischen Erkrankung besteht. Die Anamnese sollte Fragen zu psychiatrischen Vorerkrankungen, Alkohol-/Drogenkonsum und Suizidalität enthalten. Suizidalität sollte direkt angesprochen werden, dies wirkt für Betroffene entlastend und löst keinen Suizid aus. Die Erstellung eines psychopathologischen Befundes sollte mindestens die folgenden Bereiche abdecken: Bewusstsein inkl. Orientierung – Screening neuropsychologischer Fähigkeiten (z. B. Merkfähigkeit: 3 Begriffe merken lassen, direkt und später wieder abfragen; Konzentration und Aufmerksamkeit: 100 – 7 seriell subtrahieren lassen) – formale (Denkablauf) und inhaltliche Denkstörungen (Wahn) – Wahrnehmungsstörungen (Halluzinationen) – Stimmung – Psychomotorik und vegetative Funktionen – Suizidalität und Fremdgefährdung.

25.2.1 Psychiatrisches Leitsymptom – psychomotorischer Erregungszustand

Erregungszustände können Ausdruck einer psychiatrischen oder somatischen Erkrankung sein und treten aus verschiedensten

Gründen und in unterschiedlichen Krankheitszusammenhängen auf: bei durch körperliche Erkrankungen bedingten psychischen Störungen, wie z. B. bei Stoffwechselerkrankungen oder Infektionen, bei deliranten Syndromen, bei manischen Erkrankungen, Psychosen, Substanzintoxikation oder -entzug. Bei schwerer motorischer Erregung gefährden die Patienten sich selbst und ihre Umgebung.

Wichtig ist als erster Schritt der Schutz der behandelnden Person (Umgebung) und des Patienten, bei hochgradiger Aggressivität sollen möglichst viele Helfer beigezogen werden. Es empfiehlt sich, gefährliche Gegenstände möglichst zu entfernen und mit dem Patienten nicht alleine zu bleiben. Zuerst sollte in möglichst ruhiger Atmosphäre versucht werden, den Patienten im Gespräch zu beruhigen (verbale Deeskalation, ◘ Tab. 25.3). Ist dies nicht möglich, so wird die Medikation nach klinischer Symptomatik und vermuteter Ursache der Agitation ausgewählt. Eine orale Medikation ist, wenn möglich, zu bevorzugen. Zwangsmaßnahmen (z. B. eine i.m.-Medikation ohne Einverständnis des Patienten spritzen) sollten nur in absoluten Ausnahmefällen nach Ausschöpfen aller anderen Möglichkeiten und bei Vorliegen einer akuten Gefährdung Anwendung finden (rechtliche Voraussetzungen für Zwangsmaßnahmen variieren je nach Land und Situation). Prinzipiell ist der Vorteil von Benzodiazepinen ihre Antagonisierbarkeit mit Flumazenil, der Vorteil von Antipsychotika ihre geringere Interaktion v. a. mit anderen ZNS-depressiven Substanzen wie Alkohol. Bei psychotischen Symptomen sollte immer ein Antipsychotikum gegeben werden. Die Vor-/Nachteile der anzuwendenden Notfallmedikamente sind in ► Abschn. 25.2.8 dargestellt. Wichtig ist, im Verlauf nach der zugrunde liegenden psychiatrischen oder körperlichen

◘ Tab. 25.3 Verhaltensweisen zur verbalen Deeskalation. (Nach Richmond et al. 2012)

Verhaltensvorschlag	Praktische Umsetzung
Respektiere den persönlichen Freiraum	2 Armlängen Abstand halten und den Patienten nicht einengen
Sei nicht provozierend	Sich nicht vor dem Patienten „aufbauen", nicht anstarren
Stelle verbalen Kontakt her	Die Person, die mit dem Patienten zuerst in Kontakt kommt, sollte das weitere Vorgehen koordinieren
Verwende präzise, einfache Sprache	
Identifiziere Gefühle und Wünsche	Unabhängig davon, ob es erfüllt werden kann, sollte jeder gefragt werden, was sein Anliegen ist
Höre genau zu, was der Patient zu sagen hat	In einfachen Worten das Gesagte wiederholen, um sicherzugehen, dass es verstanden wurde. „Wenn ich recht verstehe, wollen Sie mir mitteilen …"
Stimme dem Patienten zu oder „agree to disagree"	Dem Patienten beipflichten, wo möglich, ggf. Generalisierungen verwenden „Ja, jeder Mensch sollte mit Respekt behandelt werden", „Es gibt andere Menschen, die sich genauso fühlen würden wie Sie"
Lege das Procedere fest und setze klare Grenzen	Dem Patienten mitteilen, dass Gewalt oder Beschimpfungen nicht toleriert werden
Biete Alternativen an und strahle Optimismus aus	Den Patienten niemals täuschen und etwas anbieten, was nicht erfüllt werden kann
Mache eine Nachbesprechung mit dem Patienten und anderen Anwesenden	

Erkrankung zu suchen und diese zu behandeln.

> Bei psychomotorischen Erregungszuständen ist ein ruhiges, empathisches, direktes, aber nicht bedrängendes Vorgehen angezeigt, wodurch viele Situationen verbal deeskaliert werden können.

25.2.2 Psychiatrisches Leitsymptom – Suizidalität

Suizidalität tritt bei Menschen, die in der Höhe leben, häufiger auf als auf Meeresniveau, allerdings ist nichts über kurzfristige Aufenthalte, wie sie meist bei der Alpin-/Höhenmedizin auftreten, bekannt (Reno et al. 2017). Es ist unklar, ob die Höhe (Hypoxie) per se zu Suizidalität prädisponiert oder ob es andere Faktoren sind, wie z. B. die schlechtere Gesundheitsversorgung besonders bezüglich psychiatrischer Erkrankungen. Bekannt ist allerdings auch, dass Aufenthalt in der Höhe depressive Symptome auslösen kann (de Aquino Lemos et al. 2012; Shukitt-Hale et al. 1998). Auch wenn wenig über Suizide in der Alpin-/Höhenmedizin bekannt ist, so ist doch nicht auszuschließen, dass manche „Unfälle" am Berg in Wahrheit auf Suizide zurückgehen, so wie es z. B. bei Autounfällen auch der Fall ist.

Wichtig ist das Ansprechen, wenn der Verdacht auf das Vorliegen von Suizidalität besteht. Mögliche Fragen zur Abschätzung von Suizidalität nach Pöldinger (1982) sind:

- Haben Sie in letzter Zeit daran denken müssen, sich das Leben zu nehmen?
- Haben Sie auch daran denken müssen, ohne es zu wollen?
- Haben Sie konkrete Ideen, wie Sie es machen würden?
- Haben Sie Vorbereitungen getroffen?
- Haben Sie einmal einen Selbstmordversuch unternommen?
- Halten Sie Ihre Situation für aussichts- und hoffnungslos?
- Fällt es Ihnen schwer, an etwas anderes als an Ihre Probleme zu denken?

In der Behandlung ist eine verbale Krisenintervention vorrangig, und der Patient darf nicht alleine gelassen werden. Die Gabe von Benzodiazepinen ist in Erwägung zu ziehen. Selbstverletzungen im Sinne von „Ritzen" oder „Brennen" (nichtsuizidale Selbstverletzungen) dienen meist dem Abbau innerer Spannung und sind nicht mit Suizidversuchen gleichzusetzen. Sie treten am häufigsten bei der emotional instabilen Persönlichkeitsstörung auf.

25.2.3 Psychiatrisches Leitsymptom – Angst

Angst als normale Reaktion als auch als Krankheit wird in ▶ Kap. 46 behandelt. An dieser Stelle wird nochmals auf die Symptomatik der Panikattacke hingewiesen, die mit einer kardialen oder pulmonalen Akuterkrankung verwechselt werden kann, besonders wenn körperliche Symptome wie Hyperventilation oder Brustschmerz im Vordergrund stehen. Panikattacken sind nicht auf eine spezifische Situation oder besondere Umstände beschränkt und deshalb auch nicht vorhersehbar. Zu den wesentlichen Symptomen zählen plötzlich auftretendes Herzklopfen, Brustschmerz oder Engegefühl, Erstickungsgefühle, Schwindel und Entfremdungsgefühle (Depersonalisation oder Derealisation). Eine Hyperventilation während einer Panikattacke kann zu Benommenheit, Kribbeln um den Mund herum und in den Fingern und einer Verkürzung der Unterarmmuskulatur („Pfötchenstellung") als Folge der relativen Hypokalzämie bei respiratorischer Alkalose führen.

In der Behandlung gilt es, Ruhe zu bewahren, den Patienten zu ruhigem Atmen anzuleiten und evtl. (wenn keine Gefahr einer Hypoxämie aufgrund extremer Höhe besteht) eine „Rückatmung" aus einem Papierbeutel zur Erhöhung des Kohlendioxids durchzuführen. Stresssituationen am Berg als auch die hypobare Hypoxie können das Auftreten von Angstsymptomen begünstigen (Burtscher et al. 2022).

25.2.4 Delirantes Syndrom

Unter Delir werden auch die Begriffe organisches Psychosyndrom, Durchgangssyndrom, delirante/akute Verwirrtheit oder manche Ausprägungen der Enzephalopathie zusammengefasst. Ein Delir ist durch eine Störung der Aufmerksamkeit, der Orientierung und des Bewusstseins gekennzeichnet, die sich innerhalb eines kurzen Zeitraums entwickelt und sich typischerweise als erhebliche Verwirrtheit äußert. Das Delir geht häufig mit Störungen des Verhaltens und der Emotionen sowie einer Störung des Schlaf-Wach-Zyklus einher (World Health Organisation 2019/2021). Das Delir ist gekennzeichnet durch einen plötzlichen Beginn und Schwankungen im Tagesverlauf mit meist nächtlicher Verschlechterung.

Ein Delir ist immer Ausdruck einer oder mehrerer zugrunde liegender Pathologien, die es zu identifizieren gilt. Unterschieden werden müssen zum einen das substanzinduzierte Delir durch Alkohol-/Drogenintoxikation oder -entzug, zum anderen das nichtsubstanzinduzierte Delir. Es können besonders beim Entzugsdelir lebensbedrohliche vegetative Entgleisungen auftreten. Je länger ein Delir andauert, umso schlechter ist das kognitive Outcome im Verlauf.

> Beim Delir handelt es sich um ein ätiologisch unspezifisches hirnorganisches Syndrom, das durch gleichzeitig bestehende Störungen der Aufmerksamkeit, der Orientierung und des Bewusstseins charakterisiert ist und sich typischerweise als Verwirrtheit äußert. Bei einem Delir liegt immer eine auslösende Ursache vor, die es zu identifizieren gilt. Ein Delir in der Höhe kann Ausdruck von HACE sein.

Substanzinduziertes Delir

Am häufigsten ist das Delir bei Alkoholentzug, kann aber auch z. B. beim Entzug von Benzodiazepinen oder anderen Substanzen auftreten. Ebenso können delirante Symptome bei Intoxikationen auftreten.

Ein vegetatives Alkoholentzugssyndrom beginnt meist 6–8 h nach Beendigung oder Reduktion des Alkoholkonsums (z. B. wenn Personen, die im Alltag regelmäßig Alkohol konsumieren, und dann den Konsum aus Angst vor Nebenwirkungen in der Höhe reduzieren). Die Symptomatik besteht aus allgemeiner Hyperaktivität, erhöhter Ängstlichkeit, Tremor, Schwitzen, Übelkeit, Erbrechen, erhöhtem Sympathikotonus (Tachykardie, erhöhter Blutdruck, subfebrile Temperaturen) (S3-Leitlinie Screening, Diagnostik und Behandlung alkoholbezogener Störungen 2021 2020). Entzugsanfälle treten typischerweise in den ersten 12–48 h des Entzuges auf (2020) (S3-Leitlinie Screening, Diagnostik und Behandlung alkoholbezogener Störungen 2021).

Bei der Behandlung des Alkoholentzuges sollte, wenn möglich, Thiamin 100 mg zur Vermeidung der Wernicke-Enzephalopathie gegeben werden. Ansonsten erfolgt die Behandlung mit bedarfsorientierter Benzodiazepin-Gabe. Ziel ist eine frühzeitige Behandlung zur Vermeidung eines Delirs. Clonidin kann bei ausgeprägter vegetativer Symptomatik hinzugegeben werden, wobei primär eine Erhöhung der Benzodiazepin-Gabe sinnvoll ist. Bei ausgeprägtem Delir und/oder deutlichen psychotischen Symptomen kann zusätzlich Haloperidol gegeben werden. Ein ausgeprägter Alkoholentzug ist oft mit Elektrolytstörungen und Hypovolämie verbunden, die ebenfalls behandelt werden sollten.

Nichtsubstanzinduziertes Delir

Symptome eines Delirs als Zeichen einer organischen globalen Hirnfunktionsstörung können in der Höhe ein Zeichen von HACE sein, aber auch außerhalb von HACE auftreten (Basnyat 2002). Infekte mit Fieber, Dehydratation, metabolische Entgleisungen wie Hyper-/Hypoglykämie, aber auch Hypoxie könnten Auslöser sein. An Medikamenten lösen besonders Kortison, Opiate, Antibiotika und anticholinerg wirksame Substanzen ein Delir aus. Risikofaktoren für die Entwicklung eines Delirs sind zuvorderst höheres Alter und Polypharmazie.

In der symptomatischen Therapie ist Antipsychotika der Vorzug zu geben, da Benzodiazepine den Verlauf des nichtsubstanzinduzierten Delirs verschlechtern. Am wichtigsten sind beim nichtsubstanzinduzierten Delir die Behandlung der Ursachen (z. B. Infektbehandlung, Hydratation etc.) und das Meiden delirogener Medikamente.

25.2.5 Substanzintoxikation

Am häufigsten sind Intoxikationen mit Alkohol oder Benzodiazepinen, aber auch Intoxikationen durch andere Substanzen, wie z. B. Stimulanzien zur Leistungssteigerung, sind prinzipiell aufgrund der hohen Prävalenz von Missbrauch und Abhängigkeit in der Bevölkerung möglich. Es gibt Hinweise aus Studien, dass grundsätzlich am Berg eine Vielzahl von Medikamenten und Substanzen missbräuchlich verwendet wird (Robach et al. 2016).

Bei akuter Intoxikation stehen eine Sicherung der Vitalfunktionen und ein Schutz des Patienten vor Verletzungen durch z. B. Stürze an erster Stelle. Ist der Patient erregt oder aggressiv, ist das Vorgehen wie in ► Abschn. 25.2.1 zu akutem psychomotorischen Erregungszustand beschrieben. Zu bedenken ist, dass sich sedierende Wirkungen von Medikamenten und Intoxikationssubstanz (besonders bei Alkohol oder Benzodiazepinen) ergänzen können.

> Substanzintoxikationen mit legalen und illegalen Medikamenten und Drogen sowie Alkohol sind häufig und sollten daher auch am Berg als Differenzialdiagnose immer bedacht werden.

25.2.6 Höheninduzierte Psychose

Psychotische Symptome wie Halluzinationen, Wahn, verworrene Sprache/Gedanken können z. B. Ausdruck eines Delirs (► Abschn. 25.2.4) oder einer affektiven Störung sein (◘ Abb. 25.1), aber auch isoliert, ohne weitere körperliche oder psychische Symptome in der Höhe auftreten (z. B. das 3.-Mann-Phänomen: Eine Person hat das Gefühl, dass eine Person ihr voraus- oder hinterhergeht, kann manchmal diese Person auch sehen und hören, ohne dass jemand da ist) (Hüfner et al. 2018). Symptome der isolierten höheninduzierten Psychose verschwinden beim Abstieg wieder, sind aber mit einem gehäuften Auftreten von Unfällen und Beinaheunfällen assoziiert. Eine Aufklärung über solche Symptome sollte deshalb zusammen mit einer Aufklärung über somatische höhenassoziierte Symptome wie AMS, HACE oder HAPE vor der Tour erfolgen.

Personen, die an Symptomen einer Psychose leiden, dürfen nicht alleine gelassen werden, ihnen dürfen keine Entscheidungen im Rahmen der Tour überlassen werden, da sie an einer gestörten Realitätskontrolle leiden und Situationen nicht richtig einschätzen können. Bezüglich einer möglichen Medikation mit Antipsychotika gibt es keine Studien, sie werden nur im Ausnahmefall gegeben, wenn ein zügiger Abstieg nicht möglich ist. Eine Deeskalation der Situation durch Realitätsprüfung z. B. durch einen Tourpartner, sollte zuerst versucht werden.

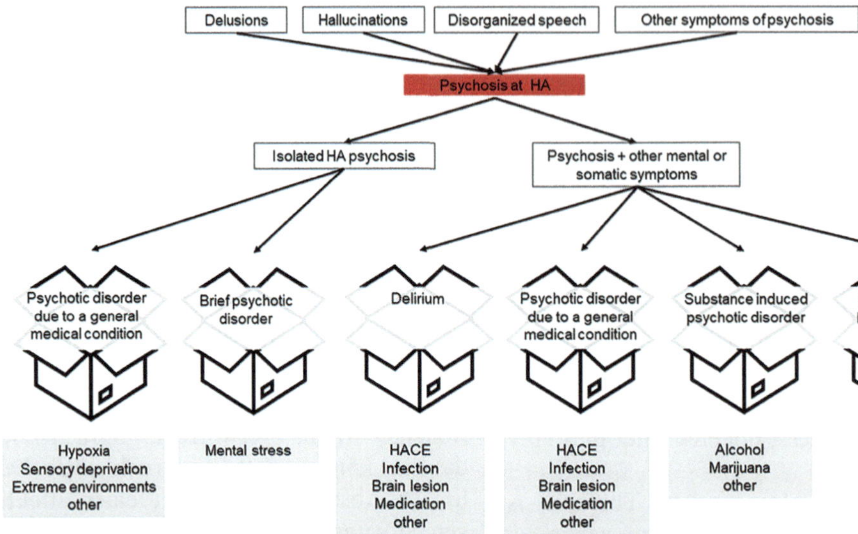

Abb. 25.1 Psychotische Symptome in der Höhe sind transdiagnostisch, d. h., sie können Ausdruck verschiedener Erkrankungen sein und eine ätiologische Zuordnung ist essenziell. (Aus Hüfner et al. 2023). *HACE* Höhenhirnödem; *HA* „high altitude“

25.2.7 Akute Belastungsreaktion und Prävention der posttraumatischen Belastungsstörung nach einem Trauma

Ein Trauma ist das Erleben eines Ereignisses, bei dem das eigene Leben, die Gesundheit oder die körperliche Integrität bedroht sind, oder wenn man beobachtet, wie einer anderen Person so etwas zustößt. Die erlebte Hilflosigkeit und Ohnmacht werden als ein pathogenetischer Mechanismus angesehen. Nicht alle Menschen, die von derselben Belastung betroffen sind, entwickeln eine Störung, dies hängt von der Disposition und den verfügbaren Copingstrategien ab.

Unmittelbar nach dem Ereignis kommt es zu einer akuten Belastungsreaktion, diese kann in eine posttraumatische Belastungsstörung (PTSD) übergehen, wenn die Symptome über Wochen weiter persistieren oder nach Wochen und Monaten wieder neu auftreten. Die akute Belastungsreaktion ist eine vorübergehende Störung, sie dauert Stunden bis wenige Tage nach dem Ereignis an. Es zeigt sich ein gemischtes und gewöhnlich wechselndes Bild; nach dem anfänglichen Zustand von „Betäubung“ werden Depression, Angst, Ärger, auch mit Aggressivität, Verzweiflung, Überaktivität, Rückzug bis hin zu dissoziativen Symptomen beobachtet. Es kann eine Amnesie für die Episode vorliegen. Autonome Symptome wie Schlafstörungen, Tachykardie und Schwitzen kommen häufig vor (World Health Organisation 2019/2021).

Die akute Krisenintervention beinhaltet, die betroffene Person aus der traumatischen Situation zu entfernen und an einen möglichst ruhigen und reizarmen Ort zu bringen, sie nicht alleine zu lassen und supportive Gespräche anzubieten: „Sie erleben eine normale Reaktion auf ein außergewöhnliches Ereignis. Auch wenn die Symptome Ihnen Angst machen, bedeutet das nicht, dass Sie verrückt werden. In vielen Fällen lassen diese Beschwerden im Laufe der Zeit von alleine wieder nach.“ (Klein et al. 2016). Sicherheit zu vermitteln und

Stress zu reduzieren, sind die zentralen Elemente einer therapeutischen Intervention unmittelbar nach einem traumatischen Ereignis. Ein Gespräch über das traumatisierende Ereignis (Debriefing) sollte nicht routinemäßig stattfinden.

Eine ausreichende Studienlage, die die Verwendung eines Medikaments zur PTSD-Vorbeugung nach akuter Traumatisierung liefern würde, gibt es zurzeit nicht (Bertolini et al. 2022). Aus praktischen Gesichtspunkten ist bei Auftreten von ausgeprägten Symptomen und starker Belastung des Patienten besonders auch unter Berücksichtigung der oft schwierigen Versorgungsbedingungen in der Alpin-/Höhenmedizin eine Therapie mit einem Benzodiazepin zu erwägen Dies sollte möglichst kurz gegeben werden, da sich zum einen bei längerer Gabe eine Abhängigkeit entwickeln kann, durch Benzodiazepine möglicherweise das Auftreten einer PTSD begünstigt wird, und zum anderen die Symptome einer akuten Belastungsreaktion oft von selber zurückgehen. Da sich aus einer akuten Belastungsreaktion eine PTSD entwickeln kann, ist es sinnvoll, die Betroffenen über mögliche Symptome aufzuklären und Kontaktadressen/Anlaufstellen zu empfehlen.

> Die akute Krisenintervention sollte die Symptome der akuten Belastungsreaktion mindern und im Idealfall die Ausbildung einer posttraumatischen Belastungsstörung verringern.

Eine posttraumatische Belastungsstörung entsteht nicht unmittelbar nach dem traumatischen Ereignis, sondern nach Wochen bis Monaten, deshalb wird sie in der Notfallmedizin hier nicht detailliert besprochen. Während das Erleben eines Traumas prinzipiell ein häufiges Event ist (ca. 80 % der Bevölkerung) kommt es nur bei einer deutlich geringeren Zahl (ca. 8 %) zur Ausbildung einer PTSD, d. h., nicht jede Person, die ein Trauma erlebt, entwickelt auch eine PTSD. Naturkatastrophen und „schicksalhafte" Traumata haben ein geringeres Risiko für die Entwicklung einer PTSD als „absichtliche, durch Menschen zugefügte Traumata" wie sexualisierte Gewalt (Sareen 2017).

Patienten mit PTSD haben eine hohe Anfälligkeit für weitere psychische Erkrankungen wie Abhängigkeitserkrankungen oder Depressionen. Grundlage der Behandlung der PTSD ist die Psychotherapie, die von spezialisierten Therapeuten durchgeführt wird. Wichtig im alpin-/höhenmedizinischen Kontext ist, dass ein diagnostisches Kriterium der PTSD das Meiden von an das Trauma erinnernden Situationen/Orten ist. Weitere Symptome der PTSD sind Flashbacks (sich aufdrängende Wiedererinnerungen des Traumas), emotionale Betäubtheit und Gleichgültigkeit sowie Hyperarousal mit Schlaflosigkeit, Schreckhaftigkeit und Konzentrationsstörungen (World Health Organisation 2019/2021).

25.2.8 Psychiatrische Notfallmedikamente

In diesem Abschnitt wird eine Übersicht über eine mögliche psychiatrische Akutmedikation, die am Berg/in der Höhe mitzuführen ist, gegeben. Viele der hier beschriebenen Anwendungen sind Off-label-Anwendungen. Bestehenden Leitlinien finden Berücksichtigung, diese wurden aber an die begrenzten Ressourcen der Alpin-/Höhenmedizin angepasst. Sinnvoll ist aus unserer Sicht das Mitführen zumindest eines hochpotenten Antipsychotikums sowie eines Benzodiazepins. Wissen über Nebenwirkungen und Erfahrungen in der Anwendung dieser Substanzgruppen werden vorausgesetzt.

> Die psychiatrische Notfallmedikation beinhaltet zumindest ein Benzodiazepin und ein Antipsychotikum der 2. Generation. Beide sollten auch parenteral applizierbar sein.

Antipsychotika

Das Antipsychotikum sollte nach der Expertise der behandelnden Person ausgewählt werden. Dabei ist wichtig, zu bedenken, dass nur Aripiprazol, Olanzapin, Ziprasidon und Haloperidol als i.m.-Applikationssubstanz zur Verfügung stehen. Haloperidol kann prinzipiell i.v. gegeben werden, wobei dies nur mehr unter Monitorbedingungen aufgrund von Herzrhythmusstörungen möglich ist, was am Berg selten der Fall sein dürfte. Der Gebrauch von Haloperidol ist aufgrund der Möglichkeit des Auftretens von Früh- und Spätdyskinesien, die schon nach einmaliger Anwendung auftreten können, aus unserer Sicht möglichst zu vermeiden und auf ein Antipsychotikum der 2. Generation wie Aripiprazol, Olanzapin, Risperidon, Quetiapin oder Ziprasidon auszuweichen (Huf et al. 2016; Ostinelli et al. 2017).

Bei ausgeprägter klinischer Symptomatik kann ein Benzodiazepin mit einem hochpotenten Antipsychotikum kombiniert werden. Olanzapin i.m. darf wegen möglicher Atemdepression nicht mit i.v.-Benzodiazepin kombiniert werden. Ein niederpotentes Antipsychotikum wie Melperon kann bei leichtgradiger Unruhe oder Schlafstörungen bei Kontraindikation gegen ein Benzodiazepin gegeben werden. Bei älteren Patienten sollte immer eine niedrigere Dosis gewählt werden, z. B. Risperidon 0,5 mg oder Haloperidol 0,5–1 mg.

- **Haloperidol**
  - Übliche erste Dosis in der Akutbehandlung: 5–10 mg i.m. oder oral (Tropfen/Tablette).
  - Sehr wirksam, aber nicht mehr 1. Wahl aufgrund von Nebenwirkungen.

- **Aripiprazol**
  - Übliche erste Dosis in der Akutbehandlung 9,75 mg i.m. oder 10 mg oral (Tablette).
  - Alternative zu Haloperidol, weniger Nebenwirkungen, aber auch weniger Evidenz für die Notfallbehandlung, da weniger Studien.
  - Besonderheit: nicht sedierend.

- **Olanzapin**
  - Übliche erste Dosis in der Akutbehandlung 5–10 mg i.m. oder oral (Schmelztablette/Tablette).
  - Alternative zu Haloperidol, weniger Nebenwirkungen, aber auch weniger Evidenz für die Notfallbehandlung, da weniger Studien.
  - Besonderheit: wirkt gut sedierend, nicht so gut geeignet zur Behandlung deliranter Symptome aufgrund von anticholinergen Nebenwirkungen.

- **Ziprasidon**
  - Übliche erste Dosis in der Akutbehandlung 20 mg i.m oder oral (Tablette).
  - Alternative zu Haloperidol, weniger Nebenwirkungen, aber auch weniger Evidenz für die Notfallbehandlung, da weniger Studien.

- **Risperidon**
  - Übliche erste Dosis in der Akutbehandlung 2–4 mg oral (Schmelztablette/Tablette).
  - Besonderheit: insbesondere bei nicht-substanzinduziertem Delir indiziert.

- **Quetiapin**
  - Übliche erste Dosis in der Akutbehandlung 50–100 mg (Tablette/Retardtablette).

- **Melperon**
  - Übliche erste Dosis in der Akutbehandlung: 25–50 mg oral (Saft/Tablette).
  - Besonderheit: niederpotentes Antipsychotikum, wirkt sedierend, aber kaum antipsychotisch.

Da wir an einigen Stellen den Einsatz von Antipsychotika empfehlen, möchten wir hier noch auf eine (seltene) Nebenwirkung, das maligne neuroleptische Syndrom, hinweisen. Hierbei handelt es sich um ein Syndrom mit Muskelsteifigkeit und erhöhter Temperatur sowie Verwirrtheit, autonomen Störungen (Schwitzen, Tachykardie, wechselnder Blutdruck) und Tremor. Wichtig sind das Absetzen der Antipsychotika und die Gabe von Benzodiazepinen im Anfangsstadium, bei fortgeschrittenen Stadien sind eine Bergung und intensivmedizinische Behandlung notwendig.

Weitere Nebenwirkungen (besonders von Haloperidol) sind akute Dystonien und im Verlauf weitere extrapyramidalmotorische Nebenwirkungen. Zur Behandlung der akuten Dystonie sollte man Biperiden verfügbar halten. Herzrhythmusstörungen (v. a. QTc-Verlängerung) können von allen hier genannten Antipsychotika ausgelöst werden, wobei das höchste Risiko von einer i.v.-Haloperidol-Gabe ausgeht. Besonders in der Höhe häufig vorliegende Elektrolytstörungen erhöhen das Risiko für Herzrhythmusstörungen durch Antipsychotika.

Benzodiazepine

Bei psychiatrischen Notfallsituationen auf Meereshöhe werden häufig Diazepam, Oxazepam und Lorazepam oral (letzteres ist auch als Schmelztablette verfügbar) oder i.v. verwendet. In ▶ Kap. 46 sind Informationen zu Wirkungen und Nebenwirkungen von Benzodiazepinen bei der Behandlung der Angst aufgeführt, hier deshalb nur mehr einige Ergänzungen.

Obwohl Unterschiede in Elimination und Wirkpotenz bestehen, geht man davon aus, dass die Wirkung aller Benzodiazepine im Körper mehr oder weniger vergleichbar ist (Ashton 2007). Die Verwendung von Diazepam in großer Höhe sollte wegen des Akkumulationsrisikos durch seine aktiven Metabolite und einer möglichen Störung der ventilatorischen Adaptation nur mit Zurückhaltung erfolgen (Roggla et al. 1994). Die meisten Studien zu Benzodiazepinen in der Höhe wurden mit Temazepam zur Behandlung von Schlafstörungen durchgeführt (s. auch ▶ Kap. 5). In früheren Studien wurde dies als eine relativ sichere Substanz ohne wesentliche Auswirkungen auf die Atmung oder die Tagesleistung beurteilt (Nickol et al. 2006; Luks 2008; Mohsenin 2015), obwohl andere Studien Bedenken hinsichtlich einer möglichen Atemdepression für Temazepam (Roggla et al. 2000, ebenso wie für Diazepam; Roggla et al. 1994) und ein Hang-over (Z-Substanzen; Bouzat et al. 2018) zeigen. Diese Diskrepanzen könnten auf Unterschieden in der untersuchten Höhe sowie in der Akklimatisierung bei den untersuchten Probanden zurückzuführen sein.

Aus unserer Sicht sollte jede Benzodiazepin-Medikation wohl überlegt sein, v. a. in großer Höhe, wo Atemdepression oder Hang-over katastrophale Folgen haben können, weshalb auch die UIAA MedCom ihre Verwendung kritisch sieht, wobei sich deren Empfehlungen primär auf die Verwendung bei Schlafstörungen bezieht (Donegani et al. 2016). Benzodiazepine haben, obwohl sie im Allgemeinen gut verträglich sind, viele Nebenwirkungen, die am Berg problematisch sein können, wie z. B. kognitive Beeinträchtigung und Beeinträchtigung der Aufmerksamkeit, Muskelschwäche, Atemdepression, Schwindel, Übelkeit und Kopfschmerzen. Sie können zu paradoxen Effekten (Agitiertheit, Erregung, Aggressivität, Schlaflosigkeit) führen und zur Entwicklung einer Abhängigkeit (nicht nach Einmalgabe).

Zusammengefasst ist die Gabe von Benzodiazepinen auch in der Höhe möglich, wenn eine eindeutige Notfallindikation vorliegt. Allerdings ist die Indikation für die Gabe von Benzodiazepinen für vorübergehende Schlafstörungen in der Höhe viel weniger eindeutig als für einen akuten psychiatrischen Notfall, wie schwere Angstzustände oder Suizidalität.

25

Fazit

Neurologische und psychiatrische Erkrankungen sind häufig, und daher sind Basiskenntnisse der Diagnostik und Therapie für medizinisches Personal in der Alpin-/Höhenmedizin wichtig. Die Höhenexposition per se kann verschiedene neurologische und psychiatrische Erkrankungen wie den höheninduzierten Kopfschmerz oder eine isolierte höheninduzierte Psychose hervorrufen. Andere Erkrankungen treten durch die besonderen Umstände der Alpin-/Höhenexposition gehäuft auf, wie z. B. die Migräne, Druckläsionen peripherer Nerven oder das nichtsubstanzinduzierte Delir.

Neurologische und psychiatrische Notfälle können häufig durch gezielte Anamnese und klinische Untersuchung diagnostiziert werden. Viele neurologische Notfälle (z. B. Schlaganfall, Enzephalitis) oder psychiatrische Notfälle (z. B. akute Angst, Intoxikation) können mit Symptomen höhenbedingter Erkrankungen, wie AMS oder HACE, verwechselt werden. In psychiatrischen Notfallsituationen ist ein ruhiges, empathisches, direktes, aber nicht bedrängendes Vorgehen angezeigt, wodurch viele Situationen verbal deeskaliert werden können.

Literatur

Ashton CH (2007) Benzodiazpines, how they work and how to withdraw. University of Newcastle, Newcastle

Bärtsch P (2022) The Impact of Nocebo and Placebo Effects on Reported Incidence of Acute Mountain Sickness. High Alt Med Biol 23(1):8–17. ► https://doi.org/10.1089/ham.2021.0078

Basnyat B (2002) Delirium at high altitude. High Alt Med Biol 3:69–71. ► https://doi.org/10.1089/152702902753639577.

Basnyat B, Wu T, Gertsch JH (2004) Neurological conditions at altitude that fall outside the usual definition of altitude sickness. High Alt Med Biol 5:171–179. ► https://doi.org/10.1089/1527029041352126.

Berlit P (2014) Basiswissen Neurologie. Springer, Heidelberg Berlin

Bertolini F, Robertson L, Bisson JI, Meader N, Churchill R, Ostuzzi G, Stein DJ, Williams T, Barbui C (2022) Early pharmacological interventions for universal prevention of post-traumatic stress disorder (PTSD). Cochrane Database of Systematic Reviews Issue 2, CD013443. ► https://doi.org/10.1002/14651858.CD013443.pub2

Bian SZ, Jin J, Dong JQ, Li QN, Yu J, Tang CF, Yu SY, Zhao XH, Qin J, Huang L (2016) A higher baseline somatization score at sea level as an independent predictor of acute mountain sickness. Physiol Behav 167:202–208. ► https://doi.org/10.1016/j.physbeh.2016.09.008

Blasco Mariño R, Martínez IS, Strapazzon G, Falla M (2023) A Strange Walking Posture. Wilderness Environ Med 34(3):402–403. ► https://doi.org/10.1016/j.wem.2023.04.010

Bliemsrieder K, Weiss EM, Fischer R, Brugger H, Sperner-Unterweger B, Hüfner K (2022) Cognition and Neuropsychological Changes at Altitude – A Systematic Review of Literature. Brain Sci 12(12):1736. ► https://doi.org/10.3390/brainsci12121736

Bouzat P, Séchaud G, Banco P, Davranche K, Casini L, Baillieul S et al. (2018) The effect of zolpidem on cognitive function and postural control at high altitude. Sleep 41(10). ► https://doi.org/10.1093/sleep/zsy153.

Diener HC, Gerloff C, Dieterich M, Brandt T (2017) Therapie und Verlauf neurologischer Erkrankungen. Kohlhammer, Stuttgart

Britze J, Arngrim N, Schytz HW, Ashina M (2017) Hypoxic mechanisms in primary headaches. Cephalalgia 37:372–384. doi: ► https://doi.org/10.1177/0333102416647037.

Broessner G, Rohregger J, Wille M, Lackner P, Ndayisaba JP, Burtscher M (2016) Hypoxia triggers high-altitude headache with migraine features: a prospective trial. Cephalalgia 36(8):765–771. ► https://doi.org/10.1177/0333102415610876

Burtscher M (1999) High altitude headache: epidemiology, pathophysiology, therapy and prophylaxis. Wien Klin Wochenschr 111:830–836

Burtscher M, Likar R, Nachbauer W, Schaffert W, Philadelphy M (1995) Ibuprofen versus sumatriptan for high-altitude headache. Lancet 346:254–255. ► https://doi.org/10.1016/s0140-6736(95)91303-3.

Burtscher M, Mairer K, Wille M, Broessner G (2011) Risk factors for high-altitude headache in mountaineers. Cephalalgia 31(6):706–711. ► https://doi.org/10.1177/0333102410394678

Canoui-Poitrine F, Veerabudun K, Larmignat P, Letournel M, Bastuji-Garin S, Richalet JP (2014)

Risk prediction score for severe high altitude illness: a cohort study. PLoS ONE 9:e100642. doi: ▶ https://doi.org/10.1371/journal.pone.0100642.

Cui V, Kouliev T, Wood J (2014) A case of cerebral aneurysm rupture and subarachnoid hemorrhage associated with air travel. Open Acc Emerg Med 5:23–26. ▶ https://doi.org/10.2147/OAEM.S57642

Davis C, Reno E, Maa E, Roach R (2016) History of migraine predicts headache at high altitude. High Alt Med Biol 17:300–304. ▶ https://doi.org/10.1089/ham.2016.0043.

de Aquino LV, Antunes HKM, dos Santos RVT, Lira FS, Tufik S, de Mello MT (2012) Effects of altitude on sleep, mood, and cognition. Psychophysiol 49:1298–1306. ▶ https://doi.org/10.1111/j.1469-8986.2012.01411.x

Deutsche Gesellschaft für Neurologie(DGN) (2024a) S1-Leitlinie: Therapie der Migräneattacke und Prophylaxe der Migräne. ▶ www.dgn.org/leitlinien (Zugegriffen: 31.10.2023)

Deutsche Gesellschaft für Neurologie (DGN) (2024b) S1-Leitlinie: Diagnostik und Therapie des Kopfschmerzes vom Spannungstyp. ▶ www.dgn.org/leitlinien

Deutsche Gesellschaft für Psychiatrie, Psychotherapie und Psychosomatik (2020) S3-Leitlinie „Screening, Diagnose und Behandlung alkoholbezogener Störungen". ▶ https://www.dgppn.de/leitlinien-publikationen/leitlinien.html (Zugegriffen: 04.11.2023)

Donegani E, Paal P, Küpper T, Hefti U, Basnyat B, Carceller A, Bouzat P, van der Spek R, Hillebrandt D, (2016) Drug use and misuse in the mountains: a UIAA MedCom consensus guide for medical professionals. High Alt Med Biol 17:157–184. doi: ▶ https://doi.org/10.1089/ham.2016.0080.

Falla M, Giardini G, Angelini C (2021a) Recommendations for traveling to altitude with neurological disorders. J Cent Nerv Syst Dis 13:11795735211053448. ▶ https://doi.org/10.1177/11795735211053448

Falla M, Micarelli A, Hüfner K, Strapazzon G (2021b) The Effect of cold exposure on cognitive performance in healthy adults: a systematic review. Int J Environ Res Public Health 18(18):9725. ▶ https://doi.org/10.3390/ijerph18189725

Falla M, Papagno C, Dal Cappello T, Vögele A, Hüfner K, Kim J, Weiss EM, Weber B, Palma M, Mrakic-Sposta S, Brugger H, Strapazzon G (2021) A prospective evaluation of the acute effects of high altitude on cognitive and physiological functions in lowlanders. Front Physiol 12:670278. https://oi.org/▶ https://doi.org/10.3389/fphys.2021.670278

Falla M, Hüfner K, Falk M, Weiss EM, Vögele A, Jan van Veelen M et al (2022) Simulated acute hypobaric hypoxia effects on cognition in helicopter emergency medical service personnel – a randomized, controlled, single-blind, crossover trial. Hum Factors. ▶ https://doi.org/10.1177/00187208221086407

Fang J, Zhuo-Ga C, Zhao Y et al (2011) Characteristics of stroke in tibet autonomous region in china: a hospital-based study of acute stroke. Eur Neurol 66:151–158. ▶ https://doi.org/10.1159/000330558

Gertsch JH, Lipman GS, Holck PS, Merritt A, Mulcahy A, Fisher RS et al (2010) Prospective, double-blind, randomized, placebo-controlled comparison of acetazolamide versus ibuprofen for prophylaxis against high altitude headache: the Headache Evaluation at Altitude Trial (HEAT). Wilderness Environ Med. 2010 21(3):236-43. doi: ▶ https://doi.org/10.1016/j.wem.2010.06.009.

Gurkov R, Strobl R, Heinlin N, Krause E, Olzowy B, Koppe C, Grill E (2016) Atmospheric pressure and onset of episodes of Meniere's disease – a repeated measures study. PLoS ONE 11:e0152714. ▶ https://doi.org/10.1371/journal.pone.0152714.

Harbison J, Hossain O, Jenkinson D, Davis J, Louw SJ, Ford GA (2003) Diagnostic accuracy of stroke referrals from primary care, emergency room physicians, and ambulance staff using the face arm speech test. Stroke 34:71–76. doi: ▶ https://doi.org/10.1161/01.str.0000044170.46643.5e.

Harris NS, Wenzel RP, Thomas SH (2003) High altitude headache: efficacy of acetaminophen vs. ibuprofen in a randomized, controlled trial. J Emerg Med 24:383–387. ▶ https://doi.org/10.1016/s0736-4679(03)00034-9.

Headache Classification Committee of the International Headache Society (IHS) (2018) The International Classification of Headache Disorders, 3rd edition. Cephalalgia 38:1–211. ▶ https://doi.org/10.1177/0333102417738202

Huf G, Alexander J, Gandhi P, Allen MH (2016) Haloperidol plus promethazine for psychosis-induced aggression. Cochrane Database Syst Rev 11:CD005146. ▶ https://doi.org/10.1002/14651858.CD005146.

Hüfner K, Brugger H, Kuster E, Dunsser F, Stawinoga AE, Turner R, Tomazin I, Sperner-Unterweger B (2018) Isolated psychosis during exposure to very high and extreme altitude – characterisation of a new medical entity. Psychol Med :1–8. ▶ https://doi.org/10.1017/S0033291717003397.

Hüfner K, Caramazza F, Pircher Nöckler ER, Stawinoga AE, Fusar-Poli P, Bhandari SS, Basnyat B, Brodmann Maeder M, Strapazzon G, Tomazin I, Zafren K, Brugger H, Sperner-Unterweger B (2022) Association of pre-existing mental health conditions with acute mountain sickness at Everest base camp. High Alt Med Biol 23(4):338–344. ▶ https://doi.org/10.1089/ham.2022.0014

Hüfner K, Falla M, Brugger H, Gatterer H, Strapazzon G, Tomazin I, Zafren K, Sperner-Unterweger

25

B, Fusar-Poli P (2023) Isolated high altitude psychosis, delirium at high altitude, and high altitude cerebral edema: are these diagnoses valid? Front Psychiatry 14:1221047. ▶ https://doi.org/10.3389/fpsyt.2023.1221047

Irons HR, Salas RN, Bhai SF, Gregorie WD, Harris NS (2020) Prospective double-blinded randomized field-based clinical trial of metoclopramide and ibuprofen for the treatment of high altitude headache and acute mountain sickness. Wilderness Environ Med 31(1):38–43. ▶ https://doi.org/10.1016/j.wem.2019.11.005

Jafarian S, Gorouhi F, Salimi S, Lotfi J (2007) Sumatriptan for prevention of acute mountain sickness: randomized clinical trial. Ann Neurol 62:273–277. ▶ https://doi.org/10.1002/ana.21162.

Karle FJ 3rd, Auerbach PS (2014) Migraine headache confounding the diagnosis of acute mountain sickness. Wilderness Environ Med 25:60–68. ▶ https://doi.org/10.1016/j.wem.2013.10.006.

Klein J, Willenborg B, Klein EM (2016) Mein erster Dienst – psychiatrische Notfälle. Springer, Heidelberg

Litch JA, Bishop RA (1999) Transient global amnesia at high altitude. N Engl J Med 6:1444. ▶ https://doi.org/10.1056/NEJM199905063401819

Luks AM (2008) Which medications are safe and effective for improving sleep at high altitude? High Alt Med Biol 9:195–198. ▶ https://doi.org/10.1089/ham.2008.1025.

McMorris T, Hale BJ, Barwood M, Costello J, Corbett J (2017) Effect of acute hypoxia on cognition: a systematic review and meta-regression analysis. Neurosci Biobehav Rev 74(Pt A):225–232. ▶ https://doi.org/10.1016/j.neubiorev.2017.01.019

Mieske K, Flaherty G, O'Brien T (2010) Journeys to high altitude – risks and recommendations for travelers with preexisting medical conditions. J Travel Med 17:48–62. ▶ https://doi.org/10.1111/j.1708-8305.2009.00369.x.

Mohsenin V (2015) Common high altitudes illnesses a primer for healthcare provider. Br J Med Med Res 7:1017–1025. doi: ▶ https://doi.org/10.9734/BJMMR/2015/17501.

Möller HJ, Laux, G, Deister, A (2015) Duale Reihe Psychiatrie, Psychosomatik und Psychotherapie. Thieme, Stuttgart

Murdoch DR (1995) Focal neurological deficits and migraine at high altitude. J Neurol Neurosurg Psychiatry 58:637. ▶ https://doi.org/10.1136/jnnp.58.5.637.

National Stroke Association. ▶ www.stroke.org (Zugegriffen: 17.12.2017)

Nickol AH, Leverment J, Richards P, Seal P, Harris GA, Cleland J et al (2006) Temazepam at high altitude reduces periodic breathing without impairing next-day performance: a randomized cross-over double-blind study. J Sleep Res 15:445–454. ▶ https://doi.org/10.1111/j.1365-2869.2006.00558.x.

Ostinelli EG, Brooke-Powney MJ, Li X, Adams CE (2017) Haloperidol for psychosis-induced aggression or agitation (rapid tranquillisation). Cochrane Database Syst Rev 7:CD009377. doi: ▶ https://doi.org/10.1002/14651858.CD009377.pub3.

Pighin S, Bonini N, Hadjichristidis C, Schena F, Modena R, Savadori L (2022) Hypoxia and risk preferences: mild hypoxia impacts choices for low-probability high-payoff bets. Front Physiol 13:960773. ▶ https://doi.org/10.3389/fphys.2022.960773

Pöldinger W (1982). Erkennung und Beurteilung von Suizidalität. In: Reimer C (Hrsg) Suizid: Ergebnisse und Therapie. Springer, Berlin Heidelberg New York

Rangel-Castilla L, Gopinath S, Robertson CS (2008) Management of intracranial hypertension. Neurol Clin 26(521–541):x. ▶ https://doi.org/10.1016/j.ncl.2008.02.003.

Reno E, Brown TL, Betz ME, Allen MH, Hoffecker L, Reitinger J, Roach R, Honigman B (2017) Suicide and high altitude: an integrative review. High Alt Med Biol. ▶ https://doi.org/10.1089/ham.2016.0131.

Richalet JP, Hornych A, Rathat C, Aumont J, Larmignat P, Rémy P (1991) Plasma prostaglandins, leukotrienes and thromboxane in acute high altitude hypoxia. Respir Physiol 85(2):205–215. ▶ https://doi.org/10.1016/0034-5687(91)90062-n

Richalet JP, Larmignat P, Poignard P (2020) Transient Cerebral Ischemia at High Altitude and Hyper-Responsiveness to Hypoxia. High Alt Med Biol 21(1):105–108. ▶ https://doi.org/10.1089/ham.2019.0100

Richmond JS, Berlin JS, Fishkind AB, Holloman GH Jr, Zeller SL, Wilson MP et al (2012) Verbal de-escalation of the agitated patient: consensus statement of the American Association for Emergency Psychiatry Project BETA De-escalation Workgroup. West J Emerg Med 13:17–25. ▶ https://doi.org/10.5811/westjem.2011.9.6864.

Robach P, Trebes G, Lasne F, Buisson C, Méchin N, Mazzarino M, de la Torre X, Roustit M, Kérivel P, Botré F,Bouzat P. Drug Use on Mont Blanc: A Study Using Automated Urine Collection. PLoS One. 2016 Jun2;11(6):e0156786. 10.1371/journal.pone.0156786. PMID: 27253728; PMCID: PMC4890938

Roggla G, Roggla M, Wagner A, Seidler D, Podolsky A (1994) Effect of low dose sedation with diazepam on ventilatory response at moderate altitude. Wien Klin Wochenschr 106:649–651

Roggla G, Moser B, Roggla M (2000) Effect of temazepam on ventilatory response at moderate altitude. BMJ 320:56

Sareen J (2017) Posttraumatic stress disorder in adults: epidemiology, pathophysiology, clinical manifestations, course, assessment, and diagnosis. ▶ www.uptodate.com (Zugegriffen: 04.12.2017)

Shukitt-Hale B, Banderet LE, Lieberman HR (1998) Elevation-dependent symptom, mood, and performance changes produced by exposure to hypobaric hypoxia. Int J Aviat Psychol 8:319–334. ▶ https://doi.org/10.1207/s15327108ijap0804_1.

Silber E, Sonnenberg P, Collier DJ, Pollard AJ, Murdoch DR, Goadsby PJ (2003) Clinical features of headache at altitude: a prospective study. Neurology 60:1167–1171. ▶ https://doi.org/10.1212/01.wnl.0000055876.26737.b9.

Talks BJ, Campbell C, Larcombe SJ, Marlow L, Finnegan SL, Lewis CT, Lucas SJE, Harrison OK, Pattinson KTS (2022) Baseline psychological traits contribute to lake louise acute mountain sickness score at high altitude. High Alt Med Biol 23(1):69–77. ▶ https://doi.org/10.1089/ham.2021.0073

van Veen JJ, Makris M (2008) Altitude and coagulation activation: does going high provoke thrombosis? Acta Haematol 119:156–157. ▶ https://doi.org/10.1159/000128045.

Wang YH, Chien WC, Chung CH, Her YN, Yao CY, Lee BL, Li FL, Wan FJ, Tzeng NS (2023) Acute mountain sickness and the risk of subsequent psychiatric disorders-a nationwide cohort study in taiwan. Int J Environ Res Public Health 20(4):2868. ▶ https://doi.org/10.3390/ijerph20042868

Wilson MH, Newman S, Imray CH (2009) The cerebral effects of ascent to high altitudes. Lancet Neurol 8:175–191. ▶ https://doi.org/10.1016/S1474-4422(09)70014-6.

Wilson MH, Levett DZ, Dhillon S, Mitchell K, Morgan J, Grocott MP, Imray C (2011) Stroke at high altitude diagnosed in the field using portable ultrasound. Wilderness Environ Med 22:54–57. ▶ https://doi.org/10.1016/j.wem.2010.10.007.

Woods DR, Allen S, Betts TR, Gardiner D, Montgomery H, Morgan JM, Roberts PR (2008) High altitude arrhythmias. cardiology 111(4):239–246. ▶ https://doi.org/10.1159/000127445

World Health Organisation (WHO) International Classification of Diseases, Eleventh Revision (ICD-11) (2019/2021). ICD-11. Licensed under Creative Commons Attribution-NoDerivatives 3.0 IGO licence (CC BY-ND 3.0 IGO). ▶ https://icd.who.int/browse11

Xiong J, Lu H, Wang R, Jia Z (2017) Efficacy of ibuprofen on prevention of high altitude headache: a systematic review and meta-analysis. PLoS ONE 12:e0179788. ▶ https://doi.org/10.1371/journal.pone.0179788.

Yanamandra U, Gupta A, Patyal S, Varma PP (2014) High-altitude cerebral oedema mimicking stroke. BMJ Case Rep. 26; 2014:bcr2013201897. ▶ https://doi.org/10.1136/bcr-2013-201897.

Zavanone C, Panebianco M, Yger M, Borden A, Restivo D, Angelini C, Pavone A, Grimod G, Rosso C, Dupont S (2017) Cerebral venous thrombosis at high altitude: a systematic review. Rev Neurol (Paris) 173:189–193. ▶ https://doi.org/10.1016/j.neurol.2016.11.004.

Zheng B, Luo Y, Li Y, Gu G, Jiang J, Chen C, Chen Z, Wang J (2023) Prevalence and risk factors of stroke in high-altitude areas: a systematic review and meta-analysis. BMJ Open 13(9):e071433. ▶ https://doi.org/10.1136/bmjopen-2022-071433

Alpine Traumatologie

Simon Euler

Inhaltsverzeichnis

M. M. Berger et al. (Hrsg.), *Alpin- und Höhenmedizin*,
https://doi.org/10.1007/978-3-662-69578-4_26

26.1 Trauma im alpinen Terrain

Praktische Strategien zur Patientenversorgung im alpinen Raum unterscheiden sich grundsätzlich von jenen im urbanen, gut zugänglichen Gebiet. Dabei spielen die Tageszeit und das vorherrschende Wetter eine übergeordnet wichtige Rolle. Bis auf wenige Ausnahmen ist der alpine Raum bei günstigem Wetter und Tageslicht ausreichend, in vielen Gebieten sogar übermäßig durch ein weit verzweigtes Hubschrauberrettungssystem abgesichert. Lassen Dunkelheit und/ oder widrige Wetterlagen eine Rettung aus der Luft nicht zu, kann es zu zeitlich massiven Verzögerungen bis zum Erreichen des Patienten kommen und im Extremfall sogar unmöglich sein, eine Unfallstelle überhaupt zu erreichen. Hinzu kommen lokale Gefahren wie Absturzgefährdung, Steinschlag, Lawinen oder Witterungseinflüsse, die nicht nur für die Patienten, sondern auch die Rettungskräfte schnell lebensbedrohlich werden können. Eine besondere Rolle nimmt hierbei die drohende Hypothermie ein, die sowohl Patienten als auch Rettungskräfte auch bei warmer Umgebungstemperatur früher oder später fordert.

Dementsprechend folgt die Versorgung von Unfallpatienten im alpinen Raum oft weniger einer theoretisch idealisierten Leitlinie, sondern wird vielmehr an die individuelle Situation, angepasst an die praktische Durchführbarkeit, adaptiert. Vor diesem Hintergrund soll das folgende Kapitel einen praktischen Überblick über die wichtigsten und häufigsten Verletzungen und deren mögliche Therapie im alpinen Raum darstellen.

26.2 Epidemiologie

Mit durchschnittlich 7777 alpinpolizeilich erfassten Verletzten pro Jahr in Österreich während der letzten 10 Jahre spielt das alpine Trauma eine gewichtige Rolle (Kuratorium für alpine Sicherheit 2025). Obwohl der relative Anteil an Verletzten gemessen an den Personen, die sich im alpinen Raum bewegen, in den letzten Jahren stetig sinkt, steigt die absolute Anzahl an Verletzten kontinuierlich (mit Ausnahme der Corona-Pandemie-Zeit). Die Anzahl der Alpintoten in Österreich blieb über die letzten Jahre mit durchschnittlich 286 pro Jahr relativ konstant (Niedermeier et al. 2019; Posch et al. 2020).

26.3 Winter vs. Sommer

Etwa 2/3 aller Verletzungen ereignen sich im Winter und davon etwa 77 % beim Pistenskifahren. Gegenteilig verhält es sich bei den Alpintoten: etwa 80 % der Alpintoten versterben im Sommer – etwa 47 % davon beim Bergsteigen/Wandern. Dabei liegt bei etwa 30 % der Alpintoten im Winter und bei etwa 40 % der Alpintoten im Sommer eine kardiovaskuläre Todesursache vor.

26.4 Polytrauma

Liegen bei einem Patienten gleichzeitig mehrere Verletzungen vor, von denen mindestens eine oder deren Kombination lebensbedrohlich ist, liegt eine Polytraumatisierung vor. Begleitverletzungen sind bei polytraumatisierten Patienten sehr häufig und sollten unter Anwendung der gängigen Schemata (z. B. cABCDE) möglichst erkannt werden. In dieser Patientengruppe steigt die Mortalität exponentiell mit der vergangenen Zeit bis zur definitiven kurativen Therapie. Aufgrund dessen ist die Mortalität des polytraumatisierten Patienten in der alpinen Traumatologie besonders hoch. Grundsätzlich sollten die Erstversorgung und der Abtransport möglichst rasch und unter Einbeziehung aller in der jeweiligen Situation zur Verfügung stehenden, menschlichen und technischen Möglichkeiten erfolgen. Während des Transports muss der polytraumatisierte Patient regelmäßig überwacht und erneut beurteilt werden. Dazu zählen die Erhebung und Dokumentation der Vitalparameter, des Glasgow Coma Scale und die genaue Beurteilung der Pupillen (Deutsche Gesellschaft für Unfallchirurgie 2022). Vital gefährdende, vor Ort oder beim Transport behebbare Pathologien, wie beispielsweise die Entwicklung eines Spannungspneumothorax, müssen wenn möglich konsequent therapiert werden (Nast-Kolb et al. 2001). Genaueres findet der Leser in ▶ Kap. 27 zum alpinen Polytrauma.

Tab. 26.1 Glasgow Coma Scale (GCS)

Bereich	Reaktion	Punkte
Augen öffnen	Spontan Aufforderung Schmerz Nicht	4 3 2 1
Beste motorische Antwort	Gezielt nach Aufforderung Gezielt nach Schmerz Ungezielt nach Schmerz Beugemechanismen Streckmechanismen Keine	6 5 4 3 2 1
Beste verbale Antwort	Orientiert, prompt Verwirrt Inadäquat Unverständlich Keine	5 4 3 2 1
Maximale Punktezahl	-	*15*
GCS-Wert 3–8: schweres SHT GCS-Wert 9–12: mittleres SHT GCS-Wert 13–15: leichtes SHT		

26.5 Schädel-Hirn-Trauma (SHT)

Das SHT spielt in der alpinen Traumatologie eine große Rolle. Die Koinzidenz des SHT mit anderen Verletzungen ist sehr hoch, besonders bei mehrfach verletzten Patienten. Oft ist es nicht leicht, präklinisch das exakte Verletzungsstadium des SHT zu definieren (s. Einteilung des SHT in der nachfolgenden Übersicht). Für die spätere Diagnostik und Therapie ist es aber entscheidend, primär so viele Informationen wie möglich zu erfassen. Ein Patient mit SHT gilt als kritischer Patient und muss dementsprechend möglichst rasch der weiterführenden Diagnostik und Therapie zugeführt werden. Ein unmittelbar posttraumatisch recht unauffälliger Patient mit SHT hat ein hohes Potenzial, sich innerhalb kurzer Zeit klinisch massiv zu verschlechtern. Aufgrund dessen ist es beim SHT besonders wichtig, den Patienten während des Transports ständig zu überwachen und zu beurteilen. Dazu zählen wie beim polytraumatisierten Patienten die regelmäßige Erhebung und Dokumentation der Vitalparameter, des Glasgow Coma Scale (◘ Tab. 26.1)und die genaue Beurteilung der Pupillen. Typische Symptome des SHT sind (stattgehabte) Bewusstlosigkeit, Amnesie, Zephalgie, Monokel-/Brillenhämatom, Liquorrhö, Übelkeit, Erbrechen und/oder Schwindel. Die Lagerung eines Patienten mit SHT erfolgt idealerweise in leichter Oberkörperhochlagerung und im Liegen. Der Blutdruck sollte (wenn möglich) über 90 mmHg systolisch gehalten werden (Chesnut et al. 1993).

An dieser Stelle sei nochmals auf den Stellenwert des Helmes hingewiesen. Zwar kann kein Helm mit Sicherheit ein schweres SHT (◘ Abb. 26.1) verhindern. Trotzdem wurde mehrfach nachgewiesen, dass das Tragen eines Helmes bei der Durchführung entsprechend gefährlicher Sportarten und Aktivitäten das Risiko von Kopfverletzungen signifikant reduzieren kann, insbesondere bei Kindern.

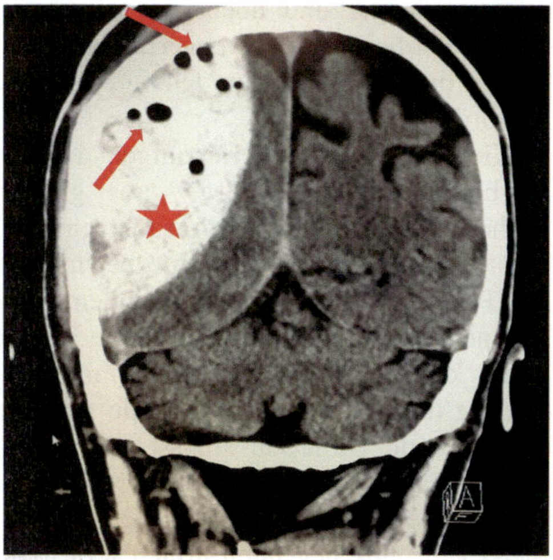

Abb. 26.1 Computertomografisches Bild einer schweren intrakraniellen (epiduralen) Blutung *(Stern)* mit Lufteinschlüssen *(Pfeile)*

Übersicht

Einteilung des Schädel-Hirn-Traumas

Schädel-Hirn-Trauma Grad 1:

- Commotio cerebri
- Funktionsstörung ohne erkennbare Verletzung

Schädel-Hirn-Trauma Grad 2:

- Leichtere Kontusion (Prellung)
- Prellungsherde im Gehirn

Schädel-Hirn-Trauma Grad 3:

- Schwere Kontusion
- Schwere Gehirnverletzung
- Blutungen, lang anhaltende Funktionsstörung

26.6 Thoraxtrauma

Besonders beim polytraumatisierten Patienten liegt häufig ein Thoraxtrauma vor. Dazu zählen knöcherne, kardiale und pulmonale Verletzungen bzw. die Kombination aus denselben. 70 % aller Patienten mit einem Thoraxtrauma erleiden Begleitverletzungen, etwa 25 % aller Patienten mit schwerem Thoraxtrauma versterben (Rieger et al. 2002).

Ein Pneumothorax liegt vor, wenn Luft zwischen Rippen- und Lungenfell gerät (Abb. 26.2). Typischerweise kann dies durch penetrierende knöcherne Verletzungen geschehen. Auch wenn die meisten Patienten mit einem Pneumothorax zu Beginn recht gut kompensiert erscheinen, kann es beim Vorliegen eines Ventilmechanismus zur bedrohlichen Zunahme des Pneumothorax und schließlich zur Entwicklung eines Spannungspneumothorax kommen (Abb. 26.3). Dabei verdrängt die „Luft im falschen Kompartiment" das Mediastinum und dessen Organe immer weiter hin zur gesunden Seite und kann zur akuten vitalen Gefährdung und schließlich zum Kreislaufversagen führen. Auch intrathorakale Blutungen können verdrängend wirken und ähnliche Folgen haben. Zu den typischen Symptomen zählen Dyspnoe, Schmerzen, Hypotonie, Tachykardie, gestaute Halsvenen und abgeschwächte Atem- und Herzgeräusche.

Bei akuter vitaler Gefährdung muss im Zweifel und wenn praktisch überhaupt möglich, konsequent die Entlastung mit-

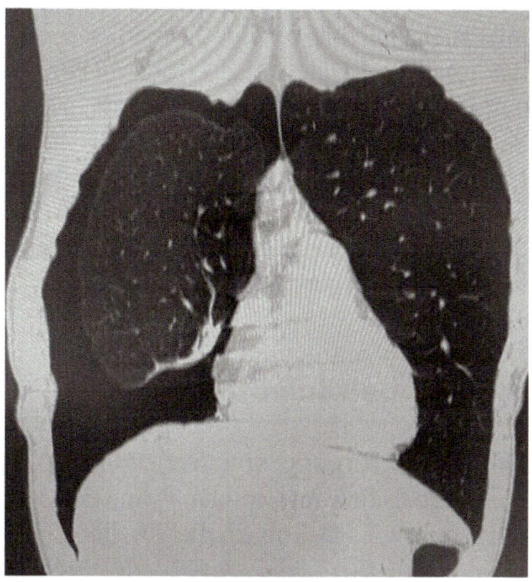

Abb. 26.2 Computertomografisches Bild eines Pneumothorax rechts mit kollabierter rechter Lunge

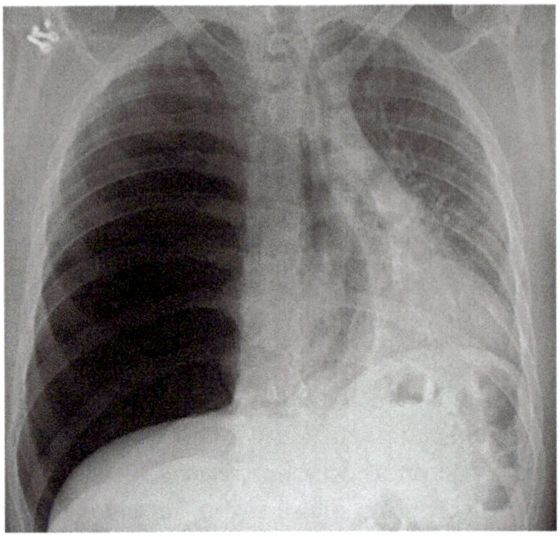

Abb. 26.3 Röntgenbild eines ausgeprägten Spannungspneumothorax mit kollabierter rechter Lunge und ausgeprägtem mediastinalen Shift nach links. (Schnell 2023)

tels Mini-Thorakotomie und Einlage einer Drainage erfolgen. Der Zugang für die klassische und weiterhin empfohlene Drainage nach Bülau liegt auf Höhe des 4. Interkostalraumes (Oberrand der Rippe), in etwa auf Höhe der vorderen Axillarlinie und (gedachten) Höhe der Mamillen. Ist kein Thoraxdrainageschlauch vorhanden, kann alternativ ein Endotrachealtubus oder jede andere Form eines Schlauches/einer Röhre mit nichtkollabierbarem Lumen verwendet werden. Idealerweise erfolgt neben einer systemischen Analgesie das zusätzliche Setzen einer lokalen Feldbetäubung. Auch beim Thoraxtrauma gilt für den Transport: regelmäßige Überwachung und (Neu-) Beurteilung des Patienten sowie möglichst eine leichte Oberkörper-Hochlagerung.

26.7 Wirbelsäulentrauma

Die Erstversorgung von Verletzungen an der Wirbelsäule im alpinen Raum ist sehr anspruchsvoll (Abb. 26.4). Vor dem Hintergrund langer und unebener Transportwege stellt die schonende Lagerung des Verletzten die Retter vor eine teils große Herausforderung.

Generell können Verletzungen an der Wirbelsäule v. a. bei Sturz aus großer Höhe oder auch bei Hochrasanztraumata entstehen. Insbesondere beim bewusstlosen Patienten ist bei entsprechendem Unfallmechanismus im Zweifel eine möglichst komplette und effektive Immobilisierung der gesamten Wirbelsäule ratsam, sofern es die Situation zulässt. In absteigender Häufigkeit sind Lenden-, Hals- und Brustwirbelsäule betroffen. Aufgrund der meist zugrunde liegenden hohen Krafteinwirkung sind Begleitverletzungen häufig. Leitsymptom ist der Schmerz. Die initiale, möglichst exakte Erfassung von peripher neurologischen Ausfällen ist beim wachen Patienten extrem wichtig. Hier ist insbesondere die Erfassung einer möglichen Dynamik des neurologischen Status im Verlauf während der Lagerung und des Transports für die Prognose und das notwendige Therapieregime von entscheidender Bedeutung.

Die Anlage einer die Halswirbelsäule stabilisierenden Orthese galt viele Jahre als unbestrittener Teil der standardisierten Erstversorgung nach jedem Trauma, das die Halswirbelsäule direkt oder indirekt betroffen hat. Aufgrund der zweifelhaft suffizienten Ruhigstellung durch die gängigen Orthesen und die oft festgestellte „Übertherapie“ durch eine solche Orthese, wird die unbedingte Notwendigkeit zur Anlage mittlerweile von einigen Rettungsorganisation kritisch hinterfragt (Häske et al. 2022). Hier gilt es abzuwarten, ob die entsprechenden Leitlinien zukünftig verändert werden. Sicher gilt jedoch weiterhin, dass im Zweifel die Anlage einer Halswirbelsäulenorthese dringend empfohlen wird.

a

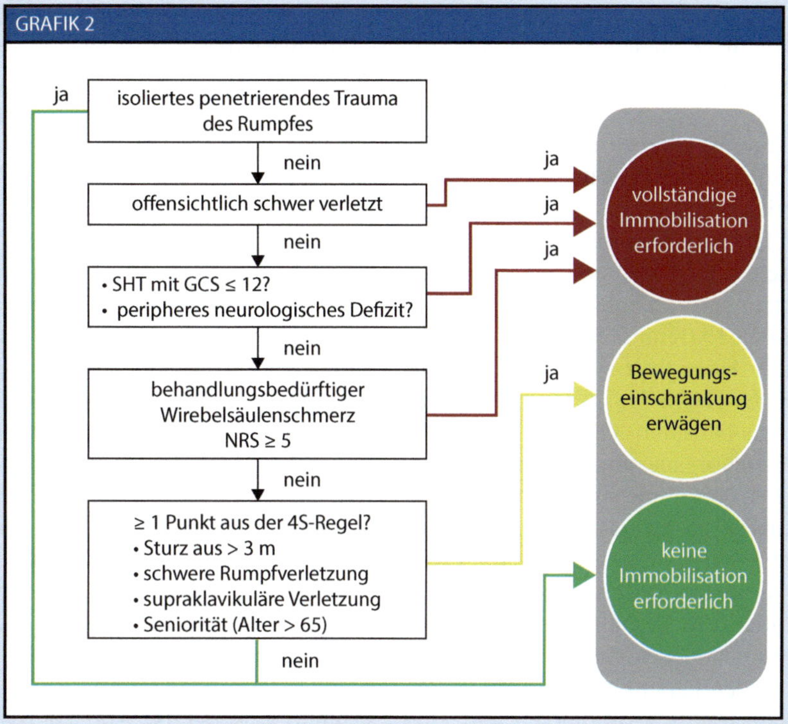

b

Die Immo-Ampel für erwachsene auskunftsfähige Patienten. ABC-Probleme bei instabilen Patientinnen und Patienten sind prioritär gegenüber der Immobilisation zu behandeln.
Bei „gelben" Patienten beziehungsweise Patienten mit > 1 Punkt der 4S sollte gut begründet werden, warum nach entsprechender Risikoabwägung keine Immobilisation, sondern nur eine Bewegungseinschränkung durchführt wurde. Der subjektive Parameter „Schmerz" erfordert eine Einschätzung und Interpretation durch Fachpersonal ebenso wie der Parameter „offensichtlich schwer verletzt".
SHT, Schädel-Hirn-Trauma; GCS, Glasgow Coma Scale; NRS, Numeric Rating Scale

Abb. 26.4 Die Immo-Ampel für erwachsene auskunftsfähige Patienten. (Häske et al. 2022). ABC-Probleme bei instabilen Patienten sind prioritär gegenüber der Immobilisation zu behandeln. Bei gelben Patienten bzw. Patienten mit > 1 Punkt der 45 sollte gut begründet werden, warum nach entsprechender Risikoabwägung keine Immobilisation, sondern nur eine Bewegungseinschränkung durchführt wurde. Der subjektive Parameter „Schmerz" erfordert eine Einschätzung und Interpretation durch Fachpersonal ebenso wie der Parameter „offensichtlich schwer verletzt". *SHT* Schädel-Hirn-Trauma; *GCS* Glasgow Coma Scale; *NRS* Numeric Rating Scale

26.8 Abdominaltrauma

Das Abdominaltrauma zählt zu den eher seltenen alpinen Verletzungsmustern. Trotzdem hat es eine hohe Relevanz, da Blutungen im Abdominalraum ohne invasive Maßnahmen sehr schwer kontrollierbar sein können (Aufmkolk und Nast-Kolb 2001). Bei einer abdominellen Massenblutung beträgt die Letalität innerhalb der ersten 20 min nach Trauma bis zu 40 % und innerhalb der ersten 50 min bis zu 50 %.

Nach dieser Phase steigt die Letalität linear um etwa 1 % pro 3 min. Übersehene Abdominalverletzungen stellen eine der häufigsten vermeidbaren Todesursachen beim Polytrauma dar.

Das stumpfe Bauchtrauma ist etwa 4-mal häufiger, als das spitze oder gar offen penetrierende. Generell ist die Letalität des stumpfen Bauchtraumas in etwa doppelt so hoch, wie die des spitzen. Kombinationsverletzungen von Schädel, Thorax, Becken und den Extremitäten sind häufig. In absteigender Häufigkeit sind Milz, Nieren, Leber, Magen-Darm-Trakt, Harnblase und das Pankreas betroffen. Oft sind Verletzungen der Bauchorgane von außen nicht erkennbar. Leitsymptome sind wie beim akuten Abdomen die Druckschmerzhaftigkeit und ggf. Abwehrspannung. Auch auf Prellmarken, gilt es, zu achten, wenn die äußeren und situativen Verhältnisse eine solche Untersuchung zulassen. In der akuten Therapie sollte der Patient mit leichter Oberkörperhochlagerung (Abdomen leicht entspannt) in möglichst angenehmer Position gelagert und transportiert werden. Auch beim Abdominaltrauma gilt: regelmäßige Überwachung und (Neu-)Beurteilung des Patienten.

26.9 Beckentrauma

Das Beckentrauma entsteht meist durch direkte Kraft- und Rotationseinwirkung von der Seite. Aber auch axiale Stauchungstraumata können zu schweren Beckenverletzungen führen. Der Entstehung schwerer, instabiler Verletzungen liegt meist eine hohe Gewalteinwirkung zugrunde. Im alpinen Raum ist in der überwiegenden Anzahl der Fälle der Sturz/Absturz aus großer Höhe oder das Anpralltraumata bei hoher Geschwindigkeit ursächlich.

Neben Beckenringfrakturen stehen beim schweren Beckentrauma Azetabulumfrakturen im Vordergrund. Meist liegen große Bruch-/Wundflächen vor, die zu schwer kontrollierbaren Blutungen führen können. Bei iliosakralen Zerreißungstraumata wurden Blutverluste aus dem präsakralen venösen Plexus von bis zu 4 l beschrieben (Tullington et al. 2023; Lechner und Treffer 2017). Die klinisch fassbare Beckeninstabilität muss als kritisch und akut vital bedrohlich bewertet und somit möglichst rasch der weiterführenden Diagnostik und Therapie zugeführt werden. Typische Symptome sind immobilisierende Schmerzen, Kompressionsschmerzen am Becken und womöglich eine Kreislaufinstabilität. Neben einer Analgesie und der möglichst schonenden Lagerung (idealerweise auf der Vakuummatratze) besteht die akute Therapie einer tastbar instabilen Beckenverletzung im Zweifel in der Kompression der Beckenschaufeln gegeneinander. Der Beckengurt wird dazu auf Höhe der großen Oberschenkelhöcker, etwas unterhalb der Beckenkämme, angelegt (▫ Abb. 26.5). Des Weiteren ist auf Wärmeerhalt und die regelmäßige Überwachung und (Neu-)Beurteilung des Patienten zu achten.

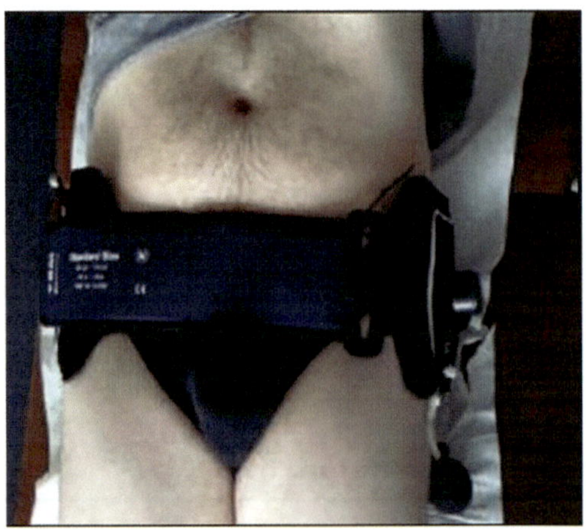

▫ **Abb. 26.5** Angelegter Beckengurt. (Gather et al. 2017)

26.10 Trauma der oberen Extremität

26.10.1 Schulterluxation

Die vordere Schulterluxation ist die häufigste Luxation des Menschen und macht in der alpinen Traumatologie etwa 2 – 3 % aller Verletzungen und etwa 20 % der Schulterverletzungen aus (◘ Abb. 26.6). In etwa bis zu einem Drittel der Fälle liegt eine Begleitverletzung der Rotatorenmanschette vor.

Typischer Unfallmechanismus ist der Sturz auf den außenrotierten, abduzierten Arm. Diese Schutzbewegung des Armes geschieht beim Menschen in der Regel instinktiv, um beim Sturz einer drohenden Kopfverletzung entgegenzuwirken.

Klinisch zeigt sich meist eine gut tastbare „Delle" unter dem dann sehr prominenten Akromion. Der Arm wird schmerzhaft in einer adduzierten Zwangsstellung gehalten, der Unterarm wird im Ellbogen abgewinkelt zum Körper hin mit der unverletzten Hand entlastet. Führendes Symptom ist der Schmerz. Die initiale Erhebung der peripheren Durchblutung und Sensibilität ist insofern von großer Bedeutung, als dass der Nervus axillaris aufgrund seines Näheverhältnisses zum Glenoid verletzt werden kann. Wird aus welchem Grund auch immer eine Reposition durchgeführt und liegt danach eine nervale Störung vor, so kann nicht mehr beurteilt werden, zu welchem Zeitpunkt diese entstanden ist. Autonomes sensibles Versorgungsgebiet des Nervus axillaris ist die laterale Schulterregion. Läsionen des Armplexus sind selten.

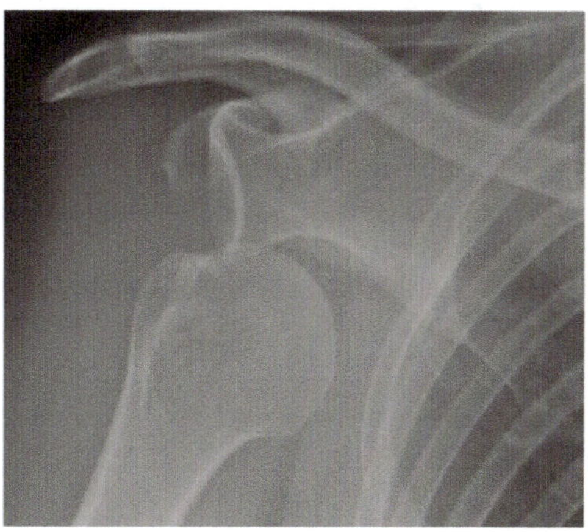

◘ **Abb. 26.6** Röntgenbild einer vorderen Schulterluxation. (© Simon Euler)

Bezüglich der Indikation zur Reposition sei auf den ► Abschn. 26.12.3 verwiesen. Eine effiziente und schonende Repositionsmöglichkeit stellt die Methode nach Kocher oder Milch dar (Ashton und Hassan 2006). Der Patient sitzt idealerweise halb aufrecht, angelehnt gegen eine stabile Rückenstütze oder einen Rucksack. Dabei wird der im Ellbogen gebeugte Arm langsam gleichzeitig in Abduktion und Außenrotation gebracht. Unter ständigem Zug kann zusätzlich der luxierte Kopf in der Axilla getastet und vorsichtig nach vorne und oben manipuliert werden (◘ Abb. 26.7). Der Vorteil dieser Methode ist die schonende, wenig kraftübertragende Art der Reposition gegenüber anderen Methoden. Somit wird die Gefahr einer iatrogenen Fraktur potenziell minimiert.

26.10.2 Klavikula und Schultereckgelenk

Etwa 30 % aller Verletzungen im Schulterbereich betreffen das Schlüsselbein und das lateral angrenzende Schultereckgelenk. Der Mechanismus ist typischerweise ein direkter Sturz auf die Schulter bei angelegtem Arm. Die einwirkende Kraft entlädt sich konsekutiv im Bereich des geringsten Widerstandes entweder bereits am Schultereckgelenk oder weiter medial im Schlüsselbein. Klinisch sind derartige Verletzungen meistens eindeutig erkennbar. Zur Ruhigstellung kann ein Dreieckstuch oder auch eine umfunktionierte Rettungsdecke angelegt werden, die das Gewicht des Unterarms auf die Halswirbelsäule umlenkt und den Arm relativ ruhigstellt.

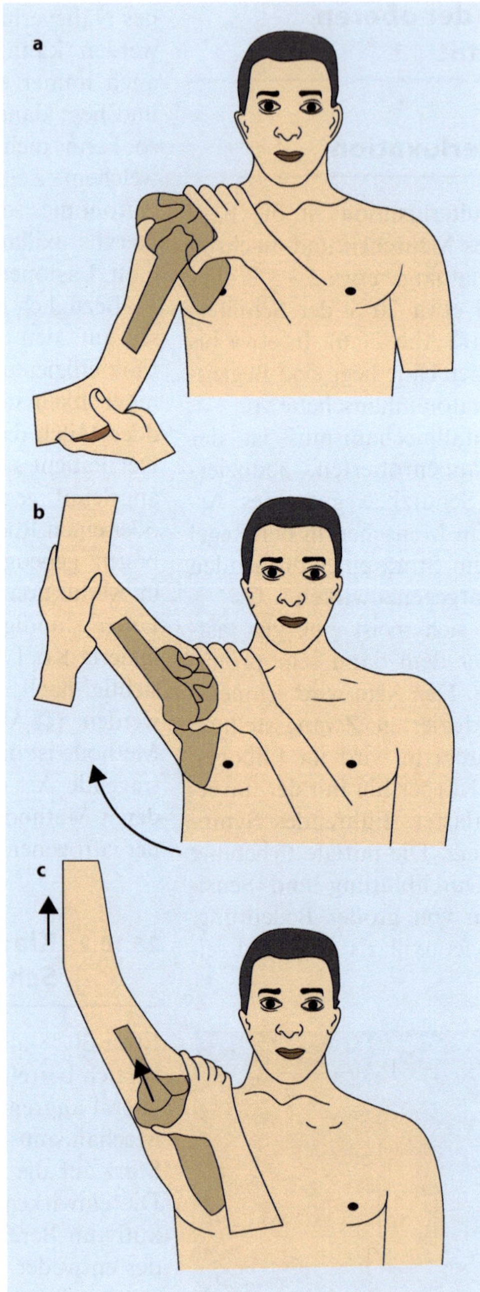

Abb. 26.7 Illustration der Schulterrepositionsschritte nach Kocher/Milch. Details siehe Text. (VanBaak et al. 2020)

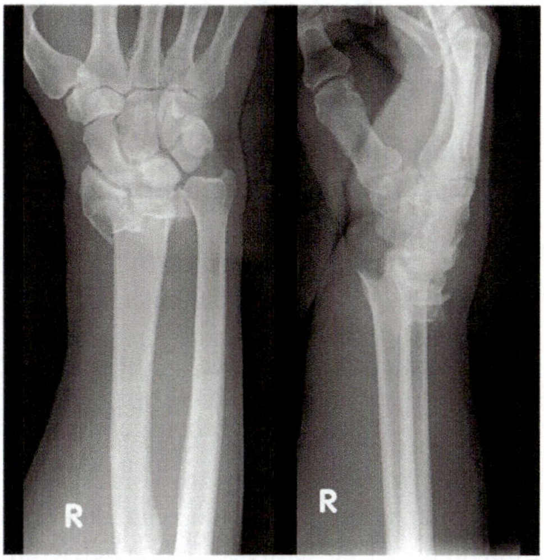

Abb. 26.8 Röntgenbilder einer distalen, intraartikulären und grob dislozierten Radiusfraktur

26.10.3 Distaler Radius und Handgelenk

Auch in der alpinen Traumatologie ist die Fraktur des distalen Radius die häufigste Fraktur des Menschen (Abb. 26.8). Die Verletzte stützt sich während eines Sturzes nach vorn auf dem extendierten Handgelenk ab, um den Kopf vor einem Aufprall zu schützen. Neben der initialen Erfassung der peripheren Durchblutung und Sensibilität bieten sich zur behelfsmäßigen Ruhigstellung verformbare Schienen an, die gut angepasst und fixiert bereits eine suffiziente Analgesie bewirken können.

26.11 Trauma der unteren Extremität

26.11.1 Hüfte und Oberschenkel

Hüftnahe Frakturen sind in der alpinen Traumatologie verhältnismäßig seltene Verletzungen.

Zugrunde liegt ein seitlicher Sturz auf den Trochanter major. Frakturen im hüftnahen Bereich sind meist stark schmerzhafte und immobilisierende Verletzungen. Bei starker Dislokation kann klinisch durch Muskel-/Sehnenzug am distalen Fragment eine typische Außenrotation und Verkürzung des betroffenen Beines vorliegen.

Der Bruch des Oberschenkels ist eine seltene, aber v. a. im alpinen Raum potenziell gefährliche Verletzung. Der Blutverlust bei einer Fraktur des Oberschenkelschaftes kann bis zu 3 l betragen.

Zur Entstehung einer Fraktur des Oberschenkelschaftes ist bei einer gesunden Person eine enorme Krafteinwirkung nötig. Aufgrund dessen treten derartige Frakturen häufig in Kombination mit weiteren Verletzungen auf. Grobe Fehlstellungen sollten schon allein zur Durchführbarkeit einer Lagerung und eines Transports möglichst in Achse reponiert werden.

Zur Lagerung und zum Abtransport sollten wenn möglich eine adäquate Analgesie und Ruhigstellung auf der Vakuummatratze durchgeführt werden. Auf Wärmeerhalt ist unbedingt zu achten.

26.11.2 Knie

Besonders im alpinen Skisport ist das Knie das am häufigsten verletzte Körperteil (etwa 30–40 % aller Verletzungen). Die feste Verbindung des Beins mit dem als großen Hebel wirkenden Ski kann zu extremen Rotations- und Scherbelastungen im Kniegelenk führen. Kniebinnenverletzungen sind dementsprechend typische Verletzungsmuster am Kniegelenk. Die Ruptur des vorderen Kreuzbandes führt mit bis zu 20 % aller Verletzungen beim Skifahren die Statistik seit Jahren an (Rauch 2022). Führendes Symptom ist neben dem womöglich immobilisierenden Schmerz ein Instabilitätsgefühl.

Zum Abtransport ist eine Ruhigstellung und meist liegende Lagerung notwendig, da differenzialdiagnostisch die Abgrenzung zur gelenknahen Fraktur initial klinisch oft nur schwer oder gar nicht möglich ist.

26.11.3 Unterschenkel

Die Unterschenkelfraktur macht etwa 7 % aller Skiverletzungen aus und spielt somit eine gewichtige Rolle in der alpinen Traumatologie. Ähnlich wie bei Knieverletzungen können Rotations-/Biegekräfte gegen den fixierten Fuß („Schraubstock") zu extremen Krafteinwirkungen gegen Schien- und Wadenbein führen. Neben massiven Schmerzen liegt häufig auch eine Achsfehlstellung vor, die möglichst vor Ort reponiert und korrigiert werden sollte. Dies gilt insbesondere beim Vorliegen von Störungen der peripheren Durchblutung und/oder Sensibilität. Auch bei einer Unterschenkelfraktur empfiehlt sich, wenn möglich, die ruhigstellende Rückenlagerung auf einer Vakuummatratze.

26.11.4 Sprunggelenk

Mit etwa 20 % aller Verletzungen im alpinen Bereich ist das Sprunggelenk eines der am häufigsten verletzten Körperteile. Meist liegen Supinations-, seltener Pronationsmechanismen im unebenen Gelände zugrunde. Klinisch ist die Unterscheidung zwischen Bandverletzungen und Frakturen schwierig bis gar nicht möglich. Generell gilt: im Zweifel Entlastung und Ruhigstellung. Ein luxiertes Sprunggelenk sollte nach Möglichkeit noch vor Ort reponiert und in einer geeigneten Schiene reteniert werden. Dies gilt insbesondere beim Vorliegen von Störungen der peripheren Durchblutung und/oder Sensibilität. Bezüglich der Indikation und Durchführung zur Reposition sei auf ▶ Abschn. 26.12.3 verwiesen.

26.12 Praktische Akutversorgung im alpinen Gelände

26.12.1 Wunden und Wundmanagement. Erste-Hilfe-Set

Penetrierende Hautverletzungen zählen zu den häufigsten Verletzungen des alpinen Traumas. Im Sommer, wenn mitunter nur leichte und kurze Bekleidung getragen wird, stehen Riss-Quetsch-Wunden und Schürfungen aller Art im Vordergrund. Im Winter kommt es durch scharfkantiges Sportmaterial zu teilweise tief penetrierenden Schnittverletzungen. All diese Wunden sind als potenziell kontaminiert und infektionsgefährdend einzustufen. Die sofortige Versorgung jeder Wunde mittels Desinfektion und Anlage eines geeigneten (Druck-) Wundverbandes erscheint enorm wichtig, da die Zeit bis zur professionellen Versorgung länger dauern kann. Bei starker Verschmutzung kann ein Auswaschen mit Wasser sinnvoll sein.

Persistierend blutende Wunden können mit der Zeit zu relevanten Blutverlusten und damit zur akuten vitalen Bedrohung führen. Die Anlage eines geeigneten Kompressionsverbandes ist deswegen von großer Bedeutung. Hier sind in den letzten Jahren kompakte, hocheffektive und einfach bedienbare Verbandssysteme auf den Markt gekommen, die auch der medizinische Laie gut beherrschen kann. Die Anlage eines Torniquets zur Behandlung massiver Blutungen an den Extremitäten oder bei Amputationen wird weiterhin empfohlen (Wellme et al. 2021). Voraussetzung ist allerdings eine abschnürend enge Anlage, die meist ohne adäquate Analgesie kaum praktisch durchführbar ist. Zwingend erforderlich ist hier die genaue zeitliche Dokumentation. Die maximale Dauer des angelegten Torniquets sollte 100–120 min nicht überschreiten (Latina et al. 2021).

Grundsätzlich gilt: im alpinen Gelände im Zweifel lieber früher als später externe professionelle Hilfe organisieren. Jedem Aktiven ist unbedingt zu empfehlen, eine entsprechende Erste-Hilfe-Ausrüstung mitzuführen und sich auch damit vertraut zu machen, wie diese im Bedarfsfall anzuwenden ist. Eine Empfehlung zum Inhalt eines handlichen First Aid Kit kann wie folgt aussehen:

Verpackung möglichst wasserfest.

- Schmerzmedikamente (z. B. Paracetamol Tbl., Ibuprofen Tbl., ggf. Fentanyl-Lutscher),
- Wundverband (Pflaster, 2 elastische Binden 8 cm, 1–2 sterile Kompressen 10 × 10 cm, Israeli-Bandage, Steri-Strips),
- selbstkühlende, elastische Bandage (im Vakuum),
- Sam-Splint,
- Rettungsdecke,
- 2 Paar Handschuhe passender Größe.

Genaueres zur Notfallausrüstung des Bergsteigers und des bergsteigenden Arztes findet der Leser in ▶ Kap. 40.

26.12.2 Frakturen und Frakturversorgung

Viele Frakturen im Bereich der oberen Extremität können behelfsmäßig im Gelände mit einfachen Mitteln so gut fixiert werden, dass Verletzte womöglich noch selbstständig in der Lage sind, urbanen Anschluss oder den nächstgelegenen Ort zum bodengebundenen Abtransport zu erreichen. Hierzu eignen sich v. a. anformbare Schienen, die zusätzlich mit Bandagen die betroffene Extremität suffizient fixieren können. Trotzdem gilt auch hier, dass die zu bewältigende Strecke und die vorherrschenden Umgebungsbedingungen nicht unterschätzt werden dürfen. Im Zweifelsfall sollte auch hier rechtzeitig die professionelle Rettungskette in Gang gesetzt werden.

Immobilisierende Frakturen sind stets als schwere Verletzungen zu bewerten und bedürfen einer entsprechend raschen und schonenden Therapie. Akut spielen hier die behelfsmäßige Schienung und Lagerung in möglichst angenehmer Position eine entscheidende Rolle. Auf ausreichenden Wärmeerhalt ist (auch im Sommer!) unbedingt zu achten. Frakturen der großen Röhrenknochen und des Beckens können potenziell zu signifikantem Blutverlust führen (Becken bis zu 4 l, Oberschenkel bis zu 3 l, Unterschenkel und Oberarm bis 1 l). Dies ist bei der Planung des Abtransportes und der Dauer bis zur definitiven professionellen Versorgung mit zu bedenken.

Für offene Frakturen gilt, dass diese möglichst schnell und dicht steril verbunden werden sollten. Eine primäre Fotodokumentation kann dabei helfen, dass der primär angebrachte sterile Verband im günstigsten Fall erst wieder im Versorgungszentrum, idealerweise sogar erst im Operationssaal abgenommen werden muss. So wird die Wahrscheinlichkeit der Kontamination effektiv verringert.

Neben den genannten Akutmaßnahmen ist es für teils schicksalhafte Entscheidungen im Rahmen der Weiterbehandlung sehr wichtig, dass eine möglichst exakte Chronologie der Ereignisse und das Setzen der therapeutischen Maßnahmen dokumentiert und kommuniziert werden.

26.12.3 Luxationen und Repositionen

In ungeübter Hand kann die Reposition eines frakturierten Knochens oder eines luxierten Gelenks eine extreme Herausforderung für den akut Verantwortlichen darstellen. Trotzdem gilt, dass bei Störungen der peripheren Durchblutung, Motorik und/oder Sensibilität die Reposition nicht nur potenziell entscheidend für den Erhalt der Extremität, sondern auch zur Vermeidung dauerhafter Folgeschäden entscheidend wichtig sein kann. Abgesehen davon ist sie bis auf wenige Ausnahmen die effektivste Schmerztherapie. Im Allgemeinen wird ein in grober Fehlstellung befindlicher Bruch eines Röhrenknochens unter Längszug in Achse gebracht und unmittelbar geschient, um einer erneuten Fehlstellung möglichst vorzubeugen. Dabei gilt besonders am Unterschenkel, dass dies umso leichter funktioniert, je besser der schmerzbedingte Muskelzug kompensiert wird. Dafür kann es sehr hilfreich sein, wenn das zum Körper hin nächstgelegene Gelenk abgewinkelt wird. Gleiches gilt für Luxationen oder Luxationsfrakturen, insbesondere am oberen Sprunggelenk. Bei tolerierbarer Symptomatik und ungestörter Sensibilität, Motorik und Durchblutung muss ein luxiertes Gelenk nicht zwingend vor Ort reponiert werden. Das Hüftgelenk sollte nicht außerklinisch reponiert werden, da (außer bei liegender Totalendoprothese) die Reposition meist eine ausgedehnte Muskelrelaxation und zumindest eine Analgosedierung erfordert.

Literatur

Alpinunfallstatistik Österreich (2023/2024) Österreichisches Kuratorium für Alpine Sicherheit

Ashton HR, Hassan Z (2006) Best evidence topic report. Kocher's or Milch's technique for reduction of anterior shoulder dislocations. Emerg Med J 23(7):570–1

Aufmkolk M, Nast-Kolb D (2001) Abdominaltrauma [Abdominal trauma]. Unfallchirurg 104(9):861–73; quiz 873–5

Chesnut RM, Marshall LF, Klauber MR, Blunt BA, Baldwin N, Eisenberg HM, Jane JA, Marmarou A, Foulkes MA (1993) The role of secondary brain injury in determining outcome from severe head injury. J Trauma 34(2):216–222

Deutsche Gesellschaft für Unfallchirurgie e. V (2022) S3-Leitlinie Polytrauma/Schwerverletzten-Behandlung. Version 4.1, Stand 31.12.2022

Gather A, Keil H, Wölfl C (2017) C – Beckengurt, Tourniquet. Wundklemme. Notfall Rettungsmed 20:127–131. ► https://doi.org/10.1007/s10049-017-0277-7

Häske D, Blumenstock G, Hossfeld B, Wölfl C, Schweigkofler U, Stock JP (2022) The immo traffic light system as a decision-making tool for prehospital spinal immobilization—a systematic review. Dtsch Arztebl Int 119(44):753–758

Latina R, Iacorossi L, Fauci AJ, Biffi A, Castellini G, Coclite D, D'Angelo D, Gianola S, Mari V, Napoletano A, Porcu G, Ruggeri M, Iannone P, Chiara O (2021) On behalf of inih-major trauma. Effectiveness of pre-hospital tourniquet in emergency patients with major trauma and uncontrolled haemorrhage: a systematic review and meta-analysis. Int J Environ Res Public Health 18(23):12861

Lechner R, Treffer D (2017) Notfallbehandlung von Beckenverletzungen. Notarzt 33:132–138

Nast-Kolb D, Aufmkolk M, Rucholtz S, Obertacke U, Waydhas C (2001) Multiple organ failure still a major cause of morbidity but not mortality in blunt multiple trauma. J Trauma 51(5):835–41; discussion 841–2

Niedermeier M, Gatterer H, Pocecco E, Frühauf A, Faulhaber M, Menz V, Burtscher J, Posch M, Ruedl G, Burtscher M (2019) Mortality in different mountain sports activities primarily practiced in the winter season-a narrative review. Int J Environ Res Public Health 17(1):259

Posch M, Schranz A, Lener M, Burtscher M, Ruedl G (2020) Incidences of fatalities on austrian ski slopes: a 10-year analysis. Int J Environ Res Public Health 17(8):2916

Rauch A (2022) Wintersportverletzungen am Kniegelenk [Knee injuries in winter sports]. Orthopadie (Heidelb). 51(11):870–881

Rieger M, Sparr H, Esterhammer R, Fink C, Bale R, Czermak B, Jaschke W (2002) Moderne CT-Diagnostik des akuten Thorax- und Abdominaltraumas [Modern CT diagnosis of acute thoracic and abdominal trauma]. Anaesthesist 51(10):835–842

Schnell J (2023) Pneumothorax. In: Hoffmann H., Ludwig C, Passlick B (Hrsg) Thoraxchirurgie. Springer Reference Medizin. Springer, Berlin. ► https://doi.org/10.1007/978-3-662-59146-8_47

Tullington JE, Blecker N. Pelvic Trauma (2023) Aug 8. In: StatPearls [Internet]. Treasure Island (FL): StatPearls Publishing; 2024 Jan–. PMID: 32310530

VanBaak K, Mayer SW, Kraeutler MJ, Khodaee M (2020) Glenohumeral Joint. In: Khodaee M, Waterbrook A, Gammons M (Hrsg) Sports-related fractures, dislocations and trauma. Springer, Cham. ► https://doi.org/10.1007/978-3-030-36790-9_14

Wellme E, Mill V, Montán C (2021) Evaluating tourniquet use in Swedish prehospital care for civilian extremity trauma. Eur J Trauma Emerg Surg 47(6):1861–1866

Polytrauma im alpinen Umfeld

Günther Sumann und Simon Rauch

Inhaltsverzeichnis

M. M. Berger et al. (Hrsg.), *Alpin- und Höhenmedizin*,
https://doi.org/10.1007/978-3-662-69578-4_27

27.1 Begriffsdefinition

Für den Begriff „Polytrauma" ist keine einheitliche und klare Definition verfügbar. In einer Publikation aus dem Jahr 2009 wurden nicht weniger als 47 Definitionen beschrieben (Butcher und Balogh 2009). Häufig wird ein Injury Severity Score (ISS) ≥ 16 als Grundlage für die Definition eines schweren Traumas oder Polytraumas herangezogen. Der ISS quantifiziert den Schweregrad von Mehrfachverletzungen. Er berücksichtigt die jeweils schwersten Verletzungen in sechs Körperregionen und wird berechnet aus der Summe der Quadrate der höchsten Abbreviated Injury Scale (AIS) Codes in den drei am stärksten betroffenen Körperregionen (Gennarelli und Wodzin 2006; Baker et al. 1974). Der ISS beschreibt zwar ein Verletzungsmuster, erfasst aber keine Einschätzung des Grades der Vitalgefährdung. Auf der Suche nach einer modernen Definition entstand die „Berliner Definition" als Konsensus einer internationalen Expertengruppe. Sie berücksichtigt erhebliche Verletzungen mit AIS ≥ 3 in zwei oder mehreren verschiedenen Körperregionen und einen ISS ≥ 16 in Verbindung mit einem oder mehreren von fünf physiologischen Parametern: arterielle Hypotonie (systolischer Blutdruck, SBD ≤ 90 mmHg), verminderte Bewusstseinslage (Glasgow Coma Scale, GCS ≤ 8), Azidose (Basenexzess ≤ − 6), Koagulopathie (International Normalised Ratio, INR ≥ 1,4; partielle Thromboplastinzeit, PTT ≥ 40 s) und Alter ≥ 70 Jahre (Pape et al. 2014). Unter 11 Polytraumadefinitionen wurde die „Berliner Definition" in Hinblick auf die Berücksichtigung des Mortalitätsrisikos als am besten geeignet bewertet (Frenzel et al. 2017), allerdings ist sie präklinisch nicht anwendbar.

In der Alpinrettung kommt es auf eine schnelle Erstbeurteilung des Verletzungsmusters und eine subjektive Einschätzung des Schweregrades der Vitalgefährdung an, die wesentlichen Grundlagen für die präklinische Polytraumaversorgung. Darum erscheint die vier Jahrzehnte alte Definition nach Tscherne als praktikabelste: „Eine gleichzeitige Verletzung von mehr als einer Körperregion, wobei mindestens eine Verletzung oder die Kombination der Verletzungen lebensbedrohlich ist." (Tscherne et al. 1984).

27.2 Verletzungsmechanismen beim Alpinunfall

Bergsport liegt im Trend, es gibt zahlreiche Sportarten im alpinen Gelände, die besonders in den touristischen Hochsaisonen im Sommer und im Winter von unzähligen „berghungrigen" Menschen praktiziert werden, wie z. B. Bergsteigen, Wandern und Trekking, Trailrunning, Mountainbiking, Downhill-Biking, Pistenskilauf, Freeriden, Skilanglauf und Skitouren, Schneeschuhwandern, Rodeln, Gleitschirmfliegen, Drachenfliegen, Canyoning, Kajakfahren, oder auch extrem gefährliche Aktivitäten wie Basejumping und Wingsuit-Fliegen. Ein deutlich merkbarer Aufwärtstrend an schweren Verletzungen wurde in den letzten Jahren beim E-Mountainbiking verzeichnet. Offenbar fahren mit E-Bikes weniger fitte oder geübte, oft auch ältere Menschen in steile Regionen, wohin sie mit „Bio-Bikes" (Bikes ohne Elektromotor) nicht gelangt wären. Nach dem unterstützten Aufstieg müssen sie allerdings mit den schweren Bikes die anspruchsvolle Abfahrt über steile und schwierige Wege bewältigen und sind dabei sturz- und verletzungsgefährdet (ÖKAS 2021). Viele Menschen leben und arbeiten in den Bergen. Verletzungen im Rahmen von Arbeitsunfällen im Gebirge können sehr schwer ausfallen, bei Forstunfällen, auf Bergbauernhöfen, im Rahmen der Arbeit in Seilbahnunternehmen, bei Lawinenkommissionen, im Straßenbau etc.

Bei Alpinunfällen treten oft Verletzungsmechanismen mit hoher Aufprallenergie auf (Hochgeschwindigkeits- oder Rasanztraumen), die zu Polytraumen führen. Hohe Geschwindigkeiten sind typisch beim Skifahren, Snowboarden und Mountainbiking. Dementsprechend können Verletzungsmuster nach Skiunfällen schwerwiegend sein (Corra et al. 2012; Furrer et al. 1995), besonders nach Aufprall gegen harte Hindernisse wie Bäume oder Felsen oder Kollisionsunfällen. Durch die Verwendung von Skihelmen hat die Rate an schweren Kopfverletzungen abgenommen (Ackery et al. 2007), trotzdem können beim Skifahren sehr schwere Schädel-Hirn-Traumata (SHT) auftreten. Abstürze ereignen sich beim Klettern in ausgesetztem Fels und Eis, auf steilem Schnee, nassem Gras oder auch auf Wanderwegen. Weitere Ursachen für Abstürze sind Wechtenbruch, Lawinen, Gleitschirmfliegen und Stein- oder Eisschlag. Die Bergsportaktivitäten, welche am häufigsten zu einem Polytrauma führen, sind Ski- und Snowboardfahren (ca. 30 %), gefolgt von Wandern/Trekking (ca. 20 %) und Bergsteigen (ca. 15 %) (Rauch et al. 2018).

In sehr abgelegenen Bergregionen sind die Überlebenschancen nach Polytrauma erwartungsgemäß gering. In den europäischen Alpen dagegen, in Gebieten mit sehr hoher Dichte an Flugrettungsstützpunkten, kurzen Eintreffzeiten und kurzen Transportzeiten zu Traumazentren können auch Fälle von schweren Polytraumen überlebt werden, manchmal auch mit gutem Outcome ohne schwerwiegende Folgeerscheinungen.

27.3 Annäherung zum Notfallort, Ersteinschätzung und Sicherheit

Die Sicherheit der Rettungsteams und auch des Verunglückten hat Priorität und muss während eines Bergrettungseinsatzes ständig im Fokus bleiben. Schon bei der Annäherung der Rettungsteams an den Notfallort ist das Augenmerk auf die Beurteilung „objektiver Gefahren" (Stein-, Eisschlag, Lawinen, Absturzgefahr) zu lenken. Wenn eine Hubschrauberbesatzung ein Unfallopfer aus der Luft gesichtet hat, führt der Pilot einen „High Recon" durch. Durch Kreisen über der Unfallstelle kann sich die gesamte Crew einen ersten Eindruck von der Situation verschaffen, vom Zustand des Verunglückten und von potenziellen Gefahren, und den Einsatzablauf besprechen. Das Rettungsteam sollte erst dann beim Verunglückten abgesetzt werden, wenn die Lage als ausreichend sicher eingeschätzt worden ist. In speziellen Situationen kann es notwendig sein, den Verletzten vor jeder medizinischen Behandlung und ohne suffiziente Schienung oder Stabilisierung der Wirbelsäule so schnell wie möglich vom Unfallort zu evakuieren (Ellerton et al. 2009). Das ist der Fall, wenn Eis-, Steinschlag oder Lawinengefahr bestehen oder bei drohendem Sichtverlust durch aufziehenden Nebel. In solchen Fällen kann eine schnelle Evakuierung des Schwerverletzten auch ohne oder mit nur stark eingeschränkter medizinischer Erstversorgung lebensrettend sein (◘ Abb. 27.1). Dagegen kann eine Sichtverschlechterung einen Hubschrauberrettungseinsatz für Stunden unterbrechen oder sogar gänzlich verhindern.

27.4 Erstversorgung, Primary Survey

Wesentliche Grundlage für die Ersteinschätzung eines Unfallopfers nach einem Alpinunfall sind möglichst genaue Informationen über den Verletzungsmechanismus. Wenn ein Rasanztrauma zugrunde liegt, muss von lebensbedrohlichen Verletzungen ausgegangen werden, auch wenn kaum Schmerzen angegeben werden und keine entsprechenden äußeren Verletzungszeichen erkennbar sind. In der Frühphase nach einem dramatischem Unfallereignis können Schmerzen durch hohe Endor-

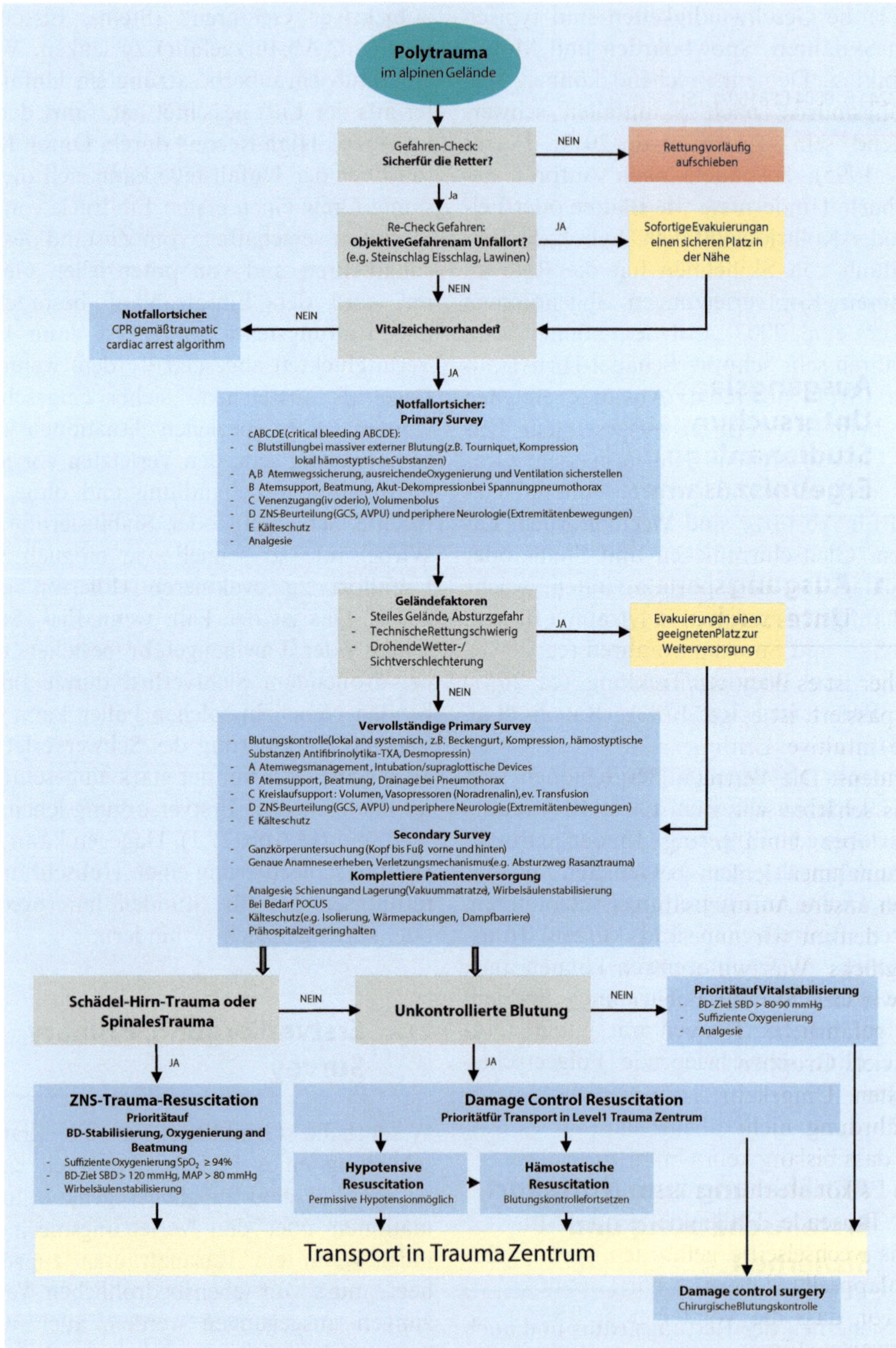

Abb. 27.1 Algorithmus Polytraumamanagement im alpinen Gelände. (Nach Sumann et al. 2020). *cABCDE* Kritische Blutung, Atemweg, Beatmung, Kreislauf, ZNS-Beurteilung, Kälteschutz; *ZNS* zentrales Nervensystem; *iv* intravenös; *io* intraossär; *GCS* Glasgow Coma Scale; *AVPU* Alert Voice Pain Unresponsive; *TXA* Tranexamsäure; *POCUS* Point-of-care-Ultraschall; *BD* Blutdruck; *SBD* systolischer Blutdruck; SpO_2 periphere Sauerstoffsättigung; *MAP* arterieller Mitteldruck; *mmHg* Millimeter Quecksilbersäule

phinspiegel gänzlich unterdrückt sein, wodurch schwere Verletzungen während der Erstuntersuchung verschleiert werden können, genauso wie nach gezielter Anwendung starker Analgetika. In jedem Fall von Hochenergietrauma sollte auch bei Fehlen sichtbarer Verletzungszeichen so lange davon ausgegangen werden, dass es sich um ein Polytrauma handeln könnte, bis im Rahmen einer vollständigen Traumaabklärung im Krankenhaus das Gegenteil bewiesen wurde (Rieger et al. 2002).

Die Erstbeurteilung eines Schwerverletzten im Gebirge folgt dem Critical Bleeding oder Exsanguination Approach (cABCDE oder xABCDE; s. Übersicht) (Cornelius et al. 2023). Dabei ist im alpinen Umfeld der Punkt E-Exposure im Sinne der belastenden Umgebungssituation besonders zu betonen.

Primary Survey eines Schwerverletzten

- *c* Kritische Blutung
- *A* Atemwege und Stabilisierung der Halswirbelsäule
- *B* Atmung
- *C* Kreislauf
- *D* Neurologische Defizite
- *E* Unterkühlung, Umgebung, Ganzkörperuntersuchung

Augenscheinlich lebensbedrohliche Verletzungen, insbesondere bedrohliche Blutungen, sollten schnell erkannt werden. Äußere Blutungen sind ohne Verzögerung mit direkter Kompression, einem Tourniquet oder einem hämostatisch wirksamen Mittel zu behandeln.

Danach sind die Atemwege und Atmung zu prüfen. Ein akutes respiratorisches Versagen in der präklinischen Situation ist ein besonders kritisches Problem und sollte, wenn irgend möglich, am Unfallort stabilisiert werden. Das medizinische Rettungsteam sollte die Atemwege des Patienten freimachen und sichern, Sauerstoff verabreichen und einen möglichen Spannungspneumothorax dekomprimieren. Eine Anästhesieeinleitung und endotracheale Intubation, oder alternativ die Einlage eines supraglottischen Atemwegsdevices, können notwendig sein.

Ebenso wichtig ist eine initiale Kreislaufstabilisierung. Bei unbeobachtetem, traumatischen Herz-Kreislauf-Stillstand ist die Überlebenschance in der Regel gering.

Mittels einer kurzen neurologischen Untersuchung sollte der Schweregrad von ZNS-Verletzungen beurteilt werden. Es ist sehr wichtig, am Unfallort den Bewusstseinszustand anhand des GCS (Glasgow Coma Score) oder der AVPU-Skala (Alert, Verbal, Pain, Unresponsive) sowie die Extremitätenbewegungen zu erfassen, bevor der Verletzte anästhesiert wird.

Eine Stabilisierung der Halswirbelsäule mittels Schanz-Krawatte sollte bei einem Polytrauma, wenn möglich, am Einsatzort erfolgen.

Ein Unfallopfer am Berg ist sehr empfindlich gegenüber Kälte, Niederschlag und Wind und sollte daher so gut wie möglich geschützt werden, um ein Absinken der Kerntemperatur zu verhindern.

27.5 Erweiterte Versorgung, Secondary Survey

Nach der Erstversorgung sollte eine erweiterte Untersuchung von Kopf bis Fuß durchgeführt werden. Daraus können wichtige Erkenntnisse über den Zustand des Verletzten und für den weiteren Ablauf der Rettungsaktion gewonnen werden. Bei Kälte und Wind sollte ein Unfallopfer während der Untersuchung nicht entkleidet werden. Durch Abtasten des Rumpfes und der Extremitäten durch die Kleidung hindurch können schmerzhafte Körperteile oder Deformierungen erkannt werden. Bei penetrierenden Verletzungen oder offenen Brüchen kann man kleine Öffnungen in die

Kleidung schneiden, um die Haut zu untersuchen, Blutungen zu stoppen und Wunden mit sterilen Verbänden abzudecken. Über kleine Öffnungen in der Kleidung können auch Sensibilität und Durchblutung überprüft werden. Wichtige Interventionen vor einer Bergung sind das Anlegen eines Beckengurts bei hämodynamischer Instabilität und Verdacht auf ein Beckentrauma, die Reposition und Schienung größerer Frakturen sowie die Stabilisierung der Wirbelsäule.

Die Zuverlässigkeit von Monitoringgeräten ist bei Kälte und Nässe oft stark eingeschränkt. Finger-Clip-Sensoren für die Pulsoxymetrie funktionieren oft nicht, Ohrclips sind meist praktikabler. Eine neue Technologie verwendet Ohrsensoren, die sowohl Temperatur als auch Sauerstoffsättigung messen können, und scheint vielversprechend zu sein. Blutdruckmanschetten können ungenaue Messwerte liefern, wenn sie über der Kleidung angelegt werden. Manchmal beschränkt sich die Überwachung eines Unfallopfers am Notfallort auf die klinische Beurteilung und die Erfahrung des medizinischen Rettungspersonals, auf die Beobachtung des Allgemeinzustands des Verletzten und auf die Intuition des Arztes.

Anhand der Kenntnisse über das gesamte Verletzungsmuster und die Störungen der Vitalfunktionen sind wichtige Entscheidungen zu treffen: über die notwendige notfallmedizinische Therapie in Abstimmung mit den möglichen Rettungsprozeduren und über das anzustrebende Transportziel.

Die Verwendung von mobilen *Ultraschallgeräten* (POCUS, „point of care ultrasound“) kann sich bei der Einschätzung der Verletzungsschwere in der präklinischen Notfallmedizin als hilfreich erweisen (Kirkpatrick et al. 2004). Allerdings können die Untersuchungsbedingungen am alpinen Notfallort sehr ungünstig sein (Snaith et al. 2011). Der Einsatz von POCUS sollte eine klare Fragestellung verfolgen, eine relevante Therapie- oder Entscheidungskonsequenz nach sich ziehen und die Versorgungszeit vor Ort nicht zu sehr verzögern (Sumann et al. 2020).

27.6 Versorgungsstrategie und Rettungsablauf

Das Ausmaß der notfallmedizinischen Versorgung beim Alpinunfall hängt stark von Umgebungsfaktoren ab, von Witterungsbedingungen, von Steilheit, Exposition und Abgelegenheit des Notfallorts, von der zu erwartenden Dauer und der Art der Rettungsaktion und der Eintreffzeit im Krankenhaus. Terrestrische Bergrettungsaktionen können Stunden dauern, sehr belastend sein und dadurch die Überlebenschancen für einen polytraumatisierten Verunfallten wesentlich reduzieren. Die Verfügbarkeit eines Notarzthubschraubers (NAH) ist von entscheidender Bedeutung. Durch Seilbergeverfahren kann das Notarztteam direkt beim Verletzten abgesetzt werden und der Verletzte nach Erstversorgung unmittelbar im Bergesack ausgeflogen werden. Dadurch können Rettungsaktionen in kurzer Zeit durchgeführt werden. Selbst wenn der Notfallort für einen Hubschrauber aufgrund von witterungsbedingten Limitationen nicht unmittelbar erreichbar ist, kann ein Hubschrauber Rettungspersonal und Material in die Nähe des Unfallorts bringen und dadurch den Abtransport wesentlich verkürzen. Die Alarmierungszeiten können im Gebirge stark variieren (Tomazin et al. 2012). Ein beobachteter Unfall in einer Region mit lückenloser Mobilfunknetzabdeckung in den österreichischen Alpen ermöglicht unter Umständen eine Eintreffzeit eines NAH innerhalb von 15 min oder weniger, möglicherweise sogar eine Schockraumübergabe innerhalb der „golden hour of trauma“. Ein unbeobachteter Unfall dagegen in einer abgelegenen Region, eine notwendige Suchaktion oder nicht vorhandene Flugbedingungen können zu Versorgungszeiten von vielen Stunden führen. Insgesamt sind die Rettungszeiten beim alpinen Polytrauma nahezu doppelt so lang als im städtischen Umfeld, insbesondere die „behandlungsfreie" Zeit, d. h. die Zeit vom Unfall bis zum Eintreffen der Rettungskräfte (Rauch et al. 2018).

Abkühlung und Hypothermie sind gefährliche Begleiterscheinungen für Schwerverletzte mit Polytrauma und erhöhen die Mortalität unabhängig von der Verletzungsschwere (Azarkane et al. 2024). Eine zeitaufwendige medizinische Versorgung des Verletzten am Notfallort sollte immer gegen das Risiko für weitere Abkühlung und protrahierten Schock abgewogen werden. Notärzte benötigen viel Erfahrung und Intuition, um bei der Polytraumaversorgung im Gebirge das richtige Maß an Therapieaufwand und Versorgungszeit gegen das Risiko von gefährlichem Zeitverlust im Verlauf der Rettungsaktion abzuwägen.

Je nach medizinischer und alpinistischer Routine eines Notarztes kann eine notfallmedizinische Definitivversorgung mit Anästhesieeinleitung, Intubation, diversen Invasivitäten und suffizienter Kreislaufstabilisierung auch im exponierten Steilgelände durchgeführt werden. Der Transport eines beatmeten Patienten im Bergesack am Hubschrauberseil ist sicher und problemlos möglich (◘ Abb. 27.2).

Allerdings kann im extremen Gelände ein abgestufter Versorgungsansatz manchmal die bessere Wahl sein. Nach einer kurzen Erstversorgung mit Analgesie, Schienung, Lagerung, O_2-Gabe, Volumenbolus wird der Verletzte mittels Bergesack und Vakuummatratze, wenn notwendig auch im Klettergurt, auf einen flachen und sicheren Platz ausgeflogen. Dort kann die notfallmedizinische Therapie unter günstigeren Bedingungen komplettiert werden, bevor der Patient ins Krankenhaus geflogen wird (Sumann et al. 2020). Die Auswahl eines geeigneten primären Aufnahmespitals, sprich Traumazentrums, und der schnelle Transport dorthin sind für das Outcome eines

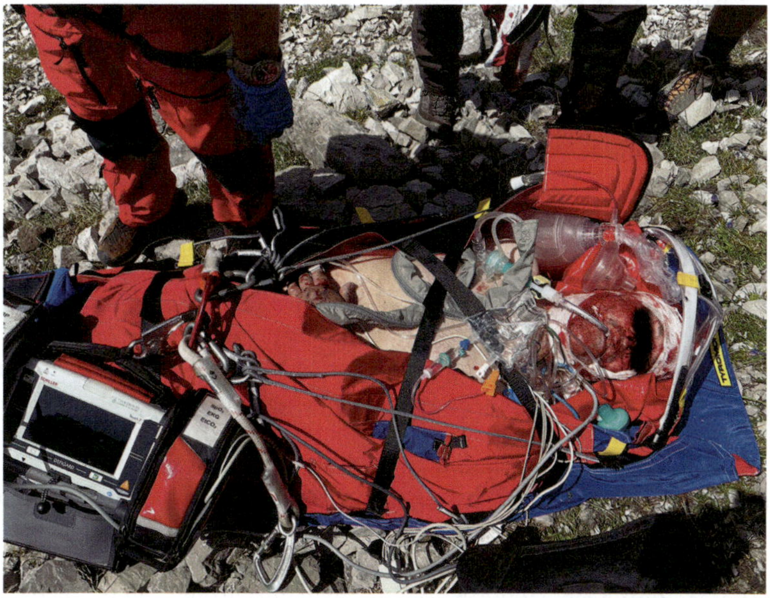

◘ **Abb. 27.2** Polytrauma nach 200-m-Absturz über felsdurchsetztes Steilgelände. Komplette notfallmedizinische Versorgung am Notfallort, danach Taubergung. (Bildrechte: G. Sumann)

Schwerverletzten von entscheidender Bedeutung (Zhu et al. 2018; Harrington et al. 2005).

27.7 Stabilisierung der Vitalfunktionen

27.7.1 Kritische Blutung (c)

Penetrierende oder offene Gefäßverletzungen sind beim Polytrauma nach Alpinunfall selten. Die Blutstillung bei massiven äußeren Blutungen hat Priorität vor allen anderen Komponenten des ABCDE-Schemas (cABDCE) und kann mittels Kompression, Tourniquet und lokal wirksamen hämostatischen Substanzen (beispielsweise Kaolin-imprägnierte blutstillende Gaze oder Pulver, wie z. B. QuikClot®) durchgeführt werden (Schauer et al. 2017). Im Rahmen der Gebirgsrettung kann die Verwendung hämostatischer Gaze lebensrettend sein, da der zeitnahe Zugang zu chirurgischen Eingriffen im Krankenhaus oftmals nicht möglich ist. Tourniquets sind die Methode der Wahl bei exsanguinierenden Blutungen an den Extremitäten und können 2–6 h angelegt bleiben (Bulger et al. 2014; Chang et al. 2017; Kragh und Dubick 2017).

Häufiger sind stumpfe Verletzungsmechanismen mit Organverletzungen und inneren Blutungen. In solchen Fällen hat der möglichst schnelle Transport in ein Spital Priorität. Beckenfrakturen sind mit einer erhöhten Mortalität verbunden (Schulman et al. 2010). Die untere Beckenregion ist reich an arteriellen Kollateralnetzen und einem ausgedehnten venösen Plexus. Bei schweren Beckenfrakturen besteht ein erhebliches Risiko einer massiven Einblutung in das Becken. Bei instabiler Beckenfraktur ist die Kompression durch Anlage eines Beckengurts von großer Bedeutung für die Reduktion venöser Blutungen (Bakhshayesh et al. 2016; Höch et al. 2021).

Beim schweren Trauma kommt es zu massiven *Blutgerinnungsstörungen,* zu einer Trauma-induzierten Koagulopathie (TIC). Durch eine Hypothermie oder eine Hämodilution durch große Infusionsvolumina wird die Gerinnungskompetenz zusätzlich stark beeinträchtigt (Simmons und Powell 2016). Sehr gefährlich ist eine vorbestehende Einnahme von Antikoagulanzien beim schweren Trauma. Durch alle genannten Faktoren kann es zu schweren, prolongierten, lebensbedrohlichen Blutungen kommen. Wesentliche Ziele der präklinischen Therapie sind die Vermeidung einer Verdünnungskoagulopathie und der Schutz vor Hypothermie (Hubetamann et al. 2011). Die Verabreichung von 1 g Tranexamsäure i.v. innerhalb der ersten 3 h nach dem Trauma ist bei starker Blutung etabliert, gefolgt von 1 g über 8 h (CRASH-2 2010; Roissant et al. 2023). Die frühzeitige Gabe von Fibrinogenkonzentrat ist in der innerklinischen Anwendung üblich (Innerhofer et al. 2017) und findet auch zunehmend Anwendung in der präklinischen Notfallmedizin (Ziegler et al. 2021). Weitere Therapieansätze wie Desmopressin bei kälteinduzierter Koagulopathie oder Prothrombinkomplex-Konzentrat werden diskutiert (Ng et al. 2011; Matsushima et al. 2015).

Präklinische *Bluttransfusionen* sind als Teil einer Damage-Control-Resuscitation-Strategie zu verstehen, die hochgefährdeten Patienten mit hämorrhagischem Schock vorbehalten bleiben sollten. Vollblut wäre bei hohem Blutverlust die Substitutionsflüssigkeit der Wahl, wird allerdings nur in manchen Regionen bei sehr langen Transportzeiten eingesetzt, vorzüglich im militärischen Einsatz. Die Kühl- und Lagerungslogistik für Blutprodukte ist aufwendig, und die gesetzlichen Grundlagen für Transfusionen sind länderspezifisch unterschiedlich. Darum finden auch Erythrozytenkonzentrate und gefriergetrocknetes, lyophilisiertes Plasma („fresh frozen plasma", FFP) nur eingeschränkt Anwendung in der präklinischen Notfallmedizin oder der Alpinrettung (Eliassen et al. 2016; Bjerkvig et al. 2016).

In manchen Flugrettungsorganisationen werden Blutkomponenten (insbesondere Erythrozytenkonzentrate und Plasma) mitgeführt. Die Daten zum Nutzen der präklinischen Verabreichung von Blutprodukten sind allerdings widersprüchlich (Sperry et al. 2018; Moore et al. 2018; Crombie et al. 2022). Eine klare Empfehlung zur präklinischen Anwendung von Blutprodukten gibt es nicht (Rossaint et al. 2023).

27.7.2 Respiratorisches Versagen (A, B)

Eine Bewusstlosigkeit nach Schädel-Hirn-Trauma (SHT) oder Aspiration kann zur Atemwegsverlegung führen. In solchen Fällen können das Freimachen der Atemwege, eine stabile Seitenlage und Verabreichung von Sauerstoff die entscheidenden lebensrettenden Erstmaßnahmen sein. Ein Neurotrauma, wie z. B. ein SHT oder eine hohe Querschnittsverletzung, kann eine zentrale Atemlähmung verursachen. Schwere Thoraxverletzungen wie Rippenserienfrakturen, Lungenkontusionen und -lazerationen und Spannungspneumothorax sind Ursachen für ein akutes respiratorisches Versagen bei Schwerverletzten. In all diesen Fällen ist ein erweitertes Atemwegsmanagement indiziert (Lockey et al. 2015).

Vorrangiges Ziel bei der *Behandlung des respiratorischen Versagens* sind die Atemwegssicherung und die Unterstützung einer ausreichenden Oxygenierung und Ventilation. Beim Alpinrettungseinsatz müssen schwierige Rettungsprozeduren und unter Umständen lange Transportzeiten in den Entscheidungen zur Atemwegssicherung und Beatmungstherapie besondere Berücksichtigung finden. Bei langen Rettungsaktionen fällt der Vorteil eines gesicherten Atemwegs deutlich mehr ins Gewicht als bei einfachen und kurzen Transporten im urbanen Raum, bei denen der Patient jederzeit zugänglich für notwendige Interventionen ist. Allerdings muss man im Falle einer Beatmung während einer längerdauernden terrestrischen Rettungsaktion gewährleisten können, dass für die gesamte Dauer der Rettungsaktion und des Abtransports des Verletzten ausreichende Mengen an O_2 und Narkosemedikamenten zur Verfügung stehen.

Die endotracheale Intubation mit einem korrekt positionierten und gecufften Tubus ist der Goldstandard bei der *Atemwegssicherung* (Fevang et al. 2017; Pepe et al. 2015). Sie gewährleistet weitgehend Schutz vor Aspiration, optimale Oxygenierung und Ventilation und ermöglicht gleichzeitig eine tiefe Anästhesie zur Reduktion von Stress und Schmerzen (Bein et al. 2013). Allerdings werden eine präklinische Narkoseeinleitung und endotracheale Intubation aufgrund teils hoher Raten an beschriebenen Tubusfehllagen kontroversiell diskutiert (Haltmeier et al. 2017), ebenso muss nach Narkoseeinleitung und invasiver Beatmung mit einer Verschlechterung der Hämodynamik gerechnet werden. Erfolg und Sicherheit einer präklinischen Narkoseeinleitung und Intubation sind von der Erfahrung des notfallmedizinischen Teams abhängig (Bossers et al. 2015; Timmermann et al. 2007). Die Verwendung von Videolaryngoskopen mit Bougie ist zu empfehlen (Angerman et al. 2018). Rapid Sequence Induction (RSI) und Notfallintubation sind standardisierte Verfahren für erfahrene Anwender, allerdings scheint es für weniger erfahrenes Personal sicherer und effizienter zu sein, alternative Methoden für das Atemwegsmanagement einzusetzen wie etwa ein supraglottisches Device (z. B. Larynxmaske oder Larynxtubus, Combitube). In Notarztsystemen in Europa ist die präklinische endotracheale Intubation gängige

Praxis und gilt allgemein als sicher (Ausserer et al. 2017). Zur Verringerung des Risikos einer unentdeckten Tubusfehllage und zur Sicherstellung korrekter Beatmungseinstellungen muss ein kapnometrisches oder kapnografisches Monitoring verwendet werden (Paal et al. 2010). Wichtig ist bei Intubationsproblemen, eine suffiziente Oxygenierung mittels Maskenbeatmung zu gewährleisten bzw. alternative Methoden der Atemwegssicherung wie supraglottische Atemwegsdevices zu verwenden. Im Falle einer Situation „can't intubate can't oxygenate" (CICO) soll eine Koniotomie erfolgen (Young 2003; Langeron et al. 2009).

Ein Schwerverletzter am Berg befindet sich in einer massiven adrenergen Stressreaktion, bedingt durch Schmerz, Angst, Hypovolämie, Kälte. Je länger er auf das Eintreffen des Rettungsteams warten musste, desto mehr ist er auf diesen Stress zur Kompensation seiner Kreislaufsituation angewiesen.

Bei Einleitung einer Narkose kommt es zum Wegfall der meisten Stresskomponenten mit dem Risiko eines schwersten Kreislaufversagens bis zum Kreislaufstillstand. Darum ist eine Anästhesieeinleitung beim polytraumatisierten Notfallpatienten sehr anspruchsvoll und risikobehaftet und sollte nur von Erfahrenen durchgeführt werden. Der Abtransport eines anästhesierten und beatmeten Verletzten im Bergesack im Rahmen einer Seilbergeaktion durch einen Hubschrauber ist ein eingeübtes, standardisiertes Verfahren, birgt jedoch trotzdem das Risiko einer gefährlichen Tubusdislokation, die am Seil hängend nicht korrigiert werden kann (Pietsch et al. 2018). In speziellen Situationen ist – wie oben beschrieben – ein abgestuftes Vorgehen zu empfehlen und die Anästhesieeinleitung und Beatmung möglicherweise erst nach der Seilbergeaktion durchzuführen.

Ein stumpfes *Thoraxtrauma* tritt beim Alpinunfall häufig auf, entweder isoliert oder im Rahmen eines Polytraumas, besonders nach Absturz, Rasanztrauma, Eis- und Steinschlag. Hauptsymptome sind Schmerzen und Atembeschwerden. Eine suffiziente Analgesie und O_2-Gabe bewirken meist eine deutliche Besserung der Oxygenierung, weil die Verletzten wieder besser durchatmen können. Ein Thoraxtrauma trägt wesentlich zur posttraumatischen Mortalität bei, insbesondere in Kombination mit SHT (Fokkema et al. 2023). Lungenverletzungen, Hämatopneumothorax bis hin zum Spannungspneumothorax, schwere Verletzungen der Brustwirbelsäule, schwere innere Blutungen durch Gefäßverletzungen bis zu Aorten- und Herzverletzungen können sehr schnell zu massiv lebensbedrohlichen Situationen führen.

Anfangs kann ein relevantes Thoraxtrauma manchmal unerkannt bleiben. Hilfreich für die Diagnose eines Pneumothorax ist eine Lungensonografie, allerdings kann damit das Ausmaß eines Pneumothorax nur sehr eingeschränkt beurteilt werden. Ein Hautemphysem ist ein Alarmzeichen, weil es beweisend für eine Lungenlazeration mit bronchopleuraler Fistel ist. Wesentlich für die Akutbehandlung eines Thoraxtraumas sind die respiratorische Funktion und das rechtzeitige Erkennen einer respiratorischen Erschöpfung. Der Spannungspneumothorax ist die häufigste, potenziell vermeidbare Todesursache beim polytraumatisierten Patienten. Beim Spannungspneumothorax kann es innerhalb von kurzer Zeit zu einer lebensbedrohlichen respiratorischen und zirkulatorischen Insuffizienz bis zum Kreislaufstillstand kommen (Leigh-Smith und Harris 2005). Zum typischen klinischen Bild zählen Zeichen eines schweren respiratorischen Versagens mit Kreislaufschock bei gleichzeitiger Einflussstauung (Roberts et al. 2015). Beim Verdacht auf einen Spannungspneumothorax muss eine sofortige Dekompression der Pleurahöhle durchgeführt werden. Als erste Akutintervention ist eine Nadeldekompression die einfachste und schnellste Methode, besonders bei erschwerten Bedingungen beim Alpineinsatz. Die Punktion wird im zweiten bis dritten

Interkostalraum in der Medioklavikularlinie durchgeführt, neuerdings wird sie im vierten bis fünften Interkostalraum in der mittleren Axillarlinie empfohlen (Galvagno et al. 2019). Auf die Nadeldekompression muss eine Thoraxdrainage folgen, weil sich sonst neuerlich ein Spannungspneumothorax entwickeln kann. Eine Thoraxdrainage ist nicht ohne Risiken (Chan et al. 1997). Die Methode der „Mini-Thorakostomie", bei der nach einem Hautschnitt mit stumpfer Dissektion ohne Trokar präpariert wird, weist die niedrigste Komplikationsrate auf (Hyde et al. 1997). Sobald der Pleuraraum eröffnet ist, wird mit dem Finger die Lungenoberfläche getastet. Dadurch kann die Drainage ohne Trokar sicher und korrekt im Pleuraraum platziert werden. Um Zeit zu sparen, kann ein Defibrillator-Pad oder eine transparente Klebefolie zur provisorischen Fixierung einer Thoraxdrainage verwendet werden.

Eine trotz Sauerstoffgabe und nach Ausschluss eines Pneumothorax persistierende respiratorische Insuffizienz erfordert eine Intubation und Beatmung. Zu beachten ist, dass bei Überdruckbeatmung die Gefahr besteht, dass sich ein Pneumothorax schnell vergrößert. Ein liberaler Einsatz der Thoraxdrainage ist umstritten, und klinische Daten sprechen für eine restriktive Anwendung der Thoraxdrainage auch bei beatmeten Patienten (Walker et al. 2018; Wilson et al. 2009). Allerdings ist nicht klar, ob restriktive Indikationen für die Thoraxdrainage auch bei einer verlängerten Evakuierung sinnvoll sind. Ein individualisiertes Vorgehen in Abhängigkeit vom klinischen Bild des Patienten und der geplanten Rettungstechnik ist empfehlenswert. Sollte während der Rettungsaktion jederzeit eine sofortige Intervention möglich sein, kann eher ein zurückhaltender Ansatz gewählt werden. Im Zweifelsfall sollte, insbesondere vor einer längeren Bergungsphase, eine Thoraxdrainage gelegt werden. Wenn es unter Beatmung zu einem plötzlichen Abfall der Sauerstoffsättigung mit signifikanter arterieller Hypotonie und Tachykardie kommt, sollte ein lebensbedrohlicher Spannungspneumothorax vermutet und eine sofortige pleurale Dekompression durchgeführt werden.

Beim Flugrettungseinsatz im Gebirge ist zu beachten, dass schnelle Änderungen des Flugniveaus die Ausbreitung eines Pneumothorax wesentlich beeinflussen. Beim Sinkflug vom Berg ins Tal kommt es durch den Anstieg des Luftdrucks zu einer Kompression eines Pneumothorax und naturgemäß zu einer Verbesserung der respiratorischen Funktion. Dagegen kann ein Steigflug, z. B. beim Überfliegen von Gebirgszügen, zu einer gefährlichen Zunahme eines Pneumothorax führen und zu einer respiratorischen Dekompensation.

27.7.3 Kreislaufschock (C)

Ein schwerer *hämorrhagischer Schock* hat eine unzureichende Organperfusion und Sauerstoffversorgung zur Folge und ist neben einem SHT die zweithäufigste Todesursache bei Polytrauma (Valdez et al. 2016). Schwere und anhaltende arterielle Hypotonien sind ein typisches Problem bei schwerem Trauma und oft Folge innerer Blutungen durch Organ- oder Gefäßverletzungen, können aber durch eine generalisierte Vasodilatation verursacht werden aufgrund einer systemischen Entzündungsreaktion („systemic inflammatory response syndrome", SIRS) nach ausgedehntem Gewebstrauma. In der Notfallsituation am Berg bei gleichzeitiger Hypothermie kann es besonders schwierig sein, einen kompensierten Kreislaufschock zu erkennen und richtig zu bewerten. Eine arterielle Hypotonie ist oft ein spätes Symptom bei einem Schock und kann auf einen Blutverlust von >30 % hindeuten. Atemfrequenz, Herzfrequenz und Bewusstseinszustand sind hilfreiche Parameter, die auch ohne Monitoringgeräte beurteilt werden können. Die Rekapillarisationszeit kann sich bei niedrigen Umgebungstemperaturen und Hypothermie deutlich verlängern und ist unzuverlässig (John et al. 2018). Ein fehlender oder schwacher Radialispuls in Verbindung mit Tachykardie ist ein guter Hinweis auf einen schweren Schock. Medikamente, wie z. B. Betablocker, können die Herzfrequenz verlangsamen und den Schweregrad eines Kreislaufschocks verschleiern. Polytraumapatienten, welche orale Antikoagulanzien einnehmen, sind besonders gefährdet, eine lebensbedrohliche Blutung zu erleiden.

Ein *neurogener Schock* tritt bei einer Querschnittsverletzung durch Vasodilatation der unteren Körperhälfte auf. Bei hohem Läsionsniveau kann es durch eine zusätzliche Bradykardie zu einem schweren Kreislaufeinbruch kommen, der nur durch Katecholamine beherrschbar ist. Eine weitere Schockform beim schweren Trauma ist ein *obstruktiver Schock* durch eine Behinderung der Füllung des Herzens bei Spannungspneumothorax oder Herzbeuteltamponade. In diesen Fällen ist eine sofortige Dekompression durch Punktion des Pleuraraums oder des Herzbeutels notwendig. Bei älteren, kardial vorerkrankten Menschen muss man bei einem Alpinunfall daran denken, dass ein schwerer Kreislaufeinbruch auch Folge eines *kardiogenen Schocks* sein kann. In solchen Fällen könnte das kardiale Ereignis auch kausal für den Unfall in Betracht gezogen werden.

Ziel der *Schockbehandlung* ist die Verbesserung der Gewebedurchblutung, um die Organfunktionen zu erhalten bzw. wiederherzustellen. In der präklinischen Phase sollte sich die Schockbehandlung am Konzept der „damage control resuscitation" orientieren. Wesentliche Ziele sind Blutstillung, Sicherung der Oxygenierung, Vermeidung einer Hypothermie, Verzicht auf große Mengen Volumenersatz und das Sicherstellen eines schnellen Transports in die nächstgelegene, geeignete, medizinische Einrichtung. Reversible Ursachen des Schocks sollten schnell festgestellt und behandelt werden. Äußere Blutungen können durch direkte Kompression gestillt werden, manchmal ist die Anlage eines hämostatischen blutstillenden Verbandes (▶ Abschn. 27.7.1) oder eines Tourniquets proximal der Blutung notwendig. Reposition und Stabilisierung von großen Frakturen, insbesondere die Verwendung eines Beckengurtes bei instabiler Beckenfraktur, und die schnelle Erkennung und Entlastung eines Spannungspneumothorax sind lebensrettende Maßnahmen. Zur Stabilisierung des Kreislaufs sind mäßige Mengen an vorzugsweise warmen Flüssigkeiten zu infundieren (Hahn 2013). Vasopressoren sind manchmal zur Kreislaufstabilisierung notwendig, falls der Zielblutdruck mit einer restriktiven Volumentherapie allein nicht erreicht werden kann bzw. um dem vasodilatatorischen Effekt von Anästhetika entgegenzuwirken (Rossaint et al. 2023).

Eine permissive Hypotonie („hypotensive Resuscitation") ist eine Behandlungsstrategie, bei welcher der systolische Blutdruck (SBD) bei stumpfem Trauma nicht höher als auf 80–90 mmHg angehoben wird, um Blutungen zu verringern und Blutgerinnung zu ermöglichen, bei penetrierenden Traumata liegt der Ziel-SBD bei 70 mmHg (Rossaint et al. 2023). Dieses Konzept ist bei längerdauernden Rettungsaktionen manchmal die einzig mögliche Behandlungsoption (Sumann et al. 2009). Allerdings muss beachtet werden, dass die Mortalität mit zunehmender Dauer der Hypotension steigt (Chang et al. 2017). Längere Phasen bei SBD < 110 mmHg erhöhen die Mortalität sowohl bei penetrierenden als auch bei stumpfen Verletzungen (Eastridge et al. 2007; Hasler et al. 2011). Eine permissive Hypotonie ist bei Patienten mit Neurotrauma kontraindiziert (▶ Abschn. 27.7.4).

Ein *traumatischer Herz-Kreislauf-Stillstand* beim Alpinunfall ist mit sehr niedrigen Überlebenschancen verbunden, und längerdauernde Reanimationsbemühungen sind in den meisten Fällen aussichtslos (Lugnet et al. 2023). Trotzdem können Bergung und Transport unter laufender Reanimation in einigen besonderen Fällen indiziert sein, z. B. bei einem stark unterkühlten Patienten, wenn ein beobachteter Herz-Kreislauf-Stillstand eintritt oder wenn der Transportweg in ein Traumazentrum kurz ist. Die Durchführung einer Herzdruckmassage während einer Bergeaktion in steilem Gelände ist schwierig und kaum ohne Unterbrechungen möglich. Deshalb sollten mechanische Reanimationshilfen verwendet werden (Thomassen et al. 2017; Pietsch et al. 2014). Trotz der generell schlechten Prognose von Patienten mit traumatischem Herzstillstand gibt es sehr ermutigende Fallberichte von Einzelfällen mit überlebtem Herz-Kreislauf-Stillstand nach Alpinunfällen (Hill et al. 2013; Sumann et al. 2021).

27.7.4 Neurotrauma und Extremitätentrauma (D)

Wesentliche Therapieziele beim *Neurotrauma* (SHT und spinales Trauma) sind die konsequente Stabilisierung von Oxygenierung, Ventilation und Blutdruck, um sekundäre Schädigungen mit schwerwiegenden Folgeschäden zu vermeiden. Selbst kurze Episoden von arterieller Hypotonie und Hypoxämie sind mit einer erhöhten Mortalität verbunden (Chesnut et al. 1993). Alleine der Abfall des systolischen Blutdrucks unter 120 mmHg erhöht die Mortalität bei SHT deutlich (Spaite et al. 2017). Das macht die Kombination von Neurotrauma mit schwerem Polytrauma und hämorrhagischem Schock zu einer der schwierigsten Behandlungssituationen in der präklinischen Notfallmedizin. Eine permissive Hypotension ist streng kontraindiziert, vielmehr muss der systolische Blutdruck ständig auf > 110 mmHg gehalten werden.

Bewusstlose Patienten (GCS ≤ 8) sollen intubiert werden, um eine suffiziente Oxygenierung und Ventilation zu sichern. Jede präklinische Intubation sollte nach Protokollen für schwierigen Atemweg durchgeführt werden und erfordert besonders beim SHT solide Erfahrung im Atemwegsmanagement und bei Notfallintubationen (Fakhry et al. 2006). Bei Verdacht auf eine instabile Halswirbelfraktur soll während der gesamten Prozedur eine manuelle In-Line-Stabilisierung gewährleistet werden (Boissy et al. 2011). Eine Anästhesieeinleitung und Intubation unter präklinischen Notfallbedingungen ist mit einem hohen Risiko für arterielle Hypotension und Deoxygenierung verbunden. Vor Anästhesieeinleitung sollten unbedingt ein Volumenbolus, evtl. eine Kreislaufstabilisierung mit Vasopressoren und eine suffiziente Präoxygenierung erfolgen. In speziellen Fällen ist es zweckmäßig, die Intubation bis nach Abschluss der technischen Rettungsaktion aufzuschieben. Die endtidalen Kohlendioxid-Werte ($etCO_2$) sollten bei Patienten ohne Einklemmungszeichen bei 30–35 mmHg eingestellt werden (Caulfield et al. 2009). Beim Neurotrauma ist ein möglichst rascher Transport in ein Traumazentrum mit Neurochirurgie anzustreben. Beim SHT ist ein Hubschraubertransport mit einer höheren Überlebensrate assoziiert (Bekelis et al. 2015). Während des Transports sollte der Patient mit etwa 30° erhöhtem Oberkörper gelagert werden, um den intrakraniellen Druck zu senken.

Eine vollständige Immobilisierung der *Wirbelsäule* kann erreicht werden, indem der Patient auf einer Vakuummatratze mit angelegter Halskrause gelagert wird. Bei Anlage einer Halskrause ist auf eine korrekte Positionierung zu achten, um eine jugularvenöse Abflussbehinderung und einen dadurch bedingten Hirndruckanstieg zu verhindern (Karason et al. 2014). Wenn eine horizontale Lage nicht möglich ist, z. B. in engen Gletscherspalten, kann für die Spaltenbergung ein Kendrick Extrication Device (KED) oder Ähnliches verwendet werden, um die Wirbelsäule in sitzender Position zu stabilisieren (Winterberger et al. 2008).

Beim Polytrauma treten in mehr als der Hälfte der Fälle erhebliche *Extremitätenverletzungen* auf (Banerjee et al. 2013). Bei Frakturen großer Röhrenknochen mit grober Dislokation sollte während der Erstversorgung eine Reposition in achsengerechte Stellung durchgeführt werden. Periphere Pulse und Sensibilität sollten vor und nach der Reposition beurteilt und dokumentiert werden. Alle Frakturen sollten inspiziert werden, um äußere Blutungen auszuschließen. Wird eine Blutung festgestellt, sollte eine gründliche Untersuchung folgen. Die Blutung sollte durch direkten Druck oder bei massiver Blutung durch eine proximale Abbindung gestoppt werden. Offene Wunden sollten mit idealerweise sterilen Verbänden abgedeckt werden. Eine transparente Klebeabdeckung wie z. B. OpSite® hat den Vorteil, dass die Haut über einer offenen Fraktur bei der Patientenübergabe mehrmals inspiziert werden kann, ohne dass der Verband geöffnet werden muss. Äußere Blutungen sollen mit allen möglichen Mitteln gestoppt werden. Bei offenen Frakturen oder großen Wunden sollten intravenöse Antibiotika verabreicht werden, falls verfügbar, besonders bei prolongierten Rettungsaktionen.

Die präklinische Behandlung und Lagerung von mehreren Extremitätenverletzungen beim kritischen Patienten mit Polytrauma sollten pragmatisch sein. Oft ist eine ideale Schienung jeder einzelnen Fraktur nicht möglich. Frakturen an den unteren Extremitäten können in einer Vakuummatratze ideal gelagert und geschient werden. Bei Frakturen der oberen Extremitäten ist meist zusätzliches Schienungsmaterial notwendig. Dabei haben sich flexible, rollbare Schienen, wie z. B. Sam Splint®, sehr bewährt. Schwerverletzte sollten prinzipiell in großen Ganzkörper-Vakuummatratzen gelagert und transportiert werden. Eine Vakuummatratze bietet bestmögliche Stabilisierung, Schutz und Schmerzlinderung auch bei unter Umständen unsanftem Transport, insbesondere bei der terrestrischen Bergrettung.

Die *Reposition einer Gelenkluxation* hat bei der präklinischen Versorgung eines Polytraumatisierten keine Priorität, es sei denn die Luxation beeinträchtigt die Kooperation des Patienten aufgrund der Schmerzen oder erschwert den Transport. Bei der terrestrischen Rettung eines Verletzten mit luxierter Hüfte oder Schulter, die nicht reponiert wurde, sollte das Gelenk stabilisiert und die Gliedmaßen in der bequemsten Position geschient werden. Die Reposition einer traumatischen vorderen Schulterluxation am Notfallort ist umstritten. In einigen Ländern wird bei unklarer Diagnose ohne Röntgenbefund eine Reposition nicht empfohlen, außer bei Verlust der peripheren Pulse, bei Sensibilitätsdefizit, bei Vorliegen einer habituellen Luxation oder bei relevanten Lagerungsproblemen beim Abtransport (Foerster und Zafren 1998) (◘ Abb. 27.3).

27.7.5 Hypothermie beim Polytrauma (E)

Die Kombination von Hypothermie, Azidose und Koagulopathie („trauma triad of death“) kann die Überlebenschancen eines Polytraumatisierten dramatisch reduzieren. Dabei spielt eine akzidentelle Hypothermie eine wesentliche Rolle (Mikhail 1999; Tsuei und Kearney 2004). Unter Hypothermie kommt es zu einer schweren Blutgerinnungsstörung. Darum sind eine suffiziente Kreislaufstabilisierung und ein Schutz vor weiterer Auskühlung im Rahmen der Polytraumaversorgung überlebenswichtig. Kalte Infusionen und ein Entkleiden des Verletzten sollen vermieden werden. Maßnahmen zur Verhinderung eines weiteren Wärmeverlustes sind: Wetter- und Windschutz, kurze Expositionszeiten während der Untersuchung und Behandlung, Isolierdecken und Wärmepackungen, die auf den Rumpf gelegt werden. Bei nasser Klei-

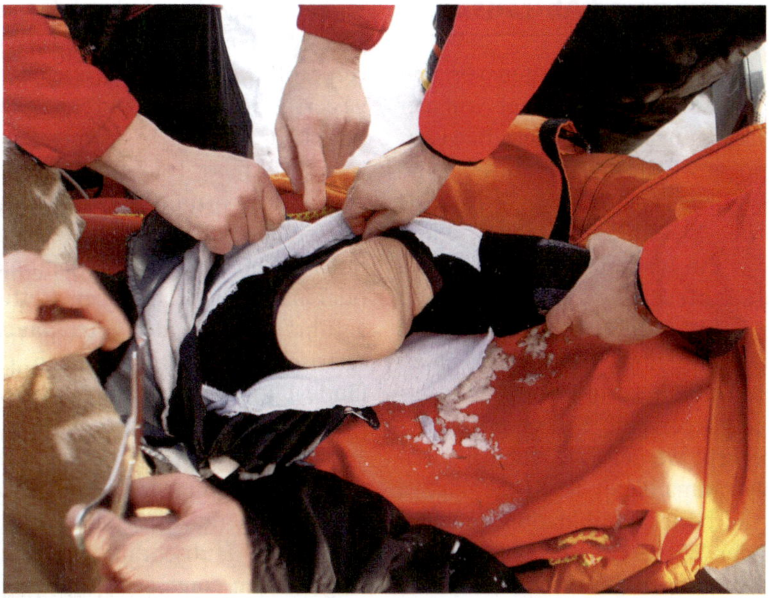

Abb. 27.3 Verhakte Knieluxation nach Skiunfall. Beurteilung nach lokaler Eröffnung der Kleidung. (Bildrechte: G. Sumann)

dung wird durch das Einpacken in dampfundurchlässige Schichten eine Feuchtigkeitsbarriere und dadurch ein Wärmeeffekt erzeugt (Henriksson et al. 2015). Diese Methode ist besonders effektiv, wenn innerhalb der Dampfbarriere zusätzlich dicke Isolierdecken verwendet werden (Allen et al. 2010). Wenn möglich, sollten alle Infusionen auf 40 °C erwärmt werden. Ein Bergesack schützt den Verletzten vor widrigen Witterungseinflüssen, zusätzlich sollten bei Wind und Kälte eine warme Kopfbedeckung und eine Schutzbrille verwendet werden.

Als zuverlässigste Methode zur Kerntemperaturmessung wird eine ösophageale Temperatursonde angesehen, allerdings ist die korrekte Platzierung einer Ösophagussonde nur bei beatmeten Patienten praktikabel. Einfach in der Anwendung und häufig eingesetzt sind epitympanische Messungen, die allerdings bei Schnee im äußeren Gehörgang falsch tief sein können (Strapazzon et al. 2014).

27.7.6 Analgesie

Schwerverletzte müssen eine adäquate analgetische Therapie erhalten. Eine suffiziente Analgesie reduziert die subjektive und physiologische Stressbelastung des Verletzten und ermöglicht eine Umlagerung oder den Abtransport. Meist ist die Analgesie eine der ersten Therapieschritte vor der Evakuierung eines Verletzten vom Notfallort. Eine stabile Lagerung und Schienung, besonders von Frakturen an den Extremitäten, ist eine wichtige Grundlage der analgetischen Therapie. Zur systemisch wirksamen, medikamentösen Analgesie beim Polytrauma werden meist hochwirksame Opiate oder Ketamin eingesetzt. In manchen Fällen, besonders bei längerdauernden terrestrischen Rettungsaktionen, können Verfahren der Regionalanästhesie zur Anwendung kommen, wie z. B. periphere Plexus- oder Nervenblockaden.

Auf Details der analgetischen Therapie wird in ► Kap. 35 eingegangen.

27.7.7 Lagerung und Abtransport

Die beste *Lagerung* des Patienten vor und während des Abtransports hängt von der Art der Verletzungen und dem Bewusstseinszustand ab. Bei eingeschränkter Vigilanz ohne gesichertem Atemweg muss eine Seitenlagerung gewählt werden (Hyldmo et al. 2015). Ein Patient bei Bewusstsein kann selbst mitteilen, in welcher Position er sich am wohlsten fühlt, insbesondere bei längerer Bergung und Transport. Bei einem Thoraxtrauma kann durch einen erhöhten Oberkörper eine Erleichterung der Atmung bewirkt werden. Bei einem Patienten mit Polytrauma bietet die Rückenlage in der Regel die beste Kombination von Stabilisierung der Wirbelsäule und gleichzeitig optimalem Zugang zum Verletzten für Diagnose, Überwachung und Interventionen. Verletzte mit SHT sollten wenn möglich mit erhöhtem Oberkörper und Kopf auf 30° gelagert werden, um den Anstieg des intrakraniellen Drucks zu reduzieren. Für die Optimierung der Lagerung kann oft die Neigung des Hanges genutzt werden. Wache Patienten sollen prinzipiell mit den Beinen voran transportiert werden. Durch die Verwendung von Ganzkörper-Vakuummatratzen kann die beste Lagerungsstabilität erreicht werden.

Wichtiges Prinzip bei der *Umlagerung* ist, den Schwerverletzten möglichst wenig zu bewegen, stattdessen das Material unter den Patienten zu schieben. Bewährte Methode ist der Brückentragegriff. Drei bis vier Retter heben den Verletzten gleichzeitig und koordiniert an, während Vakuummatratze und Bergesack mit oder ohne Trage unter den Patienten geschoben werden und der Patient danach auf die Vakuummatratze abgesenkt wird. Wenn nur eine Trage ohne Vakuummatratze zur Verfügung steht, sollte diese mit einer Polsterung und Isolierung ausgestattet werden, um Druckstellen und Wärmeverluste zu vermeiden.

Beim *terrestrischen Abtransport* lassen sich Veränderungen der Körperposition und unangenehme oder schmerzhafte Erschütterungen nicht immer vermeiden. Darum sollte der Verletzte ausreichend analgesiert sein. Hubschrauber-Seilbergeaktionen sind wesentlich schonender, allerdings ist es während Tau- oder Winden-Bergungen praktisch unmöglich, Maßnahmen am Patienten durchzuführen. Prinzipiell sollen notwendige medizinische Maßnahmen vor oder nach der technischen Rettung durchgeführt werden. Bei längerdauernden terrestrischen Rettungen können je nach Gelände Unterbrechungen für Interventionen genutzt werden.

Während des *Hubschraubertransports* ist die Fortsetzung der Notfallbehandlung je nach Fluggerät in gewissem Umfang möglich. Viele Hubschrauber, die in der Gebirgsrettung eingesetzt werden, bieten aber nur eingeschränkt Platz für invasive Eingriffe. Der Verletzte sollte vor dem Start so gut wie möglich vorbereitet werden, um das Risiko für Komplikationen am Transport möglichst gering zu halten. Alle notwendigen Leitungen, Schläuche und medizinischen Geräte sollten so arrangiert werden, dass sie problemlos zugänglich sind. Wenn Komplikationen zu erwarten sind, sollte der Pilot auf eine kurzfristige Landung vorbereitet sein, damit weitere intensivmedizinische Maßnahmen am Boden durchgeführt werden können. Ein Polytraumapatient sollte so schnell wie möglich in ein hochqualifiziertes Traumazentrum eingeliefert werden. Mit einem Hubschrauber können dabei weite Entfernungen in einer angemessenen Zeit überwunden werden, um das bestmögliche Ergebnis für den Patienten zu erzielen (Zhu et al. 2018).

Literatur

Ackery A, Hagel BE, Provvidenza C, Tator CH (2007) An international review of head and spinal cord injuries in alpine skiing and snowboarding. Inj Prev 13:373

Allen PB, Salyer SW, Dubick MA, Holcomb JB, Blackbourne LH (2010) Preventing hypothermia:

comparison of current devices used by the US Army in an in vitro warmed fluid model. J Trauma 69(Suppl 1):154–161

Angerman S, Kirves H, Nurmi J (2018) A before-and-after observational study of a protocol for use of the C-MAC videolaryngoscope with a frova introducer in pre-hospital rapid sequence intubation. Anaesthesia 73(3):348–355

Ausserer J, Moritz E, Stroehle M, Brugger H, Strapazzon G, Rauch S, Mair P (2017) International alpine trauma registry study group. Physician staffed helicopter emergency medical systems can provide advanced trauma life support in mountainous and remote areas. Injury 48(1):20–25

Azarkane M, Rijnhout TWH, van Merwijk IAL, Tromp TN, Tan ECTH (2024) Impact of accidental hypothermia in trauma patients: a retrospective cohort study. Injury 55:110973

Baker SP, O'Neill B, Haddon W Jr, Long WB (1974) The injury severity score: a method for describing patients with multiple injuries and evaluating emergency care. J Trauma 14:187–196

Bakhshayesh P, Boutefnouchet T, Totterman A (2016) Effectiveness of non invasive external pelvic compression: a systematic review of the literature. Scand J Trauma Resusc Emerg Med. 24:73

Banerjee M, Bouillon B, Shafizadeh S, Paffrath T, Lefering R, Wafaisade A (2013) German trauma registry group. Epidemiology of extremity injuries in multiple trauma patients. Injury;44(8):1015–1021

Bein B, Gräsner JT, Scholz J (2013) Narkose im Rettungsdienst. In: Scholz J, Sefirn P, Böttiger BW, et al (Hrsg) Notfallmedizin. Thieme, Stuttgart, S 154

Bekelis K, Missios S, Mackenzie TA (2015) Prehospital helicopter transport and survival of patients with traumatic brain injury. Ann Surg 261(3):579–585

Bjerkvig CK, Strandenes G, Eliassen HS, Spinella PC, Fosse TK, Cap AP, Ward KR (2016) "Blood failure" time to view blood as an organ: how oxygen debt contributes to blood failure and its implications for remote damage control resuscitation. Transfusion 56(Suppl 2):182–189

Boissy P, Shrier I, Briere S, Mellete J, Fecteau L, Matheson GO, Garza D, Meeuwisse WH, Segal E, Boulay J et al (2011) Effectiveness of cervical spine stabilization techniques. Clin J Sport Med 21(2):80–88

Bossers SM, Schwarte LA, Loer SA, Twisk JWR, Boer C, Schober P (2015) Experience in prehospital endotracheal intubation significantly influences mortality of patients with severe traumatic brain injury: a systematic review and meta-analysis. PLoS ONE 10(10):e0141034

Bulger EM, Snyder D, Schoelles K, Gotschall C, Dawson D, Lang E, Sanddal ND, Butler FK, Fallat M, Taillac P et al (2014) An evidence based prehospital guideline for external hemorrhage control: American college of surgeons committee on trauma. Prehosp Emerg Care 18(2):163–173

Butcher N, Balogh ZJ (2009) The definition of polytrauma: the need for international consensus. Injury 40:12–22

Caulfield EV, Dutton RP, Floccare DJ, Stansbury LG, Scalea TM (2009) Prehospital hypocapnia and poor outcome after severe traumatic brain injury. J Trauma 66(6):1577–1583

Chang R, Eastridge BJ, Holcomb JB (2017) Remote damage control resuscitation in austere environments. Wilderness Environ Med 28(2S):124–134

Chan L, Reilly KM, Henderson C, Kahn F, Salluzzo RF (1997) Complication rates of tube thoracostomy. Am J Emerg Med 15:368–370

Chesnut RM, Marshall LF, Klauber MR, Blunt BA, Baldwin N, Eisenberg HM, Jane JA, Marmarou A, Foulkes MA (1993) The role of secondary brain injury in determining outcome from severe head injury. J Trauma 34(2):216–222

Collaborators C-t, Shakur H, Roberts I, Bautista R, Caballero J, Coats T, Dewan Y, El-Sayed H, Gogichaishvili T, Gupta S et al (2010) Effects of tranexamic acid on death, vascular occlusive events, and blood transfusion in trauma patients with significant haemorrhage (CRASH-2): a randomised, placebo-controlled trial. Lancet 376(9734):23–32

Cornelius AP, Martin Lee LA, Gossmann W (2023) EMS, Tactical care and evacuation under fire [▶ https://www.ncbi.nlm.nih.gov/books/NBK441967/]

Corra S, Girardi P, de Giorgi F, Braggion M (2012) Severe and polytraumatic injuries among recreational skiers and snowboarders: incidence, demographics and injury patterns in South Tyrol. Eur J Emerg Med 19(2):69–72

Crombie N, Doughty HA, Bishop JRB, Desai A, Dixon EF, Hancox JM et al (2022) Resuscitation with blood products in patients with trauma-related haemorrhagic shock receiving prehospital care (RePHILL): a multicentre, open-label, randomised, controlled, phase 3 trial. The Lancet Haematology. 9(4):e250–e261

Eliassen HS, Aandstad A, Bjerkvig C, Fosse T, Hervig TA, Pidcoke HF, Strandenes G (2016) Making whole blood available in austere medical environments: donor performance and safety. Transfusion 56(Suppl 2):166–172

Ellerton J, Tomazin I, Brugger H, Paal P (2009) Immobilization and splinting in mountain rescue. Official Recommendations of the international commission for mountain emergency medicine, ICAR MEDCOM. High Alt Med Biol 10:337–342

Eastridge BJ, Salinas J, McManus JG, Blackburn L, Bugler EM, Cooke WH, Convertini VA, Wade

27

CE, Holcomb JB (2007) Hypotension begins at 110 mm Hg: redefining "hypotension" with data. J Trauma 63(2):291–297; discussion 297–299

Fakhry SM, Scanlon JM, Robinson L, Askari R, Watenpaugh RL, Fata P, Hauda WE, Trask A (2006) Prehospital rapid sequence intubation for head trauma: conditions for a successful program. J Trauma 60(5):997–1001

Fevang E, Perkins Z, Lockey D, Jeppesen E, Lossius HM (2017) A systematic review and meta-analysis comparing mortality in pre-hospital tracheal intubation to emergency department intubation in trauma patients. Crit Care 21:192

Foerster H, Zafren K (1998) Treatment of shoulder dislocations. International commission for mountain emergency medicine, ICAR MEDCOM Recommendation 9

Fokkema AT, Johannesdottir BK, Wendt K, Haaverstad R, Reininga IHF, Geisner T (2023) Comorbidities, injury severity and complications predict mortality in thoracic trauma. Eur J Trauma Emerg Surg 49(2):1131–1143

Frenzel S, Krenn P, Heinz T, Negrin LL (2017) Does the applied polytrauma definition notably influence outcome and patient population? – a retrospective analysis. Scand J Trauma Resusc Emerg Med 25:87

Furrer M, Erhart S, Frutiger A, Bereiter H, Leutenegger A, Rüedi T (1995) Severe skiing injuries: a retrospective analysis of 361 patients including mechanism of trauma, severity of injury, and mortality. J Trauma 39(4):737–741

Galvagno SM Jr, Nahmias JT, Young DA (2019) Advanced trauma life support® update 2019: management and applications for adults and special populations. Anesthesiol Clin 37(1):13–32

Gennarelli TA, Wodzin E (2006) AIS 2005: a contemporary injury scale. Injury 37(12):1083–1091

Hahn RG (2013) Fluid therapy in uncontrolled hemorrhage-what experimental models have taught us. Acta Anaesthesiol Scand 57(1):16–28

Haltmeier T, Benjamin E, Siboni S, Dilektasil E, Inaba K, Demetriades D (2017) Prehospital intubation for isolated severe blunt traumatic brain injury: worse outcomes and higher mortality. Eur J Trauma Emerg Surg 43(6):731–739

Harrington DT, Connolly M, Biffl WL, Majercik SD, Cioffi WG (2005) Transfer times to definitive care facilities are too long: a consequence of an immature trauma system. Ann Surg 241(6):961–968

Hasler RM, Nuesch E, Juni P, Bouamra O, Exadaktylos AK, Lecky F (2011) Systolic blood pressure below 110 mm Hg is associated with increased mortality in blunt major trauma patients: multicentre cohort study. Resuscitation 82(9):1202–1207

Henriksson O, Lundgren PJ, Kuklane K, Holmer I, Giesbrecht GG, Naredi P, Bjornstig U (2015) Protection against cold in prehospital care: wet clothing removal or addition of a vapor barrier. Wilderness Environ Med. 26(1):11–20

Hill JG, Hardekopf SJ, Chen JW, Krieg JC, Bracis RB, Petrillo RJ, Long WB, Garrison JA, Edlich RF (2013) Successful resuscitation after multiple injuries in the wilderness. J Emerg Med 44(2):440–443

Höch A, Zeidler S, Pieroh P, Josten C, Stuby FM, Herath SC (2021) German pelvic trauma R: trends and efficacy of external emergency stabilization of pelvic ring fractures: results from the German pelvic trauma registry. Eur J Trauma Emerg Surg 47(2):523–531

Hubetamann B, Lefering R, Taeger G, Waydhas C, Ruchholtz S, Lendemans S and the DGU Trauma Registry (2011) Influence of prehospital fluid resuscitation on patients with multiple injuries in hemorrhagic shock in patients from the DGU trauma registry. J Emerg Trauma Shock 4(4):465–471

Hyde J, Sykes T, Graham T (1997) Reducing morbidity from chest drains. BMJ 314:914–915

Hyldmo PK, Vist GE, Feyling AC, Rognas L, Magnusson V, Sandberg M, Søreide E (2015) Is the supine position associated with loss of airway patency in unconscious trauma patients? A systematic review and meta-analysis. Scand J Trauma Resusc Emerg Med 23:50

Innerhofer P, Fries D, Mittermayr M, Innerhofer N, von Langen D, Hell T, Gruber G, Schmid S, Friesenecker B, Lorenz IH et al (2017) Reversal of traumainduced coagulopathy using first-line coagulation factor concentrates or fresh frozen plasma (RETIC): a single-Centre, parallel-group, open-label, randomised trial. Lancet Haematol. 4(6):e258–e271

John RT, Henricson J, Junker J, Jonson CO, Nilsson GE, Wilhelms D, Anderson CD (2018) A cool response-The influence of ambient temperature on capillary refill time. J Biophotonics 11(6):e201700371

Karason S, Reynisson K, Sigvaldason K, Sigurdsson GH (2014) Evaluation of clinical efficacy and safety of cervical trauma collars: differences in immobilization, effect on jugular venous pressure and patient comfort. Scand J Trauma Resusc Emerg Med 22:37

Kirkpatrick AW, Sirois M, Laupland KB, Liu D, Rowan K, Ball CG, Hameed SM, Brown R, Simons R, Dulchavsky SA et al (2004) Hand-held thoracic sonography for detecting post-traumatic pneumothoraces: the extended focused assessment with Sonography for trauma (EFAST). J Trauma 57(2):288–295

Kragh JF Jr, Dubick MA (2017) Bleeding control with limb tourniquet use in the Wilderness setting: review of science. Wilderness Environ Med. 28(2S):25–32

Langeron O, Birenbaum A, Amour J (2009) Airway management in trauma. Minerva Anestesiol 75(5):307–311

Leigh-Smith S, Harris T (2005) Tension pneumothorax-time for a re-think? J Emerg Med 22:8–16

Lockey DJ, Healey B, Crewdson K, Chalk G, Weaver AE, Davies GE (2015) Advanced airway management is necessary in prehospital trauma patients. Br J Anaesth 114(4):657–662

Lugnet V, McDonough M, Gordon L, Galindez M, Reyes NM, Sheets A, Zafren K, Paal P (2023) Termination of cardiopulmonary resuscitation in mountain rescue: a scoping review and ICAR MedCom 2023 Recommendations. High Alt Med Biol 24(4):274–286

Matsushima K, Benjamin E, Demetriades D (2015) Prothrombin complex concentrate in trauma patients. Am J Surg 209(2):413–417

Mikhail J (1999) The trauma triad of death: hypothermia, acidosis, and coagulopathy. AACN Clin Issues 10(1):85–94

Moore HB, Moore EE, Chapman MP, McVaney K, Bryskiewicz G, Blechar R, Chin T, Burlew CC, Pieracci F, West FB et al (2018) Plasma-first resuscitation to treat haemorrhagic shock during emergency ground transportation in an urban area: a randomised trial. The Lancet 392(10144):283–291

Ng KF, Cheung CW, Lee Y, Leung SW (2011) Low-dose desmopressin improves hypothermia-induced impairment of primary haemostasis in healthy volunteers. Anaesthesia 66(11):999–1005

ÖKAS (Österreichisches Kuratorium für Alpine Sicherheit) (2021) Trendsport Mountainbiken, Nutzungsverhalten und Unfallgeschehen. Eigenverlag, Innsbruck

Paal P, Herff H, Mitterlechner T, von Goedecke A, Brugger H, Lindner KH, Wenzel V (2010) Anaesthesia in prehospital emergencies and in the emergency room. Resuscitation 81(2):148–154

Pape HC, Lefering R, Butcher N, Peitzman A, Leenen L, Marzi I, Lichte P, Josten C, Bouillon B, Schmucker U et al (2014) The definition of polytrauma revisited: An international consensus process and proposal of the new 'Berlin definition'. J Trauma Acute Care Surg 77:780–786

Pepe PE, Roppolo LP, Fowler RL (2015) Prehospital endotracheal intubation: elemental or detrimental? Crit Care 19:121

Pietsch U, Knapp J, Kreuzer O, Ney L, Strapazzon G, Lischke V, Albrecht R, Phillips P, Rauch S (2018) Advanced airway management in hoist and long-line operations in mountain HEMS – considerations in austere environments: a narrative review, endorsed by the International Commission for Mountain Emergency Medicine (ICAR MedCom). Scand J Trauma Resusc Emerg Med. 26(1):23

Pietsch U, Lischke V, Pietsch C (2014) Benefit of mechanical chest compression devices in mountain HEMS: lessons learned from 1 year of experience and evaluation. Air Med J 33(6):299–301

Rauch S, Dal Capello T, Strapazzon G, Palma M, Bonsante F, Gruber E, Ströhle M, Mair P, Brugger H (2018) International Alpine Trauma Registry Study Group. Pre-hospital times and clinical characteristics of severe trauma patients: A comparison between mountain and urban/suburban areas. American Journal of Emergency Medicine 36:1749–1753

Rieger M, Sparr H, Esterhammer R, Fink C, Bale R, Czermak B, Jaschke W (2002) Modern CT diagnosis of acute thoracic and abdominal trauma. Radiologe 42(7):556–563

Roberts DJ, Leigh-Smith S, Faris PD, Blackmore C, Ball CG, Robertson HL, Dixon E, James MT, Kirkpatrick AW, Kortbeek JB, Stelfox HT (2015) Clinical presentation of patients with tension pneumothorax: a systematic review. Ann Surg 261(6):1068–1078

Rossaint R, Afshari A, Bouillon B, Cerny V, Cimpoesu D, Curry N, Duranteau J, Filipescu D, Grottke O, Grønlykke L et al (2023) The european guideline on management of major bleeding and coagulopathy following trauma: sixth edition. Crit Care 27:80

Schauer SG, April MD, Naylor JF, Fisher AD, Cunningham CW, Ryan KL, Thomas KC, Brillhart DB, Fernandez JRD, Antonacci MA (2017) QuikClot® combat gauze® use by ground forces in afghanistan the prehospital trauma registry experience. J Spec Oper Med 17(2):101–106

Schulman JE, O'Toole RV, Castillo RC, Manson T, Sciadini MF, Whitney A, Pollak AN, Nascone JW (2010) Pelvic ring fractures are an independent risk factor for death after blunt trauma. J Trauma 68:930–934

Simmons JW, Powell MF (2016) Acute traumatic coagulopathy: pathophysiology and resuscitation. Br J Anaesth 117(suppl 3):iii31–iii43

Snaith B, Hardy M, Walker A (2011) Emergency ultrasound in the prehospital setting: the impact of environment on examination outcomes. Emerg Med J 28(12):1063–1065

Spaite DW, Hu C, Bobrow BJ, Chikani V, Sherrill D, Barnhart B, Gaither JB, Denninghoff KR, Viscusi C, Mullins T, Adelson PD (2017) Mortality and prehospital blood pressure in patients with major traumatic brain injury: implications for the hypotension threshold. JAMA Surg 152(4):360–368

Sperry JL, Guyette FX, Brown JB, Yazer MH, Triulzi DJ, Early-Young BJ, Adams PW, Daley BJ, Miller RS, Harbrecht BG et al (2018) Prehospital plasma during air medical transport in trauma patients at risk for hemorrhagic shock. N Engl J Med 379(4):315–326

Strapazzon G, Procter E, Paal P, Brugger H (2014) Pre-hospital core temperature measurement in accidental and therapeutic hypothermia. High Alt Med Biol 15(2):104–111

Sumann G, Moens D, Brink B, Brodmann Maeder M, Greene M, Jacob M, Koirala P, Zafren K, Ayala M, Musi M, et al (2020) Multiple trauma management in mountain environments – a scoping review. Evidence based guidelines of the international commission for mountain emergency medicine (ICAR MedCom). Intended for physicians and other advanced life support personnel. Scand J Trauma Resusc Emerg Med 28(1):117

Sumann G, Paal P, Mair P, Ellerton J, Dahlberg T, Zen-Ruffinen G, Zafren K, Brugger H (2009) Fluid management in traumatic shock: a practical approach for mountain rescue. Official recommendations of the International Commission for Mountain Emergency Medicine (ICAR MEDCOM). High Alt Med Biol Spring 10(1):71–5

Sumann G, Skaiaa SC, Brodmann-Maeder M (2021) Multiple trauma, chapt 14, survival after pre-hospital CPR following multiple trauma. In: Brugger H, Zafren K, Festi L (Hrsg) Mountain emergency medicine. Edra S.p.A., Milano, Italy 155. ISBN 978-88-214-4733-4, eISBN 978-88-214-4734-1

Thomassen O, Skaiaa SC, Assmuss J, Østeras Ø, Heltne JK, Wik L, Brattebo G (2017) Mountain rescue cardiopulmonary resuscitation: a comparison between manual and mechanical chest compressions during manikin cardio resuscitation. Emerg Med J 34(9):573–577

Timmermann A, Russo SG, Eich C, Roessler M, Braun U, Rosenblatt WH, Quintel M (2007) The out-of-hospital esophageal and endobronchial intubations performed by emergency physicians. Anesth Analg 104(3):619–623

Tomazin I, Vegnuti M, Ellerton J, Reisten O, Sumann G, Kersnik J (2012) Factors impacting on the activation and approach times of helicopter emergency medical services in four Alpine countries. Scand J Trauma Resusc Emerg Med 20:56

Tscherne H, Oestern HJ, Sturm JA (1984) [Stress tolerance of patients with multiple injuries and its significance for operative care.]. Langenbecks Arch Chir 364:71–77

Tsuei BJ, Kearney PA (2004) Hypothermia in the trauma patient. Injury 35(1):7–15

Valdez C, Sarani B, Young H, Amdur R, Dunne J, Chawla LS (2016) Timing of death after traumatic injury–a contemporary assessment of the temporal distribution of death. J Surg Res 200(2):604–609

Walker SP, Barratt SL, Thompson J, Maskell NA (2018) Conservative management in traumatic pneumothoraces: an observational study. Chest 153(4):946–953

Wilson H, Ellsmere J, Tallon J, Kirkpatrick A (2009) Occult pneumothorax in the blunt trauma patient: tube thoracostomy or observation? Injury 40(9):928–931

Winterberger E, Jacomet H, Zafren K, Zen Ruffinen G, Jelk B (2008) The use of extrication devices in crevasse accidents: official statement of the international commission for mountain emergency medicine and the terrestrial rescue commission of the international commission for alpine rescue intended for physicians, paramedics, and mountain rescuers. Wilderness Environ Med 19(2):108–110

Young B (2003) The intubating laryngeal-mask airway may be an ideal device for airway control in the rural trauma patient. Am J Emerg Med 21(1):80–85

Zhu TH, Hollister L, Opoku D, Galvagno SM (2018) Improved survival for rural trauma patients transported by helicopter to a verified trauma center: a propensity score analysis. Acad Emerg Med 25(1):44–53

Ziegler B, Bachler M, Haberfellner H, Niederwanger C, Innerhofer P, Hell T, Kaufmann M, Maegele M, Martinowitz U, Nebl C, et al (2021) FIinTIC study group. Efficacy of prehospital administration of fibrinogen concentrate in trauma patients bleeding or presumed to bleed (FIinTIC): a multicentre, double-blind, placebo-controlled, randomised pilot study. Eur J Anaesthesiol 38(4):348–357

Blitzunfälle im Gebirge

Peter Paal und Mathias Ströhle

Inhaltsverzeichnis

M. M. Berger et al. (Hrsg.), *Alpin- und Höhenmedizin*,
https://doi.org/10.1007/978-3-662-69578-4_28

Weltweit schlagen bis zu 100 Blitze pro Sekunde auf der Erde ein, was 8 Mio. Blitzeinschlägen pro Tag entspricht (Cooper und Holle 2019). Im letzten Jahrzehnt reduzierte sich die Anzahl der an Blitzeinschlag Verstorbenen in den USA von ungefähr 50 Personen pro Jahr auf unter 20 Personen pro Jahr. 80 % aller Verstorbenen sind männlich und meistens geschah der Blitzschlag beim Sport, Angeln oder Arbeiten. Während in vielen Industrienationen aufgrund der Automatisierung die Zahl an tödlichen Blitztreffern bei 0,2–1,7 Todesfällen pro 1 Mio. Einwohnern und Jahr liegt, ist in Entwicklungsländern wegen der Arbeit am Feld mit bis zu 6 Todesfällen pro 1 Mio. Einwohner pro Jahr zu rechnen (Holle 2010). Es ist somit anzunehmen, dass weltweit pro Jahr mehr als 250.000 Menschen von einem Blitz getroffen werden (MMWR 1998), wobei 90 % aller Blitzunfälle überlebt und in 70 % Folgeschäden davongetragen werden (Cooper et al. 2012). In den österreichischen Alpen liegt die Wahrscheinlichkeit vom Blitz getroffen zu werden bei einem Fall pro 1 Mio. Einwohner und Jahr (Ströhle et al. 2018).

Die häufigste Todesursache ist ein sofortiger Atem- und Herzstillstand (Scantling et al. 2016). Wird nach Eintreten eines Herzstillstandes sofort eine kardiopulmonale Reanimation (CPR) durchgeführt, besteht eine gute Überlebenschance (Lott et al. 2021).

Bei einem Gewitter ist man der Gefahr eines Blitzschlages ausgesetzt, wenn man sich im Freien befindet. Wanderer und Bergsteiger sind besonders gefährdet, da sie sich häufig nicht rechtzeitig an einen geschützten Ort begeben können. Trotzdem können Todesfälle und Verletzungen durch Blitzschlag auch im Gebirge weitgehend vermieden werden, wenn entsprechende Vorsichtsmaßnahmen getroffen werden.

28.1 Prävention

Bei einem Gewitter den Aufenthalt im Freien zu vermeiden, ist mit Abstand die wichtigste Vorsichtsmaßnahme. Bei Bergtouren sollte man deshalb den aktuellen Wetterbericht beachten. Heftige Gewitter mit Blitzen entstehen hauptsächlich in den Sommermonaten von Juni bis August zwischen 12 und 18 Uhr, wenn an heißen, schwülen Tagen die Atmosphäre maximal aufgeladen ist.

Blitze entstehen in der Regel in der Nähe von Quellwolken, können jedoch auch kilometerweit vor einer Gewitterfront einschlagen oder dieser nachfolgen. Somit können Blitze oft unerwartet auch bei klarem Himmel und ohne Regen auftreten. Je ein Drittel der Blitze tritt vor, während und nach dem Gewitterregen auf. Die 30–30-Regel besagt, dass die Gefahr, von einem Blitz getroffen zu werden, hoch ist, wenn der zeitliche Abstand zwischen dem Blitz und dem Donner weniger als 30 s (einer Entfernung von 10 km entsprechend) beträgt und dass man erst 30 min nach dem letzten Blitzeinschlag auf die Erde wieder ins Freie gehen sollte.

Der sicherste Ort während eines Gewitters ist eine Hütte oder ein Schutzhaus mit geschlossenen Türen und Fenstern. In kleinen offenen Hütten und Unterständen hingegen besteht die Gefahr von Seitenblitzen. Zelte sind ebenfalls nicht sicher, da Zeltstangen aus Metall wie Blitzableiter wirken. Größere Felshöhlen und Mulden können Sicherheit bieten, hingegen können kleine Nischen, Überhänge und Wasser führende Bachbette sogar gefährlicher sein als das offene Terrain (▶ Abb. 28.1 und 28.2).

Wird man im Gebirge von einem Gewitter überrascht, sollte man sich von Graten und Gipfeln fernhalten und einzelne Bäume, Seilbahnen, Skilifte und Stromleitungen meiden. Nahe einer Felswand gibt

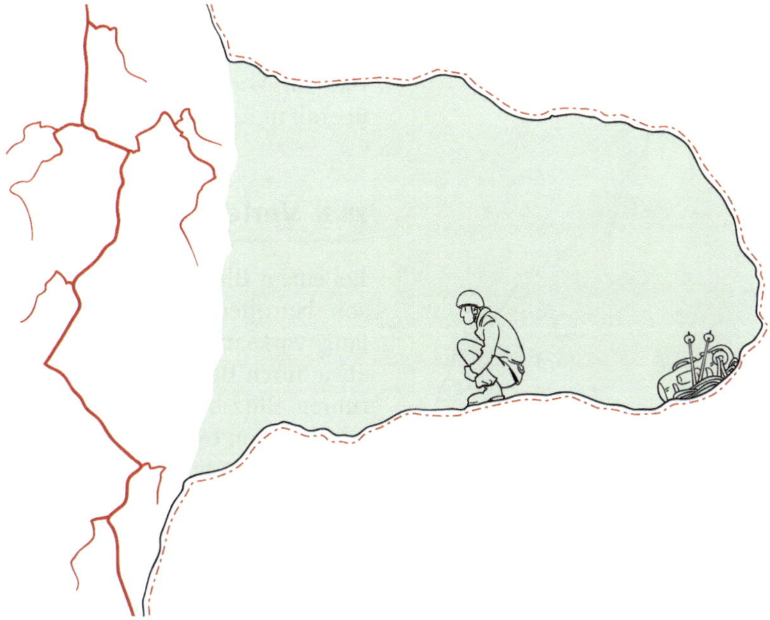

■ **Abb. 28.1** Große Felshöhlen bieten ausreichenden Schutz vor Blitzeinschlägen. (Illustration von Lisa Manneh für den Österreichischen Alpenverein, mit freundl. Genehmigung von Peter Plattner)

es ein relativ sicheres Dreieck, dessen Seitenlänge am Boden der Höhe der Wand entspricht. Um die Gefahr von Bodenströmen zu verringern, empfiehlt sich ein Abstand von mindestens 1 m zur Wand (■ Abb. 28.3 und 28.4).

Ein schütterer Wald bietet mehr Schutz als eine freie Lichtung, auf der ein Mensch wie ein Blitzableiter wirken kann. Auf einem Gletscher ist es besser, eine Schneehöhle zu graben und sich dort aufzuhalten, anstatt auf der Oberfläche exponiert zu sein. Im freien Gelände sollte man mit geschlossenen Beinen eine Kauerstellung einnehmen und den Boden mit der kleinstmöglichen Fläche berühren, um Kriechströme zu vermeiden (■ Abb. 28.5 und 28.6).

Man kann sich auch auf ein trockenes Seil setzen, sollte sich aber nicht flach auf den Boden legen. Metall zieht Elektrizität entgegen einer weitverbreiteten Meinung nicht an, ist aber ein guter elektrischer Leiter. Metallteile sollten deshalb nicht über Schulterhöhe getragen werden, um das Risiko, als Blitzableiter zu fungieren, zu minimieren (z. B. herausragende Eispickel, Skier oder Skistöcke).

Elektronische Geräte wie Mobiltelefone oder Funkgeräte sollten zentral im Rucksack verstaut werden. Eispickel, Karabiner, Kletterhaken, Skistöcke und Steigeisen sollten in sicherer Entfernung von den Bergsteigern abgelegt werden. Stehen Metallgegenstände in direktem Kontakt mit der Haut, kann es im Fall einer Blitzentladung zu schweren Verbrennungen kommen.

Beim Klettern sollte man auch während eines Gewitters einen Helm tragen und an der Wand gesichert bleiben, um Aufprallverletzungen des Kopfes zu vermeiden. Auf einem Klettersteig sollte man sich, wenn sicher möglich, von Drahtseilen und Eisenleitern entfernen. Blitzschläge können aber auch feuchten Kletterseilen folgen. Wenn man ein Kribbeln an der Haut verspürt oder einem die Haare zu Berge stehen (■ Abb. 28.7), sollte man so schnell wie

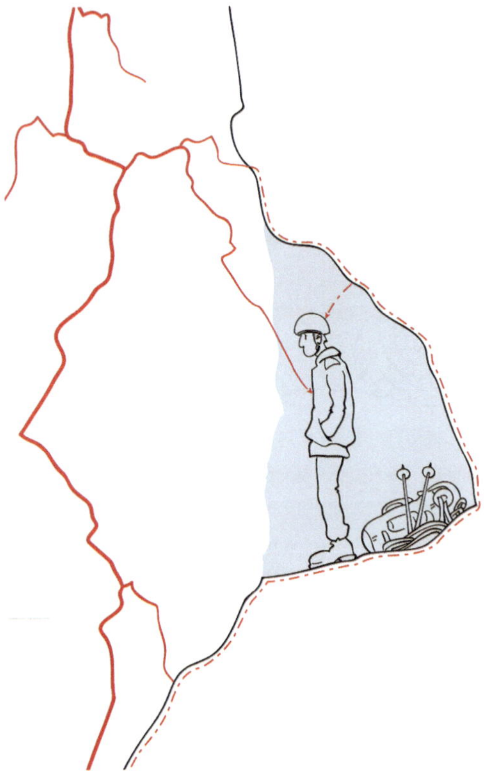

Abb. 28.2 Kleine Felshöhlen bieten keinen ausreichenden Schutz vor Blitzeinschlägen. (Illustration von Lisa Manneh für den Österreichischen Alpenverein, mit freundl. Genehmigung von Peter Plattner)

möglich mit geschlossenen Beinen in Kauerstellung gehen.

Knistern oder eine sichtbare Funkenentladung an exponierten Stellen – das sog. Elmsfeuer – deutet auf einen unmittelbar bevorstehenden Blitzeinschlag hin. Sind mehrere Personen einem Gewitter ausgesetzt, sollten sie voneinander Abstand halten, um bei einem Blitzeinschlag einen Massenunfall zu vermeiden.

Die Organisatoren von öffentlichen Veranstaltungen in den Bergen sollten mit den Behörden Sicherheitsvorkehrungen treffen, Evakuierungspläne ausarbeiten und die Veranstaltung im Falle eines drohenden Gewitters nach der 30–30-Regel absagen oder verschieben. Zuschauertribünen sollten mit Blitzableitern gesichert werden. Sogenannte Blitzdetektoren werden v. a. in Nordamerika zur Vorwarnung eingesetzt und sollten überall in Erwägung gezogen werden.

28.2 Verletzungsmechanismen

Bei einem Blitzunfall ist meist nur eine Person betroffen. Im Gegensatz zum relativ lang wirksamen elektrischen Stromunfall, etwa durch Berührung von Stromleitungen, führen Blitzschläge zu massiver Stromeinwirkung von extrem kurzer Dauer (Cooper et al. 2012). Die Unterschiede zwischen einem Blitzschlag und einem Stromunfall sind in Tab. 28.1 wiedergegeben.

Dabei sind unterschiedliche Verletzungsmechanismen möglich:

- Personen können direkt vom Hauptblitz getroffen werden. Diese Unfälle sind meist tödlich.
- Häufiger springt ein sog. Seitenblitz von einem nahe stehenden Baum oder einem anderen Objekt, z. B. einem Fels, auf eine Person über.
- Kontaktverletzungen können durch die Berührung von Gegenständen entstehen, die von einem Blitz getroffen werden oder den Blitzstrom ableiten, wie z. B. Verankerungen, Seile oder Leitern eines Klettersteiges.
- Wenn ein Blitz in den Boden einschlägt, breitet sich der Strom kreisförmig aus. Liegen die Erdungspunkte einer Person unterschiedlich weit von der Einschlagstelle entfernt, entsteht ein Spannungsgefälle, sodass zwischen den beiden Berührungspunkten Strom durch den Körper fließen kann. Dies wird als Kriechstrom bezeichnet (Abb. 28.6).
- Verletzungen können durch die Schockwelle des Blitzschlags oder durch unkontrollierte Muskelkontraktionen aufgrund des Stromschlages entstehen, so können z. B. Bergsteiger das Gleichgewicht verlieren und abstürzen oder beim

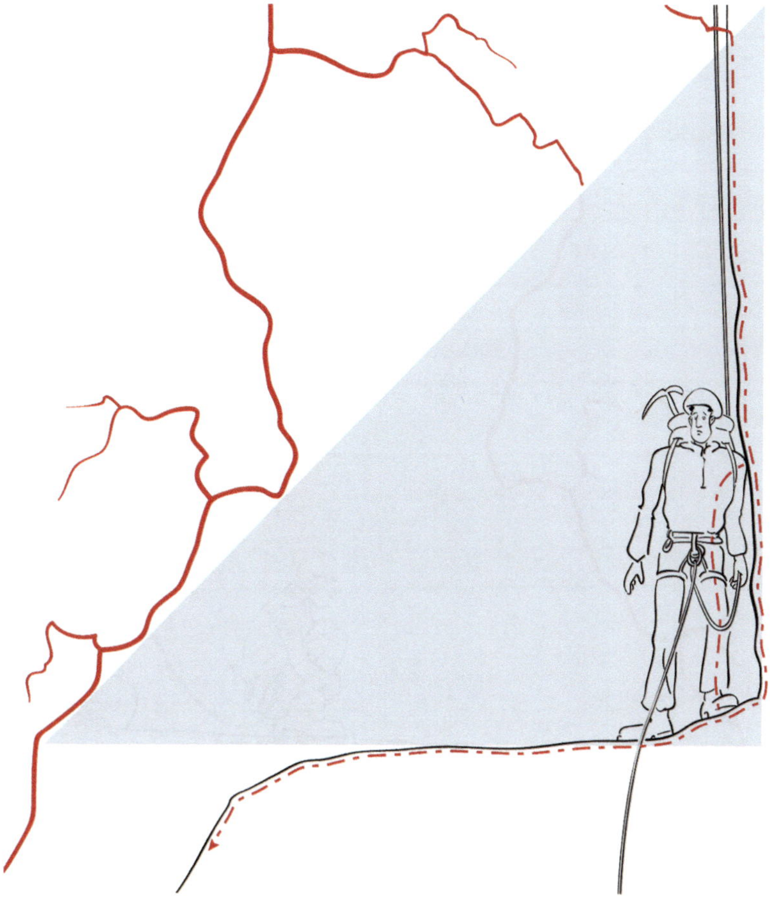

Abb. 28.3 Nahe einer Felswand gibt es ein relativ sicheres Dreieck, dessen Seitenlänge am Boden der Höhe der Wand entspricht. (Illustration von Lisa Manneh für den Österreichischen Alpenverein, mit freundl. Genehmigung von Peter Plattner)

Klettern aus der Wand geschleudert werden.

28.3 Verletzungen

Direkte Blitzverletzungen werden durch Hochspannung, Hitzeentwicklung und Explosionskraft hervorgerufen. Die häufigsten Todesursachen sind ein Herz- oder Atemstillstand. Einerseits kann die direkte Blitzeinwirkung am Myokard Kammerflimmern oder Asystolie auslösen, andererseits kann der Blitz durch die Lähmung des zentralen Atemzentrums im Gehirn einen primären Atemstillstand verursachen, der erst nach mehreren Minuten durch die damit verbundene Hypoxie zu einem sekundären Herzstillstand führt.

Im zweiten Fall kann durch eine rechtzeitige künstliche Beatmung die Zeit bis zum Wiedereinsetzen der Spontanatmung überbrückt werden. Tritt die Herzaktion nach 20–30 min hochqualitativer CPR nicht ein, so kann ein Abbruch der CPR in Betracht gezogen werden (Lugnet et al.

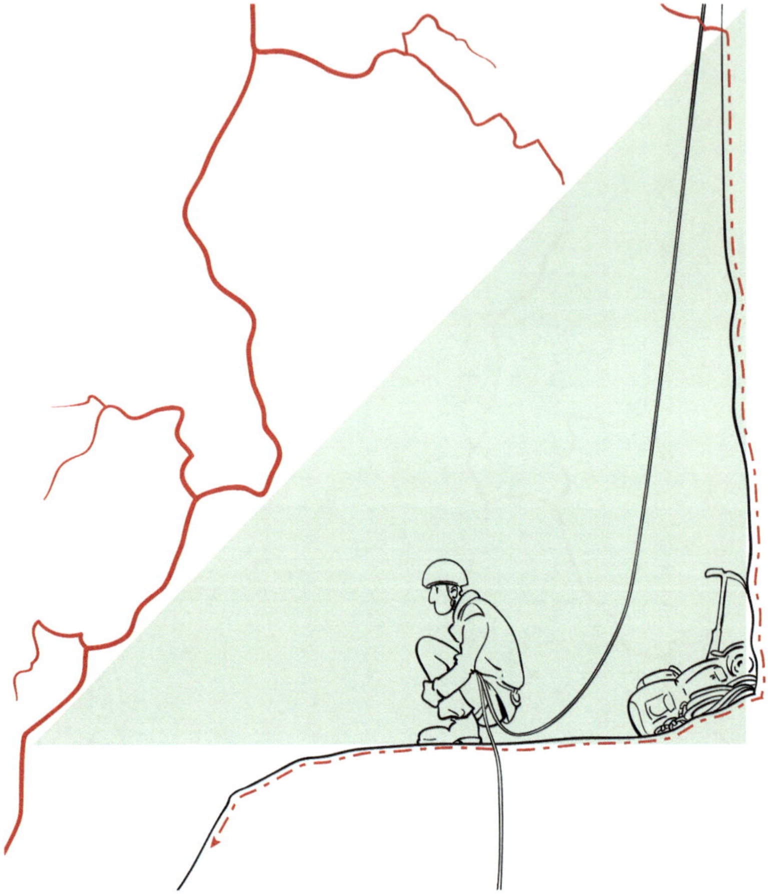

Abb. 28.4 Auch in diesem relativ sicheren Dreieck sollte man in die Kauerstellung gehen. (Illustration von Lisa Manneh für den Österreichischen Alpenverein, mit freundl. Genehmigung von Peter Plattner)

2023). Indirekt können durch einen Blitzschlag auch schwere Absturzunfälle verursacht werden.

Zentral bedingte neuropsychiatrische Veränderungen wie Verwirrtheit, Gedächtnisstörungen, epileptische Anfälle, Taubheit und Erblindung können ebenso auftreten, sind aber meist reversibel. Durch Blitzschlag verursachte periphere Lähmungen an Armen und Beinen bilden sich in der Regel innerhalb von Stunden zurück, können in Einzelfällen jedoch über Monate oder sogar das restliche Leben lang bestehen bleiben.

Verbrennungen werden direkt durch den Blitzschlag ausgelöst und können auf der Haut punktuell oder linear auftreten. Baumartig verzweigte Streifen auf der Haut, sog. Blitzfiguren, sind keine echten Verbrennungen, sondern oberflächliche Effloreszenzen, die durch einen „elektronischen Schauer" erzeugt werden. Sie gelten als Beweis für einen Blitzunfall und verblassen oft innerhalb von Stunden (Abb. 28.8).

Häufig folgen die Verbrennungen den Schweißfalten des Körpers, z. B. der Medianlinie im Bereich von Brust und Bauch und der mittleren Axillarlinie. Durch die

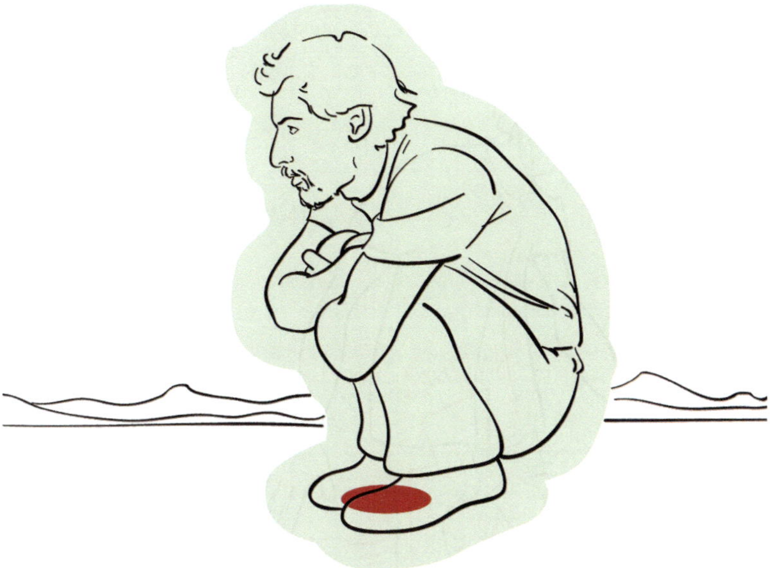

Abb. 28.5 Im freien Gelände sollte man mit geschlossenen Beinen in Kauerstellung gehen und den Boden mit der kleinstmöglichen Fläche berühren. (Illustration von Lisa Manneh für den Österreichischen Alpenverein, mit freundl. Genehmigung von Peter Plattner)

explosionsartige Verdunstung des Schweißes können den Betroffenen Kleidung und Schuhe vom Körper gerissen werden. Blitzverletzungen können sofort oder nach einer zeitlichen Verzögerung auftreten (Tab. 28.2).

28.4 Risikoabschätzung und -management beim Rettungseinsatz

Rettungseinsätze bei Gewitterneigung sind hochriskant. Gewitter gefährden die Sicherheit von Luftfahrzeugen aufgrund von Blitzen, Hagelschauern und starken Winden. Zudem kann die Crew während der Erstversorgung des Patienten außerhalb des Hubschraubers vom Blitz getroffen werden. Besteht Blitzgefahr, müssen die Rettungskräfte deshalb den Vorteil einer raschen Bergung für den Patienten gegenüber dem Risiko für die Rettungsmannschaft abwägen und entscheiden, ob die Evakuierung zu verantworten ist.

28.5 Patientenbeurteilung und Erstversorgung

Wie bei allen vital bedrohlichen Notfällen sollte der Ersthelfer Bewusstsein und Atmung kontrollieren. Falls notwendig, sollte er sofort mit den lebensrettenden Basismaßnahmen (Basic Life Support, BLS) beginnen und diese bis zum Eintreffen des Notarztteams fortsetzen (Olasveengen et al. 2021). BLS schließt auch den Einsatz eines halbautomatischen externen Defibrillators (AED) ein, der bei Blitzunfällen so rasch wie möglich verfügbar sein sollte (Elsensohn et al. 2011). Dadurch kann ein Kammerflimmern wieder in eine normale Herzaktion übergeführt werden (Perkins et al. 2021).

Nach einem Blitzschlag kann die paradoxe Situation auftreten, dass beim Verletzten zwar ein Puls, aber keine Atmung feststellbar ist (induziert durch einen primären Atemstillstand). In diesem besonderen Fall ist eine künstliche Beatmung ausreichend, und sie sollte fortgesetzt werden, bis eine

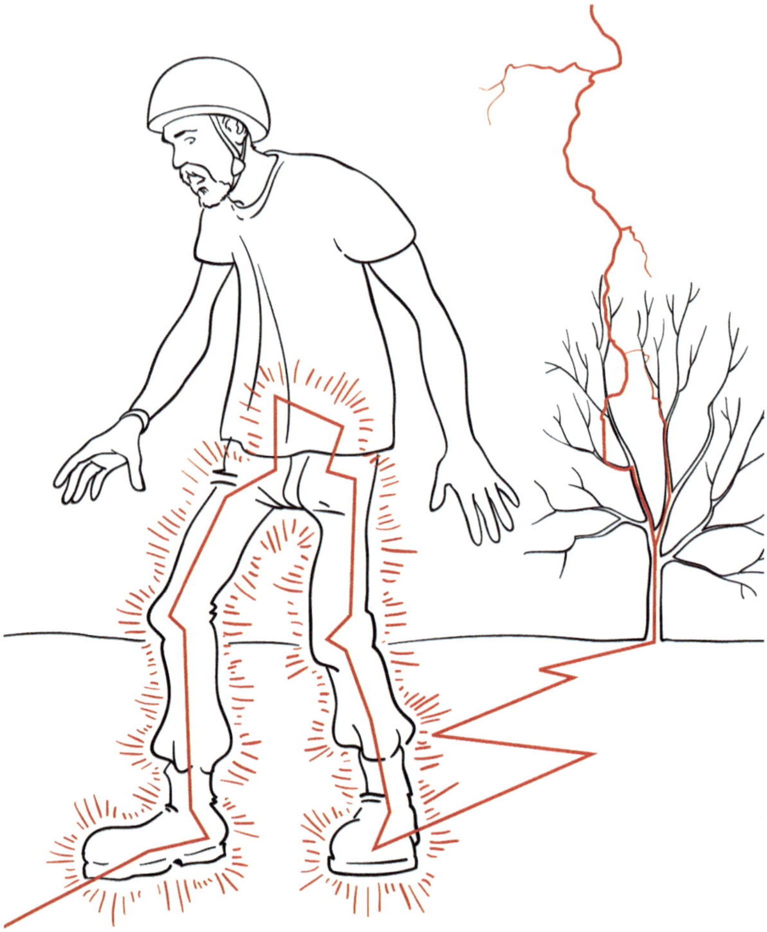

Abb. 28.6 Sind die Beine einer Person unterschiedlich weit von einer Blitzeinschlagstelle entfernt, entsteht ein Spannungsgefälle, sodass Strom durch den Körper fließen kann. (Illustration von Lisa Manneh für den Österreichischen Alpenverein, mit freundl. Genehmigung von Peter Plattner)

suffiziente Spontanatmung wieder einsetzt (Paal et al. 2006, 2007).

Bei Verdacht auf schwere Verletzungen sollte das Unfallopfer entsprechend den aktuellen Traumaguidelines versorgt werden (DGU 2022). Das Fehlen äußerer Verletzungen schließt innere Organschäden nicht aus (▶ Kap. 26). Da Folgeerscheinungen von Blitzverletzungen erst nach Stunden auftreten können, sollten Blitzopfer prinzipiell zur Beobachtung in ein Krankenhaus eingewiesen werden (Zafren et al. 2005).

> Die Sicherheit der Rettungsmannschaften hat Vorrang. Jede Person mit linearen Verbrennungsmustern, neurologischen Alterationen, Hörverlust oder explosionsartig zerstörten Kleidern sollte als Blitzopfer behandelt werden.

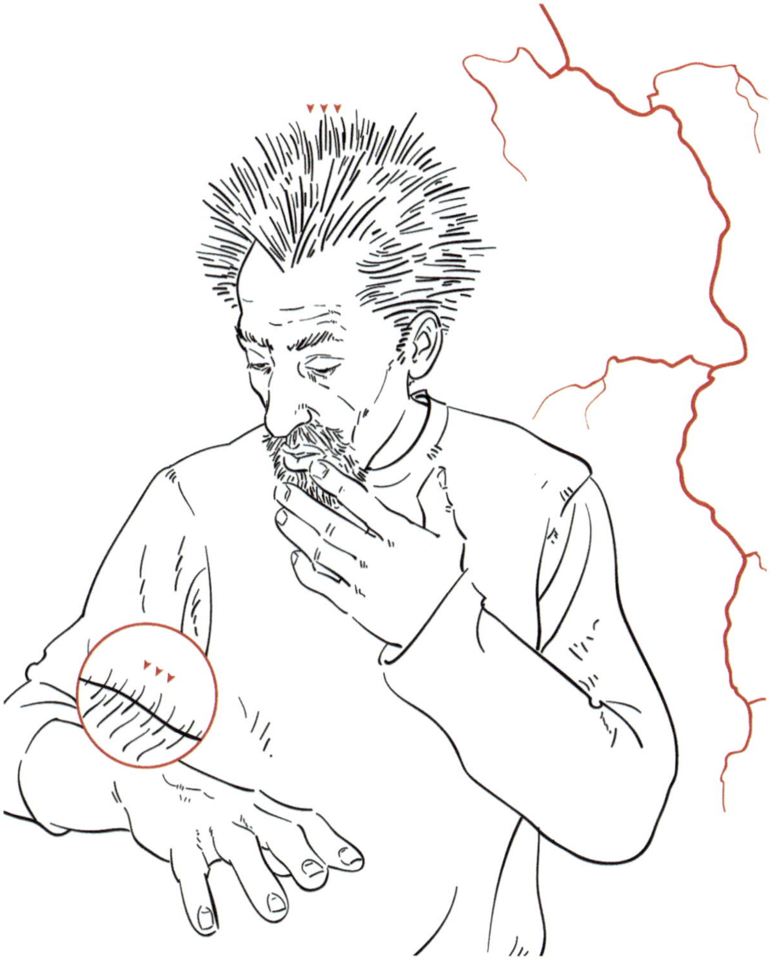

Abb. 28.7 Wenn einem die Haare zu Berge stehen, sollte man so schnell wie möglich mit geschlossenen Beinen in Kauerstellung gehen. (Illustration von Lisa Manneh für den Österreichischen Alpenverein, mit freundl. Genehmigung von Peter Plattner)

28.6 Triage

In seltenen Fällen kann ein einzelner Blitzschlag mehrere Personen gleichzeitig treffen. Im Gegensatz zu anderen Triagesituationen, in denen Verletzte mit erhaltenen Vitalfunktionen (Bewusstsein, Atmung, Kreislauf) vorrangig versorgt werden, hat beim Blitzunfall die kardiopulmonale Reanimation von Personen ohne Vitalfunktion Priorität.

> Blitzopfer profitieren in hohem Maße von einer kardiopulmonalen Reanimation, wenn sie keinen schweren Organschaden erlitten haben, da Atem- und Herzstillstand bei frühzeitiger Hilfe innerhalb der ersten Minuten reversibel sind. Bei primärem Atemstillstand kann die alleinige künstliche Beatmung lebensrettend sein.

Blitzschlaglegenden, die sich als unwahr erwiesen haben, sind:

Tab. 28.1 Unterschiede zwischen Blitz- und Starkstromunfall. (Mod. nach Cooper et al. 2012)

Faktor	Blitzunfall	Starkstromunfall
Stromstärke	10–100 Mio. Volt, 50.000 Ampere	Normalerweise wesentlich niedriger
Expositionsdauer	Wenige Millisekunden	Sekunden
Ausbreitung	Über Körperoberfläche und Körperöffnungen	Ins Körperinnere
Verbrennungen	Oberflächlich, gering	Tief, hochgradig
Niere	Geringe Myo- und Hämoglobinurie	Hohes Risiko für Nierenversagen wegen ausgeprägter Myoglobinurie
Fasziotomie	Selten notwendig	Häufig frühzeitig und großflächig nötig
Stumpfe Verletzung	Explosionswirkung	Absturz

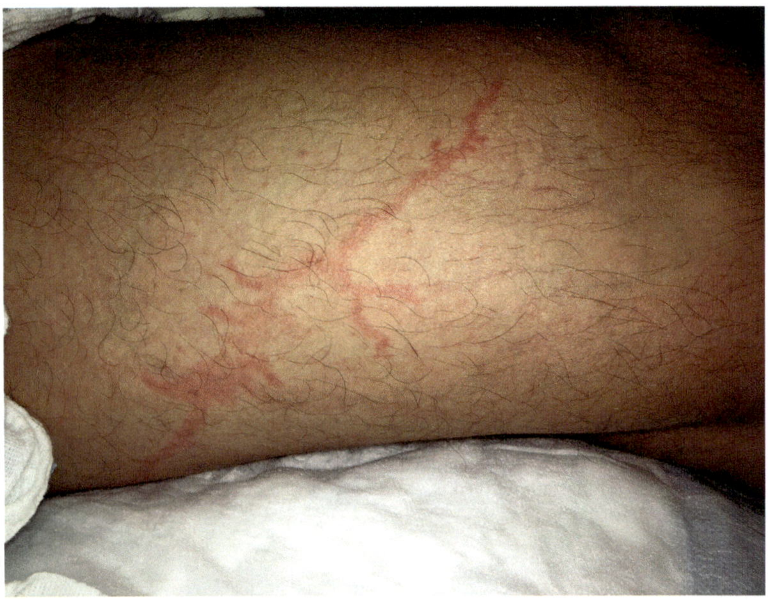

Abb. 28.8 „Blitzfiguren", Lichtenberg-Formation, am Körper eines Patienten nach Blitzschlag. (Mit freundl. Genehmigung von Mathias Ströhle)

Tab. 28.2 Unterschiede zwischen akuten und verzögert auftretenden Blitzverletzungen. (Mod. nach Cooper et al. 2012)

Akute Blitzverletzungen	Verzögert auftretende Blitzverletzungen
Herzstillstand und andere Myokardschäden	Neurologische Ausfälle
Pulmonale Verletzungen	Psychiatrische Auffälligkeiten
Neurologische Ausfälle	Gedächtnisstörungen
Epilepsie	Aufmerksamkeitsstörungen
Hörschaden (z. B. durch Trommelfellverletzung)	Persönlichkeitsveränderungen
Amnesie und Verwirrtheit	Emotionale Irritabilität
Vertigo	Chronische Schmerzen
Prellungen durch Sturz infolge der Explosionskraft	Epilepsie
Muskel- oder Skelettverletzungen durch massive Muskelkontraktion	

- Es sei gefährlich, ein Blitzschlagopfer zu berühren.
- Ein Blitz schlage nie ein zweites Mal an derselben Stelle ein.
- Ein Blitz schlage immer in das höchste Objekt ein.

Fazit

Bei Gewitter sollte man Grate und Gipfel sowie einzeln stehende Bäume meiden. Der Abstand zur Felswand sollte mindestens 1 m betragen, um Kriechströme zu vermeiden. Blitze folgen Wasserrinnen, nassen Seilen, Drahtseilen und Metallleitern, deshalb sollte man Distanz davon halten. Knisternde Laute, Elmsfeuer und Haare, die zu Berge stehen, weisen auf einen unmittelbar bevorstehenden Blitzeinschlag hin, man sollte in eine hockende Position mit den Füßen eng nebeneinander gehen. Die Erstversorgung von Blitzopfern richtet sich grundsätzlich nach den gültigen Reanimationsrichtlinien; davon abweichend kann eine frühe Defibrillation bei Kammerflimmern oder eine prolongierte Beatmung bei isoliertem Atemstillstand lebensrettend sein.

Literatur

Cooper MA, Holle RL (2019) reducing lightning injuries worldwide. Springer International Publishing. 978-3-319-77561-6. ► https://doi.org/10.1007/978-3-319-77563-0

Cooper M, Holle R, Andrews C, Blumenthal R (2012) Lightning Injuries. In: Auerbach P (Hrsg) Wilderness medicine. Elsevier, Mosby, Philadelphia, S 60–101

Deutsche Gesellschaft für Unfallchirurgie e. V. (2022) S3-Leitlinie Polytrauma/Schwerverletzten-Behandlung AWMF-Registernummer 187-023, Version 4.0. ► https://register.awmf.org/de/leitlinien/detail/187-023

Elsensohn F, Soteras I, Resiten O, Ellerton J, Brugger H, Paal P (2011) Equipment of medical backpacks in mountain rescue. High Alt Med Biol 12:343–347

Holle R (2010) Lightning fatalities in tropical and subtropical regions. In: 29th Conference on Hurricanes and Tropical Meteorology. May 10–14, Tucson, Arizona American Meteorological Society

Lott C, Truhlář A, Alfonzo A, Barelli A, González-Salvado V, Hinkelbein J, Nolan JP, Paal P, Perkins GD, Thies KC, Yeung J, Zideman DA, Soar J; ERC Special Circumstances Writing Group Collaborators (2021) European Resuscitation Council Guidelines 2021: Cardiac arrest in special circumstances. Resuscitation Apr;161:152–219. ► https://doi.org/10.1016/j.resuscitation.2021.02.01

Lugnet V, McDonough M, Gordon L, Galindez M, Reyes NM, Sheets, Zafren K, Paal (2023) Termination of cardiopulmonary resuscitation in mountain rescue: A Scoping Review and ICAR MEDCOM 2023 Recommendations. High Alt Med Biol 2023 Dex:24(4):274–286. ▶ https://doi.org/10.1089/ham.2023.0068

MMWR (1998) Lightning-associated deaths-United States, 1980–1995. Morb Mortal Wkly Rep 47:391–394

Olasveengen TM, Semeraro F, Ristagno G, Castren M, Handley A, Kuzovlev A, Monsieurs KG, Raffay V, Smyth M, Soar J, Svavarsdottir H, Perkins GD (2021) European Resuscitation Council Guidelines 2021: Basic Life Support. Resuscitation Apr;161:98–114

Paal P, Ellerton J, Sumann G, Demetz F, Mair P, Brugger H (2007) Basic life support ventilation in mountain rescue. Official recommendations of the international commission for mountain emergency medicine (ICAR MEDCOM). High Alt Med Biol 8:147–154

Paal P, Falk M, Sumann G, Demetz F, Beikircher W, Gruber E, Ellerton J, Brugger H (2006) Comparison of mouth-to-mouth, mouth-to-mask and mouth-to-face-shield ventilation by lay persons. Resuscitation 70:117–123

Perkins, GD, Graesner JT, Semeraro F, Olasveengen T, Soar J, Lott C, Van de Voorde P, Madar J, Zideman D, Mentzelopoulos S, Bossaert L, Greif R, Monsieurs K, Svavarsdóttir H, Nolan JP; European Resuscitation Council Guideline Collaborators (2021) European resuscitation council guidelines 2021: executive summary. Resuscitation Apr 161:1–60. ▶ https://doi.org/10.1016/j.resuscitation.2021.02.003

Scantling D, Frank B, Pontell ME, Medinilla S (2016) Inducing therapeutic hypothermia in cardiac arrest caused by lightning strike. Wilderness Environ Med. 27(3):401–404

Ströhle, Wallner B, Lanthaler M, Rauch S, Brugger H, Paal P (2018) Lightning accidents in the Austrian alps – a 10-year retrospective nationwide analysis. Scandinavian Journal of Trauma, Resuscitation and Emergency Medicine Sep 10;26(1):74. ▶ https://doi.org/10.1186/s13049-018-0543-9

Akzidentelle Hypothermie

Simon Rauch, Peter Paal und Hermann Brugger

Inhaltsverzeichnis

M. M. Berger et al. (Hrsg.), *Alpin- und Höhenmedizin*,
https://doi.org/10.1007/978-3-662-69578-4_29

29

29.1 Klinische Stadieneinteilung

29.1.1 Die klassische Schweizer Klassifikation

In der klassischen Schweizer Klassifikation wird die akzidentelle Hypothermie anhand von Kernkörpertemperatur (KKT) und klinischen Zeichen (d. h. Kältezittern, Bewusstseinslage, Vitalzeichen) in vier Schweregrade eingeteilt (◘ Tab. 29.1) (Durrer et al. 2003, 2001). Kältezittern ist das Hauptsymptom bei milder und moderater Hypothermie und sistiert in der Regel bei einer KKT von < 30–32 °C. Der Bewusstseinszustand und Eintritt des Kreislaufstillstandes sind nicht immer rein temperaturabhängig, was unterstreicht, dass die klinischen Zeichen der Hypothermie individuell verschieden auftreten und von Begleiterkrankungen (z. B. Intoxikation) und dem Vorliegen eines Traumas abhängig sein können.

Die klinische Stadieneinteilung (Durrer et al. 2003) und das Management bei Hypothermie sind in ◘ Tab. 29.1 dargestellt.

- **Stadium I**

Leichte Hypothermie, der Patient ist bei Bewusstsein, zittert in der Regel und kann agitiert oder verwirrt sein, die KKT liegt meistens zwischen 35 und 32 °C. Herz- und Atemfrequenz sind infolge des gesteigerten Sauerstoffbedarfs erhöht. Bei sehr schnellem Abkühlen (z. B. im kalten Wasser) kann das Kältezittern auch in diesem Stadium unterdrückt sein.

- **Stadium II**

Mäßige Hypothermie, das Bewusstsein ist getrübt, aber der Patient weckbar. Meistens ist kein Kältezittern mehr

◘ Tab. 29.1 Klinische Stadieneinteilung und präklinisches Management der Hypothermie

Stadium	Klinik	Körperkerntemperatur[a] (in °C)	Management
I	Wach, Kältezittern	~35 bis~32	Warme Umgebung, warme süße Getränke, aktive Bewegung, falls möglich
II	Somnolent, kein Kältezittern	~32 bis~28	Monitoring Vermeidung von Bewegungen horizontale Lagerung Kälteschutz aktive externe Erwärmung (warme Umgebung, Wärmepackung, warme Infusionen, Warmluftdecken)
III	Bewusstlos, Atmung vorhanden	~28 bis~24	Zusätzlich zu Stadium II: Atemwegsmanagement bei instabilem Kreislauf Wiedererwärmung mit extrakorporaler Zirkulation
IV	Keine Atmung, in einigen Fällen minimale Vitalfunktionen	<~24	Zusätzlich zu Stadium III: kardiopulmonale Reanimation Maximal 3 Defibrillationen extrakorporale Wiedererwärmung oder, falls nicht verfügbar, kombinierte externe und interne Wiedererwärmung unter kardiopulmonaler Reanimation

[a] Die den Stadien zugeordneten Kerntemperaturen gelten orientierend und sollten durch eine Messung der Körperkerntemperatur verifiziert werden

vorhanden, die Atmung ist flach und die KKT liegt zwischen 32 und 28 °C. Obwohl Herzrhythmusstörungen jeder Art auftreten können, ist das Risiko für einen Herz-Kreislauf-Stillstand im Allgemeinen gering. In Einzelfällen kann trotzdem, v. a. nach schneller Unterkühlung (Wasser, Gletscherspalte, Lawine) und durch unvorsichtige Bewegungen ein Kreislaufstillstand (sog. Bergungstod) eintreten. Bei langsamer Auskühlung ist dieses Risiko eher gering (◘ Abb. 29.1).

▪ Stadium III

Schwere Hypothermie mit Vitalfunktion. Meist ist der Patient nicht weckbar, aber Spontanatmung ist vorhanden, die KKT liegt zwischen 28 und 24 °C. Gelegentlich können Patienten auch mit einer KKT unter 28 °C noch ansprechbar sein. Pupillen können anisokor sein, der Reflex auf Licht ist träge, Herz- und Atemfrequenz sind verlangsamt. Bei fehlenden Lebenszeichen sollte deshalb bis 1 min lang nach Lebenszeichen (Atmung, Karotispuls) gesucht werden. Es besteht ein hohes Risiko eines Kreislaufstillstandes, v. a. bei unvorsichtiger Bergung und nach rascher Auskühlung. In einigen Fällen wurden Vitalfunktionen auch bei Patienten mit einer KKT unter 24 °C beschrieben.

▪ Stadium IV

Schwere Hypothermie ohne Vitalfunktion. Es können keine Vitalfunktionen mehr festgestellt werden, der Körper ist kalt und leblos, der Zustand ist einem toten, ausgekühlten Patienten sehr ähnlich („Scheintod"). Dieser kann aber infolge des stark verminderten Sauerstoffbedarfs auch nach einem langen Kreislaufstillstand ohne Hirnschaden überlebt werden, wenn die richtigen Entscheidungen getroffen werden (Forti et al. 2019). Wenn keine eindeutig tödlichen Verletzungen vorliegen und der Körper nicht steif gefroren ist, muss in jedem Fall die Reanimation eingeleitet werden. Ihr Abbruch ist eine ärztliche Entscheidung.

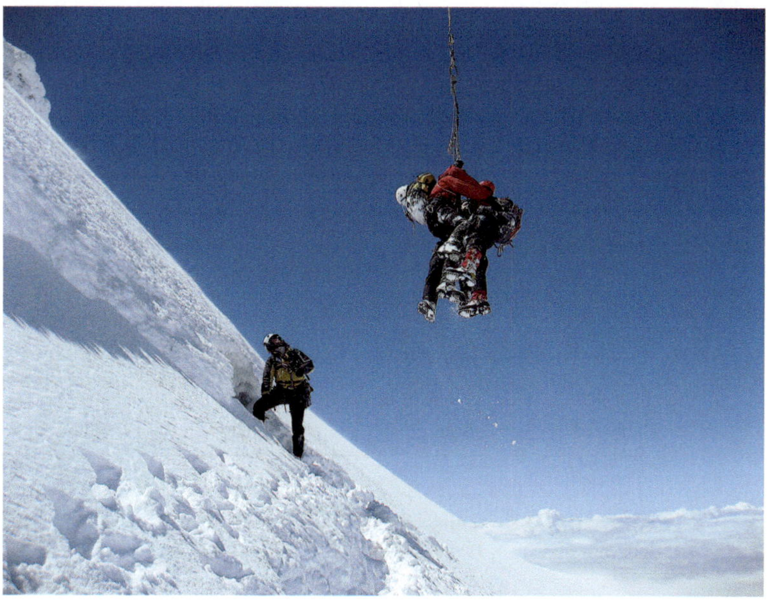

◘ **Abb. 29.1** Evakuierung zweier hypothermer Patienten nach 2 Nächten auf 4000 m Seehöhe. (Bildrechte: B. Durrer)

- **Stadium V**

Irreversibler Kältetod. Der schwerste bis heute dokumentierte, reversible akzidentelle Hypothermiefall wies eine KKT von 11,8 °C auf, therapeutisch überlebte eine Patientin 4,2 °C (Zafren et al. 2020). In der Regel sollte der Tod durch Unterkühlung erst nach dem Versuch einer Wiedererwärmung festgestellt werden nach dem Grundsatz: „Nobody is dead until warm and dead.“

29.1.2 Die überarbeitete Schweizer Stadieneinteilung

Die überarbeitete Schweizer Stadieneinteilung basiert einzig auf der Evaluierung des Bewusstseinszustandes und sollte immer dann verwendet werden, wenn eine Körperkerntemperaturmessung nicht möglich ist und eine zentrale Störung, z. B. durch Intoxikation oder Schädel-Hirn-Trauma, ausgeschlossen werden kann (◘ Tab. 29.2) (Musi et al. 2021).

> Das Kältezittern sollte zur Einteilung der Stadieneinteilung einer akzidentellen Hypothermie nicht mehr benutzt werden, da die interindividuellen Unterschiede zu groß sind und Kältezittern durch Begleitfaktoren wie z. B. Schädel-Hirn-Trauma und Intoxikation, unterdrückt sein kann. Von allen Körperfunktionen korreliert das Bewusstsein am besten mit der KKT und dem Risiko eines Hypothermie-induzierten Herzstillstandes (Pasquier et al. 2021). Deshalb ist – ohne zuverlässige Temperaturmessung und nach Ausschluss von Begleitfaktoren (wie z. B. ZNS-beeinträchtigende Intoxikation und Schädel-Hirn-Trauma) – der Bewusstseinsgrad ausschlaggebend für die klinische Bestimmung des Hypothermiegrades und des Risikos eines Hypothermie-induzierten Herzstillstandes.

29.2 Differenzialdiagnose

29.2.1 Bewusstlose Unterkühlte

Bei Bewusstseinsstörung anderer Genese (Trauma, akute Krankheiten, Erschöpfung oder Höhenkrankheit) kann eine Unterkühlung übersehen werden (◘ Abb. 29.2).

29.2.2 Leblose Unterkühlte

Bei einem Kreislaufstillstand kann am Notfallort die Unterscheidung „tot oder scheintot“ nicht ohne Hilfsmittel getroffen werden. Nur wenn beim Lawinenunfall die Verschüttungsdauer länger als 60 min beträgt und der Patient eine Asystolie und verlegte Atemwege aufweist oder der Körper vollständig gefroren ist oder eindeutig tödliche

◘ **Tab. 29.2** Überarbeitete Schweizer Stadieneinteilung. (Nach Musi et al. 2021). WASB: W = Patient ist wach und normal ansprechbar; A = Patient reagiert auf laute Ansprache; S = Patient lässt sich durch Schmerzreize erwecken; B = Patient bewusstlos

	Stadium 1	Stadium 2	Stadium 3	Stadium 4
Klinische Befunde	„Wach“ im WASB-Schema	„Ansprechbar“ im WASB-Schema	„Schmerzreiz“ im WASB-Schema Vitalparameter vorhanden	„Bewusstlos“ im WASB-Schema UND Keine Vitalparameter
Risiko eines Herzstillstandes	Gering	Moderat	Hoch	Hypothermer Herzstillstand

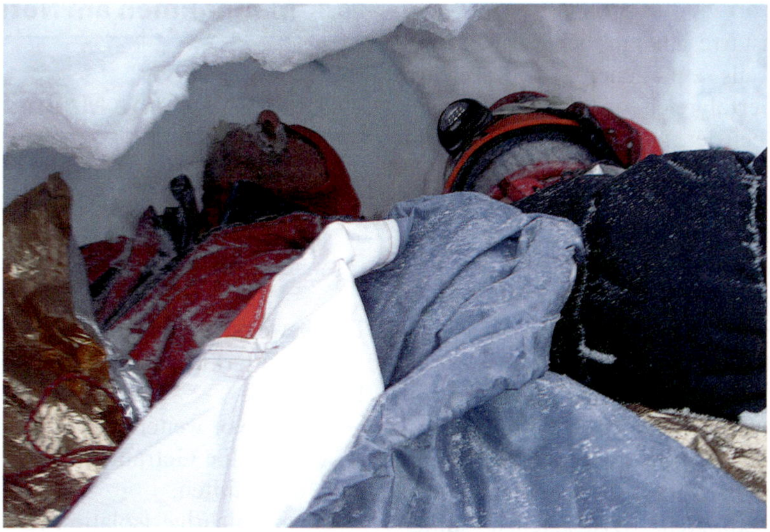

Abb. 29.2 Zwei bewusstlose hypotherme Patienten in einem Notbiwak nach einer Sturmnacht auf 4000 m Seehöhe. (Bildrechte: B. Durrer)

Verletzungen oder Verwesungszeichen vorliegen, kann der Notarzt auf eine Wiederbelebung verzichten oder diese am Unfallort abbrechen (Lugnet et al. 2023).

> Vor jeder Todesfeststellung muss der Arzt eine möglicherweise reversible Hypothermie mit Kreislaufstillstand ausschließen.

Der Notarzt trägt auch eine große Verantwortung gegenüber den Rettern. Eine nicht indizierte Reanimation oder der passive Abtransport noch gehfähiger Patienten setzt die Retter im gefährlichen Gelände unnötigen Risiken aus. Bei mehreren unterkühlten Patienten mit Kreislaufstillstand muss der Notarzt zudem eine schnelle und sichere Triage zum Festlegen der Versorgungs- und Transportprioritäten durchführen.

Bei Verdacht auf eine Intoxikation sollte die Todesfeststellung auch in wärmerer Umgebung besonders vorsichtig gestellt werden. Kinder kühlen im Eiswasser sehr schnell aus und können auch länger als 60 min unter Wasser ohne Hirnschaden überleben (Bolte et al. 1988; Romlin et al. 2015).

Beim Lawinenunfall ist ein unbeobachteter Kreislaufstillstand meist durch Asphyxie und nicht durch Hypothermie bedingt. Im Schnee kühlt ein Lawinenopfer in der Regel mit < 1–8 °C pro Stunde ab, weshalb bei einer Verschüttungsdauer unter 60 min in der Regel nicht mit einer schweren Hypothermie (< 30 °C) zu rechnen ist (Pasquier et al. 2023).

29.2.3 Tot oder scheintot?

Klinische Zeichen

Tödliche Verletzungen

Bei eindeutig tödlichen Verletzungen ist die Unterkühlung sekundär aufgetreten und eine Reanimation soll nicht begonnen werden.

- **Totenstarre/Kältestarre**

Die Totenstarre gilt nur bei warmen Temperaturen als ein sicheres Todeszeichen. Es sind erfolgreich wiederbelebte Fälle bekannt, bei denen sowohl Intubation als auch Herzdruckmassage durch die Kältestarre erschwert waren. Für eine effiziente Wiederbelebung muss aber der Thorax komprimierbar sein. Ist der Körper steif gefroren, kann nach heutigem Wissenstand der Tod am Fundort festgestellt werden (Durrer et al. 2001).

- **Totenflecken**

Totenflecken können auch von erfahrenen Ärzten im Gelände nur sehr schwer von lagerungsbedingten Druckstellen unterschieden werden und gelten – wie die Totenstarre – bei leblosen Unterkühlten nicht als sichere Todeszeichen (Schön et al. 2020).

Körperkerntemperatur

- **Kerntemperaturmessung**

Bei vorhandenem Kreislauf kann die KKT am Trommelfell (epitympanal) nur dann verlässlich gemessen werden, wenn der Gehörgang nach außen hin isoliert ist. Im Kreislaufstillstand sollte sie ösophageal bestimmt werden, weil die epitympanale Temperatur falsch tief sein kann (Walpoth et al. 1994; Strapazzon et al. 2014). Auf dem Markt sind verschiedene Thermometer erhältlich, die autonom oder in Verbindung mit einem Monitor verwendet werden können, neuerdings sogar in Kombination mit Mobiltelefonen. Die tiefste bisher gemessene Kerntemperatur einer erfolgreichen Wiedererwärmung war bei Erwachsenen 13,7 °C (Gilbert et al. 2000) und bei einem Kleinkind 11,8 °C (Mroczek et al. 2020). Um künftige Erfolge mit noch tieferen Temperaturen nicht auszuschließen, wird auf eine untere Kerntemperaturgrenze für die Reversibilität einer Hypothermie bewusst verzichtet.

29.3 Maßnahmen am Notfallort

29.3.1 Allgemeine Maßnahmen

> Im Gelände kann ein schwer unterkühlter Patient niemals aufgewärmt, sondern nur vor weiterem Auskühlen geschützt werden.

Die bewegungsarme Bergung bei bewusstlosen Unterkühlten erfolgt folgendermaßen:

- Schutz vor weiterem Auskühlen,
- heiße, süße Getränke bei ansprechbaren Unterkühlten,
- mehrschichtige Isolation (Decken, Kleider, Schlaf- oder Biwaksack, Aluminium- oder Plastikfolien),
- Windschutz (Biwak),
- Wechsel nasser Kleidung,
- Körperkontakt zu Helfern oder Begleitpersonen,
- chemische Wärmepackungen am Stamm (wegen Verbrennungsgefahr über Kleidern),
- Verabreichung von feuchter Warmluft/Sauerstoff,
- EKG- und KKT-Monitoring.

29.3.2 Stadium I

- Aktiv bewegen lassen, sofern dies sicher und gefahrlos möglich ist.
- Gabe warmer, kohlenhydratreicher Getränke.
- Verabreichung von Medikamenten für die Behandlung von Begleitverletzungen intravenös, intraossär, bukkal oder nasal („mucosal atomization device").
- Unkontrolliertes „Aufwärmen" nur im Notfall in geschützter Umgebung.

Auf eine Einweisung in ein Krankenhaus kann verzichtet werden, wenn die

Unterkühlung leicht und der Patient voll ansprechbar ist und Verletzungen ausgeschlossen werden können. In allen anderen Fällen, v. a. bei ganzverschütteten Lawinenopfern, ist eine stationäre Beobachtung empfehlenswert (Sumann et al. 2012).

29.3.3 Stadium II

- Vorsichtige, bewegungsarme Bergung, horizontale Lagerung. Achtung: potenzielles Risiko des „Bergungstodes"!
- Gabe von Sauerstoff (nach Möglichkeit feucht und warm).
- Ganzkörperisolation zum Schutz vor weiterer Abkühlung.
- Zielspital mit der Möglichkeit aktiver externer Wiedererwärmung mittels Warmluft (Kornberger et al. 1999).

Eine parenterale oder bukkale/nasale Medikation ist in der Regel nur bei zusätzlicher Begleiterkrankung/-verletzung indiziert. Ab ca. 30 °C KKT wirken Medikamente wegen der Kreislaufzentralisation nur verzögert oder bleiben wirkungslos.

29.3.4 Stadium III

Zusätzlich zu den Maßnahmen in Stadium II:

- Atemwegssicherung falls notwendig und nach Möglichkeit Beatmung mit (warmem, feuchten) Sauerstoff. Ansonsten stabile Seitenlagerung und strenge Überwachung während des Transports.
- Vermeidung langer medizinischer Versorgungen im Gelände, um weiteres Auskühlen zu vermeiden. Zunehmende Gefahr eines Kreislaufstillstandes ab KKT 28 °C.
- Bei Kreislaufinstabilität (Blutdruck systolisch < 90 mmHg, ventrikuläre Arrhythmien, KKT < 30 °C) sollte als Zielkrankenhaus ein Zentrum mit der Möglichkeit zur extrakorporalen Wiedererwärmung gewählt werden, auch wenn dies am Unfallort noch nicht erforderlich erscheint (Lott et al. 2021a).

29.3.5 Stadium IV

- Endotracheale Intubation und kardiopulmonale Reanimation bis ins Zielkrankenhaus. Das Aufrechterhalten einer qualitativ hochwertigen Herzdruckmassage ist in unwegsamem Gelände und während des Transports auf beengtem Raum schwierig oder gar unmöglich (Odegaard et al. 2009; Putzer et al. 2012). Nach Möglichkeit sollten daher mechanische Reanimationshilfen (z. B. LUCAS® oder Autopulse®) zum Einsatz kommen, wodurch die Kontinuität und Qualität der Herzdruckmassage verbessert werden können (Putzer et al. 2012). Ist eine kontinuierliche CPR nicht durchführbar, kann bei schwer hypothermen Patienten auch eine intermittierende CPR durchgeführt werden, um den Transport über unwegsames Gelände zu ermöglichen: Bei Patienten mit einer KKT < 28 °C können 5 min CPR mit ≤ 5 min ohne CPR abgewechselt werden, liegt die KKT < 20 °C können 5 min CPR mit ≤ 10 min ohne CPR abwechseln (Gordon et al. 2015) (■ Abb. 29.3).
- Die Verwendung von ALS-Medikamenten bei hypothermen Patienten wird kontrovers diskutiert (Krismer et al. 2000; Kornberger et al. 2001; Stoner et al. 2003; Lott et al. 2021a). Bei einer KKT von < 30 °C sind Antiarrhythmika (z. B. Amiodaron) oder Sympathomimetika (z. B. Adrenalin oder Noradrenalin) nicht empfohlen; bei einer KKT von 30–35 °C wird empfohlen, das zeitliche Intervall dieser Medikamente zu verlängern (Lott et al. 2021a).
- Defibrillierbare Rhythmen: maximal 3 Defibrillationsversuche mit maximaler Energie. Bleibt die Defibrillation

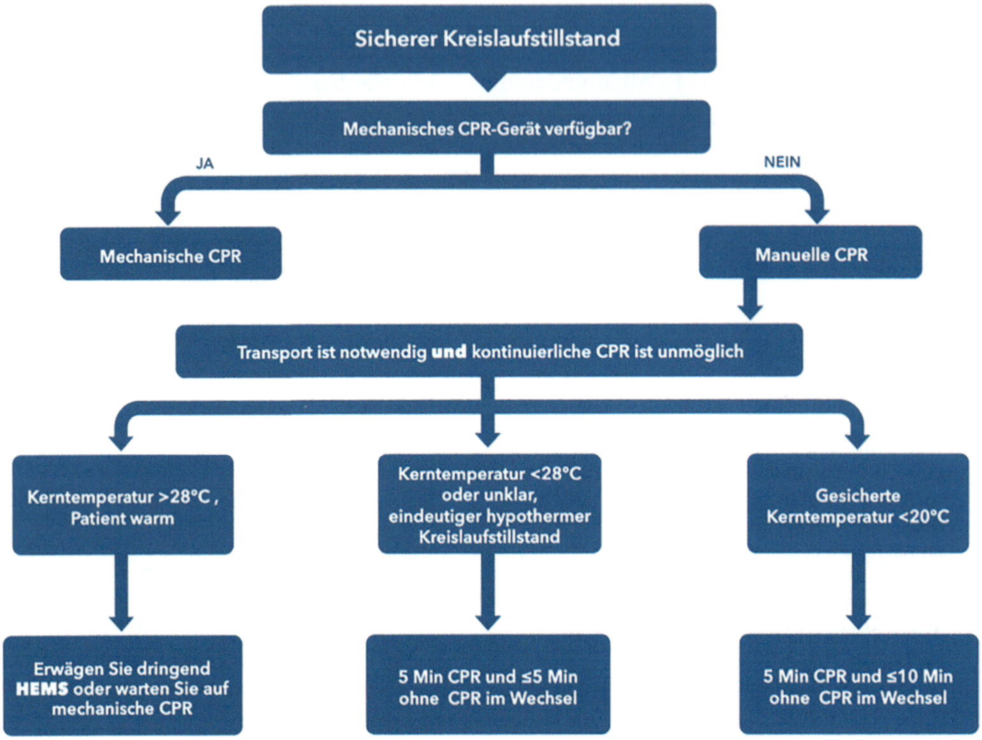

Abb. 29.3 Algorithmus für intermittierende CPR. (Nach Lott et al. 2021b). *CPR* kardiopulmonale Wiederbelebung; *HEMS* Helicopter Emergency Medical Service / Notarzthubschrauber

erfolglos, darf die Reanimation nicht abgebrochen werden, sondern sollte bis zur Wiedererwärmung fortgesetzt werden. Eine Defibrillation gelingt in der Regel bei einer KKT > 30 °C (Lott et al. 2021a), in Einzelfällen aber auch bei tieferen Temperaturen (Mair et al. 2019).

- Ein Patient mit hypothermem Herz-Kreislauf-Stillstand sollte in eine Klinik mit der Möglichkeit der ECLS („extracorporeal life support"), idealerweise veno-arterielle extrakorporale Membranoxygenierung (VA-ECMO), zur Wiedererwärmung gebracht werden (Walpoth et al. 1997; Brown et al. 2012; Paal et al. 2016; Lott et al. 2021a). Das Zielkrankenhaus sollte frühestmöglich kontaktiert werden, um die Aufnahmekapazität abzuklären. Falls dies nicht innerhalb von 6 h möglich ist, sollte auch in einem näher gelegenen Krankenhaus eine kombinierte externe (Warmluft) und interne invasive Wiedererwärmung (Thorakal- oder Peritoneallavage) unter kontinuierlicher CPR versucht werden.

29.3.6 Zielkrankenhaus

Die Wahl des Zielkrankenhauses kann entscheidend für das Outcome des Patienten sein und richtet sich nach dem Schweregrad der Hypothermie, den Begleitkrankheiten sowie Transportmöglichkeiten. Jeder hypotherme Patient sollte so rasch und schonend wie möglich – im Allgemeinen mit dem Notarzthubschrauber – in ein personell und apparativ für die Behandlung des Schweregrades der Hypothermie optimal ausgerüstetes Krankenhaus transportiert werden. Wichtig ist ein frühzeitiges Aviso zur Aktivierung der Rettungskette und, falls erforderlich, des ECLS-Teams.

29.4 Prognose

> Aufgrund des neuroprotektiven Effekts der Hypothermie kann ein hypothermer Herz-Kreislauf-Stillstand auch nach einem längeren Herzstillstand und prolongierter Reanimation mit gutem neurologischen Outcome überlebt werden.

Die längste bisher dokumentierte CPR bei hypothermem Herz-Kreislauf-Stillstand beträgt knapp 9 h (Forti et al. 2018). Die beste Prognose besteht, wenn dem hypothermen Herz-Kreislauf-Stillstand keine Hypoxie vorangegangen ist und keine relevanten Begleiterkrankungen vorliegen. Kein einzelner klinischer Befund oder Laborwert erlauben eine sichere Abschätzung der Prognose. Eine Asphyxie, wie sie häufig im Rahmen der Lawinenverschüttung oder dem Ertrinken auftritt, ist mit einer schlechten Prognose assoziiert, insbesondere bei begleitender Hyperkaliämie. Fehlende Asphyxie, rasches Abkühlen und normwertiges Serumkalium gehen mit einer guten Prognose einher. Die Prognoseabschätzung einer erfolgreichen extrakorporalen Wiedererwärmung bei hypothermen Patienten im Herz-Kreislauf-Stillstand soll nach dem HOPE-Score erfolgen (▶ https://www.hypothermiascore.org) (Pasquier et al. 2019, 2018).

Ist der Herz-Kreislauf-Stillstand sicher durch eine andere Ursache und nicht durch Hypothermie bedingt, wie beispielsweise Asphyxie oder Polytrauma, ist eine prolongierte Reanimation nicht sinnvoll. Im Falle von nicht überlebbaren Verletzungen wird von einer CPR abgesehen (Paal et al. 2012). In allen anderen Fällen gilt weiterhin der Leitspruch: „No one is dead until warm and dead." (Brugger et al. 2001).

> Akzidentell hypotherme Patienten haben auch bei nichtbeobachtetem Herzstillstand und bei Asystolie als Erstrhythmus bei Auffinden gute Chancen auf ein neurologisch intaktes Überleben (Podsiadlo et al. 2021). Wichtig ist, dass die Hypothermie (KKT < 30 °C) vor dem Herzstillstand eingetreten ist, weil nur dann die Kälte konservierend wirken kann (Swol et al. 2022). Ein niedriges expiratorisches CO_2 ist bei Hypothermen im Unterschied zu Normothermen kein prognostisch ungünstiges Zeichen (Darocha et al. 2022) und sollte nicht als Kriterium für den Abbruch einer CPR verwendet werden (◘ Abb. 29.4).

29.5 Behandlungsalgorithmus

In ◘ Abb. 29.5 wird das Management von Patienten mit akzidenteller Hypothermie dargestellt.

29.6 Praktische Tipps

Der geschulte Bergrettungsarzt kennt die Pathophysiologie der Hypothermie und beherrscht die Spaltenrettungstechnik sowie die Organisation eines Lawinenunfallplatzes. Er ist fähig, in den ersten 15–20 min einen Unfallplatz zu organisieren und zu leiten, bis die organisierte Rettung läuft. Er weiß, dass in der Kälte Infusionen und Ampullen gefrieren, Akkus sich entladen und Plastikteile (endotrachealer Tubus) spröde werden können, und trifft die entsprechenden Vorkehrungen. Auf Schneeflächen, besonders bei Sonnenschein, intubiert er unter einer Decke und wartet, bis sich seine Augen an die Dunkelheit anpassen.

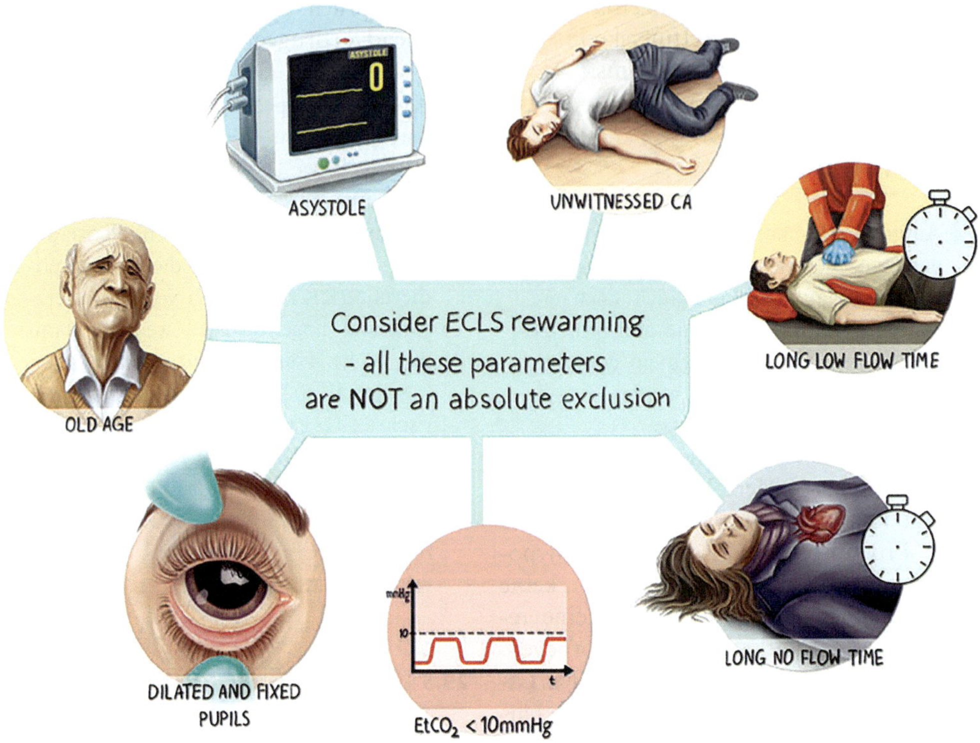

Abb. 29.4 Kriterien, die im Gegensatz zu einem normothermen Patienten mit Herzstillstand bei einem hypothermen Patienten mit Herzstillstand keine Kontraindikation für eine extrakorporale Wiederbelebung (ECLS) darstellen. (Aus Swol et al. 2022)

29.6.1 Schutz vor weiterer Auskühlung

Zum Schutz vor weiterer Auskühlung sollte ein unterkühlter Patient unmittelbar nach der Bergung an einen windgeschützten Ort (Schneehöhle, Zelt) gebracht werden. Zugleich sind mehrere Isolationsschichten anzulegen, z. B. bestehend aus Decken, Alufolien, Kleider, Plastikfolien (Henriksson et al. 2010).

Nasse Kleider sollten nur entfernt werden, wenn der Abtransport lang oder nicht möglich ist. Chemische Wärmebeutel (auf dem Rumpf, unter der Isolation) müssen immer gegen den Körper isoliert werden (Verbrennungsgefahr). Kann ein wacher Patient ohne Aspirationsgefahr schlucken, sind warme Getränke ein effizientes und wertvolles Mittel zum Schutz vor weiterer Auskühlung. Eine Thermosflasche mit heißem, süßem Tee sollte deshalb bei jedem Bergunfall Teil der alpinmedizinischen Ausrüstung sein. Die Gabe von feuchtem, warmem Sauerstoff („airway warming") kann ein weiteres Mittel sein, um einen Patienten vor weiterer Auskühlung zu schützen (Giesbrecht und Paton 1998).

29.6.2 „Stay and play or load and go?"

Therapiere keinen unterkühlten Patienten im Gelände durch langwierige Erstversorgung in eine tiefere Hypothermie hinein! Der Zeitaufwand zur Behandlung eines Patienten am Notfallort mit dem Risiko eines weiteren Abkühlens muss gegen den Nutzen für den Patienten abgewogen werden.

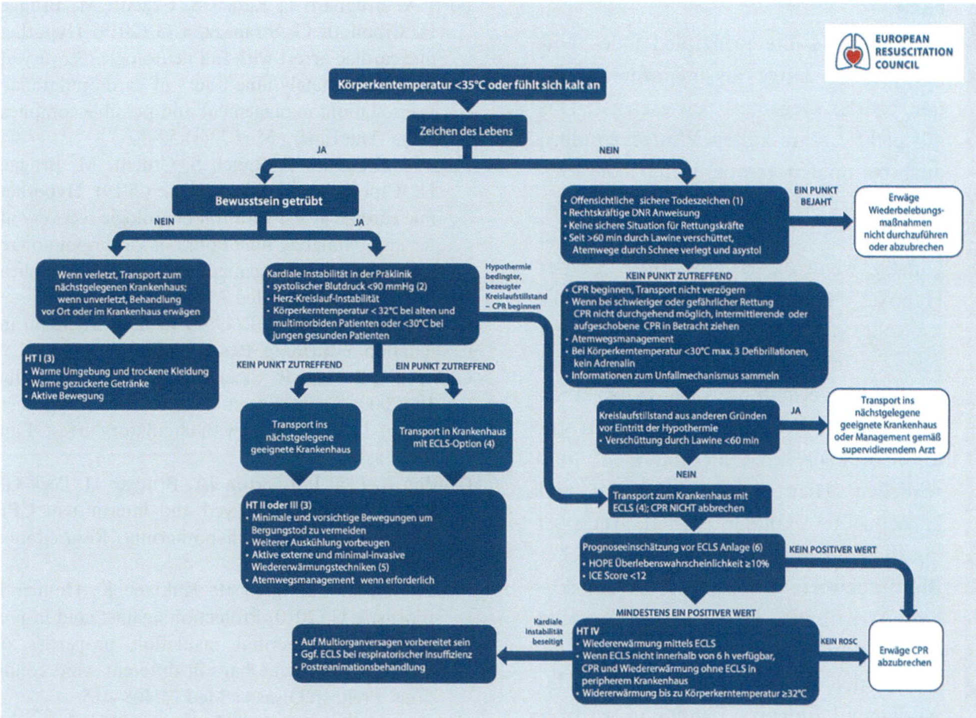

Abb. 29.5 Management bei akzidenteller Unterkühlung. (Aus Lott et al. 2021b)
1. Dekapitation; Durchtrennung des Körperstamms; ganzer Körper zersetzt oder durchgefroren (Brustwand nicht komprimierbar).
2. SBP < 90 mmHg ist eine sinnvolle präklinische Einschätzung einer kardiozirkulatorischen Instabilität, aber für innenklinische Entscheidungen sind minimal notwendige Kreislaufschwellenwerte für einen stark unterkühlten Patienten (z. B. < 28 °C) nicht definiert.
3. Schweizer Einteilung einer akzidentellen Unterkühlung.
4. Bei einem hypothermen Patienten mit Kreislaufstillstand wird der direkte Transport in ein ECMO-Zentrum empfohlen. In abgelegenen Gebieten sollen Transportentscheidungen das Risiko einer längeren Transportzeit mit dem potenziellen Nutzen einer Behandlung in einem ECLS-Zentrum in Einklang bringen.
5. Warme Umgebung, chemische, elektrische oder Warmluft-Heizpackungen oder -decken und warme intravenöse Flüssigkeiten (38–42 °C). Im Fall einer therapierefraktären Kreislaufinstabilität soll eine Wiedererwärmung mit ECLS in Betracht gezogen werden.
6. Wenn die Entscheidung getroffen wird, unterwegs an einem Krankenhaus anzuhalten, um das Serumkalium zu messen, soll ein Krankenhaus auf dem Weg zu einem ECLS-Zentrum ausgewählt werden.
HOPE- und ICE-Scores sollen nicht bei Kindern verwendet werden; stattdessen sollen Experten konsultiert werden.
CPR kardiopulmonale Wiederbelebung; *ECLS* extrakorporale Lebenserhaltung; *ECMO* extrakorporale Membranoxgenierung; *HT* Hypothermie

Jede unnötige Minute im kalten Gelände steigert das Auskühlungsrisiko für den Patienten und – bei objektiven Berggefahren – das Risiko für die Rettungsmannschaft.

> Nach der Stabilisierung der Vitalfunktionen hat der Schutz vor weiterer Auskühlung während der Bergung und des Transports Priorität.

29

Fazit

Im Gebirge sollte prinzipiell jedes Unfallopfer so lange als hypotherm gelten, bis das Gegenteil bewiesen ist. Das gilt nicht nur im kalten Winter, sondern auch bei milden Temperaturen. Die Prognose einer schweren Hypothermie mit Herz-Kreislauf-Stillstand ist v. a. dann günstig, wenn die Hypothermie vor der Hypoxie eingetreten ist. In diesen Fällen sollte die Hoffnung nie ganz aufgegeben werden und ein Zielkrankenhaus mit ECLS gewählt werden, wobei auch stundenlange Wiederbelebungen ein gutes neurologisches Outcome nicht ausschließen. Hier ist entschlossenes und konsequentes Handeln gefragt. Auch bei instabiler Hämodynamik (systolischer Blutdruckwert < 90 mmHg, ventrikuläre Arrhythmie, KKT < 30 °C) sollte ein Krankenhaus mit ECLS angefahren werden. Patienten mit stabiler Hämodynamik hingegen können in peripheren Krankenhäusern ohne Risiko extern durch Warmluft aktiv erwärmt werden.

Literatur

Bolte RG, Black PG, Bowers RS, Thorne JK, Corneli HM (1988) The use of extracorporeal rewarming in a child submerged for 66 minutes. JAMA 260:377–379

Brown DJ, Brugger H, Boyd J, Paal P (2012) Accidental hypothermia. N Engl J Med 367:1930–1938

Brugger H, Durrer B, Adler-Kastner L, Falk M, Tschirky F (2001) Field management of avalanche victims. Resuscitation 51:7–15

Darocha T, Debaty G, Ageron FX, Podsiadło P, Hutin A, Hymczak H, Blancher M, Kosiński S, Mendrala K, Carron PN, Lamhaut L, Bouzat P, Pasquier M (2022) Hypothermia is associated with a low ETCO(2) and low pH-stat PaCO(2) in refractory cardiac arrest. Resuscitation 174:83–90

Durrer B, Brugger H, Syme D (2001) Advanced challenges in resuscitation: special challenges in EEC-hypothermia. Resuscitation 50:243–244

Durrer, B., H. Brugger, D. Syme, and Medicine International Commission for Mountain Emergency (2003) The medical on-site treatment of hypothermia: ICAR-MEDCOM recommendation. High Alt Med Biol 4:99–103

Forti A. Brugnaro P, Rauch S, Crucitti M, Brugger H, Cipollotti G, Strapazzon G (2018) Hypothermic cardiac arrest with full neurologic recovery after approximately nine hours of cardiopulmonary resuscitation: management and possible complications. Ann Emerg Med 73(1):52–57

Forti A, Brugnaro P, Rauch S, Crucitti M, Brugger H, Cipollotti G, Strapazzon. (2019) Hypothermic cardiac arrest with full neurologic recovery after approximately nine hours of cardiopulmonary resuscitation: management and possible complications. Ann Emerg Med 73:52–57

Giesbrecht GG, Paton B (1998) Review article on inhalation rewarming. Resuscitation 38:59–60

Gilbert M, Busund R, Skagseth A, Nilsen PA, Solbo JP (2000) Resuscitation from accidental hypothermia of 13.7 degrees C with circulatory arrest. Lancet 355:375–376

Gordon L, Paal P, Ellerton JA, Brugger H, Peek GJ, Zafren K (2015) Delayed and intermittent CPR for severe accidental hypothermia. Resuscitation 90:46–49

Henriksson O, Lundgren JP, Kuklane K, Holmer I, Bjornstig U (2010) Protection against cold in prehospital care-thermal insulation properties of blankets and rescue bags in different wind conditions. Prehosp Disaster Med 24:408–415

Kornberger E, Lindner KH, Mayr VD, Schwarz B, Rackwitz KS, Wenzel V, Krismer AC, Mair P (2001) Effects of epinephrine in a pig model of hypothermic cardiac arrest and closed-chest cardiopulmonary resuscitation combined with active rewarming. Resuscitation 50:301–308

Kornberger E, Schwarz B, Lindner KH, Mair P (1999) Forced air surface rewarming in patients with severe accidental hypothermia. Resuscitation 41:105–111

Krismer AC, Lindner KH, Kornberger R, Wenzel V, Mueller G, Hund W, Oroszy S, Lurie KG, Mair P (2000) Cardiopulmonary resuscitation during severe hypothermia in pigs: does epinephrine or vasopressin increase coronary perfusion pressure? Anesth Analg 90:69–73

Lott C, Truhlář A, Alfonzo A, Barelli A, González-Salvado V, Hinkelbein J, Nolan JP, Paal P, Perkins GD, Thies KC, Yeung J, Zideman DA, Soar J (2021) European Resuscitation Council Guidelines 2021: Cardiac arrest in special circumstances. Resuscitation 161:152–219

Lott C, Truhlář A, Alfonzo A, Barelli A, González-Salvado V, Hinkelbein J, Nolan JP, Paal P, Perkins GD, Thies K-C, Yeung J, Zideman DA, Soar J (2021b) Kreislaufstillstand unter besonderen Umständen. Notfall + Rettungsmedizin 24: 447–523

Lugnet V, McDonough M, Gordon L, Galindez M, Mena Reyes N, Sheets A, Zafren K, Paal P (2023) Termination of cardiopulmonary resuscitation in mountain rescue: a scoping review and ICAR MedCom 2023 recommendations. High Alt Med Biol 24(4):274–286

Mair P, Gasteiger L, Mair B, Stroehle M, Walpoth B (2019) Successful defibrillation of four hypothermic patients with witnessed cardiac arrest. High Alt Med Biol 20:71–77

Mroczek T, Gladki M, Skalski J (2020) Successful resuscitation from accidental hypothermia of 11.8 °C: where is the lower bound for human beings? Eur J Cardiothorac Surg 58:1091–1092

Musi ME, Sheets A, Zafren K, Brugger H, Paal P, Hölzl N, Pasquier M (2021) Clinical staging of accidental hypothermia: the revised swiss system: recommendation of the international commission for mountain emergency medicine (ICAR MedCom). Resuscitation 162:182–187

Odegaard S, Olasveengen T, Steen PA, Kramer-Johansen J (2009) The effect of transport on quality of cardiopulmonary resuscitation in out-of-hospital cardiac arrest. Resuscitation 80:843–848

Paal P, Gordon L, Strapazzon G, Brodmann Maeder M, Putzer G, Walpoth B, Wanscher M, Brown D, Holzer M, Broessner G, Brugger H (2016) Accidental hypothermia-an update: the content of this review is endorsed by the international commission for mountain emergency medicine (ICAR MEDCOM). Scand J Trauma Resusc Emerg Med 24:111

Paal P, Milani M, Brown D, Boyd J, Ellerton J (2012) Termination of cardiopulmonary resuscitation in mountain rescue. High Alt Med Biol 13:200–208

Pasquier M, Cools E, Zafren K, Carron PN, Frochaux V, Rousson V (2021) Vital signs in accidental hypothermia. High Alt Med Biol 22:142–147

Pasquier M, Hugli O, Paal P, Darocha T, Blancher M, Husby P, Silfvast T, Carron PN, Rousson V (2018) Hypothermia outcome prediction after extracorporeal life support for hypothermic cardiac arrest patients: The HOPE score. Resuscitation 126:58–64

Pasquier M, Rousson V, Darocha T, Bouzat P, Kosiński S, Sawamoto K, Champigneulle B, Wiberg S, Wanscher MCJ, Brodmann Maeder M, Paal P, Hugli O (2019) Hypothermia outcome prediction after extracorporeal life support for hypothermic cardiac arrest patients: An external validation of the HOPE score. Resuscitation 139:321–328

Pasquier M, Strapazzon G, Kottmann A, Paal P, Zafren K, Oshiro K, Artoni C, Van Tilburg C, Sheets A, Ellerton J, McLaughlin K, Gordon L, Martin RW, Jacob M, Musi M, Blancher M, Jaques C, Brugger H (2023) On-site treatment of avalanche victims: Scoping review and 2023 recommendations of the international commission for mountain emergency medicine (ICAR MedCom). Resuscitation 184:109708

Podsiadlo P, Darocha T, Svendsen OS, Kosinski S, Silfvast T, Blancher M, Sawamoto K, Pasquier M (2021) Outcomes of patients suffering unwitnessed hypothermic cardiac arrest rewarmed with extracorporeal life support: a systematic review. Artif Organs 45:222–229

Putzer G, Braun P, Zimmermann A, Pedross F, Strapazzon G, Brugger H, Paal P (2012) LUCAS compared to manual cardiopulmonary resuscitation is more effective during helicopter rescue-a prospective, randomized, cross-over manikin study. Am J Emerg Med 31:384–389

Romlin BS, Winberg H, Janson M, Nilsson B, Björk K, Jeppsson A, Drake G, Claesson A (2015) Excellent outcome with extracorporeal membrane oxygenation after accidental profound hypothermia (13.8 °C) and drowning. Crit Care Med 43:e521–e525

Schön CA, Gordon L, Hölzl N, Milani M, Paal P, Zafren K (2020) Determination of death in mountain rescue: recommendations of the international commission for mountain emergency medicine (ICAR MedCom). Wilderness Environ Med 31:506–520

Stoner J, Martin G, O'Mara K, Ehlers J, Tomlanovich M (2003) Amiodarone and bretylium in the treatment of hypothermic ventricular fibrillation in a canine model. Acad Emerg Med 10:187–191

Strapazzon G, Procter E, Paal P, Brugger H (2014) Pre-hospital core temperature measurement in accidental and therapeutic hypothermia. High Alt Med Biol 15:104–111

Sumann G, Putzer G, Brugger H, Paal P (2012) Pulmonary edema after complete avalanche burial. High Alt Med Biol 13:295–296

Swol J, Darocha T, Paal P, Brugger H, Podsiadlo P, Kosinski S, Puslecki M, Ligowski M, Pasquier M (2022) Extracorporeal life support in accidental hypothermia with cardiac arrest-a narrative review. ASAIO J 68:153–162

Walpoth BH, Galdikas J, Leupi F, Muehlemann W, Schlaepfer P, Althaus U (1994) Assessment of hypothermia with a new "tympanic" thermometer. J Clin Monit 10:91–96

Walpoth BH, Walpoth-Aslan BN, Mattle HP, Radanov BP, Schroth G, Schaeffler L, Fischer AP, von Segesser L, Althaus U (1997) Outcome of survivors of accidental deep hypothermia and circulatory arrest treated with extracorporeal blood warming. N Engl J Med 337:1500–1505

Zafren K, Paal P, Brugger H, Lechner R (2020) Induced hypothermia to 4.2 °C with neurologically intact survival: a forgotten case series. Wilderness Environ Med 31:367–370

Erfrierungen

Rosmarie Oberhammer, Elisabeth Gruber und Emmanuel Cauchy

Inhaltsverzeichnis

Dr. med. E. Cauchy ist leider verstorben.

M. M. Berger et al. (Hrsg.), *Alpin- und Höhenmedizin*,
https://doi.org/10.1007/978-3-662-69578-4_30

Erfrierungen sind lokale Kälteschäden, die durch Gefrieren von Gewebe entstehen und mit Gewebeverlust und bleibenden Beeinträchtigungen einhergehen können. Am häufigsten betroffen sind Hände, Füße, Nase und Wangen (Zafren 2013; Regli et al. 2021). In früheren Zeiten war die Erfrierung eine typische Kriegsverletzung. Die Inzidenz von Erfrierungen bewaffneter Truppen in arktischen Regionen sank im Zeitrahmen von ca. 70 Jahren (1942–2018) von 7 % auf 1 % (van Dongen et al. 2023), vermutlich aufgrund fehlender, großangelegter, militärischer Manöver und Kriegshandlungen, sowie besser isolierender Bekleidung. Im Rahmen eines kleineren militärischen Manövers stieg die Inzidenz von Erfrierungen aufgrund der niedrigen Umgebungstemperatur (−21 °C) und dem Windeinfluss („wind chill", − 44 °C) wieder auf Werte von fast 20 % an (Sullivan-Kwantes et al. 2017). Weibliche Mitglieder der US-amerikanischen Armee haben ein 1,5 höheres Risiko; jüngere Soldaten und unerfahrene Rekruten haben ebenfalls ein erhöhtes Risiko (Sullivan-Kwantes et al. 2017). Die Erfrierungshäufigkeit steigt mittlerweile in Risikogruppen der Zivilbevölkerung an (Murphy et al. 2000). In Finnland gaben 5,1 % von 13.713 befragten Personen an, irgendwann in ihrem Leben eine Erfrierung erlitten zu haben. Die Jahresinzidenz betrug für leichte Erfrierungen 14,2 % bei Männern bzw. 11,9 % bei Frauen und für schwere Erfrierungen 1,1 % bzw. 0,6 % (Mäkinen et al. 2009).

Bergsteiger sind mit einer Jahresinzidenz von 366 von 1000 überdurchschnittlich häufig von Erfrierungen betroffen (Harirchi et al. 2005), ebenso Personen, die beruflich oder in ihrer Freizeit kaltem und windigem Wetter ausgesetzt sind, auf der Flucht vor politischen Auseinandersetzungen oder Naturkatastrophen oder aus sozialen Gründen obdachlos sind (Zafren 2013). Insgesamt sind aber klinisch relevante Erfrierungen mit einer Inzidenz von 0,07/100.000 auch in alpinen Regionen Europas selten (Ströhle et al. 2018).

30.1 Ursachen und Risikofaktoren

Die wichtigsten Ursachen von Erfrierungen sind ein erhöhter Wärmeverlust durch Konvektion bei Wind, durch Konduktion beim Kontakt der Haut mit kalten Oberflächen oder kaltem Wasser und eine verminderte Wärmeproduktion (Zafren 2013). Der Schweregrad von Kälteschäden nimmt mit sinkender Temperatur unter dem Gewebegefrierpunkt, Expositionsdauer, Wind (Murphy et al. 2000) und Dauer der Kälteeinwirkung zu.

Winddurchlässige, schlecht isolierende oder den Körper unvollständig bedeckende sowie feuchte und zu enge Kleidung und das Auftragen von öligen Schutzcremes begünstigen das Auftreten von Erfrierungen (Lehmuskallio 2000). Weitere Risikofaktoren finden sich in ◘ Tab. 30.1 (Hallam et al. 2010; Haman et al. 2022; Harirchi et al. 2005; Koljonen et al. 2004; Olsen 2002; U. S. Armed Forces Health Surveillance Branch 2021).

Während die Körpermasse in Abhängigkeit von einzelnen Individuen und Subgruppen als Risikofaktor i. R. einer Hypothermie eine wichtige Rolle spielt, hängen Kälteschäden mit und ohne Erfrierungen v. a. von Änderungen des Blutflusses in der Körperperipherie und dem damit verbundenen Absinken der Hauttemperatur ab (Haman et al. 2022). So neigen vermutlich Personen mit dem homozygoten Deletionspolymorphismus des Angiotensin-konvertierenden Enzyms (ACE) aufgrund der höheren ACE-Aktivität speziell bei Hypoxie und in großen Höhen vermehrt zu Vasokonstriktion und damit zu Erfrierungen (Kamikomaki 2007). Eine genetisch bedingte Fähigkeit zur kälteinduzierten Vasodilatation wirkt hingegen möglicherweise protektiv (Daanen et al. 2005).

Tab. 30.1 Risikofaktoren für Erfrierungen

Äußere Risikofaktoren	Personenbezogene Risikofaktoren	Andere Risikofaktoren
– Temperatur < −4 °C – Wind und Windstärke – Feuchtigkeit – extreme Höhe (> 5000 m) – Hypoxie – Verkehrs- und Freizeitunfälle	– Alter und Geschlecht – Körperzusammensetzung, Gewicht, Körperpigmentierung – Dehydrierung – Mangelernährung – Alkohol, Drogen-, Nikotinabusus und Einnahme von Medikamenten – psychiatrische Erkrankungen – Diabetes mellitus – Gefäßerkrankungen (peripher arterielle Verschlusskrankheit [paVK], Morbus Raynaud) – niedriger Bildungsgrad – Arbeits- und Obdachlosigkeit – Kälteempfindlichkeit, vorausgegangene Kälteschäden – wiederholte Vibrationsexposition von Händen und Armen (z. B. Bedienen von schweren Maschinen oder Nutzung von Schneemobilgeräten, Hubschraubern etc.)	– Unsachgemäße Anwendung von Kälte- und Eispackungen sowie Lachgas – unsachgemäße Anwendung von Feuerlöschern oder Campingöfen

> Es gibt zahlreiche Risikofaktoren für die Entstehung von Erfrierungen.

30.2 Pathophysiologie

Es können vier sich überlappende Erfrierungsstadien unterschieden werden:

- Vorgefrierphase,
- Gefrier- und Auftauphase,
- Phase der vaskulären Stase,
- späte Ischämiephase.

In der 1. Phase führt die Gewebeabkühlung zu Vasokonstriktion und Ischämie und die kälteinduzierte Nervenschädigung zu Hyper- und Parästhesien. In der 2. Phase bilden sich bei schnellem Gefrieren intrazelluläre und bei langsamem Gefrieren auch extrazelluläre Eiskristalle, anschließend kommt es zu Zelldehydratation und Elektrolytverschiebungen, Protein- und Fettdenaturierung, Zellmembranauflösung und schließlich zum Zelltod. In der Auftauphase treten Ischämie- und sog. Reperfusionsschäden auf, die von Entzündungsreaktionen begleitet werden. In der 3. Phase wechseln sich alle 5–10 min Vasokonstriktion und -dilatation ab (sog. Hunting-Reaktion) (Dana et al. 1969). Die späte Ischämiephase ist Folge einer durch Thromboxan-A2, Prostaglandin F2-α, Bradykinine und Histamin induzierten Entzündung. Vasokonstriktion, Thrombosen und Embolien in kleineren und größeren arteriellen und venösen Gefäßen schädigen schließlich die Mikro- und Makrozirkulation. Die Gewebeschädigungen werden durch wiederholtes Auftauen und Gefrieren verstärkt (McIntosh et al. 2024; Regli et al. 2021).

Die Pathophysiologie von Langzeitschäden nach Erfrierungen ist weitgehend unerforscht. Bei der Entstehung der kälteinduzierten Allodynie spielt die TRP („transient receptor potential“)-Rezeptor-Familie eine Rolle. Kälteinduzierte Nervenschädigungen können zu neuropathischen Schmerzen und ischämischer Neuritis führen. Eine kälteinduzierte Osteoarthritis kann selbst Jahre nach einer Erfrierung Schmerzen verursachen (Regli et al. 2021).

30.3 Klinisches Bild

Anfangs ist das betroffene Areal blass, marmoriert, später auch bläulich-violett. Die Haut fühlt sich kalt und zunächst weich, später wachsartig, hart und gefühllos an. Manchmal beginnt eine Erfrierung auch ohne jegliches Warnzeichen mit kompletter Gefühllosigkeit. Die betroffene Zone ist nach dem Auftauen vom gesunden Areal gut abgrenzbar und wird als Anfangsschaden bezeichnet. Erfolgt das Auftauen schnell, kann eine lokale Hyperämie auftreten. Blasen bilden sich innerhalb der ersten Stunde oder erst Tage nach dem Auftauen (Zafren 2013). Die ◘ Abb. 30.1a–c zeigt Erfrierungen an der Hand nach verschiedenen Zeiträumen.

30.4 Klassifikation und Prognose

Ähnlich der Klassifikation bei Verbrennungen erfolgt die Einteilung von Erfrierungen in Grad I–IV. Eine Einteilung kann vor Ort vor einer Wiedererwärmung schwierig sein, da das betroffene Gewebeareal hart, blass und gefühllos ist. Folgende Einteilung nach Wiedererwärmung aber vor jeglicher Bildgebung kann hilfreich sein (McIntosh et al. 2024):

- *Grad-1-Erfrierung*: im betroffenen Areal Taubheit und Erythem, Bildung einer weißen oder gelben, festen and leicht erhabenen Plaque. Kein Gewebsverlust, leichte Abschilferung von epidermalen Zellen.
- *Grad-2-Erfrierung*: oberflächliche Hautblasen mit klarer oder milchig trüber Flüssigkeit mit umgebendem Erythem und Ödem.
- *Grad-3-Erfrierung*: hämorrhagische Blasen mit Einbeziehung der retikulären Dermis und des Hautvenenplexus.
- *Grad-4-Erfrierung*: Beteiligung der kompletten Dermis und des subkutanen Gewebes mit Nekrosen im Bereich von Muskeln und Knochen.

Ein einfacheres Schema, das bereits am Notfallort (vor der Wiedererwärmung und vor der Bilddiagnostik) hilfreich sein kann für eine rasche Beurteilung und die Entscheidung, ob eine rasche Evakuierung notwendig ist, unterscheidet zwischen *oberflächlichen* (entsprechend der erst- und zweitgradigen Erfrierung) und *tiefen* Erfrierungen (entsprechend der dritt- und viertgradigen Erfrierung) (McIntosh et al. 2024).

Um das endgültige Ausmaß der Läsionen und die Wahrscheinlichkeit sowie das Niveau einer Amputation besser vorauszusagen, hat Cauchy et al. (2001) eine Klassifikation von Erfrierungen an Händen und Füssen auf der Basis einer Knochenszintigrafie und der Ausdehnung der initialen Läsionen beschrieben (◘ Abb. 30.2).

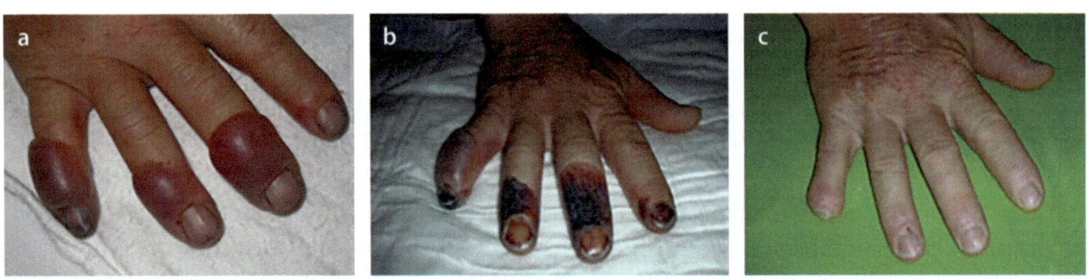

◘ **Abb. 30.1** **a–c** Erfrierungen an der Hand nach verschiedenen Zeiträumen

30.5 Bildgebung

Zum Ausschluss von Frakturen und/oder Verletzungen innerer Organe sollten Röntgen- und/oder CT-Untersuchungen durchgeführt werden. Ist das betroffene Gewebe nach dem Wiedererwärmen bläulich verfärbt, sind hämorrhagische Blasen vorhanden, und dopplersonografisch kein Puls feststellbar, sollte, sofern verfügbar, eine digitale Substraktionsangiografie durchgeführt werden. Diese ermöglicht am besten die Beurteilung der Gefäßperfusion bei Erstkontakt und im Verlauf, die Festsetzung möglicher Therapieziele und Beurteilung des Erfolges einer rtPA- und/oder Iloprost-Therapie (Millet et al. 2016). Neben einer Knochenszintigrafie, zwischen dem 2. und 4. Tag bzw. bei unklarem Befund einer weiteren zwischen dem 7. und 10. Tag durchgeführt (Cauchy et al. 2000), ermöglicht eine 99mTc-MDP-Knochenszintigrafie mit SPECT/CT eine präzise Abgrenzung der Läsionen und eine prognostische Bestimmung der Amputationslinien (Manganaro et al. 2019).

30.6 Behandlung

Seit den 1930er-Jahren gehören ein rasches Wiedererwärmen, eine tägliche Wundpflege, bedarfsorientierte antibiotische Prophylaxe bzw. Therapie und ein abwartendes Beobachten bis zur Demarkation zur Standardbehandlung von Erfrierungen. „Freeze in January and amputate in June" war ein gängiges Postulat. Erst in den 1990er-Jahren zeichnete sich durch die Verwendung von Thrombolytika und Prostazyklinanaloga eine Verbesserung der konservativen Therapie höhergradiger Erfrierungen ab, obwohl bis heute eine breit angelegte prospektiv randomisierte Studie fehlt. Die meisten nachstehenden Empfehlungen zur Prävention und Behandlung von Erfrierungen stammen von der Wilderness Medical Society (McIntosh et al. 2024).

30.6.1 Prähospitale Behandlung

Allgemeines

„Treat first what kills first!" – Nach diesem Prinzip müssen lebensgefährliche Pathologien wie Hypothermie und Traumata vorrangig behandelt werden. Die Zeit, in der das Gewebe gefroren ist, sollte so kurz wie möglich sein, um das Risiko von Gewebeschäden möglichst gering zu halten. Gefrorenes Gewebe muss deshalb so rasch wie möglich vor weiterer Kälte und mechanischen Schäden geschützt werden. Jede Durchblutungsstörung etwa durch zu enge Schuhe, Handschuhe und Schmuck sollte vermieden und das betroffene Gewebe keinesfalls abgerieben oder massiert werden.

Da Hypoxie ein unabhängiger Risikofaktor und die Prognose auch von der Schwere der Gewebeischämie in der Auftauphase abhängig ist, sollte Sauerstoff, sofern verfügbar, verabreicht werden. Dies gilt v. a. bei einer Sauerstoffsättigung < 90 % und ab einer Höhe von 4000 m. Ab dieser Höhe ist auch die Verwendung von mobilen Überdruckkammern anzudenken.

Dehydrierte Patienten sollten ausreichend Flüssigkeit erhalten. Ist der Patient wach und klagt nicht über Übelkeit und Erbrechen, werden ihm warme Getränke und ansonsten (unter Berücksichtigung von Kontraindikationen) warme Infusionen verabreicht.

Wiedererwärmung

Besteht kein Risiko eines neuerlichen Gefrierens, sollte das betroffene Gewebe möglichst rasch im 37–39 °C warmen Wasserbad in einem warmen, geschützten Umfeld wiedererwärmt werden. Die Temperatur sollte zur Vermeidung von Verbrühungen mit einem Thermometer oder durch einen Helfer, der seine Hand mindestens 30 s in das Wasser eintaucht, überprüft werden.

Die betroffenen Areale werden, um weitere Hautschädigungen zu vermeiden, vollständig in Wasser eingetaucht und die Wannenwände nicht berührt. Die Verwendung von Desinfektionsmitteln während der aktiven Wiedererwärmung kann nicht generell empfohlen werden. Das Wiedererwärmen ist beendet, sobald das gefrorene Körperareal rot oder bläulich wird und sich bei Berührung weich und geschmeidig anfühlt.

Dazu braucht es abhängig vom Schweregrad der Erfrierung etwa 30–60 min. Wiedererwärmte Areale sollten besonders vorsichtig abgetrocknet werden. Ist ein rasches Wiedererwärmen im Wasser nicht möglich, kann eine gefrorene Gliedmaße auch langsam trocken wiedererwärmt werden (z. B. in einem beheizten Zelt oder durch eigene oder fremde Körperwärme). Kann das Risiko eines Wiedergefrierens nicht sicher ausgeschlossen werden, wird keine aktive Wiedererwärmung empfohlen.

Schmerzbehandlung

Taut das gefrorene Gewebe auf, treten oft stechende, brennende oder elektrisierende Schmerzen auf. Acetylsalicylsäure wird wegen seiner zusätzlichen thrombozytenaggregationshemmenden Wirkung häufig verwendet, auch wenn Daten dazu fehlen. Ibuprofen wird wegen seiner entzündungshemmenden Wirkung speziell in den ersten Tagen in einer oralen Dosis von 6 mg/kg alle 12 h empfohlen. Bei starken Schmerzen sind zusätzlich Opioide indiziert. Periphere Nervenblockaden können bei Erfrierungen von Extremitäten unter sorgfältiger Nutzen-Risiko-Abwägung bereits prähospital sinnvoll sein (Pasquier et al. 2012).

Bis zu 50 % der Patienten mit Erfrierungen entwickeln chronische, 15 % sogar heftigste Schmerzen, und manche leiden an einem komplexen regionalen Schmerzsyndrom, einer posttraumatischen Stressreaktion mit Schlafstörungen und sozialen Einschränkungen. Daher sind eine frühzeitige effiziente Schmerztherapie und psychologische Stützung sinnvoll (Koljonen et al. 2004; Regli et al. 2021).

Wundbehandlung

Eine Nadelaspiration ist nur bei prall mit klarer Flüssigkeit gefüllten Blasen mit erhöhtem Risiko einer Blasenruptur oder Perfusionsstörungen empfohlen. Hämorrhagische Blasen sollten möglichst intakt bleiben, um ein Austrocknen des Blasengrundes zu verhindern. Aloe-vera-Salben können hilfreich sein, um die Bildung von Prostaglandin und Thromboxan zu reduzieren und werden nach dem Wiedererwärmen etwa alle 6 h auf das betroffene Areal aufgetragen. Es empfiehlt sich, Wunden und Blasen mit trockenen Verbänden locker zu verbinden (McIntosh et al. 2024).

30.6.2 Behandlung im Krankenhaus

Allgemeines

Die intrahospitale Versorgung entspricht in vielen Punkten den prähospitalen Empfehlungen. Die Behandlung lebensgefährlicher Begleitpathologien hat auch hier Vorrang. Aktives Erwärmen im Wasserbad ist nicht mehr sinnvoll, wenn gefrorenes Gewebe bereits präklinisch wiedererwärmt wurde oder passiv aufgetaut ist, wohl aber, wenn Areale nicht vollständig aufgetaut sind.

Nach dem Wiedererwärmen sollte ärztliches Personal den Schweregrad anhand der Tabelle in ◘ Abb. 30.2 beurteilen. Blasen, die mit klarer oder weißer Flüssigkeit gefüllt sind, können mit einer Nadel entleert werden, während hämorrhagische Blasen intakt bleiben sollten. Ibuprofen wird bis zur vollständigen Wundheilung oder bis zur chirurgischen Versorgung verabreicht. Bei fehlendem Impfschutz sollte eine Tetanusprophylaxe durchgeführt werden.

Bei immobilisierten Patienten ist eine Thromboseprophylaxe angezeigt. Eine Antibiotikaprophylaxe ist nur bei höhergradigen Erfrierungen der Füße besonders bei

Klassifikation von Erfrierungen (Grad)		I°	II°	III°	IV°
Vereinfachte Einteilung		Oberflächlich	Oberflächlich	Tief	Tief
Bild nach Wiedererwärmen im warmen Wasserbad		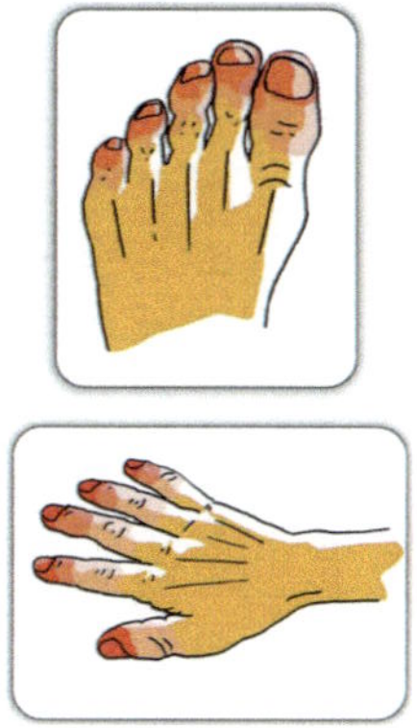	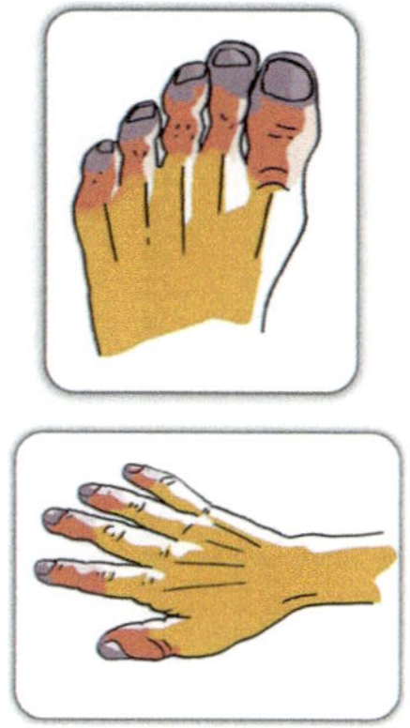	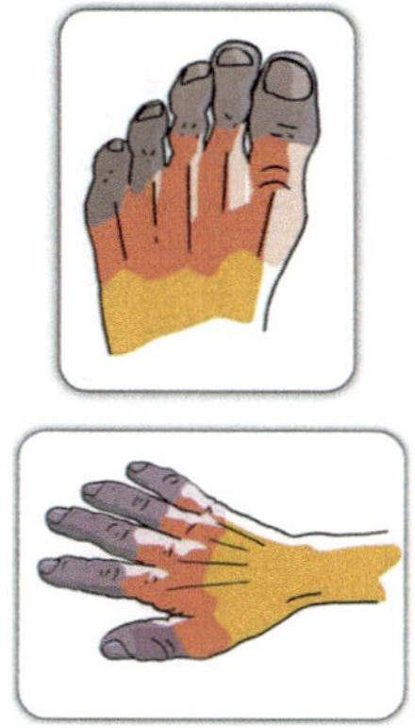	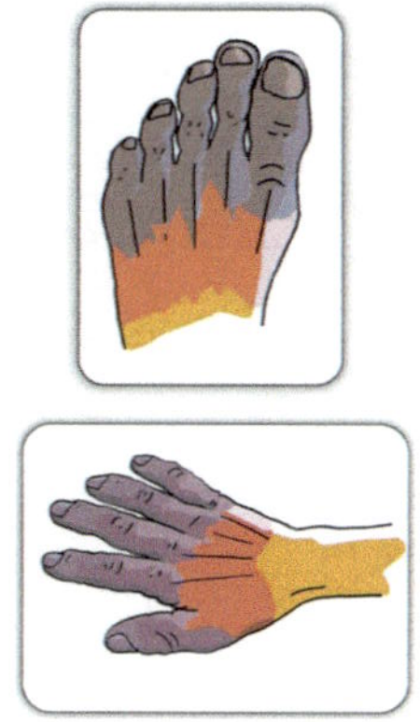
Knochenszintigraphie vor Tag 3		Nicht hilfreich	Geringe Isotopenanreicherung	Fehlende Isotopenanreicherung	Fehlende Isotopenanreicherung
Beschreibung	Vor Wieder-erwärmung	Haut weiß und kalt, Sensibilitätsstörung	Haut weiß und kalt, unempfindlich	Haut weiß und kalt, unempfindlich	Betroffene Region gefroren
	Nach Wieder-erwärmung	Erythem, Schwellung, Schmerz, Fehlen von initialen Läsionen	Schwellung, Schmerz, Blasen klar oder milchig, initiale Läsionen an distalen Phalangen	Schwellung, Schmerz, hämorrhagische Blasen, initiale Läsionen bis metakarpo/-tarsale Gelenke	Kein Puls, kein Schmerz, initiale Läsionen bis proximal der metakarpo/-tarsalen Gelenke
Spezielle Therapie		Nein	Meistens nein	Ja	Ja
Stationäre Aufnahme		Nein	Bedarfsadaptiert	Ja	Ja
Prognose an Tag 2		Vollständig, keine Amputation	Meist vollständig innerhalb von Wochen, gesteigertes Kälte-empfinden, Nageldystrophien	Verlust von Gewebe inklusive Knochen an distalen Phalangen, Wochen bis Monate, gesteigertes Kälteempfinden	Proximale Knochennekrosen mit Amputationen, Sepsis, Heilung innerhalb von Monaten

Abb. 30.2 Klassifikation von Erfrierungen. (Mod. nach Cauchy et al. 2001)

Patienten mit Mangelernährung, Leberfunktionsstörungen, chronischem Alkoholabusus oder nach der Rückkehr von einer Expedition sinnvoll, um das Risiko von lokalen und systemischen Infektionen zu verringern. Eine systemische Antibiotikatherapie, z. B. mit Amoxicillin und Clavulansäure, kann in Einzelfällen notwendig sein. Die hyperbare Sauerstofftherapie kann derzeit nicht empfohlen werden, wenn auch einzelne Fallberichte und Fallserien einen möglichen Benefit zeigen (Zafren et al. 2024).

Vasodilatanzien und Thrombolyse

Iloprost ist ein Prostazyklinanalogon, das mit seiner stark gefäßerweiternden und thrombozytenaggregationshemmenden Wirkung Mikrozirkulationsstörungen vermindert, die Gefäßpermeabilität reduziert und eine Fibrinolyse induziert. Im Rahmen von höhergradigen Erfrierungen zeigt es in den ersten 24 h den besten Effekt, ein Benefit bei Therapiebeginn innerhalb der ersten 72 h nach dem Auftauen konnte gezeigt werden (Regli et al. 2021).

Iloprost wird innerhalb der ersten 48 h (evtl. 72 h) in der Dosierung von initial 0,5 ng/kg/min intravenös verabreicht und schrittweise alle 30 min um jeweils 0,5 ng/kg/min bis zum Auftreten von Nebenwirkungen wie Kopfschmerzen und Hypotension bzw. bis maximal 2 ng/kg/min gesteigert (Zafren et al. 2022). Die so ermittelte Dosis wird für 5–8 Tage über jeweils 6 h verabreicht. In Ländern, in denen Iloprost nicht erhältlich ist, kann stattdessen Alprostadil in der gängigen Dosierung verwendet werden.

Der rekombinante gewebespezifischer Plasminogenaktivator rTPA wird als Thrombolytikum verwendet. Die Verwendung muss im Einzelfall in Abhängigkeit von Erfrierungsgrad, Begleittraumata, Kontraindikationen und der verstrichenen Zeit entschieden werden (Cauchy et al. 2011). Bei dritt- oder viertgradigen Erfrierungen einer Extremität mit hohem Risiko für deutlich einschränkende Amputationen sollte rtPA intraarteriell, bei 2 und mehreren Extremitäten intravenös zusammen mit einem niedermolekularen Heparin (z. B. Enoxaparin) oder unfraktioniertem Heparin so rasch wie möglich innerhalb der ersten 24 h nach Wiedererwärmung verabreicht werden (Zafren et al. 2024). Heparin wird als Adjuvans, nicht aber als Monotherapeutikum empfohlen (Twomey et al. 2005).

Cauchy konnte 2000 in einer randomisierten Studie einen möglichen additiven Effekt durch die kombinierte Verabreichung von Iloprost und rtPA bei höhergradigen Erfrierungen nicht ausschließen.

> Vasodilatanzien und Thrombolytika können bei höhergradigen Erfrierungen in den ersten 24 h das Risiko von Gewebeverlusten reduzieren.

Chirurgische Behandlung

Entwickelt sich nach einer Erfrierung ein Kompartmentsyndrom oder eine von der betroffenen Extremität ausgehende Sepsis, ist eine sofortige chirurgische Intervention notwendig. Zur Bestimmung der Amputationslinien können bildgebende Verfahren wie Technetium-99-Szintigrafie oder eine 99mTc-MDP-Knochenszintigrafie mit SPECT/CT hilfreich sein. Liegt weder ein Kompartmentsyndrom noch eine Sepsis oder eine nicht zu beherrschende, schwere, lokale Infektion vor, sollte eine Amputation erst nach der kompletten Demarkierung, meist nach 1–3 Monaten, erfolgen.

Der Patient sollte von einem multidisziplinären Rehabilitationsteam betreut werden. Die Sympathektomie wird nicht empfohlen, auch wenn Langzeitfolgen wie Schmerzen, Parästhesien und Hyperhidrose in Einzelfällen dadurch vermieden werden können.

> Amputationen sollten im Regelfall erst nach endgültiger Demarkation durchgeführt werden.

30.7 Prävention

Das Prinzip „Vorbeugen ist besser als Behandeln" ist für Erfrierungen besonders zutreffend. Gefährdete Personen sollten besser geschult und betreut werden und bei kalten Temperaturen adäquate und gut schützende Bekleidung, Fäustlinge, warme Socken und Schuhe, Schutzbrillen und Gesichtsmasken tragen.

Feuchte oder einengende Kleidung oder enges Schuhwerk sowie das Tragen von zu dicken oder zu vielen Socken ist zu vermeiden. An besonders kalten Tagen sollten doppelt isolierende oder dampfblockierende Schuhe getragen und evtl. chemische oder elektrische Hand- und Fußwärmer benutzt werden. Gute Ernährung und ausreichende Flüssigkeitszufuhr sind ebenfalls wichtig.

Es ist sinnvoll, bei langer Kälteexposition Ruhepausen einzulegen, um Hände und Füße zu beurteilen und zu wärmen. In einer Gruppe sollten sich die Teilnehmer gegenseitig beobachten, um beginnende Erfrierungen im Gesichtsbereich frühzeitig zu erkennen. Sind Finger oder Füße sehr kalt oder gefühllos, die Nase oder die Ohrmuscheln weiß, sollten diese Areale erwärmt, feuchte Socken, Handschuhe und andere feuchte Kleidung entfernt und durch trockene Kleidungsstücke ersetzt werden. Im freien Gelände, in einem Zelt oder einem Biwak kann es hilfreich sein, kalte Extremitäten in der eigenen Achselhöhle, Leiste, am Bauch oder an der Haut einer Begleitperson zu erwärmen.

Fazit

Prävention von Erfrierungen ist das oberste Prinzip. Die Behandlung einer lebensgefährlichen Hypothermie und von schweren Traumata hat Priorität. Wiedererwärmen und Auftauen sollten vermieden werden, wenn ein neuerliches Gefrieren nicht ausgeschlossen werden kann. Ein rasches Aufwärmen im 37–39 °C warmen Wasserbad und eine anschließende trockene Wundabdeckung sind die wichtigsten Erstmaßnahmen. Ein Patient mit schweren Erfrierungen sollte in einer Einrichtung mit entsprechender Expertise behandelt werden. Eine rasche chirurgische Intervention ist nur in Einzelfällen notwendig, andernfalls sollte eine Amputation erst nach der endgültigen Gewebedemarkation erfolgen. Eine Patientenbegleitung durch ein multidisziplinäres Team zur Vorbeugung und Behandlung von Langzeitschäden wird empfohlen.

Literatur

Cauchy E, Marsigny B, Allamel G, Verhellen R, Chetaille E (2000) The value of technetium 99 scintigraphy in the prognosis of amputation in severe frostbite injuries of the extremities: a retrospective study of 92 severe frostbite injuries. J Hand Surg 25:969–978

Cauchy E, Chetaille E, Marchand V, Marsigny B (2001) Retrospective study of 70 cases of severe frostbite lesions: a proposed new classification scheme. Wild Environ Med 12(4):248–255

Cauchy E, Cheguillaume B, Chetaille E (2011) A controlled trial of a prostacyclin and rt-PA in the treatment of severe frostbite. N Engl J Med 364(2):189–190

Daanen HA, van der Struijs NR (2005) Resistance index of frostbite as a predictor of cold injury in arctic operations. Aviat Space Environ Med 76:1119

Dana AS Jr, Rex IH Jr, Samitz MH (1969) The Hunting Reaction. Arch Dermatol 99:441–450

Hallam MJ, Cubison T, Dheansa B, Imray C (2010) Managing frostbite. BMJ 341:1151–1156

Haman F, Souza SCS, Castellani JW, Dupuis MP, Friedl KE, Sullivan-Kwantes W, Kingma BRM (2022) Human vulnerability and variability in the cold: establishing individual risks for cold weather injuries. Temperature (Austin). 9(2):158–195

Harirchi I, Arvin A, Vash JH, Zafarmand V (2005) Frostbite: incidence and predisposing factors in mountaineers. Br J Sports Med 39:898–901

Kamikomaki N (2007) A climber with the DD ACE allele developed frostbite despite taking more than adequate measures against cold on mount everest. High Alt Med Biol 8(2):167–168

Koljonen V, Andersson K, Mikkonen K, Vuola J (2004) Frostbite injuries treated in the Helsinki area from 1995–2002. J Trauma 57:1315–1320

Millet JD, Brown RKH, Levi B, Kraft CT, Jacobson JA, Gross MD, Wong KK (2016) Frostbite: spectrum of imaging findings and guidelines for management. Radiographics 3:2154–2169

Lehmuskallio E (2000) Emollients in the prevention of frostbite. Int J Circumpolar Health 59:122–130

Manganaro MS, Millet JD, Brown RK, Viglianti BL, Wale DJ, Wong KK (2019) The utility of bone scintigraphy with SPECT/CT in the evaluation and management of frostbite injuries. Br J Radiol 92(1094):20180545

Mäkinen TM, Jokelainen J, Näyhä S, Laatikainen T, Jousilahti P, Hassi J (2009) Occurrence of frostbite in general population-work-related and individual factors. Scand J Work Environ Health 35:384–393

McIntosh SE, Freer L, Grissom CK, Rodway GW, Giesbrecht GG, McDevitt M, Imray CH, Johnson EL, Pandey P, Dow J, Hackett PH (2024) Wilderness medical society clinical practice guidelines for the prevention and treatment of frostbite: 2024 update. Wilderness Environ Med. 35 (2):183–97

Murphy JV, Banwell PE, Roberts AH, McGrouther DA (2000) Frostbite: pathogenesis and treatment. J Trauma 48:171–178

Olsen N (2002) Diagnostic aspects of vibration-induced white finger. Int Arch Occup Environ Health 75:6

Pasquier M, Ruffinen GZ, Brugger H, Paal P (2012) Pre-hospital wrist block for digital frostbite injuries. High Alt Med Biol 3:65–66

Regli IB, Strapazzon G, Falla M, Oberhammer R, Brugger H (2021) Long-Term Sequelae of Frostbite—A Scoping Review. Int. J. Environ. Res. PublicHealth. 18:9655

Ströhle M, Rauch S, Lastei P, Brodmann Maeder M, Brugger H, Paal P (2018) Frostbite injuries in the austrian alps: a retrospective 11-year national registry study. High Alt Med Biol 19(4):316–320

Sullivan-Kwantes W, Dhillon P, Goodman L et al (2017) Medical encounters during a joint Canadian/U.S. exercise in the high Arctic (exercise Arctic ram). Mil Med 182:e1764–8

Twomey JA, Peltier GL, Zera RT (2005) An open-label study to evaluate the safety and efficacy of tissue plasminogen activator in treatment of severe frostbite. J Trauma 59(6): 1350–1354; discussion 54–55

U.S. Armed Forces Health Surveillance Branch (2021) Update: cold weather injuries, active and reserve components, U.S. armed forces, July 2016-June 2021. MSMR. 28:2–10

van Dongen TTCF, Berendsen RR, de Jong FJM, Endert EL, van Hulst RA, Hoencamp R (2023) Frostbite: a systematic review on freezing cold injuries in a military environment. BMJ Mil Health 7:e002171

Zafren K (2013) Frostbite: prevention and initial management. High Alt Med Biol 14:9–12

Zafren K et al (2024) Frostbite: Acute care and prevention. UpToDate. Literature reviewed current to 12/2024. Last update: 01/07/2024

Lawinenmedizin

Bernd Wallner, Frederik Eisendle, Giacomo Strapazzon, Hermann Brugger, Simon Rauch und Peter Paal

Inhaltsverzeichnis

M. M. Berger et al. (Hrsg.), *Alpin- und Höhenmedizin*,
https://doi.org/10.1007/978-3-662-69578-4_31

31.1 Einleitung

Schneelawinen entstehen im steilen, schneebedeckten Gelände. Sie stellen eine der bedrohlichsten Naturgefahren im winterlichen Gebirge dar, insbesondere für Wintersportler, welche sich im freien Gelände bewegen. Auch auf gesicherten Skipisten sowie in alpinen Siedlungsgebieten und auf alpinen Verkehrswegen können sich Lawinenverschüttungen ereignen. In Europa verstirbt der Großteil der Lawinenverschütteten in den Alpenländern Schweiz, Österreich, Italien und Frankreich, wo Lawinen in den letzten 10 Jahren durchschnittlich 85 Tote pro Jahr forderten. In den kleineren Gebirgen Europas wie z. B. den Pyrenäen (ca. 10 Tote pro Jahr), den norwegisch-schwedischen Bergen (66 Tote in den letzten 10 Jahren allein in Norwegen) und der Tatra zwischen Polen und der Slowakei versterben jedes Jahr weitere Menschen an den Folgen einer Lawinenverschüttung (European Avalanche Warning Services 2023).

Innerhalb weniger Minuten nach Verschüttung sinken die Überlebenschancen rapide, weshalb der schnellstmöglichen Ortung und Befreiung von Verschütteten durch Kameraden eine zentrale Rolle zukommt. Für die organisierte Rettung stellt der Lawinenunfall eine besondere Herausforderung dar: Wie auch sonst in der prähospitalen Notfallmedizin, hat auch in diesem meist unwirtlichen Gelände die Sicherheit der Retter oberste Priorität. Bei einem Lawinennotfall ist die Situation anfänglich häufig komplex und unübersichtlich. Es gilt, rasch grundlegende und weitreichende Entscheidungen über den weiteren Verlauf von Rettung und Behandlung zu treffen. Nicht selten kommt es zudem zur Verschüttung von mehreren Personen. In den Bereichen Pathophysiologie, Prognoseerstellung und Behandlung hat es in den letzten Jahren einige wesentliche neue Erkenntnisse gegeben. Ziel dieses Kapitels ist es, eine State-of-the-art-Übersicht über die Lawinenverschüttung und die Rettung von Lawinenopfern zu geben.

31.2 Prävention

Die Prävention von Lawinenunfällen umfasst verschiedene Ebenen. Diese beinhalten

- das *Vermeiden einer Lawinenerfassung,*
- das *Verhindern einer kritischen Verschüttung,*
- die *Minderung von traumatischen Verletzungen* im Falle einer Erfassung und
- die *Verzögerung der Asphyxie* nach einer Verschüttung.

Mindestens 90 % der Lawinen mit Verletzten oder Toten werden von Freizeitsportlern ausgelöst und sind trockene Schneebrettlawinen (Schweizer und Lütschg 2001; Techel et al. 2016). Das *Vermeiden einer Lawinenerfassung* ist der erste und wichtigste Schritt zur Sicherheit im alpinen Schneegelände. Nachdem ein Großteil der Lawinenunfälle von Wintersportlern selbst ausgelöst wird, steckt hier großes Präventionspotenzial. In Lawinenkursen wird u. a. wertvolles Wissen über Risikobewertung und sicheres Verhalten im Gelände vermittelt. Kenntnisse über die Topografie, Wettervorhersage, Schneebedingungen und Lawinengefahr sind maßgebend. Hanglagen mit Neigungen zwischen 30 und 45° gelten als besonders anfällig für Lawinenabgänge. Starker Schneefall, Wind und schneller Temperaturanstieg erhöhen das Lawinenrisiko. Das genaue Lesen und Verfolgen des täglichen Lawinenwarnberichts sind ebenso essenziell wie eine sichere Tourenplanung. Um ein Höchstmaß an Sicherheit zu gewährleisten, haben sich die Lawinenwarndienste verschiedener Länder zusammengeschlossen, um eine gemeinsame, mehrsprachige und grenzüberschreitende Lawinenvorhersage mit einer gemeinsamen Website und einem einheitlichen Arbeitsablauf zu veröffentlichen, der auf den

Standards der Europäischen Lawinenwarndienste (EAWS) für die Erstellung der Lawinenvorhersage basiert (▶ https://avalanche.report/bulletin/latest). Die Website enthält auch Karten zu Schnee- und Neuschneehöhe, Lufttemperatur, Wind und Windböen.

Die *Wahrscheinlichkeit, von einer Lawine kritisch verschüttet zu werden,* kann durch Lawinenairbags verringert werden (Brugger et al. 2007). Lawinenairbags sind Rucksäcke oder Westen, die ein oder zwei aufblasbare Ballons enthalten und bei einer Lawinenerfassung vom Benutzer manuell aktiviert werden, indem ein Griff gezogen wird. Dies bewirkt, dass die Ballons auf ein Gesamtvolumen von etwa 150 l aufgeblasen werden. Zum Aufblasen verwenden Lawinenairbags Zylinder mit komprimiertem Gas oder einen batteriebetriebenen Ventilator. Ein aufgeblasener Airbag erhöht das effektive Volumen eines Lawinenopfers und nutzt einen physikalischen Prozess namens „granular convection“: In einem Fluss verschieden großer Partikel werden größere Partikel zur Oberfläche sortiert (Gray und Ancey 2009), wodurch sich die Wahrscheinlichkeit einer tiefen oder vollständigen Verschüttung reduziert. In einer retrospektiven Studie konnte eine Verringerung der Mortalität von 22 % auf 11 % durch die Verwendung eines Lawinenairbags gezeigt werden (Haegeli et al. 2014). Die regelmäßige Übung der Handhabung ist unerlässlich, um die Wirksamkeit des Lawinenairbags zu gewährleisten. In 20 % der Fälle wurde der Airbag nämlich nicht aufgeblasen, davon lag in 60 % der Fälle ein Bedienungsfehler vor (Haegeli et al. 2014).

31

In der *Prävention des Traumas* bei Lawinenverschüttung spielen Helme eine Rolle. Sie sind beim Pistenfahren weit verbreitet und können einem Schädel-Hirn-Trauma vorbeugen bzw. den Schweregrad reduzieren (Haider et al. 2012). Im Falle einer Lawinenverschüttung sind Helme möglicherweise weniger effektiv, da die auftretende Aufschlagenergie mit Hindernissen, die in mittleren und großen Lawinen entsteht, die Schutzwirkung von Helmen überschreiten kann (Vargyas 2016). Die meisten Lawinenopfer kommen bei kleinen bis mittelgroßen Lawinen mit geringerer Geschwindigkeit ums Leben, bei denen Helme Schädel-Hirn-Traumata verhindern könnten (Boyd et al. 2010). Daher wird generell empfohlen, beim Skifahren auch abseits der Piste einen Helm zu tragen. Auch Lawinenairbags könnten zur Verletzungsprävention beitragen. Einige Modelle sind beispielsweise U-förmig, sodass sie Kopf und Nacken umgeben, sobald sie ausgelöst werden. Studien, welche zeigen, dass dadurch das Risiko eines Schädel-Hirn- oder Halswirbelsäulen-Traumas verringert wird, liegen bisher nicht vor. In Zukunft ist zu erwarten, dass die Schneedecke aufgrund des Klimawandels dünner wird und stumpfe Traumata und Sekundärverletzungen durch Stürze häufiger auftreten können (Strapazzon et al. 2021).

Zur *Vermeidung bzw. Verzögerung einer Asphyxie* nach Verschüttung sind freie Atemwege und das Vorhandensein einer Atemhöhle entscheidend (Procter et al. 2016). Durch die Gewalt einer Lawine kann Schnee in Mund und Nase eines Opfers gedrückt werden. Eine mögliche Technik zum Schutz der Atemwege besteht darin, den Arm über das Gesicht und die Armbeuge über den Mund zu legen (Van Tilburg et al. 2017). Des Weiteren wurden Geräte entwickelt, welche eine künstliche Atemhöhle erzeugen (AAPD, „artificial air pocket devices“). Ein AAPD besteht aus einem Mundstück, das mit einem Schlauchsystem verbunden ist, welches einen Ventilmechanismus enthält. Das Mundstück kann dazu beitragen, die Atemwege frei von Schnee zu halten. Über den Ventilmechanismus wird CO_2-reiche ausgeatmete Luft von sauerstoffreicher eingeatmeter Luft örtlich getrennt. Die eingeatmete Luft stammt direkt aus der Luft im Schneepack, die ausgeatmete Luft wird Richtung Rücken geleitet. In zwei experimentellen Studien konnte gezeigt werden, dass durch die Verwendung eines AAPD die Zeit bis zum Auftreten einer Hypoxämie bzw. Hyperkapnie verlängert werden kann (Grissom et al. 2000; Strapazzon et al. 2023). Es gibt positive Fallberichte zu AAPDs (Crowley et al. 2002), allerdings fehlen Studien, welche die Mortalität von Benutzern und Nichtbenutzern eines AAPD vergleichen. Eine weitere Methode, um eine künstliche Atemhöhle zu erzeugen, besteht im Ablassen der Luft aus dem aufgeblasenen Airbag. Der dadurch entstehende Raum könnte als Atemhöhle genutzt werden und eine Asphyxie verzögern (McIntosh et al. 2020). Auch dazu fehlen noch Studien aus dem Alltag.

Es wurde gezeigt, dass die Zufuhr von Luft über einen Schlauch vor dem Gesicht von Freiwilligen, die in einer simulierten Lawine verschüttet wurden, zu einer höheren arteriellen Sauerstoffsättigung (SaO_2) und einem niedrigeren exspiratorischen Kohlendioxid ($EtCO_2$) führt, verglichen mit dem Fehlen der Luftzufuhr (Wik et al. 2022). Hierauf basierend wurde ein Gerät entwickelt, welches über ein Gebläse und ein Schlauchsystem einen Luftstrom generiert und diesen über die Schulterriemen des Rucksacks Richtung Mund und Nase leitet. Die Wirksamkeit dieses Gerätes wird derzeit in einer randomisierten klinischen Studie untersucht (ClinicalTrials.gov ID NCT05779540).

Insgesamt erfordert die Prävention von Lawinenunfällen eine Kombination aus Ausbildung, Information, korrektem Verhalten und angemessener Ausrüstung. Die Aufklärung über die Gefahren von Lawinen, das Vermeiden von lawinengefährdetem Gelände, das Üben von Sicherheitstechniken und der Einsatz von innovativen Schutzausrüstungen sind entscheidend, um das Risiko einer Lawinenverschüttung zu minimieren. Die kontinuierliche Forschung in der Prävention der Lawinenverschüttung wird dazu beitragen, die Sicherheit weiter zu verbessern.

31.3 Pathophysiologie des Lawinenunfalls

Der Grad der Verschüttung hängt eng mit dem Überleben zusammen. Es wird zwischen einer „kritischen Verschüttung" (d. h., Kopf und Brustkorb sind unter dem Schnee begraben) und einer „nichtkritischen Verschüttung" (Kopf und Brustkorb sind nicht unter Schnee begraben) unterschieden (Pasquier et al. 2023a). 96 % der nicht oder teilweise verschütteten Opfer waren bei der Bergung noch am Leben, gegenüber 48 % der kritisch Verschütteten (Haegeli et al. 2011; Pasquier et al. 2023a). Die Morbidität und Mortalität eines kritisch verschütteten Lawinenopfers hängen weitgehend von etwaigen Begleitverletzungen, der Dauer der Verschüttung, dem Vorhandensein einer Atemhöhle, der Größe der Atemhöhle, der Schneedichte sowie der Verschüttungstiefe ab. Eine Atemhöhle ist definiert als eine Schneehöhle vor Mund und Nase und gleichzeitig nichtverlegte Atemwege (Mund und Nase sind frei) (Brugger et al. 2007, 2003; Haegeli et al. 2011; Paal et al. 2013).

Beim Lawinenunfall kommen mehrere Todesursachen, d. h. Trauma, Asphyxie und Hypothermie, in Frage. Die Kombination dieser Todesursachen ist sehr spezifisch für den Lawinenunfall, und bedingt die spezielle Pathophysiologie der Lawinenverschüttung. ◘ Abb. 31.1 gibt das Überleben bei Lawinenverschüttung wieder.

In der Folge werden die drei Todesursachen der Lawinenverschüttung beschrieben.

1 *Trauma*
  Zwischen 5 und 29 % der Lawinenopfer sterben an ihren traumatischen Verletzungen (Pasquier et al. 2023a). An Verletzungen stirbt das Lawinenopfer in der Regel in der ersten Phase nach der Lawinenverschüttung. Die Topografie des Unfallgeländes und die Beschaffenheit des Lawinenschnees sind für das Verletzungsmuster wesentlich mitbestimmend.

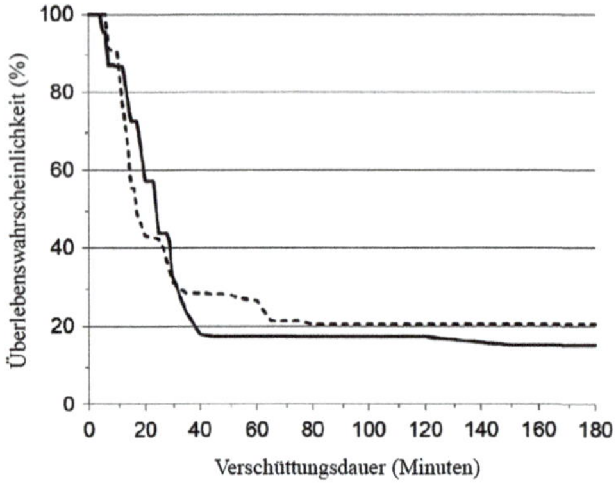

Abb. 31.1 Lawinenüberlebenskurve für Österreich *(durchgängige Linie)* und die Schweiz *(gestrichelte Linie)* für kritisch verschüttete Lawinenopfer zwischen 2005 und 2013. (Procter et al. 2016)

31

Zum Beispiel ist das Risiko eines tödlichen Traumas durch Aufprall auf einem harten Hindernis in einem steilen, von Felsen oder durch Bäume durchsetzten Gelände wesentlich höher als bei einem offenen Gelände ohne Hindernisse (Hohlrieder et al. 2007). Frühjahrsschnee ist schwerer und hat mehr kinetische Energie, sodass die Wahrscheinlichkeit einer Traumatisierung höher ist als im Hochwinter bei Pulverschnee. Die lawinenbedingten Verletzungen betreffen meist Kopf, Halswirbelsäule, Thorax und Extremitäten (Hohlrieder et al. 2007). Bei Kopfverletzungen und beeinträchtigter Vigilanz steigt die Wahrscheinlichkeit eines Erstickungstodes (Johnson et al. 2001). Stumpfe Traumata sind die Regel.

2 *Asphyxie*
65–100 % aller Lawinentoten versterben an einer Asphyxie. Bei einer kritischen Verschüttung ist die Überlebenswahrscheinlich stark zeitabhängig und die Zeit bis zur Bergung ein entscheidender Faktor für das Überleben (Falk et al. 1994; Pasquier et al. 2023a; Procter et al. 2016). Wenn das Lawinenopfer innerhalb der ersten 15–20 min gerettet wird, liegt die Überlebensrate noch bei etwa 90 %. Anschließend sinkt die Überlebenswahrscheinlichkeit rapide und liegt nach 35 min Verschüttungszeit bei nur noch 30 % („Asphyxie-Phase“, 18–35 min nach kritischer Verschüttung). Die Haupttodesursache in dieser zweiten Phase ist die Asphyxie. Die Asphyxie tritt während der Lawinenverschüttung aufgrund einer Verlegung der Atemwege durch Schnee oder einer fehlenden Atemhöhle auf. Weitere Ursachen für die Asphyxie sind die Umwandlung des Schnees der Atemhöhle durch warme Ausatemluft und damit einem Abdichten der Atemhöhle und einem geringeren Gasaustausch mit dem umgebenden Schnee, die Beeinträchtigung der Ausdehnung des Thorax durch das Gewicht der Schneemassen und einem fortschreitenden Sauerstoffmangel durch Rückatmung der O_2-armen und CO_2-reichen Ausatemluft.
Das Einsetzen der Asphyxie hängt unmittelbar von der Beschaffenheit der Atemhöhle und den Eigenschaften der Schneemassen ab (Strapazzon et al. 2017). Je größer das Volumen der Atemhöhle ist, desto länger ist potenziell die Überlebensdauer nach einer Lawinenverschüttung. Ein größeres Volumen der Atemhöhle bietet eine größere Oberfläche für den Gasaustausch mit dem umgebenden Schnee, sodass ausgeatmetes CO_2 aus der Atemhöhle in die Schneedecke diffundieren und O_2 aus der Schneedecke in die Atemhöhle diffundieren kann. Die Dichte und Durchlässigkeit des Schnees, der die Atemhöhle umgibt, ist ein wichtiger Faktor für die Diffusion dieser Gase (Grissom et al. 2000; Strapazzon et al. 2017). Wenn die Atemhöhle groß genug ist und die Atemwege frei, wird die Erstickung verzögert und ein Lawinenopfer kann bis 90 min überleben („Latenzphase“, 35–90 min nach Verschüttung) (Brugger et al. 2003; Grissom et al. 2004; Haegeli et al. 2011; Procter et al. 2016). Bei

Kommunikation der Atemhöhle mit der Umgebungsluft spricht man von einer offenen Atemhöhle und das Überleben ist viele Stunden ohne Ersticken aber mit Gefahr des Auftretens einer lebensbedrohlichen Hypothermie möglich (Gruber et al. 2023).

3 *Hypothermie*
Die akzidentelle Hypothermie ist nur bei etwa 0–4 % der kritisch verschütteten Lawinenopfer die Haupttodesursache, da der Tod durch Trauma oder Ersticken in der Regel vor dem Tod durch Unterkühlung eintritt (Pasquier et al. 2023a). Die durchschnittliche Abkühlungsrate während Lawinenverschüttung, Rettung und Transport ins Krankenhaus liegt bei ca. 3 °C/h (Locher und Walpoth 1996). Die individuelle Abkühlungsgeschwindigkeit variiert zwischen 0,1–9 °C/h und hängt von diversen Faktoren ab (Mittermair et al. 2021). Die höchsten Abkühlungsgeschwindigkeiten wurden z. B. bei trainierten, nur mit einer dünnen Kleidungsschicht ohne Handschuhe und Mütze bekleideten, im Aufstieg befindlichen Athleten gemessen, die niedrigste Abkühlung bei in Abfahrt befindlichen, in voller mehrschichtiger Montur mit Helm und Handschuhen ausgestatteten kräftigen Skifahrern (Mittermair et al. 2021). In wenigen Extremfällen ist also in weniger als 60 min eine Abkühlung auf unter 30 °C möglich, und damit das Auftreten eines Hypothermie-bedingten Herzstillstandes (Boyd et al. 2010; Eidenbenz et al. 2021; Lott et al. 2021; Rauch et al. 2023). Einzelne Fallberichte mit sehr schnellen Abkühlungsraten auf Körperkerntemperaturen, welche zum hypothermen Kreislaufstillstand führen können, wurden publiziert (Pasquier et al. 2015; Rauch et al. 2023). Die Abkühlungsrate kann außerhalb der schützenden Schneehöhle bei sehr widrigen Bedingungen, z. B. kalte Umgebungsluft und starker Wind, deutlich höher sein als im Schnee (Grissom et al. 2010, 2008). Die Temperatur innerhalb der Schneedecke liegt aufgrund der Isolationseigenschaften des Schnees in der Regel nur knapp unter 0 °C.

Ein Lawinenunfall kann erstaunlich lange überlebt werden, wenn die richtigen Faktoren zusammenkommen. ◘ Tab. 31.1 gibt die extremsten bisher publizierten Fälle eines Überlebens in einer Lawine wieder. Vor kurzem wurde die drittlängste, jemals überlebte Lawinenverschüttung publiziert (Wallner et al. 2023). Um das Verständnis für und die Versorgung von selten auftretenden Notfällen zu verbessern, ist es wichtig, Daten in internationalen Registern zu sammeln, z. B. für Lawinenverschüttung (▶ https://www.mountain-registries.org) und akzidentelle Hypothermie (▶ https://hypothermia-registry.org).

31.4 Mortalität und Morbidität bei Lawinenunfällen

Gelingt die Rettung des Verschütteten aus dem Schnee innerhalb von 15 min ist ein Überleben mit > 90 % sehr wahrscheinlich (Pasquier et al. 2023a). Umso mehr muss der Ablauf der Lawinenrettung und die Bedienung der Lawinenrettungsausrüstung, d. h. Lawinenverschüttetensuchgerät (LVS), Lawinensonde und -schaufel, regelmäßig geübt werden, um eine effiziente und rasche Ortung und Ausgrabung zu gewährleisten. Die Ausgrabungszeit ist direkt proportional zur Verschüttungstiefe und liegt bei ca. 10 min bei einer *Verschüttungstiefe* von 1 m (Wallner et al. 2019).

> Ein in der Lawinenrettung geübter Tourenpartner ist die beste Lebensversicherung, da er eine rasche Ortung und Ausgrabung des verschütteten Partners in den kritischen ersten 15 min noch vor Eintreffen der professionellen Rettung ermöglichen kann.

Tab. 31.1 Die extremsten bisher publizierten Lawinenunfälle. (Modifiziert nach Pasquier et al. 2023a)

	Details zum Lawinenunfall/Publikation
Nichtherzstillstandopfer	
Längste Verschüttungszeiten für Überlebende (Verschüttung im offenen Gelände)[a]	– 43 h 45 min (Italien, weiblich, Alter unbekannt, 1972) (de Quervain et al. 1973) – 23 h (Italien, männlich, 2023) (Gruber et al. 2023) – 25 h 30 min (Kanada, 59 Jahre, männlich, 1960) (Radwin und Grissom 2002) – 17 h (Schweiz, 21-jähriger Mann, 2010) (Eidenbenz et al. 2021)
Längste Verschüttungszeit für Überlebende (innerhalb eines verschütteten Gebäudes)	– 37 Tage (Italien, zwei Frauen und ein 11-jähriges Kind in einem 2 × 3 m großen Hohlraum in einem Gebäude verschüttet) (Parry-Jones und Parry-Jones 1994)
Herzstillstandopfer	
Kürzeste Verschüttungsdauer, die zu Herzstillstand durch Asphyxie und Tod führte	– 10 min (Frankreich, 29-jähriger Mann, keine Obstruktion der Atemwege, keine Atemhöhle, wurde im Herzstillstand befreit) (Boué et al. 2014) – 10 min (Schweiz, Alter und Geschlecht nicht angegeben) (Brugger und Falk 1992)
Längste Verschüttungsdauer, die zu einem asphyxiebedingten Herzstillstand mit folglichem ROSC und Überleben führte	– 45 min (Frankreich, 39 Jahre, männlich, CPC ungünstig) (Boué et al. 2014) – 20 min (Frankreich, 33-jähriger Mann, 44-jähriger Mann und 23-jähriger Mann, alle ROSC vor Ort, bei allen CPC ungünstig) (Boué et al. 2014) – 20 min (Vereinigtes Königreich, 32 Jahre, Geschlecht unbekannt, Verschüttungsdauer 20 min, Herzdruckmassage, ROSC, CPC 1) (Gray 1987) – 20 min (Österreich, 26-jähriger Mann und 31-jähriger Mann, beide prähospitaler ROSC und CPC 4) (Moroder et al. 2015)
Kürzeste Verschüttungsdauer, die zu Herzstillstand vor Hypothermie und Überleben führte	– 100 min (Italien, 29 Jahre, männlich, Atemhöhle, beobachteter Herzstillstand [KF], 21,7 °C, Kalium 4,3 mmol/l, ECMO, CPC 1) (Oberhammer et al. 2008)
Längste Verschüttungsdauer, die zu Herzstillstand wegen Asphyxie, ROSC und Tod führte	– 60 min (Frankreich, 29 Jahre, männlich, 15 min CPR, prähospitaler ROSC) (Boué et al. 2014) – 60 min (Österreich, 53 Jahre, Geschlecht unbekannt, prähospitaler ROSC) (Gasteiger et al. 2022) – 60 min (Italien, 41 Jahre, männlich, ROSC nach ECLS, Organspender) (Varutti et al. 2019)
Längste Verschüttungsdauer, die zu Herzstillstand durch Hypothermie und Überleben führte	– 7 h (Frankreich, 41 Jahre, männlich, beobachteter Herzstillstand [PEA], ECLS, CPC 1) (Boué et al. 2014)
Längste CPR-Dauer bei einem Überlebenden	– 5 h 45 min (Polen, 25 Jahre, weiblich, Verschüttungsdauer 2 h, beobachteter Herzstillstand [KF], ECLS, CPC 1) (Kosinski et al. 2016)
Längste CPR-Dauer, die zu prähospitalem ROSC führt	– 148 min (Frankreich, 51 Jahre, weiblich, Verschüttungsdauer 30 min, Asystolie, Kalium 4,7 mmol/l, verstorben) (Boué et al. 2014) – 100 min (Frankreich, 41 Jahre, weiblich, Verschüttungsdauer 40 min, PEA, ROSC, Kalium 10,4 mmol/l, verstorben) (Boué et al. 2014)

(Fortsetzung)

31

▣ **Tab. 31.1** (Fortsetzung)

	Details zum Lawinenunfall/Publikation
Höchster Kaliumwert bei einem Überlebenden einer Lawinenverschüttung, der mit ECLS wiedererwärmt wurde	– 6,4 mmol/L (Schweiz, Alter und Geschlecht unbekannt, beobachteter Herzstillstand, Verschüttungsdauer 120 min, 24,2 °C, CPR-Dauer 108 min, CPB, CPC 1) (Locher und Walpoth 1996)

[a] Fallbericht eines Opfers, das nach einer 6-tägigen Verschüttung geborgen wurde. Das Opfer starb später an einem Trauma (Indien, 33 Jahre alt, männlich) (Dwivedi et al. 2016)
CPB kardiopulmonaler Bypass; *CPC* „cerebral performance category" – zerebrale Leistungskategorie; *CPR* kardiopulmonale Wiederbelebung; *ECLS* extrakorporale Lebenserhaltung; *ECMO* extrakorporale Membranoxygenierung; *PEA* pulslose elektrische Aktivität; *ROSC* Rückkehr des Spontankreislaufs; *KF* Kammerflimmern

In der darauffolgenden Phase der Verschüttung („Latenzphase", 15–90 min nach Verschüttung) sind der *Atemwegsstatus* und das *Vorhandensein einer Atemhöhle* von größter Wichtigkeit. Sind die Atemwege nach Verschüttung frei und besteht zusätzlich eine ausreichend große Atemhöhle können auch Verschüttungsdauern von bis zu 90 min überlebt werden. Die Bildung einer Atemhöhle und die Möglichkeit des Atmens nach Lawinenverschüttung, sowie die Diffusion der Gase durch den Schnee sind direkt von den physikalischen *Eigenschaften des Schnees (u. a. Schneedichte)* abhängig.

Obwohl die Unterkühlung auch einen direkten Einfluss auf die Sterblichkeit und Morbidität bei Lawinenunfällen hat, weiß man heute, dass die meisten Lawinenopfer den Herzstillstand normotherm erleiden und erst dann abkühlen. Entsprechend schlecht sind leider die Chancen für das Überleben mit einem guten neurologischen Outcome (Boué et al. 2014; Moroder et al. 2015). In jedem Fall muss die Hypothermie als mögliche Ursache für den Herz-Kreislauf-Stillstand bei einer Verschüttungsdauer von 60 min in Kombination mit freien, nicht durch Schnee verschlossenen Atemwegen in Betracht gezogen werden. In diesem Fall sollte man die kardiopulmonale Reanimation (CPR) entsprechend durchführen (Lott et al. 2021). Ein hypothermer Herzstillstand kann nach Ermessen des Retters auch bei einer Verschüttungsdauer von ≤ 60 min bei einem Opfer mit freiem Atemweg und ohne Vitalzeichen in Betracht gezogen werden, wenn die Möglichkeit einer sehr schnellen Abkühlung aufgrund unzureichender Kleidung, schlankem Körperbau, einer für eine schnelle Abkühlung günstigen Umgebung oder einer Verschüttung nach körperlicher Anstrengung besteht (Mittermair et al. 2021). Nur wenige Lawinenopfer überleben eine Verschüttung länger als 2 h („Langzeitüberlebensphase"). Das Überleben einer so langen Verschüttungszeit scheint im Falle einer kritischen Verschüttung nur mit einer Atemhöhle möglich zu sein, die mit der Umgebungsluft in Verbindung steht, da bisher in der Literatur nur drei Überlebende ohne Atemhöhle nach 20, 25 und 120 min dokumentiert wurden. Obwohl Schnee mit geringer Dichte eine kontinuierliche O_2-Versorgung und CO_2-Pufferung begünstigen kann, ist ein anhaltender ausreichender Gasaustausch für ein Langzeitüberleben unerlässlich (Strapazzon et al. 2017; Wik et al. 2022).

Die Kenntnis dieser zeitkritischen Entwicklung der Überlebenswahrscheinlichkeit nach kritischer Verschüttung ist von entscheidender Bedeutung für die Entscheidungsfindung im Rahmen eines Lawinenunfalls. Daneben gibt es einige für die Lawinenverschüttung spezifische

Erkrankungs- und Unfallbilder, auf welche in den folgenden Abschnitten genauer eingegangen wird.

31.4.1 Erfrierungen

Eine besondere Art des Traumas, welches v. a. im Rahmen der Teilverschüttung auftritt, ist die Erfrierung. Während vom Schnee bedeckte Körperregionen durch die isolierenden Eigenschaften des Schnees vor Kälteeinwirkung relativ gut geschützt sind, stellen Erfrierungen von aus dem Schnee ragenden Körperteilen bei langen Verschüttungszeiten zwar seltene, aber mögliche Komplikationen von Lawinenunfällen dar. Durch niedrige Temperaturen, verstärkt durch Wind und Nässe, kann es vorwiegend an exponierten Körperpartien wie beispielsweise den Akren zu Erfrierungen kommen. Insbesondere nach Sistieren des Kältezitterns beschleunigt eine akzidentelle Hypothermie das Auftreten von Erfrierungen. Gehäuft treten Erfrierungen zudem bei Personen auf, die aufgrund von unbeobachteten Unfällen oder erschwerten Bedingungen (z. B. schlechtes Wetter, entlegener Notfallort) erst nach vielen Stunden gerettet werden. Prähospital liegt der Fokus v. a. auf dem Erkennen von gefährdeten Köperteilen und der Vermeidung einer weiteren Kälteexposition derselben. Aufgrund der relativen Seltenheit in unseren Breiten besteht meist keine Routine in der individuellen Therapie dieser Patienten (Ströhle et al. 2018). Betroffene sollten daher in ein geeignetes Krankenhaus transportiert und unter Einbeziehung von Expertenrat behandelt werden (Gruber et al. 2023; Regli et al. 2023; Sheridan et al. 2022).

31

31.4.2 Unterdrucklungenödem

Das Unterdrucklungenödem (Negative Pressure Pulmonary Edema, NPPE) stellt eine weitere potenziell lebensbedrohliche Komplikation der kritischen Verschüttung im Verlauf eines Lawinenunfalls dar. Seit 1981 wurden 4 Fälle von Lungenödem nach Lawinenverschüttung von 5–127 min Dauer mit sowohl offenen als auch verschlossenen Atemwegen dokumentiert (Glisenti et al. 2016). Die Pathogenese des Lungenödems nach Lawinenverschüttung ist nicht vollständig geklärt. Man geht davon aus, dass die forcierte Einatmung gegen den Diffusionswiderstand des umgebenden Schnees im Rahmen der kritischen Verschüttung und der dabei entstehende Unterdruck ursächlich sind. Patienten müssen im Krankenhaus häufig mittels nichtinvasiver Beatmung behandelt werden, worunter sich das NPPE meist innerhalb von 24 h bessert (Pasquier et al. 2023b). Bei dem NPPE handelt es sich um eine Ausschlussdiagnose, wenn keine Hinweise auf Aspiration oder Pulmonalkontusion vorliegen.

31.4.3 Posttraumatische Belastungsstörung

Nicht nur das unmittelbare Überleben und mögliche physische Verletzungen beeinflussen das langfristigen Outcome eines Lawinenunfalls. Rezente Studien zeigen, dass auch psychische Gesundheitsprobleme relevante Folgen eines Lawinenunfalls sein können. Im Rahmen der häufig mit Todesangst einhergehenden Situationen während des Lawinenunfalls kommt es im späteren Verlauf bei etwa 10 % der Überlebenden zu einer posttraumatischen Belastungsstörung (PTBS) (Leonard et al. 2021). Auch Zeugen von Verletzungen oder Todesfällen bei Lawinenunfällen und professionelle Helfer können unter PTBS leiden (Haraldsdóttir et al. 2014). Um diesem Problem entgegenzutreten, gilt es primär eine psychische Belastung der Betroffenen als ernsthaftes Problem wahrzunehmen und damit Früherkennung von Symptomen und Prävention zu ermöglichen. Regelmäßiger Kontakt in Form von professioneller Unterstützung und Beratung sollte in den Wochen und Monaten nach dem Ereignis großzügig angeboten werden. Im Rettungsdienst können Peer-Gruppen unter Mitarbeitenden, bestehend aus Personen mit ähnlicher beruflicher Erfahrung und Qualifikation, den Austausch von Bewältigungsstrategien nach belastenden Ereignissen fördern und bei Bedarf professionelle psychologische Unterstützung vermitteln.

31.5 Diagnostik/On-site Treatment

31.5.1 Risikoevaluierung und allgemeine Überlegungen zur Prognose

Die Wahrung der Sicherheit der Retter ist das erste und oberste Prinzip bei einem Rettungseinsatz. Sowohl das Rettungsteam als auch der verantwortliche Einsatzleiter müssen sich vor und während jedem Einsatz immer bewusst sein über bestehende und drohende Gefahren wie sie z. B. bei Verschlechterung der Schnee- oder Wetterlage oder aufziehender Dunkelheit vorkommen. Diese Risikoevaluierung erfordert neben fundierten Kenntnissen und Erfahrung in der Einschätzung der Lawinengefahr vor Ort ein Abwiegen des erwarteten Risikos für die Retter mit den Erfolgsaussichten auf eine erfolgreiche Rettung der Verschütteten. Die zu erwartende Überlebenswahrscheinlichkeit von Verschütteten in Abhängigkeit von der Verschüttungsdauer sollte in die Entscheidung, ob und wie lange eine Rettungsaktion durchgeführt wird, einbezogen werden.

Jeder Boden- oder Luftretter, der sich ins Lawinengelände begibt, sollte mit einem Lawinenverschüttetensuchgerät und idealerweise mit einem Lawinenairbag und/oder einem AAPD-Gerät (Artificial Air Pocket Device) ausgerüstet sein (Wik et al. 2022).

> Die Sicherheit der Retter hat oberste Priorität. Der Beginn und die Dauer eines Lawinenrettungseinsatzes müssen dem Risiko angepasst und bei hoher Gefahr kritisch hinterfragt und evtl. auch abgebrochen und zu einem späteren Zeitpunkt wiederaufgenommen werden.

31.5.2 Ortung und Rettung auf dem Lawinenkegel

Aufgrund der äußerst zeitkritischen Gefahr der Asphyxie hängt das Überleben der Lawinenopfer zum größten Teil von der sofortigen Rettung der Verschütteten ab. Die stark zeitabhängige Überlebensrate unterstreicht die Bedeutung einer sofortigen Rettung durch nichtverschüttete Kameraden (Mair et al. 2013). Die Überlebenswahrscheinlichkeit kann 4-mal höher sein, wenn das Opfer von unverletzten Begleitern gerettet wird, als bei einer organisierten Rettung, da die unverschütteten Kameraden das Lawinenopfer im Idealfall in weniger als 15 min orten und ausgraben können (Mair et al. 2013). Die organisierte Rettung schafft es in der Regel erst, in 15–30 min den Lawinenkegel zu erreichen. Somit sind Lawinenopfer auf eine schnelle Rettung der Kameraden angewiesen, um eine möglichst hohe Überlebensrate zu erzielen. In Deutschland, Italien, Österreich und der Schweiz sowie in den meisten europäischen Ländern stehen für die Lawinenrettung terrestrische Such- und Rettungsdienste mit Suchhunden sowie Notarzthubschrauber in Bereitschaft. Dennoch bedarf es auch im Optimalfall einige Minuten, meist aber deutlich mehr als 15 min, bis der Verschüttete freigelegt ist. Zusammenfassend liegt die Überlebensrate von kritisch verschütteten Lawinenopfern bei ~80 %, wenn das Lawinenopfer von Kameraden rasch geortet, ausgegraben und gerettet wird, gegenüber <20 %, wenn es von der Notarzthubschrauber-Besatzung und der Bergrettung/Bergwacht gerettet wird (Mair et al. 2013).

Für die Kameradenrettung gilt: Am Unfallort angekommen, dauert es mindestens 3–5 min, um eine vollständig verschüttete Person zu lokalisieren. Da Asphyxie die häufigste Todesursache in der frühen Phase der Verschüttung ist, muss die grundlegende Lebenserhaltung durch die Ersthelfer Beatmung und Herzdruckmassage umfassen, eine reine Herzdruckmassage wird nicht empfohlen (Brugger et al. 2013). Die organisierte Rettung unterscheidet sich von der Kameradenrettung, da die Eintreffzeit am Lawinenkegel länger dauert, mehr materielle und personelle Ressourcen zur Verfügung stehen. Wenn die Bedingungen es zulassen, sollte bei der Lawinenrettung dem Notarzthubschrauber der Vorzug vor Bodenrettungsteams gegeben werden, da Notarzthubschrauber bei der Rettung schneller, sicherer und effizienter sind. Luftrettungseinsätze können jedoch durch ungünstige Wetterbedingungen mit schlechter Sicht und Wind und in der Nacht eingeschränkt werden. Professionelles medizinisches Personal sollte vor Ort sein, um die Lawinenverschütteten während und nach der Rettung zu behandeln.

Sowohl für die Ersthelfer als auch für die professionelle Hilfe steht der Selbstschutz an erster Stelle. Sollte das Risiko für die Helfer einen potenziellen Nutzen für den bzw. die Verschütteten übersteigen, so muss unter Umständen eine Rettung und medizinische Versorgung vor Ort unterbleiben (Brugger et al. 2013; Lott et al. 2021; Van Tilburg et al. 2017). Die medizinische Ausrüstung sollte vor Kälte und anderen widrigen Wettereinflüssen geschützt sein. Elektronische Geräte sollten mit vollen Batterien oder Akkus ausgestattet sein, gerade bei Kaltwetter ist die Batteriezeit eingeschränkt. Zur Rettungsausrüstung gehören Biwaksäcke, Isolierschichten z. B. Decken, Aluminiumdecken, chemische Wärmepacks, ein Thermometer, das zur Messung der Kerntemperatur geeignet ist, ein Patientenmonitor mit Defibrillator, und Equipment zur Atemwegssicherung.

Auf die professionellen Rettungsmitglieder (meist Notarzthubschrauber-Besatzungen) kommen auf der Lawine, neben der medizinischen Erstversorgung, auch rettungstechnische und logistische Aufgaben zu. Des Weiteren treffen sie Triageentscheidungen über die Beendigung der kardiopulmonalen Reanimation (CPR), den Transport der Opfer in ein Zentrum mit extrakorporaler Kreislaufunterstützung (Extracorporeal Life Support, ECLS) oder in andere periphere Krankenhäuser auf der Grundlage des klinischen Zustands des Opfers (Lugnet et al. 2023; Schon et al. 2020; Swol et al. 2022).

31.5.3 Diagnostik und Therapie

Im Lawinenrettungseinsatz durch professionelle Retter gilt der Grundsatz, dass die Rettung und die Erstbeurteilung so vorsichtig wie möglich und nicht so schnell wie möglich durchgeführt werden müssen, da die zeitkritische Phase der ersten 60 min bis zu deren Eintreffen meist schon verstrichen ist. Die Retter sollten zunächst die Lage des Opfers beurteilen und sich dann einen Zugang zum Kopf des Opfers verschaffen. Bei Opfern mit einer Verschüttungszeit von ≤ 60 min ohne Vitalzeichen ist von einer Asphyxie auszugehen und unabhängig von der Offenheit der Atemwege so bald wie möglich eine Notfallbeatmung durchzuführen (◘ Abb. 31.2). Beträgt die Verschüttungszeit mehr als 60 min, sollte auf die Offenheit oder Verlegung der Atemwege geachtet werden. Es folgt eine Überprüfung einer potenziellen Atemhöhle, also ob sich vor Mund und Nase ein Freiraum befindet. Diese Einschätzung ist entscheidend für die Entscheidung über Wiederbelebung und Transport und soll idealerweise von einem Notarzt erfolgen. Wenn die Lage des Opfers es zulässt, sollte die erste Beurteilung der Atemwege und der Vitalzeichen vor der vollständigen Ausgrabung erfolgen (Rauch et al. 2021). Zudem sollte so schnell

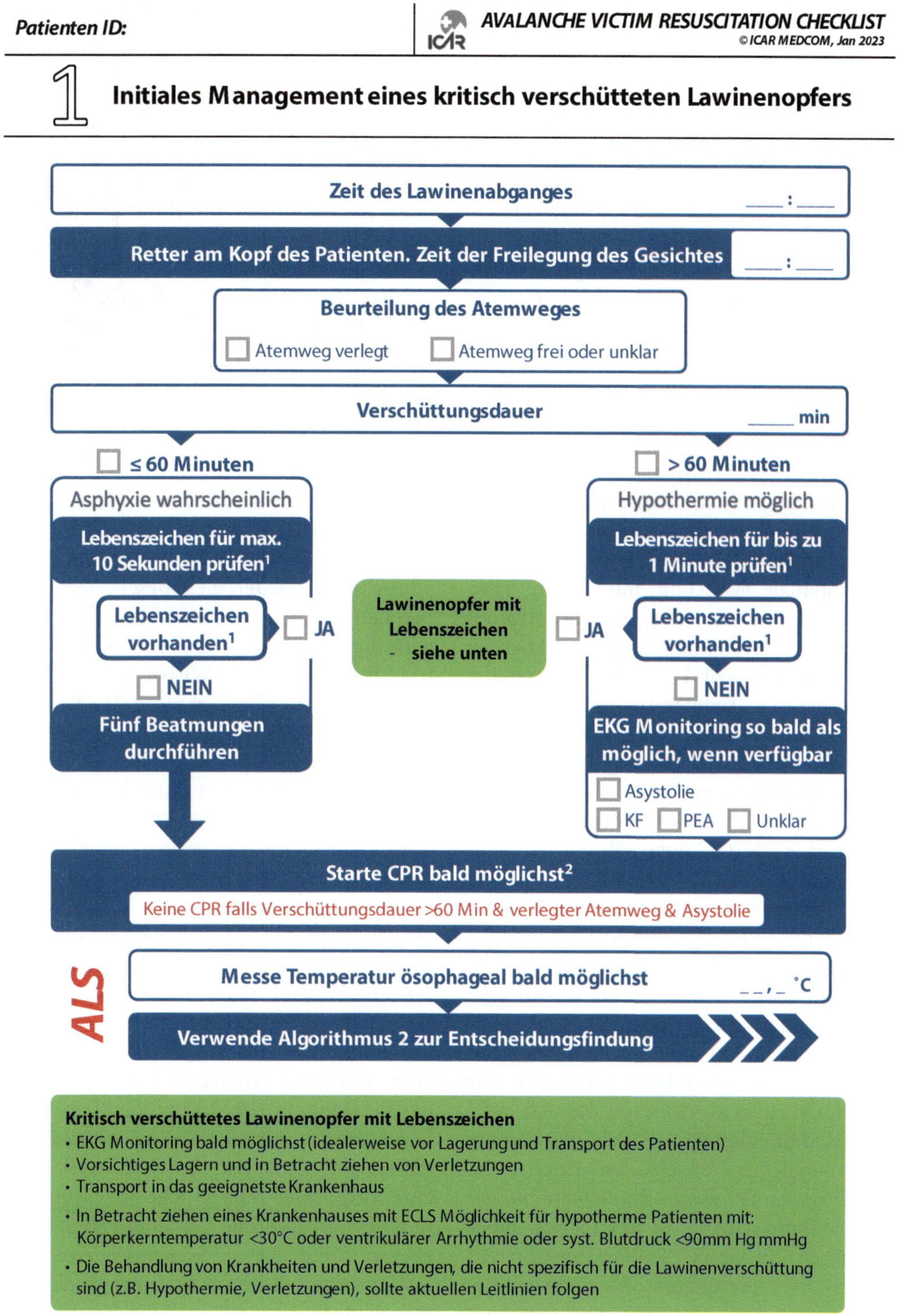

Abb. 31.2 Initiales Management eines kritisch verschütteten Lawinenopfers. (Pasquier et al. 2023a). *ALS* Advanced Life Support; *CPR* kardiopulmonale Reanimation; *ECLS* extrakorporale Lebensunterstützung; *KF* Kammerflimmern; *PEA* pulslose elektrische Aktivität

wie möglich ein EKG angelegt werden (idealerweise unter Verwendung von Defibrillationselektroden, sobald der Thorax zugänglich ist und idealerweise bevor das Opfer bewegt wird), da es die Erkennung von Herzrhythmusstörungen, welche im Rahmen der Bewegung des Patienten ausgelöst werden können, von größter Relevanz ist (Strapazzon et al. 2012).

Des Weiteren muss die Körperkerntemperatur, entweder mittels eines Epitympanalthermometers bei Nichtintubierten oder einer Temperatursonde im Ösophagus bei Intubierten gemessen werden (Strapazzon et al. 2014). Eine Ösophagussonde, die mit dem distalen Ende im unteren Drittel der Speiseröhre platziert wird, gilt als Goldstandard für intubierte Patienten oder bei Patienten im Herz-Kreislauf-Stillstand (Pasquier et al. 2020) (◘ Abb. 31.3). Die epitympanale Messung mit einem Thermistor ist eine zuverlässige Alternative bei wachen und spontan atmenden Patienten, kann aber bei sehr kalter Umgebung eine falsch-niedrige Temperatur anzeigen (Strapazzon et al. 2015). Epitympanale Sonden, die nicht für die Verwendung im Freien bei tiefen Temperaturen, z. B. < -20 °C, und zur Messung niedriger Körpertemperaturen, z. B. < 28 °C, hergestellt wurden, sollten nicht verwendet werden (Strapazzon et al. 2014). Ist kein Thermometer vorhanden, dann sollte die modifizierte Schweizer Stadieneinteilung verwendet werden (◘ Abb. 31.4). Hintergrund ist, dass der Bewusstseinszustand am besten von allen Vitalparametern mit dem Risiko eines Hypothermie-bedingten Herzstillstandes korreliert (Musi et al. 2021). Eine Asphyxie, Intoxikation oder ein Schädel-Hirn-Trauma verunmöglichen jedoch den Einsatz der modifizierten Schweizer Stadieneinteilung.

Die Pulsoxymetrie ist nicht zwingend erforderlich, da sie bei Kälteexposition aufgrund der peripheren Vasokonstriktion nicht einsetzbar oder ungenau sein kann (Rauch et al. 2021). Sobald das Lawinenopfer ausgegraben ist, sollte eine erste Beurteilung der Vitalzeichen und von offensichtlichen Verletzungen (Traumacheck) vorgenommen werden. Der Herzrhythmus und die Kerntemperatur sollten während der gesamten Rettung kontinuierlich überwacht werden, um einen lebensbedrohlichen Abfall der Köpertemperatur („after-drop") oder Herzstillstand im Rahmen der Bergung („Bergetod") frühzeitig erkennen zu können (Rauch et al. 2021). Idealerweise werden im Zuge dieser Evaluierung und dieses Monitorings auch gleich Defibrillator-Pads angebracht und das Lawinenopfer vor weiterer Auskühlung nach erfolgter Rettung aus dem Schnee geschützt (Brugger et al. 2013).

31.5.4 Traumamanagement

Aktuelle Wiederbelebungsempfehlungen betonen die schonende Rettung des Körpers und die Anwendung von Immobilisierungsmaßnamen der Wirbelsäule bei allen Lawinenopfern (Lott et al. 2021; Van Tilburg et al. 2017). Allgemeine Konzepte der Traumabehandlung gelten auch für Lawinenopfer: Die aktuellen Guidelines betonen hierbei die frühzeitige Blutstillung (ggf. mit Tourniquet), Erstversorgung gemäß dem Konzept der „damage control", das Atemwegsmanagement, die Stabilisierung der lebensbedrohlichen Verletzungen und den sofortigen Abtransport zur definitiven Versorgung (Spahn et al. 2019; Sumann et al. 2020). Immobilisierung der Wirbelsäule, Schienung von Extremitätenfrakturen und eine suffiziente Analgesie sollten während der Behandlung vor Ort und des Transports durchgeführt werden. Bei schweren Schädel-Hirn-Traumata, z. B. GCS < 9, wird eine frühzeitige endotracheale Intubation und normokapnische Beatmung empfohlen, ebenso sollte ein ausreichender zerebraler Perfusionsdruck durch Erhaltung eines systolischen Blutdrucks ≥ 110 mmHg bzw. eines arteriellen Mitteldrucks von ≥ 80 mmHg aufrechterhalten werden (Picetti et al. 2023;

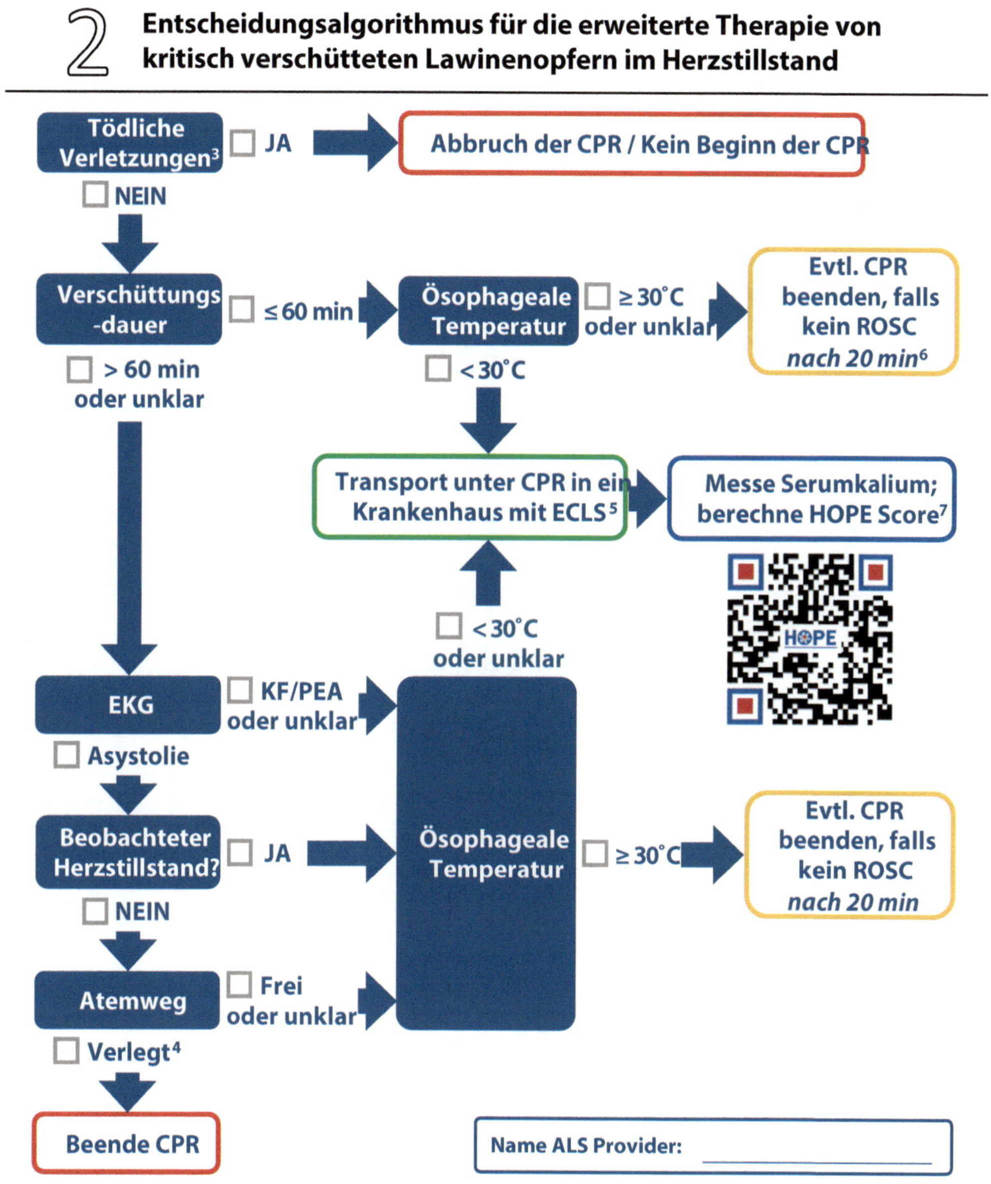

1. Lebenszeichen nach AVPU-Schema (Abk. für alert, verbal, pain, unresponsive) beinhaltet A, V oder P, oder Glasgow ComaScale> 3, jegliche ersichtliche Bewegung, Atemanstrengung oder tastbare A. Carotis oder A. FemoralisPulse (für erfahrene ALS Provider)
2. Standardalgorithmus Herzdruckmassage / Beatmungen. Medikamentendosierung und Defibrillation abhängig von Körperkerntemperatur(KKT) oder, falls nicht verfügbar, Verschüttungsdauer. Bei persistierendem Kammerflimmern (KF) nach drei Defibrillationen, keine weiteren Defibrillationen bis KKT ≥ 30°C. Keine Adrenalingabe bei KKT < 30°C.
3. Prüfe auf tödliche Verletzungen: Dekapitation; Durchtrennung des Rumpfes, gefrorener Brustkorb oder Verwesung des gesamten Körpers. Falls vorhanden, Kardiopulmonale Reanimation (CPR) nicht starten.
4. Ein "verlegter" oder "blockierter" Atemweg setzt voraus, dass sowohl Nase als auch Mund vollständig mit kompaktem Schnee oderanderen Ablagerungen verlegt sind.
5. Bei einem tief hypothermenPatienten (< 28°C), kann die CPR verzögert erfolgen, falls es am Unfallort zu gefährlich ist. Eine intermittierende CPR kann bei technisch schwierigem Transport durchgeführt werden.
6. Steht keine KKT-Messung zur Verfügung, kann nach dem Ermessen des Retters trotz einer Verschüttungsdauer von ≤ 60 Minuten bei einem Opfer mit freiem Atemweg und ohne Lebenszeichen ein hypothermerHerzstillstand in Betracht gezogen werden, wenn die Möglichkeit einer sehr schnellen Abkühlung besteht (z.B. Verschüttung im Aufstieg, sehr dünne oder zierliche Person, minimal bekleidet, Schwitzen vor der Verschüttung).
7. Im Krankenhaus sollte die Prognose einer erfolgreichen Wiedererwärmung eines Lawinenopfers die Abschätzung der Überlebenswahrscheinlichkeit anhand des HOPE-Scores beinhalten. Bestehen Zweifel, ob das Lawinenopfer trotz kritischer Verschüttung erstickt sein könnte, sollte der HOPE-Score mit der Option NON-ASPHYXIA berechnet werden. Dies reduziert das Risiko einer medizinischen Unterversorgung. Falls der HOPE Scorenicht berechnet werden kann, kann die Kombination aus Serumkalium < 7 mmol/L und KKT < 30°C zur Indikationsstellung einer ECLS Erwärmungverwendet werden.

Abb. 31.3 Entscheidungsalgorithmus für die erweiterte Therapie von kritisch verschütteten Lawinenopfern im Herzstillstand. *ALS* Advanced Life Support; *CPR* kardiopulmonale Reanimation; *ECLS* extrakorporale Lebensunterstützung; *KF* Kammerflimmern; *PEA* pulslose elektrische Aktivität; *ROSC* Rückkehr eines Spontankreislaufs

	Stufe 1	Stufe 2	Stufe 3	Stufe 4
Klinische Befunde	Wach	Reaktion auf Ansprache	Reaktion auf Schmerz	Bewusstlos **UND** Keine erkennbaren Lebenszeichen
Risiko eines Herzstillstands	**Niedrig**	**Mäßig**	**Hoch**	**Hypothermer Herzstillstand**

[a] In der modifizierten Schweizer Stadieneinteilung zur Einstufung der akzidentellen Hypothermie entspricht "Wach" einem GCS-Wert von 15; "Ansprache" einem GCS-Wert von 9-14, einschließlich verwirrter Patienten; "Schmerz" und "Bewusstlos" entsprechen einem GCS-Wert <9. Obwohl Zittern in der modifizierten Schweizer Stadieneinteilung nicht als Stadien bestimmendes Zeichen verwendet wird, bedeutet das Vorhandensein in der Regel, dass die Temperatur >30°C ist, eine Temperatur, bei der ein hypothermer Herzstillstand unwahrscheinlich ist (Pasquier et al. 2018).

[b] Überprüfen der Lebenszeichen (Puls und insbesondere Atmung) bis zu 1 Minute (Lott et al. 2021).

[c] Der Farbübergang zwischen den Stadien zeigt die Überschneidung der Patienten innerhalb der Gruppen an. Das geschätzte Risiko eines Herzstillstands basiert auf einer akzidentellen Hypothermie als einziger Ursache für den klinischen Befund. Wenn andere Bedingungen das Bewusstsein beeinträchtigen, wie z.B. Asphyxie, Intoxikation oder Trauma, kann die modifizierte Schweizer Stadieneinteilung fälschlicherweise ein höheres Risiko für einen Herzstillstand aufgrund von Unterkühlung vorhersagen. Vorsicht ist geboten, wenn ein Patient im Stadium "Wach" oder "Ansprache" bleibt und Anzeichen einer hämodynamischen oder respiratorischen Instabilität wie Bradykardie, Bradypnoe oder Hypotonie aufweist, da dies auf den Übergang in ein Stadium mit höherem Risiko für einen Herzstillstand hindeuten kann.

Abb. 31.4 Modifizierte Schweizer Stadieneinteilung zur Einstufung der akzidentellen Hypothermie. (Adaptiert aus Musi et al. 2021). Das englische AVPU („alert, voice, pain, unconscious") kann im Deutschen mit WASB (wach, Ansprache, Schmerz, bewusstlos) angewendet werden
In der modifizierten Schweizer Stadieneinteilung zur Einstufung der akzidentellen Hypothermie entspricht „wach" einem GCS-Wert von 15; „Ansprache" einem GCS-Wert von 9–14, einschließlich verwirrter Patienten; „Schmerz" und „bewusstlos" entsprechen einem GCS-Wert <9. Obwohl Zittern in der modifizierten Schweizer Stadieneinteilung nicht als stadienbestimmendes Zeichen verwendet wird, bedeutet das Vorhandensein in der Regel, dass die Temperatur >30°C ist, eine Temperatur, bei der ein hypothermer Herzstillstand unwahrscheinlich ist (Pasquier et al. 2018).
Keine Atmung, kein fühlbarer Karotis- oder Femoralispuls, kein messbarer Blutdruck. Prüfen der Lebenszeichen (Puls und insbesondere Atmung) bis zu 1 min (Lott et al. 2021).
Der Farbübergang zwischen den Stadien zeigt die Überschneidung der Patienten innerhalb der Gruppen an. Das geschätzte Risiko eines Herzstillstands basiert auf einer akzidentellen Hypothermie als einziger Ursache für den klinischen Befund. Wenn andere Bedingungen das Bewusstsein beeinträchtigen, wie z. B. Asphyxie, Intoxikation oder Trauma, kann die modifizierte Schweizer Stadieneinteilung fälschlicherweise ein höheres Risiko für einen Herzstillstand aufgrund von Unterkühlung vorhersagen. Vorsicht ist geboten, wenn ein Patient im Stadium „Wach" oder „Ansprache" bleibt und Anzeichen einer hämodynamischen oder respiratorischen Instabilität wie Bradykardie, Bradypnoe oder Hypotonie aufweist, da dies auf den Übergang in ein Stadium mit höherem Risiko für einen Herzstillstand hindeuten kann

Rossaint et al. 2023). Ein Polytrauma mit akzidenteller Hypothermie kann durch den Circulus vitiosus von Blutung → Azidose → Hypothermie → Blutung rasch zu einer lebensbedrohlichen Zustandsverschlechterung führen (Rauch et al. 2021). Aus diesem Grunde sollten traumatisierte Lawinenopfer unmittelbar nach der Bergung eine mehrschichtige Ganzkörperisolierung mit Wärmepacks am Rumpf erhalten, um eine weitere Auskühlung zu limitieren. Ein rascher Transport in ein Traumazentrum ist essenziell. Bei Opfern eines traumatischen Herzstillstands ist die Überlebensrate gering; eine verlängerte CPR ist mit schlechten neurologischen Ergebnissen verbunden (Rauch et al. 2021).

31.5.5 Hypothermiemanagement

Bei allen bewusstlosen Lawinenopfern, welche nicht innerhalb der ersten 35 min nach Verschüttung an Asphyxie verstorben sind, sollte von einer Hypothermie ausgegangen werden, insbesondere bei einer Verschüttungszeit von > 60 min (Boyd et al. 2010). Die Rettung sollte behutsam, mit möglichst wenig Bewegung und unter Immobilisierung erfolgen, um einen „Bergungstod", also einen Hypothermie-induzierten Herzstillstand im Rahmen der Rettung, zu vermeiden. Wenn das Opfer weder zittert noch sich bewegt, kann die Exposition gegenüber Kälte und Wind nach der Befreiung zu einer sehr raschen Abkühlung führen. Dies steigert zudem das Risiko für eine tödliche Kälte-induzierte Arrhythmie, meist Kammerflimmern oder Asystolie (Musi et al. 2021). Für alle immobilisierten Lawinenopfer ist eine Isolierung während der gesamten prähospitalen Versorgung und eine externe Wärmezufuhr unmittelbar nach der Rettung aus dem Schnee obligatorisch. Das Entfernen der nassen Kleidung erhöht den Komfort des Opfers, führt aber in einer kalten oder windigen Umgebung zu einem raschen Auskühlen und ist nicht notwendig, wenn das Opfer luftdicht mehrschichtig isoliert werden kann (▫ Abb. 31.5) (Van Tilburg et al. 2017).

Wenn ein Lawinenopfer bei der Rettung bewusstlos ist, sollte die Kerntemperatur engmaschig gemessen werden, um zwischen schwerer Unterkühlung und anderen Ursachen der Bewusstlosigkeit, wie z. B. Schädel-Hirn-Trauma, zu unterscheiden (Rauch et al. 2021). Stark unterkühlte

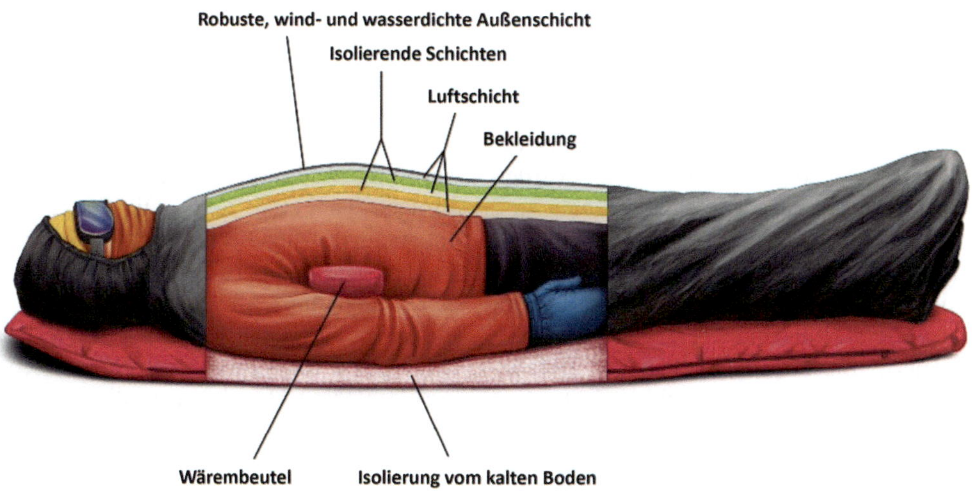

▫ **Abb. 31.5** Mehrschichtige Isolierung eines Lawinenopfers. (Aus Paal et al. 2022b)

Lawinenopfer mit einer Kerntemperatur < 30 °C, einem systolischen Blutdruck < 90 mmHg, ventrikulärer Arrhythmie oder einer anderen kardialen Instabilität sollten direkt in ein Zentrum transportiert werden, das ECLS als Möglichkeit einer Wiedererwärmung anbietet (◘ Abb. 31.2 und 31.3) (Lott et al. 2021; Rauch et al. 2021).

31.6 Transport und intrahospitale Therapie

Der Transport eines Lawinenopfers sollte angesichts einer potenziellen raschen Zustandsverschlechterung dringlich organisiert werden. Bei der Wahl des Zielkrankenhauses sollten lawinenassoziierte Verletzungen und die Körpertemperatur berücksichtigt werden (◘ Abb. 31.2 und 31.3).

Vor dem Transport von Patienten im therapierefraktären Herz-Kreislauf-Stillstand muss die kritische Frage nach dem Nutzen gestellt werden. Ein Transport von Lawinenopfern unter laufender CPR ohne Überlebenschancen sollte vermieden werden, z. B. bei Verschüttung über 60 min, verlegten Atemwegen und Asystolie bei Auffinden (Pasquier et al. 2023a). In den Empfehlungen des Europäischen Rates für Wiederbelebung (European Resuscitation Council, ERC) wurden Kriterien für Triage- und Transportentscheidungen von Rettern mit der Ausbildung für erweiterte Wiederbelebung („advanced life support“, ALS) vor Ort festgelegt (Lott et al. 2021). Insbesondere wurden auf der Grundlage epidemiologischer und experimenteller Studien die Dauer der Verschüttung, die anfängliche Kerntemperatur und die Serumkaliumwerte für Lawinenopfer mit Herzstillstand überarbeitet und modifiziert, um vergebliche Primär- und Sekundärtransporte zu vermeiden (Lott et al. 2021; Pasquier et al. 2018, 2019).

Die Therapie des Lawinenopfers sollte nach dem kürzlich publizierten Algorithmus der Internationalen Kommission für Alpine Notfallmedizin (ICAR MedCom) erfolgen (Pasquier et al. 2023a). Grundsätzlich ist festzuhalten, dass bei einem Herz-Kreislauf-Stillstand nach einer Verschüttungsdauer ≤ 60 min (oder einer Kerntemperatur ≥ 30 °C) die Hypothermie als Ursache höchst unwahrscheinlich ist. In diesem Fall gelten die ERC-2021-Empfehlungen für die Versorgung eines normothermen Herz-Kreislauf-Stillstandes und die Maßnahmen können nach 20 min frustraner CPR ohne ROSC beendet werden, der Patient ist in diesem Fall nicht an der Hypothermie, sondern an einem Trauma oder einer Asphyxie verstorben. Ein hypothermer Herzstillstand kann nach dem Ermessen des Retters trotz einer kurzen Verschüttungsdauer von ≤ 60 min bei einem Opfer mit freiem Atemweg und ohne Vitalzeichen in Betracht gezogen werden, wenn die Möglichkeit einer sehr schnellen Abkühlung besteht, z. B. bei unzureichender Kleidung, schlankem Körperbau, einer kalten und windigen Umgebung oder einer Verschüttung nach körperlicher Anstrengung.

Wenn aber die Dauer der Verschüttung > 60 min beträgt (oder die Kerntemperatur < 30 °C ist) und das Lawinenopfer mit Herzstillstand und freien Atemwegen aufgefunden wird, sollte der Transport unter kontinuierlicher CPR zu einem Krankenhaus mit der Möglichkeit einer ECLS-Wiedererwärmung erfolgen. Wenn ein direkter Transport zu einem ECLS-Zentrum nicht rechtzeitig, z. B. innerhalb 6 h, möglich ist, sollte eine Non-ECLS-Wiedererwärmung im bestgeeigneten Krankenhaus erfolgen (Paal et al. 2016). Die Triage sollte aufgrund des aus sechs Parametern beruhenden HOPE-Score („hypothermia outcome prediction after extracorporeal life support for hypothermic cardiac arrest patients; ▶ https://www.hypothermiascore.org) erfolgen und nicht ausschließlich nach den Serumkaliumwerten (Pasquier et al. 2018, 2019). Ist die Berechnung des HOPE-Scores nicht möglich, kann bei einer Körpertemperatur < 30 °C der Kaliumspiegel

> 7 mmol/l als Abbruchkriterium einer CPR in Betracht gezogen werden (Lott et al. 2021). Der HOPE-Score ist das empfohlene Prognoseinstrument für Patienten im Herzstillstand mit Körpertemperatur < 30 °C. Bei kritisch verschütteten Lawinenopfern sollte beim HOPE-Score als Herzstillstandursache Asphyxie angegeben werden. Hypothermie sollte als wahrscheinlichste Ursache für einen Herz-Kreislauf-Stillstand angesehen werden, wenn dieser nach der Bergung beobachtet wurde und die Verschüttungszeit > 60 min beträgt. In diesem Fall sollte der HOPE-Score anhand des Nicht-Asphyxie-Szenarios berechnet werden. Einige Autoren haben den Stellenwert des HOPE-Scores für die Triage und Prognoseabschätzung bei Lawinenopfern in Frage gestellt, ein besseres Tool steht aber nicht zur Verfügung (Wallner et al. 2022). Es bedarf grösserer Fallzahlen, um den HOPE-Score für Lawinenopfer zu verfeinern, derzeit gibt es < 10 Überlebende im Herzstillstand nach Lawinenverschüttung, die mittels ECLS wiedererwärmt wurden (Paal et al. 2022a).

Alle Lawinenopfer mit kardiovaskulärer Instabilität (d. h. ventrikuläre Arrhythmien oder systolischer Blutdruck < 90 mmHg) sowie einer Kerntemperatur < 28 °C sollten in ein ECLS-Zentrum transportiert werden (Lott et al. 2021). Dort sollte eine Wiedererwärmung mittels nichtinvasiver und extern aktiver Maßnahme erfolgen, d. h. mittels Warmluftgebläse („forced air rewarming") und warmen Infusionen. Falls der Patient einen Hypothermie-induzierten Kreislaufstillstand erleiden sollte, sollte eine Wiedererwärmung mit ECLS, idealerweise mit extrakorporaler Membranoxygenierung (ECMO) erfolgen. Die ICAR MedCom hat die wichtigsten Handlungsempfehlungen beim Lawinenunfall zusammengefasst und mit einem Evidenz- und Empfehlungsniveau versehen.

31.7 Mehrfachverschüttung – Massenanfall von Lawinenopfern

Bei Lawinenunfällen kann es zu einer Verschüttung mehrerer Personen kommen. Bei > 10 % der Lawineneinsätze von Notarzthubschraubern in Österreich gibt es z. B. mehr als vier gemeldete Opfer (Mair et al. 2013). Die ICAR MedCom hat bereits vor einigen Jahren Empfehlungen für die Versorgung vor Ort im Falle einer Mehrfachverschüttung veröffentlicht (Blancher et al. 2018). Sofern keine ausreichenden Ressourcen zur Verfügung stehen, sehen die Guidelines eine Priorisierung vor. Zunächst sollte die Rettung oberste Priorität haben und die medizinische Versorgung sich auf Opfer mit vorhandenen Vitalzeichen und einer Verschüttungszeit < 35 min konzentrieren. Bei Lawinenopfern mit Herzstillstand und einer Verschüttungszeit zwischen 35–60 min sollte keine CPR eingeleitet werden. Bei einer Verschüttungszeit > 60 min sollte eine CPR nur dann eingeleitet werden, wenn die Atemwege frei sind (Blancher et al. 2018).

31.8 AvaLife

Um in der zeitkritischen Situation einer Mehrfachverschüttung bei knappen Ressourcen von Rettern, z. B. vier Verschüttete und zwei Retter vor Ort, eine Entscheidungshilfe zur Verfügung zu haben, wurde AvaLife entwickelt, auf Basis von mathematischen Ansätzen mittels Monte-Carlo-Simulation. AvaLife unterscheidet sich von anderen Algorithmen, da es sich nicht nur um einen medizinischen Versorgungs- und CPR-Algorithmus handelt (Genswein et al. 2022). AvaLife bietet einen systematischen, auf Flussdiagrammen basierenden Ansatz für die technische Suche und

Rettung und die prähospitale medizinische Behandlung von Lawinenopfern. Mit seinen vier verschiedenen Modulen in der Basic-Life-Support (BLS)-Version ist es eine umfassende Entscheidungshilfe, die auch als Protokoll zur Erfassung der wichtigsten Patientendaten für die weitere Behandlung im Krankenhaus verwendet werden kann (◘ Abb. 31.6). Ein zentraler Punkt bei AvaLife ist, dass bei Mangel an Helfern und noch verschütteten Opfern, die Wiederbelebung eines Opfers im Herzstillstand nur 6 min lang durchgeführt werden sollte. Anschließend sollte man sich um die weiteren Verschütteten kümmern, da diese noch am Ersticken sein können. Hintergrund ist, dass man bei Ressourcenmangel den größten Benefit für möglichst viele erreichen möchte. AvaLife kann sowohl bei Lawinenszenarien mit Einfach- als auch Mehrfachverschüttung eingesetzt werden. Zudem kann der Algorithmus auch als Merkhilfe vor Ort und Lawinencheckliste zur Aufzeichnung der medizinisch relevanten Daten, z. B. Verschüttungszeit, Atemwege, für die intrahospitale Weiterversorgung verwendet werden (Genswein et al. 2022).

31.9 Prognose und Handlungsentscheidung inkl. Explantationsentscheidung bei Hirntod

31.9.1 Individuelle Prognose

Die zentrale Frage bei der Erstellung einer individuellen Prognose ist der zeitliche Zusammenhang von Hypothermie und Asphyxie. Tritt die Asphyxie vor der Hypothermie ein, verschlechtert dies die Prognose deutlich. Nur in Fällen, wo eine Assoziation des Herzstillstandes mit Asphyxie ausgeschlossen werden kann, z. B. bei Vorliegen eines freien Atemwegs und einer großen Atemhöhle, die mit der Atmosphäre verbunden ist, kann bei der Eingabe des HOPE-Scores die Auswahl Hypothermie ohne Asphyxie gewählt werden (Rauch et al. 2021). Aussagekräftige Daten für seine prognostische Sensitivität und Spezifität bei hypothermen Lawinenopfern sind hingegen rar, weshalb Behandlungsentscheidungen für Lawinenopfer durch den HOPE-Score unterstützt werden, aber nicht ausschließlich auf dem Ergebnis dieser Berechnung beruhen sollten (Wallner et al. 2022). Die weniger verlässlichere, aber einfachere Prognosemethode mittels Grenzwerten für Serumkalium (7 mmol/l) und Körperkerntemperatur (30 °C) kann alternativ angewendet werden, falls der HOPE Score nicht berechnet werden kann, der prognostische Wert ist jedoch geringer (Brugger et al. 2019). Wie in vielen Grenzfällen der Medizin muss auch in diesen Fällen ein ausgewogenes interdisziplinäres Abwägen erfolgen. Im Zweifel und bei widersprüchlichen Befunden bedarf es auch eines Miteinbeziehens weiterer Parameter wie einem möglichen Abkühlen nach der Ausgrabung, einer Polytraumatisierung sowie laborchemischer Parameter inkl. dem pH-Wert, Serumlaktat und der Gerinnungsparameter.

31.9.2 Explantationsentscheidung

Trotz leitliniengerechter Behandlung und Entscheidungsfindung, genaueren Vorhersagen zur Überlebenswahrscheinlichkeit und verbesserten Behandlungsmethoden gibt es immer wieder Patienten, die nach einer kritischen Verschüttung zwar primär überleben, bei denen jedoch aufgrund der Asphyxie im Verlauf des Krankenhausaufenthalts der Hirntod attestiert wird. Durch die meist rasche Bergung und Therapie können gravierende hypoxiebedingte Schäden an anderen Organen dieser meist jungen, gesunden Patienten jedoch häufig vermieden werden. Retrospektive Daten zeigen, dass Organtransplantationen von

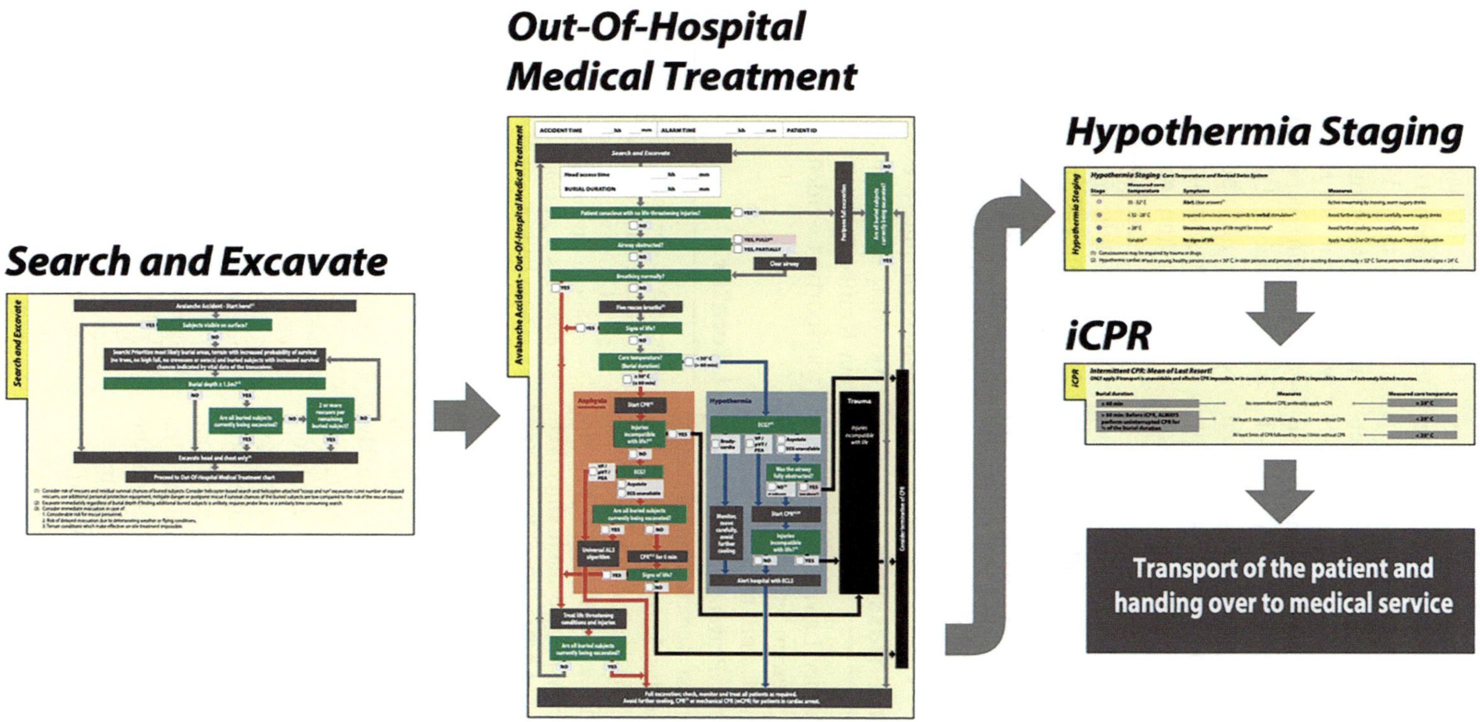

Abb. 31.6 Mehrmoduliger AvaLife-Algorithmus für Einzel- und Mehrfachverschüttung bei limitierten Ressourcen mit Empfehlungen für Suche, Ausgrabung sowie medizinische Versorgung und Transportentscheidung in das Krankenhaus. (Genswein et al. 2022)

Lawinenopfern erfolgreich durchgeführt werden können (Gasteiger et al. 2022). Dies macht diese Patienten zu potenziellen Spendern von lebensrettenden Organen, sofern die gesetzlichen und ethischen Voraussetzungen und im Idealfall der Patientenwille dies zulassen. Auch vor diesem Hintergrund sollte den Patienten trotz vermutlich schlechter Prognose (etwa bei niedrigem HOPE-Score) ein Behandlungsversuch mittels extrakorporaler Membranoxygenierung nicht von vornherein vorenthalten bleiben. Die Möglichkeit der Organspende für diese Patientengruppe sollte jedenfalls in Betracht gezogen werden, auch um dem Problem mangelnder Spenderorgane gerecht zu werden (Rauch et al. 2023).

31.10 Zusammenfassung

Mindestens 90 % der Lawinen mit Verletzten oder Toten werden von Freizeitsportlern ausgelöst und sind trockene Schneebrettlawinen. Die Prävention von Lawinenunfällen umfasst verschiedene Ebenen. Diese beinhalten das Vermeiden einer Lawinenerfassung, das Verhindern einer Verschüttung durch Lawinenairbags, und die Verzögerung der Asphyxie nach einer Verschüttung durch AAPD. Die Mortalität von kritisch verschütteten Lawinenopfern liegt bei etwa 50 %. Die häufigste Todesursache ist Asphyxie, gefolgt von Traumata, während die Hypothermie als Ursache für den Herzstillstand selten ist. Schwere Hypothermie hat jedoch eine neuroprotektive Wirkung, daraus resultiert, dass ein hypothermer Herzstillstand mit einer günstigen Prognose verbunden ist. Ein Lawinenopfer, bei dem ein nach der Bergung eingetretener, beobachteter Herzstillstand vorliegt, hat gute Chancen auf Überleben mit einem guten neurologischen Outcome. Die klare Unterscheidung zwischen einem asphyktischen und hypothermen Herzstillstand ermöglicht neben einer optimierten Triage auch ein optimiertes Ressourcenmanagement. Das initiale Management von Lawinenopfern mit einem Herzstillstand nach einer kurzen (60 min) Verschüttungsdauer muss sich auf die Beatmung konzentrieren. Das Management des Herzstillstands nach langer (>60 min) Verschüttungsdauer umfasst eine verlängerte Überprüfung von Lebenszeichen (1 min) und der Vitalparameter sowie die Diagnostik von Hypothermie. Lawinenopfer mit einer Verschüttungsdauer > 60 min, verschlossenen Atemwegen und Asystolie sollten nicht wiederbelebt werden. Jene mit einer Kerntemperatur < 30 °C sowie jene mit einer unbekannter Kerntemperatur, aber mit einer langen (> 60 min) Verschüttungsdauer und beobachtetem Herzstillstand oder einem Herzrhythmus, wie Kammerflimmern oder pulslose elektrische Aktivität, sollten unter laufender CPR in ein Krankenhaus mit ECLS-Möglichkeiten transportiert werden.

Literatur

Blancher M, Albasini F, Elsensohn F, Zafren K, Holzl N, McLaughlin K, Wheeler AR 3rd, Roy S, Brugger H, Greene M et al (2018) Management of multi-casualty incidents in mountain rescue: evidence-based guidelines of the international commission for mountain emergency medicine (ICAR MEDCOM). High Alt Med Biol 19:131–140

Boué Y, Payen JF, Brun J, Thomas S, Levrat A, Blancher M, Debaty G, Bouzat P (2014) Survival after avalanche-induced cardiac arrest. Resuscitation 85:1192–1196

Boue Y, Payen JF, Torres JP, Blancher M, Bouzat P (2014) Full neurologic recovery after prolonged avalanche burial and cardiac arrest. High Alt Med Biol 15:522–523

Boyd J, Brugger H, Shuster M (2010) Prognostic factors in avalanche resuscitation: a systematic review. Resuscitation 81:645–652

Brugger H, Bouzat P, Pasquier M, Mair P, Fieler J, Darocha T, Blancher M, de Riedmatten M, Falk M, Paal P et al (2019) Cut-off values of serum potassium and core temperature at hospital admission for extracorporeal rewarming of avalanche victims in cardiac arrest: a retrospective multi-centre study. Resuscitation 139:222–229

Brugger H, Durrer B, Elsensohn F, Paal P, Strapazzon G, Winterberger E, Zafren K, Boyd J, Icar M (2013) Resuscitation of avalanche victims: Evidence-based guidelines of the international commission for mountain emergency medicine (ICAR MEDCOM): intended for physicians and other advanced life support personnel. Resuscitation 84:539–546

Brugger H, Etter HJ, Zweifel B, Mair P, Hohlrieder M, Ellerton J, Elsensohn F, Boyd J, Sumann G, Falk M (2007) The impact of avalanche rescue devices on survival. Resuscitation 75:476–483

Brugger H, Falk M (1992) New perspectives of avalanche disasters. Phase classification using pathophysiologic considerations. Wien Klin Wochenschr 104:167–173

Brugger H, Sumann G, Meister R, Adler-Kastner L, Mair P, Gunga HC, Schobersberger W, Falk M (2003) Hypoxia and hypercapnia during respiration into an artificial air pocket in snow: implications for avalanche survival. Resuscitation 58:81–88

Crowley TJ, Atkins D, Grissom CK, Radwin MI, Morrissey M (2002) An AvaLung-associated avalanche survival. In Proceedings of the 2002 International Snow Science Workshop.

de Quervain M, Föhn P, Beck E, Schild M, Gliott S. (1973). Schnee und Lawinen in den Schweizeralpen. Winter 1971/72. Winterbericht des Eidgenössischen Instituts für Schnee- und Lawinenforschung, Weissfluhjoch/Davos, Switzerland

Dwivedi A, Sharma R, Purkayastha A, Kakria N (2016) Imaging findings of a survivor of avalanche without any life support at very high altitude and extreme low temperatures. Journal of Krishna Institute of Medical Sciences University 5:107–112

Eidenbenz D, Techel F, Kottmann A, Rousson V, Carron PN, Albrecht R, Pasquier M (2021) Survival probability in avalanche victims with long burial (>/=60 min): A retrospective study. Resuscitation 166:93–100

European Avalanche Warning Services (2023) Fatalities statistics of the EAWS. Office of the Tyrolean Provincial Government, Innsbruck, Austria

Falk M, Brugger H, Adler-Kastner L (1994) Avalanche survival chances. Nature 368:21

Gasteiger L, Putzer G, Unterpertinger R, Cardini B, Schneeberger S, Eschertzhuber S, Mair P (2022) Solid organ donation from brain-dead donors with cardiorespiratory arrest after snow avalanche burial: a retrospective single-center study. Transplantation 106:584–587

Genswein M, Macias D, McIntosh S, Reiweger I, Hetland A, Paal P (2022) AvaLife-A new multi-disciplinary approach supported by accident and field test data to optimize survival chances in rescue and first aid of avalanche patients. J Environ Res Public Health 19

Glisenti P, Rakusa J, Albrecht R, Luedi MM (2016) Negative pressure pulmonary oedema with haemorrhage after 5-minute avalanche burial. Lancet 388:2321–2322

Gray D (1987) Survival after burial in an avalanche. Br Med J (Clin Res Ed) 294:611–612

Gray JNT, Ancey C (2009) Segregation, recirculation and deposition of coarse particles near two-dimensional avalanche fronts. J Fluid Mech 629:387–423

Grissom CK, Harmston CH, McAlpine JC, Radwin MI, Ellington B, Hirshberg EL, Crouch A (2010) Spontaneous endogenous core temperature rewarming after cooling due to snow burial. Wilderness Environ Med 21:229–235

Grissom CK, McAlpine JC, Harmston CH, Radwin MI, Giesbrecht GG, Scholand MB, Morgan JS (2008) Hypercapnia effect on core cooling and shivering threshold during snow burial. Aviat Space Environ Med 79:735–742

Grissom CK, Radwin MI, Harmston CH, Hirshberg EL, Crowley TJ (2000) Respiration during snow burial using an artificial air pocket. JAMA 283:2266–2271

Grissom CK, Radwin MI, Scholand MB, Harmston CH, Muetterties MC, Bywater TJ (2004) Hypercapnia increases core temperature cooling rate during snow burial. J Appl Physiol 1985(96):1365–1370

Gruber E, Oberhammer R, Brugger H, Bresadola E, Avogadri M, Kompatscher J, Kaufmann M. (2023). Prolonged critical avalanche burial for nearly 23 hours with severe hypothermia and severe frostbite with good recovery: a case report. Scand J Trauma Resuscitation & Emerg Med

Haegeli P, Falk M, Brugger H, Etter HJ, Boyd J (2011) Comparison of avalanche survival patterns in Canada and Switzerland. CMAJ 183:789–795

Haegeli P, Falk M, Procter E, Zweifel B, Jarry F, Logan S, Kronholm K, Biskupic M, Brugger H (2014) The effectiveness of avalanche airbags. Resuscitation 85:1197–1203

Haider AH, Saleem T, Bilaniuk JW, Barraco RD (2012) An evidence-based review: efficacy of safety helmets in the reduction of head injuries in recreational skiers and snowboarders. J Trauma Acute Care Surg 73:1340–1347

Haraldsdóttir HA, Gudmundsdóttir D, Romano E, Þórðardóttir EB, Guðmundsdóttir B, Elklit A (2014) Volunteers and professional rescue workers: traumatization and adaptation after an avalanche disaster. J Emerg Manag 12:457–466

Hohlrieder M, Brugger H, Schubert HM, Pavlic M, Ellerton J, Mair P (2007) Pattern and severity of injury in avalanche victims. High Alt Med Biol 8:56–61

Johnson SM, Johnson AC, Barton RG (2001) Avalanche trauma and closed head injury: adding insult to injury. Wilderness Environ Med 12:244–247

Kosinski S, Darocha T, Jarosz A, Migiel L, Zelias A, Marcinkowski W, Filip G, Galazkowski R, Drwila R (2016) The longest persisting ventricular fibrillation with an excellent outcome – 6h 45min cardiac arrest. Resuscitation 105:e21–e22

Leonard C, Charriau-Perret A, Debaty G, Belle L, Ricard C, Sanchez C, Dupre PM, Panoff G, Bougerol T, Viglino D et al (2021) Survivors of avalanche accidents: posttraumatic stress disorder symptoms and quality of life: a multicentre study. Scand J Trauma Resusc Emerg Med 29:96

Locher T, Walpoth BH (1996) [Differential diagnosis of circulatory failure in hypothermic avalanche victims: retrospective analysis of 32 avalanche accidents]. Praxis (Bern 1994) 85:1275–82

Lott C, Truhlar A, Alfonzo A, Barelli A, Gonzalez-Salvado V, Hinkelbein J, Nolan JP, Paal P, Perkins GD, Thies KC et al (2021) European resuscitation council guidelines 2021: cardiac arrest in special circumstances. Resuscitation 161:152–219

Lugnet V, McDonough M, Gordon L, Galindez M, Mena Reyes N, Sheets A, Zafren K, Paal P (2023) Termination of cardiopulmonary resuscitation in mountain rescue: a scoping review and ICAR MedCom 2023 Recommendations. High Alt Med Biol 24(4):274–286. ► https://doi.org/10.1089/ham.2023.0068. Epub 2023 Sep 22. PMID: 37733297

Mair P, Frimmel C, Vergeiner G, Hohlrieder M, Moroder L, Hoesl P, Voelckel W (2013) Emergency medical helicopter operations for avalanche accidents. Resuscitation 84:492–495

McIntosh SE, Little CE, Seibert TD, Polukoff NE, Grissom CK (2020) Avalanche airbag post-burial active deflation – the ability to create an air pocket to delay asphyxiation and prolong survival. Resuscitation 146:155–160

Mittermair C, Foidl E, Wallner B, Brugger H, Paal P (2021) Extreme cooling rates in avalanche victims: case report and narrative review. High Alt Med Biol 22:235–240

Moroder L, Mair B, Brugger H, Voelckel W, Mair P (2015) Outcome of avalanche victims with out-of-hospital cardiac arrest. Resuscitation 89:114–118

Musi ME, Sheets A, Zafren K, Brugger H, Paal P, Holzl N, Pasquier M (2021) Clinical staging of accidental hypothermia: the revised swiss system: recommendation of the international commission for mountain emergency medicine (ICAR MedCom). Resuscitation 162:182–187

Oberhammer R, Beikircher W, Hormann C, Lorenz I, Pycha R, Adler-Kastner L, Brugger H (2008) Full recovery of an avalanche victim with profound hypothermia and prolonged cardiac arrest treated by extracorporeal re-warming. Resuscitation 76:474–480

Paal P, Gordon L, Strapazzon G, Brodmann Maeder M, Putzer G, Walpoth B, Wanscher M, Brown D, Holzer M, Broessner G et al (2016) Accidental hypothermia-an update: the content of this review is endorsed by the international commission for mountain emergency medicine (ICAR MEDCOM). Scand J Trauma Resusc Emerg Med 24:111

Paal P, Lott C, Brugger H, Falk M, Rousson V, Pasquier M.Reply to Wallner B, et al (2022a) Prognostication of outcome for hypothermic avalanche victims in cardiac arrest. Resuscitation 171:123–125

Paal P, Pasquier M, Darocha T, Lechner R, Kosinski S, Wallner B, Zafren K, Brugger H (2022b) Accidental hypothermia: 2021 Update. Int J Environ Res Public Health 19

Paal P, Strapazzon G, Braun P, Ellmauer PP, Schroeder DC, Sumann G, Werner A, Wenzel V, Falk M, Brugger H (2013) Factors affecting survival from avalanche burial–a randomised prospective porcine pilot study. Resuscitation 84:239–243

Parry-Jones B, Parry-Jones WL (1994) Post-traumatic stress disorder: supportive evidence from an eighteenth century natural disaster. Psychol Med 24:15–27

Pasquier M, Hugli O, Paal P, Darocha T, Blancher M, Husby P, Silfvast T, Carron PN, Rousson V (2018) Hypothermia outcome prediction after extracorporeal life support for hypothermic cardiac arrest patients: The HOPE score. Resuscitation 126:58–64

Pasquier M, Moix PA, Delay D, Hugli O (2015) Cooling rate of 9.4 °C in an hour in an avalanche victim. Resuscitation 93:e17–e18

Pasquier M, Paal P, Kosinski S, Brown D, Podsiadlo P, Darocha T (2020) Esophageal temperature measurement. N Engl J Med 383:e93

Pasquier M, Rousson V, Darocha T, Bouzat P, Kosinski S, Sawamoto K, Champigneulle B, Wiberg S, Wanscher MCJ, Brodmann Maeder M et al (2019) Hypothermia outcome prediction after extracorporeal life support for hypothermic cardiac arrest patients: An external validation of the HOPE score. Resuscitation 139:321–328

Pasquier M, Strapazzon G, Kottmann A, Paal P, Zafren K, Oshiro K, Artoni C, Van Tilburg C, Sheets A, Ellerton J and others (2023a) On-site treatment of avalanche victims: scoping review and 2023 recommendations of the international commission

31

for mountain emergency medicine (ICAR MedCom). Resuscitation 184

Pasquier M, Strapazzon G, Kottmann A, Paal P, Zafren K, Oshiro K, Artoni C, Van Tilburg C, Sheets A, Ellerton J et al (2023b) On-site treatment of avalanche victims: scoping review and 2023 recommendations of the international commission for mountain emergency medicine (ICAR MedCom). Resuscitation 184:109708

Picetti E, Catena F, Abu-Zidan F, Ansaloni L, Armonda RA, Bala M, Balogh ZJ, Bertuccio A, Biffl WL, Bouzat P and others (2023) Early management of isolated severe traumatic brain injury patients in a hospital without neurosurgical capabilities: a consensus and clinical recommendations of the world society of emergency surgery (WSES) (vol 18, 5,2023). World J Emerg Surg 18

Procter E, Strapazzon G, Dal Cappello T, Zweifel B, Wurtele A, Renner A, Falk M, Brugger H (2016) Burial duration, depth and air pocket explain avalanche survival patterns in Austria and Switzerland. Resuscitation 105:173–176

Radwin MI, Grissom CK (2002) Technological advances in avalanche survival. Wilderness Environ Med 13:143–152

Rauch S, Kompatscher J, Clara A, Öttl I, Strapazzon G, Kaufmann M (2023) Critically buried avalanche victims can develop severe hypothermia in less than 60 min. Scand J Trauma Resusc Emerg Med 31:29

Rauch S, Strapazzon G, Brugger H (2021) On-Site medical management of avalanche victims-A narrative review. Int J Environ Res Public Health 18

Regli IB, Oberhammer R, Zafren K, Brugger H, Strapazzon G (2023) Frostbite treatment: a systematic review with meta-analyses. Scand J Trauma Resusc Emerg Med 31:96

Rossaint R, Afshari A, Bouillon B, Cerny V, Cimpoesu D, Curry N, Duranteau J, Filipescu D, Grottke O, Gronlykke L and others (2023) The European guideline on management of major bleeding and coagulopathy following trauma: sixth edition. Critical Care 27

Schon CA, Gordon L, Holzl N, Milani M, Paal P, Zafren K (2020) Determination of death in mountain rescue: recommendations of the international commission for mountain emergency medicine (ICAR MedCom). Wilderness Environ Med 31:506–520

Schweizer J, Lütschg M (2001) Characteristics of human-triggered avalanches. Cold Reg Sci Technol 33:147–162

Sheridan RL, Goverman JM, Walker TG (2022) Diagnosis and treatment of frostbite. N Engl J Med 386:2213–2220

Spahn DR, Bouillon B, Cerny V, Duranteau J, Filipescu D, Hunt BJ, Komadina R, Maegele M, Nardi G, Riddez L and others (2019) The European guideline on management of major bleeding and coagulopathy following trauma: fifth edition. Crit Care 23:98

Strapazzon G, Beikircher W, Procter E, Brugger H (2012) Electrical heart activity recorded during prolonged avalanche burial. Circulation 125:646–647

Strapazzon G, Paal P, Schweizer J, Falk M, Reuter B, Schenk K, Gatterer H, Grasegger K, Dal Cappello T, Malacrida S et al (2017) Effects of snow properties on humans breathing into an artificial air pocket – an experimental field study. Sci Rep 7:17675

Strapazzon G, Procter E, Paal P, Brugger H (2014) Pre-hospital core temperature measurement in accidental and therapeutic hypothermia. High Alt Med Biol 15:104–111

Strapazzon G, Procter E, Putzer G, Avancini G, Dal Cappello T, Uberbacher N, Hofer G, Rainer B, Rammlmair G, Brugger H (2015) Influence of low ambient temperature on epitympanic temperature measurement: a prospective randomized clinical study. Scand J Trauma Resusc Emerg Med 23:90

Strapazzon G, Rauch S, Malacrida S, Dal Cappello T, Governo E, Catuzzo B, Mrakic-Sposta S, Urgesi M, Falla M, Cavoretto G et al (2023) Comparative effectiveness of an artificial air pocket device to delay asphyxiation in supine individuals critically buried in avalanche debris. JAMA Netw Open 6:e2313376

Strapazzon G, Schweizer J, Chiambretti I, Brodmann Maeder M, Brugger H, Zafren K (2021) Effects of climate change on avalanche accidents and survival. Front Physiol 12:639433

Ströhle M, Rauch S, Lastei P, Brodmann Maeder M, Brugger H, Paal P (2018) Frostbite injuries in the austrian alps: a retrospective 11-year national registry study. High Alt Med Biol 19:316–320

Sumann G, Moens D, Brink B, Brodmann Maeder M, Greene M, Jacob M, Koirala P, Zafren K, Ayala M, Musi M and others (2020) Multiple trauma management in mountain environments – a scoping review: evidence based guidelines of the international commission for mountain emergency medicine (ICAR MedCom). Intended for physicians and other advanced life support personnel. Scand J Trauma Resusc Emerg Med 28:117

Swol J, Darocha T, Paal P, Brugger H, Podsiadlo P, Kosinski S, Puslecki M, Ligowski M, Pasquier M (2022) Extracorporeal life support in accidental hypothermia with cardiac arrest-a narrative review. ASAIO J 68:153–162

Techel F, Jarry F, Kronthaler G, Mitterer S, Nairz P, Pavšek M, Valt M, Darms G (2016) Avalanche fatalities in the European Alps: long-term trends and statistics. Geographica Helvetica 71:147–159

Van Tilburg C, Grissom CK, Zafren K, McIntosh S, Radwin MI, Paal P, Haegeli P, Smith WWR, Wheeler AR, Weber D et al (2017) Wilderness medical society practice guidelines for prevention and management of avalanche and nonavalanche snow burial accidents. Wilderness Environ Med 28:23–42

Vargyas G (2016) Backcountry skiers, avalanche trauma mortality, and helmet use. Wilderness Environ Med 27:181–182

Varutti R, Trillò G, Di Silvestre A, Peressutti R, Bassi F, Latronico N (2019) A case of successful organ donation after extremely prolonged manual cardiopulmonary resuscitation in an avalanche victim. Emerg Care J 15

Wallner B, Moroder L, Brandt A, Mair P, Erhart S, Bachler M, Putzer G, Turner R, Strapazzon G, Falk M et al (2019) Extrication Times during avalanche companion rescue: a randomized single-blinded manikin study. High Alt Med Biol 20:245–250

Wallner B, Putzer G, Mair P (2022) Prognostication of cardiac arrest in avalanche victims. Resuscitation 171:121–122

Wallner B, Lienhart H, Cools EPP (2023) Surviving 20 hours of critical avalanche burial and a core temperature of 22.5 °C. Wilderness & Environmental Medicine IN PRESS

Wik L, Brattebø G, Østerås Ø, Assmus J, Irusta U, Aramendi E, Mydske S, Skaalhegg T, Skaiaa SC, Thomassen Ø (2022) Physiological effects of providing supplemental air for avalanche victims. A randomised trial. Resuscitation 172:38–46

Canyoning- und Höhlenunfall

Inigo Soteras und Giacomo Strapazzon

Inhaltsverzeichnis

M. M. Berger et al. (Hrsg.), *Alpin- und Höhenmedizin*,
https://doi.org/10.1007/978-3-662-69578-4_32

Schluchtenwandern (Canyoning) und Höhlenklettern sind Abenteuer- und Outdoorsportarten, die eng mit Fels und Wasser verbunden sind. Canyons und Höhlen gibt es überall auf der Erde, in Gebirgen, tropischen Regenwäldern, alpinen und arktischen Gletschern, sogar inmitten historischer Städte wie Neapel und Rom. Canyons entstehen durch chemische und physikalische Wechselwirkung zwischen Gestein und Wasser im Laufe von Jahrmillionen, deshalb findet man sie in so unterschiedlichen geologischen Strukturen wie Basalt, Granit, Kalk, Lava, aber auch im Eis. Wasser spielt eine vorrangige Rolle, und der Wasserstand kann in Abhängigkeit von Jahreszeit und Niederschlägen beträchtlich variieren. Canyons und Höhlen können vollständig mit Wasser gefüllt, aber auch vollkommen trocken sein (sog. tote Höhlen). Die Kraft des Wassers führt zu den unterschiedlichsten Ausformungen wie Wasserbecken, Wasserfällen, Schächten, Siphons, aber auch kraterartigen Gebilden, Spalten, Schlammbecken und Quellen. Diese Naturphänomene machen diese Sportarten besonders attraktiv.

32

Vor allem Canyoning hat sich aufgrund der fantastischen Umgebung und des Kontakts mit dem Wasser zu einem sehr beliebten Freizeitsport entwickelt. Jeder gesunde Mensch kann Canyons und Höhlen erkunden, ohne dass er eine teure Ausrüstung benötigt. Die völlige Abgeschiedenheit von der Außenwelt, die Dunkelheit und die extremen Witterungsbedingungen stellen jedoch für manche eine Herausforderung dar, und es wird oft übersehen, wie mental, physisch und physiologisch anspruchsvoll diese Sportarten sein können (Zuccarelli et al. 2019), z. B. aufgrund von Hindernissen im Wasser, Kälte oder Hitze, Höhenunterschieden, engen Passagen und gefährlich rutschigen Oberflächen (Strapazzon und Larsen 2017).

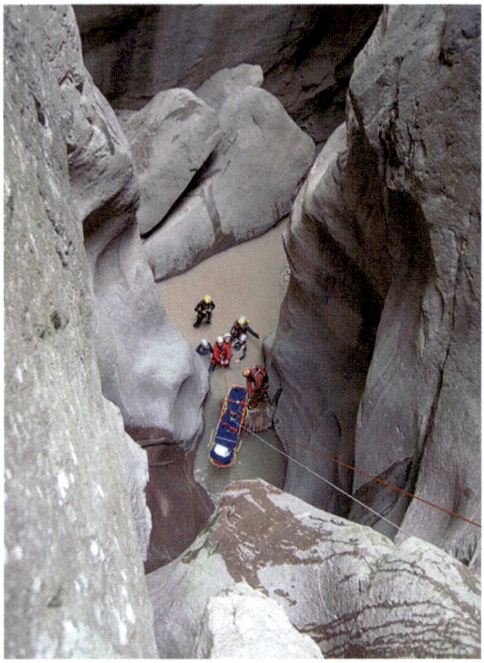

Abb. 32.1 Canyonrettungsaktion. (Bildrechte: Erwin Kob, mit freundl. Genehmigung)

Canyoning und Höhlenunternehmungen ohne Ortskenntnis und Erfahrung sind sehr riskant und führen oft zu katastrophalen Unfällen (Abb. 32.1). Der bisher schwerste Unfall ereignete sich z. B. 1999 in der Saxetbachschlucht (Schweiz), wo 21 Menschen durch einen plötzlichen Wassereinbruch ertranken (Strapazzon und Larsen 2017), was zu einer außerordentlich komplexen Such- und Rettungsaktionen geführt hatte (Schneider et al. 2016; Van Waart et al. 2020).

> Die Kraft des Wassers hat Canyons und Höhlen geformt, und Wasser ist auch die größte Gefahr für Sportler und Rettungsteams.

32.1 Besondere Gefahren

32.1.1 Canyoning

Canyons werden in der Regel in der Fließrichtung des Wassers begangen. Häufig gibt es zwischen Ein- und Ausstieg keine Fluchtmöglichkeit, sodass man, wenn man sich im Canyon befindet, der Schlucht bis zum Ausstieg oder zur Mündung folgen muss. Schluchtenwandern setzt viele Fähigkeiten voraus, wie z. B. Abwärtsklettern, Abseilen, Schwimmen, Abtauchen, bis 10 m tief ins Wasser springen, Anlegen von Zwischensicherungen und Fixständen, Robben und Wandern (Stephanides und Vohra 2007; SNATE 2013; Strapazzon und Larsen 2017).

Der Untergrund kann im Trockenen und im Wasser sehr rutschig sein, Stürze durch banales Ausrutschen sind häufig. Jeder Teilnehmer von Canyoningunternehmungen sollte die besonderen Risiken der geplanten Tour kennen, v. a. vertikale Streckenabschnitte und Engstellen mit hoher Wasserfließgeschwindigkeit. Vor Beginn einer Canyoningtour muss die Topografie bekannt sein, um das richtige Material in ausreichender Menge mitzuführen. Man muss z. B. die maximale Höhe der Abseilstellen kennen, um die nötige Seillänge mitzuführen. Außerdem muss man das Einzugsgebiet des Wasserlaufs kennen, um bei plötzlich einsetzendem Regen oder bei Schneeschmelze die zu erwartende Wassermenge abschätzen zu können. Deshalb ist auch die Kenntnis des Wetterberichts bei der Planung der Tour essenziell. Die Ausrüstung wird in ◘ Tab. 32.1 dargestellt.

Während des Canyonings sollte vor dem Abseilen über einen Wasserfall das Seil so ausgelegt werden, dass man es leicht auswerfen und es sich nicht verheddern kann, da sonst die Gefahr besteht, im Wasserfall blockiert zu sein und zu ertrinken. Die Seile müssen vollkommen intakt sein und so benützt werden, dass sie nicht an scharfen Kanten beschädigt werden.

Die Seilenden sollten immer sichtbar und greifbar außerhalb des Wassers bleiben, und im Unterschied zum Klettern darf in das Seilende kein Knoten gemacht werden, um Strangulationen zu vermeiden. Den vorausliegenden Wasserlauf sollte man zuerst erkunden, bevor man ins Wasser geht, denn gefährliche Wasserturbulenzen, wie z. B. brechende Wellen, Wasserwalzen, Siphons und Unterspülungen, können tödlich sein (SNATE 2013; Strapazzon und Larsen 2017). Um derartigen Strömungen zu entkommen, ist es oft besser, einen Ausgang unter Wasser zu suchen, als an der Wasseroberfläche zu bleiben. Im Wasser verborgene Felsen und Treibholz können Verletzungen verursachen, aber auch zu Strangulation und Ertrinken führen (SNATE 2013; Strapazzon und Larsen 2017).

32.1.2 Höhlenklettern

Höhlen können einerseits so groß sein, dass man das gegenüberliegende Ende nicht sieht, andererseits können Spalten zum Durchzwängen zu eng sein. Höhlen können horizontal verlaufen oder auch vertikal abfallen. In der Regel ist der Untergrund schlammig und rutschig, und es ist vollkommen dunkel. Im Gegensatz zu Canyons sind Höhlen häufig wie ein unterirdisches Labyrinth mit zahlreichen Haupt- und Seitengängen ohne Ausgang (Soteras et al. 2021).

Die Sicherheit und die Vermeidung des kleinsten Unfalls haben höchste Priorität, denn die Rettung kann technisch sehr schwierig sein und viel Zeit in Anspruch nehmen, und das Ergebnis ist auch bei kleineren Verletzungen unvorteilhaft. Jüngste Beispiele für diese extreme Schwierigkeit bei der Rettung sind die Unfälle in der Höhle von Riensending in Deutschland und in einer thailändischen Höhle. In der ersten Höhle dauerte es fast 12 Tage, um den verletzten Höhlenforscher an die

Tab. 32.1 Ausrüstung für Canyoning und Höhlenklettern

Canyoning	Höhlenklettern
Canyoninggurt	Höhlengurt (kombinierter Brust- und Beckengurt)
Helm	Helm
Reepschnüre	Reepschnüre
Karabiner und Schraubkarabiner (z. B. Mosqueto freino®)	Karabiner und Schraubkarabiner (z. B. Maillon rapide)
Abseilkarabiner (z. B. Pirana®, Oka®)	Abseilkarabiner (z. B. Stop®, Simple®)
Aufsteigkarabiner und Rollen für Flaschenzüge (z. B. Duck®, Micro traxion®)	Aufsteigkarabiner und Rollen für Flaschenzüge (z. B. Handled, Croll®, Pantin®)
Canyoning- und statische Seile	Statische Seile
Material für Fixstände (z. B. Verankerungen, Ketten)	Material für Fixstände (z. B. Verankerungen, Ketten)
Seilsäcke	Seilsäcke
Seilschutz	Seilschutz
Trockene Behälter	Spezielle Bekleidung (z. B. Cordura®)
Canyoningbekleidung (inkl. Handschuhe und Socken aus Neopren)	Handschuhe
Canyoningschuhe	Schuhe mit Gummisohlen
Stirnlampen	Stirnlampe (z. B. LED)
Erste-Hilfe-Material	Erste-Hilfe-Material
Messer oder Schere	Knieschützer
Trillerpfeife	
Tauchbrillen	

Oberfläche zu befördern, was auf die hohe technische Komplexität der Höhle und die für die Beförderung des Patienten und die Gewährleistung der Sicherheit der Retter erforderlichen Vorrichtungen zurückzuführen war. An der Rettung waren mehr als 202 Retter und 7 Ärzte beteiligt, die in der Höhle arbeiteten, unterstützt von weiteren 526 Rettern und etwa 100 h Hubschrauberflügen, einschließlich Nachtflügen, um Personal und Material zu transportieren (Schneider et al. 2016). In der thailändischen Höhle wurden 12 Kinder und ein Erwachsener anästhesiert, bevor sie aus der über einen Kilometer langen, überfluteten Höhle befreit wurden (Van Waart et al. 2020)

Die Ausrüstung unterscheidet sich von der beim Canyoning besonders in der Seiltechnik (Tab. 32.1). In Höhlen werden zum Sichern ausschließlich statische Seile verwendet (Strapazzon et al. 2010; Soteras et al. 2021). Seilsicherungen, Abseiltechniken, Seilbremsen und Aufstiegshilfen wurden teilweise speziell für die Höhlenkletterei und -rettung entwickelt. Zur Ausrüstung gehören auch spezielle Lichtquellen, Sicherheitskleidung und besonders kleine Rucksäcke für enge Passagen (Soteras et al. 2021).

Bei der Höhlenkletterei muss mit extremen Temperaturschwankungen gerechnet werden, und die Bekleidung sollte dementsprechend ausgewählt werden. In schmalen Höhlenabschnitten mit starkem Luftzug

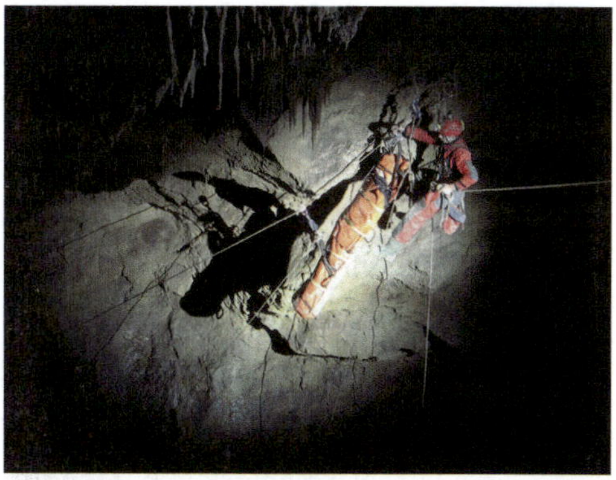

Abb. 32.2 Höhlenrettungsaktion. (Bildrechte: Hermann Brugger, mit freundl. Genehmigung)

kann der Wind-Chill-Effekt zu rascher Auskühlung führen, an anderen Stellen können Temperaturen 40 °C übersteigen. In einigen Höhlen gibt es auch Abschnitte mit gefährlichen Konzentrationen von Kohlendioxid, Methan, Schwefelwasserstoff und Radon. Seltene Krankheitserreger wie Histoplasma capsulatum, Leptospira-Arten, Bilharziose, das von Zecken übertragene Rückfallfieber, weitere Borrelia-Arten, das Tollwutvirus und endemische Mykosen können von der unterirdischen Fauna übertragen werden (Igreja 2011; Gundacker et al. 2017). Eine Höhlenrettungsaktion zeigt Abb. 32.2.

32.2 Verletzungsmuster

32.2.1 Canyoningunfall

Verletzungen sind mit 75 % (Boyet 2003) bis 81 % (Soteras et al. 2015) der häufigste Grund von Rettungseinsätzen. Vor allem sind die Extremitäten betroffen (Rigot-Nivet 2003; Soteras et al. 2015; Ströhle et al. 2019), z. B. Supinationsverletzungen des Sprunggelenks durch Fehlsprünge oder Ausrutschen. Das Rodeln kann zu einer Schulterverrenkung führen, die aufgrund von Schmerzen die Fortbewegung im Canyongelände unmöglich machen kann (Soteras et al. 2015; Ströhle et al. 2019). Hohe Sprünge, ohne die Tiefe eines Pools (oder das Vorhandensein von Geröll) zu prüfen, können zu Wirbelsäulenverletzungen führen, wenn der Canyonier flach auf den Füßen landet. Wirbelsäulen- oder Rückenverletzungen machen 10–16 % aller Canyoningverletzungen aus (Soteras et al. 2015; Ströhle et al. 2019).

Ertrinken und Trauma sind die Hauptursachen für Todesfälle (Soteras et al. 2015; Strapazzon et al. 2018), verursacht v. a. durch Unkenntnis der Gefahr oder falsche Seiltechnik. Insgesamt liegt die Letalität bei Canyoningunfällen bei 3–10 % (Boyet 2003; Rigot-Nivet 2003; Soteras et al. 2015; Ströhle et al. 2019; Strapazzon et al. 2018). Die enorme Schubkraft des Wassers wird häufig unterschätzt, da ein Pegelanstieg Wassergeschwindigkeit und Fließkraft exponentiell erhöht (SNATE 2013). Während Hypothermie nur selten auftritt und wahrscheinlich unterdiagnostiziert ist (~20 %: Stephanides und Vohra 2007; 2 %: Soteras et al. 2015), kann plötzliches Abkühlen durch Kaltwasser zur Immobilisierung und zum Ertrinken führen (Strapazzon et al. 2021). Bewegungslosigkeit kann im fließenden Wasser trotz Neoprenanzug bereits nach einer halben Stunde zu einer lebensbedrohlichen Hypothermie führen (Strapazzon et al. 2018) (▶ Kap. 29).

Hitzeschäden oder Dehydratation treten seltener auf. Wird der Neoprenanzug an heißen Tagen unter körperlicher Anstrengung außerhalb des Wassers getragen, kann es zu Rhabdomyolyse, Myoglobinurie und akuter Niereninsuffizienz kommen (Strapazzon et al. 2010, 2021). Seltener sind internistische Erkrankungen wie Herzinfarkt, Schlaganfall oder Hypoglykämie, Infektionen, Schlangenbisse, Skorpion- oder Insektenstiche (Boyd et al. 2007; Stephanides und Vohra 2007; Hochedez et al. 2013; Soteras et al. 2015; Strapazzon et al. 2021).

32.2.2 Höhlenkletterunfall

Auch beim Höhlenunfall sind Ertrinken und Verletzungen die häufigsten Unfälle. Extremitätenverletzungen machen ~50 % aller Traumata aus, gefolgt vom Schädel-Hirn-Trauma mit ~15 % (Stella-Watts et al. 2012; Petrucci et al. 2018). Verursacht werden die Unfälle durch Stürze, aber auch durch Höhleneinstürze (Stella-Watts et al. 2012).

Akzidentelle Hypothermie ist ebenfalls häufig (Stella-Watts et al. 2012). Seltener hingegen sind ein tödliches Hängetrauma (Suspension-Syndrom) (Mortimer 2011; Rauch et al. 2023), internistische und neurologische Krankheiten (~ 5 %) und Gasvergiftungen (~ 5 %) (Stella-Watts et al. 2012). Langanhaltende körperliche Belastung, Kontusionen und Muskelkompression durch den Klettergurt können zu Rhabdomyolyse und Nierenversagen führen (Stenner et al. 2006), und in tropischen und subtropischen Höhlen können Infektionskrankheiten auftreten (Igreja 2011). Insgesamt liegt die Letalität von Höhlenunfällen bei ~6 % (Guidi und Pavanello 2003; Stella-Watts et al. 2012). Die häufigsten Todesursachen sind Traumata (z. B. ein Sturz des Höhlenforschers) und Ertrinken (Cowart et al. 2014; Stella et al. 2015).

32

> Neben dem Ertrinken sind Hypothermie und Verletzungen die größten Risiken beim Canyoning und Höhlenklettern.

32.3 Canyon- und Höhlenrettung

Seit den 1980er-Jahren steigen die Einsatzzahlen sowohl der Canyon- als auch der Höhlenrettung in Europa und den USA (Strapazzon et al. 2021; Soteras et al. 2021). Canyoning ist eine der häufigsten Aktivitäten, die in bestimmten geografischen Gebieten zu Such- und Rettungseinsätzen führen, die bis zu 50 % ausmachen können (z. B. im Zion-Nationalpark, USA, oder in der Sierra de Guara, Spanien) (Soteras et al. 2015; Beasley et al. 2016; Strapazzon et al. 2021). Insgesamt reicht der Anteil von Canyon- und Höhlenrettungen am Gesamtaufkommen der Such- und Bergrettungseinsätze von 0,3–2 % (Heggie und Amundson 2009; Guidi und Pavanello 2003) bis hin zu 22 % (Soteras et al. 2015).

Die Zahl der Such- und Rettungseinsätze bei Canyoningunfällen weist ähnlich wie bei anderen Outdoor-Aktivitäten eine saisonale Spitze auf. Die Zahl der Unfälle steigt in den Frühlings- und Sommermonaten. Im Gegensatz dazu sind die Such- und Rettungseinsätze bei Höhlenunfällen über das ganze Jahr verteilt.

Such- und Rettungseinsätze bei Canyoning- und Höhlenkletterunfällen umfassen in Europa in den meisten Fällen die Rettung eines verletzten und nicht mehr fortbewegungsfähigen Patienten (Soteras et al. 2015, 2021; Strapazzon et al. 2018, 2021). In den USA hingegen werden bei Such- und Rettungsaktionen in Höhlen meist Höhlenbesucher geborgen, die nur selten schwer verletzt sind (Stella-Watts et al. 2012).

Extreme Temperaturen, Wasser, lange Transportzeiten und das Fehlen jeglicher Verbindung zur Außenwelt machen Bergungen aus Schluchten und Höhlen zu den anspruchsvollsten, gefährlichsten und schwierigsten Rettungseinsätzen überhaupt. Im Jahr 2017 hat die IKAR MedCom mit der Veröffentlichung von Konsensleitlinien für das Management vor Ort und den Transport von Patienten bei Canyoningunfällen einen evidenzbasierten Leitfaden für Canyonrettungskräfte und medizinisches Fachpersonal über sinnvolle Rettungspraktiken und medizinische Behandlung publiziert (Strapazzon et al. 2018). Für Höhlenunfälle gibt es bis heute keine internationalen Richtlinien, auf die man sich für Einsatzstrategie und Therapie stützen kann. Bisher publizierte Empfehlungen für Rettungsorganisationen betreffen v. a. die technischen Aspekte der Bergung, während die spezifischen medizinischen Probleme bisher kaum analysiert und diskutiert wurden.

32.3.1 Bergung, Risikomanagement und Kommunikation

Bei Canyoning- und Höhlenkletterunfällen kann sich die Alarmierung um viele Stunden verzögern, da ein direkter Kontakt zur Außenwelt oft nicht möglich ist (Boyd et al. 2007). Die Leitlinien der IKAR MedCom legen nahe, dass eine spezifische Risikobewertung und ein Risikomanagement bei Rettungseinsätzen unerlässlich sind, insbesondere im Hinblick auf Wettervorhersage und Wasserstand (Strapazzon et al. 2018). Spezielle Rettungstechniken zur Vermeidung gefährlicher Situationen sollten in der Ausbildung hervorgehoben werden. Die Entscheidung, einen Patienten zu retten, sollte erst dann getroffen werden, wenn festgestellt wurde, dass es für Retter sicher ist, den Notfallbereich zu betreten und die Situation genauer zu beurteilen. Für die Rettungsteams kann es schwierig sein, den Unfallort zu lokalisieren und zu erreichen. Die Dauer von Canyonrettungseinsätzen reicht von 2 h (Boyet 2003; Rigot-Nivet 2003; Soteras et al. 2015) bis 12 h (Soteras et al. 2015). Bei Höhlenrettungen wird der Alarm in der Regel innerhalb von Stunden bis Tagen nach dem Unfall ausgelöst, wie im Fall vom Riensending (Stella-Watts et al. 2012; Schneider et al. 2016; Strapazzon et al. 2021).

Die IKAR-MedCom-Leitlinien legen nahe, dass Notfallteams in Canyons über spezifische technische Fähigkeiten für Such- und Rettungseinsätze am Boden und in der Luft verfügen müssen, um in Canyons sicher zu arbeiten (Strapazzon et al. 2018). Die medizinische Versorgung bei Canyonsuch- und -rettungseinsätzen sollte auf der Grundlage der therapeutischen Möglichkeiten erfolgen, wobei die spezifischen Behandlungsgrenzen auf der Grundlage eines klaren Szenarios bekannt sein sollten. Zu den Einschränkungen gehören z. B. die Umgebung (die kalt und nass sein kann), begrenzte personelle, technische und medizinische Ressourcen und potenziell lange Rettungszeiten (Strapazzon et al. 2018). Die gleichen Überlegungen sollen auch bei Such- und Rettungsaktionen in Höhlen durchgeführt werden.

Bei den meisten Canyonrettungen wurde ein Hubschrauber eingesetzt (Soteras et al. 2015; Ströhle et al. 2019). Obwohl Hubschrauber die Rettung beschleunigen können, z. B. durch den Einsatz von Winden in Schluchten und/oder den Transport des Rettungsteams, müssen die Unfallopfer in den meisten Fällen zunächst am Boden gerettet und behandelt werden (Strapazzon et al. 2018, 2021; Soteras et al. 2021).

Die IKAR-MedCom-Leitlinien legen nahe, dass die Traumaversorgung häufig in technisch komplexer Umgebung stattfindet. Verletzungen sollten leitliniengerecht behandelt werden. Die Limitierungen der Canyon- und Höhlenrettung sind zu beachten, insbesondere die lange Rettungszeit und die Umweltexposition sind herausfordernd und beeinflussen die therapeutischen Möglichkeiten (Strapazzon et al. 2018, 2021; Soteras et al. 2021).

> Bei Canyon- oder Höhlenrettung sollte sich das gesamte Team in einem Canyon oder einer Höhle sicher fortbewegen können, die Gefahren kennen, alle Sicherungstechniken beherrschen und gut gegen extreme Umwelteinflüsse wie Kälte und Wasser gerüstet sein.

Sowohl in Canyons als auch in Höhlen ist es manchmal unmöglich, eine verletzte Person liegend zu transportieren. Sind Wasserfälle, Felsspalten, Höhlenpassagen zu eng und zu steil für einen Horizontaltransport, muss eine schräge bis vertikale Position des Verletzten in Kauf genommen werden mit allen hämodynamischen Folgen.

Spezielle Verletztentragen und Sicherungstechniken sind notwendig. In Höhlen kann es erforderlich sein, unpassierbare Engstellen mit schwerem Werkzeug zu erweitern. In diesen heiklen Partien sollte der Transport vom Notarzt selbst oder einem erfahrenen Sanitäter koordiniert und der Patient besonders aufmerksam überwacht werden. Besondere Risiken drohen durch die Kälte, aber auch durch toxische Gase oder plötzlich ansteigende Wasserpegel (Hooker und Shalit 2000).

Eine gute Kommunikation zwischen den Teammitgliedern und zwischen Boden- und Luftrettung, die Verwendung von wasserdichten Funkgeräten (z. B. YAESUTM VX-170) und Trillerpfeifen sind unerlässlich. Auch herkömmliche schnurgebundene Telefone werden bei der Höhlenrettung immer noch verwendet, da eine Funkverbindung durch Felsen nicht möglich ist. Eines der am weitesten verbreiteten ist das Through Earth Digital Radio Appliance (TEDRATM-S. 1) (Bessone et al. 2013), und in jüngster Zeit werden auch digitale Systeme wie Cave-Link eingesetzt. Sobald eine Telefonleitung eingerichtet ist, kann sie neben der Sprachkommunikation auch zur Bereitstellung von Wi-Fi für die Übertragung medizinischer Bilder genutzt werden (Petrucci et al. 2018). Am Ausgang der Höhle sollte ein Depot für die Energie- und Lebensmittelversorgung, die Lagerung von Material und ein Patientenversorgungszentrum eingerichtet werden.

32.3.2 Ausrüstung

Die gesamte medizinische Ausrüstung für Rettungsaktionen aus Canyons und Höhlen sollte trocken in wasserdichten Containern aufbewahrt werden. Sterile Mittel müssen einzeln verschweißt und regelmäßig ausgetauscht werden (Strapazzon et al. 2021; Soteras et al. 2021). In Canyons sollten nur schwimmfähige Container verwendet werden (Strapazzon et al. 2018, 2021; Soteras et al. 2021). Wie bei terrestrischen Bergrettungseinsätzen soll auch bei der Canyon- und Höhlenrettung die gesamte Ausrüstung so klein und leicht wie möglich sein, modular aufgebaut und dem Ausbildungsgrad der Einsatzkräfte individuell angepasst werden. Die Richtlinien der IKAR MedCom schlagen vor, dass die Ausrüstung u. a. die Bereiche Analgesie, Material für Ruhigstellung und Schienung von Körperteilen sowie spezielle Module für Atemwegsmanagement und Beatmung umfassen sollte (Strapazzon et al. 2018).

In Italien gibt es z. B. 3 Module für Höhlenrettung. Modul 1 enthält die medizinische Ausrüstung für den ausgebildeten Sanitäter zur Sicherung der Atemwege, des Kreislaufs und zur Traumaversorgung (Soteras et al. 2021). Abgesehen von einem Pulsoxymeter und einem epitympanalen Thermometer zur Messung der Körperkerntemperatur enthält das Modul keine elektronischen Geräte. Modul 2 enthält energiereiche Getränke und Nahrungsmittel sowie Utensilien für die persönliche Hygiene und eine Wärmepackung. Das Zusatzmodul „K“ beinhaltet multifunktionelles Material aus Neopren zur Schienung von verletzten Extremitäten sowie ein Kendall-Extrication-Device. Ein zusätzliches Modul für den Notarzt enthält die medizinische Ausrüstung für Atemwegsmanagement, Beatmung, Blutungskontrolle und Analgesie (Soteras et al. 2021).

Sauerstoff steht in der Regel nicht zu Verfügung, da Sauerstoffflaschen nicht für eine stundenlange Versorgung ausreichen. Neben venösen Verweilkanülen stehen auch intraossäre Nadeln zur Verfügung und Präparate zur bukkalen oder intranasalen (z. B. MADTM) Analgesie. Die parenterale Verabreichung von Analgetika kann bei einer Canyon- oder Höhlenrettung riskant sein, da der Patient in technisch schwierigen Passagen nicht laufend monitorisiert werden kann. Regionale Nervenblockaden sind für komplexe Bergungsmanöver eine wirksame und sichere Alternative, die erfahrenen Ärzten vorbehalten sind (Gros et al. 2012; Moser et al. 2023).

Die MedCom-Leitlinien der IKAR empfehlen, Wunden zu spülen, um die Infektionsrate zu senken. Eine systemische

Antibiotikaprophylaxe sollte bei offenen Frakturen verabreicht werden und ist bei schweren Wunden sinnvoll (Strapazzon et al. 2018).

32.3.3 Patientenbeurteilung, Erstversorgung und Abtransport

Das Rettungsteam sollte imstande sein, die Beurteilung und Erstversorgung von Verletzten selbstständig durchzuführen. Es sollte immer versucht werden, einen Notarzt oder geschulten Sanitäter zum Notfallort zu bringen (Hooker und Shalit 2000). Aufgrund der langen Transportzeiten folgt die medizinische Strategie bei Canyon- und Höhlenrettungen der Regel „stay and play", und dies mit minimaler Ausrüstung.

Jeder Einsatz muss individuell beurteilt und an die technischen Möglichkeiten angepasst werden, deshalb sind Flexibilität und Improvisationsfähigkeit von essenzieller Wichtigkeit. Die Sicherheit der Mannschaft hat absolute Priorität. Die Einsatzzentrale sollte laufend über den Zustand des Patienten informiert sein und den Nachschub von Material und Personal organisieren. Befunde und Maßnahmen sollten ebenfalls laufend dokumentiert werden (Mengelle und Durand 2003; Strapazzon et al. 2021; Soteras et al. 2021).

> Neben regelmäßigem standardisierten Training sind Flexibilität, Kommunikation und Logistik entscheidend für den Erfolg einer technisch anspruchsvollen und langwierigen Rettungsaktion.

Nach dem Vitalcheck sind die Sicherung von Atemwegen und Kreislauf die vorrangigsten Maßnahmen. Das Entkleiden des Verunfallten sollte so weit wie möglich unterlassen werden, um ein Auskühlen zu vermeiden. Nach der Erstversorgung (entsprechend ABCDE-Schema) sollte der Patient an einen geschützten Ort gebracht werden, wo die zweite, vollständige Untersuchung (d. h. Traumacheck) erfolgt sowie erste wichtige Maßnahmen wie Schienung, Immobilisation, Kälteschutz, Flüssigkeits- und Energiezufuhr durchgeführt werden (Mengelle und Durand 2003; SNATE 2013; Strapazzon et al. 2021; Soteras et al. 2021). Aufgrund der Dauer der Rettung war es gelegentlich notwendig, Blut und parenterale Ernährung zu verabreichen (Armstrong 2015; Schneider et al. 2016).

Ist ein langer Transport voraussehbar, sollten vorher Analgetika, Volumen und evtl. Antibiotika verabreicht, Gelenkluxationen und dislozierte Frakturen reponiert und Frakturen geschient werden, um Gefäß- oder Nervenschäden zu vermeiden. Bei der Lagerung auf der Verletztentrage sollten Druckläsionen durch eine korrekte Positionierung der Gliedmaßen und Polsterung gefährdeter Stellen vorgebeugt werden. Erst nach Abschluss der medizinischen Versorgung, d. h., wenn Atmung und Kreislauf stabilisiert sind, der Patient vor Kälte geschützt und weitgehend schmerzfrei in der Verletztentrage fixiert ist, kann der Transport beginnen. Die klinische Überwachung der Vitalfunktionen sollte möglichst lückenlos erfolgen.

> Neben medizinischem Können braucht es bei Canyon- und Höhlenrettungseinsätzen einsatztechnische und topografische Kenntnisse, eine starke Psyche und körperliche Fitness.

Es gibt spezielle Verletztentragen für den Transport in Canyons (z. B. Kong™) und Höhlen (z. B. Petzl™). Für Bergungen aus Canyons sind es wasserdichte und schwimmfähige Tragen, in denen Kopf und Körper stabilisiert und vor Erschütterungen geschützt werden können und somit auch Bergungen über Felskanten, Wasserfälle und Fließgewässer gefahrlos durchgeführt werden können (SNATE 2013; Strapazzon et al. 2021). Verletztentragen für die Höhlenbergung hingegen sind leicht und kompakt, sodass sie ausreichend Platz für eine bequeme und schmerzfreie Lagerung bieten (Soteras er al. 2021).

Die Verletzten sind in der Trage mit Brust- und Beckengurt fixiert. Die Trage kann mit dem Zubehör so ins Seil gehängt werden, dass sie an jede Topografie des Geländes angepasst und der Verletzte gefahrlos in horizontaler, seitlich geneigter, schräger oder vertikaler Position transportiert werden kann. Bei komplexen Manövern (Seilbahn, Aufseilen mit Gegengewichten) ist es allerdings nicht möglich, den Verletzten klinisch laufend zu überwachen.

Fazit

Sicherheit ist bei Canyon- und Höhlenrettung oberstes Gebot. Die Einsätze sind in der Regel terrestrisch und damit aufwendig an Ressourcen und Zeit. Neben einer besonderen Ausbildung und spezifischem Einsatzmaterial ist eine genaue Kenntnis der Topografie notwendig, um einen Rettungseinsatz erfolgreich abschließen zu können.

Literatur

Armstrong B (2015) American caving accidents 2013–2014, Ellison's cave georgia. NSS News 73(6):13

Bessone L, Beblo-Vranesevic K, Cossu QA, De Waele J, Leuko S, Marcia P, Rettberg P, Sanna L, Sauro F, Taiti S (2013) ESA CAVES: training astronauts for SPACE exploration. 16th International Congress of Speleology, Brno, Czech Republic Conference Proceedings, S 321–327

Boyd J, Agazzi A, Svajda D, Morgan A, Ferrandis S, Norris RL (2007) Venomous snakebite in mountainous terra prevention and management. Wild Environ Med 18:190–202

Boyet P (2003) Les accidents e incidents en canyoning. University Henry Poincare, Nancy

Cowart DW, Halleck JB, Park BR (2014) Prevention and treatment of injuries from cave exploration in Hawai'i. Hawaii J Med Public Health 73(11 Suppl 2):10–12

Gros T, Viel E, Ripart J, Delire V, Eledjam JJ, Sebbane M (2012) Prehospital analgesia with femoral nerve block following lower extremity injury. A 107 cases survey. Ann Fr Anesth Reanim 31:846–849

Guidi P, Pavanello A (2003) Infortunistica speleologica italiana. cinque anni di incidenti in grotta e in forra (1998–2002). Stampa Grafiche A & B, Bologna

Gundacker ND, Rolfe RJ, Rodriguez JM (2017) Infections associated with adventure travel: a systematic review. Travel Med Infect Dis 16(2):3–10

Heggie TW, Amundson ME (2009) Dead men walking: search and rescue in US national parks. Wild Environ Med 20:244–249

Hochedez P, Escher M, Decoussy H, Pasgrimaud L, Martinez R, Rosine J, Théodose R, Bourhy P, Picardeau M, Olive C, Ledrans M, Cabie A (2013) Outbreak of leptospirosis among canyoning participants, Martinique, 2011. Euro Surveill 89:151–156

Hooker K, Shalit M (2000) Subterranean medicine: an inquiry into underground medical treatment protocols in cave rescue situations in national parks in the United States. Wild Environ Med 11:17–20

Igreja RP (2011) Infectious diseases associated with caves. Wild Environ Med 22:115–121

Moser A, Wagner S, Habegger K, Cioccari L (2023) From the operating room to the cave: ultrasound-guided locoregional anesthesia in the setting of cave rescue – a description of 2 cases. Wild Environ Med 4(3):553–557

Mengelle F, Durand P (2003) Secours en canyon. Dominique Savary (Hrsg) Guide pratique du secours en milieu périlleux. Estem, Issy-les-Moulineaux, S 203–207

Mortimer RB (2011) Risks and management of prolonged suspension in an alpine harness. Wild Environ Med 22:77–86

Petrucci E, Pizzi B, Scimia P, Conti G, Di Carlo S, Santini A, Fusco P (2018) Wireless and low-weight technologies: advanced medical assistance during a cave rescue. Wilderness Environ Med 29(2):248–251

Rauch S, Lechner R, Strapazzon G, Mortimer RB, Ellerton J, Skaiaa SC, Huber T, Brugger H, Pasquier M, Paal P (2023) Suspension syndrome: a scoping review and recommendations from the international commission for mountain emergency medicine (ICAR MEDCOM). Scand J Trauma Resusc Emerg Med. 31(1):95. ▶ https://doi.org/10.1186/s13049-023-01164-z

Rigot-Nivet L (2003) Le canyoning: la pratique, les secours. University of Grenoble, Grenoble

[Schneider T, Bregani R, Stopar R, et al (2016) Medical and logistical challenges of trauma care in a 12-day cave rescue. Injury 47(1):280–283

SNATE, Scuola Nazionale Tecnici Soccorso in Forra (2013) Manuale tecnico di progressione e soccorso in forra. Direzione Corpo Nazionale Soccorso Alpino e Speleologico, Milano

Soteras I, Subirats E, Strapazzon G (2015) Epidemiological and medical aspects of canyoning rescue operations. Injury 46(4):585–589

Soteras I, Donlagic L, Strapazzon G, Mortimer R (2021) Caving accidents. Brugger H, Zafren K, Festi L, Paal P, Strapazzon G (Hrsg) Mountain Emergency Medicine. EDRA, Milan, S 317–334

Stella-Watts AC, Holstege CP, Lee JK, Charlton NP (2012) The epidemiology of caving injuries in the United States. Wild Environ Med 23:215–222]

Stella AC, Vakkalanka JP, Holstege CP, Charlton NP (2015) The epidemiology of caving fatalities in the United States. Wilderness Environ Med 26(3):436–437

Stenner E, Gianoli E, Biasioli B, Piccinini C, Delbello G, Bussani A (2006) Muscular damage and intravascular haemolysis during an 18 hour subterranean exploration in a cave of 700 m depth. Br J Sports Med 40:235–238

Stephanides S, Vohra T (2007) Injury patterns and first aid training among canyoneers. Wild Environ Med 18:16–19

Strapazzon G, Piccoli A, Calò LA (2010) Comment on: acute kidney injury and rhabdomyolysis: a role for the regulator of G-protein signaling (RGS)-2. Ren Fail 32:529–530

Strapazzon G, Larsen GL (2017) Canyoneering and canyon medicine, AuerbachPS (Hrsg) Auerbach's Wilderness Medicine. 7. Aufl. Elsevier, Philadelphia, PA, S 2219–2238

Strapazzon G, Reisten O, Argenone F, Zafren K, Zen-Ruffinen G, Larsen GL, Soteras I (2018) International commission for mountain emergency medicine consensus guidelines for on-site management and transport of patients in canyoning incidents. Wilderness Environ Med 29(2):252–265

Strapazzon G, Soteras I, Reisten O (2021) Canyoning accidents. Brugger H, Zafren K, Festi L, Paal P, Strapazzon G (Hrsg) Mountain emergency medicine. EDRA, Milan, S 295–315

Ströhle M, Beeretz I, Rugg C, Woyke S, Rauch S, Paal P (2019) Canyoning accidents in Austria from 2005 to 2018. Int J Environ Res Public Health 17(1):102

[Van Waart H, Harris RJ, Gant N, Vrijdag X, Mitchell SJ (2020) Deep anaesthesia: The Thailand cave rescue and its implications for management of the unconscious diver underwater. Diving Hyperbaric Med 50(2):121–129

Zuccarelli Z, Galasso L, Turner R, Coffey E, Bessone L, Strapazzon G (2019) Human physiology during exposure to the cave enviroment: a systematic review with implications for aerospace medicine Front Physiol 10:442

Hängesyndrom

Raimund Lechner und Simon Rauch

Inhaltsverzeichnis

M. M. Berger et al. (Hrsg.), *Alpin- und Höhenmedizin*,
https://doi.org/10.1007/978-3-662-69578-4_33

Beim Hängesyndrom handelt es sich um eine Kreislaufdepression mit möglicher Todesfolge während des bewegungslosen, annähernd vertikalen, freien Hängens (Mortimer 2011). Potenziell gefährdet sind alle Personen mit Tätigkeiten, bei denen ein längeres freies Hängen möglich ist, beispielsweise Bergsteiger, (Industrie)Kletterer, Speläologen, Gleitschirmflieger und Fallschirmspringer (Pasquier et al. 2011; Lee und Porter 2007).

33.1 Definition, Epidemiologie und Historie

Der im Deutschen (noch) oft verwendete Begriff Hängetrauma ist in diesem Zusammenhang irreführend, da der Patient nicht zwingend eine Verletzung aufweisen muss. Analog zur internationalen Literatur sollte stattdessen von einem Hängesyndrom gesprochen werden (Rauch et al. 2023). Ebenso sollten Begrifflichkeiten mit „Gurt", wie „Gurtsynkope" oder „Gurtsyndrom" vermieden werden, da das Syndrom auch durch Hängen ohne einen Gurt vorkommen kann (Rauch et al. 2023).

> Beim Hängesyndrom handelt es sich um eine Kreislaufdepression mit möglicher Todesfolge durch bewegungsloses, annähernd vertikales, freies Hängen.

Genaue Daten zur Häufigkeit des Hängesyndroms liegen bisher nicht vor, insgesamt scheinen klinisch relevante Fälle aber äußerst selten zu sein. So wurde in einer Umfrage unter Industriekletterern bei 5,8 Mio. seilgesicherten Arbeitsstunden kein einziger Fall beschrieben (Seddon 2002). Es liegen jedoch zahlreiche Fallberichte vor, bei denen Bergsteiger und Speläologen ein Hängesyndrom erlitten haben und teilweise ohne gravierende andersartige Verletzungen verstorben sind (Mortimer 2011). Auch in Versuchsreihen klagten bewegungslos im Seil hängende Probanden über starkes Unwohlsein und synkopierten zum Teil (Lanfranconi et al. 2019, 2017; Rauch et al. 2019; Orzech et al. 1987; Madsen et al. 1998). Die Häufigkeit und Mortalität scheinen, gemessen anhand publizierter Fallberichte, in den letzten Jahrzehnten jedoch rückläufig zu sein, wofür ein generelles Bewusstsein für dieses Syndrom, Arbeitsschutzvorschriften, (Selbst-)Rettungstechniken und moderne Gurtsysteme ursächlich gemacht werden.

Um die verschiedenen Ausprägungen des Hängesyndroms besser abgrenzen zu können und um zukünftige Studien und Fallbeschreibungen besser zu standardisieren, wurde nachfolgende Klassifikation entworfen. Keine anderen Verletzungen oder Erkrankungen dürfen hierbei ursächlich für die Symptome sein (z. B. Hypoglykämie, Hypothermie) (Rauch et al. 2023).

- **Akutes Hängesyndrom**
  - Präsynkope (Schwindel, Verwirrung, Blässe, Kaltschweißigkeit, visuelle Veränderungen, Übelkeit, Bradykardie …),
  - Synkope,
  - Herz-Kreislauf-Stillstand während des Hängens,
  - Herz-Kreislauf-Stillstand innerhalb von 60 min nach Rettung aus der Hängeposition.

- **Subakutes Hängesyndrom**
  - Sensomotorisches Defizit in den Beinen für mehr als 24 h,
  - Endorgandysfunktion, insbesondere Rhabdomyolyse-assoziiertes akutes Nierenversagen,
  - Herz-Kreislauf-Stillstand mindestens 60 min nach Rettung aus der Hängeposition.

Die Pathophysiologie und Behandlung des Hängesyndroms werden seit den 1970er-Jahren kontrovers diskutiert (Flora und Hölzl 1972). In einer systematischen Übersichtsarbeit wurden lediglich 23 Arbeiten mit objektivierbaren Patienten- und Probandendaten identifiziert, gegenüber 28 Reviews/Fallberichte/Leserbriefe/Beschreibungen in medizinischen Datenbanken und eine nicht objektivierbare Anzahl von Forenbeiträgen (Rauch et al. 2023). Dies zeigt das Verhältnis harter wissenschaftlicher Evidenz in Relation zu Einzelmeinungen und teils unzureichend belegten Hypothesen (Mortimer und Zafren 2020). Zahlreiche, sich teils widersprechende Empfehlungen bezüglich der empfohlenen Lagerung des Geretteten nach der Rettung aus der Hängeposition haben in der Vergangenheit zu Unsicherheit bei der Erstversorgung geführt (Mortimer und Zafren 2020). Anhand der nachfolgenden detaillierten Beschreibung der Pathophysiologie sollen die aktuellen Behandlungsempfehlungen der ICAR nachvollziehbar dargestellt werden (Rauch et al. 2023).

33.2 Pathophysiologie

33.2.1 Pathophysiologische Grundlagen

Experimentelle Studien konnten während Hängeversuchen ein venöses Blutpooling in den Beinen nachweisen, verursacht durch einen Ausfall der Muskelpumpe bei bewegungslosem Hängen (Rauch et al. 2019, 2020). Abgesehen von einer leichten Tachykardie und Hypertension durch sympathische Aktivierung bei unkomfortabler Hängeposition, wurden jedoch keine Veränderungen der Hämodynamik nachgewiesen, insbesondere keine Veränderung des Schlagvolumens (Lanfranconi et al. 2017, 2019; Rauch et al. 2019; Stühlinger et al. 1972; Madsen et al. 1998; Shamsuzzaman et al. 1998). Deshalb erscheint die weitverbreitete Hypothese, dass dieses venöse Pooling über eine Reduktion der kardialen Vorlast zu einer Abnahme des Herzzeitvolumens und damit zu einer Bewusstlosigkeit, Leber- und Nierenschäden (Patscheider 1972; Stühlinger et al. 1972) sowie letztlich einem Herz-Kreislauf-Stillstand (Flora und Hölzl 1972) führt, zunehmend unwahrscheinlich.

Aktuelle Experimente legen vielmehr nahe, dass eine plötzlich einsetzende Bradykardie und Reduktion des Schlagvolumens, mit einem konsekutiven Einbruch des Blutdrucks und damit einer Minderdurchblutung des Gehirns zu einer Bewusstlosigkeit führt (Rauch et al. 2019; Lanfranconi et al. 2017). Diesen hämodynamischen Veränderungen gingen zumeist präsynkopale Symptome wie Schwindel, Verwirrung, Blässe, Kaltschweißigkeit, visuelle Veränderungen, Übelkeit und Bradykardie voraus (Rauch et al. 2019; Orzech et al. 1987; Madsen et al. 1998) und sind einer neurokardiogenen Synkope sehr ähnlich (Lanfranconi et al. 2017, 2019; Rauch et al. 2019; Roeggla et al. 1996; Madsen et al. 1998; Shamsuzzaman et al. 1998; Beverly et al. 2019). Allerdings bleiben die exakten Auslöser der neurokardiogenen Synkope und die Relevanz des orthostatischen Stresses durch das venöse Pooling unklar (Mosqueda-Garcia et al. 2000),

> Der pathophysiologische Mechanismus, der beim Hängesyndrom zur Bewusstlosigkeit führt, ist dem einer neurokardiogenen Synkope sehr ähnlich.

Im Unterschied zu einer gewöhnlichen (neurokardiogenen) Synkope mit Kollaps des Patienten und dadurch bedingter Wiederherstellung der zerebralen Perfusion durch Flachlagerung mit schnellem Aufklaren, kommt es während des Hängens nicht zu einer horizontalen Position (Abb. 33.1). Die zerebrale Perfusion wird also nicht wiederhergestellt, der Patient erlangt das Bewusstsein nicht wieder und kann in der Folge versterben. Zusätzlich erscheint eine Atemwegsverlegung durch Hyperflexion/Hyperextension des Kopfes

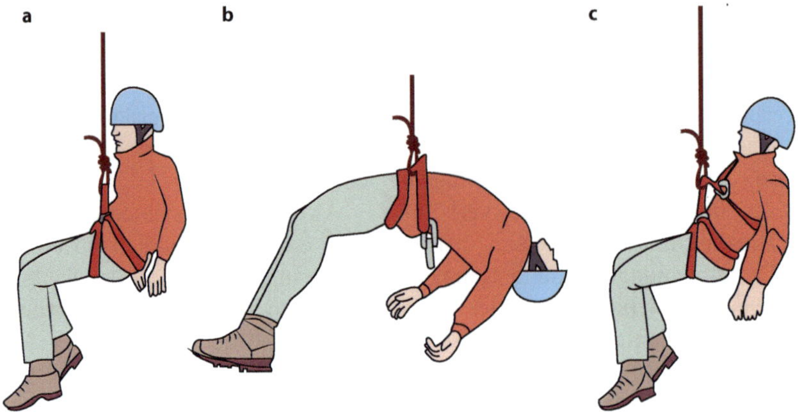

Abb. 33.1 Derzeit empfohlene Einbindesysteme im Bergsport. **a** Sitzgurt. **b** Hängen einer bewusstlosen Person im Sitzgurt. Ein Zurückfließen des Blutes aus der unteren Körperregion in das Gehirn ist gegen die Schwerkraft nur unzureichend möglich, da der Anseilpunkt höher liegt. **c** Brust-Sitzgurt-Kombination. (Aus Lechner et al. 2024)

während des Hängens möglich (Kolb und Smith 2015).

Die in experimentellen Studien nachgewiesenen präsynkopalen Symptome waren sowohl bezüglich des Zeitpunkts des Auftretens als auch bezüglich des Beginns einer Bewusstlosigkeit von einer hohen zeitlichen Variabilität gekennzeichnet und traten teilweise bereits nach wenigen Minuten freien Hängens auf (Lanfranconi et al. 2019, 2017; Rauch et al. 2019; Orzech et al. 1987; Madsen et al. 1998; Flora und Hölzl 1972; Mortimer 2011; Roeggla et al. 1996; Hsiao et al. 2012). Das Geschlecht hatte in Studien keinen Einfluss auf die tolerierte Hängezeit, wohingegen ein hoher Body-Mass-Index oder eine körperliche Belastung vor dem Hängen die Zeit bis zum Eintritt erster Symptome verringern können (Rauch et al. 2019; Turner et al. 2008; Hsiao et al. 2012). Ebenso können schmerzinduzierte vagale Reaktionen und andere Krankheitsbilder wie Traumata, Blutverlust, Dehydratation, Hypothermie und Hypoglykämie die tolerierte Hängezeit negativ beeinflussen (Rauch et al. 2019; Mortimer 2011).

Abgesehen von den beschriebenen kardiozirkulatorischen Veränderungen kann ein prolongiertes Hängen durch Gewebshypoxie zahlreiche pathologische Veränderungen induzieren. So wurden eine Rhabdomyolyse mit Hyperkaliämie (Wharton und Mortimer 2011; Beverly et al. 2019), Nierenschäden (Stühlinger et al. 1972; Patscheider 1972), Leberschäden (Patscheider 1972) und Nervenschäden beschrieben (Scharfetter 1972; Orzech et al. 1987). Auch eine akzidentelle Hypothermie durch schutzlose Exposition gegenüber den Umweltbedingungen (Mortimer 2011) und thrombembolische Ereignisse durch die Venostase sind möglich (Pisati et al. 2007; Rauch et al. 2020).

33.2.2 Bergungstod

Im Rahmen der 2. Internationalen Bergrettungsärztetagung wurde nach damaligem Wissensstand als Expertenkonsensus empfohlen, Patienten nach der Rettung vom Seil initial nicht flach zu lagern, mit dem Hinweis, dass die Pathophysiologie des Hängesyndroms noch nicht vollumfänglich verstanden ist und diese Empfehlungen deshalb als Diskussionsgrundlage dienen sollten (Flora et al. 1972). Die Rationale hinter dieser Empfehlung war, dass man befürchtete durch die Flachlagerung eine akute Volumenüberlastung des Herzens durch zurückfließendes Blut aus den Beinen auszulösen. Dies wurde für das seltene Versterben im engen zeitlichen Zusammenhang nach der Rettung vom Seil als ursächlich betrachtet (Flora und Hölzl 1972; Mortimer 2011). Ab den 2000er-Jahren wurde diese Empfehlung zunehmend hinterfragt (Adisesh et al. 2009). Aufgrund des ausbleibenden Nachweises einer kardialen Volumenüberlastung bei Flachlagerung nach Hängen in experimentellen Studien, wurde von dieser Empfehlung zuerst in Großbritannien und den USA, mittlerweile aber auch im Alpenraum Abstand genommen (Mortimer und Zafren 2020). Aktuell wird von der ICAR eine gewöhnliche Flachlagerung nach Rettung aus der Hängeposition empfohlen (Rauch et al. 2023). Für ein Versterben im unmittelbarem zeitlichen Zusammenhang mit der Rettung werden derzeit thrombembolische Ereignisse oder hyperkaliämisch induzierte Herzrhythmusstörungen als wahrscheinlichste Ursache betrachtet (Mortimer 2011).

33.2.3 Gurtsysteme

Die Art der Seilverbindung hat einen Einfluss auf das Hängen am Seil. Beim Hängen in einem Sicherungsgürtel, einem alleinigen Brustgurt oder nach direktem Einbinden in das Seil um den Bauch oder die Brust kommt es bereits nach wenigen Minuten zu starken Schmerzen und Druckschäden an Nerven (◻ Abb. 33.2) (Stühlinger et al. 1972; Orzech et al. 1987; Roeggla et al. 1996; Scharfetter 1972). Ein alleiniges Hängen in einem Brustgurt führt zudem zu einer reduzierten Vitalkapazität und kann durch eine Kompressionsasphyxie zum Ver-

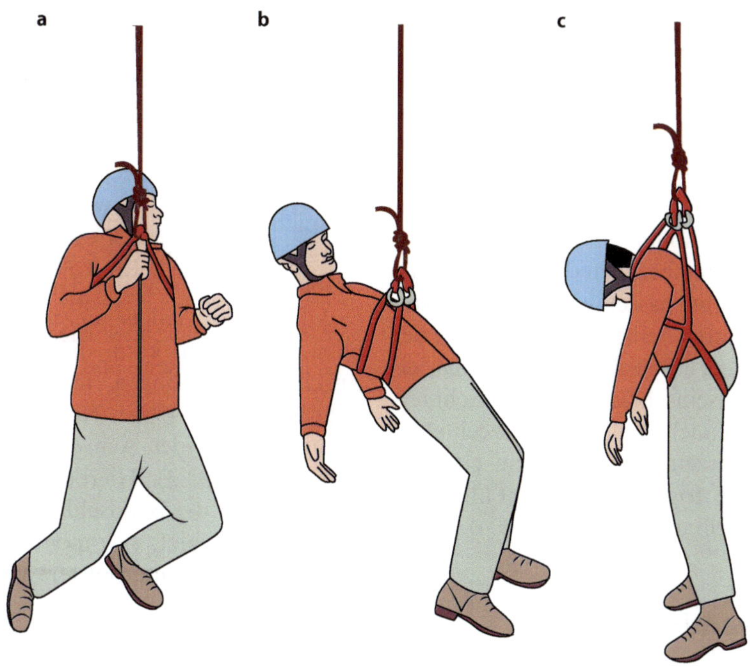

◻ **Abb. 33.2** Im Bergsport unübliche bzw. nichtempfohlene Einbindesysteme: **a** Alleiniger Brustgurt. **b** Sicherungsgürtel (ohne Beinschlaufen). **c** Kombigurt mit rückseitigem Aufhängepunkt, wie er u. a. beim Industrieklettern verwendet wird. (Aus Lechner et al. 2024)

sterben führen (Roeggla et al. 1996; Mortimer 2011). Diese Einbindemethoden sind deshalb obsolet, waren jedoch in den frühen Fallbeschreibungen Standard (Flora und Hölzl 1972).

Beim Industrieklettern werden oft Gurte mit einem rückwärtigen Anseilpunkt verwendet (▣ Abb. 33.2), bei denen in Studien teilweise eine reduzierte Hängetoleranz beschrieben wird (Beverly et al. 2019; Turner et al. 2008). Dies ist auf eine senkrechtere Hängeposition und eine mögliche Kompression der Femoralgefäße, welche das venöse Pooling verstärkt, zu erklären. Außerdem ist eine Selbstrettung schwieriger durch den schlecht erreichbaren Anseilpunkt am Rücken.

Diese Einbindemethoden müssen jedoch vom Hängen in modernen und gut angepasst (Brust-) Sitzgurten abgegrenzt werden, wie sie heutzutage im Bergsport verwendet werden (▣ Abb. 33.1). Die Beinschlaufen moderner Sitzgurte komprimieren die Femoralgefäße nicht (Mortimer 2011). Die in der Literatur teilweise zu findende Empfehlung den Anseilgurt nach der Rettung nicht zu öffnen, um keinen plötzlichen Blutrückstrom aus den Beinen zu verursachen, ist deshalb anatomisch nicht plausibel (Seddon 2002; Mortimer 2011). Die Entscheidung den Sicherungsgurt zu belassen oder zu öffnen, sollte rein auf rettungstechnischen Aspekten beruhen (Mortimer 2011).

Ein schlecht passender Sitzgurt kann allerdings durch eine Kompression des N. ischiadicus zu Sensibilitätsstörungen, einer Mobilitätseinschränkung und Schmerzen führen (Rauch et al. 2019; Orzech et al. 1987). Schmerzen können zudem eine vagale Synkope triggern (Hsiao et al. 2012; Chen-Scarabelli und Scarabelli 2004).

33.3 Prävention

Um dem Hängesyndrom bestmöglich vorbeugen zu können, sind verschiedene präventive Aspekte zu beachten. Jede Person, die sich in einer Umgebung aufhält, in der ein seilgesichertes freies Hängen möglich ist, muss sich der Gefahr eines Hängesyndroms bewusst sein. Da, wie in ▶ Abschn. 33.2 beschrieben, ein Hängesyndrom plötzlich und jederzeit auftreten kann, ist die Zeit des freien Hängens so kurz wie möglich zu halten. Selbstrettungskenntnisse müssen deshalb vorhanden sein und die dafür notwendige Ausrüstung (z. B. Reepschnur) muss mitgeführt werden (Mortimer 2011). Um eine schnellstmögliche Kameradenrettung zu gewährleisten, sollten seilgesicherte Tätigkeiten zudem niemals allein durchgeführt werden.

Um das venöse Blutpooling durch Steigerung des venösen Rückstroms zum Herzen zu reduzieren, sollte die Muskelpumpe durch Bewegung der Beine aktiviert werden (Rauch et al. 2019). Dies kann durch freies Bewegen in der Luft („Luftfahrrad“ fahren), wiederholtes Wegdrücken von nahegelegenen Strukturen (z. B. Fels, Spaltenwand) oder Aufstehen in einer Trittschlinge geschehen (▣ Abb. 33.3).

> Die Aktivierung der Muskelpumpe der Beine ist der wesentliche Baustein, um das venöse Pooling zu reduzieren.

Ein Rucksack sollte abgenommen und beispielsweise an den Anseilpunkt gehängt werden, um die eigene Bewegungsfreiheit zu erhöhen und das Hängen komfortabler und weniger anstrengend zu machen. Außerdem kann die Hängeposition durch Bandschlingen unter den Knien (Madsen et al. 1998; Turner et al. 2008) und/oder unter den Achseln optimiert werden (▣ Abb. 33.3). Hierbei muss beachtet werden, dass die Bandschlinge nicht in die Haut einschneidet, also möglichst breit gewählt und ggf. unterpolstert wird. Sollten diese Maßnahmen nicht umsetzbar sein, so sollte der erste Retter am Patienten die Beine anheben, um eine möglichst horizontale Hängeposition zu erzielen und den Kopf stabilisieren.

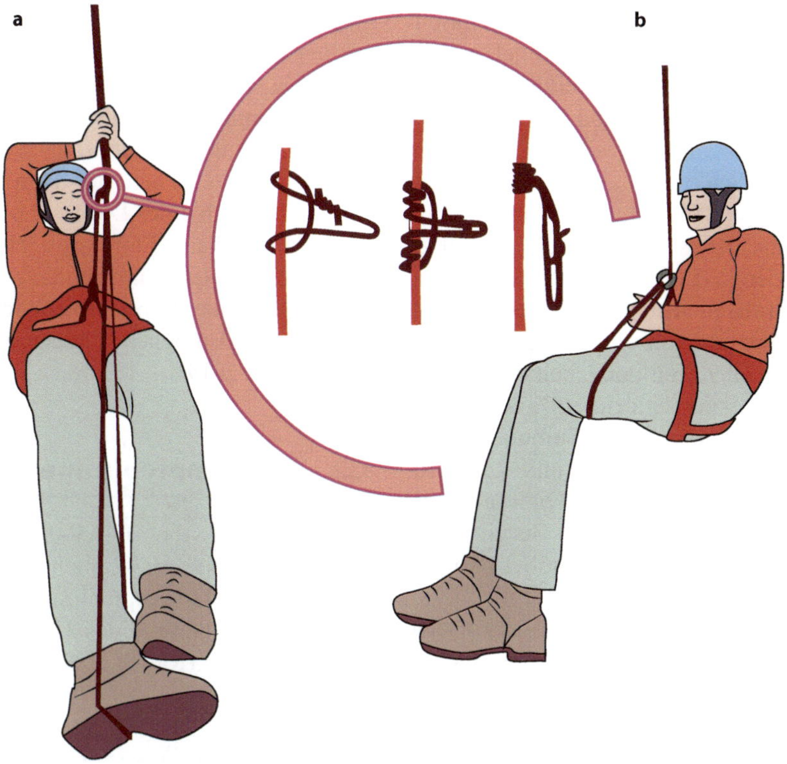

Abb. 33.3 Prophylaxe des Hängesyndroms. **a** Aktivierung der Muskelpumpe durch wiederholtes Hochdrücken in einer Trittschlinge (hier Fixierung mittels Prusikknoten). **b** Verbesserung des venösen Rückstroms durch Anheben der Beine. (Aus Lechner et al. 2024)

Das verwendete Gurtsystem sollte richtig auf die Körpergröße eingestellt sein und ein Hängeversuch mit Ausrüstung sollte vor Erwerb durchgeführt werden, um ein möglichst schmerzfreies Hängen sicherzustellen (Hsiao et al. 2012).

Eine am Seil immobilisierte Person ist ein Notfall und die Situation darf nicht unterschätzt werden. Ist eine Selbst- oder Kameradenrettung nicht möglich, muss zeitnah ein Notruf abgesetzt werden.

33.4 Therapie

Da eine Seilsicherung und damit ein Hängesyndrom überwiegend in Bereichen mit erhöhter Absturzgefahr erfolgt, ist auf eine Absturzsicherung der Rettungskräfte und den Schutz vor objektiven alpinen Gefahren zu achten. Die in ▶ Abschn. 33.2.1 aufgeführten Präventionsmaßnahmen (Aktivierung Muskelpumpe, Optimierung Hängeposition) sollten durch die ersteintreffenden Rettungskräfte parallel zur Rettung des Verunfallten veranlasst werden.

Die Behandlung nach Befreiung aus der Hängeposition wird nach unveränderten notfallmedizinischen Behandlungsalgorithmen durchgeführt. Eine spezielle Lagerungstherapie, insbesondere das Vermeiden einer initialen Flachlagerung, wird nicht mehr empfohlen (Adisesh et al. 2011, 2009; Mortimer 2011; Thomassen et al. 2009).

Im Rahmen der Erhebung der Vitalparameter sollte zügig ein EKG angelegt werden, um Zeichen einer Hyperkaliämie (flache/fehlende P-Wellen und AV-Block I°, breiter QRS-Komplex, spitze T-Wellen, ST-Strecken-Senkung) und Herzrhythmusstörungen (Bradykardie, ventrikuläre Tachykardie, Kreislaufstillstand) schnell zu diagnostizieren (Lott et al. 2021). Bei kardiozirkulatorisch instabilen Patienten sollten bei Verdacht auf eine Hyperkaliämie gemäß aktueller Leitlinien behandelt werden (10 ml Kalziumchlorid 10 % oder 30 ml Kalziumglukonat 10 % i.v., Salbutamol 10–20 mg p.i., Verlegung in Klinik zur Glukose/Insulin-Gabe und ggf. Dialyse) (Lott et al. 2021). Medikamente wie Succinylcholin, die das Serumkalium erhöhen, sollten vermieden werden.

Mit tragbarem Ultraschall kann eine tiefe Beinvenenthrombose oder eine Rechtsherzbelastung bei Verdacht auf Lungenarterienembolie nachgewiesen werden und bei Traumapatienten ein eFAST („extended focused assessment with sonography for trauma“) durchgeführt werden (Rauch et al. 2023). Eine akzidentelle Hypothermie sollte ebenfalls ausgeschlossen werden (Paal et al. 2022).

33

Sollte es aufgrund eines Hängesyndroms zu einer protrahierten Endorganperfusionsstörung kommen, so ist im Endstadium ein Herz-Kreislauf-Stillstand möglich. In diesem Fall ist eine standardisierte kardiopulmonale Reanimation gemäß aktueller Leitlinien durchzuführen (Soar et al. 2021). Die wahrscheinlichsten reversiblen Ursachen für einen Herz-Kreislauf-Stillstand sind eine Hyperkaliämie, eine Lungenarterienembolie, eine Hypothermie oder eine Hypoxie durch Atemwegsverlegung während des Hängens (Wharton und Mortimer 2011; Mortimer 2011; Rauch et al. 2020; Kolb und Smith 2015).

Im Krankenhaus sollte eine strukturierte Patientenevaluation inkl. notwendiger Bildgebung erfolgen. Die Leber- und Nierenfunktion sowie die Kreatinkinase und Myoglobinwerte sollten überwacht werden, um eine mögliche Rhabdomyolyse frühzeitig zu erkennen (Mortimer 2011; Wharton und Mortimer 2011; Patscheider 1972; Stühlinger et al. 1972). Das Risiko hierfür steigt mit der Hängezeit und ist spätestens ab einer Dauer von 2 h als relevant anzusehen (Flora und Hölzl 1972; Mortimer 2011; Wharton und Mortimer 2011). Nervenkompressionsschäden durch den Gurt sind möglich (Orzech et al. 1987; Rauch et al. 2019).

33.5 ICAR-Empfehlungen

Angelehnt an die ICAR-Empfehlungen zum Hängesyndrom können folgende zusammenfassende Empfehlungen zur Prävention und Therapie des Hängesyndroms gegeben werden (Rauch et al. 2023).

ICAR-Empfehlungen zur Prävention und Therapie des Hängesyndroms

- Seilgesicherte Tätigkeiten sollten niemals alleine durchgeführt werden.
- Frei hängende Personen sollten, auch wenn sie symptomfrei sind, schnellstmöglich aus der hängenden Position befreit werden, da die Dauer bis zu einer Synkope oder einem Herz-Kreislauf-Stillstand variabel und nicht vorhersagbar ist.
- Frei hängende Personen sollten ihre Beine bewegen, um das venöse Pooling zu minimieren.
- Sollten keine festen Strukturen als Widerlager für die Beine in Reichweite sein, sollten Trittschlingen verwendet werden, um die Muskelpumpe zu aktivieren.
- Ein Rucksack sollte abgenommen und beispielsweise am Anseilpunkt fixiert werden.
- Ist der Patient handlungsunfähig, sollte der erste Retter, der den Patien-

ten erreicht, die Beine des Patienten anheben, um eine möglichst horizontale Hängeposition zu erreichen. Bei Bewusstlosigkeit soll der Kopf überstreckt werden, um eine Atemwegsverlegung zu verhindern.

- Sobald der Patient den Boden erreicht, sollte er flach gelagert werden. Die Diagnostik und Therapie sollte gemäß aktueller Advanced-Life-Support (ALS)-Leitlinien erfolgen. Ein EKG sollte zügig durchgeführt werden, um Herzrhythmusstörungen und Zeichen einer Hyperkaliämie zu erkennen.
- Die wahrscheinlichsten reversiblen Ursachen für einen Herz-Kreislauf-Stillstand sind eine Hyperkaliämie und eine Lungenarterienembolie.
- Ab einer Hängezeit von ungefähr 2 h sollten das Serumkalium, die Kreatinkinase und das Myoglobin zum Ausschluss einer Rhabdomyolyse kontrolliert werden und bei einem konsekutiven akuten Nierenversagen eine Nierenersatztherapie initiiert werden.
- Moderne Sitzgurte haben keinen Einfluss auf die Durchblutung der Beine. Die Entscheidung zur Entfernung sollte deshalb rein aus rettungstechnischen Gesichtspunkten getroffen werden.

Literatur

Adisesh A, Lee C, Porter K (2011) Harness suspension and first aid management: development of an evidence-based guideline. Emerge Med J: EMJ 28(4):265–268. ▶ https://doi.org/10.1136/emj.2010.097246

Adisesh A, Robinson L, Codling A, Harris-Roberts J, Lee C, Porter K (2009) Evidence-based review of the current guidance on first aid measures for suspension trauma. Health and Safety Executive. Norwich

Beverly, James M, Zuhl MN, White JMB, Beverly ER, VanDusseldorp TA, McCormick JJ et al (2019) Harness suspension stress: physiological and safety assessment. J Occup Environ Med 61(1):35–40. ▶ https://doi.org/10.1097/JOM.0000000000001459

Chen-Scarabelli C, Scarabelli TM (2004) Neurocardiogenic syncope. In: BMJ (Clinical research ed.) 329(7461):336–341. ▶ https://doi.org/10.1136/bmj.329.7461.336

Flora G, Hölzl HR (1972) Tödliche und überlebte Unfälle des Sturzes ins Seil. In: Gerd Flora (Hrsg) Der Sturz ins Seil. Der Schädelverletzte im alpinen Gelände. 2. internationale Bergrettungsärztetagung. München-Gräfelfing: Werk-Verlag Dr. Edmund Banaschewski S 5–10

Flora G, Margreiter R, Dittrich P, Stühlinger W (1972) Hängeversuche. Folgerungen für den Bergsteiger. In: Flora G (Hrsg) Der Sturz ins Seil. Der Schädelverletzte im alpinen Gelände. 2. internationale Bergrettungsärztetagung. München-Gräfelfing: Werk-Verlag Dr. Edmund Banaschewski, S 35–37

Hsiao H, Turner N, Whisler R, Zwiener J (2012) Impact of harness fit on suspension tolerance. Human Factors 54(3):346–357. ▶ https://doi.org/10.1177/0018720811434962

Kolb JJ, Smith EL (2015) Suspension shock. Redefining the diagnosis & treatment of suspension trauma. JEMS: J Emerg Med Serv 40(6):48–51

Lanfranconi F, Ferri A, Pollastri L, Bartesaghi M, Novarina M, Vito G de et al (2019) Impact of hanging motionless in harness on respiratory and blood pressure reflex modulation in mountain climbers. High Alt Med Biol 20(2):122–132. ▶ https://doi.org/10.1089/ham.2018.0089

Lanfranconi F, Pollastri L, Corna G, Bartesaghi M, Novarina M, Ferri A, Miserocchi GA (2017) The elusive path of brain tissue oxygenation and cerebral perfusion in harness hang syncope in mountain climbers. High Alt Med Biol 18(4):363–371. ▶ https://doi.org/10.1089/ham.2017.0028

Lechner R, Staps E, Brugger H, Rauch S (2024) Hängesyndrom. In: Neitzel L (Hrsg) *Taktische Medizin*, 3. Aufl.Springer, Berlin

Lee C, Porter KM (2007) Suspension trauma. Emerg Med J: EMJ 24(4):237–238. ▶ https://doi.org/10.1136/emj.2007.046391

Lott C, Truhlář A, Alfonzo A, Barelli A, González-Salvado V, Hinkelbein J et al (2021) European resuscitation council guidelines 2021: Cardiac arrest in special circumstances. Resuscitation 161:152–219. ▶ https://doi.org/10.1016/j.resuscitation.2021.02.011

Madsen P, Svendsen LB, Jørgensen LG, Matzen S, Jansen E, Secher NH (1998) Tolerance to head-up tilt and suspension with elevated legs. Aviat, Space Environ Med 69(8):781–784

Mortimer RB (2011) Risks and management of prolonged suspension in an Alpine harness. Wilderness Environ Med 22(1):77–86. ▶ https://doi.org/10.1016/j.wem.2010.10.008

Mortimer RB, Zafren K (2020) Evidence-Based versus myth-based treatment of suspension syndrome. Wilderness Environ Med 31(2):202–203. ▶ https://doi.org/10.1016/j.wem.2020.04.004

Mosqueda-Garcia R, Furlan R, Tank J, Fernandez-Violante R (2000) The elusive pathophysiology of neurally mediated syncope. Circulation 102(23):2898–2906. ▶ https://doi.org/10.1161/01.cir.102.23.2898

Orzech MA, Goodwin MD, Brinkley JW, Salerno MD, Seaworth J (1987) Test program to evaluate human response to prolonged motionless suspension in three types of fall protection harnesses. Harry G Armstrong Aerospace Medical Research Lab. Wright-Patterson Airforce Base, Ohio

Paal P, Pasquier M, Darocha T, Lechner R, Kosinski S, Wallner B et al (2022) Accidental hypothermia: 2021 Update. Int J Environ Res Public Health 19(1). ▶ https://doi.org/10.3390/ijerph19010501

Pasquier M, Yersin B, Vallotton L, Carron P-N (2011) Clinical update: suspension trauma. Wilderness Enviro Med 22(2):167–171. ▶ https://doi.org/10.1016/j.wem.2010.12.006

Patscheider H (1972) Pathologisch-anatomische Untersuchungsergebnisse beim Tod durch Hängen im Seil. In: Flora G (Hrsg) Der Sturz ins Seil. Der Schädelverletzte im alpinen Gelände. 2. internationale Bergrettungsärztetagung. München-Gräfelfing: Werk-Verlag Dr. Edmund Banaschewski, S. 10–14

Pisati, G.; Cerri, S.; Achille, G.; Rossi, G.; Lorenzi, G. (2007): Attività fisica con utilizzo di imbracatura in sospensione su funi e trombosi vasale. La Medicina del lavoro 98(5):415–421

Rauch, Simon; Lechner, Raimund; Strapazzon, Giacomo; Mortimer, Roger B.; Ellerton, John; Skaiaa, Sven Christjar et al. (2023): Suspension syndrome: a scoping review and recommendations from the International Commission for Mountain Emergency Medicine (ICAR MEDCOM). Scand J Trauma, Resuscitation and Emerg Med 31(1):95. ▶ https://doi.org/10.1186/s13049-023-01164-z

Rauch S, Schenk K, Strapazzon G, Dal Cappello T, Gatterer H, Palma M et al (2019) Suspension syndrome: a potentially fatal vagally mediated circulatory collapse-an experimental randomized crossover trial. European J Appl Physiol 119(6):1353–1365. ▶ https://doi.org/10.1007/s00421-019-04126-5

Rauch S, Schenk K, Gatterer H, Erckert M, Oberhuber L, Bliemsrieder B et al (2020) Venous pooling in suspension syndrome assessed with ultrasound. Wilderness Environ Med 31(2):204–208. ▶ https://doi.org/10.1016/j.wem.2019.08.012

Roeggla M, Brunner M, Michalek A, Gamper G, Marschall I, Hirschl MM et al (1996) Cardiorespiratory response to free suspension simulating the situation between fall and rescue in a rock climbing accident. Wilderness Environ Med 7(2):109–114. ▶ https://doi.org/10.1580/1080-6032(1996)007[0109:crtfss]2.3.co;2

Scharfetter F (1972) Drucklähmung der Armnerven durch Hängen im Seil. In: Gerd Flora (Hrsg) Der Sturz ins Seil. Der Schädelverletzte im alpinen Gelände. 2. internationale Bergrettungsärztetagung. Werk-Verlag Dr. Edmund Banaschewski, München-Gräfelfing, S 5

Seddon P (2002) Harness suspension: review and evaluation of existing information. Health and Safety Executive. Norwich

Shamsuzzaman AS, Sugiyama Y, Kamiya A, Fu Q, Mano T (1998) Head-up suspension in humans: effects on sympathetic vasomotor activity and cardiovascular responses. J Appl Physiol (Bethesda, Md.: 1985) 84(5):1513–1519. ▶ https://doi.org/10.1152/jappl.1998.84.5.1513

Soar J, Böttiger BW, Carli P, Couper K, Deakin CD, Djärv T et al (2021) European resuscitation council guidelines 2021: adult advanced life support. Resuscitation 161:115–151. ▶ https://doi.org/10.1016/j.resuscitation.2021.02.010

Stühlinger W, Dittrich P, Flora G, Margreiter R (1972) Kreislauf- und Nierenfunktionsveränderungen bei an der oberen Körperhälfte suspendierten Versuchspersonen. In: Gerd Flora (Hrsg) Der Sturz ins Seil. Der Schädelverletzte im alpinen Gelände. 2. internationale Bergrettungsärztetagung. Werk-Verlag Dr. Edmund Banaschewski, München-Gräfelfing, S 29–32

Thomassen O, Skaiaa SC, Brattebo G, Heltne J-K, Dahlberg T, Sunde GA (2009) Does the horizontal position increase risk of rescue death following suspension trauma? Emerg Med J: EMJ 26(12):896–898. ▶ https://doi.org/10.1136/emj.2008.064931

Turner NL, Wassell JT, Whisler R, Zwiener J (2008). Suspension tolerance in a full-body safety harness, and a prototype harness accessory. J Occup Environ Hygiene 5(4):227–231. ▶ https://doi.org/10.1080/15459620801894386

Wharton DR, Mortimer RB (2011) Rhabdomyolysis after prolonged suspension in a cave. Wilderness Environ Med 22(1):52–53. ▶ https://doi.org/10.1016/j.wem.2010.12.007

Bergrettungstechniken für Alpin- und Höhenmediziner

Walter Zörer

Inhaltsverzeichnis

M. M. Berger et al. (Hrsg.), *Alpin- und Höhenmedizin*,
https://doi.org/10.1007/978-3-662-69578-4_34

„Kameradenhilfe in Bergnot kann Leben retten.“ (Hoi 2019). Die schnellste Hilfe in jedweder Notsituation am Berg können nur die Kameraden bieten. Bis ein organisierter Rettungseinsatz durch Bergrettung oder Bergwacht eintrifft, ist oftmals bereits wertvolle Zeit verstrichen. Zudem ist ein organisierter Rettungseinsatz auch in Gegenden mit hervorragender rettungstechnischer Infrastruktur nicht immer möglich und somit sind die verunfallten Bergsteiger auf sich selbst gestellt. Die notwendigen Grundtechniken des Sommer- und Winterbergsteigens sowie elementare Rettungstechniken sollten Standard für jeden Alpin- und Höhenmediziner sein. Da man Bergsteigen nicht nur aus Büchern lernen kann, ist der Besuch entsprechender Ausbildungskurse und ständiges Wiederholen und Üben nötig, um diese Fertigkeiten auch im Ernstfall einsetzen zu können.

Maßnahmen zur Risikoreduzierung beim Bergsport
- Training der geistigen und körperlichen Fertigkeiten
- Beherrschung der Seil-, Sicherungs- und Rettungstechniken
- Tourenplanung

Ziel dieses Leitfadens ist es, dem Anwender das Rüstzeug zu effizienter Kameradenhilfe mit einfach(st)en Mitteln mitzugeben. Diese Techniken werden auch in den Ausbildungskursen zum Alpinmediziner gelehrt und geübt. Somit ist sichergestellt, dass die alpinen Kompetenzen anhand eines roten Fadens unterrichtet und auch prüfungsrelevant ausgebildet werden.

34.1 Knoten und Anseilen

Bereits mit einer Handvoll Knoten können wir alle alpinen Anwendungen durchführen. Wir beschränken uns hier auf die wichtigsten Knotenarten, welche mindestens notwendig sind. Das Hauptaugenmerk liegt auf der sicheren Beherrschung der Knoten und einer sauberen Ausführung.

34.1.1 Knoten

- **Sackstich**

Universeller Knoten für diverse Anwendungen.

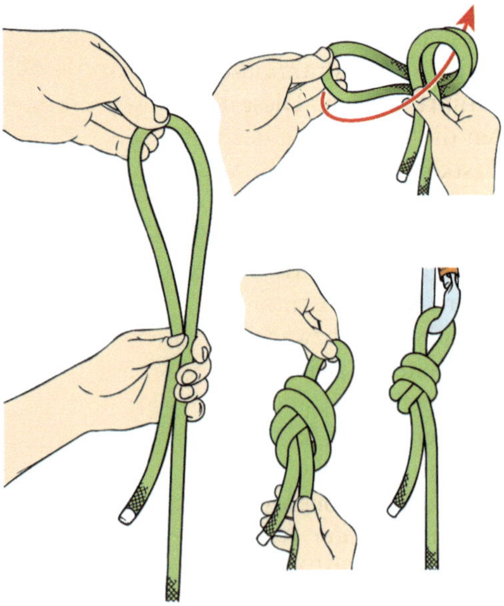

■ Achter

Typischer Anseilknoten.

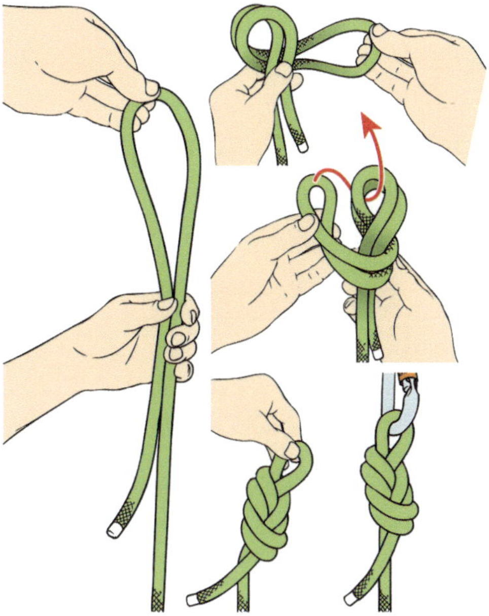

■ Mastwurf

Verwendet man u. a. zur Selbstsicherung am Standplatz.

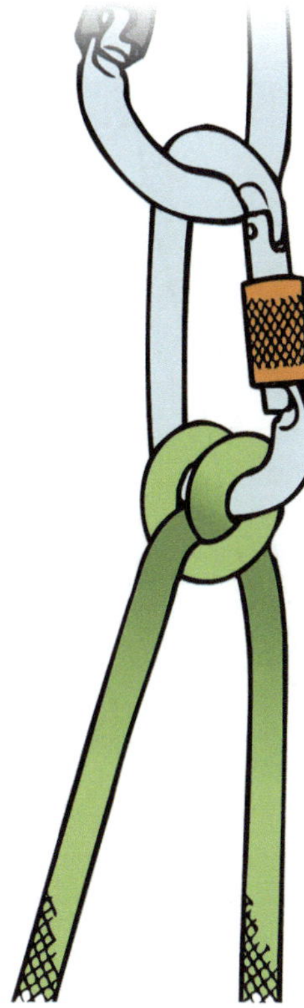

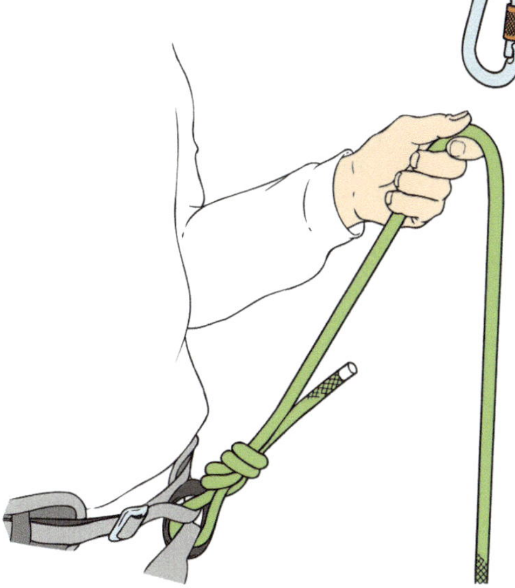

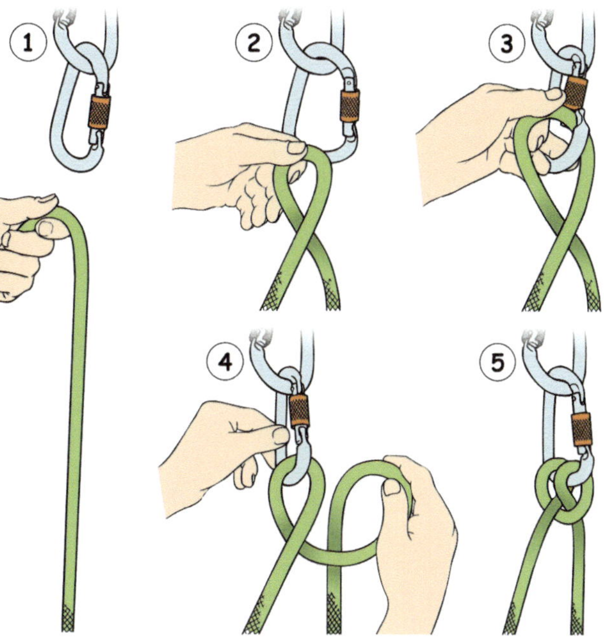

- **HMS (Halbmastwurfsicherung)-Knoten**

Universeller Brems- und Sicherungsknoten.

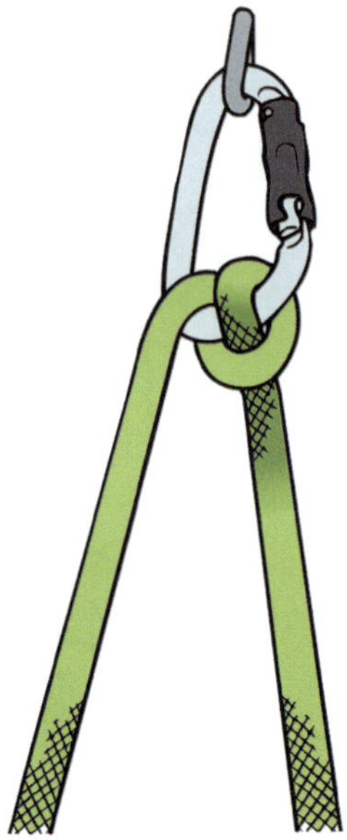

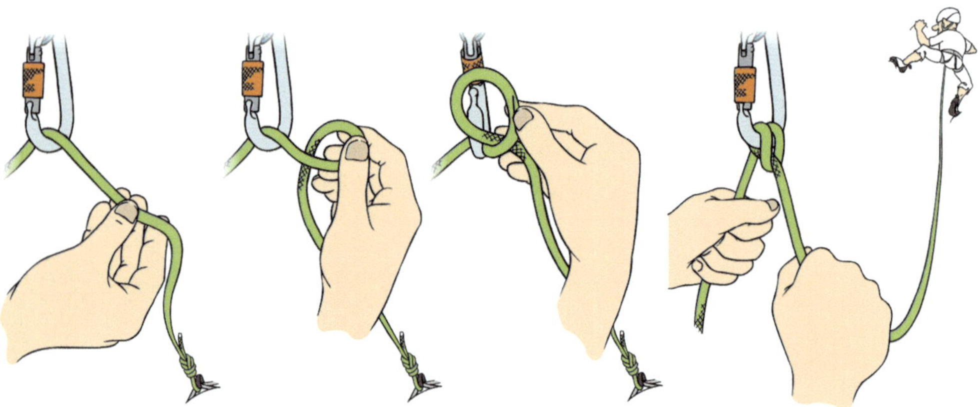

Prusik

Klemmknoten für diverse Anwendungen.

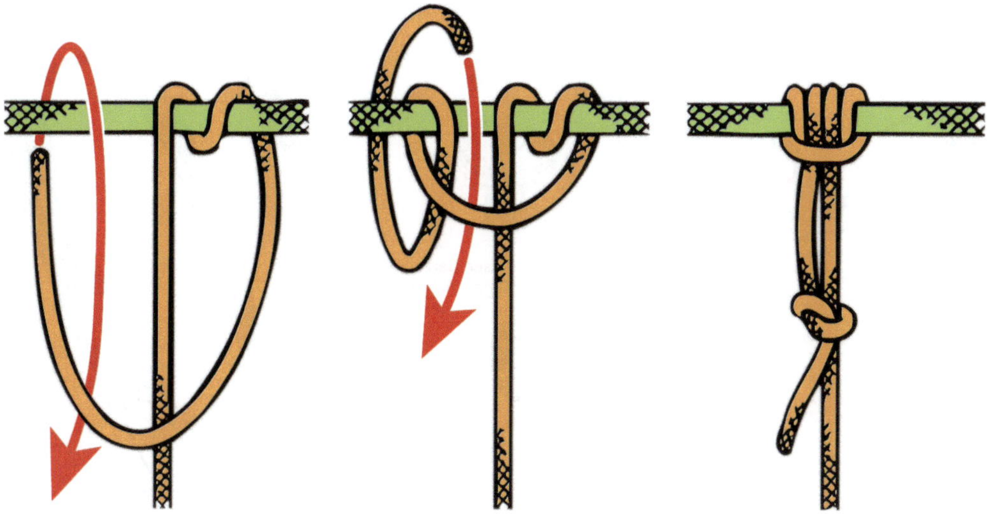

Ankerstich

Zur Fixierung der Selbstsicherungsschlinge am Klettergurt.

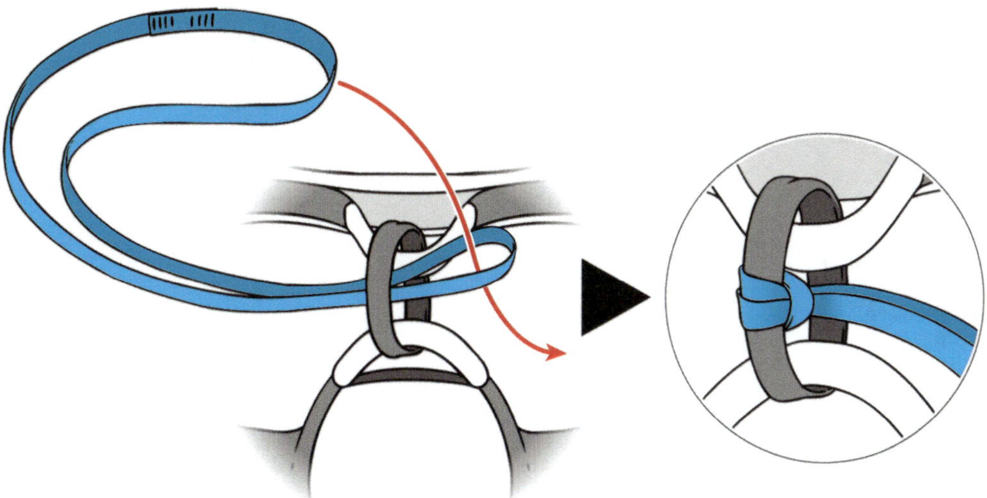

34

▪ Weiches Auge

Verwendung meist beim Standplatzbau.

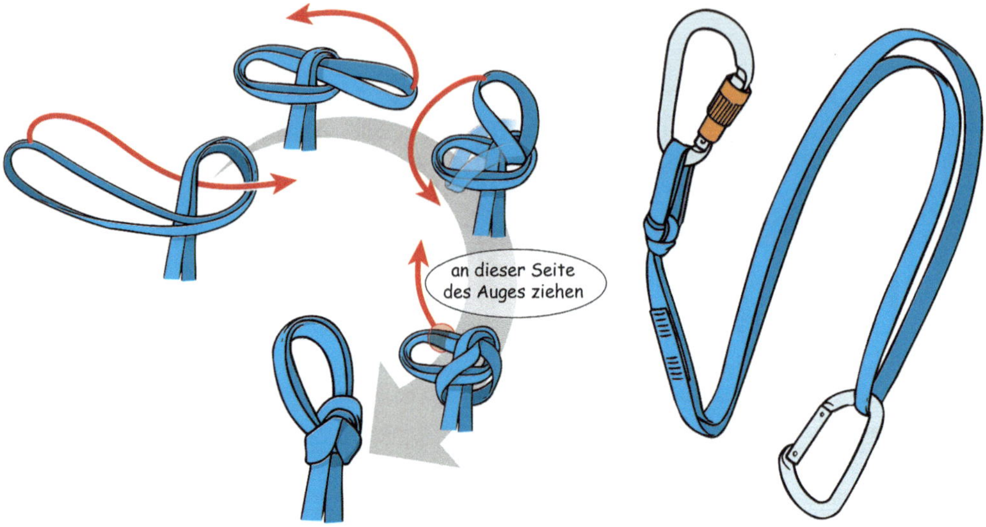

▪ Wasserklang

Zum Fixieren z. B. eines HMS-Knotens.

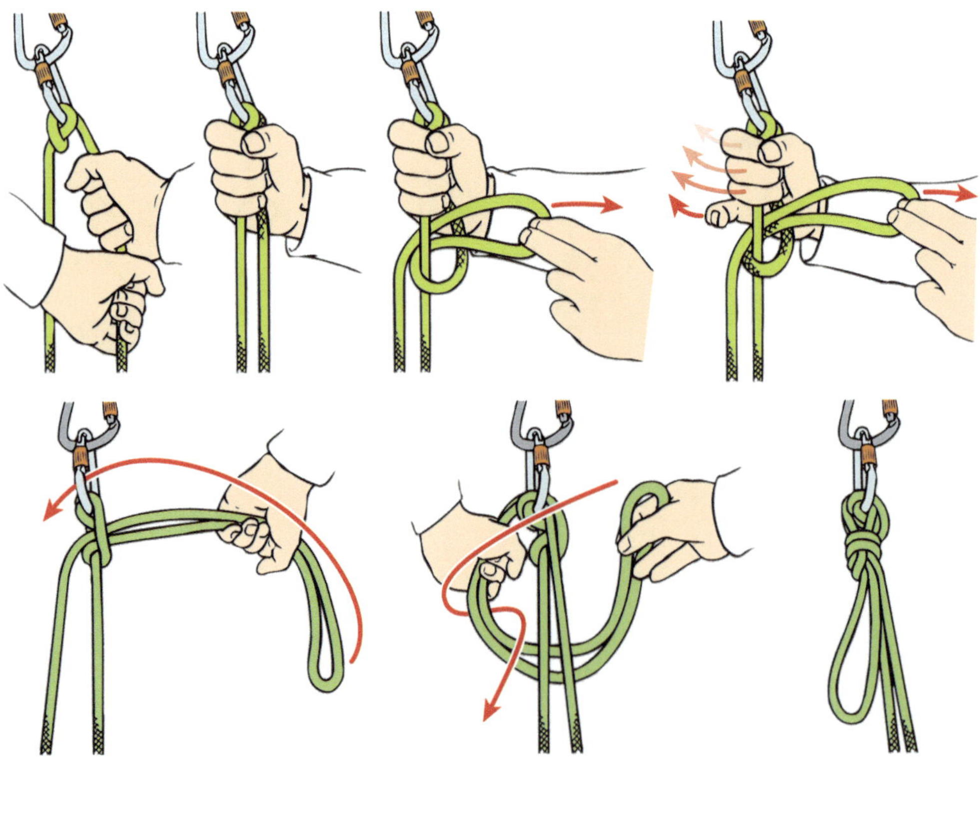

- **Schmetterlingsknoten**

Bremsknoten für Gletscherseilschaft.

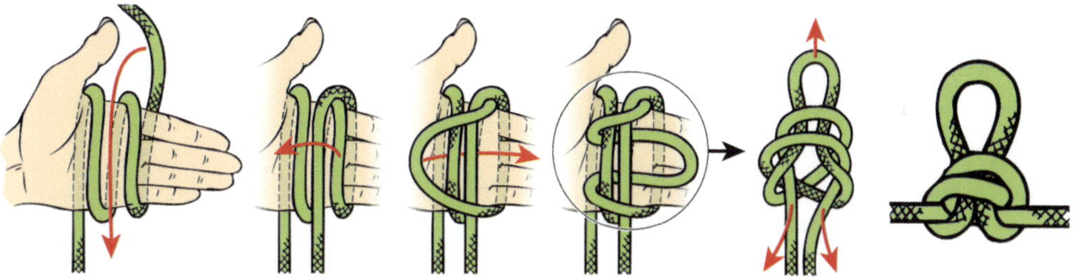

34.1.2 Anseilen

Je nach alpiner Spielart gibt es verschiedene Methoden, sich anzuseilen. Für das alpine Klettern verwenden wir den Achterknoten, beim Sportklettern kommt zu diesem dazu optional der doppelte Bulinknoten.

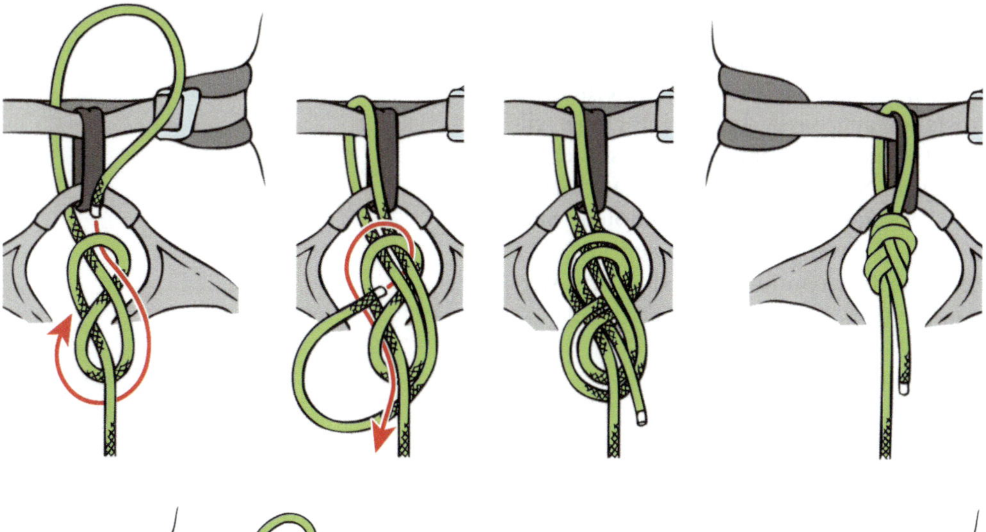

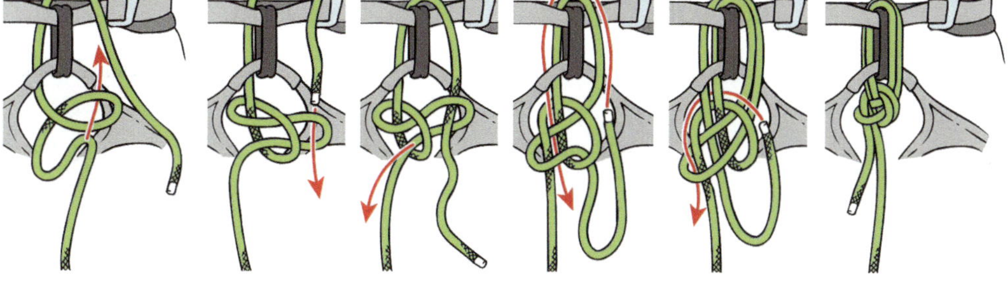

Für das Begehen von Gletschern hat sich die Achterschlinge in Verbindung mit einem sog. Safebiner (Verschlusskarabiner mit einem besonders sicheren Verschlusssystem, welches ein ungewolltes Öffnen des Karabiners in jedem Fall verhindert) bewährt.

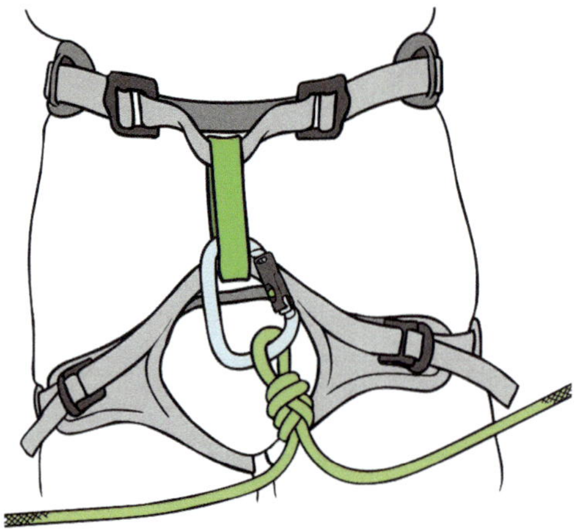

Um das Risiko eines Spaltensturzes zu verringern, begehen wir schneebedeckte Gletscherflächen prinzipiell nur in Seilschaft. Je nach Anzahl der Bergsteiger werden die Abstände angepasst, wobei eine Dreierseilschaft die kleinste Einheit bilden sollte. Bei manchen Schneeverhältnissen kann auch die Verwendung von Bremsknoten Sinn machen (Achtung: dabei müssen auch die Besonderheiten im Rettungsfall erlernt werden, wie man diese Knoten überwindet).

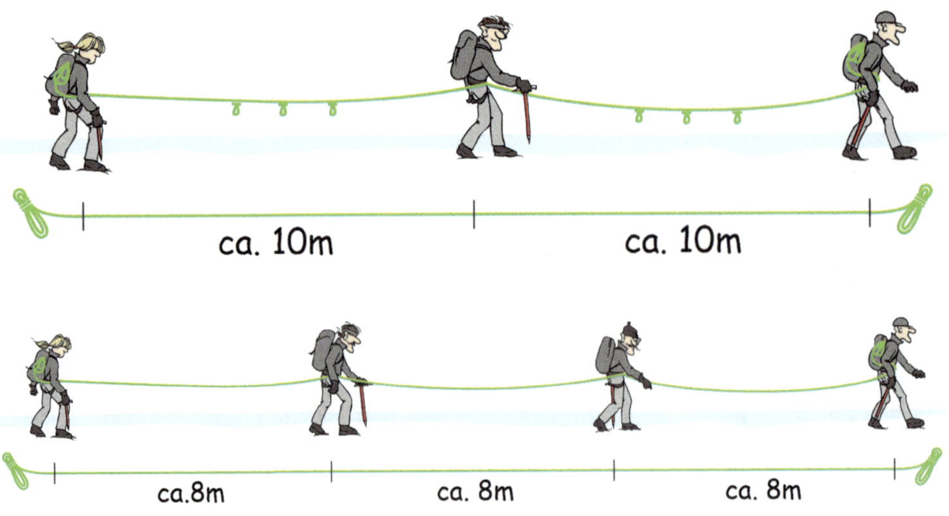

34.2 Standplatz und Sicherungstechnik

Beim Klettern kommt dem Standplatz eine besondere Bedeutung zu. Eine Zwischensicherung kann auch einmal versagen, ohne dass die ganze Seilschaft abstürzt. Der Standplatz selbst aber darf niemals versagen und muss daher immer hundertprozentig die zu erwartenden Kräfte aufnehmen können. Durch die Verbindung von zwei oder mehr Fixpunkten erlangen wir Redundanz und werden diesem Anspruch gerecht. Vielfach finden sich an häufig begangenen Routen bereits Bohrhaken am Standplatz, was uns das Leben leichter macht. Solche soliden Fixpunkte (wie z. B. auch eine massive Sanduhr o. ä.) verbinden wir mit einer Reihenverankerung.

34.2.1 Reihenverankerung im Fels

Der Zentralpunkt (weiches Auge) wird mit einem verschließbaren Karabiner am tiefer gelegenen Sicherungspunkt fixiert. Der Rest der Bandschlinge wird am höher gelegenen Sicherungspunkt mittels verschließbarem Karabiner und Mastwurf ohne Durchhang fixiert.

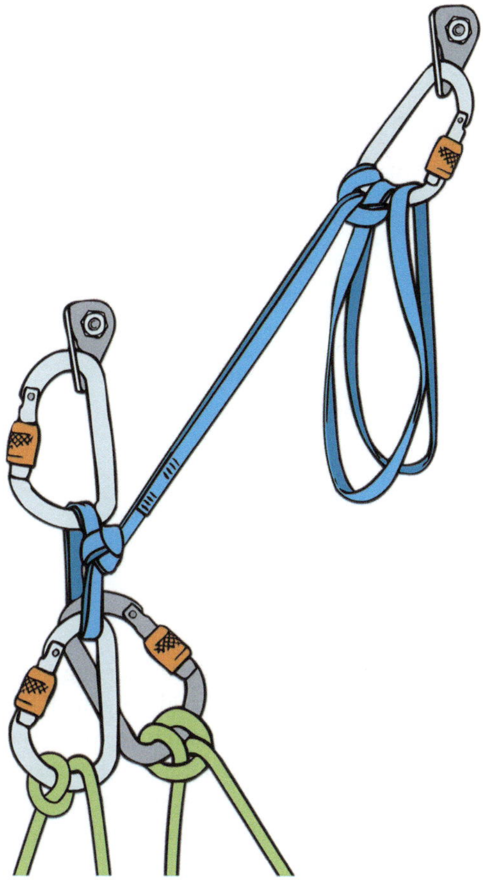

34.2.2 Standplatzsicherung

Zentralpunktkarabiner, HMS im Zentralpunkt, Selbstsicherung mit Mastwurf in eigenem Karabiner.

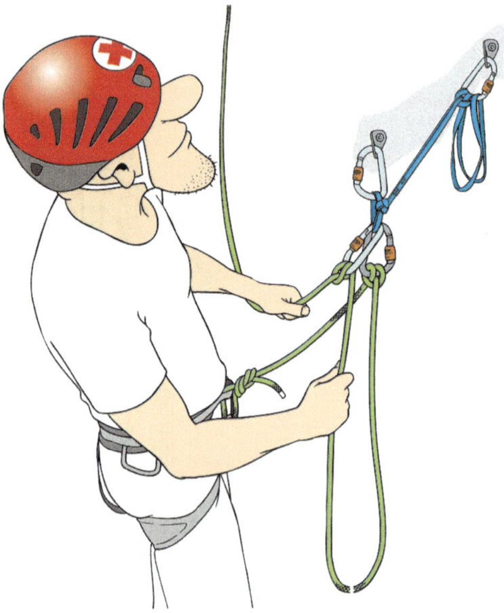

Nota bene: Eine Körpersicherung verwenden wir beim Mehrseillängen Klettern nur für die erste Seillänge vom Boden aus (mit vorhandenen Sicherungsgeräten) bzw. im Klettergarten. Im alpinen Gelände sichern wir immer vom Standplatz.

34.2.3 Standplatzvariationen im Eis und Schnee

- **Reihenverankerung im Eis**

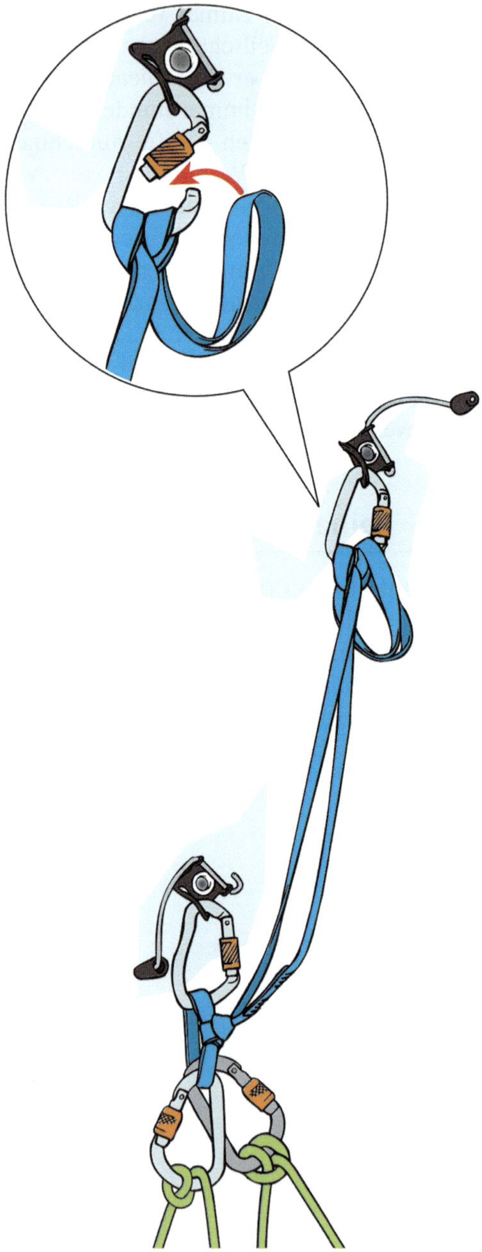

■ Abalokow – Eisuhr

Die Eisuhr bietet v. a. für den Rückzug bzw. das Abseilen eine gute Möglichkeit, einen guten Fixpunkt zu bauen. Für die Festigkeit ist die Qualität des Eises und die Tiefe der Eisuhr entscheidend. Um ausreichende Festigkeiten zu erzielen, sollten mindestens 19 cm lange Eisschrauben zum Bohren verwendet werden. Die verwendeten Reepschnüre sollten aus Dyneema sein bzw. Halbseilstücke.

Die Bohrungen werden ca. 90° zur Eisoberfläche und in einem Winkel von ca. 60° vorgenommen. Ein Eisuhrfädler hilft, die Reepschnur durchzuführen. Die Enden werden mittels Sackstich verknotet.

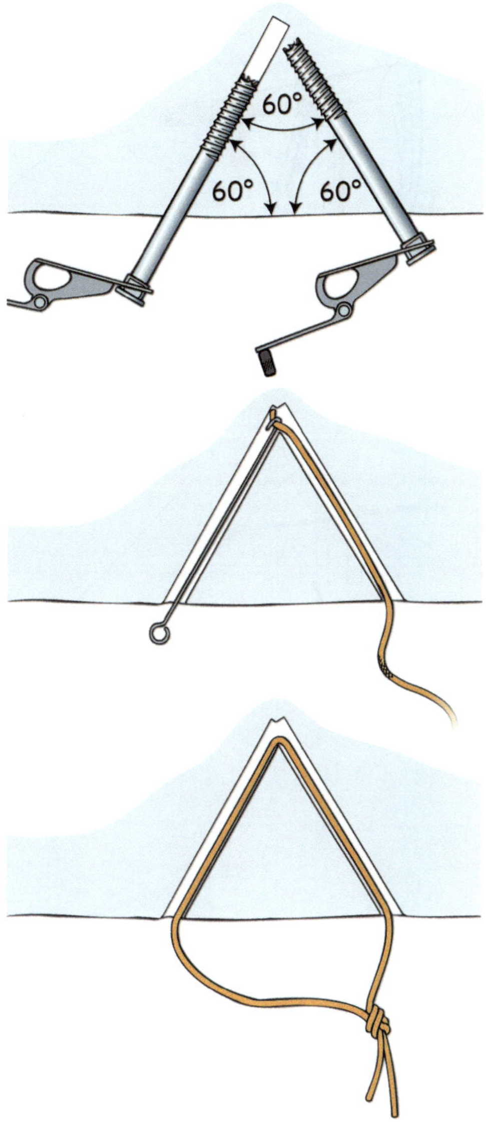

■ T-Anker mit Pickel im Schnee

Die Haltekräfte aller Fixpunkte im Schnee sind primär von der Schneebeschaffenheit abhängig und oftmals schwer einzuschätzen. Die zuverlässigste Methode ist immer noch der T-Anker.

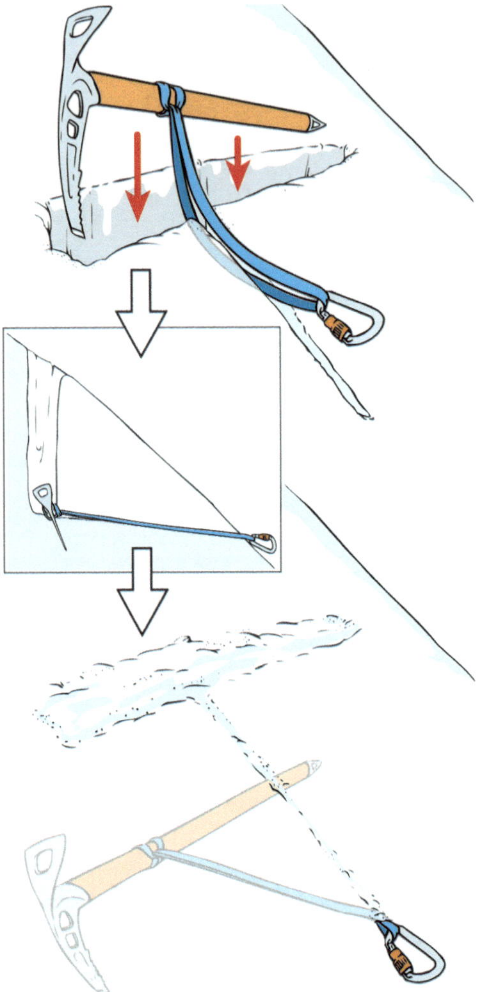

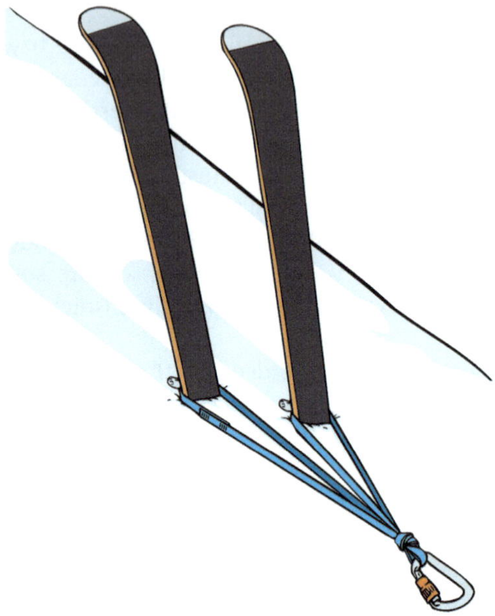

- **Ausgleichsverankerung mit Ski**

Im Winter sind die Skier die erste Wahl, wenn es darum geht, nach einem Spaltensturz eine Verankerung zu bauen.

34.2.4 Abseilen

Generell unterscheiden wir zwei Arten des Abseilens.

- **Ablassen (passives Abseilen)**

Der Seilpartner wird mittels Seilsicherung (z. B. HMS) zum nächsten Standplatz oder Boden abgelassen. Dabei achtet der Sichernde auf eine flüssige und dem Gelände angepasste Abseilfahrt. Das Seil ist stets gespannt und die Abseilfahrt endet am nächsten sicheren Stand.

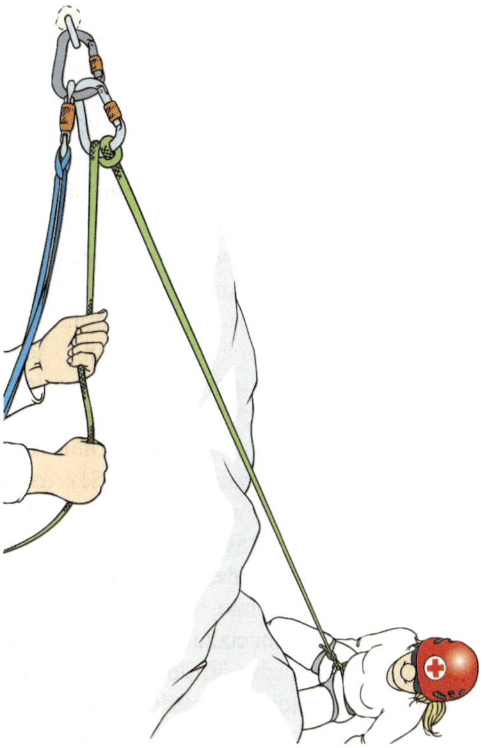

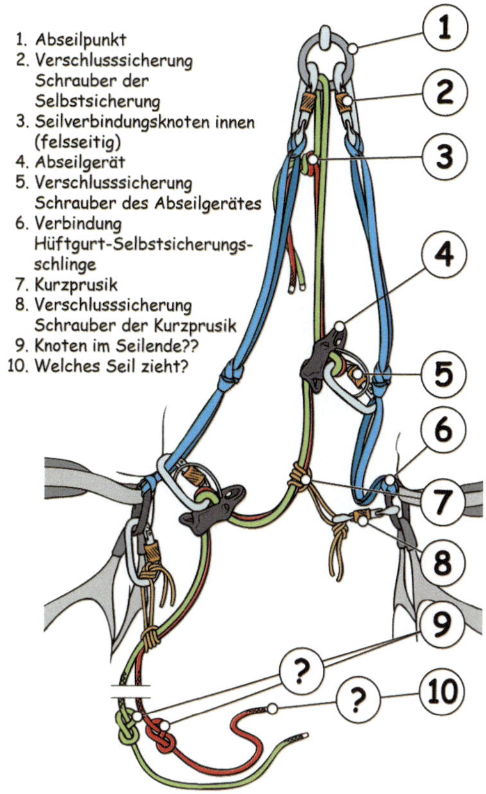

▪ Aktives Abseilen

Zu Beginn der Abseilfahrt bereiten alle Teilnehmer eine Selbstsicherungsschlinge (120 cm Bandschlinge) mit Abseilgerät und Sicherungskarabiner sowie Prusikschlinge vor.

Der Prusik wird dabei im Zentralpunkt des Gurtes eingehängt, ebenso die Selbstsicherungsschlinge. Bei mehreren Personen am Stand werden, wenn möglich, alle ins Seil mit Abseilgerät und Prusik eingehängt

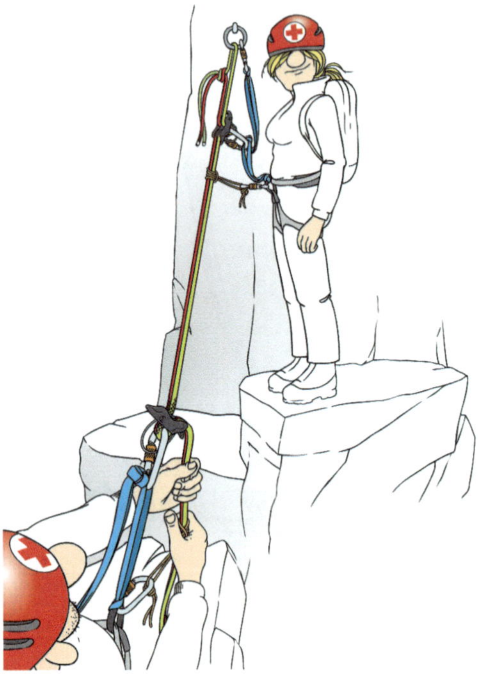

Standardmaßnahmen beim aktiven Abseilen

- Systemcheck **vor** dem Aushängen der Selbstsicherung am Stand
- Knoten am Seilende (jeweils einzeln)
- Verbindungsknoten (Sackstich) liegt innen (felsseitig), um ein Verklemmen beim Abziehen zu vermeiden

34.2.5 Seilverlängerung

Um einen Verletzten mehr als eine Seillänge ablassen zu können, müssen zwei Seile miteinander verbunden werden. Es gibt mehrere Methoden zur Seilverlängerung, eine der einfachsten bei nur einer Person am Seil ist der Knotendurchlauf.

Die Seile werden dazu mit einem Sackstich verbunden, die Enden sollten mindestens eine Unterarmlänge haben. Dieser Knoten rutscht beim Ablassen direkt durch den HMS-Knoten durch (Voraussetzung ist ein nicht zu kleiner HMS-Karabiner!). Zur Unterstützung werden die losen Enden vor dem Sackstich durch den HMS-Karabiner gesteckt.

34

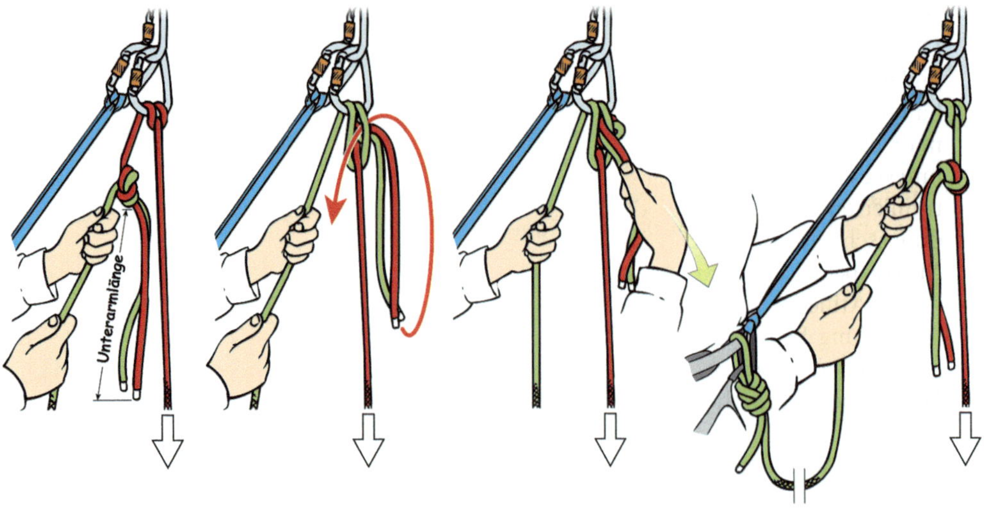

34.2.6 Begehen von Fixseilen und Klettersteigen

Zum Begehen von Klettersteigen ist unbedingt ein genormtes Klettersteigset zu verwenden.

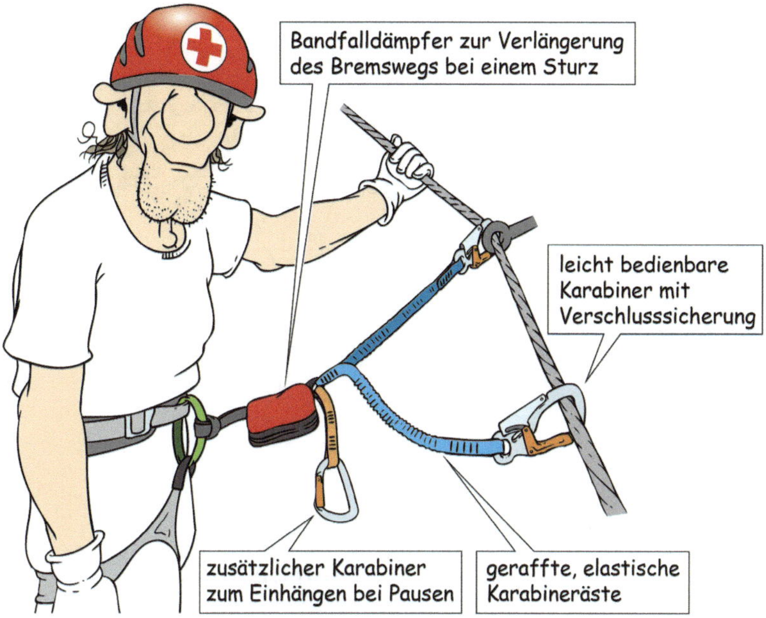

Auf Hochtouren, Skihochtouren und Expeditionen können zum Teil Passagen mit Fixseilen versichert werden. Diese werden mit einer Selbstsicherungsschlinge begangen. Bei steilen An- und Abstiegen empfiehlt sich der Einsatz von Klemmgeräten bzw. Prusikknoten.

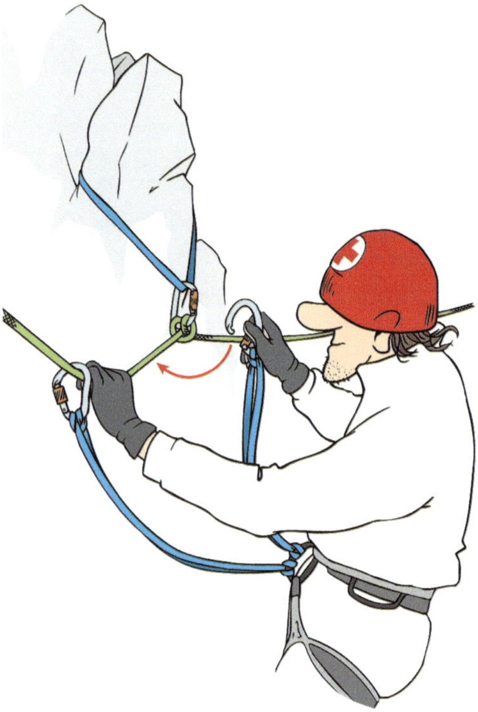

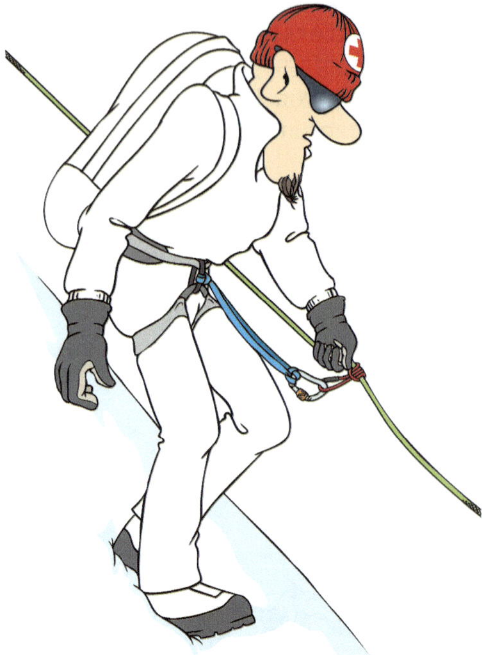

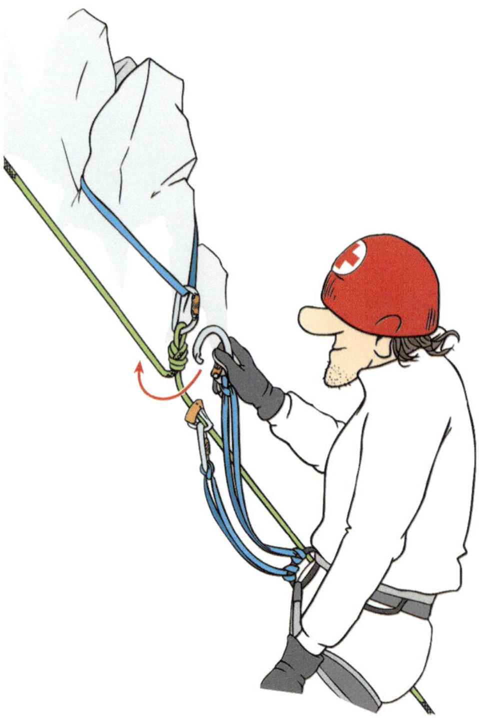

34.3 Rettungstechniken

Das Bergsteigen an sich in jedweder Spielform birgt täglich viele Risiken in sich. Genau das ist auch das „Salz in der Suppe“ des Alpinisten, jedoch wollen wir dieses Risiko auch „managen“. Da Fehler in der Regel nicht geplant werden, sind es immer unvorhergesehene Zwischenfälle, welche uns vor Herausforderungen im Gebirge stellen und so manche Gruppe in Bergnot bringen. Nicht selten sind es dann mangelnde Ausrüstung, fehlendes seiltechnisches Können und nichtvorhandene Überlebenstechniken, welche zu – oft vermeidbaren – Katastrophen führen. Jeder ordentlich ausgebildete Bergsteiger sollte in der Lage sein, die meisten Situationen selbst zu bewältigen.

34.3.1 Selbstrettung

Im Falle eines Spaltensturzes gilt es, rasch und effizient aus der Gletscherspalte zu kommen. Wenn wir davon ausgehen, dass die Kameraden den Sturz halten konnten, aber keine Bergetechnik beherrschen oder keinen Standplatz errichten können, bleibt nur der Selbstausstieg übrig.

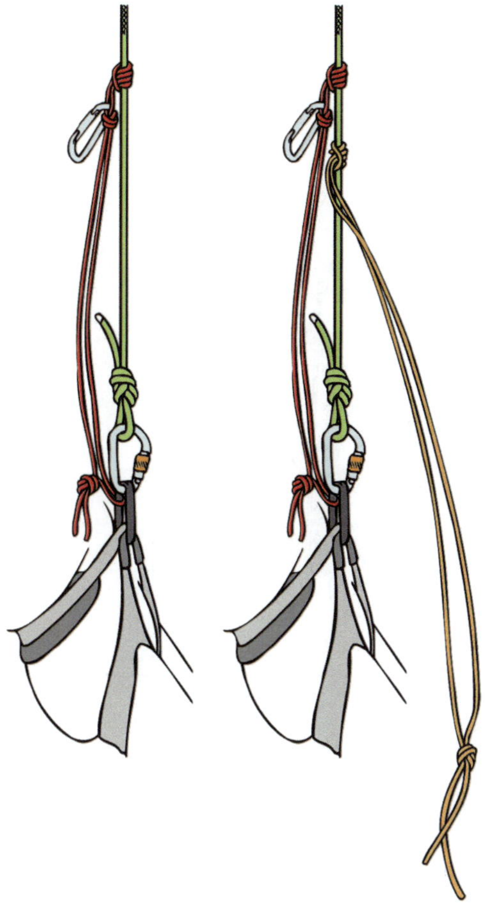

- **Prusiken (inkl. Münchhausen-Technik)**

In der Minimalvariante reichen uns zwei Reepschnüre (ca. 1 × 1,5 m und 1 × 5 m) und drei Karabiner, um an unserem Seil aus der Gletscherspalte aufzusteigen.

Die kürzere Reepschnur wird mit einem Prusik am Seil und mittels Sackstich in den Anseilpunkt geknüpft. Die längere Reepschnur wird unter der ersten Reepschnur mit Prusik ans Seil geknüpft. Als Vorbereitung für die „Münchhausen-Technik" am Spaltenrand knüpfen wir einen Sackstich möglichst knapp an den Prusik und hängen einen Karabiner ein. Die Enden der Reepschnur werden unter dem Schuh durchgeführt und so mit einem Sackstich verknotet, dass um den Schuh ein Ankerstich entsteht. Somit haben wir nun unsere Trittschlinge fabriziert.

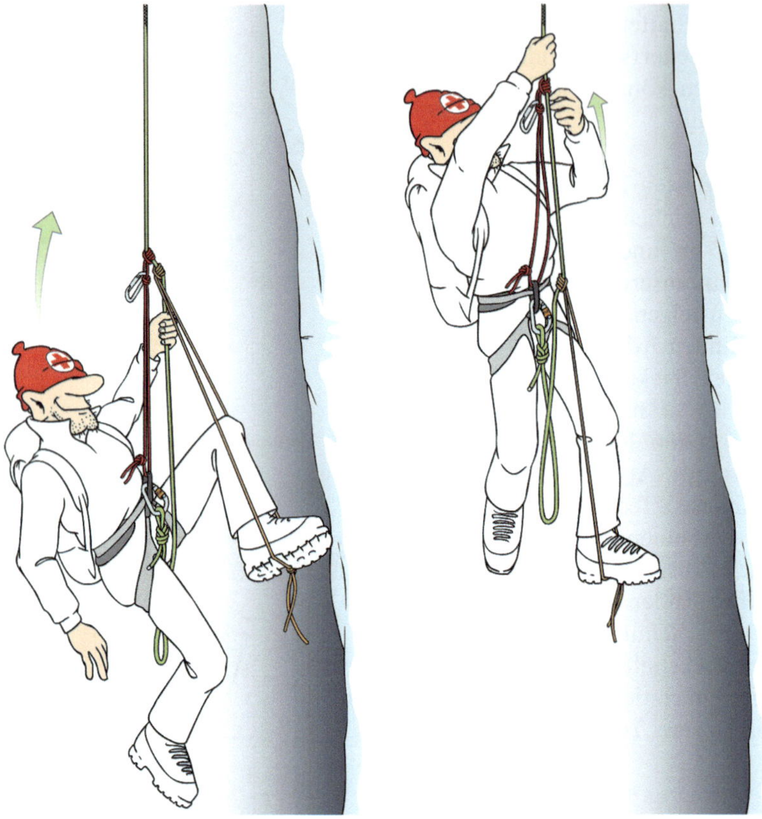

34

Sobald man mit dieser Aufstiegstechnik den Spaltenrand erreicht hat, muss auf die Münchhausen-Technik umgestellt werden.

Dazu bauen wir eine Rücklaufsperre in den Anseilpunkt (Gardaschlinge, Tibloc, MicroTraxion o. ä.). Das Seil läuft durch die Rücklaufsperre durch und wird im (vorbereiteten) Karabiner am oberen Prusikknoten eingeklinkt. Dadurch erhalten wir ein Flaschenzugprinzip, welches den Ausstieg über die Spaltenkante ermöglicht.

Die Trittschlinge kann nun abgebaut werden und wir arbeiten uns über den Spaltenrand hinaus.

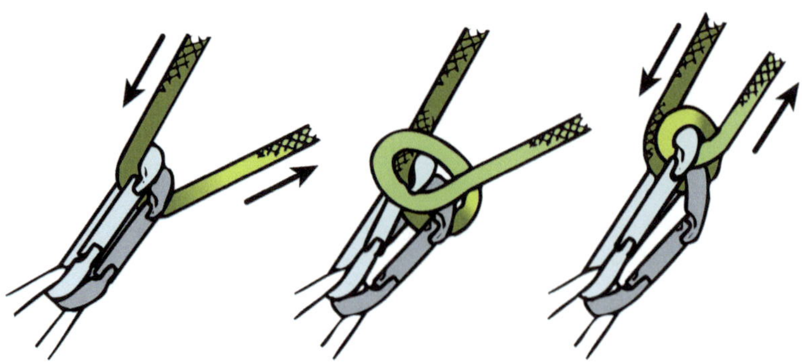

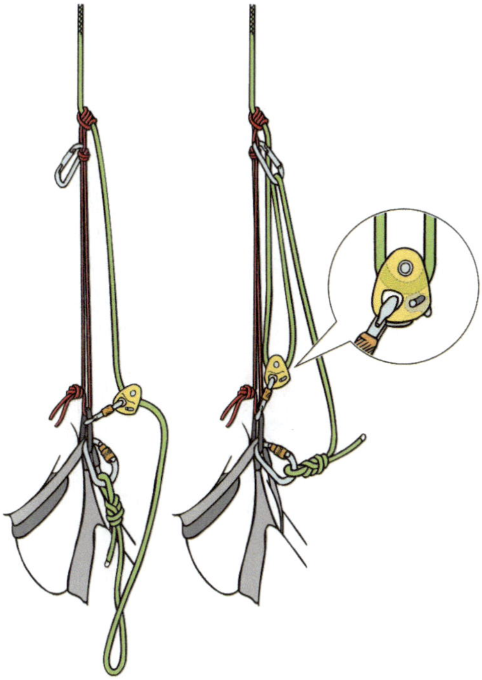

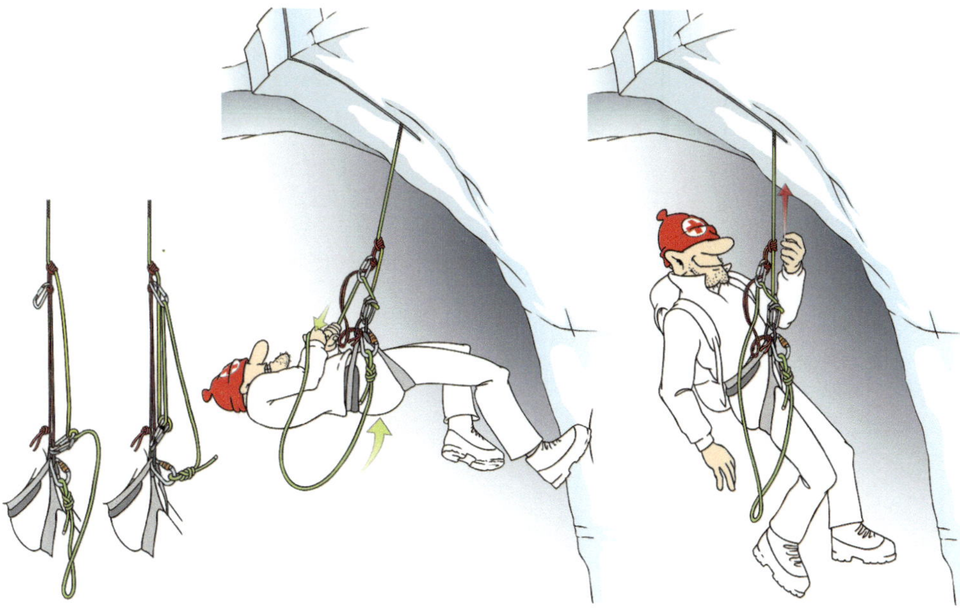

▪ Selbstseilrolle

In Situation, bei denen ein Absteigen und Wiederaufsteigen am Seil nötig ist, bewährt sich die Selbstseilrolle. Dabei wird das Seilende am Gurt eingebunden und am Stand umgelenkt. Auf das umgelenkte Seil kommt ein Prusik (ca. Unterarmlänge), welcher am Anseilpunkt befestigt wird.

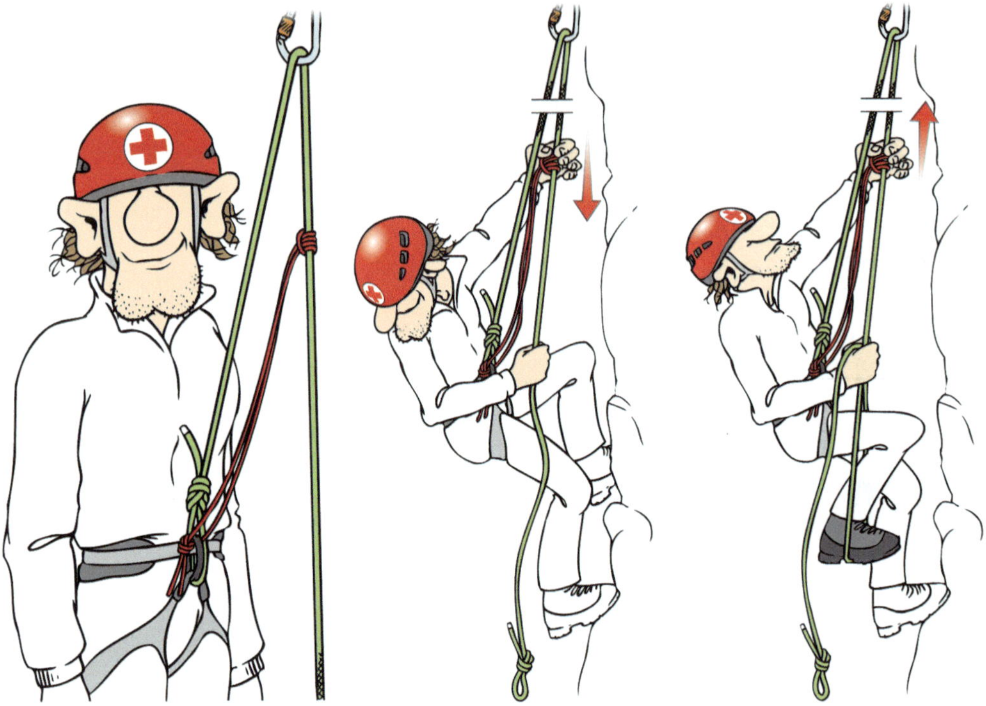

34.3.2 Kameradenrettung

■ **Expressflaschenzug**

Dieses einfache und rasch aufzubauende System dient bevorzugt der Zugunterstützung eines Nachsteigers o. ä. Eine frei hängende Person damit zu bergen, ist unrealistisch.

Zunächst wird der HMS-Sicherungsknoten abgebunden (mit Wasserklang). Nun wird am Lastseil ein Prusik (oder z. B. Tibloc) befestigt und das lockere Zugseil dort mittels Karabiner umgelenkt. Jetzt löst man den Wasserklang und kann ziehen, die Reibung ist jedoch beachtlich. Mit einer Hand werden zwischendurch beide Seile fixiert, während die andere den Prusik nachschiebt.

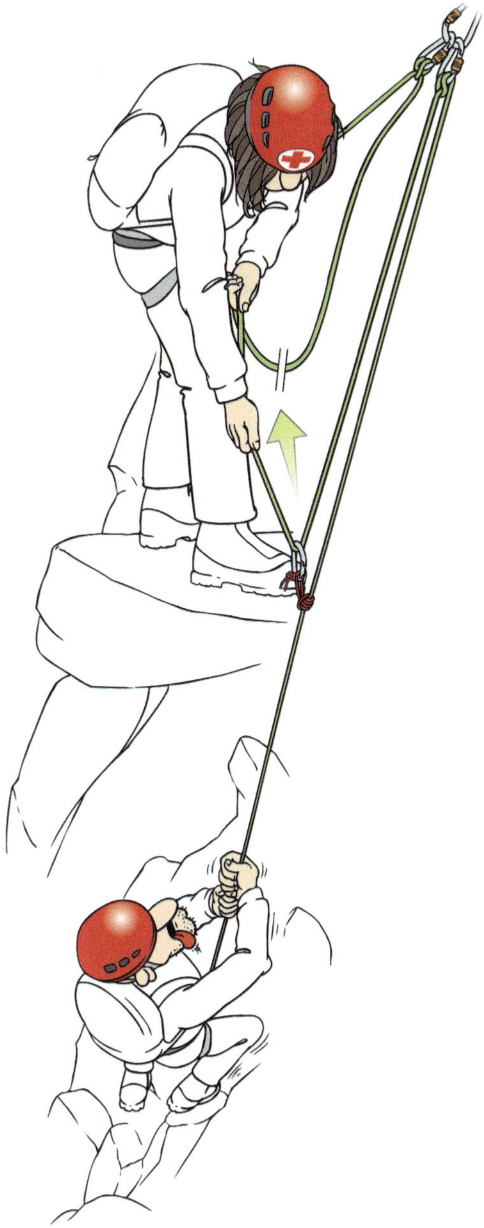

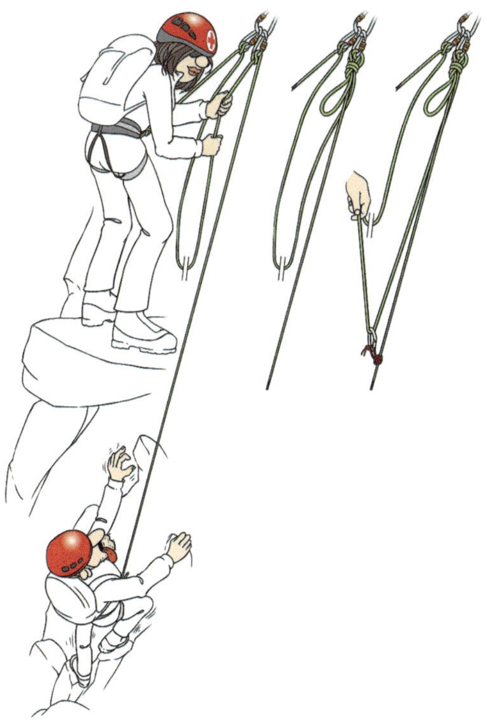

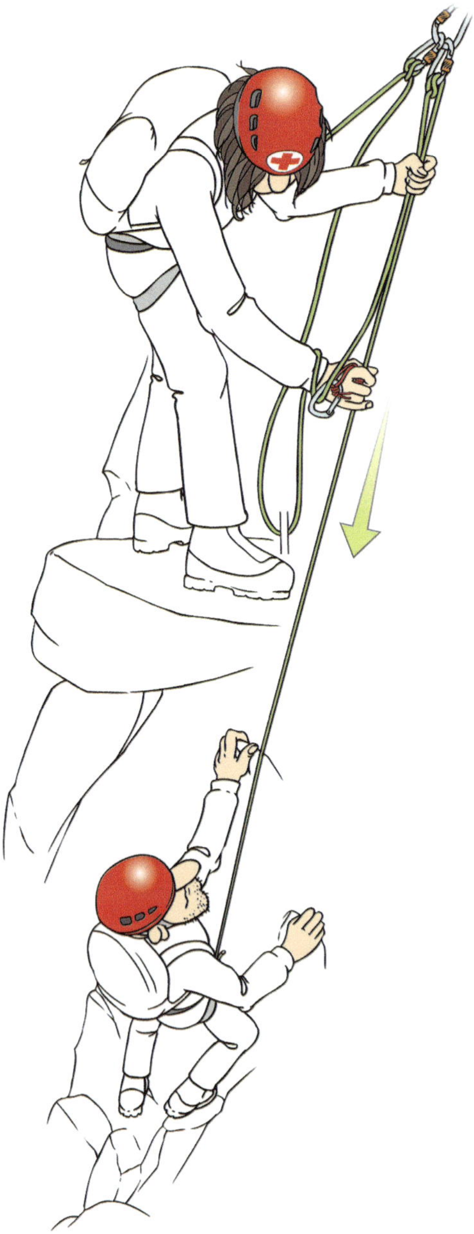

- **Seilrollenflaschenzug mit MicroTraxion**

Durch die Kraftuntersetzung von 1:5 ist der Seilrollenflaschenzug eines der effizientesten Systeme, um tatsächlich einen verletzten Bergsteiger nach oben bergen zu können.

Zunächst wird der HMS-Sicherungsknoten abgebunden (mit Wasserklang). Nun hängt man eine kurze Bandschlinge mit einer MicroTraxion in den Stand und auf das Lastseil. Durch anschließendes Lösen des Wasserklangs kann die Last auf die Rolle übertragen werden. Am Lastseil wird, wie beim Expressflaschenzug, ein kurzer Prusik samt Karabiner befestigt. Nun wird eine Reepschnur (ca. 3 m) am Stand mittels Sackstich befestigt und durch den Karabiner am Kurzprusik geführt. In die entstanden Schlaufe wird ein Karabiner gehängt, durch den nun das Zugseil geführt wird.

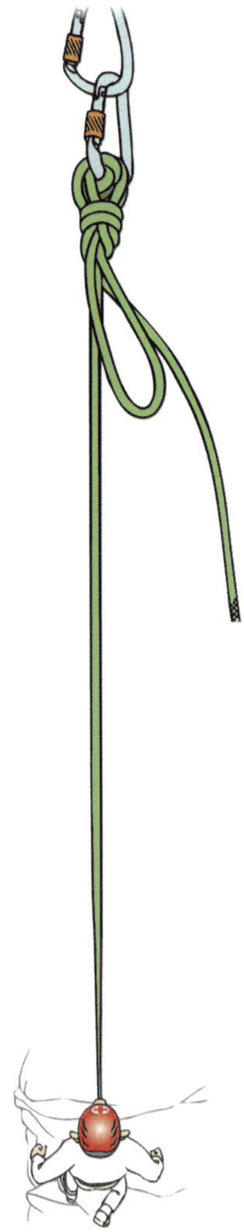

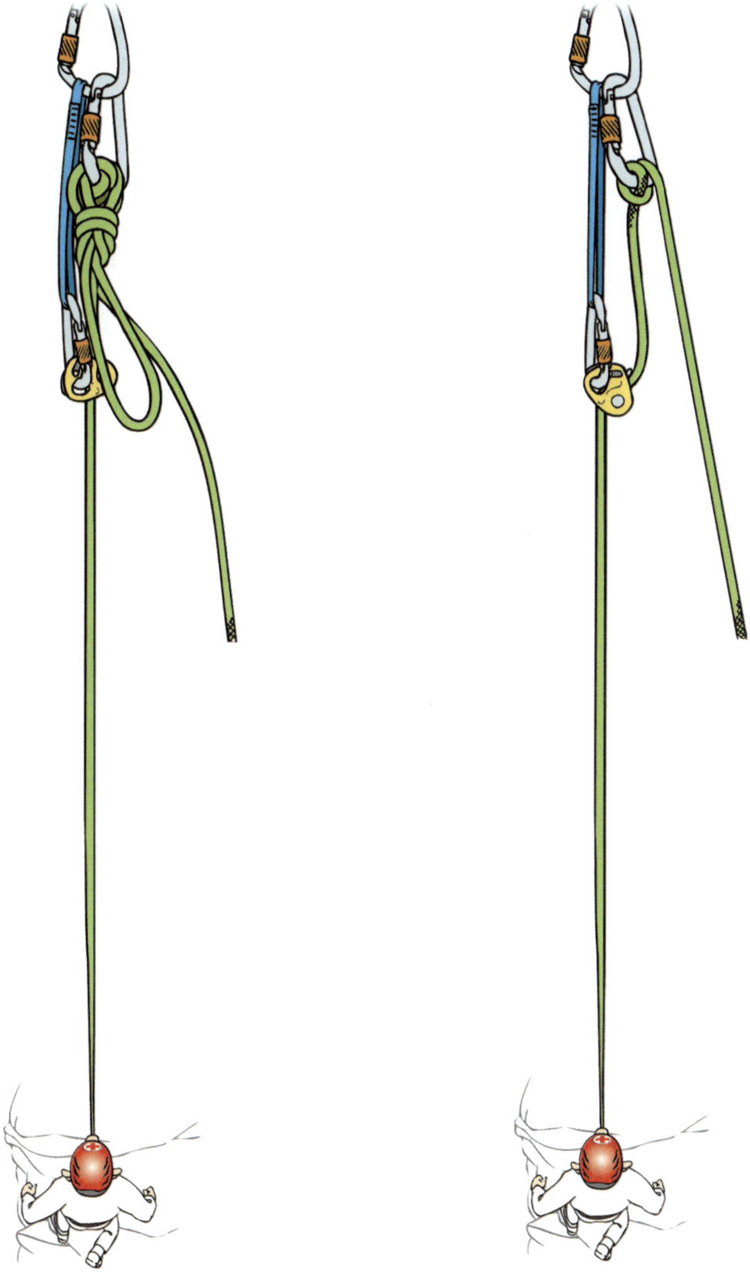

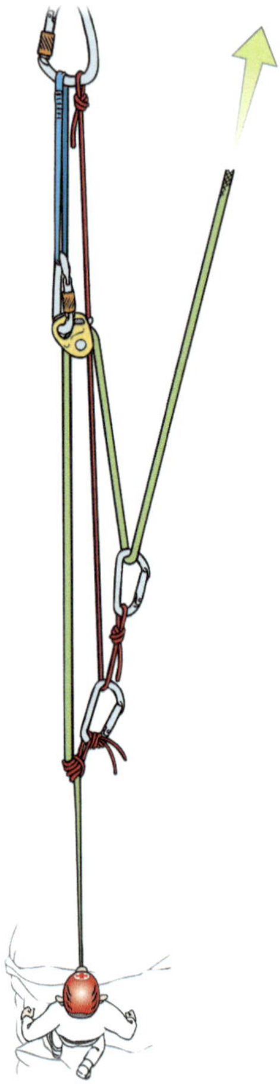

34

■ **Mannschaftszug (Spaltenbergung mit Gruppe)**

Bei mindestens 3–4 Rettern bzw. Seilschaftskameraden bietet sich der Mannschaftszug als rasche und einfache Lösung einer Spaltenbergung an. Die nächste Person hinter dem Gestürzten bindet sich einen Prusik an das Lastseil und verbindet diesen mit dem Anseilgurt. Nun kann der Knoten des Hauptseils ausgehängt werden und der Retter kann sich zum Spaltenrand begeben, um Kontakt zum Gestürzten aufzunehmen. Um die Reibung zu vermindern, kann ein Pickel unter das Lastseil gelegt werden. Jetzt koordiniert der Retter am Spaltenrand die Zugmannschaft und den Gestürzten, damit beim Hochziehen zusätzliche Verletzungen vermieden werden. Nach der Bergung geht der Retter zu seinem Knoten retour und hängt sich wieder ins Hauptseil ein.

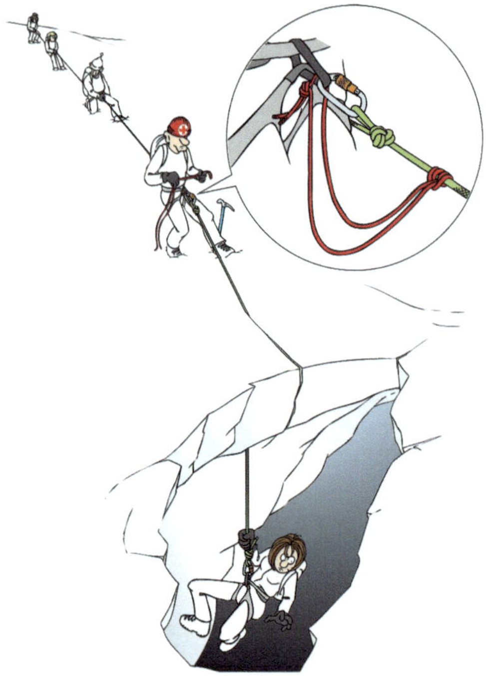

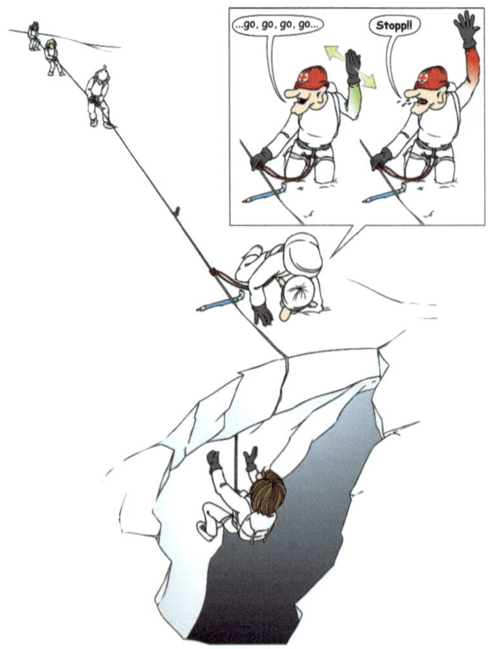

- **Seilrolle (lose Rolle) in der Dreierseilschaft**

Die Standardseilschaft am Gletscher besteht aus drei Personen. Im Falle eines Spaltensturzes baut zunächst der Bergsteiger in der Mitte eine Verankerung (z. B. T-Anker, Skiverankerung, Eisschraube), um die Last übertragen zu können. Mit einer langen Reepschnur wird am Lastseil ein Prusik befestigt und die Reepschnur mittels Sackstich möglichst sparsam abgebunden und in einen verschließbaren Karabiner beim Stand eingehängt. Die losen Enden der Reepschnur werden am Anseilpunkt beim Hüftgurt befestigt. Somit kann nun die Last übertragen werden, indem der dritte Seilschaftspartner langsam Seil nachgibt. Nun kann sich der mittlere Bergsteiger aus dem Hauptseil aushängen und dieses zur Redundanz direkt in den Stand hängen. Er bleibt beim Stand und sichert diesen mit seinem Körpergewicht zusätzlich ab.

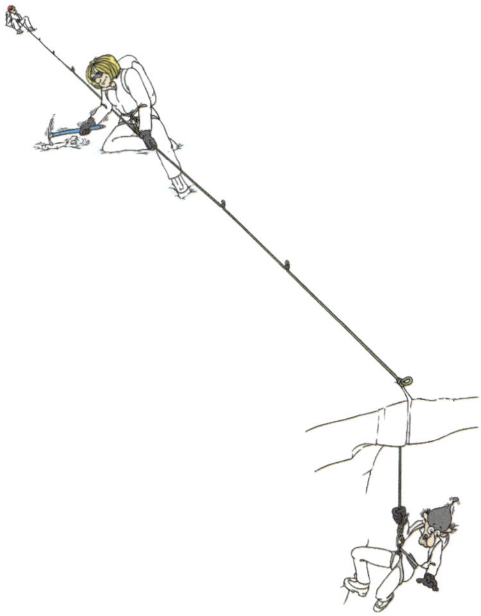

Der hintere Bergsteiger (= Retter) hat inzwischen einen Prusik mit einer ca. 3 m langen Reepschnur am losen Seil befestigt (evtl. Sackstich nach Prusik), einen Ast (abgelängt in die Schulter/Achsel) am Gurt befestigt und das Seil ausgehängt. Nun kann der Retter den Prusik am lastfreien Seil vorschieben, während er zum Standplatz vorgeht, und ist dabei immer gesichert. Am Stand vorbei geht es dann vor zum Spaltenrand zur Kontaktaufnahme mit dem Gestürzten, dabei wird der Prusik mitgeführt.

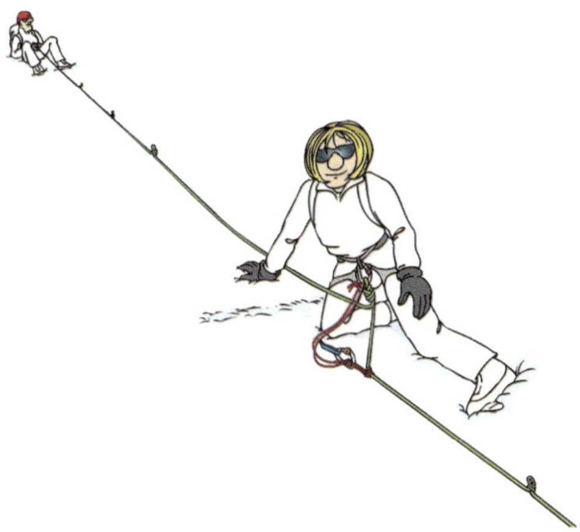

Nun wird mit dem losen Seil eine Seilrolle samt Karabiner zum Gestürzten abgelassen, der diesen in seinen Anseilpunkt hängt. Auf das Zugseil kommt nun mit dem noch freien Ende des Prusiks ein gesteckter Prusik, somit erhalten wir eine Rücklaufsperre.

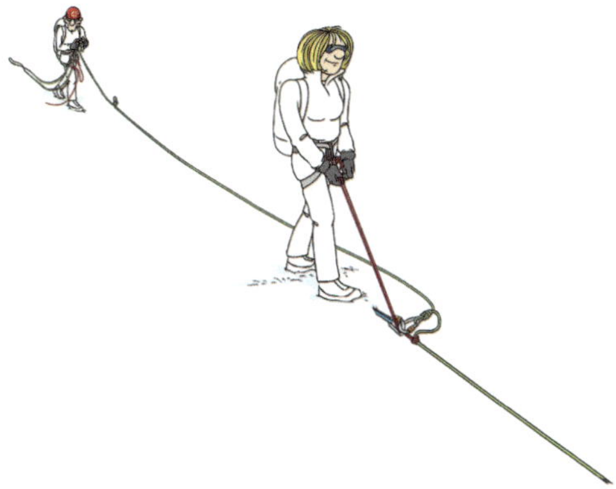

Nun wird der Gestürzte vom Retter direkt am Spaltenrand stehend hochgezogen, somit vermeiden wir zusätzliche Reibung über den Rand. Dabei kann das Opfer auch mit Zug am Hauptseil mithelfen, am besten gibt dazu der Retter das Kommando (Hauruck!).

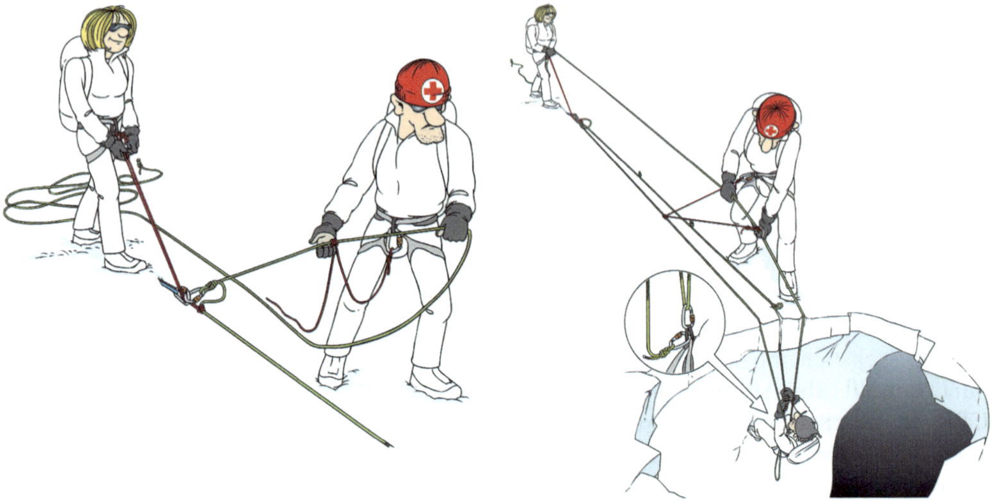

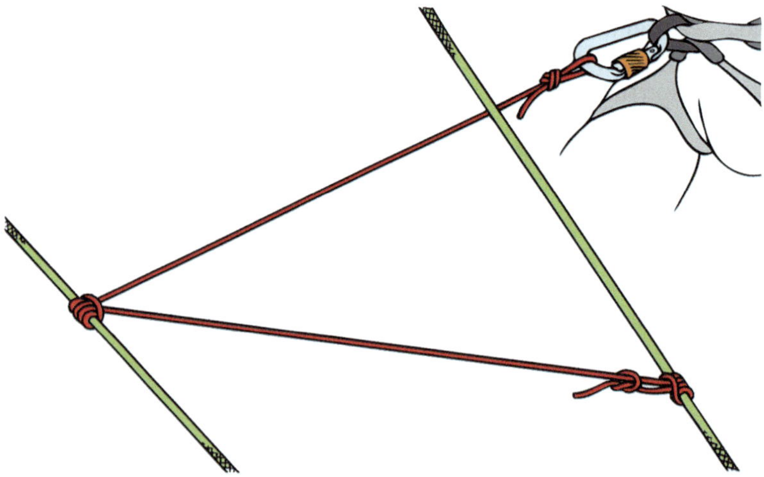

Tipp

Statt dem Karabiner kann auch eine MicroTraxion o. ä. zum Gestürzten abgelassen werden. Damit reduziert sich die Reibung und die Effizienz der Rücklaufsperre.

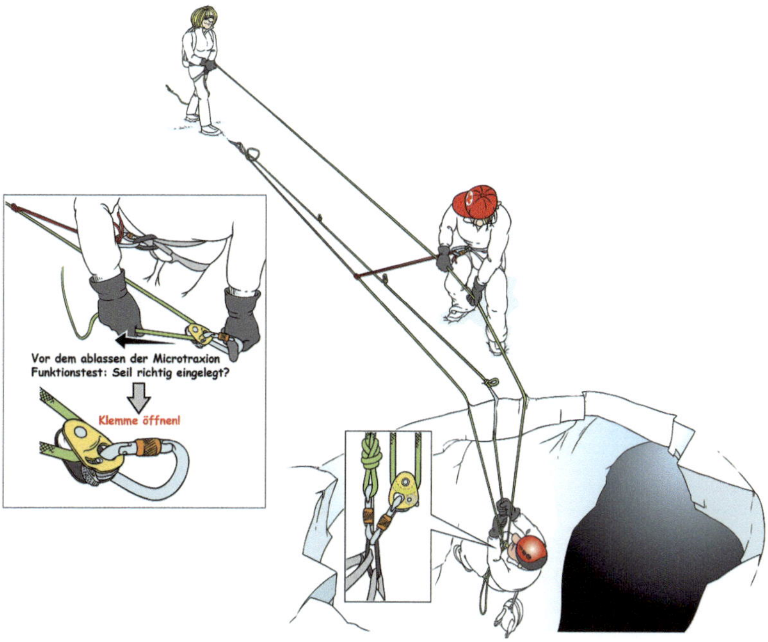

Literatur

Klaus H (2019) Lebensrettende Sofortbergung. In Berghold F, Brugger H, Burtscher M, Domej W, Durrer B, Fischer R, Paal P, Schaffert W, Schobersberger W, Sumann G (Hrsg) Alpin- und Höhenmedizin. Springer, Berlin, S 257–266. ▶ https://doi.org/10.1007/978-3-662-56396-0. ISBN 978-3-662-56395-3

Analgesie im alpinen Gelände

Peter Paal, Marc Moritz Berger und Urs Pietsch

Inhaltsverzeichnis

M. M. Berger et al. (Hrsg.), *Alpin- und Höhenmedizin*,
https://doi.org/10.1007/978-3-662-69578-4_35

Eine ausreichende Analgesie ist ein Grundrecht eines Patienten und auch eine einfache, leicht durchführbare und für die Patienten spürbare Qualitätskontrolle für einen funktionierenden Rettungsdienst. Gerade am Berg ist eine ausreichende Analgesie sehr wichtig, da der Abtransport langwieriger und umständlicher sein kann als im urbanen Raum. Mehrere Stunden können bei einer komplexen Rettung bis zur definitiven Versorgung im Krankenhaus vergehen. Aus den genannten Gründen sollte eine ausreichende Analgesie am Berg mehr noch als im urbanen Raum erfolgen. Eine suffiziente prähospitale Analgesie ist stark abhängig von der Qualifikation des Retters. Eine ausreichende Analgesie in dieser alpinen Umgebung kann durch zusätzliche Herausforderungen wie extreme Kälte, Wind, logistische Zwänge, Einschränkungen bei der Evakuierung und die limitierte Überwachung sowie durch Schwierigkeiten bei der Anlage eines intravenösen Zuganges deutlich erschwert werden (Ellerton et al. 2014).

> Im alpinen Gelände behandeln viele Rettungskräfte Schmerzen eines Patienten nur unzureichend. Die Verwendung einer Schmerzskala (z. B. Numerical Rating Scale [NRS] oder Visual Analog Scale [VAS]) (◘ Abb. 35.1) ist sinnvoll, um den Schmerz quantifizieren und die Wirkung der Analgesie dokumentieren zu können. Zusätzlich sollten zur Steigerung der Effizienz und Sicherheit der Analgesie Therapieprotokolle verwendet werden. Spezifisches Training in der Erkennung und Behandlung von Schmerzen sollte etabliert werden.

Analgesie kann grundsätzlich mit nichtpharmakologischen Mitteln, z. B. Lagerung und Schienung (◘ Tab. 35.1) (Ellerton et al. 2009) und bei ausreichenden medizinischen Kenntnissen auch mit pharmakologischen Mitteln erfolgen (◘ Abb. 35.2). Eine nichtpharmakologische Analgesie bietet zahlreiche Vorteile (◘ Tab. 35.2) und sollte deshalb bei allen verunfallten Patienten als Basisanalgesie angewendet werden.

> Die Wichtigkeit einer nichtpharmakologischen Therapie sollte unterstrichen werden.

Bei der pharmakologischen Analgesie unterscheidet man zwischen der im Alpenraum gut etablierten systemischen Analgesie (◘ Tab. 35.3) und der im prähospitalen Setting zumindest im deutschen Sprachraum noch wenig etablierten Lokal- und Regionalanästhesie.

Es gibt verschiedene Möglichkeiten, starke Analgetika erfolgreich zu verabreichen, auch ohne einen i. v.-Zugang zu legen. Beispiele stellen die nasale Applikation von Fentanyl, Ketamin oder Nalbuphin dar (Pietsch et al. 2021, 2023; Egger et al. 2022). Gerade im winterlichen alpinen Umfeld kann die nasale Verabreichung durch eine veränderte Pharmakokinetik zu einem Analgesieverlauf führen, der anders ist als der Retter im urbanen oder gar klinischen Umfeld gewohnt ist. So können ein

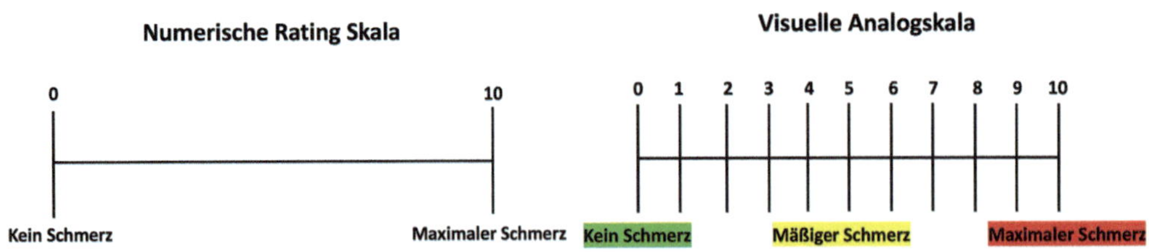

◘ **Abb. 35.1** Die Numerical Rating Scale (NRS) (**a**) und Visual Analog Scale (VAS) (**b**) können zur Quantifizierung und Verlaufskontrolle von Schmerzen verwendet werden

Tab. 35.1 Arten der Extremitätenschienung

	Vorteile	Nachteile	Einsatz
Aufblasbare Schiene	Leicht	Druck auf die Extremität kann gewebeschädigend sein. Technisches Versagen möglich. Druck abhängig von Höhe und Außentemperatur	In der organisierten Rettung selten empfohlen
Formbare Schiene, z. B. SAM®	Leicht, kompakt, flexibel. Technisches Versagen nahezu ausgeschlossen	Für die untere Extremität können mehrere Teile notwendig sein. Längsstabilität gering	Für die meisten Extremitätenfrakturen geeignet
Improvisierte Schiene	Zahllose Möglichkeiten, abhängig von der Fantasie der Helfer und den verfügbaren Materialien, z. B. Einsatz von Campingmatten, Stöcken und Klebeband	Zeitaufwendiger und weniger effizient als professionelles Schienungsmaterial	Kann in der Kameradenrettung die beste Lösung darstellen
Schachtel- und rinnenähnliche Schiene	Wirksam, wenn die Extremität an den Rumpf angelegt ist. Schienungsmaterial fast unzerstörbar	Sperrig beim Tragen. Schlechte Schienung, wenn die Extremität nicht in Achse steht oder stark geschwollen ist	Geeignet für nichtdislozierte Unterschenkel-, Knie- und Unterarmfrakturen
Vakuumschiene	Passt sich der Extremität an. Gut formbar	Geringes Risiko von Gewebeschaden. Sperrig, technisches Versagen möglich. Stabilität abhängig von Höhe und Außentemperatur. Luftpumpe erforderlich	Für die meisten Extremitäten- und Rumpffrakturen geeignet

verzögerter Wirkungseintritt oder gar eine schwächere Wirkung aufgrund einer Vasokonstriktion der Nasengefäße oder einer Verstopfung der Nase mit Sekret, welche durch die Kälte induziert sind, resultieren. Die teilweise auch etablierte enterale Verabreichung von Analgetika per os ist tendenziell langsam und spielt in der initialen Notfallversorgung eine untergeordnete Rolle. Volatile Analgetika, wie z. B. Methoxyfluran (Pentrox), ist besonders in Australien ein weitverbreitetes Analgetikum, welches sich mittlerweile auch im europäischen alpinen Umfeld finden lässt. Vorteile sind auch hier die sofortige Verfügbarkeit und Anwendung ohne einen i. v.-Zugang.

Häufig spielen die Umgebungsbedingungen eine wichtige Rolle in der alpinen Notfallmedizin und es ist wichtig, die Zeit vor Ort so kurz wie möglich zu halten. Die Verwendung von transmukosalem Fentanylcitrat (OTFC/Actiq®-Lolli) wurde bereits früh im militärischen Bereich als eine mögliche Strategie zur Deckung dieses Bedarfs identifiziert und wird seit den 1990er-Jahren vom Militär eingesetzt, und ist dort mittlerweile das Analgetikum der ersten Wahl (Wooley et al. 2017).

Der OTFC/Actiq®-Lolli oder Pentrox können dem Patienten verabreicht werden, sobald das Rettungsteam vor Ort ist, unabhängig davon, ob es sich bei dem Teammitglied um einen Ersthelfer, Sanitäter oder Arzt handelt. Es ermöglicht den Teams, unmittelbar ein starkes Analgetikum zu verabreichen ohne i. v.-Zugang. Dies ist ein signifikanter Zeitvorteil in gefährlichen, ressourcenbeschränkten Umgebungen, wie

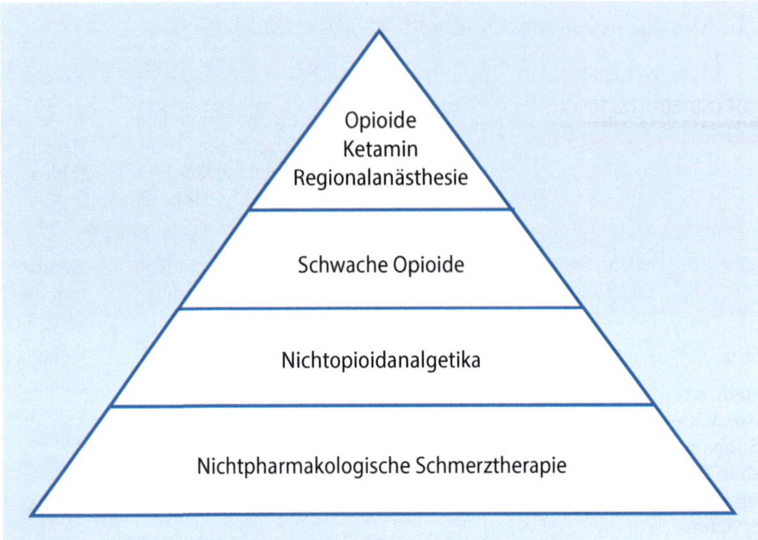

Abb. 35.2 Stufenschema der Schmerztherapie im alpinen Gelände. Vorschläge zu spezifischen pharmakologischen Substanzen und Dosierungen finden sich in Tab. 35.3

Tab. 35.2 Vorteile einer nichtpharmakologischen Analgesie. (Adaptiert aus Lee und Porter 2005)

Nichtpharmakologische Schmerzreduktion – Vorteile
Reduktion des Blutverlustes
Vermeidung neurovaskulärer Komplikationen
Verringerung des Risikos einer Fettembolie
Verringerung des Risikos eines weiteren Weichteilschadens
Erleichterung des Abtransportes

35

abgelegenen alpinen Gebieten, wo es kalt sein kann, Schnee und die Gefahr von Lawinen oder Steinschlag bestehen. Die Verwendung einer wirksamen, nicht i. v.-abhängigen Analgesie kann zu einer noch schnelleren Bergung ohne weitere Verzögerung beitragen.

Im Folgenden werden die diversen Techniken vorgestellt, um dem Leser die Möglichkeit zur Erweiterung seiner Fachkenntnisse zu geben. Selbstverständlich ist neben der theoretischen Einweisung eine praktische Schulung besonders wichtig, da die stark wirksamen Analgetika bedeutende Nebenwirkungen haben, die besonders im alpinen Gelände zu kritischen Situationen führen können. Aufgrund der oft sehr abgeschiedenen geografischen Lage, der klimatischen Einflüsse sowie der langen Transportwege ist ein individualisiertes Vorgehen von großer Wichtigkeit, um eine effiziente, aber v. a. patientensichere Analgesie zu gewährleisten.

> Das perfekte Analgetikum für alle Situationen gibt es nicht. Der Einsatz diverser Analgetika, angepasst an die jeweilige Situation, ist sinnvoll. Die Zahl der mitgeführten Analgetika sollte auf ein nötiges Minimum reduziert werden. Analgetika, die über diverse Applikationswege verabreicht werden können und die eine hohe therapeutische Breite haben, sollten bevorzugt eingesetzt werden. Zusätzlich sind Analgetika zu bevorzugen, welche eine einfache Vorbereitung und Applikation ermöglichen. Sie sollten robust verpackt sein und das Medikament wie auch die Verpackung den alpinen Umgebungsbedingungen standhalten. Eine

▫ **Tab. 35.3** Auswahl von Analgetika, die zur Behandlung von moderaten bis starken Schmerzen eingesetzt werden können. (Erweitert und mod. nach Ellerton et al. 2014)

Substanz	Verabreichungsform	Initialdosis[a]	Wiederholungsdosis[a]	Anmerkungen, Kontraindikationen (KI)
Opioid				
Morphin	i. v.	5–10 mg (100 µg/kg, maximal 10 mg)	5 mg	KI bei Niereninsuffizienz
	i. m.	10–20 mg[a] (200 mcg/kg, maximal 10 mg)	10 mg	Siehe oben
	i. o.	5–10 mg[a] (100 mcg/kg, maximal 20 mg)	5 mg	Siehe oben
Fentanyl	i. v.	50–100 µg[a] (1–3 µg/kg, maximal 200 µg)	25 µg	KI bei Einnahme von Monoaminooxidase (MAO)-Inhibitoren
	i. n.	180 µg[a] (1,5 µg/kg)	60 µg × 2 (15 µg × 2)	Siehe oben
	bukkal	OTFC/Actiq®-Lolli 400–800 µg[a] (10–15 µg/kg)	–	Siehe oben
Tramadol	i. v.	50–100 mg (700 µg/kg) über 2–3 min	50 mg alle 20 min; maximal 600 mg/Tag	KI bei Einnahme von Monoaminooxidase (MAO)-Inhibitoren
NSAID				
Ibuprofen	p. o.	400–800 mg	3- bis 6-mal pro Tag (maximal 1200–2400 mg/Tag)	Risiko von gastrointestinalen Ulzera und Blutungen
Andere				
Ketamin (zur Analgesie) Halbe Dosierung für S-Ketamin	i. v.	10–20 mg[a] (15–30 µg/kg)	5–20 mg	Gleichzeitige Gabe von Midazolam (1–3 mg i. v.) zur Vermeidung von Agitation und Alpträumen empfohlen
	i.m.	1 mg/kg[a]	–	Siehe oben
	i.n.	0,5 mg/kg[a]	0,5 mg/kg	Siehe oben
Paracetamol	i. v.	>50 kg: 1 g; <50 kg: 15 mg/kg über 15 min	Dosis kann nach 4–6 h wiederholt werden	100-ml-Infusion über 15 min

(Fortsetzung)

Tab. 35.3 (Fortsetzung)

Substanz	Verabreichungsform	Initialdosis[a]	Wiederholungsdosis[a]	Anmerkungen, Kontraindikationen (KI)
Metamizol	i. v.	500–1000 mg (10–15 mg/kg)	Dosis kann nach 4–6 h wiederholt werden (maximal 5 g/Tag)	100-ml-Kurzinfusion über 20 min (Blutdruckabfall bei zu schneller Gabe)
Methoxyfuran (Pentrox 99,9 %)	inhalativ	3 ml	Eine zweite 3-ml-Flasche kann verabreicht werden, um die Dauer der Schmerzlinderung zu verlängern, sollte jedoch nur im Bedarfsfall verwendet werden	Wird inhaliert und Applikator bei Bedarf zusammengebaut Nicht zur Anwendung in geschlossenen Räumen (z. B. Hubschrauberkabine) geeignet Cave: kann maligne Hyperthermie induzieren!

OTFC orales, transmukosales Fentanylcitrat
[a] Dosierungen gelten für erwachsene Patienten. Bei älteren, gebrechlichen und hämodynamisch instabilen Patienten sollte eine Dosishalbierung erwogen werden

multimodale Analgesie kann gegenüber einer Analgesie mit einer einzigen Substanz Vorteile bieten.

35

35.1 Nichtpharmakologische Analgesie

Eine nichtpharmakologische Analgesie kann von medizinischen Laien und nichtärztlichem Rettungspersonal durchgeführt werden. Der schmerzstillende Effekt ist beträchtlich, potenzielle Nebenwirkungen sind gering.

Die Stabilisierung des Rumpfes durch schmerzfreie Lagerung auf einer geeigneten Verletztentrage ist bei jeder Verletzung des Rumpfes und der Wirbelsäule obligat. Bei Extremitätenfrakturen ist die wesentliche Zielsetzung einer nichtpharmakologischen Analgesie die Schienung und Ruhigstellung zur Immobilisierung des Frakturspaltes und damit verbundenen Verringerung von Schmerz und Weichteilschaden. Die Tab. 35.1 zeigt die diversen technischen Hilfsmittel zur Schienung von Extremitäten, ihre Vor- und Nachteile sowie ihr Einsatzspektrum. Auf spezielle Schienungssysteme, wie z. B. Halskrause und Beckengurt, sowie die Vermeidung von Nebenwirkungen wird im ▶ Kap. 26 eingegangen.

Zur nichtpharmakologischen Analgesie können auch ein effizienter Kälteschutz zur Vermeidung des Kältezitterns (▶ Kap. 29) und Maßnahmen der psychologischen Betreuung (z. B. Empathie, Ausstrahlen von Ruhe und Sicherheit) beitragen.

Die Vorteile einer nichtpharmakologischen Analgesie durch Reduktion und Immobilisierung einer Fraktur sind in Tab. 35.2 angeführt.

35.2 Pharmakologische Analgesie

Grundsätzlich sollte eine pharmakologische Analgesie lediglich ergänzend zur nichtpharmakologischen Schmerztherapie eingesetzt werden. Die Strategie einer Schmerztherapie sollte umso einfacher und sicherer sein, je komplexer die Gesamtsituation ist (z. B. Wetter, Geländebeschaffenheit, Dauer des Abtransportes, Komorbiditäten des Patienten), da evtl. auftretende Komplikationen einer bereits eingeleiteten Schmerztherapie nachträglich beherrschbar sein müssen. Das alpine Gelände ist nicht geeignet für Therapien mit unabsehbaren Nebenwirkungen, deren Folgen nicht beherrschbar sind. Es ist auch ungeeignet, um eine pharmakologische Analgesie erstmals auszuprobieren. Aus diesen Gründen sollte insgesamt eine Strategie gewählt werden, die erprobt und dem Retter geläufig ist. Eine durch den Patienten selbst gesteuerte Analgesie, wie beispielsweise mittels Pentrox oder OTFC/Actiq®-Lolli, kann hier Vorteile bieten.

Bei der Anwendung durch nichtärztliches Personal oder einem Massenunfall von Verletzten mit mittleren bis starken Schmerzen könnte der Einsatz von einfach zu verabreichenden Analgetika, d. h. nicht i. v.-abhängigen Applikationsrouten, in Zukunft eine größere Rolle spielen, z. B. inhalatives Methoxyfluran, inhaltives oder intranasales Ketamin, Fentanyl intranasal oder transmukosal, oder Sufentanyl sublingual (Carenzo et al. 2022; Lynch 2022; Trimmel et al. 2023; de Valence et al. 2023; Dubecq et al. 2023; Patrick et al. 2023). Änderungen in der Gesetz-und Richtliniengebung könnten einen breiteren Einsatz durch nichtärztliches Gesundheitspersonal ermöglichen und damit zu einer besseren prähospitalen Analgesie führen (Vilcane et al. 2023).

35.2.1 Systemische Analgesie

Für die präklinische systemische Analgesie im alpinen Gelände sind verschiedene Substanzen geeignet. Die Auswahl des Analgetikums sollte sich insbesondere nach der Erfahrung des Anwenders richten. Es sollten diejenigen Medikamente bevorzugt eingesetzt werden, mit denen der Anwender eine umfangreiche Erfahrung aufweist. Äußere Faktoren wie Kälte, Wind, Sonneneinstrahlung, Liegedauer des Patienten können die pharmakodynamischen und pharmakokinetischen Wirkungen zahlreicher Medikamente, wie z. B. von Fentanyl, Morphin, Ketamin und Midazolam, beeinflussen (Kupper et al. 2006; van den Broek et al. 2010; Pietsch et al. 2022). Diese Faktoren sind oftmals komplex und noch wenig verstanden, sodass gute Anwenderkenntnisse von Vorteil sind, um diese Substanzen sicher einzusetzen.

Eine Schmerzskala (z. B. VAS; ◘ Abb. 35.1) sollte, wenn immer möglich, zur Anwendung kommen, da über diese zuerst die Indikation für eine Analgesie beim bewusstseinsklaren Patienten gestellt wird und die Wirksamkeit einer eingeleiteten Therapie überprüft werden kann. Medikamente mit einem schnellen Wirkbeginn und einer großen therapeutischen Breite sollten nach Möglichkeit bevorzugt werden.

Grundsätze der systemischen Schmerztherapie

Das perfekte Analgetikum für den präklinischen Einsatz im alpinen Gelände gibt es nicht. Bei moderaten bis starken Schmerzen wird die titrierte Gabe eines Opioids (z. B. Fentanyl, Morphin) bzw. von Ketamin (z. B. in Kombination mit Midazolam) von zahlreichen Autoren empfohlen (Ellerton et al. 2014; Smith et al. 2009). Bei weniger starken Schmerzen oder bei fehlender

Erfahrung in der Anwendung oben genannter Substanzen stellen schwache Opioide (z. B. Tramadol) und nichtsteroidale Antiphlogistika (NSAID, z. B. Diclofenac, Ibuprofen) sowie zentral wirksame Analgetika wie Metamizol und Paracetamol eine sinnvolle Alternative dar (Cepeda et al. 2005; Craig et al. 2012). Die Medikamente können isoliert gegeben werden, wobei die Kombination zweier Substanzen im Sinne einer multimodalen Schmerztherapie gegenüber einer Einzeltherapie bei zahlreichen Verletzungsmustern und Erkrankungen analgetische Vorteile bietet (Russell et al. 2014). Die empfohlenen Dosierungen einzelner Analgetika sind der ◘ Tab. 35.3 zu entnehmen. Die ◘ Abb. 35.2 zeigt ein Stufenschema der empfohlenen pharmakologischen Schmerztherapie.

Opioide und Ketamin

Der Einsatz von Fentanyl und Morphin in alpinem Gelände stellt eine Herausforderung dar, da beide Substanzen ein Spektrum klinisch relevanter Nebenwirkungen (z. B. Atemdepression, Erbrechen, Übelkeit) aufweisen. Dennoch haben die Substanzen einen zentralen Stellenwert in der Therapie moderater bis starker Schmerzen. Verglichen mit der intravenösen Gabe haben Substanzen, die bukkal und nasal verabreicht werden können, den Vorteil, dass sie einfacher zu lagern, transportieren und applizieren sind. Im Vergleich zur intravenösen Applikation ist die bukkale und nasale Applikation technisch einfacher, was insbesondere bei schwierigen Venenverhältnissen des Patienten von Vorteil sein kann. Gesichtsverletzungen und Kälte können die Bioverfügbarkeit nasal und bukkal applizierter Substanzen jedoch erheblich reduzieren. Unter kontrollierten Bedingungen beträgt z. B. die Bioverfügbarkeit von intranasalem Fentanyl im Vergleich zur intravenösen Gabe etwa 71 %, sodass die intranasal applizierte Dosis für eine vergleichbare Wirkung etwa 1,4-fach höher liegen muss als bei der intravenösen Gabe (Borland et al. 2007). Die prähospitale Gabe von OTFC (Actiq®-Lolli) in der alpinen Umgebung hat sich als sicher, einfach und effizient für verschiedene Arten von Verletzungen, Rettungsmethoden und Transport in allen Altersgruppen und Geschlechtern erwiesen (Pietsch et al. 2023). Im Rahmen der Anwendung in der schweizerischen Pisten- und Bergrettung kam es zu keinerlei relevanten therapiebedürftigen Nebenwirkungen. Die vom Patienten selbst zu steuernde Applikation (Lutschen am Actiq®) stellt eine wertvolle Alternative dar, um ohne die Zeitverzögerung für eine intravenöse Leitung, v. a. in abgelegenen Gebieten, eine schnelle Wirkung und einfache Verabreichung zu erzielen.

Ketamin führt zu einer dissoziativen Anästhesie und kann bei moderaten bis starken Schmerzen eingesetzt werden. Die therapeutische Breite von Ketamin ist gegenüber Opioiden breiter, allerdings muss die unterschiedliche analgetische Wirkung des Racemats Ketamin und des ca. doppelt so stark wirksamen Enantiomers S-Ketamin beachtet werden (◘ Tab. 35.3). Üblicherweise wird es mit einem Benzodiazepin (z. B. Midazolam 1–3 mg) kombiniert, da es als Monotherapie mitunter zu Agitation und Alpträumen führen kann. Eine Kombination mit einem Opioid ist ebenfalls möglich, um die analgetische Wirkung zu verbessern. Bei korrekter Dosierung bleibt die Eigenatmung erhalten. Da Ketamin zu einer Aktivierung des sympathischen Nervensystems führt (z. B. Anstieg von Herzfrequenz und Blutdruck), ist es bei hämodynamischer Instabilität besonders geeignet. Erfolgreiche Anwendungen bis zu einer Höhe von 4243 m sind beschrieben (Grocott und Johannson 2007). Ketamin kann intravenös, intramuskulär, oral, sublingual und intranasal sowie rektal appliziert werden (◘ Tab. 35.3) (Russell et al. 2014). Die niedrigdosierte Gabe von S-Ketamin (0,125 mg/kg Körpergewicht) mit 1 mg Midazolam war in einem gemischten prähospitalen Notfallmedizinsystem mit Versorgung durch Notärzte oder Notfallsanitäter entsprechend deutscher Ausbildungsordnung mit geringen und wenigen Nebenwirkungen und sehr hoher Patientenzufriedenheit assoziiert (Häske et al. 2023). Bei Kindern und Jugendlichen ist der Einsatz von Ketamin und Opioiden mit hoher Wirkung und wenigen Beatmungsfällen (in der Frawley-Studie 6 Beatmungsindikationen bei 9033 Fällen mit Opioideinsatz) verbunden (Abebe et al. 2021; Frawley et al. 2023). In einer Österreich weiten Studie zu Analgesie in der Flugrettung wurden Opioide bei 20.051 und S-Ketamin bei 9082 Patienten angewendet. In über 95 % der Fälle war die Analgesie ausreichend. Frauen hatten häufiger als Männer starke Schmerzen bei Ankunft im Krankenhaus (5,0 % vs. 3,2 %). Die Sicherheit der Analgetika wurde vom Autorenteam als hoch eingestuft. Eine Beatmung war in 45 Patienten (0,2 %) notwendig, wobei die Autoren nicht die Ursachen ausführten, d. h., auch Grundkrankheit oder Verletzung könnten mitursächlich für die Beatmungspflichtigkeit gewesen sein (Rugg et al. 2021). In einer Schweizer Studie der Flugrettung Air-Glaciers verwendeten die meisten Notärzte eine Kombination aus Fentanyl mit Midazolam und Ketamin. Die Midazolamdosis lag median bei 2 mg, die Ketamindosis bei 0,2–0,7 mg/kg i. v. Selten wurden psychomimetische Ereignisse beschrieben. Die Analgesie wurde als sicher und hilfreich beschrieben (Vanolli et al. 2020). Die Koadministration von Ketamin und Opioiden könnte Vorteile bei der Analgesieeffizienz und -sicherheit bieten (Bansal et al. 2020). Eine Titrierung von Ketamin und Opioiden ist empfehlenswert.

Nichtopioidanalgetika

Nichtopioidanalgetika (NSAID sowie Metamizol und Paracetamol) haben weniger Nebenwirkungen als Opioide und Ketamin und sind in der Therapie akuter Schmerzen ebenfalls sinnvoll, wenngleich auch weniger wirksam. Durch den Einsatz von Nichtopioidanalgetika kann z. B. die Morphindosis mit Paracetamol um ca. 20 % (Remy et al. 2005) und mit Ketorolac um bis 50 % (Cepeda et al. 2005) reduziert werden. Im alpinen Gelände sind diese Analgetika bei leichtem bis moderatem Schmerz Mittel erster Wahl (◘ Abb. 35.2) (Russell et al. 2014). Zur Steigerung ihrer analgetischen Wirkung empfiehlt sich die Kombination zweier Nichtopioidanalgetika (z. B. NSAID plus Paracetamol oder Metamizol). Die meisten Nichtopioidanalgetika können sowohl oral als auch intravenös gegeben werden. Bei Kurzzeitanwendung sind die Nebenwirkungen gering. Bei Anwendung über mehrere Tage muss das Risiko einer Leberschädigung (bei Paracetamol) bzw. einer Nierenschädigung und von Magenulzera (bei NSAID) bedacht werden. Grundsätzlich führen NSAID zu einer reversiblen Hemmung der Thrombozytenfunktion. Es existieren nur wenige Daten dazu, inwieweit NSAID das Blutungsrisiko nach Trauma erhöhen (Russell et al. 2014). Daten aus der chirurgischen Literatur deuten jedoch darauf hin, dass die kurzzeitige Einnahme von NSAID das Blutungsrisiko nach Trauma nicht erhöht (Forrest et al. 1997; Lewis et al. 2013).

> Ein starkes Opioid als Kernanalgetikum ist für die Behandlung von moderaten und starken Schmerzen empfohlen. Ketamin hat eine hohe therapeutische Breite und kann bei moderaten bis starken Schmerzen eingesetzt werden. Eine Kombination mit Midazolam zur Vermeidung von Agitation und Delir als auch mit einem länger wirksamen Opioid ist sinnvoll.

35.2.2 Lokal- und Regionalanästhesie

In den letzten 15 Jahren hat die Regionalanästhesie in der prähospitalen Notfallmedizin zuerst im französisch-, dann im englisch- und z. T. auch im deutschsprachigen

Raum einen beträchtlichen Aufschwung erlebt. Besonders bei längeren Transportzeiten ins Krankenhaus, z. B. >> 1 h, kann eine Regionalanästhesie bei entsprechenden technischen Möglichkeiten und Fähigkeiten des Teams vor Ort Sinn machen. Zum Beispiel konnte in einer australischen Studie bei 24 Patienten mit Femurfraktur gezeigt werden, dass ein von Paramedics durchgeführter Fascia-iliaca-Block (FIB) zu einer besseren Schmerzreduktion führt als die alleinige Gabe von Morphin (Reduktion in der 11-teiligen Schmerzskala um 5 vs. 2 Punkte nach 15 min). Die Zeit am Unfallort war in beiden Gruppen vergleichbar, ebenso wurden keine Nebenwirkungen in der FIB-Gruppe beobachtet (McRae et al. 2015). In einer ähnlich angelegten Studie in den Niederlanden wurde der FIB von Krankenpflegern des Rettungsdienstes bei 100 Patienten angewendet. Der FIB war bei 96 Patienten wirkungsvoll und führte innerhalb von 30 min zu einer Schmerzreduktion auf der 10-teiligen Schmerzskala von 6 auf 3 Punkte. Nebenwirkungen wurden keine beobachtet, die Zufriedenheit der Patienten war sehr hoch (Dochez et al. 2014). Ebenso wurde die erfolgreiche prähospitale Anwendung eines Oberst-Blocks durch einen Paramedic beschrieben (Simpson et al. 2012). Des Weiteren wurde aus Frankreich die erfolgreiche prähospitale Anwendung eines N.-ischiadicus-Blocks bei 20 von 21 Patienten von Notärzten berichtet. Die Autoren dieser Studie schließen daraus, dass der prähospitale N.-ischiadicus-Block zu einer wirksamen Analgesie führt. Bei der Anlage des Nervenblocks erhöht der Einsatz eines Nervenstimulators die Treffsicherheit und sollte deshalb gegenüber der alleinigen anatomischen Orientierung bevorzugt werden (Gros et al. 2010). Der mittlerweile in einigen prähospitalen Systemen etablierte Einsatz von Ultraschallgeräten kann die Anlage einer gezielten Regionalanästhesie beschleunigen und sowohl Patientenkomfort als auch Erfolgsrate gegenüber Anlage mit Nervenstimulation allein noch weiter erhöhen (Brookes et al. 2015; Lewis et al. 2015). Es wurden die erfolgreiche Anwendung eines interskalenären Blocks durch einen Anästhesisten in Frankreich (Lagrabette et al. 2008) und ein Nervenblock am Handgelenk (d. h. N. ulnaris, medianus und radialis) durch einen Notfallmediziner in der Schweiz berichtet (Pasquier et al. 2012) (◘ Abb. 35.3). Bei stumpfen Thoraxtraumen kann ein Serratus-anterior-Plane-Block in Betracht gezogen werden (Harrington et al. 2022). Laut einem systematischen Review mit Metaanalyse führt bei proximaler Femurfraktur ein Fascia-iliaca-Kompartment-Block bei geringem Risiko zu einer besseren Analgesie als eine Kombination aus Sedativa und Opioiden oral oder i. v. (Slade et al. 2023).

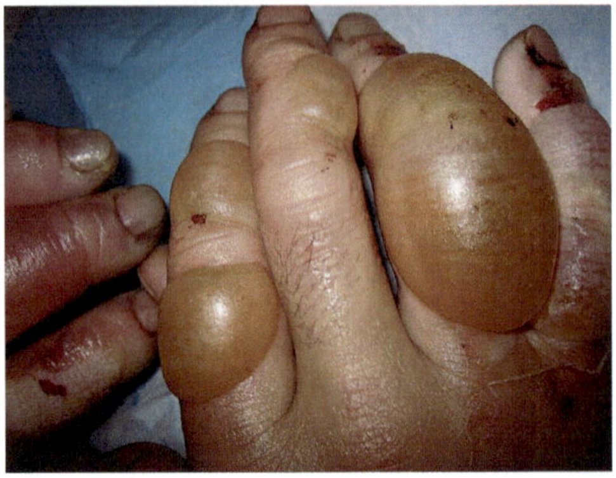

◘ **Abb. 35.3** Oberflächliche Erfrierungen (Grad II) beider Hände, 24 h nach dem primären Kältetrauma. (Aus Pasquier et al. 2012, mit freundl. Genehmigung von Greg Zen Ruffinen)

> Regionalanästhesie kann in der Hand von erfahrenen Rettern besonders bei längeren Transporten eine sinnvolle Alternative zu einer systemischen Analgesie sein. Der prähospitale Einsatz von Ultraschall zur Anlage einer Regionalanästhesie ist empfohlen.

35

Literatur

Abebe Y, Hetmann F, Sumera K, Holland M, Staff T (2021) Scand J Trauma Resusc Emerg Med Dec 11;29(1):170. ▶ https://doi.org/10.1186/s13049-021-00974-3

Bansal A, Miller M, Ferguson I, Burns B 2020 Prehosp Disaster Med Jun;35(3):314–321. ▶ https://doi.org/10.1017/S1049023X20000448

Borland M, Jacobs I, King B, O'Brien D (2007) A randomized controlled trial comparing intranasal fentanyl to intravenous morphine for managing acute pain in children in the emergency department. Ann Emerg Med 49:335–340

Brookes J, Sondekoppam R, Armstrong K, Uppal V, Dhir S, Terlecki M, Ganapathy S (2015) Comparative evaluation of the visibility and block characteristics of a stimulating needle and catheter vs an echogenic needle and catheter for sciatic nerve block with a low-frequency ultrasound probe. Br J Anaesth 115:912–919

Carenzo L, McDonald A, Grier G (2022) Br J Anaesth Feb;128(2):e206-e208. ▶ https://doi.org/10.1016/j.bja.2021.08.017

Cepeda MS, Carr DB, Miranda N, Diaz A, Silva C, Morales O (2005) Comparison of morphine, ketorolac, and their combination for postoperative pain: results from a large, randomized, double-blind trial. Anesthesiology 103:1225–1232

Craig M, Jeavons R, Probert J, Benger J (2012) Randomised comparison of intravenous paracetamol and intravenous morphine for acute traumatic limb pain in the emergency department. Emerg Med J 29:37–39

De Valence T, Suppan L (2023). Time to reconsider analgesie in mass casualty incidents. Wilderness Environ Med. Dec;34(4):524–527.▶ https://doi.org/10.1016/j.wem.2023.09.003

Dochez E, van Geffen GJ, Bruhn J, Hoogerwerf N, van de Pas H, Scheffer G (2014) Prehospital administered fascia iliaca compartment block by emergency medical service nurses, a feasibility study. Scand J Trauma Resusc Emerg Med 22:38

Dubecq C, Montagnon R, Morand G, De Rocquigny G, Petit L, Peyrefitte S, Dubourg O, Pasquier P, Mahe PJ (2023) Spec Oper Med Mar 15;23(1):84–87. ▶ https://doi.org/10.55460/OE4C-60HM

Egger A, Huber T, Heschl S, Fiegl J, Burger J, Trimmel H, Schreiber W, Niederer M, Tscherny K, Roth D (2022) Efficacy and safety of methoxyfurane for treatment of acute traumatic pain by EMTs during alpine rescue operations: the "PainDrop" trial. Prehospital Emerg Care 7:1–6

Ellerton J, Milani M, Blancher M, Zen-Ruffinen G, Skaiaa SC, Brink B, Lohani A, Paal P (2014) Managing moderate and severe pain in mountain rescue. High Alt Med Biol 15:8–14

Ellerton, J, Tomazin, I, Brugger, H, Paal, P, International Commission for Mountain Emergency Medicine (2009) Immobilization and splinting in mountain rescue. Official Recommendations of the International Commission for Mountain Emergency Medicine, ICAR MEDCOM, Intended for Mountain Rescue First Responders, Physicians, and Rescue Organizations. High Alt Med Biol 10:337–342

Forrest JB, Heitlinger EL, Revell S (1997) Ketorolac for postoperative pain management in children. Drug Saf 16:309–329

Frawley J, Goyal A, Gappy R, Sandoval S, Chen NW, Crowe R, Swor R (2023) Prehosp Emerg Care 27(7):915–919. ▶ https://doi.org/10.1080/10903127.2023.2183295

Grocott MP, Johannson L (2007) Ketamine for emergency anaesthesia at very high altitude (4243 m above sea-level). Anaesthesia 62:959–962

Gros T, Amaru P, Basuko C, Dareau S, Eledjam JJ (2010) Sciatic nerve block in prehospital care. Ann Fr Anesth Reanim 29:162–164

Harrington C, Bliss J, Lam L, Partyka C (2022) Serratus Anterior Plane Block for Clinically Suspected Rib Fractures in Prehospital and Retrieval Medicine. Prehosp Emerg Care Dec 8:1–6. ▶ https://doi.org/10.1080/10903127.2022.2150344

Häske D, Eppler D, Heinemann N, Schempf B (2023) Patient-reported side effects and satisfaction of pre-hospital analgesia with low-dose esketamine: a cross-sectional study. BMC Emerg Med Nov 4;23(1):130

Kupper TE, Schraut B, Rieke B, Hemmerling AV, Schoffl V, Steffgen J (2006) Drugs and drug administration in extreme environments. J Travel Med 13:35–47

Lagrabette JF, Minville V, Colombani A, Bounes V, Fourcade O (2008) Interscalene brachial plexus block for glenohumeral luxation in prehospital medicine. Ann Fr Anesth Reanim 27:338–340

Lee C, Porter KM (2005) Prehospital management of lower limb fractures. Emerg Med J 22:660–663

Lewis SR, Nicholson A, Cardwell ME, Siviter G, Smith AF (2013) Nonsteroidal anti-inflammatory drugs and perioperative bleeding in paediatric tonsillectomy. Cochrane Database Syst Rev, CD003591

Lewis SR, Price A, Walker KJ, McGrattan K, Smith AF (2015) Ultrasound guidance for upper and lower limb blocks. Cochrane Database Syst Rev, CD006459

Lynch TV, Callas PW, Peterson TD, Schlein SM (2022). Wilderness Environ Med Sep;33(3):296–303. ▶ https://doi.org/10.1016/j.wem.2022.05.003

McRae PJ, Bendall JC, Madigan V, Middleton PM (2015) Paramedic-performed fascia iliaca compartment block for femoral fractures: a controlled trial. J Emerg Med 48:581–589

Pasquier M, Ruffinen GZ, Brugger H, Paal P (2012) Pre-hospital wrist block for digital frostbite injuries. High Alt Med Biol 13(1):65–66

Patrick C, Smith M, Rafique Z, Rogers Keene K, De La Rosa X (2023) Prehosp Emerg Care 27(2):269–274. ► https://doi.org/10.1080/10903127.2022.2099602

Pietsch U, Berger Y, Schurter D, Theiler L, Wenzel V, Meuli L, Grünenfelder A, Albrecht R (2021) Nasal nalbuphine analgesia in prehospital trauma managed by first-responder personnel on ski slopes in Switzerland: an observational cohort study. Scan J Trauma Resusc Emerg Med. 29(1):36

Pietsch U, Moeckel J, Koppenberg J, Josi D, Jungwirth A, Hautz WE, Wenzel V, Strecke S (2022Oct) Albrecht R (2022) Stability of Drugs Stored in Helicopters for Use by Emergency Medical Services: A Prospective Observational Study. Ann Emerg Med 80(4):364–370

Pietsch U, Fischer H, Rüst CA, Hossfeld B, Grünenfelder A, Wenzel V, Albrecht R (2023) Oral transmucosal fentanyl citrate analgesia in prehospital trauma care: an observational cohort study. Scand J Trauma Resusc Emerg Med Jan 7;31(1):2

Remy C, Marret E, Bonnet F (2005) Effects of acetaminophen on morphine side-effects and consumption after major surgery: meta-analysis of randomized controlled trials. Br J Anaesth 94:505–513

Rugg C, Woyke S, Voelckel W, Paal P, Ströhle M (2021) Scand J Trauma Resusc Emerg Med Feb 1;29(1):28. ► https://doi.org/10.1186/s13049-021-00839-9

Russell KW, Scaife, CL, Weber DC, Windsor JS, Wheeler AR, Smith W, Wedmore, I, McIntosh SE, Lieberman JR, Wilderness Medical Society (2014) Wilderness Medical Society practice guidelines for the treatment of acute pain in remote environments. Wilderness Environ Med 25:41–49

Simpson PM, McCabe B, Bendall JC, Cone DC, Middleton PM (2012) Paramedic-performed digital nerve block to facilitate field reduction of a dislocated finger. Prehosp Emerg Care 16:415–417

Slade S, Hanna E, Pohlkamp-Hartt J, Savage DW, Ohle R (2023). Prehosp Disaster Med Apr;28(2):252–58

Smith JE, Russell R, Mahoney PF, Hodgetts TJ (2009) What is the ideal pre-hospital analgesic? A questionnaire study. J R Army Med Corps 155:44–46

Trimmel H, Egger A, Doppler R, Pimiskern M, Voelckel WG (2022) BMC Emerg Med Jan 15;22(1):8. ► https://doi.org/10.1186/s12873-021-00565-6

van den Broek MP, Groenendaal F, Egberts AC, Rademaker CM (2010) Effects of hypothermia on pharmacokinetics and pharmacodynamics: a systematic review of preclinical and clinical studies. Clin Pharmacokinet 49:277–294

Vanolli K, Hugli O, Eidenbenz D, Suter MR, Pasquier M (2020) Wilderness Environ Med. 2020 Dec;31(4):385–393. ► https://doi.org/10.1016/j.wem.2020.06.004. Epub 2020 Sep 8

Vilcane S, Scharonow O, Weilbach C, Scharonow M (2023) Application of analgesics in emergency services in German: a survey of medical directors. BMC Emerg Med Set 14;23(1):104. ► https://doi.org/10.1186/s12873-023-00878-8

Woolley T, Round JA, Ingram M (2017) Global lessons: developing military trauma care and lessons for civilian practice. Br J Anaesth 119:i135–i142

Terrestrische Bergrettung: spezifische ärztliche Einsatztaktiken

Fidel Elsensohn und Alexander Egger

Inhaltsverzeichnis

M. M. Berger et al. (Hrsg.), *Alpin- und Höhenmedizin*,
https://doi.org/10.1007/978-3-662-69578-4_36

Bergrettungseinsätze stellen spezielle Anforderungen an den Notarzt. Verzögerte Eintreffzeiten und Witterungseinflüsse verstärken oft die Folgen von Verletzungen. Objektive Gefahren machen ein rasches und zielgerichtetes therapeutisches Management notwendig, um das Risiko für Opfer und Helfer so gering wie möglich zu halten. Das medizinische Management von Lawinenunfällen, Stürzen in Gletscherspalten und das „Hängetrauma" erfordern spezifische Kenntnisse der Notfallmedizin. Eine große Herausforderung ist die Behandlung schwerer traumatischer Verletzungen in unzugänglichem Terrain durch eingeschränkte räumliche und erschwerte diagnostische und therapeutische Bedingungen. Der Notarzt muss sich als Teil eines Rettungsteams verstehen und sollte die Rettungsaktion nicht durch überzogene medizinische Maßnahmen behindern. In vielen Fällen muss er ohne die gewohnte professionelle Assistenz und Überwachungssysteme arbeiten.

36.1 Besondere Einsatzbedingungen

Für den bodengebundenen Notarzt unterscheidet sich die Gesamtsituation bei einem Rettungseinsatz im Gebirge deutlich vom gewohnten Szenario im Flachland oder urbanen Bereich. Durch den Einsatz von Notarzthubschraubern (NAH) in den Bergen verbleiben für bodengebundene Einsatzteams überwiegend Einsätze bei schlechten Witterungsbedingungen und in der Nacht. Die verlängerte Vorlaufzeit, der körperliche Einsatz beim Anmarsch und der vielfach lange Abtransport bedingen ein differenziertes, den Verhältnissen angepasstes, medizinisches Management.

Während der Flugrettungsarzt fit, trocken und warm am Einsatzort ankommt, erreicht der bodengebundene Notarzt diesen erschöpft, verschwitzt und oft durchnässt. Zudem hat sich durch die verzögerte Eintreffzeit der Zustand des Patienten oft bereits verschlechtert. Alle diese Umstände erschweren die Erstuntersuchung und die Diagnosestellung.

Das Monitoring ist meist nur eingeschränkt, da Überwachungsgeräte nicht immer verfügbar sind. Es gibt zwar kleine Monitore, oft setzen aber die Witterungsbedingungen oder auch der Zustand des Patienten, beispielsweise bei einer Unterkühlung, einer kontinuierlichen Überwachung Grenzen (Brown et al. 2012).

Verletzte und Erkrankte in den Bergen gelten so lange als unterkühlt, bis das Gegenteil bewiesen ist. Ärztliche Maßnahmen sollten zu keiner weiteren Auskühlung führen (Søreide 2013). Trotz intensiver Ausbildung ist der alpine Notarzt regelmäßig mit der Situation konfrontiert, dass seine Helfer nicht denselben hohen medizinischen Ausbildungsgrad haben, wie dies im urbanen Notarztsystem der Fall ist, wo üblicherweise professionelles Personal die Notarztassistenz leistet. Tätigkeiten, die er sonst delegieren kann, muss er selbst durchführen. Trotzdem sollte er den Überblick über die Gesamtsituation nicht verlieren. Zudem darf er nicht durch überzogene medizinische Maßnahmen, die den Abtransport unnötig verzögern („stay and play"), den Patienten, sich selbst und die anderen Helfer unnötigen Gefahren aussetzen.

36.1.1 Medizinische Strategie in einer alpinen Notfallsituation

Die medizinische Strategie beim Bergrettungseinsatz ist abhängig von folgenden Faktoren:

- *Möglichst hohe Sicherheit für Retter und Opfer:* Die Prinzipien einer möglichst umfassenden Risikoabschätzung hat oberste Priorität.
- *Zeitachse:* Verzögerte Alarmierung und lange Anmarsch- und Transportzeiten

sind wichtige Faktoren für die gesamte Strategie einer optimalen Behandlung. Einerseits kann unter Umständen von einer gefährlichen Rettung abgesehen werden, wenn z. B. ein lebloser Patient gefunden wird und nach den Kriterien der Internationalen Kommission für Alpine Notfallmedizin (ICAR MEDCOM) eine Reanimation nicht angezeigt ist (Lugnet et al. 2023). Andererseits ist es manchmal sinnvoll, dass das Opfer an einem sicheren Ort verbleibt, wenn eine medizinische Versorgung nicht unmittelbar erforderlich ist oder durch Kameraden erfolgen kann.

- *Wetterverhältnisse:* Die Einschätzung der lokalen Wettersituation und die Berücksichtigung der Tageszeit sind unabdingbare Voraussetzung für eine gelungene Rettungsaktion. Auch hier kommt es zu einem Abwägen einer raschen Bergung und eines Transports mit Minimalversorgung vs. einer umfassenden Behandlung entsprechend den internationalen Guidelines mit dem Risiko, dass nach Einbruch der Dunkelheit ein deutlich erhöhtes Risiko für Retter und Opfer besteht oder eine Rettung sogar verunmöglicht werden kann.
- *Minimalversorgung vs. Maximalversorgung:* Diese Entscheidung erfordert große Erfahrung des alpinen Notarztes. Nicht immer ist eine maximale Guideline-konforme Strategie möglich oder auch indiziert. Es gilt das Prinzip der optimalen Versorgung und diese muss die Gesamtsituation des Einsatzes in Betracht ziehen. Dazu kommt, dass die vorhandenen Ressourcen oft für einen langen Transport nicht ausreichen, und bei Bedarf nicht oder nur massiv verzögert nachgebracht werden können.
- *Behandlungsgrenzen:* „Nicht alles, was möglich ist, ist in einer bestimmten Situation sinnvoll.“ Frustrane Behandlungsversuche bei fehlender Routine oder nichterkennbare Verletzungsmuster stellen große Gefahren für das Opfer dar. Dabei sind Vorerkrankungen und eine Vormedikation nicht bekannt. Interaktionen von Medikamenten oder allergische Reaktionen können eine beherrschbare Situation in eine Katastrophe führen. Bei Unfällen mit mehreren Verletzten kann eine Triagierung angezeigt sein.
- *Transportroute und Methode:* Wann immer möglich wird ein Helikoptertransport angestrebt werden. Bei Verhältnissen, bei denen eine luftgebundene Rettung nicht möglich ist, muss ein sicherer und möglichst rascher terrestrischer Transport erfolgen. Dabei muss schon bei Beginn der medizinischen Behandlung abgewogen werden, ob die einmal begonnene Behandlung unter den gegebenen Umständen bis zur Übergabe an das nachfolgende Team lückenlos durchgeführt werden kann. Dafür ist die Koordination des Notarztes mit der Einsatzleitung und dem Teamleiter vor Ort unabdingbar. Um eine möglichst rasche Bergung zu gewährleisten, ist bereits unmittelbar nach einer medizinischen Ersteinschätzung eine Entscheidung zu treffen, auf welche Art und Weise der Transport organisiert werden kann, welche technischen Anforderungen zu erwarten sind, und diese ist möglichst rasch technisch umzusetzen.

36.1.2 Risikomanagement des Notarztes beim alpinen Rettungseinsatz

Auch wenn das Risikomanagement beim Bergrettungseinsatz überwiegend beim Einsatzleiter vor Ort liegt, ist jeder Retter, unabhängig seiner Funktion, Teil des Risikomanagements. Dies gilt umso mehr für den alpinen Notarzt, da seine Beurteilung der Situation sich nicht nur auf objektive Gefahren bezieht, sondern auch Auswirkungen auf seine ärztlichen Entscheidungen hat. Risikomanagement hat die Aufgabe, vorhandene Risiken zu erkennen, sie laufend zu bewerten und damit das Gesamtrisiko zu reduzieren. Bezogen auf die Tätigkeit des alpinen Notarztes bedeutet das, durch eine möglichst genaue Erstuntersuchung die unmittelbar notwendigen medizinischen Maßnahmen festzulegen. Dann muss mit dem Einsatzleiter vor Ort und dem Gesamteinsatzleiter eine Strategie der Bergung, des Transports mit dem notwendigen oder verfügbaren Rettungsmittel und das entsprechende Zielkrankenhaus festgelegt werden. Dabei muss der Notarzt mögliche Verschlechterungen des Zustands des Patienten antizipieren und mögliche Interventionen ansprechen. Diese Möglichkeiten und/oder Unsicherheiten müssen mit dem Rettungsteam, vvor allem den unmittelbaren medizinischen Helfern besprochen und die daraus notwendigen Schritte in einer strukturierten Form definiert werden. Die Information an das Rettungsteam und die Einsatzleitung sollten möglichst aktuell und auf die unmittelbar notwendigen Informationen begrenzt werden. Die Information an die Leitstelle sollen, wenn möglich, durch den Notarzt direkt erfolgen, da dann eventuell Rückfragen ohne Zeitverzögerung direkt beantwortet werden können. Ein eigener Funkkanal oder direkter Anruf über das Mobilnetz ist aus datenschutzrechtlichen Gründen erforderlich. Die richtige Einschätzung der menschlichen Faktoren („human factors“) bei der Beurteilung des Risikos durch die Situation und die Maßnahmen vor Ort und den Transport können Überforderung und Erschöpfung vermeiden. Vor allem bei langdauernden, kräfteraubenden und psychisch traumatisierenden Einsätzen können schwindende physische und psychische Kraft zu Fehleinschätzungen und Fehlhandlungen führen. Risikomanagement heißt auch, durch geeignete Maßnahmen das Risiko minimal zu halten, ohne die Bergung und den Transport zu verzögern und die notwendigen medizinischen Schritte zu setzen. Der Prozess eines Risikomanagements beginnt mit der Identifizierung der möglichen objektiven Risiken im Zusammenhang mit den Risiken die durch versuchte und/oder begonnene medizinische Maßnahmen entstehen. Hier sind besonders die Zeitverzögerung bei der Rettung durch Anästhesie und endotracheale Intubation, Analgosedierung mit einer dadurch aufwendigen Bergung etc. zu erwähnen. Nach einer Risikoabschätzung müssen die Optionen entschieden werden. Eine besondere Bedeutung hat die Risiko-Nutzen-Abwägung für Retter und Patienten. Je schwerer oder gar lebensbedrohlich eine Verletzung oder Erkrankung ist, desto höher wird üblicherweise ein Risiko eingegangen. Hier ist ganz besonders eine rasche und umfassende Analyse der Situation im gesamten Einsatzteam essenziell. Dann kann die getroffene Teamentscheidung so effektiv wie möglich und im Konsens umgesetzt werden. Dabei muss weiterhin das identifizierte Risiko kontinuierlich evaluiert werden. Eine einmal begonnene Therapie sollte bis zur Übergabe durchgeführt werden können. Ein allfälliges Nachbringen medizinischer oder technischer Ausrüstung kann die gesamte Rettung verzögern.

Es kann auch erforderlich sein, bei einer Veränderung des Zustandes des Patienten rasch die nötigen Schritte einzuleiten und mit dem Einsatzleiter die neue Einsatzstrategie abzusprechen. In extremen Wettersituationen kann es sogar zweckmäßig sein, mit einem stabilen Patienten so lange an einem sicheren Ort (z. B. Hütte oder Biwak) zu verbleiben, bis die Situation den weiteren terrestrischen oder luftgebundenen Abtransport ermöglicht.

Es gibt auch immer wieder Einsätze, bei denen der Notarzt erst im Nachhinein hinzugezogen wird, sei es, weil kein Arzt von Anbeginn verfügbar war oder die erste Einsatzmeldung den Schweregrad der Verletzungen oder Erkrankungen nicht korrekt wiedergegeben hatte. In solchen Fällen stellt sich die Frage: Kann der Patient durch die Ersthelfer transportfähig gemacht und dem nachrückenden Arzt entgegengebracht werden oder muss der Notarzt zum Unfallort aufsteigen? Über Funk oder Mobiltelefon können die Symptome und der Schweregrad der Verletzung häufig ausreichend eingeschätzt werden, um die ersten Therapieschritte einzuleiten. Dadurch kann ein Einsatz rasch abgewickelt werden, der sonst sehr viel länger gedauert hätte (◘ Abb. 36.1).

Grundsätzlich gilt:

> Akzeptiere kein hohes Risiko für einen kleinen Nutzen: „Evaluate risk versus gain."

Zum Beispiel,

- wenn sich der Patient an einem sicheren Ort mit ausreichender Ausrüstung befindet,
- bei kleinen Verletzungen und geringfügigen Erkrankungen, die durch Kameraden versorgt werden können,
- bei schlechtem Wetter mit gefährlichem Anmarsch (z. B. Lawinengefahr) oder großer Höhe (z. B. bei fehlender Akklimatisation der Retter),
- bei fehlender technischer Ausrüstung (z. B. keiner Funkabdeckung).

> Ein Routineeinsatz ist nicht gleichbedeutend mit einem Einsatz mit geringem Risiko.

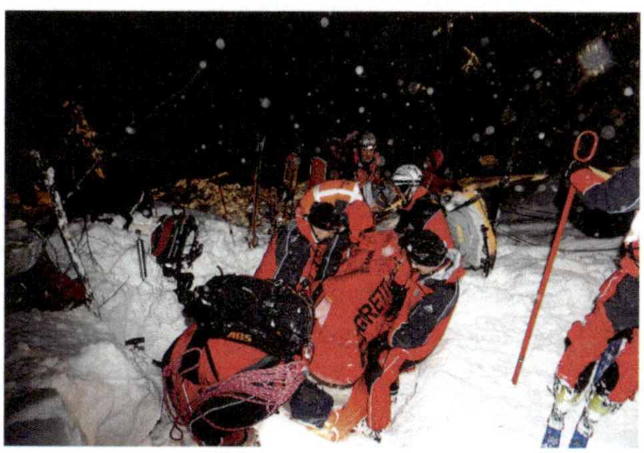

◘ **Abb. 36.1** Wintereinsatz bei Nacht. (Bildrechte: F. Elsensohn)

Fallbeispiel

▪ Lawinenabgang Widderstein, Vorarlberg, Hochwinter

Von einem nahegelegenen Schigebiet wird ein großer Lawinenabgang beobachtet und über die Leitstelle sofort ein Lawineneinsatz gestartet (◘ Abb. 36.2). Der erste Notarzthubschrauber (NAH) trifft nach 5 min am Unfallort ein, ein weiterer sowie ein Hubschrauber der Alpinpolizei nach 25 min. Im Einsatzgebiet herrscht schlechtes Wetter mit Nebel und Schneefall, der Gipfel ist in Wolken (◘ Abb. 36.2). Beim ersten Überflug werden zwei Lawinenkegel festgestellt und auf dem oberen wird eine Person gesichtet. Trotz weiterhin großer Lawinengefahr wird diese Person vom NAH aufgenommen und zur Einsatzleitung geflogen. Die Person ist nur minimal verletzt und schildert die Situation: Drei Bergsteiger haben eine Winterbesteigung als Training für eine Bergtour im Himalaya durch-

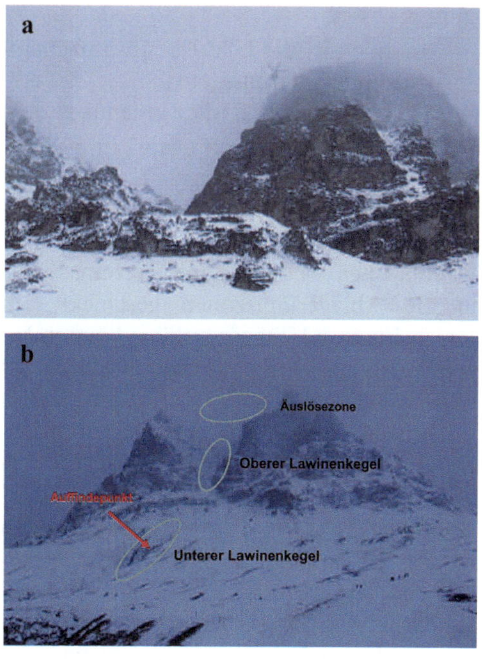

◘ **Abb. 36.2** **a, b** Lawine Widderstein. (Bildrechte: F. Elsensohn)

geführt. Dabei sind sie von einem Schneebrett unterhalb des Gipfelgrates erfasst und einige hundert Meter mitgerissen worden. Der Gerettete berichtet von großen Schneemassen, die sich immer noch im Gipfelbereich befänden.
Dem Rettungsteam stellt sich folgende Situation dar: Zwei verschüttete Personen, ohne Airbag aber mit Lawinenverschüttetensuchgerät (LVS), unklare Position wo sich die Verschütteten befinden, sehr hohe Gefahr von Nachlawinen, gefährlicher Anstieg und eine Lawinenbahn mit hohen Felsstufen und Ablagerungszone in einer Schlucht.

Von Seiten der Angehörigen der Verschütteten entsteht großer Druck auf die Rettungsteams, or allem auf den Einsatzleiter und den Notarzt, sofort die Suche aufzunehmen, sonst würden die Angehörigen der Verschütteten selbstständig einen Rettungsversuch durchführen. Der Alpinpolizei vor Ort gelingt es schließlich, die Angehörigen von einem derartigen Unterfangen abzuhalten.

Dem Notarzt werden die Fragen gestellt:

- Wie hoch ist die Überlebenswahrscheinlichkeit der Verschütteten?
- Wie groß ist das Risiko gegenüber dem Nutzen?

36

Entscheidung:
Risiko: Wegen sehr großer Gefahr für Nachlawinen werden keine Rettungsteams in die Ablagerungszonen geschickt, ein Recco-Flug und Transportflüge können bei zunehmendem Nebel nicht durchgeführt werden.

Nutzen: Die Wahrscheinlichkeit, dass die Opfer innerhalb einer Zeitspanne gerettet werden können, die ein Überleben wahrscheinlich macht, ist minimal und steht in keinem Verhältnis zur möglichen Gefährdung der Einsatzteams.

Nach Wetterbesserung am nächsten Tag wird eine Lawinensprengung im Gipfelbereich durchgeführt bei der sehr große Schneemassen abgesprengt werden.

Nach 2 Tagen Suche werden die Opfer schließlich am unteren Lawinenkegel unter 8 m Schnee geborgen. Die Obduktion ergibt, dass beide an Verletzungen verstorben sind, die unmittelbar zum Tod geführt haben.

Fazit: Trotz einer unmittelbaren Alarmierung und sofortiger Verfügbarkeit von ausreichend Rettungspersonal musste die Rettung der Lawinenverschüttete verschoben werden, bis die Verhältnisse eine ausreichend sichere Bergung zugelassen haben. Die Entscheidung über die Überlebenswahrscheinlichkeit stellte die technische und medizinische Einsatzleitung vor große Probleme. Der große Druck der Angehörigen und Medien stellte eine weitere Herausforderung dar.

36.2 Traumamanagement

Die meisten Rettungseinsätze im Gebirge erfolgen aufgrund von Verletzungen. Die wichtigsten Aufgaben des Notarztes am Unfallort sind:

- Beachtung der Unfallmechanik, um das mögliche Verletzungsmuster richtig einzuschätzen,
- eingehende klinische Untersuchung des Verletzten, um möglichst alle vital bedrohlichen Verletzungen zu erfassen,
- kompetente Analgesie,
- Stabilisierung des Kreislaufs.

Über allem aber steht die Risikoabschätzung, ob die Behandlung unmittelbar am Unfallort erfolgen kann oder ob der Patient zuerst aus der Gefahrenzone (z. B. Steinschlag) geborgen werden muss. Um das Risiko für alle Beteiligten so gering wie möglich zu halten, ist eine richtlinienkonforme Therapie beim Bergrettungseinsatz nicht immer möglich.

36.2.1 Schmerztherapie

Die Indikation zum Legen einer Verweilkanüle für die Verabreichung von Medikamenten und Infusionen zur Kreislaufstabilisierung sollte großzügig gestellt werden. Nach einer gewissenhaften Einschätzung der Schmerzintensität wird ein potentes Analgetikum verabreicht, um eine schmerzreduzierte Lagerung, Reposition und Schienung von Frakturen zu gewährleisten. Der Notarzt sollte ausschließlich Analgetika verabreichen, mit deren Wirkung und Nebenwirkung er gut vertraut ist.

Die am häufigsten verwendeten und am besten geeigneten Analgetika sind stark wirksame Opioide (z. B. Fentanyl und Piritramid) sowie Ketamin in Kombination mit einem Sedativum (Smith et al. 2012; Ellerton et al. 2013). Opioidnebenwirkungen wie Atemdepression und Übelkeit müssen rasch erkannt und behoben werden. Eine Analgosedierung muss immer mit einem Erhalt der Schutzreflexe einhergehen, da ansonsten eine Atemwegssicherung erforderlich ist. Ketamin kann zu „bad dreams" führen. Diese werden durch eine möglichst geräuscharme Umgebung (z. B. Vermeidung von Lärm) und eine milde Sedierung reduziert (Ellerton et al. 2009).

Alle potenten Schmerzmittel sollten symptomorientiert und titriert verabreicht werden. Allerdings gibt es das perfekte Analgetikum für den präklinischen Einsatz in den Bergen nicht. Dem Umstand, dass immer mehr ältere Menschen mit Dauermedikation Erholung in den Bergen suchen, muss in der Wahl und Dosierung von Medikamenten in einer Notfallsituation Rechnung getragen werden. Interaktionen und Nebenwirkungen müssen besonders beachtet werden, or allem, wenn psychotrope Substanzen im Spiel sind.

Eine Unterkühlung beeinflusst die Pharmakokinetik und die Pharmakodynamik aller Substanzen, daher sollten Analgetika in geringerer Dosis verabreicht werden und die möglichen sympathomimetischen Nebenwirkungen von Ketamin (Herzrhythmusstörungen) beachtet werden (Ellerton et al. 2014). Da die meisten unerwünschten Wirkungen in den ersten 30 min auftreten, sollte bei entsprechendem Verdacht ein schwieriger Transport mit eingeschränkter Überwachungsmöglichkeit des Patienten eventuell so lange zurückgestellt werden (Newman et al. 2003).

Für Situationen, in denen eine intravenöse Verabreichung von Schmerzmedikamenten nicht möglich ist, stehen alternative Möglichkeiten zur Verfügung: Opioide, Ketamin und Midazolam können intranasal verabreicht werden. Dazu werden spezielle Spritzenaufsätze benützt (z. B. MAD®, Mucosal Atomisation Device). Wirkung und Wirkeintritt sind etwa gleich wie bei intravenöser Verabreichung (Castner et al. 2005). Inhalative Formen der Schmerztherapie wie Methoxyfluran (Penthrox®) und das Lachgas-Sauerstoff-Gemisch (Livopan®) finden seit geraumer Zeit auch in Mitteleuropa Anwendung. Während sich das Lachgas-Sauerstoff-Gemisch aufgrund des Gebindes (2 l Hochdruckstahlbehälter) für den alpinen Notfalleinsatz nur mäßig bewährt hat, findet Methoxyfluran (Penthrox®) im Bergrettungsdienst bereits breite Anwendung. Durch das zufriedenstellende Nebenwirkungsprofil der Substanz ist es (sofern es die rechtlichen Rahmenbedingungen des jeweiligen Landes ermöglichen) auch in der nichtärztlichen Anwendung als sicher einzustufen (Egger et al. 2022). Für die bukkale Darreichungsform (z. B. Fentanyl Lolly, Buccalam®) gibt es aus dem Setting der alpinen Notfallmedizin noch keine validen Daten. Eine Anwendung findet jedoch bereits teilweise an Hubschrauberstützpunkten statt.

> „Adäquate Schmerzbekämpfung am Unfallort in den Bergen ist ein Menschenrecht." (U. Wiget in Elsensohn 2002, S. 134).

36.2.2 Volumentherapie

Patienten mit Verletzungen mit starken Blutungen, z. B. bei Schädel-Hirn-Traumata (SHT) oder Polytrauma, erfordern ein differenziertes medizinisches Vorgehen. Für die Volumenersatztherapie bei Polytrauma mit drohendem hypovolämen Schock gibt es unterschiedliche Therapieschemen. Eine genaue Abschätzung des Schweregrads der Verletzungen und der Kreislaufsituation ist im Bergrettungseinsatz oft schwierig (Sumann et al. 2009, 2020).

Die präklinische Schockbehandlung ist von der Frage geleitet, ob eine schwere innere oder äußere Blutung vorliegt, die mit den vorhandenen Mitteln nicht beherrscht werden kann, oder ob die Hauptverletzung ein Schädel-Hirn-Trauma ist. Bei starken inneren Blutungen (Verletzungen großer Gefäße, Leber- und Milzrupturen) ist ein unverzüglicher Transport in das nächste geeignete Krankenhaus anzustreben, da jede zeitintensive Therapie das Outcome verschlechtert.

> Ein rascher Abtransport kann eine wichtige Therapieoption sein.

In diesem Fall wird empfohlen, eine milde Hypotension mit einem systolischen Blutdruck von <90 mmHg systolisch (d. h. permissive Hypotension) in Kauf zu nehmen. Aggressives Volumenmanagement führt zu Auskühlung und Koagulopathie und verstärkt damit die Blutung. Bei Vorliegen eines Schädel-Hirn-Traumas (SHT) ist dagegen eine rasche Stabilisierung des Kreislaufs mit Blutdruckwerten >110 mmHg systolisch anzustreben (Sumann et al. 2020).

36

Neben der medikamentösen Therapie muss auf eine rasche und fachgerechte Reposition von Frakturen und Verrenkungen zur Schmerzlinderung und Blutstillung geachtet werden. Im Bergrettungsdienst werden dazu Splints, Vakuumschienen und Vakuummatratzen verwendet (Ellerton et al. 2009). Neben diesen Maßnahmen ist eine solide Wärmeisolation mit Aluminiumrettungsdecken und Wärmepackungen von großer Wichtigkeit, da eine Hypothermie das Outcome von Traumapatienten dramatisch verschlechtert (Søreide 2013).

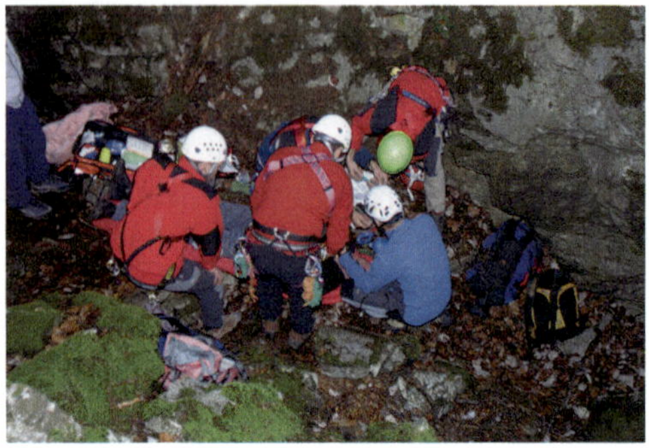

Abb. 36.3 Traumaversorgung im Gelände. (Bildrechte: F. Elsensohn)

Zusammenfassend kann gesagt werden, dass die Versorgung von Patienten mit schweren Verletzungen im Gebirge unter widrigen Verhältnissen eine große Herausforderung für den alpinen Notarzt darstellt. Die rasche Einschätzung des Schweregrades der Verletzung, die optimale Schmerz- und Volumentherapie mit der Zielsetzung, so rasch wie möglich das unbedingt Notwendige zu tun, sind die Eckpfeiler der ärztlichen Strategie. Die Abb. 36.3 zeigt die notärztliche Versorgung eines abgestürzten Patienten durch den Notarzt und Bergretter unter erschwerten Bedingungen.

36.3 Spezifische alpine Notfallsituationen

36.3.1 Lawinenunfall

Die Aufgaben des alpinen Notarztes und die Therapie von Lawinenverschütteten werden in ▶ Kap. 31 behandelt. Die Einsatztaktik liegt beim Lawinenunfall eher in der Hand der Rettungsorganisation als in der Hand des Notarztes. Entscheidend ist, dass der Notarzt so rasch wie möglich (z. B. mit dem ersten NAH) an den Unfallort gebracht wird, um bei der Rettung des Verschütteten anwesend zu sein.

Bei einer Mehrfachverschüttung koordiniert der erste Notarzt die eintreffenden Rettungsteams in Kooperation mit dem Einsatzleiter vor Ort. Ziel ist, die vorhandenen Kräfte so zielgerichtet wie möglich einzusetzen, um möglichst vielen Verschütteten eine Überlebenschance zu geben. Sind genügend Ärzte auf dem Lawinenfeld, sollte ein Arzt, wenn möglich, bei der Rettung von Verschütteten unmittelbar dabei sein. Die bei der Auffindung erhobenen Befunde wie Atemhöhle, Atemwege und Vitalfunktionen haben für die späteren medizinischen Entscheidungen große Konsequenzen, können allerdings bei Fehlen schwer rekonstruiert werden.

Der leitende Notarzt auf dem Lawinenkegel muss beim Abtransport der Betroffenen in Absprache mit der Rettungsleitstelle das jeweils geeignete Zielkrankenhaus definieren. Jeder Arzt, der zu einem Lawinenunfall gerufen wird, muss die besonderen Triage- und Therapierichtlinien genau kennen und befolgen.

> Keine lawinenverschüttete Person ohne offensichtliche Verletzungen, die mit dem Leben nicht vereinbar sind, ***und*** mit freien Atemwegen ist tot, bis sie wiedererwärmt und tot ist (Pasquier et al. 2023).

36.3.2 Spaltensturz

Stürze in Gletscherspalten führen meistens zu einer Kombination von lebensgefährlichen Verletzungen und Unterkühlung. Schwere Weichteilverletzungen durch Steigeisen, Becken- und Wirbelsäulenverletzungen sowie Frakturen sind häufig. Eine rasche medizinische Versorgung ist nicht möglich, wenn Verletzte tief in einer Spalte eingeklemmt sind und sich die technische Bergung schwierig gestaltet.

Ist eine adäquate medizinische Versorgung in der Gletscherspalte nicht möglich, muss sich der Arzt möglicherweise auf eine Analgesie beschränken. Die Bergung mit technischen Bergehilfen sollte so schonend wie möglich gestaltet werden.

Wird der Notarzt nicht zum Patienten abgeseilt, kann er vom Spaltenrand Anweisungen an die Retter zur Immobilisierung der Verletzten geben und damit zusätzliche Schäden vermeiden. Bei diesem Unfall hat häufig die technische Bergung Vorrang vor der medizinischen Versorgung.

36.3.3 Hängen im Seil

Bewegungsloses Hängen im Seil („suspension syndrome“) kann über das Versacken des Blutes in der unteren Körperhälfte zu einem Kreislaufversagen und bei längerer Dauer zum Tod führen. Obwohl der pathophysiologische Mechanismus dafür nicht vollständig geklärt ist, wurde über viele Jahre die Lehrmeinung vertreten, dass das Opfer nach der Bergung in eine Hock- oder Kauerposition gebracht werden muss.

Die horizontale Lagerung des Patienten und eine Volumensubstitution wurden lange Zeit kritisch betrachtet, da befürchtet wurde, dass eine akute Überladung des Kreislaufs durch den Blutrückstrom zu Arrhythmien und Herz-Kreislauf-Stillstand führen kann. Neuere Untersuchungen widerlegen diese Theorie aus mehreren Gründen. Kletterer, die über längere Zeit bewegungslos im Seil hängen, sind meistens herzgesunde, sportlich aktive Menschen, die eine zeitweise Volumenerhöhung am Herzen in der Regel gut tolerieren. Zudem ist die Datenlage über die Todesursachen und den sog. Rescue Death nach Hängen im Seil sehr dürftig (▶ Kap. 33).

Auch nimmt eine sitzende Position keine Rücksicht auf schwere innere Verletzungen oder eine Verletzung der Wirbelsäule.

Patienten mit Kreislaufproblemen anderer Ursache werden generell in Rückenlage behandelt. Die Beurteilung von Verletzungen und Kreislaufsituation eines bewusstlosen, frei hängenden Patienten kann sehr schwierig sein. Das therapeutische Konzept sollte daher dem allgemeinen ALS (Advanced Life Support)-Protokoll folgen (Mortimer 2011; Thomassen et al. 2009; Rauch et al. 2019, 2023).

36.3.4 Internistischer Notfall

Immer mehr ältere Menschen mit vorbestehenden Erkrankungen suchen Erholung und sportliche Herausforderung in den Bergen, entsprechend hoch ist die Anzahl von akuten internistischen Erkrankungen im Gebirge, allen voran dem akuten Koronarsyndrom und Herzinfarkt. Grundsätzlich gelten im Gebirge die gleichen medizinischen Behandlungsrichtlinien wie bei internistischen Notfällen im Flachland oder urbanen Raum(▶ Abschn. 21.3.1).

Ist eine Helikopterbergung nicht möglich, sind die Möglichkeiten allerdings stark eingeschränkt. Bei einem terrestrischen Einsatz erleichtern kleine Überwachungs- und Behandlungssysteme (kleine halbautomatische Defibrillatoren mit Monitor) die Diagnostik und Therapie auch bei kardialen oder anderen Notfällen. Automatische Geräte zur Thoraxkompression wie z. B. CorpulsCPR® und LUCAS® ermöglichen eine kontinuierliche Herzdruckmassage auch während des Transportes (Egger et al. 2021).

36.3.5 Sucheinsatz

Ein Sucheinsatz stellt an den alpinen Notarzt geringe medizinische Anforderungen. Wenn die gesuchten Personen allerdings längere Zeit nicht gefunden werden, die Witterungsverhältnisse sich dramatisch verschlechtern und das Risiko für die Helfer steigt, kann der Arzt mit der Frage konfrontiert sein, wie hoch die Überlebenschancen bei Abbruch der Suchaktion sind. Diese Einschätzung hängt wesentlich von den verfügbaren Informationen ab. Eine Fremdanamnese über Dauermedikation, körperliche Fitness sowie Ausrüstung und Bekleidung sind dabei von großer Bedeutung.

36.3.6 Massenunfall

Massenunfälle in den Bergen sind selten und stellen Rettungsteams und Behörden vor enorme Herausforderungen. Verletzungen, die normalerweise überlebt werden, können bei Großschadensereignissen in den Bergen zum Tod führen. Nicht alle beteiligten Ärzte und Rettungsteams haben Erfahrung im Management von Großschadensereignissen speziell im Gebirge.

Leitende Notärzte, die für Katastrophenfälle qualifiziert sind, sollten in alpiner Notfallmedizin ausgebildet und auf das Management eines derartigen Großereignisses auch im alpinen Gelände vorbereitet sein. Eine enge Kooperation mit der Einsatzleitung ist unumgänglich. Außerdem muss darauf geachtet werden, dass sich bergunerfahrene Ärzte und Helfer im hektischen Ablauf der Ereignisse nicht selbst gefährden. Der leitende Notarzt muss auch die Triage der Verletzten und Wahl der Zielkrankenhäuser durchführen.

36.3.7 Kombinierter terrestrischer und Flugrettungseinsatz

Der Einsatz des Notarzthubschraubers im Gebirge ist heute nicht mehr wegzudenken. Bei Flugwetter werden die meisten NAH-Einsätze ohne terrestrische Unterstützung durchgeführt. Bei komplizierten technischen Einsätzen, Nacht oder Schlechtwetter sind aber immer wieder kombinierte Einsätze der Boden- und Flugrettung notwendig. Eine genaue Absprache aller behandelnden Ärzte ist in diesem Fall essenziell. Der bodengebundene Arzt muss die Möglichkeiten und Gefahren eines Hubschraubereinsatzes kennen, und umgekehrt sollte der Flugrettungsarzt die Möglichkeiten und Grenzen der Bodenmannschaft berücksichtigen. Dazu ist es notwendig, dass beide Rettungssysteme nicht nur im Einsatz aufeinandertreffen, sondern bereits im Vorfeld gemeinsam üben (Tomazin und Kovacs 2003; Tomazin et al. 2011).

36.3.8 Einsatzabbruch

Die Entscheidung, einen Einsatz abzubrechen, liegt immer im Entscheidungsbereich des Einsatzleiters. Dieser wird in der Regel den anwesenden Notarzt zu Rate ziehen, um die Überlebenschancen in einer gemeinsamen Risikobeurteilung abzuschätzen. Grundsätzlich hat die Sicherheit der Retter die höchste Priorität.

Werden die Überlebenschancen des Vermissten hoch eingeschätzt, kann es schwierig sein, eine Aktion zu stoppen. Häufig ist diese Situation bei Lawinenunfällen, und hier sind auch die meisten Todesfälle von Rettern zu registrieren. Nicht selten stellt sich die Entscheidung aber auch bei Sucheinsätzen, wenn das Risiko für die Suchmannschaften steigt. Medien können einen enormen Druck ausüben, und tendenziöse Berichterstattungen sind eher die Regel als die Ausnahme.

36.3.9 Todesfeststellung

Nicht nur beim Lawineneinsatz stellt sich immer wieder die Frage, ob überhaupt und wenn, wie lange reanimiert werden soll. Aus rechtlicher Sicht muss der Tod durch einen Arzt festgestellt werden. Nicht immer ist jedoch ein Arzt beim Auffinden einer leblosen Person anwesend. Die Triagekriterien für leblose ganzverschüttete Lawinenopfer sind zwar definiert, werden aber, wie Studien zeigen, nicht immer angewendet. Ist kein Arzt am Einsatzort, können auch andere Kriterien herangezogen werden. Bei mit dem Leben nicht vereinbaren Verletzungen, beginnenden Verwesungszeichen, steif gefrorenem Körper und v. a. einem untragbaren Risiko für die Retter kann auf eine Reanimation verzichtet werden (Lugnet et al. 2023; Schön et al. 2022). Unter besonderen Bedingungen kann auch eine fernmündliche Beratung durch den Bergrettungsarzt die Entscheidung durch die Retter vor Ort erleichtern.

36.4 Ausrüstung

Soll der Bergrettungsarzt seine Ausrüstung auf alle Eventualitäten eines Einsatzes ausrichten oder sie lieber so klein wie möglich halten, auch mit dem Risiko, die Behandlungsmöglichkeiten einschränken zu müssen? Grundsätzlich soll die medizinische Ausrüstung so leicht wie möglich und dem erwarteten Szenario angepasst sein (Elsensohn et al. 2011), wobei der alpine Notarzt mit den eingesetzten Medikamenten vertraut sein und deren Wirkung und Nebenwirkungen gut kennen sollte.

In extremen Situationen mit langen und schwierigen Anmarschrouten kann es für den begleitenden Notarzt auch zweckmäßig sein, sich nur so weit auszurüsten, dass er einen Patienten kompetent analgetisch versorgen kann, um die Rettung überhaupt zu ermöglichen. Die Ausrüstung der Ersthelfer vor Ort sollte mit der Ausrüstung der nachrückenden Mannschaften ersetzbar sein (▫ Tab. 36.1).

Fazit

Notfälle in den Bergen stellen hohe Anforderungen an das medizinische Können und die körperliche Fitness des alpinen Notarztes. Die Entscheidung über die optimale Einsatztaktik setzt neben

Tab. 36.1 Empfehlung für die Ausrüstung eines Notarztrucksacks für Bergrettungseinsätze

Anwendung	Material/Medikament	
Trauma	Schienungs- und Immobilisationsmaterial, Schere, chirurgische Pinzette, Skalpell, sterile Handschuhe, OP-Site-Folie®	(Sofern nicht bereits im Ersthelferrucksack am Unfallort)
Kälteschutz	Kälteschutz (Alu-Rettungsdecken) Wärmebeutel	
Infusionen	2-mal 500 ml kristalloide Lösung	4 Verweilkanülen, Fixationsmaterial
Analgetika	Opioide, Ketamin, evtl. Paracetamol, Metamizol	Ketamin zusammen mit Sedativum, evtl. über MAD® (Mucosal Atomisation Device)
Hypnotika	Midazolam, Propofol	
Relaxanzien	Rocuronium	
Bronchodilatatoren	Inhalative Betamimetika	
Andere	Antiallergikum, Steroide (Methylprednisolon, Dexamethason), Glukose 40 %	
ALS	Adrenalin, Acetylsalicylsäure, Urapidil, Atropin, Antiarrhythmika (Amiodaron), Betablocker	Nur wenn Monitoring möglich (AED mit Ableitungsmöglichkeit)
Ventilation	Beatmungsbeutel mit Filter und 3 Masken, Laryngoskop mit Ersatzbatterien, 2 Spatel, Mandrin, Magill-Zange, Blockerspritze, Tubusfixierung, Absaugpumpe (manuell), evtl. alternative supraglottische Atemhilfen (z. B. Larynxmaske)	Plastikspatel bevorzugen wegen Gefahr des Anfrierens an der Zunge bei großer Kälte, evtl. Sauerstoff, Thorakotomieset und Harnbeutel
Monitoring	Blutdruckmessung, Pulsoxymetrie, Kapnometrie, Tympanonthermometer, Blutzuckermessgerät, Stethoskop	Evtl. AED mit Ableitungsmöglichkeit
Verschiedenes	Stirnlampe (LED), Schere, Fremdkörperpinzette, Warnweste (Notarzt), Patientenleittasche mit wasserfestem Stift	Evtl. persönliche Ausrüstung und warme Getränke

ALS „advanced life support"; *AED* „automated external defibrillator"

guten notfallmedizinischen Kenntnissen auch Erfahrungen in der technischen Bergung voraus. Ein Notarzt, der keinerlei alpine Erfahrung mitbringt, kann den Patienten, sich selbst und alle anderen Retter in große Gefahr bringen. Der alpine Notarzt muss seine Behandlungsstrategie an die spezifische Situation anpassen, um das Unfallopfer rasch und möglichst sicher zum besten geeigneten Krankenhaus zu bringen.

Literatur

Alexander E, Katharina T, Verena F, Jürgen G, Maximilian N, Calvin K, Andreas S, Wolfgang S, Harald H, Dominik R (2021 Jun 29) Comparison of different mechanical chest compression devices in the alpine rescue setting: a randomized triple crossover experiment. Scand J Trauma Resusc Emerg Med. 29(1):84. ► https://doi.org/10.1186/s13049-021-00899-x.PMID:34187532;PMCID:PMC8244219

Brown D, Brugger H, Boyd J, Paal P (2012) Accidental hypothermia. N Engl J Med 367:1930–1938

Castner T (2005) Endonasale Applikation von Notfallmedikamenten. Rettungsdienst 9:26–29

Egger A, Huber T, Heschl S, Fiegl J, Burger J, Trimmel H, Schreiber W, Niederer M, Tscherny K, Roth D. Efficacy and Safety of Methoxyflurane for Treatment of Acute Traumatic Pain by EMTs during Alpine Rescue Operations: The „PainDrop" Trial. Prehosp Emerg Care. 2022 Aug 12:1–6. ▶ https://doi.org/10.1080/10903127.2022.2107125. Epub ahead of print. PMID: 35895001

Ellerton J, Paal P, Milani M, Blancher M, Zen-Ruffinen G, Skaiaa SV, Brink B, Lohani A (2014) Managing moderate and severe pain in mountain rescue: official recommendations of the International Commission for Mountain Emergency Medicine, ICAR MEDCOM. Intended for mountain rescue first responders, nurses, paramedics, physicians, and rescue organizations. High Alt Med Biol 15(1):8–14

Ellerton J, Tomazin I, Brugger H, Paal P (2009a) Immobilization and splinting in mountain rescue. High Alt Med Biol 10:337–342

Ellerton J, Paal P, Brugger H (2009b) Prehospital use of ketamine in mountain rescue. Emerg Med J 26:760–761

Ellerton JA, Greene M, Paal P (2013) The use of analgesia in mountain rescue casualties with moderate or severe pain. Emerg Med J 30:501–505

Elsensohn F, Soteras I, Reisten O, Ellerton J, Brugger H, Paal P (2011) Equipment of medical backpacks in mountain rescue. High Alt Med Biol 12(4):343–347

Elsensohn F (2002) (Hrsg) Consensus guidelines in mountain emergency medicine and risk reduction. Casa Editrice Stefanoni, Lecco, Italien

Lugnet V, McDonough M, Gordon L, Galindez M, Mena ReyesN, Sheets A, Zafren K, Paal P.. Termination of Cardiopulmonary Resuscitation in Mountain Rescue: A Scoping Review and ICAR MedCom 2023 Recommendations. High Alt Med Biol. 2023 Dec;24(4):274–286. ▶ https://doi.org/10.1089/ham.2023.0068.Epub 22 Sep 2023

Mortimer R (2011) Risks and management of prolonged suspension in an alpine harness. Wild Environ Med 22:77–86

Newman DH, Azer MM, Pitetti RD, Singh S (2003) When is a patient safe for discharge after procedural sedation? The timing of adverse effect events in 1367 pediatric procedural sedations. Ann Emerg Med 42:627–635

Paal P, Milani M, Brown D, Boyd J, Ellerton J (2011) Termination of cardiopulmonary resuscitation in mountain rescue. High Alt Med Biol 13(3):200–208

Pasquier M, Strapazzon G, Kottmann A, Paal P, Zafren K, Oshiro K, Artoni C, Van Tilburg C, Sheets A, Ellerton J, McLaughlin K, Gordon L, Martin RW, Jacob M, Musi M, Blancher M, Jaques C, Brugger H (2023Mar) On-site treatment of avalanche victims: Scoping review and 2023 recommendations of the international commission for mountain emergency medicine (ICAR MedCom). Resuscitation 184:109708. ▶ https://doi.org/10.1016/j.resuscitation.2023.109708

Rauch S, Lechner R, Strapazzon G, Mortimer RB, Ellerton J, Skaiaa SC, Huber T, Brugger H, Pasquier M, Paal P (2023Dec 9) Suspension syndrome: a scoping review and recommendations from the International Commission for Mountain Emergency Medicine (ICAR MEDCOM). Scand J Trauma Resusc Emerg Med. 31(1):95. ▶ https://doi.org/10.1186/s13049-023-01164-z

Rauch S, Schenk K, Strapazzon G, Dal Cappello T, Gatterer H, Palma M, Erckert M, Oberhuber L, Bliemsrieder B, Brugger H, Paal P. Suspension syndrome: a potentially fatal vagally mediated circulatory collapse-an experimental randomized crossover trial. Eur J Appl Physiol. 2019 Jun;119(6):1353–1365. ▶ https://doi.org/10.1007/s00421-019-04126-5. Epub 2019 Mar 20. Erratum in: Eur J Appl Physiol. 2019 Apr 19: PMID: 30895459; PMCID: PMC6517360

Schön CA, Gordon L, Hölzl N, Milani M, Paal P, Zafren K (2020Dec) Determination of Death in Mountain Rescue: Recommendations of the International Commission for Mountain Emergency Medicine (ICAR MedCom). Wilderness Environ Med. 31(4):506–520. ▶ https://doi.org/10.1016/j.wem.2020.06.013

Smith MD, Wang Y, Cudnik M, Smith DA, Pakiela J, Emerman CL (2012) The effectiveness and adverse events of morphine versus fentanyl on a physician-staffed helicopter. J Emerg Med 43:69–75

Søreide K (2014) Clinical and translational aspects of hypothermia in major trauma patients: from pathophysiology to prevention, prognosis and potential preservation. Injury 45(4):647–654

Sumann G, Paal P, Mair P, Ellerton J, Dahlberg T, Zen-Ruffinen G, Zafren K, Brugger H (2009) Fluid management in traumatic shock: a practical approach for mountain rescue. Official recommendations of the International Commission for Mountain Emergency Medicine (ICAR MEDCOM). High Alt Med Biol 10:71–75

Sumann G, Moens D, Brink B, Brodmann Maeder M, Greene M, Jacob M, Koirala P, Zafren K, Ayala M, Musi M, Oshiro K, Sheets A, Strapazzon G, Macias D, Paal P. Multiple trauma management in mountain environments – a scoping review: Evidence based guidelines of the International Commission for Mountain Emergency Medicine (ICAR MedCom). Intended for physicians and other advanced life support personnel. Scand J Trauma Resusc Emerg Med. 2020 Dec 14;28(1):117. ▶ https://doi.org/10.1186/s13049-020-00790-1. PMID: 33317595; PMCID: PMC7737289

Thomassen O, Skaiaa SC, Brattebo G, Heltne JK, Dahlberg T, Sunde GA (2009) Does the horizontal position increase risk of rescue death following suspension trauma? Emerg Med J 26:896–898

Tomazin I, Ellerton J, Reisten O, Soteras I, Avbelj M (2011) Medical standards for mountain rescue operations using helicopters: Official consensus recommendations of the International Commission for Mountain Emergency Medicine (ICAR MEDCOM). High Alt Med Biol 12:335–341

Tomazin I, Kovacs T (2003) Medical considerations in the use of helicopters in mountain 294 rescue. High Alt Med Biol 4:479–483

Anforderungen an den Bergrettungsarzt und den alpinen Flugrettungsarzt

Fidel Elsensohn, Günther Sumann und Alexander Egger

Inhaltsverzeichnis

M. M. Berger et al. (Hrsg.), *Alpin- und Höhenmedizin*,
https://doi.org/10.1007/978-3-662-69578-4_37

Trailer

Bergung und Versorgung verunglückter Personen in schwierigem Gelände und bei schlechtem Wetter erfordern speziell ausgerüstete Rettungsorganisationen mit qualifiziertem Personal. Topografische Gegebenheiten und objektive Gefahren wie Stein-/Eisschlag, Lawinen und Absturzgefahr limitieren häufig die medizinischen Maßnahmen. Nicht selten führen zeitliche Faktoren (einbrechende Dunkelheit und damit erhöhtes Risiko) und fehlendes professionelles Hilfspersonal zu zusätzlichem Stress.
Zudem erschweren Kälte, Nässe und Höhe die Erstversorgung. Alpine Notärzte müssen versuchen, moderne notfallmedizinische Standards auch unter schwierigen Umständen zu erfüllen. Dabei darf jedoch die eigene Sicherheit und die der anderen Helfer nicht gefährdet werden. Voraussetzung dafür sind neben exzellenten notfallmedizinischen Kenntnissen auch hohe alpin- und rettungstechnische Fähigkeiten.

37.1 Allgemeine Anforderungen an den Bergrettungsarzt

37

Der Bergrettungsarzt ist in erster Linie Mitglied eines Bergrettungsteams. Er muss seine Kameraden kennen und diese müssen ihn kennen. Nur so ist eine effiziente gemeinsame Arbeit in einer extremen Situation überhaupt möglich. Im Idealfall begleitet der Bergrettungsarzt seine Teammitglieder auch bei der medizinischen Ausbildung und führt auch die laufenden Weiterbildungen selbst durch. Nur durch die laufende Aus- und Weiterbildung kann er die technischen und medizinischen Fähigkeiten seiner Teammitglieder beurteilen und diesen im Einsatz auch die ihrem Können entsprechenden Aufgaben zuteilen.

Eine komplexe Aufgabe, wie sie ein terrestrischer Bergrettungseinsatz darstellt, kann nur im Team gemeistert werden. Immer wieder ist es erforderlich, dass Ärzte verschiedener Rettungsorganisationen (Rettungsdienst oder Flugrettungsteams) bei kombinierten Einsätzen mit den lokalen Teams zusammenarbeiten. Dies stellt für die einsatzleitende Organisation erhöhte Anforderungen an die Kommunikation und die Gewährleistung der Sicherheit dar, da das alpinistische und logistische Können dieser Ärzte nicht bekannt ist.

37.2 Spezielle medizinische Anforderungen

Der Bergrettungsarzt muss ein gültiges Notarztdiplom nach den Ausbildungskriterien des jeweiligen Landes besitzen. Eine regelmäßige Fortbildung zur Aufrechterhaltung des Notarztdiploms ist obligatorisch. Die Absolvierung eines internationalen bergmedizinischen Diploms nach den Richtlinien der International Society of Mountain Medicine (ISMM), International Commission for Alpine Rescue (ICAR) und Union Internationale des Associations d'Alpinisme (UIAA) ist empfehlenswert: Diploma in Mountain Medicine (DIMM). Die Versorgung von Unfällen oder Erkrankungen im Gebirge erfordert spezielle Kenntnisse der Behandlung, der Komplikationen und des Transports. In der Bergrettungspraxis sind nicht immer alle theoretisch geforderten medizinischen Maßnahmen am Unfallort umsetzbar. Der Bergrettungsarzt muss dabei schnell und zielgerichtet die sinnvollen und unbedingt notwendigen Maßnahmen wie z. B. Atemwegssicherung oder Schmerzbekämpfung vor einer technischen Bergung durchführen können.

Dies setzt Kompetenz und Erfahrung voraus. Durch eine evtl. unnötige Maximalversorgung kann der Notarzt die Gesundheit und das Leben nicht nur des Patienten, sondern auch das seiner Kameraden gefährden. Bestimmte Notfallsituationen wie Lawinenunfälle, Unterkühlung, Canyoningunfälle,

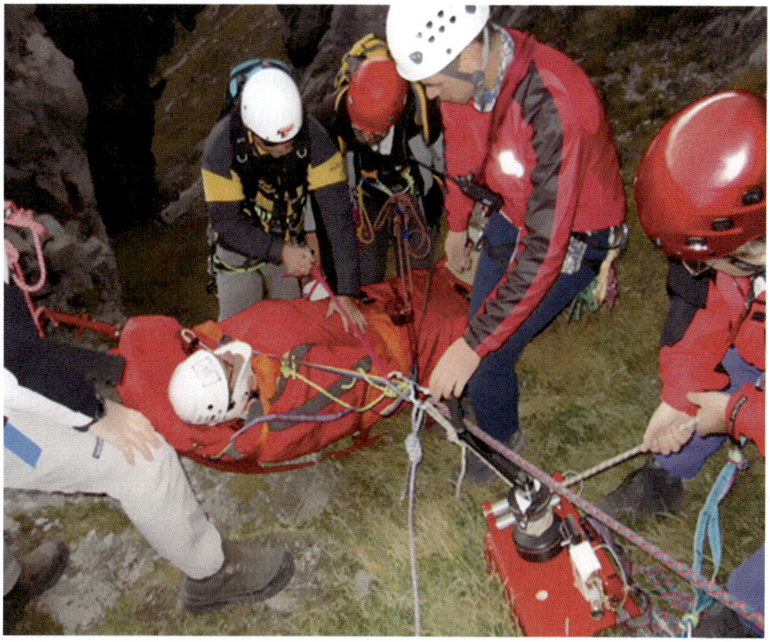

Abb. 37.1 Nächtlicher Einsatz mit Bergung aus einer Felsschlucht. (Bildrechte: Fidel Elsensohn)

Spaltenstürze und Massenunfälle erfordern spezielle Kenntnisse über die medizinische Behandlung, die spezielle Einsatztaktik und über die Kooperation mit anderen Rettungsorganisationen und den Leitstellen.

Darüber hinaus muss der Bergrettungsarzt mit der praktischen Versorgung von traumatischen Notfällen im Gebirge vertraut sein. Schienung und Lagerung von Frakturen, die gelegentlich notwendigen Repositionen von Schulterluxation und Sprunggelenksverrenkungsbrüchen sowie das Management eines polytraumatisierten Verunglückten am Berg setzen eine gute traumatologische Grundausbildung voraus (Sumann et al. 2020; Ellerton et al. 2009).

In Abb. 37.1 ist ein Rettungseinsatz mit Bergung aus einer Felsschlucht zu sehen.

37.3 Ausrüstung

Eine weitere Aufgabe des Bergrettungsarztes ist die laufende Kontrolle seiner medizinischen Ausrüstung und der Medikamente. Bergrettungseinsätze unterscheiden sich von Einsätzen in bewohntem Gebiet nicht nur durch geografische Umstände, sondern auch dadurch, dass die gesamte Ausrüstung getragen werden muss. Eine leichte, sich ergänzende Aufteilung auch des medizinischen Materials ist wichtig. Nationale und internationale Empfehlungen über Ausrüstungsstandards müssen an die örtlichen Gegebenheiten angepasst werden (Elsensohn et al. 2011).

37.4 Alpinistische, physische und rettungstechnische Kompetenz

Ein Bergrettungsarzt muss sich in dem Gelände, in dem er zum Einsatz kommt, sicher bewegen können. Seine Kraftausdauerleistung sollte es ihm ermöglichen, mit seiner Ausrüstung 400 Höhenmeter pro Stunde zu bewältigen. Ein langer, einsatzmäßiger Zustieg zum Notfallort kann kräftezehrend sein. Neuere Studien zeigen, dass sich dieser Umstand auch auf die Versorgungsqualität auswirkt (Egger et al. 2021; Niederer et al. 2024). Eine entsprechende körperliche Leistungsfähigkeit wirkt sich daher positiv aus.

Klettertechnisch ist ein selbständiges Klettern im 2. Schwierigkeitsgrad eine Minimalanforderung. Mit Seilsicherung sollte der 3. Schwierigkeitsgrad bewältigt werden.

Als Mitglied eines Bergrettungsteams ist er eigenverantwortlich für seine Sicherheit zuständig. Sicheres Aufsteigen und Abfahren mit Ski im freien Gelände sowie sicheres Gehen und Klettern im Eis und Grundkenntnisse im Eisklettern sind erforderlich. Der Bergrettungsarzt muss die eingesetzten Rettungsmittel kennen und benützen können.

Das Prinzip, dass der Arzt, wenn immer möglich, zum Patienten kommt und ihn am Unfallort erstversorgt, erfordert eine hohe alpinistische und rettungstechnische Kompetenz. Aktives und passives Abseilen in unwegsames Gelände, konsequentes Beurteilen der eigenen Sicherheit und das Bewusstsein, dass die medizinische Behandlung den gegebenen Umständen angepasst werden muss, um das Einsatzrisiko so gering wie möglich zu halten, stellen hohe Anforderungen an seine medizinischen und technischen Fähigkeiten.

Standplatzbau, Sicherungstechnik sowie technische und behelfsmäßige Bergeverfahren müssen beherrscht werden. Kenntnisse im Umgang mit dem Lawinenverschüttetensuchgerät (LVS), der Bergung von Verschütteten und der fachgerechten leitlinienkonformen Behandlung von Lawinenopfern müssen vorhanden sein. Grundkenntnisse der Orientierung und Beherrschung von Orientierungshilfen sollten es erlauben, in besonderen Fällen selbständig ins Tal abzusteigen. Der Notarzt in einem Bergrettungsteam sollte in die Einsatzleitung und Logistik des gesamten Einsatzes eingebunden sein.

Er muss die lokalen Einsatzkräfte und ihre Möglichkeiten kennen, um diese optimal einzusetzen. In Stresssituationen muss der Bergrettungsarzt Führungskompetenz zeigen, seine medizinische Einschätzung hat oft weitreichende Konsequenzen (Rammlmair et al. 2001). In ◘ Abb. 37.2 ist zu sehen, wie ein verletzter Bergsteiger im Gelände notversorgt wird.

37

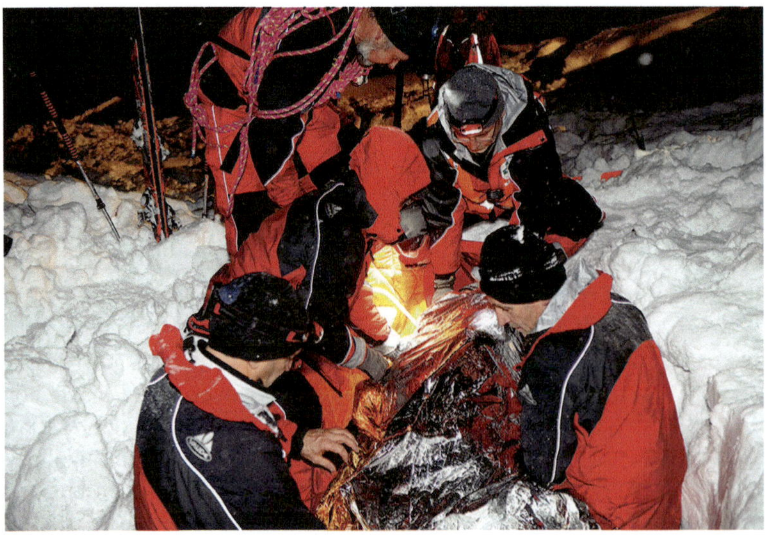

◘ **Abb. 37.2** Versorgung eines verletzten Bergsteigers im Gelände. (Bildrechte: Fidel Elsensohn)

37.5 Persönliche Kompetenz

Persönliche Kompetenz und Einfühlungsvermögen in die Situation von Verletzten, Angehörigen und Kameraden sind in Stresssituationen oft schwer zu leben. Durch die tägliche Routine im Umgang mit Kranken und Verletzten verlieren Mediziner manchmal den Blick für eigene und fremde seelische Verletzbarkeit.

Der Bergrettungsarzt muss bei den oft zeitaufwendigen Einsätzen den Verletzten auch psychologisch betreuen. Daneben gilt es auch, die Nöte der Angehörigen zu erkennen. In Tourismusregionen sind deshalb zusätzliche Fremdsprachenkenntnisse hilfreich. Des Weiteren muss der Bergrettungsarzt die psychische Belastung seiner Kameraden gerade nach schwierigen Einsätzen oder Totbergungen erkennen und sich auch um Trauer und Stressbewältigung kümmern.

Einsatznachbesprechungen und persönliches Engagement sind gefordert, Kameradschaft fordert Offenheit und Verschwiegenheit. Ein professioneller Umgang mit den Medien wird gerade vom Einsatzarzt gefordert und ist bei Einsätzen mit einem hohen Grad an öffentlichem Interesse eine wirkliche Herausforderung.

37.6 Voraussetzungen des Umfelds

Der Wohnort des Bergrettungsarztes sollte so nah wie möglich an seinem Einsatzgebiet sein. Dies ermöglicht ein rasches Eintreffen am Unfallort. Ebenso sollte damit die regelmäßige Teilnahme an Übungen und Ausbildungen des Bergrettungsteams möglich sein. Die Bereitschaft, in einer Rettungsorganisation mitzuarbeiten, erfordert ein hohes Maß an persönlichem Engagement.

Das Erlangen der medizinischen und technischen Fertigkeiten ist zeitintensiv und mit Kosten verbunden. Die Tätigkeit ist in der Regel ehrenamtlich und nach einem langen anstrengenden Einsatz geht am nächsten Tag die übliche Arbeit weiter.

37.7 Ausbildungsmöglichkeiten

Das Angebot an Kursen in alpiner Notfallmedizin ist nicht groß. In den alpinen Ländern vermitteln nationale Gesellschaften für Gebirgsmedizin die entsprechende postgraduale Ausbildung mit dem DIMM sowie mit Zusatzmodulen einer kontinuierlichen Aus- und Weiterbildung (Peters et al. 2003).

37.8 Anforderungskriterien an den alpinen Flugrettungsarzt

Der alpine Flugrettungsarzt sollte grundsätzlich die identen alpinistischen Voraussetzungen wie der terrestrisch operierende Bergrettungsarzt erfüllen. Die flächendeckende Vorhaltung von Hubschrauberstützpunkten in den europäischen Alpen macht es oft möglich, schwer verletzte Patienten innerhalb der „golden hour" ins adäquate Zielspital zu bringen (Marsigny et al. 1999; Scrimgeour et al. 2003; Tomazin et al. 2011). Um diese Zielvorgaben zu erfüllen, muss der Flugrettungsarzt in der gegebenen Situation rasch und umsichtig den internationalen Guidelines entsprechend handeln.

Solide Kenntnisse in Traumatherapie sowie im Kreislauf- und Atemwegsmanagement sind Voraussetzungen. Nicht selten werden Flugrettungsärzte zu besonders schweren Fällen gerufen oder übernehmen Patienten von primärversorgenden

Ärzten, dabei werden sie häufig mit dem Anspruch an Zusatzkompetenzen in anästhesiologischen Maßnahmen konfrontiert. Die Struktur der medizinischen Versorgung und der Zielkrankenhäuser im Einsatzradius müssen gut überblickt werden, um das adäquate Transportziel auswählen zu können. Aufgrund der teilweise großen Einsatz- und Flughöhen muss der Flugrettungsarzt über ausreichende Grundkenntnisse der Höhen- und Flugphysiologie verfügen, um relevante Einflüsse auf den Zustand und die Therapie von Patienten richtig bewerten zu können.

In der Flugrettung spielen Sicherheitsaspekte eine große Rolle. Der Notarzt ist Teil einer oft nur drei-, manchmal vierköpfigen Hubschraubercrew. Es muss besonders Verlass auf ihn sein, dass er neben seiner anspruchsvollen notfallmedizinischen und alpinistischen Tätigkeit sämtliche sicherheitsrelevanten Anforderungen fehlerlos erfüllt. Dementsprechend führen manche Flugrettungsbetreiber aufwendige Auswahlverfahren für Flugrettungsärzte durch, bei denen neben den medizinischen und alpinistischen Grundvoraussetzungen besonders auf Human Factors, Teamfähigkeit, Belastbarkeit und Verlässlichkeit Wert gelegt wird. Der alpine Flugrettungsarzt muss spezifische Ausbildungen und Fortbildungen entsprechend den Vorschriften des jeweiligen Flugrettungsbetreibers durchlaufen.

Durch den Einsatz der Flugrettung im Gebirge sind selbst nach schwersten Verletzungen spektakuläre Rettungen möglich, und Verunfallte können manchmal Situationen überstehen, die ohne den Einsatz der Flugrettung kaum überlebbar wären. Allerdings muss man die Limitationen sehr schnell erkennen und richtig einschätzen. Das betrifft sowohl invasives notfallmedizinisches Handeln als auch rettungstechnische Aktionen.

37.9 NACA-Schema

Das NACA-Schema (NACA-Score) findet traditionell Anwendung in der Flugrettung, um die Schwere von Verletzungen oder Erkrankungen zu beschreiben. Es wurde vom National Advisory Committee for Aeronautics ursprünglich im Hinblick auf Unfälle in der Luftfahrt entwickelt. Ab NACA 4 ist der Einsatz eines Notarztes erforderlich, in der Gebirgsflugrettung in den Alpen wird schon ab NACA 3 häufig ein Notarzthubschrauber indiziert. Das NACA-Schema gliedert sich in folgende Kategorien (◻ Tab. 37.1).

Fazit

Notfälle in den Bergen stellen besondere Anforderungen an das Rettungspersonal und speziell an Notärzte. Objektive Gefahren und organisationsbedingte Einschränkungen setzen den notfallmedizinischen Maßnahmen oft Grenzen. Diese Grenzen müssen sowohl der bodengebunden operierende als auch der Flugrettungsarzt kennen und seine Handlungen danach ausrichten. Er muss in der Lage sein, die jeweilige Situation in ihrer Gesamtheit zu beurteilen.

Als Mitglied eines Bergrettungsteams ist er nicht nur als Notarzt gefordert, sondern ist auch für seine eigene und die Sicherheit seiner Helfer verantwortlich. Diese darf durch überzogene medizinische Maßnahmen nicht gefährdet werden. Bergsteigerische und rettungstechnische Kompetenz, Kenntnisse spezieller Unfallsituationen in den Bergen sind neben den gesetzlichen und organisationsbedingten Anforderungen (Flugrettungsbetreiber und Bergrettungsorganisationen) und langjähriger Erfahrung Grundvoraussetzungen für eine erfolgreiche Tätigkeit als Bergrettungsarzt.

Tab. 37.1 NACA-Schema des National Advisory Committee for Aeronautics zur Beurteilung der Schwere von Verletzungen[a]

NACA-Kategorie	Patientenzustand	Verletzungsbeispiele
0	Keine Verletzung oder Erkrankung	Diese Kategorie wird häufig entweder ersatzlos gestrichen oder durch NACA I ersetzt
I	Geringfügige Störung Keine ärztliche Intervention erforderlich	z. B. leichte Hautabschürfung
II	Leichte bis mäßig schwere Störung Ambulante ärztliche Abklärung, in der Regel aber keine notärztlichen Maßnahmen erforderlich	z. B. Fraktur eines Fingerknochens, mäßige Schnittverletzungen; Exsikkose (Austrocknung)
III	Mäßige bis schwere, aber nicht lebensbedrohliche Störung Stationäre Behandlung erforderlich, häufig auch notärztliche Maßnahmen vor Ort	z. B. Oberschenkelfraktur; leichter Schlaganfall; Rauchgasvergiftung
IV	Schwere Störung, bei der die kurzfristige Entwicklung einer Lebensbedrohung nicht ausgeschlossen werden kann In den überwiegenden Fällen ist eine notärztliche Versorgung erforderlich	z. B. Wirbelverletzung mit neurologischen Ausfällen; schwerer Asthmaanfall; Medikamentenvergiftung
V	Akute Lebensgefahr	z. B. drittgradiges Schädel-Hirn-Trauma; schwerer Herzinfarkt
VI	Kardiopulmonale Reanimation	
VII	Tod	

[a] Modifiziert nach Wikipedia „NACA-Schema" (2013)

Literatur

Ellerton J, Tomazin I, Brugger H, Paal P (2009) Immobilization and Splinting in Mountain Rescue: Official recommendations of the International Commission for Mountain Emergency Medicine (ICAR MEDCOM). High Alt Med Biol 10, S 337–42

Elsensohn F, Soteras I, Reisten O, Ellerton J, Brugger H, Paal P (2011) Equipment of Medical Backpacks in Mountain Rescue: Official recommendations of the International Commission for Mountain Emergency Medicine (ICAR MEDCOM). High Alt Med Biol 12(4), S 343–347

Marsigny B, Lecoq-Jammes F, Cauchy E (1999) Medical mountain rescue in the Mont-Blanc massif. Wilderness Environ Med 10(3), S 15 –156

Wikipedia (2013) NACA-Schema. ▶ http://de.wikipedia.org/wiki/NACA-Score. Zugegriffen: 24. Mai 2013

Peters P, Plotz W (1998) Mountain medicine education in Europe. Wilderness Environ Med 9(1), S 19–27

Rammlmair G, Zafren K, Elsensohn F (2001) Qualification for emergency doctors in mountain rescue operations. In: Elsensohn F (Hrsg) Consensus guidelines on mountain emergency medicine and risk reduction. Lecco, S 31

Scrimgeour C (2003) Mountain rescue medicine in France. BMJ 19, 327(7407), S 17–18

Sumann G, Moens D, Brink B, Brodmann Maeder M, Greene M, Jacob M, Koirala P, Zafren K, Ayala M, Musi M, Oshiro K, Sheets A, Strapazzon G, Macias D, Paal P (2020) Multiple trauma management in mountain environments – a scoping review. Scand J Trauma Resus Emerg Med 28:117

Tomazin I, Ellerton J, Reisten O, Soteras I, and Avbelj M (2011) Medical standards for mountain rescue operations using helicopters: Official consensus recommendations of the International Commission for Mountain Emergency Medicine (ICAR MEDCOM). High Alt Med Biol 12, S 335–341

Egger A, Niederer M, Tscherny K, Burger J, Fuhrmann V, Kienbacher C, Roth D, Schreiber W, Herkner H (2020 Mar 6) Influence of physical strain at high altitude on the quality of cardiopulmonary resuscitation. Scand J Trauma Resusc Emerg Med. 28(1):19. ► https://doi.org/10.1186/s13049-020-0717-0.PMID:32143653; PMCID:PMC7060596

Niederer M, Tscherny K, Burger J, Wandl B, Fuhrmann V, Kienbacher CL, Schreiber W, Herkner H, Roth D, Egger A (2023 Oct 24) Influence of high altitude after a prior ascent on physical exhaustion during cardiopulmonary resuscitation: a randomised crossover alpine field experiment. Scand J Trauma Resusc Emerg Med 31(1):59. ► https://doi.org/10.1186/s13049-023-01132-7. PMID:37875893; PMCID:PMC10599065

Möglichkeiten und Grenzen terrestrischer Notfallmedizin im alpinen Gelände

Bernhard Ziegler und Alexander Egger

Inhaltsverzeichnis

M. M. Berger et al. (Hrsg.), *Alpin- und Höhenmedizin*,
https://doi.org/10.1007/978-3-662-69578-4_38

Seit den Anfängen der Notfallmedizin im deutschsprachigen Raum hat sich die Grundregel „Der Arzt soll so schnell wie möglich zum Notfallpatienten kommen“ etabliert. Obwohl eine langwierige Versorgung am Notfallort in letzter Zeit zunehmend kritisch diskutiert und die rasche Versorgung im Sinne von „scoop and run“ in vielen Situationen propagiert wird, bleibt bei Notfällen im alpinen Gelände aufgrund der langen und aufwendigen Transportwege oft nichts anderes übrig, als den Patienten am Notfallort zu versorgen und möglichst zu stabilisieren. Aus diesem Grund soll im Folgenden die Notfallversorgung im alpinen Gelände erörtert werden.

Die grundlegenden Fertigkeiten für medizinische Notfallmaßnahmen werden im alpinen noch mehr als im urbanen Gelände vorausgesetzt. Notfallpatienten sind zu krank oder verletzt und die Umstände zu widrig, als dass man an ihnen Medikamente oder Techniken ausprobiert, mit denen man keine umfassende Erfahrung vorweisen kann. Notfallmaßnahmen müssen deswegen zwingend unter Aufsicht Erfahrener im Krankenhaus erlernt werden.

Leider sind zum Thema alpine Notfallmedizin nur wenige wissenschaftliche Abhandlungen publiziert, und die meisten davon sind wiederum nur Fallberichte (Dembeck et al. 2012; Boue et al. 2013). Ein wesentlicher Grund für diese bescheidene Datenlage ist die geringe Inzidenz von alpinen Notfällen, die einen terrestrisch gebundenen notärztlichen Einsatz erfordern. Die allermeisten alpinen Notfallpatienten (>90 %) werden im deutschsprachigen Raum durch den organisierten Hubschrauberrettungsdienst versorgt. Diesem Thema ist in diesem Buch ein anderes Kapitel gewidmet (▶ Kap. 39).

Eingeschränkte diagnostische und therapeutische Möglichkeiten bei widrigen äußeren Bedingungen sowie lange Transportzeiten lassen die Versorgung im alpinen Gelände am ehesten mit der Versorgung im militärischen Einsatz vergleichen, für die mehr evidenzbasierte Daten vorliegen. In diesem Zusammenhang sind Verantwortungsbewusstsein und Improvisationstalent des Rettungsteams eine maßgebliche Voraussetzung für die erfolgreiche Behandlung eines alpinen Notfallpatienten.

38.1 Einsatzplanung und Vorbereitung

Notfallpatienten im alpinen Gelände, die eine notärztliche Versorgung benötigen, befinden sich oft in unwegsamem Gelände. Zudem können im alpinen Gelände die Wetterverhältnisse sehr widrig sein oder sich rasch verschlechtern. Eine gute Vorbereitung auf den Notfall ist deshalb essenziell. Neben den üblichen Informationen, *wo, wer, wann, was, wie viele* vom Notfall betroffen sind, ist es unabdingbar, schon im Vorfeld über die Erreichbarkeit des Notfallortes, über die Möglichkeiten zum Abtransport und die ungefähr zu erwartende Einsatzdauer Informationen zu erhalten.

> Ein notärztlicher Einsatz im alpinen Gelände erfordert trotz raschen Einsatzbeginns eine ausreichende Vorbereitung. Der Notarzt muss nicht immer obligat bei der erstausrückenden Mannschaft dabei sein.

38.2 Diagnostik und Erstmaßnahmen

Grundsätzlich sollten die diagnostischen und therapeutischen Maßnahmen im alpinen Gelände den international üblichen evidenzbasierten Notfallstandards folgen, wie z. B. dem Prehospital Trauma Life Support (PHTLS) und dem European Trauma Course (ETC) für Traumapatienten und dem Advanced Life Support (ALS) des European Resuscitation Council für Periarrest-Situationen.

Entsprechend den bereits erwähnten, besonderen gegebenen Umständen im alpinen Gelände müssen diese Richtlinien häufig adaptiert werden. Die ICAR MEDCOM versucht, mit ihren Empfehlungen zur medizinischen Versorgung bei Notfallpatienten diesen speziellen alpinen Gegebenheiten Rechnung zu tragen (Elsensohn et al. 2006; Paal et al. 2007; Ellerton et al. 2009c, 2014; Tomazin et al. 2011; Schön et al. 2020; Musi e al. 2021; Rauch et al. 2021; Sumann et al. 2021; Pasquier et al. 2023).

Durch das meist verzögerte Eintreffen der Einsatzmannschaft am Notfallort ist einerseits die Dynamik des Notfalls bereits fortgeschritten und oft leichter einzuschätzen, andererseits können Patienten, die mit dem gleichen Verletzungsmuster im urbanen Raum bei den dortigen kurzen Transportzeiten bereits im Schockraum stabilisiert würden, unter Umständen in einem lebensbedrohlichen Zustand sein. Die Beurteilung der Lage am Notfallort hinsichtlich der eigenen Sicherheit (z. B. Nachlawinen, Absturzgefahr, Steinschlag etc.) sowie die Einschätzung des Unfallherganges stellen die unmittelbar ersten Schritte beim Eintreffen des Notfallteams dar.

> Beim Eintreffen am Notfallort sollte man die eigene Sicherheit und den vermeintlichen Unfallhergang beachten.

38.2.1 Ersteindruck (5 Second Round)

Initial kann durch Ansprechen, Ansehen und Berühren eine grobe Einteilung der Vitalfunktionen in „stabil" und „kritisch" getroffen werden. Den ALS-Richtlinien entsprechend, sollte beim Patienten ohne Lebenszeichen bei noch vermuteten Überlebenschancen sofort mit einer kardiopulmonalen Reanimation begonnen werden (Paal et al. 2012).

Bei allen anderen Patienten wird gemäß dem ABCDE-Schema (American College of Surgeons 2013) mit der systematischen Untersuchung begonnen. Abweichend von diesem Schema ist es im Falle einer offensichtlichen massiven Blutung nach außen indiziert, als unmittelbare Erstmaßnahme diese Blutung durch Kompression oder Abbinden zu stoppen. Im Englischen als „critical bleeding" bezeichnet, soll versucht werden, diese lebensbedrohliche Blutung alleine durch Druck mit der Hand oder mittels eines Druckverbandes zu beherrschen.

38.2.2 A für Airway

In der initialen Beurteilung reicht es bei der Erstuntersuchung, zu unterscheiden, ob die Atemwege frei, gefährdet oder verlegt sind. Bei verlegten bzw. gefährdeten Atemwegen sind diese umgehend frei zu machen/freizuhalten. Die Beurteilung der Atemwege beim Traumapatienten geht immer einher mit stabilisierenden Maßnahmen der Halswirbelsäule. Das Öffnen der Atemwege erfolgt durch Überstrecken des Kopfes in den Nacken (sofern kein Verdacht einer Halswirbelsäulenverletzung vorliegt) und Anheben des Kinns. Bei bewusstlosen Patienten können die Atemwege vorübergehend durch den sog. Esmarch-Handgriff offengehalten werden.

38.2.3 B für Breathing

Nach dem Öffnen und Freimachen der Atemwege durch Überstrecken des Kopfes (soweit keine Halswirbelsäulenverletzung vorliegt) und Anheben des Kinns wird mit den 3 Sinnesqualitäten Sehen (Thorax- bzw. Abdomenbewegung), Hören (Atemgeräusche) und Fühlen (Atemstrom sowie Heben und Senken des Thorax) die Effizienz der Atmung überprüft. Bei der Beurteilung der Atmung ist im ersten Schritt zu achten auf: penetrierende vs. stumpfe Verletzungen, Hautkolorit, Thoraxbewegungen (seitengleich?), Atemfrequenz und Atemanstrengung, Atemgeräusch (z. B. vesikulär vs. bronchiales Atmen). Daraus erfolgt die Einteilung in suffiziente oder insuffiziente Atmung. Als technisches Hilfsmittel kann unter Beachtung der systembedingten Einschränkungen ein Pulsoxymeter zum Einsatz kommen. Liegt eine nichtnormale Atmung vor (z. B. Schnappatmung) oder kann keine Atmung detektiert werden, so muss unverzüglich mit den Wiederbelebungsmaßnahmen begonnen werden.

38.2.4 C für Circulation

Das Beurteilen der Kreislaufsituation erfordert unter unwirtlichen Umständen noch mehr Augenmerk und Expertise. Herkömmliche Kriterien, wie das Hautkolorit und die Rekapillarisierungszeit, sind beispielsweise bei kalter Umgebungstemperatur nur bedingt aussagekräftig. Der Blutdruck, die Pulsqualität und die zentral am Körper (z. B. am Sternum) erhobene Rekapillarisierungszeit ermöglichen jedoch auch unter diesen Umständen eine Einschätzung des Kreislaufzustandes. Dabei ist auch, je nach Unfallmechanismus bzw. Verletzungsmuster, mit einer instabilen Kreislaufsituation zu rechnen. Es darf neben offensichtlichen äußeren Blutungen auch der okkulte Blutverlust durch eine Verletzung innerer Organe oder durch eine Fraktur großer Knochen nicht unterschätzt werden.

> Die Erstuntersuchung und -versorgung richtet sich nach dem ABCDE-Prinzip gemäß den international gültigen Richtlinien zur Versorgung von kritisch Kranken und Verletzten.

▪ Kreislaufstabilisierende Maßnahmen

Äußere Blutungen werden im Bedarfsfall sofort durch Fingerdruck bzw. in weiterer Folge durch einen Druckverband behandelt. Eine weitere Option stellt das Aufbringen von mit blutstillenden Substanzen versehenen Gazeverbänden dar (z. B. Quickclot® oder HaemCon®). Bei einer massiven arteriellen Blutung und einem identifizierbaren Gefäß sollte auch eine Blutstillung mittels Gefäßklemme in Erwägung gezogen werden. Zur Beherrschung von Massivblutungen ist aufgrund von rezenten Studien die intravenöse Verabreichung des Antifibrinolytikums Tranexamsäure bereits prähospital sinnvoll (Roberts et al. 2012).

Diese Therapieoption ist wegen des kleinen Packungsvolumens und der einfachen Applikation auch für den alpinen Einsatzbereich geeignet. Eine Kreislauftherapie durch die Volumentherapie ist aus transportlogistischen Gründen (z. B. Gewicht, Lagerung) im alpinen Gelände nur sehr eingeschränkt möglich. Zum jetzigen Zeitpunkt ist die Datenlage zur Art des Volumenersatzmittels unklar. Im Falle eines kreislaufinstabilen Patienten mit Schädel-Hirn-Trauma wird in den ICAR-MEDCOM-Empfehlungen aus einsatzlogistischen Gründen (geringes Packmaß) eine geringe Menge hypertoner Lösung empfohlen (Sumann et al. 2020), wiewohl die S. 3-Leitlinie Polytrauma der DGU ausschließlich kristalloide Lösungen anführt (DGU 2022). Ansonsten wird wohl die ohnehin derzeit gültige Empfehlung der permissiven arteriellen Hypotonie beim Polytraumapatienten Anwendung finden.

Eine weitere Möglichkeit der Kreislaufstabilisierung z. B. bei Patienten mit Schädel-Hirn-Trauma stellt die Gabe von Katecholaminen dar (Sumann et al. 2009). Die Verabreichung von Katecholaminen sollte aufgrund der hohen Nebenwirkungsgefahr kontinuierlich und verdünnt durchgeführt werden. Von Bolusgaben sollte man mit Ausnahme einer kardiopulmonalen Reanimation (1 mg verdünnt auf 10 ml) und eines anaphylaktischen Schocks (0,5 mg intramuskulär) Abstand nehmen. Die kontinuierliche

Tab. 38.1 ABCDE-Algorithmus

A	Airway with C-Spine Protection	Sichern von Atemweg und Halswirbelsäule
B	Breathing	Stabilisieren der Atmung
C	Circulation	Kreislaufstabilisierung und Blutungskontrolle
D	Disability	Beurteilung nach der Glasgow-Koma-Skala (GCS) und Beurteilung der Pupillenreaktion
E	Exposure and Environment	Evtl. Entkleiden, Bodycheck, Beurteilung der Umgebung, Wärmemanagement

Applikation kann z. B. im alpinen Umfeld durch Zusatz des Katecholamins in eine Infusion (z. B. 250 ml Ringer-Lösung) erfolgen, die mit einer Blutdruckmanschette umwickelt und dann durch entsprechende Druckapplikation kontinuierlich infundiert wird. Eine wiederholte Blutdruckmessung sollte zur Beurteilung der Katecholamintherapie durchgeführt werden.

38.2.5 D für Disability

Die weitere Untersuchung betrifft den neurologischen Status. Dabei werden sowohl der zentralnervöse Zustand, die Reaktion auf Ansprechen und Schmerzreiz mittels der Glasgow-Koma-Skala, die Pupillenfunktion sowie der periphere neurologische Status bezüglich Motorik und Sensibilität beurteilt. Nach dem Erheben der eben erwähnten Vitaldaten kann der Patient in *stabil, gefährdet* oder *instabil* eingeteilt werden.

38.2.6 E für Exposure

Der Patient wird im Hinblick auf das Notfallgeschehen von kranial bis kaudal untersucht, und zwar sowohl ventral als auch dorsal. Bei Verdacht auf ein komplexes oder unklares Verletzungsmuster ist es unabdingbar, eine Ganzkörperuntersuchung durchzuführen. Dabei ist allerdings strikt auf einen zu großen Zeitverlust und die Vermeidung einer weiteren Auskühlung des Patienten etwa durch Entkleidung zu achten. Die akzidentelle Hypothermie ist bei jeglichen Notfällen im freien Gelände ein wesentliches Problem und erhöht bei Traumatisierten die Blutungsneigung (ca. 10 % mehr Blutung bei Abfall der Körperkerntemperatur von 37 auf 36 °C) und die Mortalität (Rajagopalan et al. 2008). Nach dieser Erstbeurteilung und -behandlung („primary survey“, ABCDE) sollte man einen Eindruck über Verletzungsmuster und -schwere gewonnen haben. Daraus ergeben sich die weiteren therapeutischen Maßnahmen sowie ein Konzept für den Abtransport. Die Tab. 38.1 zeigt den ABCDE-Algorithmus noch einmal als Übersicht.

38.3 Spezielle Maßnahmen

38.3.1 Atemwegssicherung und Beatmung

Wie auch im „normalen Notfallsetting“ sollte eine endotracheale Intubation nur vom geübten Retter durchgeführt werden. Die oft widrigen alpinen Bedingungen, wie z. B. ungünstige Lagerung des Patienten, beeinträchtigte Lichtverhältnisse, Temperaturen, die das Equipment beeinträchtigen, verlangen auch dem versierten Anästhesisten einiges ab und führen letztendlich zu einer höheren Komplikations- und Mortalitätsrate als im urbanen Umfeld.

Für alle anästhesiologisch weniger erfahrenen Ärzte sollten alternative Methoden zur Atemwegssicherung, wie z. B. Larynxmaske oder -tubus, in Erwägung gezogen werden. Aber auch für den Erfahrenen sollte ein entsprechendes alternatives Atemwegsdevice zur Verfügung stehen. Grundsätzlich sollte jedoch die Indikation zur Atemwegssicherung und anschließenden Beatmung auch im Hinblick auf die (Un-)Möglichkeit der kontinuierlichen Beatmung beim Abtransport zurückhaltend gestellt werden.

Gibt es bereits vor Beginn einer positiven Druckbeatmung Hinweise für einen Pneumothorax (z. B. abgeschwächtes Atemgeräusch, Rippenserienfraktur, Hautemphysem), sollte mit der Entwicklung eines therapiebedürftigen Spannungspneumothorax gerechnet werden. In diesem Fall ist die Anlage einer Thoraxdrainage notwendig. Bei der Durchführung einer Thoraxdrainage empfiehlt sich im alpinen Gelände und bei minimalem Equipment vor Ort eine Minithorakotomie an üblicher Stelle (z. B. 5. Interkostalraum, mittlere Axillarlinie).

In der Folge kann der (Hämato-)Pneumothorax mittels eines Endotrachealtubus mit 7,0 mm Innendurchmesser drainiert werden. Auf die korrekte Fixierung und das Vermeiden einer Okklusion der Drainage während des Abtransportes ist zu achten. Zur Beatmung während des Abtransportes stehen pneumatisch betriebene Beatmungsgeräte zur Verfügung. Andernfalls muss eine manuelle Beatmung mittels Beatmungsbeutel mit PEEP-Ventil durchgeführt werden.

38

> Die Indikation zur Narkoseeinleitung und Beatmung sollte bei Abtransport in unwegsamem Gelände restriktiv gestellt werden

38.3.2 Narkose und Analgosedierung

Eine Narkose ist für die endotracheale Intubation sowohl beim wachen als auch beim eingetrübten Patienten mit noch erhaltenen Schutzreflexen notwendig. Die Narkose sollte jedoch dem anästhesiologisch erfahrenen Arzt vorbehalten bleiben, und die Indikation sollte aufgrund der erschwerten Bedingungen im alpinen Gelände zurückhaltend gestellt werden (Braun et al. 2010).

Aufgrund der oft geringen Temperaturen kann es bei der Verabreichung von Medikamenten Probleme geben. So kann das Intubationsequipment kalt bis gefroren sein, zudem kann die Funktion des batteriebetriebenen Laryngoskops eingeschränkt sein. Als Narkosemedikation eignet sich die gleiche Palette wie in der herkömmlichen Notfallmedizin, z. B. Midazolam/Ketamin oder Fentanyl/Propofol. Muskelrelaxanzien sind in der Hand des Erfahrenen sinnvoll (Paal et al. 2010).

Die Analgosedierung speziell bei schmerzhaften Maßnahmen, wie z. B. der Reposition oder Lagerung, ist nicht nur eine Maßnahme zur Schockbekämpfung, sondern auch ein Gebot der Ethik. Ketamin-S in einer Dosierung von 0,25–0,5 (–1) mg/kg Körpergewicht (KG) ist zweifelsohne das Mittel der Wahl (Sumann et al. 2021), da es eine effiziente, rasche und sichere Analgesie ermöglicht. Vielfach ist die Reposition sowie eine darauffolgende, gut durchgeführte Extremitätenschienung für den weiteren Verlauf des Abtransports ausreichend, um eine gut zu tolerierende Schmerzreduktion zu erreichen. Ist dies nicht der Fall, so eignet sich zur Fortführung der Schmerztherapie während des Transports die Verabreichung von 5–7,5–15 mg Piritramid titriert oder als Kurzinfusion.

Ketamin sollte mit einem Benzodiazepin, z. B. Midazolam 0,03–0,05 mg/kg KG vorab, kombiniert werden, um die halluzinogene Wirkung von Ketamin zu reduzieren (Ellerton et al. 2009a). Die Dosierung der angegebenen Medikamente bedarf einer gewissen Erfahrung und sollte mittels Titration erfolgen. Dabei ist darauf zu achten, dass speziell beim hämodynamisch instabilen und auch beim hypothermen Patienten die Kreislaufzeit verlängert ist und daher vor einer repetitiven Gabe länger als beim warmen und kreislaufstabilen Patienten abgewartet werden sollte, um eine Überdosierung zu vermeiden. Als weitere Analgetika können andere Opioide, wie z. B. Fentanyl und Morphium, und auch nichtsteroidale Analgetika verwendet werden (Ellerton et al. 2013). Auch die aus der Onkologie bekannten oralen Opiate (z. B. Fentayl) als Lutscher (Actiq®) oder als Schmelztablette (Effentora®) bieten sich beim wachen Patienten ebenfalls als starke Analgetika an.

> Um die Anwendung von kalten Medikamenten zu vermeiden, empfiehlt es sich, diese nicht im Einsatzrucksatz und damit der Kälte exponiert, sondern am Körper zu transportieren.

Man sollte bedenken, dass analgosedierte und narkotisierte Patienten rascher auskühlen. Mehrere Faktoren sind dafür verantwortlich. Erstens verschiebt sich zentral die Thermoregulation, sodass z. B. analgosedierte Patienten erst kältere Temperaturen als kalt empfinden. Zweitens reduziert sich das Kältezittern unter Analgosedierung und fällt unter Narkose komplett aus, zudem werden die Blutgefäße dilatiert, und letztens werden Patienten in Narkose mit kalter Umgebungsluft beatmet. Diese Effekte der Analgosedierung sind dosisabhängig, d. h., eine leichte Analgosedierung hat den geringsten negativen Einfluss auf die Thermoregulation, eine Narkose inhibiert die zentrale, aber auch die periphere Thermoregulation maximal (z. B. Kältezittern und Vasokonstriktion). Es scheint, dass Ketamin durch sein Wirkungsprofil am wenigsten die Thermoregulation beeinträchtigt (Brugger et al. 2013b).

> Bei Durchführung einer Narkose oder einer Analgosedierung ist eine engmaschige Überwachung der Vitalparameter (Bewusstsein, Atmung und Kreislauf) mittels klinischer Untersuchung und Monitoring notwendig.

Ein Monitoring kann im alpinen Gelände nur eingeschränkt durchgeführt werden. So funktioniert z. B. eine kontinuierliche Überwachung der Sauerstoffsättigung mittels Pulsoxymetrie in vielen Fällen aufgrund von verschiedenen Artefakten (z. B. Bewegung, zentralisierter Kreislauf, UV-Strahlung) nicht korrekt. Auch eine EKG-Überwachung oder nichtinvasive Blutdrucküberwachung werden nicht in jedem Fall möglich sein.

Die Mitnahme eines Defibrillators zum alpinen Rettungseinsatz sollte speziell bei einem internistischen Notfall erfolgen (Elsensohn et al. 2006). Dabei haben sich kleine, leichtgewichtige halbautomatische Defibrillatoren (AEDs), evtl. mit EKG-Monitor zur Rhythmusanalyse, bestens bewährt.

38.3.3 Wärmemanagement

Die akzidentelle Hypothermie beeinflusst beim Notfallpatienten Morbidität und Mortalität beträchtlich, das Risiko für eine relevante Hypothermie ist besonders im Gebirge ebenfalls beträchtlich. Daher verdienen Maßnahmen zur Vermeidung bzw. Verminderung der akzidentellen Hypothermie eine gesonderte Erwähnung. Bei sämtlichen alpinen Notfalleinsätzen sollten Hilfsmittel für den Kälte-, Nässe- und Windschutz und bei langen Einsätzen (Dauer >1 h) evtl. auch zur Erwärmung mitgenommen werden.

Eine klassische Art des Schutzes vor Kälte, Regen und Wind am Berg ist der kombinierte Einsatz von Vakuummatratze, Alu-Rettungsdecke, chemischen Wärmeelementen, Wolldecken, Wollmütze und Bergesack. Manchmal ist aber dieser klassische Schutz nicht möglich, und das Rettungsteam muss improvisieren.

Es gibt unterschiedliche weitere Systeme, von denen zwei exemplarisch erwähnt sein sollen. Das erste ist eine modifizierte Rettungsfolie, die durch eine spezielle Kammerung wahrscheinlich effizienter die Körperwärme erhält als die herkömmlichen Alu-Rettungsdecke. Das zweite ist eine chemisch aktivierte Wärmedecke, die sich nach Öffnen der Vakuumverpackung innerhalb von 10 min erwärmt und mit deren Hilfe dem Patienten über mehrere Stunden hindurch Wärme zugeführt werden kann.

> Der drohenden Hypothermie muss mit entsprechenden Wärmemaßnahmen und der ausschließlichen Verabreichung von angewärmten Medikamenten Rechnung getragen werden.

38.3.4 Lagerung

Die Immobilisierung und Lagerung eines traumatisierten Patienten können im alpinen Umfeld prinzipiell ähnlich wie im urbanen Bereich gut durchgeführt werden. Dementsprechend stellt diese Maßnahme auch einen wesentlichen Pfeiler in der initialen Schmerztherapie des Traumapatienten dar. Des Weiteren können durch eine adäquate Lagerung bzw. Immobilisierung der Blutverlust, sekundäre neurovaskuläre Schäden sowie das Risiko für die Entstehung von Weichteilschäden vermindert werden (Ellerton et al. 2009b).

Für Immobilisierung und Lagerung, aber auch für den Abtransport hat sich die Verwendung von Vakuummatratzen am besten bewährt. Bei Verdacht auf eine instabile Beckenverletzung ist zur Verminderung des Blutverlustes die Anlage eines Beckenkompressionssystems empfohlen (Heetveld et al. 2004; Sumann et al. 2021). Ein geringes Packungsvolumen macht diese Hilfsmittel auch für die alpine Notfallmedizin bestens geeignet.

Über die Indikation für das Tragen von Halswirbelsäulen (HWS)-Schienen gibt es unterschiedliche Empfehlungen. So sehen die S3-Richtlinien zur Behandlung von Polytraumapatienten keine zwingende Indikation zur Anlage einer HWS-Schiene beim Fehlen folgender Symptome: Bewusstseinsstörung, neurologisches Defizit, HWS-Schmerz, Hartspann der Muskulatur im HWS-Bereich (Bouillon et al. 2013). Andere Autoren empfehlen bei entsprechendem Unfallmechanismus, z. B. Sturz aus großer Höhe, die HWS-Immobilisierung durchzuführen. Auf das mögliche Auftreten von Atembehinderung bzw. auf die Gefahr einer Aspiration beim bewusstseinsgetrübten und HWS-immobilisierten Patienten ist jedoch in jedem Fall zu achten.

38.3.5 Kardiopulmonale Reanimation

Im alpinen Notfalleinsatz ist man naturgemäß öfter mit leblosen Patienten konfrontiert. Die Entscheidung zum Beginn einer kardiopulmonalen Reanimation ist schon im normalen Notfallumfeld keinesfalls immer eine eindeutige und leichte Entscheidung, umso mehr trifft dies im alpinen Gelände zu. Die zusätzlichen Faktoren, wie z. B. Eigenschutz, Sicherheit der Bergrettungsmannschaft, und prognostische Faktoren, wie z. B. Hypothermie, spielen dabei eine große Rolle. Die ICAR MEDCOM hat für die Durchführung und Beendigung einer kardiopulmonalen Reanimation Empfehlungen im alpinen Umfeld ausgesprochen (Paal et al. 2012; s. hierzu ◘ Tab. 38.2).

Aufgrund der speziellen Umstände im alpinen Gelände, z. B. begrenzte Anzahl an Rettungspersonal, eingeschränktes Equipment, widrige Umwelteinflüsse und erschwerter, prolongierter Abtransport, ist das Outcome von Reanimationsmaßnahmen im Vergleich zum urbanen Raum ungünstiger. Ein Defibrillator kann bei Vorliegen eines Herz-Kreislauf-Stillstands das Leben eines Patienten retten, wenn er innerhalb weniger Minuten erreichbar ist (z. B. bei Skiliftan-

Tab. 38.2 Reanimationsabbruch bei unbeobachtetem Kollaps. Alle 3 Kriterien müssen erfüllt sein

1	Kein Spontankreislauf innerhalb von 20 min kardiopulmonaler Reanimation
2	Kein defibrillierbarer Rhythmus
3	Keine Hypothermie oder andere spezielle Bedingungen, die eine verlängerte Reanimation rechtfertigen

lagen, auf Berghütten oder wenn Ersthelfer einen AED mitführen).

Der durch Trauma bedingte Herz-Kreislauf-Stillstand im alpinen Umfeld ist aus den oben genannten Gründen durch eine äußerst schlechte Prognose charakterisiert, außer der Unfallhergang lässt auf einen der folgenden Begleitumstände schließen: akzidentelle Hypothermie oder Blitzunfall. In diesen zwei zuletzt genannten Sonderfällen eines Herzstillstandes ist die Überlebensrate höher und rechtfertigt eine prolongierte kardiopulmonale Reanimation. Hierbei kann der Einsatz einer mechanischen Herzdruckmassage die kardiopulmonale Reanimation deutlich verbessern.

Obwohl in jedem Fall einzeln über den Abbruch bzw. das Fortführen der Reanimationsmaßnahmen zu entscheiden ist, sollte ein Reanimationsabbruch durch den jeweiligen ärztlichen Leiter des Rettungsdienstes oder entsprechend regional gültigen Protokollen erfolgen.

38.4 Abtransport

Der Zeitpunkt des Abtransportes eines Notfallpatienten aus dem alpinen Gelände ist eine individuelle Entscheidung und von vielen Faktoren abhängig. Die Stabilisierung der Vitalparameter – obwohl natürlich erstrebenswert – kann nicht in allen Fällen erreicht werden. Das bedeutet, dass in diesen Situationen auch mit instabilen Patienten der Abtransport durchgeführt werden muss. Das Zuwarten auf bessere Wetterbedingungen und damit auf die Möglichkeit einer Hubschrauberbergung stellt in manchen Fällen eine mögliche Alternative zum terrestrischen Abtransport dar (Pasquier et al. 2012).

Eine kontinuierliche Überwachung und Versorgung durch den Arzt und ein etwaiges Monitoring sind speziell nach der Verabreichung von potenziell atemdepressiven oder kreislaufdepressiven Medikamenten in jedem Fall obligat. Beim längeren Abtransport mit speziellen Tragen ist des Weiteren auf eine entsprechende Lagerung ohne Druckstellen und auf das evtl. Anlegen von saugenden Unterlagen zu achten, um beim einnässenden Patienten ein ständiges Liegen in feuchten Milieu zu vermeiden.

Fazit

Notfälle im alpinen Gelände erfordern neben notfallmedizinischen Kenntnissen und alpinistischem Vermögen auch ein erhöhtes Maß an Improvisationstalent und Verantwortungsbewusstsein. Die den internationalen Guidelines der Notfallversorgung entsprechenden Maßnahmen können aufgrund der Umstände nicht immer umgesetzt werden. Durch Basismaßnahmen wie Freimachen der Atemwege, Blutstillung, Analgesie und Wärmemanagement kann dennoch dem verunfallten Patienten im alpinen Gelände suffizient geholfen werden.
Aufgrund des immer weiteren Ausbaus der Flugrettung im Bereich der Bergrettung werden jedoch die Einsatzzahlen der isoliert terrestrischen Bergrettung in Zukunft noch weiter zurückgehen und die Erfahrungen dementsprechend weiter abnehmen. Die Teilnahme von Alpinmedizinern an regelmäßigen Bergrettungsübungen ist daher unabdingbar.

Literatur

American College of Surgeons (2013) Advanced Trauma Life Support. Student Course Manual. Urban & Fischer, Elsevier GmbH, München

Boue Y, Lavolaine J, Bouzat P, Matraxia S, Chavanon O, Payen JF (2014) Neurologic recovery from profound accidental hypothermia after 5 hours of cardiopulmonary resuscitation. Crit Care Med 42(2):e167–170

Bouillon B, Probst C, Maegele M, Wafaisade A, Helm P, Mutschler M, Brockamp T, Shafizadeh S, Paffrath T (2013) Emergency room management of multiple trauma: ATLS(R) and S3 guidelines. Chirurg 84:745–752

Braun P, Wenzel V, Paal P (2010) Anesthesia in prehospital emergencies and in the emergency department. Curr Opin Anaesthesiol 23:500–506

Brugger H, Putzer G, Paal P (2013) Accidental hypothermia. Anaesthesist 62:624–631

Dembeck A, Sonntag J, Liechti B, Becker M (2012) Reanimation in alpinem Gelände – der etwas andere Einsatz. Notfall Rettungsmed 15:1551–1557

Deutsche Gesellschaft für Unfallchirurgie e.V.: S3-Leitlinie Polytrauma/Schwerverletzten-Behandlung (AWMF Registernummer 187–023), Version 4.0 (31.12.2022), verfügbar unter ▶ https://www.awmf.org/leitlinien/detail/ll/187-023.html. Zugegriffen: 1. Sept 2023

Ellerton J, Paal P, Brugger H (2009a) Prehospital use of ketamine in mountain rescue. Emerg Med J 26:760–761

Ellerton JA, Greene M, Paal P (2013) The use of analgesia in mountain rescue casualties with moderate or severe pain. Emerg Med J 30:501–505

Ellerton JA, Zuljan I, Agazzi G, Boyd JJ (2009b) Eye problems in mountain and remote areas: prevention and onsite treatment–official recommendations of the International Commission for Mountain Emergency Medicine ICAR MEDCOM. Wild Environ Med 20:169–175

Elsensohn F, Agazzi G, Syme D, Swangard M, Facchetti G, Brugger H (2006) The use of automated external defibrillators and public access defibrillators in the mountains: official guidelines of the International Commission for mountain Emergency Medicine ICAR-MEDCOM. Wild Environ Med 17:64–66

Heetveld MJ, Harris I, Schlaphoff G, Balogh Z, D'Amours SK, Sugrue M (2004) Hemodynamically unstable pelvic fractures: recent care and new guidelines. World J Surg 28:904–909

Paal P, Ellerton J, Sumann G, Demetz F, Mair P, Brugger H (2007) Basic life support ventilation in mountain rescue. Official recommendations of the International Commission for Mountain Emergency Medicine (ICAR MEDCOM). High Alt Med Biol 8:147–154

Paal P, Herff H, Mitterlechner T, von Goedecke A, Brugger H, Lindner KH, Wenzel V (2010) Anaesthesia in prehospital emergencies and in the emergency room. Resuscitation 81:148–154

Paal P, Milani M, Brown D, Boyd J, Ellerton J (2012) Termination of cardiopulmonary resuscitation in mountain rescue. High Alt Med Biol 13:200–208

Pasquier M, Ruffinen GZ, Brugger H, Paal P (2012) Pre-hospital wrist block for digital frostbite injuries. High Alt Med Biol 13:65–66

Rajagopalan S, Mascha E, Na J, Sessler DI (2008) The effects of mild perioperative hypothermia on blood loss and transfusion requirement. Anesthesiology 108:71–77

Roberts I, Perel P, Prieto-Merino D, Shakur H, Coats T, Hunt BJ, Lecky F, Brohi K, Willett K (2012) Effect of tranexamic acid on mortality in patients with traumatic bleeding: prespecified analysis of data from randomised controlled trial. BMJ 345:e5839

Tomazin I, Ellerton J, Reisten O, Soteras I, Avbelj M (2011) Medical standards for mountain rescue operations using helicopters: official consensus recommendations of the International Commission for Mountain Emergency Medicine (ICAR MEDCOM). High Alt Med Biol 12:335–341

Ellerton J, Milani M, Blancher M, Zen-Ruffinen G, Skaiaa SC, Brink B, Lohani A, Paal P (2014Apr) Managing moderate and severe pain in mountain rescue. High Alt Med Biol 15(1):8–14. ▶ https://doi.org/10.1089/ham.2013.1135. PMID: 24673533

Schön CA, Gordon L, Hölzl N, Milani M, Paal P, Zafren K (2020Dec) Determination of Death in Mountain Rescue: Recommendations of the International Commission for Mountain Emergency Medicine (ICAR MedCom). Wilderness Environ Med. 31(4):506–520. ▶ https://doi.org/10.1016/j.wem.2020.06.013. 2020 Oct 17 PMID: 33077333

Musi ME, Sheets A, Zafren K, Brugger H, Paal P, Hölzl N, Pasquier M (2021May) Clinical staging of accidental hypothermia: The Revised Swiss System: Recommendation of the International Commission for Mountain Emergency Medicine (ICAR MedCom). Resuscitation 162:182–187. ▶ https://doi.org/10.1016/j.resuscitation.2021.02.038. 2021 Mar 3 PMID: 33675869

Pasquier M, Strapazzon G, Kottmann A, Paal P, Zafren K, Oshiro K, Artoni C, Van Tilburg C, Sheets A, Ellerton J, McLaughlin K, Gordon L, Martin RW, Jacob M, Musi M, Blancher M, Jaques C, Brugger H (2023 Mar) On-site treatment of avalanche victims: Scoping review and 2023 recommendations of the international commission for mountain emergency medicine (ICAR MedCom). Resuscitation 184:109708. ▶ https://doi.org/10.1016/j.resuscitation.2023.109708. 2023 Jan 26 PMID: 36709825

Sumann G, Moens D, Brink B, Brodmann Maeder M, Greene M, Jacob M, Koirala P, Zafren K, Ayala M, Musi M, Oshiro K, Sheets A, Strapazzon G, Macias D, Paal P. Multiple trauma management in mountain environments – a scoping review: Evidence based guidelines of the International Commission for Mountain Emergency Medicine (ICAR MedCom). Intended for physicians and other advanced life support personnel. Scand J Trauma Resusc Emerg Med. 2020 Dec 14;28(1):117. ▶ https://doi.org/10.1186/s13049-020-00790-1. PMID: 33317595; PMCID: PMC7737289

Rauch S, Schenk K, Strapazzon G, Dal Cappello T, Gatterer H, Palma M, Erckert M, Oberhuber L, Bliemsrieder B, Brugger H, Paal P. Suspension syndrome: a potentially fatal vagally mediated circulatory collapse-an experimental randomized crossover trial. Eur J Appl Physiol. 2019 Jun;119(6):1353–1365. ▶ https://doi.org/10.1007/s00421-019-04126-5. Epub 2019 Mar 20. Erratum in: Eur J Appl Physiol. 2019 Apr 19: PMID: 30895459; PMCID: PMC6517360

Möglichkeiten und Grenzen der alpinen Hubschrauberrettung

Günther Sumann, Alexander Egger und Bruno Durrer

Inhaltsverzeichnis

M. M. Berger et al. (Hrsg.), *Alpin- und Höhenmedizin*,
https://doi.org/10.1007/978-3-662-69578-4_39

Die überwiegende Mehrzahl der Alpinunfälle geschieht bei der Ausübung klassischer Alpinsportarten. In den österreichischen Alpen wurden in einem Jahr (November 2021 bis Oktober 2022) 8421 Alpinunfälle registriert. Der Großteil davon waren 3933 Skiunfälle (76,9 % der Winter-Bergsportunfälle) und 1542 Unfälle beim Bergwandern und Bergsteigen im Sommer (52,9 % der Sommer-Bergsportunfälle), gefolgt von 813 Unfällen beim Mountainbiken, wobei die Zahl der Mountainbike-Unfälle gegenüber den Vorjahren deutlich zugenommen hat (Österreichisches Kuratorium für Alpine Sicherheit 2023). In der Schweiz wurde im Beobachtungszeitraum von 5 Jahren (2007–2011) beim Skifahren ein Verletzungsrisiko von 3,2 Unfällen pro 1000 Skitagen errechnet (Bianchi und Brügger 2015). Im Jahr 2022 wurden von der Schweizerischen Rettungsflugwacht REGA 3112 Einsätze für Wintersport, Berg- und Lawinenunfälle geflogen (REGA 2022). Von der Christophorus-Flugrettung in Österreich wurden im Jahr 2022 2687 Einsätze nach Alpinunfällen geflogen, nach Unfällen beim Skifahren und Wandern waren Mountainbike-Unfälle die dritthäufigste Unfallursache (CFV 2023).

In den Alpenländern ist heute die Dichte an Hubschrauberstützpunkten sehr hoch, dadurch werden bei Flugwetter die meisten Personen, die bei Alpinunfällen zu Schaden kommen, per Hubschrauberrettung versorgt. Eine Flächendeckung mit Eintreffzeiten innerhalb von 15 min wird allgemein empfohlen (Tomazin und Kovacs 2003). In manchen alpinen Regionen können diese Versorgungszeiten nicht erreicht werden, während in anderen, sehr tourismusintensiven Gegenden zahlreiche große Skigebiete von eigenen, teilweise sogar konkurrierenden Hubschrauberunternehmen mit Eintreffzeiten von wenigen Minuten versorgt werden. In den meisten Ländern werden den Patienten Flugrettungseinsätze nach Bergsportunfällen privat verrechnet, dadurch hat sich die Flugrettung zu einem florierenden Geschäftszweig mit zahlreichen Leistungsanbietern entwickelt. In der Wintersaison werden deshalb z. B. in Tirol mittlerweile auf einer Fläche von 12.640 km^2 15–16 Notarzthubschrauberbasen betrieben. An sehr einsatzstarken Schönwettertagen in der Hochsaison können dabei mehr als 100 Hubschraubereinsätze pro Tag anfallen.

In den vergangenen Jahren wurde das Einsatzspektrum durch neue Outdoor-Abenteuersportarten (z. B. Freeriding, Downhillbiking, Waterfallclimbing, Canyoning, Basejumping, Speed- und Proximityflying) erweitert, und die Berg- und Flugretter wurden mit neuen Rettungstechniken gefordert. Bei unzugänglichen Notfallorten limitieren häufig objektive Gefahren (z. B. Steinschlag, Eisschlag, Lawinen- oder Absturzgefahr), meteorologisch bedingter Zeitstress und Platzmangel den Umfang der notärztlichen Maßnahmen. Zudem können Kälte, Nässe und Höhe die Erstversorgung erschweren.

39.1 Vorteile der Flugrettung in der Bergrettung

Die Flugrettung, in der englischsprachigen Fachliteratur als Helicopter Emergency Medical System (HEMS) bezeichnet, bietet einige entscheidende Vorteile gegenüber der terrestrischen Bergrettung. Die zeitlichen Abläufe einer Bergrettungsaktion werden deutlich verkürzt. Kurze Eintreffzeiten ermöglichen eine frühzeitige, notfallmedizinische Therapie (Tomazin et al. 2012). Erweiterte notfallmedizinische Therapiemaßnahmen können vor Ort begonnen werden, und schnelle Transporte in bestgeeignete Zielkrankenhäuser sind selbst über größere Distanzen möglich. Bei polytraumatisierten Patienten kann eine möglichst schnelle Einlieferung in ein Traumazentrum überlebensentscheidend sein, während lang dauernde Bodenrettungsaktionen unter Schlechtwetterbedingungen selbst bei primär nicht lebensbedrohlichem Verletzungsmuster mit einem hohen Sterberisiko verbunden sind (Holzmeister 2017). Bei vielen Luftrettungen in den europäischen Alpen können schwer verletzte Patienten innerhalb der „golden hour" ins adäquate Zielspital gebracht werden (Marsigny et al. 1999; Scrimgeour 2003). Bei rein terrestrischen Rettungen wird dieser Zeitrahmen meistens gesprengt. Eine Analyse des deutschen Traumaregisters über 10 Jahre ergab einen positiven unabhängigen Überlebensvorteil für Patienten nach Flugrettungseinsätzen (Andruszkow et al. 2014). Auch in anderen Studien wird durch den Einsatz eines Notarzthubschraubers beim schweren Trauma ein Überlebensvorteil belegt (Desmettre et al. 2012; Zhu et al. 2018) und ein deutlicher Vorteil beim Bergrettungseinsatz beschrieben (Ausserer et al. 2017).

Eine Seilrettungsaktion mit dem Hubschrauber kann selbst in sehr schwierigem Gelände rasch und auch wesentlich schonender und sicherer für Patient und Retter durchgeführt werden als eine stundenlange terrestrische Abseilaktion. Bei großen, aufwendigen Bergeaktionen oder Lawineneinsätzen bieten Hubschrauber die Möglichkeit, innerhalb kurzer Zeit Rettungskräfte und Material in großer Zahl und Menge sicher zum Einsatzort zu transportieren (Tomazin und Kovacs 2003). Der Aufstieg von Bodenrettungskräften zum Einsatzort kann in manchen Fällen wegen zu großer objektiver Gefahr sogar unmöglich sein. Wenn der genaue Notfallort nicht ausreichend bekannt ist, kann der Verunglückte mit einem Suchflug leichter lokalisiert werden. Voraussetzung für all die genannten Vorteile der Flugrettung sind selbstverständlich flugfähige Wetter- und Sichtbedingungen.

Neuerdings werden Drohnen in der Bergrettung eingesetzt. Damit können Verunglückte auch bei Hubschrauber-flugunfähigen Bedingungen von der Luft aus lokalisiert und Rettungsaktionen besser geplant werden (Karaca et al. 2017).

39.2 Alarmierung und Einweisung

Die Alarmierung der Hubschrauberrettung läuft üblicherweise über öffentliche Rettungsleitstellen oder Dispositionszentralen der Flugrettungsbetreiber. Bei der Alarmierung für einen alpinen Hubschraubereinsatz ist es wichtig, möglichst viel Zusatzinformation über Geländebeschaffenheit, Hindernisse, Seile, Sicht- und Witterungsbedingungen anzubieten. Auf Seile muss in jedem Fall hingewiesen werden, auch wenn man annimmt, dass sie dem Piloten bekannt sein müssten. Bei grenzwertigen Flugbedingungen liegt es am Piloten, spätestens vor Ort eine Entscheidung über die Durchführbarkeit des Einsatzes zu treffen. Angaben über die Lokalisation des Notfalles sollen möglichst exakt erfolgen, GPS-Koordinaten sollen in jedem Fall angegeben werden, wenn vorhanden.

Während der Anflugphase soll der Anrufer, wenn möglich, telefonisch erreichbar bleiben und auf die Mobilfunknetzabdeckung seiner Position achten. Häufig wird er vom Cockpit aus angerufen, wenn sich der Hubschrauber im Anflug in der Nähe zum Einsatzort befindet, um über Telefon eine Einweisung vornehmen zu können. In der Suchphase ist das Blickfeld von der Luft aus unübersichtlich groß, der Einsatzort liegt unter Umständen im Schatten. Darum soll sich der Einweiser visuell bemerkbar machen, wenn der Hubschrauber in Sichtweite auftaucht. Dazu eignen sich am besten grellfarbige Kleidungsstücke, die man über dem Kopf schwenkt, oder Rauchbomben, vorausgesetzt der Hubschrauber ist noch weit genug entfernt. Wenn der Notfallort von der Luft aus erkannt wurde, kreist oder schwebt der Hubschrauber über dem Einweiser („high reconning"), während sich die Crew ein Bild von der Lage macht. In diesem Moment soll der Einweiser klar signalisieren, ob er Hilfe braucht (YES, internationales Zeichen; ◘ Abb. 39.1).

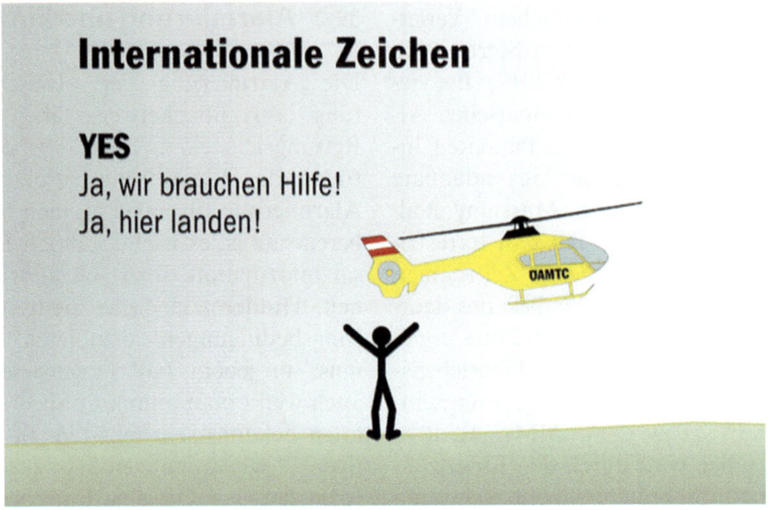
Internationale Zeichen
YES
Ja, wir brauchen Hilfe!
Ja, hier landen!
ÖAMTC

Abb. 39.1 YES, internationales Zeichen. (Abdruck mit freundl. Genehmigung Christophorus Flugrettungsverein [CFV])

Bergsteiger, die plötzlich unerwartet von einem Rettungshubschrauber umkreist werden und keine Hilfe brauchen, sollen unbedingt klar signalisieren, dass sie keine Hilfe brauchen (NO, internationales Zeichen; Abb. 39.2). Häufig werden die Hubschrauberteams auf der Suche von Leuten irritiert, die winken und dadurch irrtümlich den Eindruck erwecken können, Hilfe zu benötigen.

Während der Landung benötigt der Hubschrauberpilot im Winter unbedingt einen Einweiser, der bewegungslos vor dem Hubschrauber stehen bleibt oder besser kniet. Dabei soll sich der Einweiser so positionieren, dass der Wind auf seinen

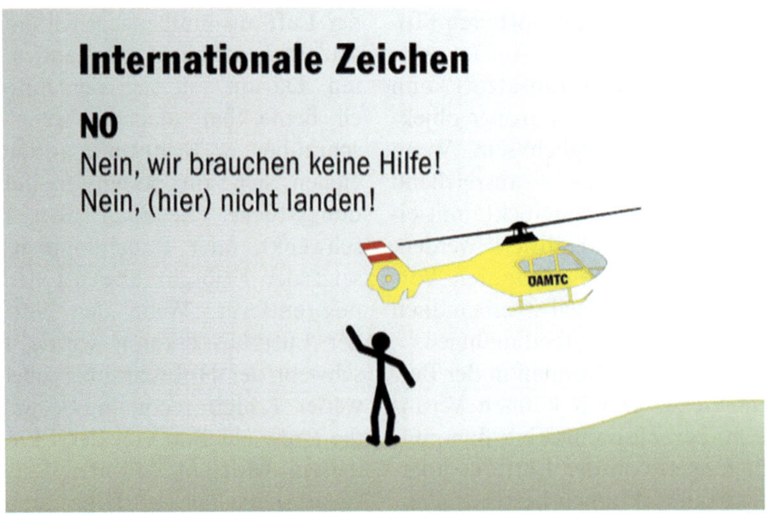
Internationale Zeichen
NO
Nein, wir brauchen keine Hilfe!
Nein, (hier) nicht landen!
ÖAMTC

Abb. 39.2 NO, internationales Zeichen. (Abdruck mit freundl. Genehmigung Christophorus Flugrettungsverein [CFV])

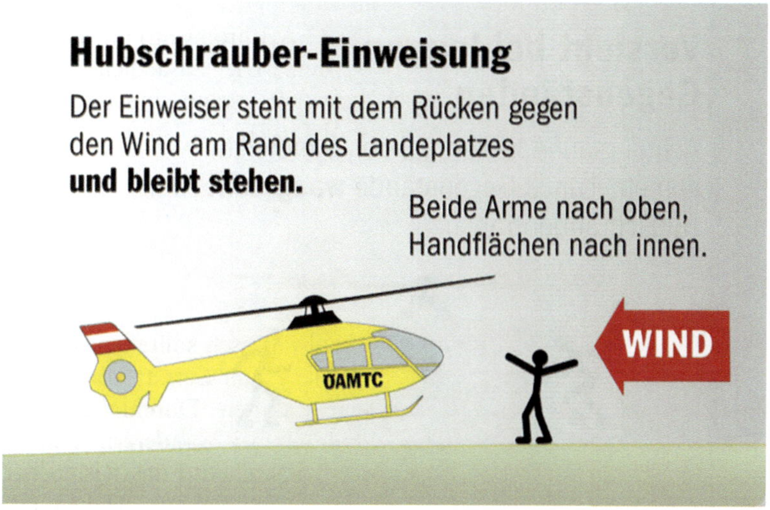
Hubschrauber-Einweisung
Der Einweiser steht mit dem Rücken gegen
den Wind am Rand des Landeplatzes
und bleibt stehen.
Beide Arme nach oben,
Handflächen nach innen.
ÖAMTC
WIND

■ **Abb. 39.3** Hubschraubereinweisung. (Abdruck mit freundl. Genehmigung Christophorus Flugrettungsverein [CFV])

Rücken bläst, d. h. der Hubschrauber gegen den Wind landen kann (■ Abb. 39.3). Durch das Aufwirbeln von Pulverschnee kann der Pilot die optische Referenz zum Boden verlieren, was eine Landung ohne Einweiser unmöglich macht (d. h. „white out") (■ Abb. 39.4).

Nach der Landung dürfen sich der Einweiser oder andere Personen nicht ohne Aufforderung durch ein Crewmitglied unter den laufenden Rotor begeben. Auf keinen Fall dürfen die Hände oder längliche Gegenstände (z. B. Ski, Stöcke) hochgehalten werden (■ Abb. 39.5). Je nach Hubschraubertyp und Hangneigung kann sich der Hauptrotor weit nach unten in Bodennähe bewegen, deswegen darf man sich dem Hubschrauber nur von unten kommend annähern (■ Abb. 39.6).

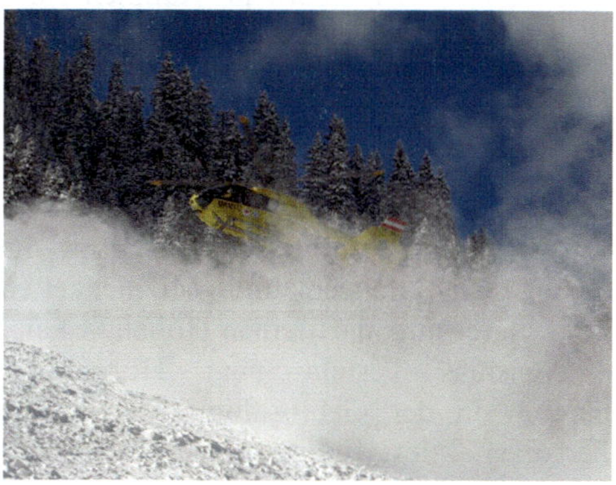

■ **Abb. 39.4** „White out"

39.3 Flugrettungsverfahren im Gebirge

Bei heiklen Hochgebirgsrettungen hat in den letzten Jahren teilweise eine Spezialisierung der Hubschrauber stattgefunden. Während in Europa für den Einsatz im besiedelten Gebiet und für den Anflug auf Krankenhäuser Hubschrauber mit 2 Turbinen gesetzlich vorgeschrieben sind, werden für Einsätze in großen Höhen (3700 m und höher), bei hoher Temperatur und starkem Wind häufig speziell leistungsfähige Hubschrauber benötigt, um eine Rettung sicher durchführen zu können. Nach der rudimentären Erstversorgung und Evakuierung des Patienten mit diesem Bergungshubschrauber aus der

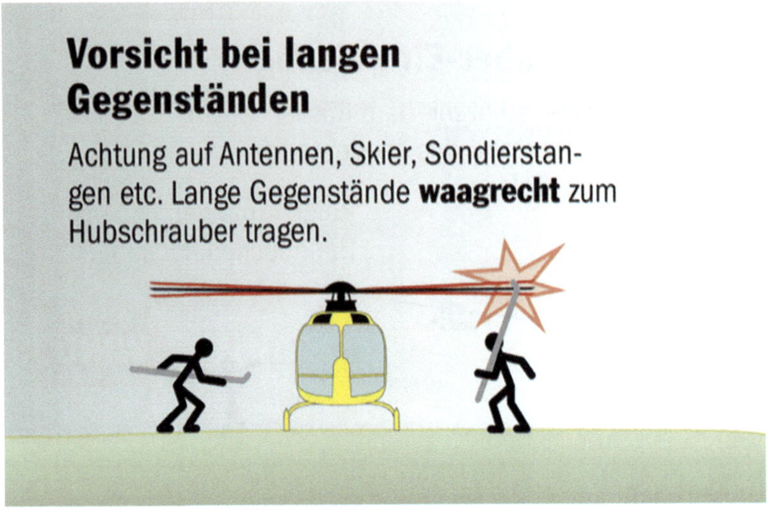

■ **Abb. 39.5** Vorsicht bei langen Gegenständen. (Abdruck mit freundl. Genehmigung Christophorus Flugrettungsverein [CFV])

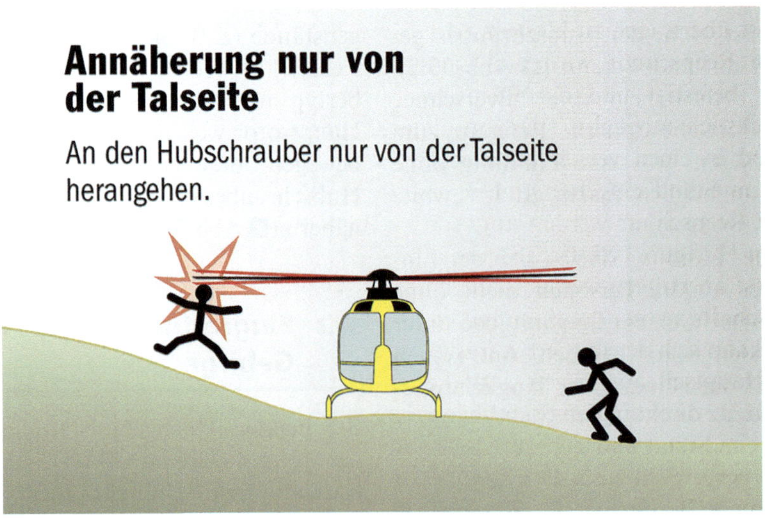

■ **Abb. 39.6** Annäherung nur von der Talseite. (Abdruck mit freundl. Genehmigung Christophorus Flugrettungsverein [CFV])

Wand wird der Patient an den Ambulanzhubschrauber für die definitive notfallmedizinische Erstversorgung und den Transport ins Krankenhaus übergeben. Neuerdings werden auch Hubschrauberrettungen im Himalaya in extremen Höhen bis über 7000 m (Pakistan 2008, Nepal 2010 und 2013) durchgeführt (Veillette 2016; Wilkinson 2015). Die Zukunft wird zeigen, wo die technischen Grenzen und Möglichkeiten der Flugrettung in extremen Höhen liegen.

Meistens besteht eine Hubschraubercrew in der Gebirgsflugrettung aus 3 Personen: Pilot, Flugretter (HEMS-Crewmember) und Notarzt. Bei manchen Betreibern wird bei technisch anspruchsvollen Bergrettungseinsätzen und Hubschraubertypen mit Seilwinde die normale Helikopterrettungscrew durch Rettungsspezialisten (z. B. Rettungsbergführer) bzw. Seilwindentechniker ergänzt. Für Nachteinsätze stehen spezielle Nachtsichtgeräte, Suchscheinwerfer und Wärmebildkameras zur Verfügung. In der Schweiz sind ungefähr 90 % aller Bergrettungen reine Luftrettungen (Durrer 1993, 1994).

Wenn ein Notfallort im Gebirge aufgefunden wurde, schwebt oder kreist der Hubschrauber über dem Einsatzort („high reconning"), während die Crew von der Luft aus eine Übersichtsbeurteilung vornehmen kann und untereinander das weitere Vorgehen bespricht. Je nach Geländesituation am Notfallort kommen bei der Gebirgsflugrettung verschiedene Verfahren zur Anwendung:

39.3.1 Landung am Notfallort möglich

Falls eine Landung am Notfallort möglich ist, unterscheidet sich der Ablauf einer präklinischen Erstversorgung kaum von einer Bodenrettungsaktion in Tallagen. Die gesamte im Hubschrauber mitgeführte Ausrüstung ist unmittelbar verfügbar. Der Patient kann durch das gesamte Flugrettungsteam optimal erstversorgt und direkt in den Hubschrauber verladen werden.

39.3.2 Schwebendes Einladen des Patienten

Im bis ca. 35° steilen Gelände oder auf Geländevorsprüngen können die Retter aus dem schwebenden Hubschrauber aussteigen und schnell zum Patienten gelangen. Nach der Erstversorgung wird der Patient meistens in einem Bergesack gelagert oder in ein Rettungsdreieck gesetzt und gemeinsam mit dem Rettungsteam mit dem Bergetau ausgeflogen. In Einzelfällen kann man den Patienten auch auf der Rettungstrage schwebend einladen, oder er kann mit Unterstützung selbst einsteigen. Diese Manöver sind potenziell gefährlich und sollten nur ausnahmsweise durchgeführt werden. Es setzt ein eingespieltes Team voraus und kann nicht mit jedem Hubschraubertyp ausgeführt werden. Während des Schwebeverfahrens kommt der Hauptrotor der Hangoberseite gefährlich nahe. Jegliche unkontrollierte Bewegungen müssen dabei vermieden werden, und ungeschulte Helfer dürfen sich nicht im Rotorkreis bewegen. Auf Skipisten ist das Schwebeverfahren nicht zu empfehlen, weil selbst bei bestmöglicher Absperrung das Verhalten der zahlreichen Skifahrer und Schaulustigen nicht sicher kalkulierbar ist. Das schwebende Einladen ist schneller als eine Winden- oder Lineaktion und wird v. a. unter Zeitdruck durchgeführt.

39.3.3 Windenrettung (25, 50 oder 90 m)

Falls eine Landung oder ein schwebender Ausstieg nicht möglich ist, wird der Notarzt vor oder nach dem Rettungsspezialisten am Klettergurt vom Windenoperator zur Notfallstelle abgelassen. Je nach Hubschraubertyp stehen 25, 50 oder bis zu 90 m lange Windenseile zur Verfügung. Der Patient wird je nach Verletzung am Klettergurt, im Rettungsdreieck oder in einem horizontalen Bergesack zusammen mit dem Arzt am Windenseil geborgen. Anschließend wird der Patient je nach Hubschraubertyp im Flug oder meist an einem Zwischenlandeplatz in den Hubschrauber verladen.

Die meisten Winden sind für maximal 2 Personen ausgelegt. Für die Evakuation einer größeren Gruppe wird entsprechend mehr Zeit benötigt. Ein Vorteil ist, dass man schon im ersten Anflug einen Retter oder Arzt absetzen kann.

39.3.4 Windenabseilgerät: variables Tau

Bei Unfallstellen in engen Schluchten oder steilen Waldgebieten ist es für den Piloten einfacher, wenn sich der Retter oder Arzt direkt mit einem speziellen Abseilgerät (Windenabseilgerät) an einem statischen Seil an die Notfallstelle abseilen kann. Der Helikopter kann dabei immer am gleichen Ort schweben, und die Einweisung für den Abtransport ist damit einfacher. Bei diesem Verfahren kann jeweils nur eine Person abgeseilt werden.

39.3.5 Fixtauverfahren: Line- und Longlinerettung

Bei einer Taurettung oder Taubergung muss nach dem ersten Anflug in der Nähe ein Zwischenlandeplatz gesucht werden, um das Bergetau in die zentralen Lasthaken auf auf der Unterseite des Hubschraubers einzuklinken. Der Flugretter und meistens auch der Arzt hängen sich in das Seil ein und werden zum Notfallort geflogen. Wie bei allen Seilrettungsaktionen mit dem Hubschrauber trägt der Flugretter dabei einen Funkhelm und weist den Piloten während des Seilflugs über Sprechfunk detailliert ein.

Je nach gewählter Seillänge ist der Helikopter sicher außerhalb bzw. oberhalb eines möglichen Stein- oder Eisschlages. Taurettungen – Line bis 50 m oder Longline ab 50 m – erlauben eine Evakuierung im Klettergurt, im Rettungsdreieck oder in einem Bergesack zusammen mit dem Arzt und einem erfahrenen Rettungsspezialisten.

39

Das gleichzeitige Ein- und Ausfliegen von bis zu 5 Personen ist möglich und im Vergleich zu Windenaktionen sehr zeitsparend. Unter Überhängen können sich die Retter mit einer Teleskopstange an Bergsteiger heranziehen. Gestrandete Deltaglider, Gleitschirmer und Basejumper können mit einer Seillänge von ca. 75–100 m

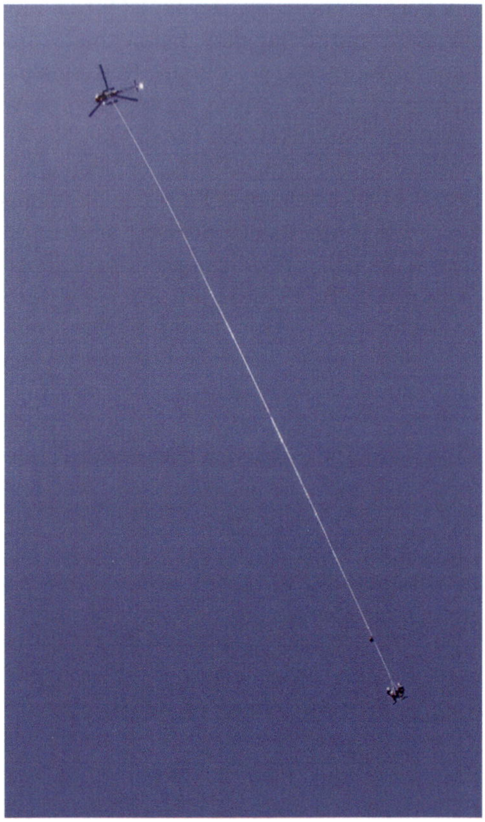

Abb. 39.7 Helikopterrettung mit Longline

(je nach Helikoptertyp) ohne gefährlichen Abwind geborgen werden. Das Linesystem wird auch für Seilbahn-, Gondelbahn- und Sesselliftevakuationen erfolgreich eingesetzt. Longlineaktionen sind wegen großer Pendelbewegungen potenziell gefährlich und verlangen ein eingeübtes Team (Abb. 39.7).

39.3.6 Kombinierte Boden-Luft-Rettung

Bei schlechten Sichtbedingungen am Notfallort ist es häufig möglich, die Retter und das nötige Material mit dem Hubschrauber bis unter die Wolkendecke, zumindest in die Nähe des Notfallorts, zu bringen. Von dort

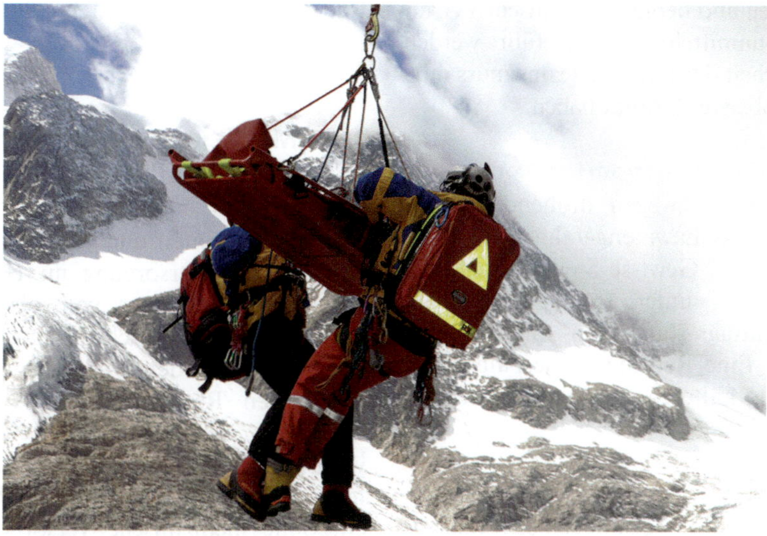

Abb. 39.8 Kombinierte Boden-Luft-Rettung am Tau

wird zu Fuß zur Notfallstelle aufgestiegen. Vor Ort kann die Wettersituation besser beurteilt werden, und gelegentlich kann danach der Helikopter für die Bergung eingewiesen werden. Ansonsten wird der Patient terrestrisch unter die Nebelgrenze transportiert (Abb. 39.8).

39.4 Entscheidungsalgorithmus einer Bergrettungsaktion

39.4.1 Einsatzvorbereitung des Flugrettungsarztes

Der Einsatz beginnt mit dem Alarmeingang. Im Hochgebirge, besonders im Winter, muss der Arzt mit Thermounterwäsche, wetterfester, biwaktauglicher Kleidung und steigeisenfesten Schuhen mit Gamaschen ausgerüstet sein. Steigeisen, Pickelhammer, Schaufel, Stirnlampe sowie Material für die Selbstsicherung gehören zur persönlichen Ausrüstung. Karte, Höhenmesser, GPS und ein Reserveakku für das Smartphone können sehr hilfreich sein sowie heiße Getränke. Ein Notbiwak sollte überlebt werden können. Bei Lawineneinsätzen sind eine Lawinensonde, das Lawinenverschüttetensuchgerät und ein Lawinenairbag Teil der Ausrüstung.

Bei einem bevorstehenden Winden- oder Taueinsatz wird der Klettergurt vor Einsatzbeginn angelegt. Bei mehreren Verletzten muss das medizinische Material evtl. zusätzlich ergänzt werden. Bei Bedarf muss ein zweiter Ambulanz- oder Bergungshelikopter mit zusätzlichen Rettungsspezialisten aktiviert werden.

39.4.2 Entscheidungen der Helikoptercrew über dem Notfallort

Beim Anfliegen der Unfallstelle ergeben sich für die Rettung die nachfolgend aufgeführten Möglichkeiten.

Rettung nicht sofort möglich: immer Teamentscheidung

Gelegentlich kann ein Einsatz wegen objektiver Gefahren am Unfallort oder aus fliegerischen und bergungstechnischen Gründen nicht unmittelbar durchgeführt werden. Die Sicherheit der Rettungsteams muss in jedem Fall oberste Priorität haben.

▪▪ Objektive Gefahren am Unfallort

Die Rettung ist wegen drohender Stein-, Eisschlag- oder Lawinengefahr nicht unmittelbar möglich. Gewisse Steilwandteile und Couloirs, v. a. unter Eisabbrüchen, sind spätnachmittags stark stein- und eisschlaggefährdet. Eine Rettung ist deshalb nur in den frühen, kälteren Morgenstunden möglich.

▪▪ Fliegerisch

Die Sichtverhältnisse sind schlecht oder bei Nachteinsätzen ungenügend. Die Ausbildung, Erfahrung und Geländekenntnisse des Piloten sind bei heiklen Einsätzen limitierend. Wegen Leistungsproblemen in großer Höhe und bei starkem Wind muss evtl. auf einen leistungsstärkeren Hubschrauber gewechselt werden.

▪▪ Bergungstechnisch

Bei Absturzgefahr am Notfallort wird das Team mit einem Rettungsspezialisten, meist einem Bergführer, ergänzt. Zusätzliche Rettungsspezialisten sind nötig bei Longline-, Gletscherspalten-, Lawinen-, Gleit- und Fallschirmrettungen. Manche Bergeaktionen müssen von Bodenrettungsteams durchgeführt werden. Dabei wirkt der Hubschrauber nur unterstützend mit und kann Personal und Material zum Notfallort fliegen.

39

Rettung sofort möglich

Bei einer Landung am Notfallort kann der Arzt zusammen mit Flugretter und Pilot den Patienten optimal versorgen. Bei Absturzgefahr am Notfallort wird häufig zuerst ein Rettungsspezialist abgesetzt, um den Notfallort zu sichern. Bei einer Seilbergeaktion werden der Arzt und der Rettungsspezialist, wenn möglich, gemeinsam eingeflogen.

39.5 Medizinische Maßnahmen am Notfallort

Die Möglichkeiten und Grenzen der medizinischen Erstversorgung im Hochgebirge hängen einerseits stark von geländebedingten und meteorologischen Faktoren ab, andererseits von den Fähigkeiten des medizinischen Rettungspersonals. Der Umfang der möglichen ärztlichen Maßnahmen wird aber auch durch die Anzahl der Helfer am Notfallort beeinflusst. Ob ein Patient ohne medizinische Versorgung („load and go“) geborgen werden muss, hängt von der Topografie des Notfallortes, objektiven Gefahren, klimatischen Einflüssen und der medizinischen Dringlichkeit ab. Auch im schwierigen Gelände ist es häufig möglich, eine Basisanalgesie und Schienung durchzuführen („treat and run“). Im Idealfall kann eine volle notärztliche Erstversorgung am Notfallort („stay and play)“ vor der technischen Bergung erfolgen (Durrer 1993, 1994).

39.5.1 „Load and go“ im schwierigen oder gefährlichen Gelände?

Bei objektiver Gefährdung des Notfallortes oder drohender wetterbedingter Blockierung hat eine sofortige Bergung aus der Gefahrenzone Priorität vor der medizinischen Erstversorgung (Ellerton et al. 2009). Dabei kann eine Landung am Unfallort möglich sein. Meistens aber wird der Patient entweder mit der Line oder Winde geborgen oder schwebend eingeladen. Bei einer Landung oder beim Schwebend-Einladen begibt sich der Hubschrauber kurzfristig in den Gefahrenbereich eines möglichen Stein- oder Eisschlags.

Unverletzte mit Klettergurt können sich in speziellen Ausnahmefällen selbst an der Winde oder am Tau einhängen. Ein vorheriges Briefing über Mobiltelefon oder über ein herabgelassenes Funkgerät ist dabei zwingend notwendig. Dieses Vorgehen hat den Vorteil, dass keine Retter in der Wand abgesetzt werden müssen. Allerdings birgt es die Gefahr eines fatalen Fehlers durch den zu rettenden Bergsteiger und wird nicht von jedem Flugrettungsbetreiber akzeptiert.

Ein freihängender Bergsportler wird von den Rettern an der Line gesichert, daraufhin entlastet der Helikopter, und das Bergseil wird mit einem Messer gekappt (Kaperbergung).

Unverletzte ohne Klettergurt werden von den Rettern in Rettungsgurten oder im Rettungsdreieck verpackt und ausgeflogen. Dabei lösen sich die Retter häufig nicht vom Helikoptertau.

39.5.2 „Treat and run" im schwierigen Gelände?

Auch im schwierigen Gelände kann eine schnelle intravenöse oder nasale Analgesie, (z. B. mittels Mucosal Atomization Device, MAD®) und Fixation (Halskragen, SAM®-Splint) erfolgen. Eine ausreichende Analgesie vor der Bergung ist eine humanitäre Pflicht. Ein Schwerverletzter wird im horizontalen Bergesack auf einer Vakuummatratze am schonendsten evakuiert. Dafür sind die Retter aber längere Zeit im Gefahrenbereich und müssen sich vom Helikopterseil lösen. Bei Absturzgefahr sind für Sicherungsaufgaben zusätzliche Rettungsspezialisten am Notfallort notwendig. Die Gefährdung der Retter ist immer gegenüber dem medizinischen Risiko für den Patienten abzuwägen (◘ Abb. 39.9).

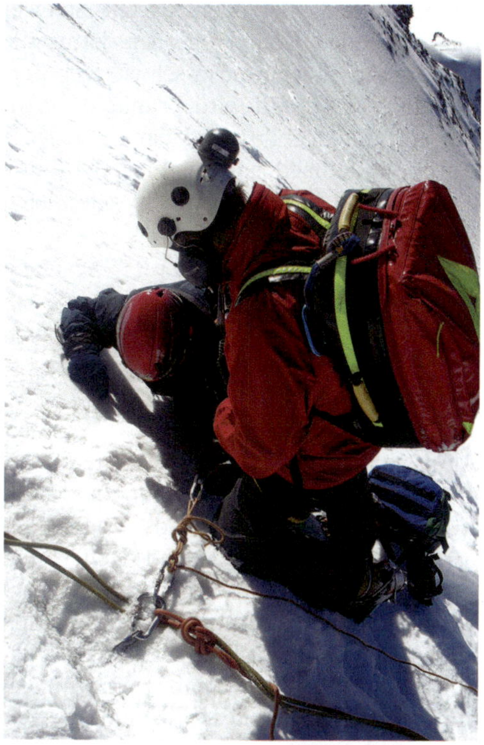

◘ Abb. 39.9 „Treat and run" in einer Nordwand

39.5.3 „Stay and play" im schwierigen Gelände?

Prinzipiell ist es auch im exponierten Gelände möglich, einen Patienten bereits vor der technischen Bergung am Notfallort notfallmedizinisch erstzuversorgen. Viele theoretische Grundlagen der Notfallmedizin aus dem urbanen Raum (z. B. Advance Life Support [ALS], European Trauma Course [ETC]) lassen sich im Gelände aber nur bedingt in die Praxis umsetzen. Auch wenn es am Notfallort genügend Platz und Helfer gibt, muss kritisch evaluiert werden, ob es tatsächlich von Vorteil ist, eine aufwendige und invasive Notfalltherapie schon im Steilgelände vor der Rettungsaktion durchzuführen. Bei unerwarteten Schwierigkeiten oder Komplikationen kann die Seilbergung danach umso schwieriger werden. Im Zweifelsfall wird primär die Seilbergung durchgeführt und danach die definitive notfallmedizinische Erstversorgung in flachem Gelände neben dem gelandeten Hubschrauber vorgenommen.

39.5.4 Notärztliche Maßnahmen im Gelände

▪▪ Airway-Management

Akut vitalgefährdete Schwerverletzte werden im schwierigen Gelände nur bei spezieller Indikation vor einer Winden- oder Taubergung intubiert. Genügend Helfer und eine doppelt gesicherte Tubusfixation sind dabei nötig. Bei Transport eines intubierten Patienten im Bergesack sollen Sauerstoffflasche und Transportbeatmungsgerät mit Beatmungsschläuchen im Horizontalsack verstaut und fixiert werden. Bei suffizienter Atmung ist es in der Regel besser, primär die technische Bergung vorzunehmen dabei reichlich Sauerstoff über eine Maske zu verabreichen und danach eine Atemwegssicherung durchzuführen. Die Atemwege können für die technische Bergung evtl. mit einem Guedel- oder Wendl-Tubus offengehalten werden, und der Patient kann im Bergesack in stabiler Seitenlage ausgeflogen werden. Auf Schnee oder bei hellem Sonnenlicht ist es hilfreich, den Kopf des Arztes und des Patienten mit einer Decke abzudunkeln, um die Augen vor der Intubation genügend akkommodieren zu können. Bei einem Spannungspneumothorax kann initial am Notfallort eine Nadeldekompression durchgeführt werden, allerdings sollte danach für die weitere Versorgung rechtzeitig die Indikation für eine Thoraxdrainage gestellt werden (Leigh-Smith und Harris 2005). Die potenziellen Gefahren einer Intubation und weiterer invasiver Eingriffe sind bei schlechten Bedingungen immer gegen den möglichen Nutzen kritisch abzuwägen. Die Indikation zur präklinischen Intubation wird kontrovers diskutiert, auf jeden Fall sollten eine Narkoseinduktion und Intubation im alpinen Gelände ausschließlich von sehr erfahrenen Notärzten durchgeführt werden (Haltmeier et al. 2017; Ausserer et al. 2017).

▪▪ Kardiopulmonale Reanimation

Soweit es die Bedingungen vor Ort zulassen und die Sicherheit der Retter gewährleistet ist, muss auch im schwierigen Gelände bei Herz-Kreislauf-Stillstand vor Ort mit Reanimationsmaßnahmen begonnen werden, wenn eine Chance auf ein Überleben besteht. Wenn allerdings bei einem Patienten unter Normothermie nach 20 min kein Kreislauf wiederhergestellt werden kann, kann man die kardiopulmonale Reanimation (CPR) entsprechend den regionalen Vorgaben beenden (Lugnet et al. 2023). Bei einem Herz-Kreislauf-Stillstand unter tiefer Hypothermie (z. B. <28 °C) soll die CPR fortgesetzt werden, kann aber für Bergemaßnahmen, abhängig von der Körpertemperatur, 5–10 min unterbrochen werden (Gordon et al. 2015). Im schwierigen alpinen Gelände wird die praktische Durchführbarkeit einer CPR gelegentlich ein wesentlicher limitierender Faktor sein. Bei einem Abtransport unter laufender CPR ist die Verwendung eines automatischen Thoraxkompressionssystems (z. B. CorpulsCPR®, LUCAS®) empfohlen (Thomassen et al. 2017; Egger et al. 2021).

▪▪ Venöser Zugang/Analgesie/Infusion

Material für einen venösen Zugang sowie nasal anwendbare Analgetika können vom Arzt leicht greifbar und einsetzbar – z. B. in einem Rettungsgilet oder einer Bauchtasche – mitgeführt werden. Der venöse Zugang kann nach der Analgesieapplikation abgestöpselt werden. Infusionslösungen werden vorrangig am Körper des Arztes vor Auskühlung geschützt, allerdings kühlen

Infusionslösungen im Infusionsschlauch bei Minustemperaturen derartig schnell ab, dass eine akzeptable Infusionstemperatur bei Kälte fast unmöglich ist. Selbst in der Hand können Ampullen schnell gefrieren und unanwendbar werden. Die Anlage eines Venenzugangs kann bei Kälte sehr schwierig sein. Der Zeitaufwand dafür sowie für jegliche weitere notfallmedizinische Maßnahmen ist immer gegen das Risiko einer weiteren Auskühlung abzuwägen.

▪▪ Auskühlungsschutz

Verletzte kühlen schnell aus, deshalb soll auch bei meist schnell ablaufenden Hubschrauberrettungsaktionen auf einen ausreichenden Schutz vor weiterer Auskühlung geachtet werden. Neben Wärmebeuteln und heißen Getränken sollten Isolationsschichten verwendet werden. Wenn die Bekleidung des Verletzten feucht ist, kann durch Einhüllen und Abdichten in eine wasserdampfundurchlässige Umhüllung der gleiche Wärmeffekt erreicht werden wie durch Wechsel auf trockene Kleidung (Henrikkson et al. 2012). Ein Kleidungswechsel sollte nur bei relativ windstillen und sonnigen Bedingungen durchgeführt werden, weil die Gefahr schneller weiterer Auskühlung gegeben ist. Auch Plastikfolien mit Luftblasen (d. h. Bubble-Wrap) haben sich in der Praxis bewährt. Der Patient muss möglichst effizient vor Wind geschützt werden. Moderne Bergesäcke bestehen aus Thermoisolationsmaterial und geben guten Schutz. Bei Taubergeaktionen im Winter kommt es meist zu einem Aufwirbeln von Schnee auf die Retter und Patienten. Die dadurch feuchte Haut im Gesicht ist bei Tauflügen mit entsprechenden Windgeschwindigkeiten und tiefen Temperaturen hohen Wind-Chill-Faktoren ausgesetzt und besonders gefährdet für das Auftreten von Erfrierungssymptomen. Bei tiefen Temperaturen und Wind sollten deswegen Tauflugdistanzen möglichst kurz gehalten und von den Rettern unbedingt Handschuhe getragen werden.

▪▪ Fixation

Bei allen Schwerverletzten und besonders Wirbelsäulenverletzten ist nach Möglichkeit die Bergung auf der Vakuummatratze im Bergesack anzustreben. Damit kann fast jede Lagerung stabil durchgeführt werden. HWS-Schienen können praktisch in jedem Gelände angelegt werden. Extremitäten können mit rollbaren Leichtgewichtschienen, z. B. SAM®-Splints, versorgt werden.

▪▪ Repositionen

Finger-, Patella- und Schulterluxation können von erfahrenen Notärzten am Notfallort reponiert werden. Die technische Bergung ist danach einfacher. Besonders bei Schulterluxationen ist manchmal eine Lagerung und Bergung in nichtreponierter Position unmöglich.

▪▪ Monitoring

Je nach Verletzungsgrad ist eine vollständige Monitorisierung (d. h. Blutdruck, EKG, Sauerstoffsättigung, Temperaturmessung) am Notfallort erwünscht. Allerdings ist der Nutzen während einer technischen Bergung oft fragwürdig. Während Tauflügen am Hubschrauber gibt es zudem kaum medizinische Interventionsmöglichkeiten.

39.6 Rettungsrisiko

Die medizinische Dringlichkeit ist bei schwierigen und gefährlichen Rettungen immer wohlüberlegt gegenüber den subjektiven Risiken (z. B. Können und Erfahrung der Helikoptercrew und Retter) und objektiven Rettungsrisiken (z. B. Nacht, Wetter, Lawinen, Stein-/Eisschlag) abzuwägen (◘ Abb. 39.10). Unverletzte, gut ausgerüstete Bergsteiger können problemlos eine weitere Nacht biwakieren und

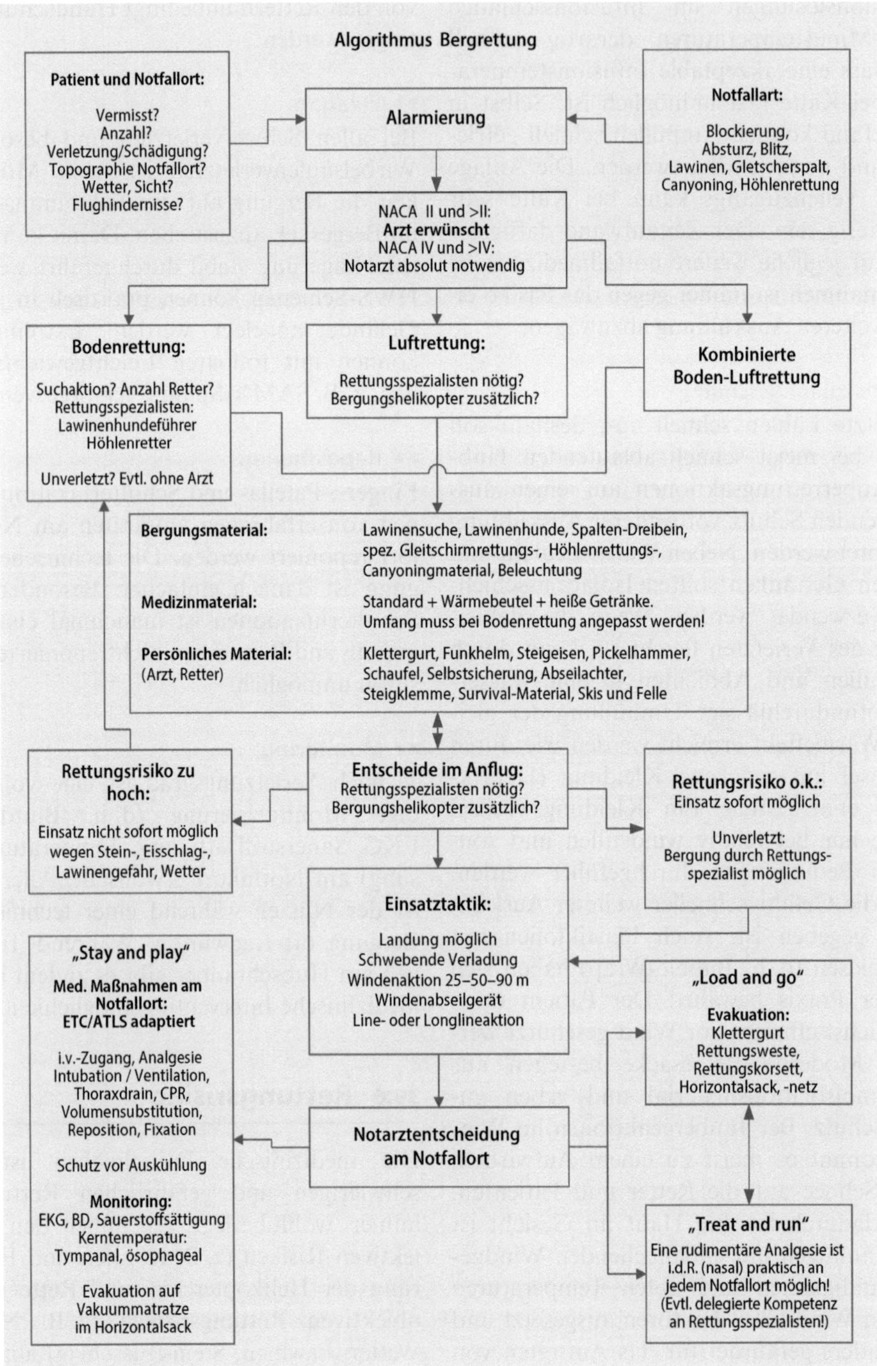

Abb. 39.10 Algorithmus Bergrettung. *CPR* kardiopulmonale Reanimation; *ETC* European Trauma Course; *ATLS* Advanced Trauma Life Support; *NACA* National Advisory Committee for Aeronautics: hier NACA-Score zur Einschätzung der Schwere der Verletzungen

frühmorgens ohne Steinschlaggefahr aus einer Wand geflogen werden. Bei Schwerverletzten wird man hingegen den zu verantwortenden Risikospielraum voll ausnützen. Die letzte Entscheidung liegt immer beim Rettungsteam. Bei schlechtem Wetter ist ein primärer Transport per Bergbahn und Ambulanz ins nächste Spital besser als ein gefährlicher Irrflug mit Landung und Blockierung im unzugänglichen Gelände.

Bei Rettungsstress sind doppelte Vorsicht (z. B. Rotorblätter, Flughindernisse) und dreifache Kontrolle (z. B. Knoten, Karabinersicherung, Patientensicherung) vonnöten. Falscher Heroismus bei Piloten, Rettungsspezialisten und Ärzten ist lebensgefährlich. Der Selbsterhaltungstrieb muss immer vor dem Rettungstrieb kommen.

Literatur

Andruszkow H et al (2014) Ten years of helicopter emergency medical services in Germany: Do we still need the helicopter rescue in multiple traumatized patients? Injury 45(Suppl 3):S53–58

Ausserer J et al (2017) Physician staffed helicopter emergency medical systems can provide advanced trauma life support in mountainous and remote areas. Injury 48(1):20–25

Bianchi G, Brügger O (2015) Unfallgeschehen beim Ski- und Snowboardfahren in der Schweiz: Unfallausmass, Risikoabschätzung und Entwicklung. Bern: bfu – Beratungsstelle für Unfallverhütung. 5–6. Bfu-Grundlagen. ▶ https://doi.org/10.13100/bfu.2.253.01

Christophorus Flugrettungsverein, Jahres-Einsatzstatistik 2022. ▶ https://www.oeamtc.at/presse/21-934-einsaetze-2022-rekordjahr-fuer-oeamtc-flugrettung-56751998

Desmettre et al (2012) Impact of emergency medical helicopter transport directly to a university hospital trauma center on mortality of severe blunt trauma patients until discharge. Crit Care 16(5):R170

Durrer B (1993a) Rescue operations in the Swiss Alps. Wilderness Environ Med 4:363–373

Durrer B (1993b) Besonderheiten der Notfalltherapie bei Bergunfällen. Ther Umsch 50(4):228–233

Durrer B (1994) Bergrettung und ärztliche Nothilfe. Schweiz Aerztezeitung 45:1782–1784

Egger A, Tscherny K, Fuhrmann V, Grafeneder J, Niederer M, Kienbacher C, Schachner A, Schreiber W, Herkner H, Roth D (2021 Jun 29) Comparison of different mechanical chest compression devices in the alpine rescue setting: a randomized triple crossover experiment. Scand J Trauma Resusc Emerg Med. 29(1):84. ▶ https://doi.org/10.1186/s13049-021-00899-x. PMID:34187532;PMCID:PMC8244219

Ellerton et al (2009) Immobilization and splinting in mountain rescue. Official recommendations of the International Commission for Mountain Emergency Medicine. ICAR MEDCOM. High Alt Med Biol 10:337–342

Gordon L et al (2015) Delayed and intermittent CPR for severe accidental hypothermia. Resuscitation 90:46–49

Haltmeier T et al (2017) Prehospital intubation for isolated severe blunt traumatic brain injury: worse outcomes and higher mortality. Eur J Trauma Emerg Surg 43(6):731–739

Henriksson O et al (2012) Protection against cold in prehospital care: evaporative heat loss reduction by wet clothing removal or the addition of a vapor barrier-a thermal manikin study. Prehosp Disaster Med 27(1):53–58

Holzmeister U (2017) Kein Flugwetter – Terrestrische Bergung eines polytraumatisierten Patienten. Vortrag bei der 25. Internationalen Bergrettungsärztetagung, Innsbruck

Karaca Y et al (2017) The potential use of unmanned aircraft systems (drones) in mountain search and rescue operations. Am J Emerg Med pii S0735-6757(17):30750–30757. ▶ https://doi.org/10.1016/j.ajem.2017.09.025

Leigh-Smith S, Harris T (2005) Tension pneumothorax – time for a re-think? Emerg Med J 22:8–16

Marsigny B, Lecoq-Jammes F, Cauchy E (1999) Medical mountain rescue in the Mont-Blanc massif. Wilderness Environ Med 10(3):152–156

Lugnet V et al (2023) Termination of cardiopulmonary resuscitation in mountain rescue: A scoping review and ICAR MedCom 2023 Recommendations. High Alt Med Biol 2023 Sep 22. ▶ https://doi.org/10.1089/ham.2023.0068. Online ahead of print

Österreichisches Kuratorium für Alpine Sicherheit (2023) Analyse Berg – Ausgabe Sommer 2023;25. Innsbruck

REGA (2023) Jahresbericht 2022. Eigenverlag

Scrimgeour C (2003) Mountain rescue medicine in France. BMJ 19:327(7407):17–18

Thomassen O et al (2017) Mountain rescue cardiopulmonary resuscitation: a comparison between manual and mechanical chest compressions during manikin cardio resuscitation. Emerg Med J 34(9):573–577

Tomazin I, Kovacs T (2003) International Commission for Mountain Emergency Medicine. Medical considerations in the use of helicopters in mountain rescue. High Alt Med Biol 4(4):479–483

Tomazin I et al (2012) Factors impacting on the activation and approach times of helicopter emergency medical services in four Alpine countries. Scand J Trauma, Resusc Emerg Med 20:56

Veillette P. World's highest helicopter rescue. Aviation Week. ▶ http://aviationweek.com/business-aviation/world-s-highest-helicopter-rescue

Wilkinson F (2015) Nepal's high-risk helicopter rescue Unit. Men's Journal. ▶ https://www.mensjournal.com/adventure/nepals-high-risk-helicopter-rescue-unit-20150113/

Zhu TH et al (2018) Improved survival for rural trauma patients transported by helicopter to a verified trauma center: a propensity score analysis. Acad Emerg Med 25(1):44–53

Notfallausrüstung des Bergsteigers und des bergsteigenden Arztes

Alexander Egger und Franz Berghold

Inhaltsverzeichnis

Univ.-Prof. Dr. med. F. Berghold ist leider verstorben

M. M. Berger et al. (Hrsg.), *Alpin- und Höhenmedizin*,
https://doi.org/10.1007/978-3-662-69578-4_40

Wiewohl die Freude am alpinen Erleben ganz im Fokus jeder Unternehmung stehen sollte, ist die Gefahr einer Verletzung oder Erkrankung ständiger Begleiter. Während alpine Vereine nicht müde werden, um die Notwendigkeit der guten Tourenplanung und insbesondere der Risikoeinschätzung zu werben, sind es in den letzten Jahren zusehends schwer kalkulierbare Gefahren die vielfach zu folgeschweren Unfällen führen. So stellt die, durch das Abtauen des Permafrosts massiv gestiegene Gefahr des Steinschlags eine häufige Ursache relevanter Verletzungen dar. Nicht zuletzt trägt das sich ändernde, immer älter werdende Klientel an Wanderern und Bergsteigern zu einer erhöhten Notfallhäufigkeit bei. Der immer besser erschlossene alpine Raum wird von vielen Menschen betreten, denen dies noch vor einigen Jahren in dieser Form nicht möglich gewesen wäre. Die bestehenden Risikofaktoren werden ebenso mitgetragen, was das Auftreten eines internistisch oder neurologischen Notfalls erhöht.

All das macht es für einen gut vorbereiteten Alpinisten unverzichtbar, eine entsprechende Notfallausrüstung bei den geplanten Unternehmungen vorzuhalten. Dieses Kapitel gibt Hinweise auf die notwendige Basisausrüstung, welche bei jeder Unternehmung mitgeführt werden soll, und beleuchtet sinnvolle Erweiterungen der Ausrüstung für medizinisch versierte Alpinisten. Zudem gibt es Hinweise für das korrekte Absetzen eines Notrufs und der Ortung von Personen.

40.1 Internationale Standards

40

Die vorliegende Evidenz, eine Empfehlung der Internationalen Kommission für Alpine Rettung (International Commission for Alpine Rescue, ICAR) „Die Rucksack-Apotheke des Bergsteigers, Bergführers und bergsteigenden Arztes“ aus 1998 ist nunmehr über 25 Jahre alt. Sie wird in den „Consensus Guidelines on Mountain Emergency Medicine and Risk Reduction“ der beiden alpinmedizinischen Weltdachverbände ICAR MEDCOM (International Commission for Mountain Emergency Medicine) und UIAA MEDCOM (Medical Commission of the International Mountaineering and Climbing Federation) angeführt. Das damals empfohlene, sich ergänzende Modulsystem aus insgesamt 3 Paketen welches das Wissen und den Ausbildungsstand des Benutzers berücksichtigt, ist auch heute noch aktuell, wiewohl sich vorgehaltene Arbeitsmittel und Medikamente durch Neuentwicklungen entsprechend geändert haben (Elsensohn et al. 2011; Reisten et al. 2017).

40.2 Quantität – Wie viel soll mitgenommen werden?

Der Umfang einer Notfallausrüstung variiert sowohl der Versorgungsstrategie als auch dem Gefahrenpotenzial der Unternehmung folgend. Zudem haben Ausbildungsstand und die formalen Befugnisse des Anwenders Auswirkung auf das vorgehaltene Equipment. Die Ausstattung der Rucksackapotheke für eine Expedition in abgelegene Weltregionen wird wesentlich umfangreicher auf vielfältig auftretende notfall-, allgemein- und höhenmedizinische Problemstellungen zugeschnitten sein, als die Ausrüstung für eine Mehrtagestour in den Zentralalpen. Kann man sich bei geführten Touren in der Gruppe nicht darauf verlassen, dass jedes Gruppenmitglied eine Basisausstattung bei sich führt, so muss die Ausstattung einzelner Mitglieder entsprechend umfassender ausfallen. So kann beim Auftreten mehrerer Verletzter (z. B. Steinschlag in der Gruppe) eine adäquate Versorgung geleistet werden.

Wie viele Erste-Hilfe-Pakete sollen pro Seilschaft bzw. Gruppe vorhanden sein? Die Antwort auf diese Frage gilt generell für alle Arten und Charakteristika von alpinistischen Unternehmungen: Jeder Seilschaft- bzw. Gruppenteilnehmer hat immer je ein Erste-Hilfe-Paket im Rucksack.

40.3 Qualität – Was soll mitgenommen werden?

Zu unterscheiden ist im Wesentlichen die alpine Notfallbasisausrüstung, die jeder Bergsteiger immer und überall mitführen sollte und eine medizinische Grundausrüstung (Erste-Hilfe-Paket) beinhaltet, von spezieller notfallmedizinscher Ausrüstung für medizinisch Ausgebildete (z. B. Bergretter, Sanitäter, Gesundheits- und Krankenpflegepersonal und Ärzte). Als eigenständiges Thema muss die Materialvorhaltung zur Durchführung einer Expedition gesehen werden. Hier sind viele Einflussfaktoren für die Planung maßgebend.

Verletzungen und Erkrankungen wiegen im alpinen Umfeld ungleich schwerer als in gut zugänglichen Talregionen. Die Tatsache, dass im alpinen Raum das Zeitfenster bis zum Eintreffen professioneller Rettungskräfte wesentlich größer ist als im urbanen Umfeld, macht es beinahe unmöglich Erste-Hilfe-Maßnahmen dem alpinen Rettungsdienst zu überlassen. Neben der persönlichen Schutzausrüstung, welche der alpinen Unternehmung folgend angepasst werden sollte, ist es ratsam sowohl eine Notfallbasisausrüstung als auch ein Erste-Hilfe-Paket inkl. einer Rucksackapotheke mitzuführen. Die Notfallbasisausrüstung ermöglicht die Alarmierung der Rettungskräfte, die genaue Bestimmung des aktuellen Standortes und einen Schutz vor der Witterung.

Alpine Notfallbasisausrüstung

Hierzu zählen:

- Mobiltelefon (ggf. mit Powerbank zum Laden)
- GPS-Gerät (sofern diese Möglichkeit nicht durch das Mobiltelefon abgedeckt ist), Karte, Kompass
- Handschuhe und Haube zum Kälteschutz
- Trillerpfeife
- Lichtquelle (z. B. Stirnlampe)
- Sonnenschutz, Sonnenbrille
- Biwaksack für 2 Personen
- Getränke, Kohlenhydratreserve (z. B. Trockenfrüchte, Energieriegel)

40.4 Vorschlag für das Erste-Hilfe-Paket eines Bergsteigers

Jede alpine Notfallbasisausrüstung sollte auch ein Erste-Hilfe-Paket beinhalten. Das Erste-Hilfe-Paket ermöglicht die grundlegende Versorgung kleiner Wunden und Bagatellverletzungen (z. B. Fremdkörperentfernung, Blasen an den Füßen), ein adäquates Wärmemanagement und die sichere Leistung lebensrettender Sofortmaßnahmen.

Die Ausrüstungsgegenstände, die ein Erste-Hilfe-Paket beinhalten sollte, sind in der folgenden Übersicht aufgelistet.

Erste-Hilfe-Paket

- 1 Beatmungstuch
- 1 Dreiecktuch
- 1 Alu-Rettungsdecke
- 4 Einweghandschuhe
- 1 Notfall-Bandage („Israeli-Bandage“) oder alternativ Mullbinde + sterile Wundauflage
- 1 Pflaster-Set
- 1 selbsthaftender Tape-Verband (kohäsive Fixierbinde)

- 1 Schere
- 1 Pinzette
- Zusätzlich ist die Mitnahme von Blasenpflastern und einer Universalschiene zu erwägen

Neben den Ausrüstungsgegenständen zur Notfallversorgung, sind vielfach auch Medikamente Teil eines Erste-Hilfe-Pakets. Dieser Teil wird oft die „Rucksackapotheke" genannt.

Bei der Rucksackapotheke sollte grundsätzlich zwischen jenen Medikamenten, welche zum Eigengebrauch als Dauermedikation (z. B. Blutdruck- und Blutfettesenker, Antidiabetika) benötigt werden, und jenen zur Therapie akut auftretender Beschwerden (z. B. Kopfschmerzen, Durchfall) unterschieden werden. An eine Weitergabe von Medikamenten an Dritte ist in der Regel, sofern keine fachkundige Person anwesend ist, abzuraten. Kontraindikationen, Fehldosierungen, Wechselwirkungen und allergische Reaktionen sind durch Laien nur schwer einzuschätzen, wodurch ein deutlich erhöhtes Risiko bei Eintreten einer Unverträglichkeit/Wechselwirkung besteht. Umso wichtiger ist es, dass jeder Teilnehmer einer alpinen Unternehmung seine eigene Rucksackapotheke mit all jenen Medikamenten bestückt, die er selbst benötigt und mit deren Wirkweise er vertraut ist.

Für die Rucksackapotheke gilt:

- Die Verpackung sollte möglichst druckbeständig sein.
- Der Inhalt sollte hitze- und kältebeständig sein und außerhalb von Unternehmungen bei Raumtemperatur gelagert werden.
- Medikamente (z. B. Tabletten, Zäpfchen, Ampullen) können im Blister ohne Schachtel, bestenfalls aber mit Medikamenteninformation (Beipackzettel) eingepackt werden.
- Das Ablaufdatum von Medikamenten ist regelmäßig zu kontrollieren.
- Verbrauchtes Material sollte zeitnahe nach Tourenende ersetzt werden.

Welche Medikamente in die Rucksackapotheke medizinisch Ausgebildeter integriert werden sollten, ist schwer zu definieren. Ganz allgemein kann gesagt werden, dass nur jene Medikamente mitgeführt werden sollen, mit deren Wirkprofil der Anwender vertraut ist.

Eine regelmäßige Problemstellung ist die Therapie traumatisch bedingter Schmerzen.

Insbesondere in der Therapie mittelstarker bis starker Schmerzen haben die Entwicklungen der letzten Jahre das Medikamentenrepertoire deutlich erweitert. So ist die Therapie starker Schmerzen nicht mehr obligat von der Etablierung eines peripher venösen Zugangs abhängig, da sich auch für potente Analgetika alternative Applikationswege zur Akutschmerztherapie eröffnet haben.

Grundsätzlich sollte der Umgang mit stark wirksamen Analgetika in der täglichen klinischen Praxis erfolgen, um die Expertise auch im alpinen Umfeld zu gewährleisten.

Zur Therapie mittelstarker bis starker Schmerzen sind in Mitteleuropa die intravenös zu verabreichenden Substanzen Piritramid, Morphin und Fentanyl mit Wirkung an den Opioidrezeptoren und Esketamin mit Hauptwirkung an den NMDA-Rezeptoren am Markt. Als Alternativen bieten sich bukkal (über die Wangenschleimhaut) zu verabreichende Schmelztabletten oder intranasal zu applizierende Nasensprays an.

Die Empfehlung für weitere vorzuhaltende Medikamente orientieren sich weithin an der geplanten alpinen Unternehmung (Townes et al. 2002; Gross et al. 2016; Brandenburg et al. 2017). Als obligat anzusehen sind all jene Medikamente, die zur Therapie absolut lebensbedrohlicher Notfälle dienen, – alle weiteren Substanzen können der alpinen Unternehmung angepasst, vorgehalten werden.

Welche Medikamente und Medikamentengruppen sollten mitgeführt werden (▫ Tab. 40.1)?

Tab. 40.1 Medikamente und Medikamentengruppen[a], die in der Rucksackapotheke mitgeführt werden können

Medikamente und Medikamentengruppen	Darreichungsform	Indikation
Adrenalin (Epinephrin)	Intravenös/intramuskulär	Atem-Kreislauf-Stillstand, Anaphylaxie (i. v. oder i. m.)
Antiarrhythmika Amiodaron bzw. Lidocain	Intravenös	Atem-Kreislauf-Stillstand
Antihistaminika	Lokal oder systemisch	Anaphylaktische Reaktion, allergische Reaktion
Glukokortikoide	Intravenös oder peroral	Anaphylaktische Reaktion, höhenassoziierte Erkrankung
Opioide	Intravenös, intranasal oder peroral	Schmerztherapie
Ketamin	Intravenös, intranasal	Schmerztherapie
NSAR	Peroral, lokal	Schmerztherapie, Entzündungshemmung
Benzodiazepin	Intravenös, intranasal	Sedierung bei Gabe von NMDA Rezeptorantagonisten, zerebraler Krampfanfall
Lokalanästhetikum	Lokal	Wundversorgung, lokale Infiltrationstherapie
Niedermolekulares Heparin	Subkutan	Thromboseprophylaxe, Akutes Koronarsyndrom
Acetylsalicylsäure	Intravenös oder peroral	Akutes Koronarsyndrom
Protonenpumpeninhibitor	Peroral	Abdominelle Beschwerden
Antiemetikum	Intravenös oder peroral	Übelkeit, Erbrechen
Breitspektrumantibiotikum	Peroral	Bakterielle Infektionen
Virostatikum (Aciclovir)	Peroral, lokal	Virusinfektionen
Bronchodilatatorische Dosieraerosole	Per inhalationem	Infektionen des Respirationstrakts
Nasenspray	Nasal	Infekt der oberen Atemwege
Antibiotische Augensalbe/Tropfen	Lokal	Bindehautentzündung, Gerstenkorn
Carboanhydrasehemmer (Acetazolamid)	Peroral	Höhenassoziierte Erkrankung
Kalziumantagonist (Nifedipin)	Peroral	Höhenassoziierte Erkrankung

[a] Aufgrund der oft wechselnden Handelsnamen werden ausschließlich Medikamente und Medikamentengruppen genannt
NSAR nichtsteroidale Antirheumatika; *i.m.* intramuskulär; *i. v.* intravenös

Für die Verabreichung von intravenösen Medikamenten ist die Vorhaltung von Stauschlauch, Desinfektionsmittel, Venenverweilkanülen, Spritzen in verschiedenen Größen sowie Aufziehnadeln und einer Abwurfbox notwendig.

40.5 Alpiner Notfall: Alarmierung und Ortung

Besteht die Notwendigkeit, aufgrund einer alpinen Notlage oder eines medizinischen Notfalls Hilfe anzufordern, so haben sich die technischen Möglichkeiten dazu in den letzten Jahren rasant weiterentwickelt. Beinahe antiquiert wirkt das alpine Notsignal. Dennoch soll es angeführt werden, da es mitunter lebensrettend sein kann. Mit einem entsprechenden Hilfsmittel (z. B. Trillerpfeife, Spiegel, Lichtquelle) wird ein optisches oder akustisches Signal ausgesendet. Die Abfolge besteht aus sechs Signalen, die innerhalb einer Minute abgegeben werden. Nach einer Minute Pause wird das Notsignal wiederholt, solange, bis eine Antwort mit 3 Signalen pro Minute als Bestätigung gesendet werden (◘ Abb. 40.1). Das Wissen über dieses alpine Notsignal ist weit verbreitet, denn immer wieder werden alpine Rettungsdienste, insbesondere in den Abendstunden bei einbrechender Dämmerung, aufgrund vermeintlicher Notsignalsichtungen informiert.

Abgesehen von den abgelegenen Orten dieser Welt, ist heutzutage ein durchgängiger Mobilfunkempfang in touristisch erschlossenen Regionen vielfach Standard. Es empfiehlt sich somit immer, ein Mobiltelefon für alpine Unternehmungen zum einen geladen, zum anderen entsprechend griffbereit und vor Absturz gesichert mitzuführen.

40.5.1 Alarmierung

Die Alarmierung selbst kann als konventioneller Anruf über die bekannte und europaweit einheitliche Notrufnummer 112 (Euronotruf) oder über die im jeweiligen Land gültige alpine Notrufnummer erfolgen. Entgegengenommen wird der Euronotruf an den Leitstellen der Exekutive, welche dann in weiterer Folge die gesammelten Informationen an die zuständigen Institutionen (z. B. Rettungsdienstleitstelle) weiterleiten.

Das Alleinstellungsmerkmal der Notrufnummer 112 ist eine Unabhängigkeit vom jeweiligen Netzbetreiber, sodass bei fehlendem Netzempfang des eigenen Anbieters automatisch auf ein verfügbares GSM-Netz gewechselt und so eine Verbindung hergestellt wird. Das Absetzen des Notrufs ist auch ohne Eingabe des PIN-Codes möglich. Zudem werden nunmehr bereits automatisch Standortdaten (Advanced Mobile Location, AML) an die Leitstelle übermittelt. Diese ermöglichen eine genaue Lokalisation.

	Minute 1	Minute 2	Minute 3	Minute 4	Minute 5	usw.
Notsignal	- - - - - -	Pause	- - - - - -	Pause	- - - - - -	usw.
Antwort	- - -	Pause	- - -	Pause	- - -	usw.

◘ **Abb. 40.1** Schema alpines Notsignal. (Aus Huber et al. 2022)

Wie alarmiert man über 112?

Falls der Empfang schlecht ist, kann es helfen, das Mobiltelefon aus- und wieder einzuschalten

Keinen PIN-Code eingeben

112 wählen und „Abheben-Taste" drücken

Es gibt einige Fragen, die bei jeder Notrufabfrage obligatorisch gestellt werden:

- **Wo** ist es geschehen? Genaue Angabe des Unfallortes und der Wettersituation, evtl. Koordinaten.
- **Was** ist geschehen? Beschreibung des Notfalls.
- **Wie viele** Betroffene? Angabe der Zahl der Verunfallten oder In-Not-Geratenen.
- **Welche Art** von Erkrankung oder Verletzungen? Besonders lebensbedrohliche Zustände schildern.
- **Wer** meldet den Unfall? Angabe des eigenen Namens mit Rückrufmöglichkeit.

Das Notrufgespräch wird immer durch den Disponenten beendet, wenn dieser alle für ihn wichtigen Details erfragt hat. Vielfach wird heute bereits die Möglichkeit genutzt, medizinische Unterstützung durch den Disponenten in Form einfacher Anleitungen zu Maßnahmen der Erste Hilfe via Telefon anzubieten. Dies hilft dem Anrufer in Ausnahmesituationen, Ruhe zu bewahren und effektive Maßnahmen zu setzen.

40.5.2 Ortung bzw. Mobiltelefonpeilung

Durch die permanente Anmeldung im Mobilfunknetz ist ein Mobiltelefon in gewissen Grenzen für den Betreiber dieses GSM-Netzes zu orten. Wird ein Telefongespräch aufgebaut oder eine Datenübermittlung (SMS, MMS) getätigt, so ist dies genauer möglich als im reinen Standby-Modus.

In der Einsatzpraxis zeigt sich häufig, dass eine Gebietseingrenzung durch den Mobilfunkbetreiber möglich ist. Eine genaue Punktortung, wie sie für eine effiziente Personenlokalisation notwendig wäre, ist im unwegsamen, alpinen Gelände vielfach jedoch nicht möglich.

Eine mittlerweile bewährte, vielfach einsatzerprobte Alternative ist die Nutzung von Notfall-Apps auf Smartphones bzw. Smartwatches. Hier erfolgt die Anforderung der Hilfeleistung oder genauer gesagt der Verbindungsaufbau zur Rettungsleitstelle primär über eine Applikation, welche zusätzlich die genauen GPS-Koordinaten übermittelt. Notwendig dafür ist zumindest eine Datenverbindung. Damit ist jedoch in der Regel eine Punktortung des Anrufers möglich. Diese Möglichkeit hat sich in der täglichen Einsatzpraxis der alpinen Rettungsdienste als höchst effizient erwiesen, da so wiederholte Telefonate mit dem Melder zur Lokalisation des genauen Berufungsortes wegfallen. Stellvertretend können hier die Apps „SOS EU Alp" oder „Rettung" angeführt werden, die diese Funktionen aufbieten (◘ Abb. 40.2 und 40.3).

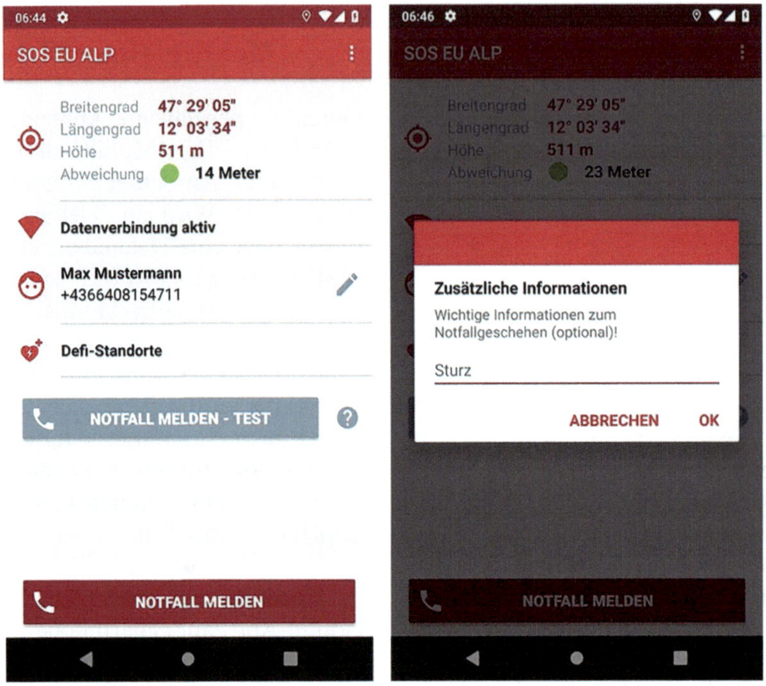

Abb. 40.2 Digitale Applikation „SOS EU ALP". (Quelle: ▶ https://www.chip.de/downloads/SOS-EU-ALP-Android-App_173198272.html, abgerufen: 19.09.2023)

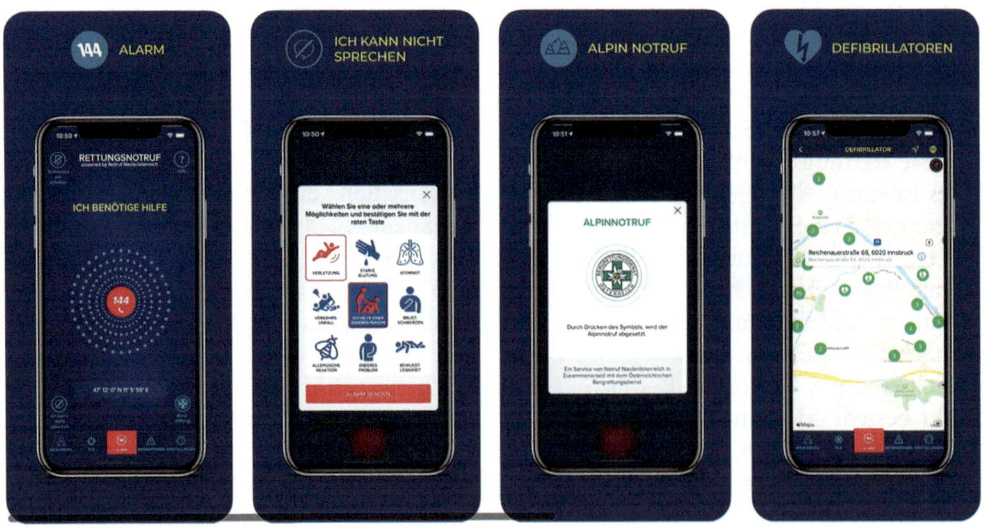

Abb. 40.3 Digitale Applikation „Rettung". (Quelle: ▶ https://apps.apple.com/at/app/rettung/id1285452790, abgerufen: 19.09.2023)

Literatur

Brandenburg WE, Locke BW. Mountain medical kits: epidemiology-based recommendations and analysis of medical supplies carried by mountain climbers in Colorado. J Travel Med 2017 Mar 1;24(2). ► https://doi.org/10.1093/jtm/taw088. PMID: 28395094

Elsensohn F, Soteras I, Resiten O, Ellerton J, Brugger H, Paal P. Equipment of medical backpacks in mountain rescue. High Alt Med Biol. 2011 Winter;12(4):343–7. ► https://doi.org/10.1089/ham.2010.1048. PMID: 22206560

Gross M. Das gehört in die Reiseapotheke [Travel first aid kit]. MMW Fortschr Med. 2016 May 12;158(9):44–5. German. ► https://doi.org/10.1007/s15006-016-8206-0. PMID: 27155706

Huber T, Burger J, Egger A, Heschl S, Isser M, Pimiskern M, Rauter R, Schiefer J (2022) Erste Hilfe in den Bergen. Unfälle und Notfälle beim Wandern. 2 Aufl. Springer Verlag

Reisten O, Blancher M, Brink B, Soteras I, Watson D, Wiget U (2017). Alpine Emergency Medicine Commission – Recommendation 0035 – First Aid Kit

Townes DA (2002Dec) Wilderness medicine. Prim Care 29(4):1027–1048. ► https://doi.org/10.1016/s0095-4543(02)00054-4. PMID: 12687905

Wagner TD, Paul M, Tukel CA, Easter B, Levin DR (2022Jun) Preliminary Evidence-Based Method of Medical Kit Design for Wilderness Expeditions Modeled by a High-Altitude Expedition to Mount Kilimanjaro. J Emerg Med 62(6):733–749. ► https://doi.org/10.1016/j.jemermed.2022.01.018. Epub 2022 May 11 PMID: 35562245

Höhenmedizin Varia

Schwangerschaft und Verhütung in der Höhe

Beata Seeber, Bettina Böttcher und Evelyn Baumgartner

Inhaltsverzeichnis

M. M. Berger et al. (Hrsg.), *Alpin- und Höhenmedizin*,
https://doi.org/10.1007/978-3-662-69578-4_41

41.1 Sport und Schwangerschaft

In der Schwangerschaft steigen Herzminutenvolumen, Herzschlagvolumen und Herzfrequenz an. Hingegen haben Frauen, die in der Schwangerschaft weiter Sport im aeroben Bereich betreiben, im Vergleich zu sportlich inaktiven Schwangeren eine niedrigere Ruheherzfrequenz, ein größeres Herzschlagvolumen und eine höhere maximale Sauerstoffaufnahme (O'Toole 2003; Pivarnik et al. 1993). Die Leistungsfähigkeit bei gewichttragenden Übungen, z. B. am Laufband, ist bei athletischen Frauen bereits mit Beginn der Schwangerschaft erhöht (Clapp 1989; Lotgering et al. 1985) und bleibt auch während der Schwangerschaft erhalten. Hochleistungssport hat bei Schwangeren einen zusätzlichen positiven Trainingseffekt, der sich in einem signifikanten Anstieg der maximalen Sauerstoffaufnahme nach der Schwangerschaft bemerkbar macht (Clapp und Capeless 1991; Kardel 2005).

Die aktuellen Empfehlungen des American College of Obstetricians und Gynecologists (ACOG) (ACOG 2020; Artal 2016), der Society of Obstetricians and Gynecologists of Canada (SOGC) und der Canadian Society of Exercise Physiology (CSEP) (Motola et al. 2018) lauten: Frauen mit komplikationsloser Schwangerschaft und ohne gesundheitliche Einschränkungen sollten täglich mindestens 30 min moderaten Sport betreiben (Artal und O'Toole 2003). Frauen, die vor der Schwangerschaft keinen Sport betrieben haben, sollten mit 15 min an 3 Tagen der Woche beginnen und dann langsam Frequenz und Dauer der körperlichen Intensität steigern. Das Erreichen einer maximalen Fitness ist dabei nicht das Ziel (Davies et al. 2003).

Laut ACOG können Schwangere, die auf Meereshöhe leben, bis zu einer Höhe von 1829 m sicher trainieren, und schwangere Frauen, die in größeren Höhen leben, können möglicherweise auch darüber hinaus sicher trainieren. In den kanadischen Leitlinien wird darauf hingewiesen, dass es für schwangere Frauen unbedenklich scheint, in einer Höhe von 1800–2500 m mit mäßiger Intensität zu trainieren, wenn sie akklimatisiert sind, dass sie jedoch Sport in Höhen über 2500 m vermeiden sollten.

Sportarten, bei denen die Verletzungsgefahr groß ist, wie z. B. Klettern und Skifahren, sollten grundsätzlich vermieden werden. Empfehlenswert sind Sportarten mit kontrollierten Bewegungsabläufen, wie z. B. Wandern, Radfahren, Schwimmen und Wassergymnastik. Das Sturz- und Traumarisiko ist v. a. in der zweiten Hälfte der Schwangerschaft erhöht, weil der Körperschwerpunkt sich verlagert und die Gelenke sich hormonbedingt lockern. Beim Sturz besteht ein potenzielles Risiko der Plazentalösung, was zu einem intrauterinen Fruchttod führen kann.

Der Talk-Test ist die einfachste Möglichkeit, eine Überanstrengung zu vermeiden: Ist eine verbale Konversation während des Sports möglich, bleibt die Belastung im aeroben Bereich und überfordert die Schwangere nicht (Wolfe und Davies 2003) (◻ Abb. 41.1).

Die ◻ Tab. 41.1 dient zur Orientierung bei den im Text erwähnten Höhenangaben. Weitere Informationen zu den Höhenstufen gibt es in ▸ Kap. 4.

Sportempfehlungen für Schwangere

- Möglichst 30 min pro Tag moderaten Sport treiben
- Sportarten mit hoher Verletzungsgefahr vermeiden
- Kontrolle der körperlichen Belastung durch den Talk-Test (◻ Abb. 41.1)

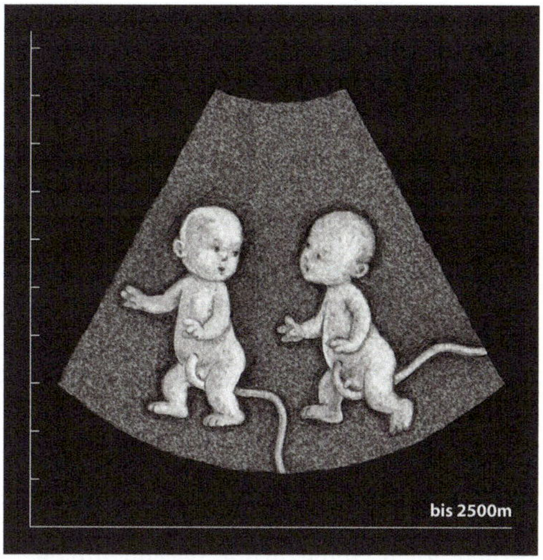

Abb. 41.1 Indirekte Kontrolle der maximalen Belastung durch den Talk-Test. (Illustration von Lisa Manneh für den Österreichischen Alpenverein, mit freundl. Genehmigung von Peter Plattner)

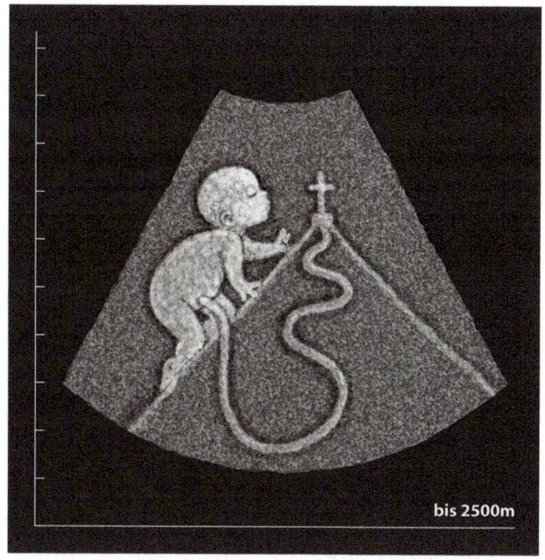

Abb. 41.2 Moderates Bergsteigen ist bei unkomplizierter Schwangerschaft möglich. (Illustration von Lisa Manneh für den Österreichischen Alpenverein, mit freundl. Genehmigung von Peter Plattner)

Tab. 41.1 Einteilung der Höhenstufen beim Bergsteigen. (Roach 2016)

Mittlere Höhen	1500–3500 m
Große Höhen	3500–5500 m
Extreme Höhen	5500–8848 m

41.2 Höhenlage und Schwangerschaft

Die eingangs erwähnten Richtlinien können grundsätzlich auch für das Bergsteigen in der Schwangerschaft angewandt werden. Die Society of Obstetricians and Gynecologists of Canada (SOGC) und die Canadian Society of Exercise Physiology (CSEP) stufen z. B. eine leichte sportliche Belastung der Schwangeren zwischen 1500 und 2500 m als ungefährlich für Mutter und Kind ein (Motola et al. 2018) (Abb. 41.2).

Die Frage, ob in einer Höhe von 2500–5300 m Probleme für Mutter und Kind auftreten, kann derzeit nicht definitiv beantwortet werden. Die meisten Studien über die Auswirkung von großen Höhen auf Mutter und Kind wurden mit Schwangeren durchgeführt, die bereits vor der Schwangerschaft in diesen Höhen lebten. Dagegen gibt es nahezu keine Daten über Schwangere, die nur eine begrenzte Zeit der Schwangerschaft in Höhen über 2500 m verbracht haben.

Des Weiteren gibt es wenige Studien über Schwangere und Sport in den Bergen und überhaupt keine für den Bereich über 2228 m. Außerdem weisen die wenigen vorhandenen Studien einige beachtliche methodische Mängel auf: eine sehr begrenzte Fallzahl (z. B. n = 7–12), oder eine sehr kurze Belastungsphase (z. B. 3–12 min).

Keyes et al. (2016) führten eine Online-Umfrage unter Frauen in Colorado durch, die mindestens eine oder mehrere Schwangerschaften erlebt hatten. Zu den interessanten Ergebnissen gehörten die Prävalenz der Exposition gegenüber Höhenlagen (>2440 m) während der Schwangerschaft sowie Schwangerschafts- und perinatale Komplikationen. Die Raten der Fehlgeburten und der meisten anderen Schwangerschaftskomplikationen waren bei Schwangerschaften mit und ohne Höhenaufenthalt über 2440 m ähnlich. Es gab einige Hinweise darauf, dass Frauen, die im Flachland leben und in große Höhen reisen, ein höheres Risiko für vorzeitige Wehen haben und dass Säuglinge von Frauen, die sich in großer Höhe aufgehalten haben, einen höheren Sauerstoffbedarf bei der Geburt haben. Die Autoren weisen jedoch auf Limitationen der Ergebnisse durch ein retrospektives Studiendesign, Erinnerungsfehler und durch eine relativ kleine Stichprobe von 459 Frauen hin. Zusätzlich fanden sie heraus, dass Frauen in mehr als der Hälfte der Schwangerschaften in große Höhen reisten, obwohl nur 25 % eine ärztliche Beratung bezüglich der Höhe erhielten, darunter ein kleiner Anteil (3 %), dem empfohlen wurde, nicht über 2440 m zu steigen (Keyes et al. 2016). Diese Tatsache unterstreicht, wie wichtig es ist, dass Ärzte die Richtlinien für die Höhenexposition während der Schwangerschaft kennen, damit sie die Frauen zu diesem Thema beraten können.

41.2.1 Kardiopulmonale und physiologische Veränderungen in großen Höhen

Die kardiopulmonale Adaptierung in der Schwangerschaft ist bei Bewohnerinnen von großen Höhen ähnlich wie in mittleren Höhen. Allerdings fallen Herzfrequenz-, Schlagvolumen- und Blutvolumenanstiege geringer aus (Kametas et al. 2004), und die Blutflusszunahme in den uterinen Arterien ist ebenfalls verringert (Julian et al. 2009). Das Verhältnis der Plazentagröße zur Größe des Fetus ist bei Schwangerschaft in großen Höhen zur Plazenta hin verschoben, was einen verbesserten plazentofetalen Austausch ermöglicht. Die hypoxische respiratorische Alkalose kann jedoch in großen Höhen durch renale Bikarbonatausscheidung nicht vollständig kompensiert werden (Bobrowski 2010).

Laut der Medizinischen Kommission der Union Internationale des Associations D'Alpinisme (UIAA MedCom) reagiert die Schwangere bei Erreichen einer bestimmten Höhe mit einem sofortigen Anstieg der Atemfrequenz und des Herzminutenvolumens und somit mit einem parallel verlaufenden Anstieg des Blutstroms in der Arteria uterina und der Plazentadurchblutung. Diese physiologische Reaktion sorgt dafür, dass die Sauerstoffversorgung des Fetus nicht wesentlich gestört ist (Jean et al. 2008). Nach 2–3 Tagen Akklimatisation ist Bewegung im sicheren aeroben Bereich möglich.

Eine akute Höhenkrankheit kann natürlich auch Schwangere bei unzureichender Akklimatisation treffen. Ihre Prävalenz scheint jedoch bei Schwangeren niedriger zu sein, was vielleicht auf die schwangerschaftsbedingte Hyperventilation zurückzuführen ist (Niermeyer 1999). Es ist wichtig, zu betrachten, dass Acetazolamid in den ersten 3 Monaten der Schwangerschaft aufgrund eines teratogenen Risikos kontraindiziert ist und nach der 36. Woche zu einem Neugeborenenikterus führen kann (Jean et al. 2008).

Die sehr trockene Luft in der Höhe und die schwangerschaftsinduzierte Hyperventilation können zu einer Dehydrierung der Mutter führen. Es ist besonders wichtig für die schwangere Frau, auf einen ausgeglichenen Wasserhaushalt zu achten.

41.2.2 Effekte der Höhenexposition auf Fertilität und Frühschwangerschaft

Mögliche negative Auswirkungen der Höhenlage auf Follikelreifung und anschließende Befruchtung und Embryonalentwicklung sind noch nicht umfassend untersucht worden. Xiong et al. (2023) verglichen die In-vitro-Fertilisation (IVF)-Parameter von Frauen, die in einer normoxischen Umgebung unterhalb von 500 m leben, mit denen von Frauen, die in einer hochgelegenen hypoxischen Umgebung leben, und zeigten, dass Frauen in höheren Lagen höhere Gonadotropindosen über einen längeren Stimulationszeitraum für eine künstliche Befruchtung benötigten, tendenziell niedrigere Befruchtungsraten und eine geringere Entwicklung der Embryonen bis zum Blastozystenstadium aufwiesen und weniger brauchbare Blastozysten guter Qualität hatten. Wu et al. (2022) berichteten über eine Lebendgeburtenrate von 35 % bei künstlicher Befruchtung mit anschließendem gefrorenen Embryotransfer in hoch gelegenen Gebieten (>3650 m), was in etwa mit den Raten in niedrigen Höhenlagen vergleichbar ist. Diese Daten deuten darauf hin, dass die Höhenlage gewisse Auswirkungen auf das weibliche Fortpflanzungssystem sowie auf den Beginn der Schwangerschaft haben kann. Es müssen jedoch noch weitere Studien durchgeführt werden, bevor eine Schlussfolgerung gezogen werden kann.

In der ersten Hälfte der Schwangerschaft erscheint das Risiko der Höhenexposition niedrig zu sein. Es gibt keine klare Evidenz, dass Frauen, die in die Höhengebieten reisen oder dort wohnen, eine höhere Rate an Spontanaborten aufweisen. Da jedoch die meisten Fehlgeburten im ersten Trimester auftreten, ist es für Frauen, die Schwierigkeiten mit der Konzeption hatten oder anderweitig ein Risiko für Fehlgeburten oder frühe Schwangerschaftskomplikationen aufweisen, ratsam, Reisen in große Höhen zu vermeiden.

41.2.3 Negative Effekte von großen Höhen auf fortgeschrittene Schwangerschaften

Allgemein führt eine Schwangerschaft in großen Höhen zu einer relativen intrauterinen Wachstumsretardierung. Daraus resultieren Neugeborene mit niedrigem Geburtsgewicht („low birth weight“, LBW) (Lichty et al. 1957). Im Mittel nimmt das Geburtsgewicht um 100 g pro 1000 m ab. Dieser Effekt, der wahrscheinlich v. a. auf eine chronische Hypoxämie zurückzuführen ist (Giussani et al. 2001; Jensen und Moore 1997), ist schon ab einer Höhe von ca. 1500 m feststellbar, zeigt sich aber ab 2500 m ausgeprägter (Yip 1987). Bei einer Bevölkerung, die schon seit vielen Generationen in großen Höhen lebt (z. B. Äthiopier und Tibeter), ist die Reduktion des Geburtsgewichts nur halb so groß wie bei genetisch nichtadaptierten Frauen (Moore 2001; Moore et al. 2011). Ferner treten auch Schwangerschaftshypertonie und Präeklampsie und die damit verbundenen Komplikationen, etwa eine vorzeitige Plazentasitzlösung, in großen Höhen 3-mal häufiger auf (Moore et al. 1982; Palmer et al. 1999). Entsprechend steigen auch maternale, fetale und neonatale Morbidität und Letalität.

Verschiedene weitere Komplikationen bei Schwangerschaft in großen Höhen (z. B. ein größerer Blutverlust bei Geburt, eine erhöhte Zahl von Placenta praevia, ein Polyhydramnion, ein vorzeitiger Blasensprung und eine Frühgeburt) wurden zwar beschrieben, aber noch nicht ausreichend belegt. Ob Fehlgeburten in großen Höhen häufiger vorkommen, ist unklar. Indirekte Hinweise können am ehesten aus Berichten über das erhöhte Risiko von Fehlgeburten bei Stewardessen extrapoliert werden, wobei diese Studien allerdings beträchtliche methodische Mängel aufweisen (Magann et al. 2010).

Absolute Kontraindikationen für Aufenthalte in großen Höhen

- Anämie
- Arterielle Hypertonie

- Intrauterine Wachstumsretardierung (IUGR)
- Kardiale oder pulmonale Erkrankung
- Nikotinabusus
- Plazentainsuffizienz
- Präeklampsie

41.2.4 Bergsteigen in großen und extremen Höhen

Es gibt bisher keine Daten zum Thema Schwangerschaft und Bergsteigen in großen und extremen Höhen. Daher beruhen die Empfehlungen einzig auf Expertenmeinungen (Abb. 41.3 und 41.4). Zum Beispiel vertreten einige Autoren eine restriktive Meinung und raten von Bergsport in der Schwangerschaft über 1600 m generell ab, da es keine sicheren Daten gibt (Entin und Coffin 2004). Andere Autoren haben ab einer Höhe von 2500 m Empfehlungen formuliert (Hueb 1996; Jean et al. 2005; Jean und Moore 2012; Wolfe und Davies 2003) (Abb. 41.5 und 41.6).

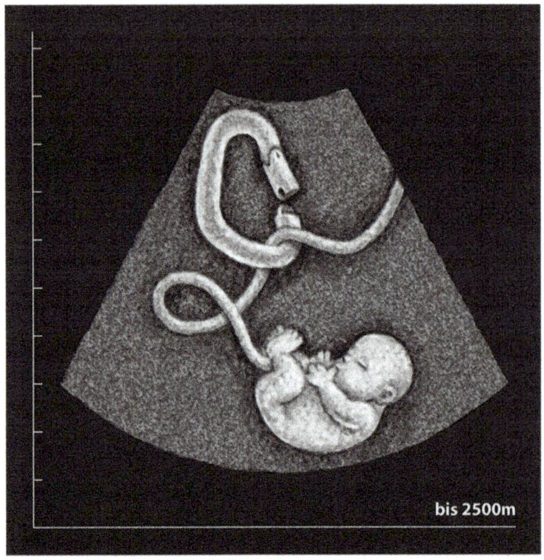

Abb. 41.4 Bergsportarten mit hoher Verletzungsgefahr sollten gemieden werden. (Illustration von Lisa Manneh für den Österreichischen Alpenverein, mit freundl. Genehmigung von Peter Plattner)

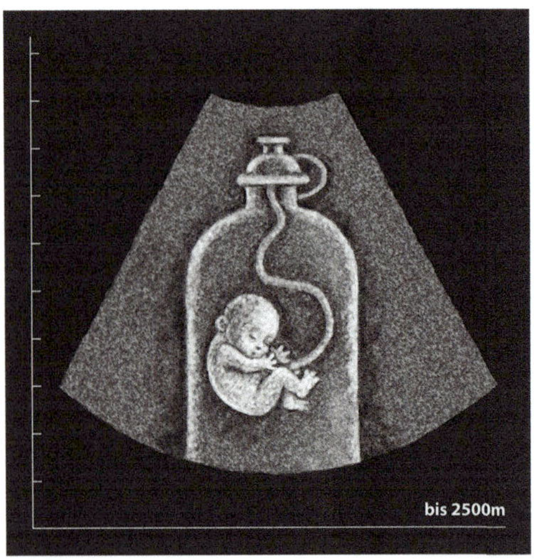

Abb. 41.3 Auf ausreichende Flüssigkeitszufuhr ist zu achten. (Illustration von Lisa Manneh für den Österreichischen Alpenverein, mit freundl. Genehmigung von Peter Plattner)

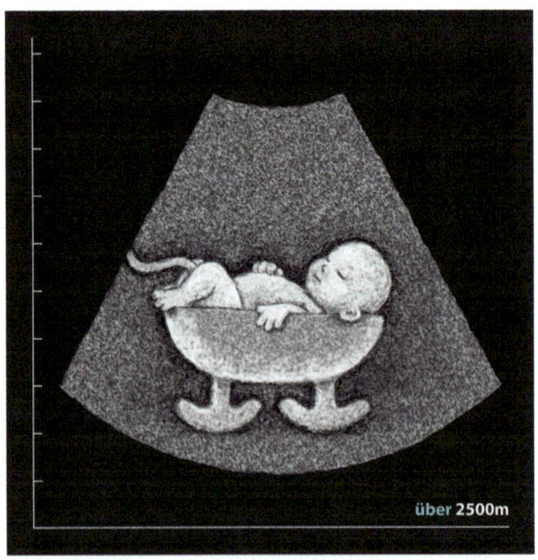

Abb. 41.5 Nach 2–3 Tagen Akklimatisation ist Bewegung im sicheren aeroben Bereich möglich. (Illustration von Lisa Manneh für den Österreichischen Alpenverein, mit freundl. Genehmigung von Peter Plattner)

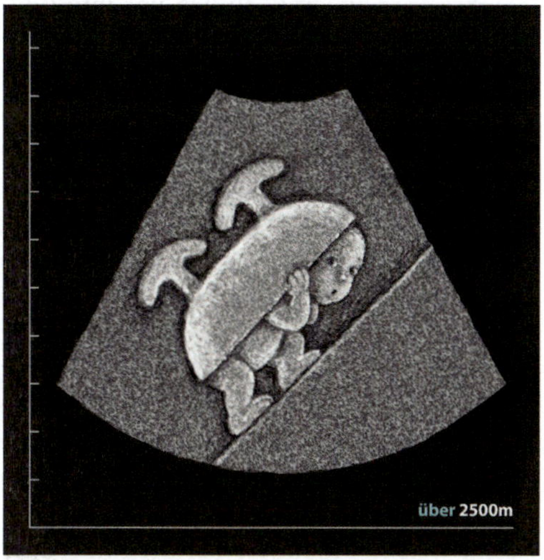

Abb. 41.6 Große Anstrengungen ist nur nach einer Akklimatisation von 2 Wochen und nur im Bereich von 2500–3000 m empfohlen. (Illustration von Lisa Manneh für den Österreichischen Alpenverein, mit freundlicher Genehmigung von Peter Plattner)

Bergsteigen in der Schwangerschaft

In mittleren Höhen:

- Moderates Bergsteigen ist bei unkomplizierter Schwangerschaft möglich, eine einfache Kontrolle der Belastung ist sinnvoll (z. B. mittels Talk-Test).
- Eine ausreichende Flüssigkeitszufuhr ist beachtenswert.
- Jede Bergsportart mit hoher Verletzungsgefahr ist zu vermeiden.

In Höhen über 2500 m:

- Eine Akklimatisation ist durchzuführen.
- Moderate aerobe Anstrengung ist nach Rückgang des Ruhepulses möglich.
- Große Anstrengungen sind nur nach einer Akklimatisation von 2 Wochen und nur im Bereich von 2500–3000 m zu empfehlen.
- Auf Symptome der akuten Höhenkrankheit ist zu achten.

41.2.5 Berücksichtigung von weiteren Risiken in abgelegenen Hochgebieten

Die meisten Orte in großer Höhe weisen zusätzliche Merkmale auf, die vor der Planung eines Aufenthalts in Betracht gezogen werden müssen. Sie sind häufig von einer medizinischen Versorgung, insbesondere von gynäkologischer Betreuung, weit entfernt. Somit ist eine sofortige Vorstellung bei Problemen wie Blutung oder Infektion in der Schwangerschaft nicht möglich. Frauen, die in der Frühschwangerschaft eine Reise in große Höhen planen, sollten sich die intrauterine Lokalisation der Schwangerschaft bestätigen lassen, um unerwartete (und möglicherweise lebensbedrohliche) Komplikationen einer Eileiterschwangerschaft zu vermeiden. In Höhengebieten in exotischen Ländern ist das Risiko, sich mit einer Infektionskrankheit wie Malaria, Hepatitis E oder bakterielle bzw. virale Gastroenteritis zu infizieren, erhöht. Bei infizierten schwangeren Frauen können Komplikationen oder sogar lebensbedrohliche Probleme auftreten. Darüber hinaus sind bestimmte prophylaktische Therapien, wie die Malariaprophylaxe mit Quinolonen und Sulfonamiden, in der Schwangerschaft kontraindiziert (Jean et al. 2008).

41.3 Kontrazeption beim Höhenaufenthalt

Im Prinzip sind alle Kontrazeptionsmethoden nach Berücksichtigung der individuellen Situation bzw. des Risikoprofils für den Aufenthalt in Höhen geeignet. Beim Höhenbergsteigen können sich Sicherheit, Nebenwirkungen und Zuverlässigkeit des verwendeten Verhütungsmittels verändern. Vor allem müssen ein deutlich erhöhtes Thrombembolierisiko in der Höhe (Anand et al. 2001; Gupta et al. 2012) und verschiedene Aspekte in der Handhabung des jeweiligen Verhütungsmittels berücksichtigt werden (zum Überblick ◘ Tab. 41.2).

Im Rahmen der natürlichen Familienplanung, die auf Messungen der Körpertemperatur, des Zervixschleims und der Zykluslänge beruht, ist zu beachten, dass bei Wechsel von Zeit- und Klimazonen, aber auch durch körperliche Belastung, Kälte und Gewichtsverlust häufiger Zwischenblutungen und veränderte Zykluslängen auftreten können. Dieses kann die Sicherheit der angewandten Methode beeinträchtigen.

Hormonelle Präparate können auch zur Zyklusregulation, zur Unterdrückung oder zur Verschiebung der Blutung eingesetzt werden (Keyes 2015).

Bei der Anwendung hormoneller Kontrazeptiva muss das erhöhte Thrombose- und Lungenembolierisiko beachtet werden. Insbesondere bei Exposition in großen Höhen unter Einnahme hormoneller Kontrazeptiva ist das Risiko für das Auftreten zerebraler venösen Thrombosen erhöht (Kharel et al. 2023). Das Risiko ist zudem in den ersten 3 Monaten nach Einnahmebeginn einer hormonellen Kontrazeption um das 2- bis 6-Fache höher als danach (Lidegaard et al. 2011). Somit sollten in diesem Zeitraum zusätzliche Risikofaktoren wie ein per se erhöhtes Thromboserisiko in der Höhe und durch Dehydratation und Kälte vermieden werden (◘ Abb. 41.7 und 41.8).

Sofern aber keine weiteren Risikofaktoren wie ein genetisches Thrombembolierisiko, kardiovaskuläre Vorerkrankungen oder Nikotinabusus vorliegen, gilt eine Einnahme von hormonellen Kombinationspräparaten bis zu einer Höhe von 4500 m als vergleichbar sicher wie auf Meereshöhe. Bei einem Aufenthalt über 4500 m über mehr als eine Woche empfehlen die International Climbing and Mountaineering Federation (UACC) und die Faculty of Sexualty and Reproductive Healthcare (FSRH), die Einnahme hormoneller Präparate kritisch zu bedenken (Hillebrandt und Meijer 2009).

Bei Auftreten der Höhenkrankheit kann durch eine Polyzythämie und durch Dehydratation bei Erbrechen und mangelnder Verfügbarkeit von Wasser das Thromboserisiko weiter gesteigert werden (Cheng et al. 2009).

Kombinationspräparate mit einem Östrogen und einem Gestagen haben ein höheres Thrombembolierisiko als reine Gestagenpräparate. Unter der Einnahme von Gestagenpräparaten können als unerwünschte Wirkung Schmierblutungen auftreten, welche besonders bei Trekking oder Aufenthalt in abgelegenen Orten störend sein könnten. Diese Aspekte sollten bei der Kontrazeptionsberatung von Bergsteigerinnen berücksichtigt werden. Wenn eine langfristige Kontrazeption gewünscht wird, stellen intrauterine Verhütungsmittel wie die Kupfer- oder Hormonspirale oder das Verhütungsstäbchen eine gute Option dar. Es ist empfehlenswert, die jeweilige Kontrazeption bereits mehrere Monate vor der Abreise zu etablieren und im Fall von Tabletteneinnahmen genügend Reservemedikation für die Dauer der Reise mitzunehmen.

Zusätzlich sollte berücksichtigt werden, dass bei Reisen das Risiko für Gastroenteritiden erhöht sein kann, wodurch die Zuverlässigkeit von oralen hormonellen Kontrazeptiva eingeschränkt sein kann. Gleiches gilt auch für die Einnahme von bestimmten Antibiotika.

Bei der regelmäßigen Einnahme von oralen Präparaten müssen Zeitverschiebungen je nach Zeitzone berücksichtigt werden. Kondome bieten als einziges Verhütungsmittel Schutz vor sexuell übertragbaren Infektionen. Es sollte beachtet werden, dass die Latexstruktur durch große Hitze beeinträchtigt werden kann.

Tab. 41.2 Kontrazeptionsmethoden und ihre Aspekte beim Höhenaufenthalt

	Kombinierte hormonelle Kontrazeptiva	Verhütungsring	Hormonpflaster	Minipille	Hormonstäbchen/Hormonimplantat	Drei-Monats-Spritze	Hormonspirale	Kupferspirale	Kondom	Natürliche Familienplanung
Anwendung	Täglich	Alle 3 Wochen	Wöchentlich	Täglich	Alle 3–5 Jahre	Alle 3 Monate	Alle 3–5 Jahre	Alle 3–5 Jahre	Jedes Mal vor dem Geschlechtsverkehr	Tägliche Temperaturmessung, Zervixschleim
Besonderheiten	Zyklusregulation möglich Langzyklus „off-label" → Ausbleiben der Blutung	Zyklusregulation möglich Langzyklus „off-label" → Ausbleiben der Blutung	Bei starkem Schwitzen, hoher Luftfeuchtigkeit ungeeignet		Kann am Oberarm stören Langzeitverhütung	Muss intramuskulär durch Fachperson gespritzt werden	Sichere Position, Langzeitverhütung	Häufig verstärkte Blutungen	Schutz vor sexuell übertragbaren Infektionen	Regelmäßiger Lebensrhythmus erforderlich Methode muss geübt werden, erfordert gute Compliance
Mögliche Probleme	Verringerte Wirksamkeit bei gastrointestinalen Infekten/Antibiotikaeinnahme ab Höhe von 4500 m Einnahme kritisch überdenken (Thrombosegefahr)			Zwischenblutungen, Schmierblutungen Verringerte Wirksamkeit bei gastrointestinalen Infekten/Antibiotikaeinnahme		Abnahme der Knochendichte bei langzeitiger Einnahme	Zwischenblutungen		Misserfolg durch Riss oder Verrutschen, „Pille danach" als Back-up empfohlen	

(Fortsetzung)

Tab. 41.2 (Fortsetzung)

	Kombinierte hormonelle Kontrazeptiva	Verhütungsring	Hormonpflaster	Minipille	Hormonstäbchen/Hormonimplantat	Drei-Monats-Spritze	Hormonspirale	Kupferspirale	Kondom	Natürliche Familienplanung
Thrombosegefahr	Erhöht	Erhöht	Erhöht	Gering	Gering	Gering	Gering	Gering		
Reisekompatibel	Hitzegeschützte Lagerung und Zeitverschiebungen beachten Reservemedikation	Hitzegeschützte Lagerung Reservemedikation	Hitzegeschützte Lagerung und Zeitverschiebungen beachten Reservemedikation	Hitzegeschützte Lagerung und Zeitverschiebungen beachten Reservemedikation	Ja	(Ja)	Ja	Ja	Hitzegeschützte Lagerung beachten	Nicht geeignet bei Reisen in andere Zeit- und Klimazonen, Zyklusunregelmäßigkeiten durch Anstrengung, Kälte

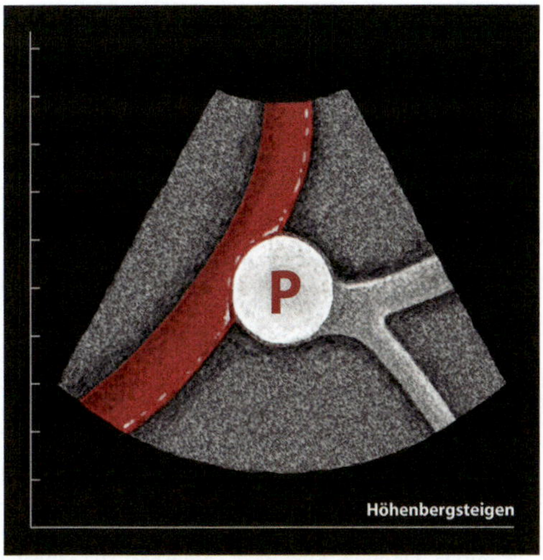

Abb. 41.7 Das Thromboserisiko bleibt im Vergleich zum Zeitraum vor Pilleneinnahme auf das Doppelte erhöht. (Illustration von Lisa Manneh für den Österreichischen Alpenverein, mit freundl. Genehmigung von Peter Plattner)

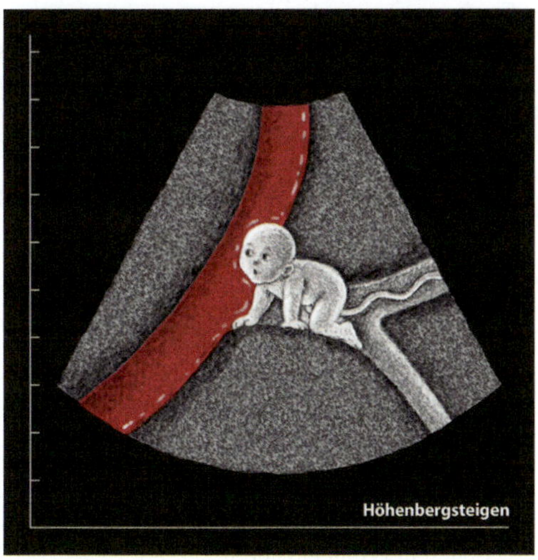

Abb. 41.8 Eine Schwangerschaft erhöht das Thromboserisiko auf das 5-Fache. (Illustration von Lisa Manneh für den Österreichischen Alpenverein, mit freundl. Genehmigung von Peter Plattner)

41.3.1 Einfluss von Hormonen auf die Akklimatisation

Progesteron kann über mehrere Mechanismen die Entwicklung einer akuten Höhenkrankheit beeinflussen. So hat Progesteron antidiuretische Eigenschaften, wirkt auf die Relaxierung der glatten Muskulatur und kann die Respiration stimulieren. Bei einer Untersuchung mit 50 Teilnehmerinnen, die in weniger als 4 h einen Höhenunterschied vom Meeresniveau bis 3200 m Höhe zurücklegten, zeigte sich, dass bei Frauen, die eine hormonelle Kontrazeption einnahmen und somit niedrigere Progesteronspiegel hatten, häufiger die Höhenkrankheit und eine arterielle Hypertonie auftraten (Harrison et al. 2013). Diese Ergebnisse konnten in einer deutlich größeren Studie allerdings nicht bestätigt werden. Hier zeigte sich kein Unterschied im Auftreten der Höhenkrankheit zwischen Frauen vor und nach der Menopause und unter der Einnahme von hormonellen Kontrazeptiva (Richalet et al. 2019).

Weiterhin scheint die Zyklusphase im Vergleich der Follikelphase mit niedrigen Progesteronwerten zur Lutealphase mit deutlich höheren Progesteronwerten keinen Einfluss auf die Akklimatisation der Atmung (Muza et al. 2001; Keyes 2015) oder das Auftreten der Höhenkrankheit zu haben (Keyes 2015). Eine prophylaktische Gabe von Medroxyprogesteronacetat konnte das Auftreten der Höhenkrankheit weder bei Frauen noch bei Männern reduzieren (Wright et al. 2004).

Auch wenn hormonelle Einflüsse auf die Atmung bekannt sind, ist die Datenlage über Auswirkungen von Hormonstatus, Zyklusphase oder der Einnahme von hormonellen Präparaten auf die Akklimatisation in der Höhe oder auf die Höhenkrankheit noch sehr limitiert.

Fazit

- Schwangere profitieren von regelmäßiger körperlicher Betätigung. Verminderte bis gar keine körperliche Aktivität erhöht bei Mutter und Kind das Risiko für Adipositas, Gestationsdiabetes und hypertone Schwangerschaftserkrankungen bis hin zur Präeklampsie.
- Die Empfehlungen für Bergsport bei Schwangeren bis zu 2500 m sind moderates Bergsteigen bei unkomplizierter Schwangerschaft, indirekte Kontrolle der maximalen Belastung durch den Talk-Test, ferner ist auf ausreichende Flüssigkeitszufuhr zu achten. Bergsportarten mit hoher Verletzungsgefahr sind zu meiden.
- Über 2500 m ist es zusätzlich empfohlen, eine langsame Akklimatisation durchzuführen. Erst nach 2–3 Tagen Akklimatisation ist eine sportliche Bewegung im sicheren aeroben Bereich möglich, große Anstrengungen sollten nur nach einer Akklimatisation von 2 Wochen und nur im Bereich von 2500–3000 m erfolgen, wobei auf Symptome der akuten Höhenkrankheit zu achten ist.
- Beim Höhenbergsteigen ist das Thrombembolierisiko durch verschiedene Faktoren wie Dehydratation, Immobilisation aufgrund des Wetters, Kälte und Thrombozythämie erhöht.
- Hormonelle Kontrazeptiva, insbesondere kombinierte Präparate, haben per se ein erhöhtes Risiko für das Auftreten von Thrombembolien. Reine Gestagenpräparate in oraler Form oder als Hormonspirale oder -stäbchen haben ein geringeres Thromboserisiko und können bei Höhenbergsteigerinnen eine gute Verhütungsoption darstellen.
- Sofern keine weiteren Risikofaktoren wie Thrombophilie, kardiovaskuläre Erkrankungen oder Nikotinabusus vorliegen, können hormonelle Kontrazeptiva bis zu einer Höhe von 4500 m angewandt werden.
- Bei anderen Verhütungsmethoden muss das Auftreten von Zyklusunregelmäßigkeiten beachtet werden.

Literatur

American College of Obstetricians and Gynecologist (2020) Physical Activity and Exercise during Pregnancy and the Postpartum Period: ACOG Committee Opinion Summary, Number 804. Obstet Gynecol 135:991–993

Anand AC, Jha SK, Saha A, Sharma V, Adya CM (2001) Thrombosis as a complication of extended stay at high altitude. Natl Med J India. 2001 Jul-Aug;14(4):197–201. PMID: 11547523

Artal R (2016) Exercise in pregnancy: guidelines. Clin Obstet Gynecol 59(3):639–644

Artal R, O'Toole M (2003) Guidelines of the American College of Obstetricians and Gynecologists for exercise during pregnancy and the postpartum period. Br J Sports Med 37:6–12, discussion 12

Bobrowski RA (2010) Pulmonary physiology in pregnancy. Clin Obstet Gynecol 53:285–300

Cheng S, Chng SM, Singh R (2009 Aug) Cerebral venous infarction during a high altitude expedition. Singapore Med J 50(8):e306–e308 PMID: 19710966

Clapp JF 3rd (1989) Oxygen consumption during treadmill exercise before, during and after pregnancy. Med Sei Sports Exerc 23:1128–1133

Clapp JF 3rd, Capeless, E (1991) The VO2max of recreational athletes before and after pregnancy.Medicine & Science in Sports & Exercise 23(10):1128–1133

Davies GA, Wolfe LA, Mottola MF, MacKinnon C (2003) Joint SOGC/CSEP clinical practice guideline: exercise in pregnancy and the postpartum period. Can J Appl Physiol 28:330–341

Entin PL, Coffin L (2004) Physiological basis for recommendations regarding exercise during pregnancy at high altitude. High Alt Med Biol 5:321–334

Faculty of Sexual and Reproductive Healthcare Clinical Effectiveness Unit. (November 2020). Combined Hormonal Contraception. Clinical Guidance. http://FSRH Guideline (January 2019, amended November 2020) Combined Hormonal Contraception (bmj.com)

Giussani DA, Phillips PS, Anstee S, Barker DJ (2001) Effects of altitude versus economic status on birth weight and body shape at birth. Pediatr Res 49:490–494

Gupta N, Ashraf MZ (2012 Mar) Exposure to high altitude: a risk factor for venous thromboembolism? Semin Thromb Hemost 38(2):156–163. ▶ https://doi.org/10.1055/s-0032-1301413. Epub 2012 Feb 17 PMID: 22422330

Harrison MF, Anderson P, Miller A, O'Malley K, Richert M, Johnson J, Johnson BD (2013 Nov) Oral contraceptive use and acute mountain sickness in South Pole workers. Aviat Space Environ Med 84(11):1166–1171. ▶ https://doi.org/10.3357/asem.3717.2013. PMID: 24279230

Hillebrandt DM, Meijer HJ (2009) Contraception and period control at altitude. Consensus Statement of the UIAA Medical Commission. Berne, Switzerland, UIAA Medical Commission. 14:1–8

Huch R (1996) Physical activity at altitude in pregnancy. Semin Perinatol 20:303–314

Jean D, Leal C, Kriemler S, Meijer H, Moore LG (2008) Medical recommendations for women going to altitude. High Alt Med Biol 6:22–31

Jean D, Moore LG (2012) Travel to high altitude during pregnancy: frequently asked questions and recommendations for clinicians. High Alt Med Biol 6:22–31

Jensen GM, Moore LG (1997) The effect of high altitude and other risk factors on birth weight: independent or interactive effects? Am J Public Health 87:1003–1007

Julian CG, Wilson MJ, Lopez M, Yamashiro H, Tellez W, Rodriguez A, Bigham AW, Shriver MD, Rodriguez C, Vargas E et al (2009) Augmented uterine artery blood flow and oxygen delivery protect Andeans from altitude-associated reductions in fetal growth. Am J Physiol Regul lntegr Comp Physiol 296:1564–1575

Kametas NA, McAuliffe F, Krampi E, Chambers J, Nicolaides KH (2004) Maternal cardiac function during pregnancy at high altitude. BJOG 111:1051–1058

Kardel KR (2005) Effects of intense training during and after pregnancy in top-level athletes. Scand J Med Sei Sports 15:79–86

Keyes LE (2015 Mar) Hormonal contraceptives and travel to high altitude. High Alt Med Biol 16(1):7–10. ▶ https://doi.org/10.1089/ham.2014.1111. Epub 2015 Mar 11 PMID: 25759908

Keyes LE, Hackett PH, Luks AM (2016) Outdoor Activity and High Altitude Exposure During Pregnancy: A survey of 459 Pregnancies. Wilderness & Environmental Medicine. 27:227–235

Kharel S, Shrestha S, Pant SR, Acharya S, Sharma A, Baniya S, Bhandari SS (2023 Sep) High-Altitude Exposure and Cerebral Venous Thrombosis: An Updated Systematic Review. High Alt Med Biol 24(3):167–174. ▶ https://doi.org/10.1089/ham.2022.0106. Epub 2023 Aug 24 PMID: 37615608

Lithy JA, Ting RY, Bruns PD, Dyar E (1975) Studies of babies born at high altitudes.in relation of altitude to birth weight. AMA J Dis Child 93:666–676

Lidegaard Ø, Nielsen LH, Skovlund CW, Skjeldestad FE, Løkkegaard E (2011) Risk of venous thromboembolism from use of oral contraceptives containing different progestogens and oestrogen doses: Danish cohort study, 2001–9. BMJ 25(343):d6423. ▶ https://doi.org/10.1136/bmj.d6423.PMID:22027398;PMCID:PMC3202015

Lotgering FK, van Doorn MB, Struijik van Doorn MB, Struijk PC, Pool J, Wallenburg HC (1985) Maximal aerobic exercise in pregnant women: heart rate, O_2 consumption, CO_2 production, and ventilation. J Appl Physiol 70:1016–1023

Magann EF, Chauhan SP, Dahlke JD, McKelvey SS, Watson EM, Morrison JC (2010) Air travel and pregnancy outcomes: a review of pregnancy regulations and outcomes for passengers, flight attendants, and aviators. Obstet Gynecol Surv 65:396–402

Melzer K, Kayser B, Pichard C (2004) Physical activity: the health benefits outweigh the risks. Curr Opin Clin Nutr Metab Care 7:641–647

Moore LG (2001) Human genetic adaption to high altitude. High Alt Med Biol 2:257–279

Moore LG, Charles SM, Julian CG (2011) Humans at high altitude: hypoxia and fetal growth. Respir Physiol Neurobiol 178:181–190

Moore LG, Hershey DW, Jahnigen D, Bowes W (1982) The incidence of pregnancy-induced hypertension is increased among Colorado residents at high altitude. Am J Obstet Gynecol 144:423–429

Mottola MF, Davenport MH, Ruchat SM, Davies GA, Poitras VJ, Gray CE, Garcia AJ, Barrowman N, Adamo KB, Duggan M et al (2018) 2019 Canadian Guideline for Physical Activity throughout Pregnancy. Br J Sports Med 52:1339–1346

Muza SR, Rock PB, Fulco CS, Zamudio S, Braun B, Cymerman A, Butterfield GE, Moore LG. Women at altitude: ventilatory acclimatization at 4,300 m. J Appl Physiol (1985). 2001 Oct;91(4):1791–9. ▶ https://doi.org/10.1152/jappl.2001.91.4.1791. PMID: 11568164

Niermeyer S (1999) The pregnant altitude visitor. Adv Exp Med Biol 474:65–77

O'Toole ML (2003) Physiologic aspects of exercise in pregnancy. Clin Obstet Gynecol 46:379–389

Palmer SK, Moore LG, Young D, Cregger B, Berman JC, Zamudio S (1999) Altered blood pressure course during normal pregnancy and increased preeclampsia at high altitude (3100 meters) in Colorado. Am J Obstet Gynecol 180:1161–1168

Pivarnik JM, Ayres NA, Mauer MB, Cotton DB, Kirshon B, Dildy GA (1993) Effects of maternal aerobic fitness on cardiorespiratory responses to exercise. Med Sei Sports Exerc 25:993–938

Richalet JP, Lhuissier F, Jean D (2020 Mar) Ventilatory Response to Hypoxia and Tolerance to High Altitude in Women: Influence of Menstrual Cycle, Oral Contraception, and Menopause. High Alt Med Biol 21(1):12–19. ▶ https://doi.org/10.1089/ham.2019.0063. Epub 2019 Dec 19 PMID: 31855465

Roach RC, Lawley JS, Hackett PH. High Altitude Physiology. In: Auerbach P, Cushing TA, Harris NS, editors. Auerbach's Wilderness Medicine. 7th ed: Elsevier; 2016. S 2–8

Schobersberger W, Schmid P, Lechleitner M, von Duvil lard SP, Hortnagl H, Gunga HC, Klingler A, Fries D, Kirsch K, Spiesberger R et al, Austrian Moderate Altitude Study 2000 (AMAS 2000) (2003). The effects of moderate altitude (1700 m) on cardiovascular and metabolic variables in patients with metabolic syndrome. Eur J Appl Physiol 88:506–514

Wolfe LA, Davies GA (2003) Canadian guidelines for exercise in pregnancy. Clin Obstet Gynecol 46:488–495

Wolfe LA, Weissgerber TL (2003) Clinical physiology of exercise in pregnancy: a literature review. J Obstet Gynaecol Can 25:473–483

Wright AD, Beazley MF, Bradwell AR, Chesner IM, Clayton RN, Forster PJ, Hillenbrand P, Imray CH; Birmingham Medical Research Expeditionary Society. Medroxyprogesterone at high altitude. The effects on blood gases, cerebral regional oxygenation, and acute mountain sickness. Wilderness Environ Med. 2004 Spring;15(1):25–31. ▶ https://doi.org/10.1580/1080-6032(2004)015[0025:mahate]2.0.co;2. PMID: 15040503

Wu B, Zhou HG, Meng XQ, Li J, Tang G (2022 Apr) Analysis of clinical outcomes of vitrified-warmed embryo transfer after IVF/ICSI at high altitude (3650 m) in Tibet. Reprod Biomed Online 44(4):699–705

Xiong Z, Liu X, Wang Q et al (2023) Effects of high-altitude hypoxia on embryonic developmental potential in women undergoing IVF/ICSI procedures. Arch Gynecol Obstet 307:1983–1989

Yip R (1987) Altitude and birth weight. J Pediatr 111:869–876

Besonderheiten des Kinder- und Jugendbergsteigens

Susi Kriemler

Inhaltsverzeichnis

M. M. Berger et al. (Hrsg.), *Alpin- und Höhenmedizin*,
https://doi.org/10.1007/978-3-662-69578-4_42

Ob man Kinder in die Höhe mitnehmen soll oder nicht, wird immer noch kontrovers diskutiert, und die Palette der Empfehlungen reicht vom streng erhobenen Zeigefinger bis zur ekstatischen Befürwortung solcher Unternehmen, je nachdem, ob man gerade von den abgefrorenen Extremitäten eines Säuglings gelesen oder mit seinem 12-jährigen Sohn auf dem Gipfel eines Viertausenders gestanden hat. Eine internationale Expertengruppe hat vor über 20 Jahren eine Konsensusempfehlung über Höhenkrankheiten bei Kindern herausgegeben, die sich an Ärzte richtet (Pollard et al. 2001). Erstaunlich wenig hat sich seitdem geändert, und viele Angaben sind für alle Eltern und Personen, die sich mit Kindern in die Berge begeben, immer noch von Interesse. Ein spannendes, mehr reisemedizinisches Kapitel wurde von Yaron et al. (2002) verfasst, das ebenfalls lohnenswert zu lesen ist.

42.1 Körperliche Besonderheiten

Kinder unterscheiden sich in vielen physiologischen und psychologischen Gegebenheiten von Erwachsenen. So gibt es z. B. einen Gewichtsfaktor 20 zwischen einem 3,5 kg schweren Baby und einem 70 kg schweren Jugendlichen. Dementsprechend sind Medikamentendosierungen und Flüssigkeitshaushalt unterschiedlich und müssen angepasst werden. Wenn Eltern das Gewicht des Kindes nicht kennen, können ernsthafte Schwierigkeiten die Folge sein, wenn es um die Dosierung von Medikamenten geht oder ein Flüssigkeitsersatz bei einem Brechdurchfall berechnet werden soll.

Die Thermoregulation ist bei Kindern weniger effizient als bei Erwachsenen, was sie einem größeren Risiko in einer kalten oder heißen Umgebung aussetzt. Da Kinder mehr Körperoberfläche pro Masse oder Körpergewicht haben, gleichen sie die Temperaturdifferenz zwischen ihrem Körper und der Umgebung rascher aus. Konsequenterweise kühlen sie rascher aus und überwärmen ihren Körper auch rascher.

In der Kälte sind Faktoren wie geringeres Unterhautfettgewebe und fehlende Bewegung insbesondere der Kleinkinder, die von bergbegeisterten Eltern unbeweglich auf dem Rücken getragen werden, weitere Risikofaktoren. In der Wärme führt die noch ungenügend entwickelte Schweißproduktion vor der Pubertät zu einer weiteren Körpererwärmung. In unseren Breitengraden ist vorwiegend die Kälte ein Problem. In diesem Kontext muss das Prinzip des Wind-Chill-Faktors beachtet werden. Dies bedeutet nichts anderes, als dass der Effekt der Kälte auf die Haut oder der generelle Wärmeverlust des Körpers maßgeblich von der Windgeschwindigkeit beeinflusst wird. So führt ein Wind von 40 km/h bei einer Temperatur von 0 °C zu einem gleichen Wärmeverlust wie bei einer Temperatur von –16°C bei Windstille.

Zusätzlich kann der Wärmeverlust über die Haut nochmals um ein Vielfaches steigen, wenn die Haut feucht ist, da die Leitfähigkeit von Wasser 20- bis 25-mal höher ist als jene von Luft. Oft passiert dies in den Bergen, wenn das Kind herumgetobt und geschwitzt hat, oder wenn es regnet oder schneit. Trockene Kleider und Ersatzkleider, insbesondere auch an Orten, die nicht primär exponiert sind (feuchte Socken, Unterleibchen) gehören auf einer Expedition genauso dazu wie der Windschutz und Notvorrat.

Etwa 80 % der lebenslangen Sonnenbestrahlung ereignet sich vor dem 20. Lebensjahr, und das Risiko, ein malignes Melanom zu entwickeln, ist mindestens doppelt so hoch, wenn ein Kind oder Jugendlicher ein oder mehrere Sonnenbrände erlitten hat. Die Vorbeugung des Sonnenbrandes besteht in der Anwendung von Sonnenschutzmitteln, die gegen UVA- und UVB-Strahlen schützen oder ganz einfach durch die Bedeckung von exponierten Körperteilen mit möglichst licht-undurchlässigen Textilien.

Kinder machen mehr Infektionen durch als Erwachsene, und diese verlaufen oft schwerer wegen der erstmaligen Exposition mit einem infektiösen Bakterium oder Virus, aber auch wegen anatomischer Unterschiede. Kinder haben ein engeres „Röhrensystem" (z. B. Luftwege, Harnwege), das demzufolge durch entzündungsbedingten Schleim und Schwellungen rascher verstopft und dementsprechend rascher symptomatisch wird.

Jede Art von Fieber kann zu Fieberkrämpfen, Appetitverlust, Übelkeit, Erbrechen, Durchfall mit Austrocknung (Dehydratation) und Schwäche führen: wohlgemerkt alles Symptome, die eine Höhenkrankheit imitieren können. Durchfall und Erbrechen sind leidige Probleme auf Reisen, insbesondere wenn sie anhaltend über einige Tage auftreten. Kinder dehydrieren sehr viel rascher als Erwachsene; ein fehlender Urin über 6 h ist ein einfaches Diagnosemittel einer Dehydratation. Es ist in solchen Situationen wichtig, dass das Kind mehr oder weniger gezwungen wird, Flüssigkeit in kleinen Schlucken und über Stunden zu sich zu nehmen, und dies auch, wenn es sich weigert oder weiterhin erbricht. Kluge Eltern haben für jede mögliche Erkrankung eine adäquate Therapie mit dabei, um in einer solchen Situation eine Katastrophe abzuwenden. Wenn die Symptome nicht innerhalb weniger Stunden verschwinden, muss Hilfe angefordert und im Falle einer Höhenexposition abgestiegen werden.

Sehr wichtig ist beim Bergsport mit Kindern, dass man ihnen die Freude an der Natur und an der Bewegung nicht verdirbt. Dazu gehört ein altersgemäßer Reiseplan, der den physischen und psychischen Gegebenheiten der Kinder angepasst ist. Alles soll spielerisch sein. Kleinere Kinder sind Experten in der Entdeckung der Umgebung. Hilfreich ist das Absuchen der Umgebung auf toxische Pflanzen, die allzu schnell im Mund der Kinder verschwinden, oder das Befestigen einer Klingel am Schuh, sodass die kleinen Entdecker wieder lokalisiert werden können. Größere Kinder sind begeisterte Schüler, wenn Notfallsituationen im Notbiwak, Wärmeschutz oder Wegfindung eingeübt werden. Lassen Sie Ihre Phantasie walten, und denken Sie an Ihre eigene Kindheit zurück!

Jedes Kind ist stolz, seinen Rucksack selbst zu tragen. Dieser sollte 20 % des Körpergewichts nicht übersteigen. Generell sollten die Kinder physisch und psychisch nicht überfordert werden. Jede Angstepisode kann später zu einem Rückzug von dieser einmaligen Aktivität führen. Kinder unter 12 Jahren sollten nicht verantwortlich sein, einen Seilpartner ohne Aufsicht zu sichern, da die Eigenverantwortung in ungenügender Weise vorhanden ist.

In jedem Fall sollte ein Notfallplan erstellt werden. Dieser sollte die lokalen Rettungsmöglichkeiten beinhalten, eine Notfallapotheke und Auskunft über den raschesten Rückzugsweg. Nur wer sich gut vorbereitet und aufpasst, dem passiert nichts.

Merkpunkte zum Trekking mit Kindern

- Tempo und Distanz des Trekkings den Fähigkeiten der Kinder anpassen
- Notieren der Körpergewichte der Kinder
- Notfallapotheke (mit Hausarzt besprochen, inkl. Medikamente zur Therapie von Höhenerkrankungen)
- Rettungsplan erstellen, im Falle von schwereren Unfällen oder Erkrankungen

42.2 Höhe

42.2.1 Allgemeines

Auch heute noch gibt es nur ganz wenige wissenschaftliche Studien, die sich mit dem vorübergehenden, relativ kurzen Höhenaufenthalt von Kindern befassen. Viele Empfehlungen sind aus der Erwachsenenhöhenforschung abgeleitet und nicht direkt an Kindern untersucht.

Die Höhe kann im menschlichen Körper drei verschiedene akute Störungen oder Krankheiten auslösen, deren klinische Bilder in weiteren Kapiteln dieses Buches ausführlich beschrieben sind:

- die akute Bergkrankheit („acute mountain sickness", AMS) (▶ Kap. 7),
- das Höhenlungenödem („high altitude pulmonary edema", HAPE) (▶ Kap. 9),
- das Höhenhirnödem („high altitude cerebral edema", HACE) (▶ Kap. 8).

42.2.2 Akute Bergkrankheit

Weltweit reisen mehrere Tausend Kinder in Höhen über 2500 m, wo die akute Bergkrankheit alle Menschen in jedem Alter befallen kann. Die Literatur betreffend Höhenkrankheiten bei Kindern ist karg, und populationsbasierte Daten fehlen vollständig. Die ◼ Abb. 42.1 zeigt eine Übersicht über die Prävalenzraten von AMS (Lake-Louise-Score von 3 oder höher) bei Kindern und Erwachsenen bei verschiedenen Höhenexpositionen. Beide Generationen zeigen generell ein gleiches Muster mit einer gradlinigen Zunahme der Prävalenz von AMS mit zunehmender Höhe, wobei die Variabilität bei Kindern deutlich größer ist. Im Vergleich zu Erwachsenen sind Kinder je nach Studie mehr (Moraga et al. 2002), gleich (Yaron et al. 2002, 1998; Pollard et al. 1998) oder weniger krank (Kriemler et al. 2013).

Ältere Kinder zeigen die gleichen Anzeichen einer Höhenkrankheit wie die Erwachsenen. Wie bei den Erwachsenen beginnen die Symptome erst 4–48 h nach Höhenanstieg. Bei kleineren Kindern kann das Entstehen einer Höhenkrankheit schwierig zu entdecken sein, da Kinder unter ungefähr 8 Jahren nicht „symptomspezifisch" klagen können: Ihre Aussagen stimmen nicht immer mit den wirklich empfundenen Befindlichkeitenüberein. Deshalb wurde für kleine Kinder ohne Sprachkenntnisse

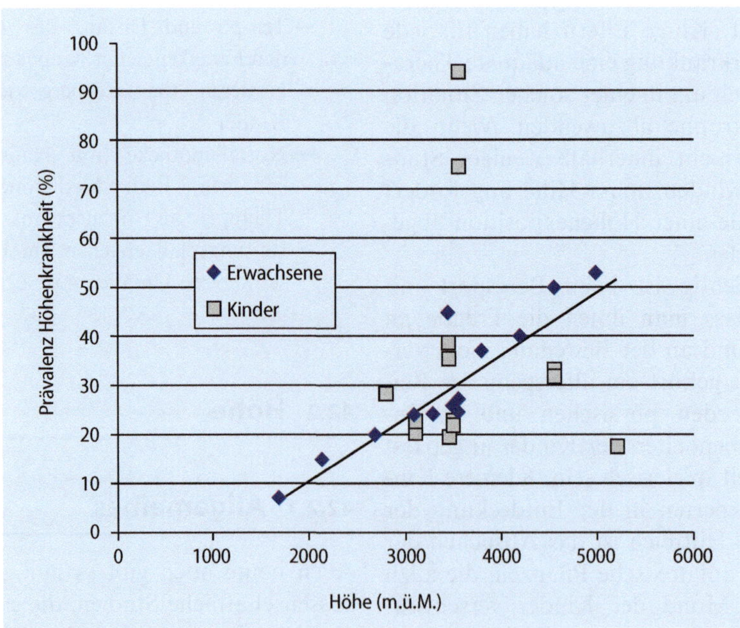

◼ **Abb. 42.1** Prävalenz der Höhenkrankheit bei Erwachsenen und bei Kindern. Beide Gruppen zeigen eine lineare Zunahme der Prävalenz mit zunehmender Höhe, wobei die Streuung bei den Kindern viel größer ist

Materialien aus Kapitel 8 Besonderheiten des Kinder- und Jugendbergsstiegens, Susi Kriemler

Arbeitsblatt 1	Lake-Louise-Score	Seite 1

Lake-Louise-Score für Kleinkinder bis 3 Jahre

Die Höhe des Scores wird errechnet aus der Summe des Ruhelosigkeitsscores (=„fussiness score" [FS]) und des kindspezifischen Symptomscore (=„pediatric symptome score" [PSS]). Die Ruhelosigkeit ist definiert als ein Zustand der Reizbarkeit ohne klar erkennbare Ursache über mindestens 2 h. Die Diagnose einer Höhenkrankheit ist wahrscheinlich bei einem Ruhelosigkeitsscore von mindestens 4, einem Symptomscore von mindestens 3 und demzufolge einem Gesamtscore von mindestens 7, natürlich unter einer akuten Höhenexposition von >2500 m Höhe.

Ruhelosigkeits-Score (Summe von Umfang und Intensität)

Umfang der unerklärlichen Ruhelosigkeit

0	1	2	3	4	5	6
Keine			intermittierend			konstant

Intensität der unerklärlichen Ruhelosigkeit

0	1	2	3	4	5	6
Keine			mäßig			extrem
					schreien	

Kindspezifischer Symptomscore (= Summe aus Ess-, Spiel- und Schlafverhalten)

Wie gut hat Ihr Kind heute gegessen?	0	normal
	1	etwas eniger als normal
	2	deutlich weniger als normal
	3	überhaupt nicht gegessen oder erbrochen
Wie gut hat Ihr Kind heute gespielt?	0	normal
	1	etwas weniger als normal
	2	deutlich weniger als normal
	3	überhaupt nicht gespielt
Wie gut hat Ihr Kind heute geschlafen?	0	normal
	1	etwas weniger als normal
	2	deutlich weniger oder mehr als normal
	3	konnte überhaupt nicht schlafen

Abb. 42.2 Lake-Louise-Score für Kleinkinder und Grundschulkinder. (Adaptiert nach Yaron et al. 2002)

Materialien aus Kapitel 8 Besonderheiten des Kinder- und Jugendbergsstiegens, Susi Kriemler

Arbeitsblatt 1	Lake-Louise-Score	Seite 2

Lake-Louis-Score für Grundschulkinder

1. Wie geht es Dir jetzt? Es geht mir …

sehr gut	0
gut	1
nicht so gut	2
sehr schlecht	3

2. Hast Du Kopfweh / Kopfschmerzen? Ich habe …

gar kein Kopfweh	0
ein bisschen Kopfweh	1
mehr als nur ein bisschen Kopfweh	2
ganz schlimmes Kopfweh	3

3. Hast Du Hunger?

ich habe Hunger / mir ist nicht schlecht	0
ich habe fast keinen Hunger / mir ist ein bisschen schlecht	1
mir ist schlecht / ich musste erbrechen	2
mir ist sehr schlecht / ich musste viel erbrechen	3

Abb. 42.2 (Fortsetzung)

Materialien aus Kapitel 8 Besonderheiten des Kinder- und Jugendbergsstiegens, Susi Kriemler

Arbeitsblatt 1	Lake-Louise-Score	Seite 3

4. Bist Du müde? Ich bin …

nicht müde	0
ein bisschen müde	1
mehr als nur ein bisschen müde	2
sehr müde	3

5. Ist Dir schwindelig? Mir ist …

nicht schwindelig	0
ein bisschen schwindelig	1
mehr als ein bisschen schwindelig	2
sehr schwindelig (es dreht sich alles)	3

6. Wie geht es Dir jetzt? Es geht mir …

sehr gut	0
gut	1
nicht so gut	2
sehr schlecht	3

Abb. 42.2 (Fortsetzung)

(bis 3-jährig) ein speziell angepasstes Punktesystem („Lake-Louise-Score for preverbal children", Yaron et al. 2002) (Abb. 42.2) entwickelt, das auf Anzeichen wie allgemeiner Unruhe, Essensunlust, vermindertem Spielverhalten und Schlafstörungen beruht.

Natürlich können viele andere Ursachen für die sog. Höhensymptome verantwortlich sein. Dazu gehören Reisekrankheit, fehlende Motivation, Überanstrengung, jegliche Art von Infekten, Vergiftung durch Beeren, Pflanzen und Pilzen oder das Einatmen eines kleinen Fremdkörpers, das als Höhenlungenödem fehlgedeutet werden kann. Generell gilt aber, dass jedes Symptom oder jede Verhaltensauffälligkeit, insbesondere bei kleinen Kindern, in Höhen über ca. 2500 m als Höhenkrankheit gewertet werden und abgestiegen werden soll. Über die Verteilung der Symptome der akuten Bergkrankheit gibt Abb. 42.3 Aufschluss.

Aus dieser und anderen Untersuchungen auf 3450 m geht hervor, dass AMS meist mild verläuft und die Symptome mit zunehmender Expositionszeit zurückgehen (Bloch et al. 2009, (Kriemler et al. 2014)). Betrachtet man die Verteilung der Höhensymptome, zeigen vorpubertäre Kinder im Vergleich zu Jugendlichen und Erwachsenen mehr Magen-Darm-Beschwerden, dafür weniger Kopfschmerzen und weniger Schlafstörungen. Letzteres ist sehr gut erklärbar, da Kinder nachts weniger Schlafapnoe-Episoden haben und durch die nach den Apnoephasen auftretenden Seufzer weniger geweckt werden (Kohler et al. 2008). Seit 2018 werden Schlafstörungen nicht mehr als Symptom der akuten Bergkrankheit erfasst, da das Symptom zu unspezifisch ist und sich auf die vorhergehende Nacht bezieht, die oft im Tiefland verbracht wurde (Roach et al. 2018).

Schwere Erkrankungen sind generell auf einer Höhe von 3450 m (Jungfraujoch) selten, können aber trotzdem auftreten, insbesondere wenn noch höher gestiegen wird. Zwei Kinder (9- und 11-jährig) mussten auf dem Jungfraujoch aufgrund einer schweren AMS mit Dexamethason behandelt werden.

Der Lake-Louis-Score (LLS), der am häufigsten gebrauchte Fragebogen zur Erfassung der AMS, kann bei älteren Kindern und Jugendlichen ohne Probleme an-

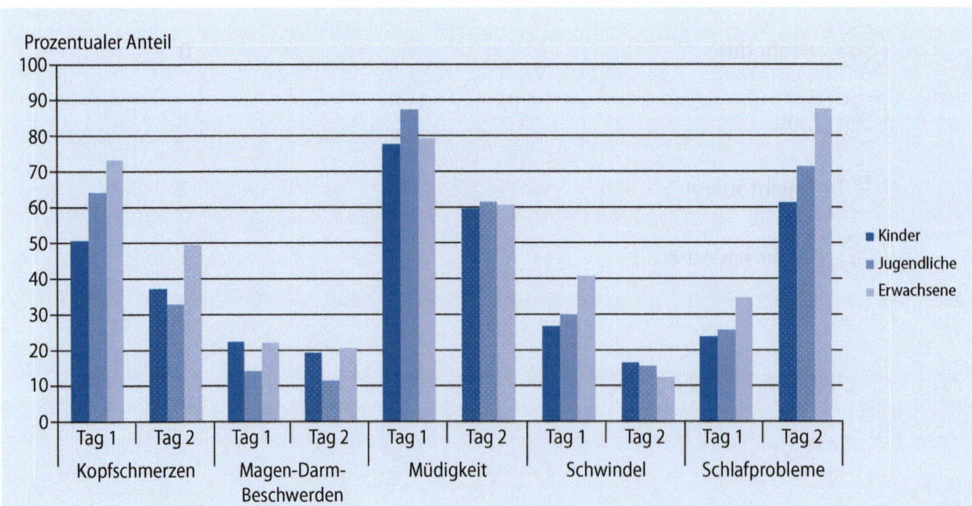

Abb. 42.3 Verteilung der Symptome der akuten Bergkrankheit (AMS) bei Kindern vor der Pubertät, Jugendlichen während der Pubertät und Erwachsenen nach raschem Anstieg auf 3450 m Höhe 8–12 h und 20–24 h nach dem Anstieg. (Aus Kriemler et al. 2014)

gewendet werden (Roach et al. 2018). Für Schulkinder kann eine adaptierte Version des LLS für Erwachsene verwendet werden. Letztere verwendet eine kindgerechte Sprache und integriert Smileys, um den Schweregrad der Symptome für die Kinder einfacher zu beschreiben (s. oben).

Klassische Risikofaktoren zur Entwicklung einer AMS bei Erwachsenen sind rascher Anstieg (über 300–500 m/Tag während der Akklimatisation), die erreichte Höhe, fehlende Präakklimatisation, persönliche Anfälligkeit, Adipositas, Migräne und ungenügende Atmung bei körperlicher Anstrengung in Hypoxie. Wenn auch davon ausgegangen werden kann, dass diese auch für Kinder gelten, sind nur einzelne Faktoren wirklich untersucht. Die meisten Studien zeigen keine Geschlechtsunterschiede. Die ◘ Abb. 42.4 zeigt einige Risikofaktoren bei Kindern.

Ein Risikofaktor bei Kindern sind ihre Eltern. Litten beide Eltern unter einer AMS auf 3450 m Höhe, war das Risiko für das Kind, auch krank zu werden, 5-mal höher, als wenn beide Eltern gesund blieben (Kriemler et al. 2013). Auch bei Kindern scheint der rasche passive Anstieg in die Höhe häufiger zu einer AMS zu führen, als wenn dieser langsam und aktiv stattfindet. Während vorpubertäre Kinder von 9–12 Jahren am ersten Tag des Höhenaufenthaltes eher weniger krank werden als Erwachsene, sind Kinder unter 6 Jahren mehr betroffen. Wieder gilt hier zu bedenken, dass die Diagnose einer AMS gerade bei kleinen Kindern extrem schwierig ist. Im Gegensatz zu Erwachsenen hat eine durchgemachte AMS keinen prädiktiven Wert (Rexhaj et al. 2011), wobei diese Erkenntnis aufgrund der wenigen Daten von Kindern mit vorbestehenden Höhenkrankheiten mit Vorsicht genossen werden muss.

42.2.3 Höhenlungen- und Höhenhirnödem

Das Höhenlungenödem (HAPE) ist in den USA und den Alpen eine seltene Erkrankung. Ein kürzliches Review hat 210–2022 je publizierte Fälle zusammengefasst (Ucros et al. 2023): Durchschnittsalter 9,8 ± 3,6 Jahre, bei Jungen 2,6-mal häufiger als bei Mädchen, Auftreten bei Kindern unter 2 Jahren <1 %, Auftreten der Sym-

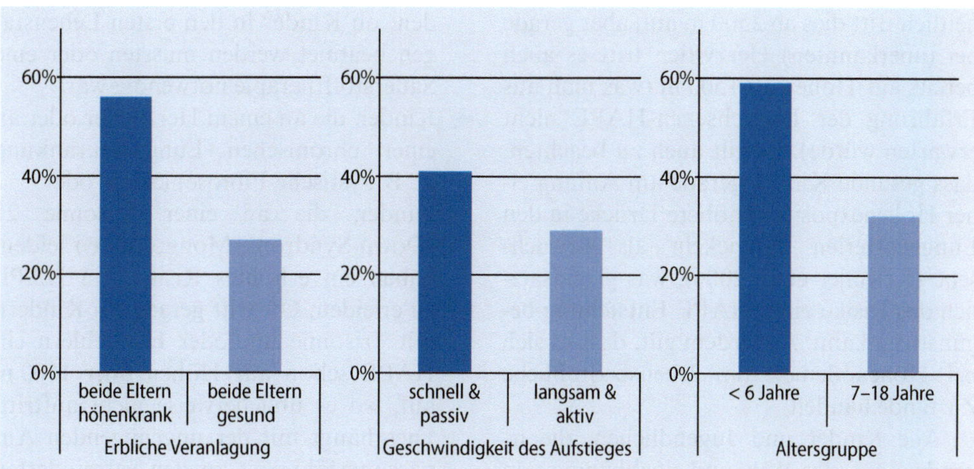

◘ **Abb. 42.4** Prävalenz der Höhenkrankheit bei Kindern und Jugendlichen mit und ohne bestimmte Risikofaktoren (erbliche Veranlagung, Geschwindigkeit des Aufstiegs, Alter). Kinder von Eltern mit durchgemachter akuter Bergkrankheit waren signifikant häufiger höhenkrank als Kinder mit Eltern ohne akute Bergkrankheit

ptome zwischen 1500–3500 m Höhe. 38 % der Kinder zeigten ein klassisches HAPE (Wohnen <2000 m Höhe und Entstehung des HAPE bei Aufstieg), während 58 % der Kinder ein sog. Re-entry-HAPE zeigten (Wohnen in der Höhe >2000 m, Entstehung des HAPE beim Wiederaufstieg nach >7 Tagen aus tieferen Höhen, in diesem Kapitel nicht behandelt). 14 % der Kinder wiesen einen strukturellen Herzfehler auf. In anderen Fallstudien wiesen 28 % der Kinder akute virale Infekte meist der Luftwege auf (Giesenhagen et al. 2022). Die Symptome traten in der Mehrzahl der Kinder vor 24 h nach Ankunft in der Höhe auf. Symptome beinhalteten Kurzatmigkeit, Husten, Erbrechen, Fieber, Zyanose, Kopfschmerzen. Das Vorhandensein von Kopfschmerzen und Erbrechen deutet darauf hin, dass auch eine AMS vorhanden war. Betreffend HACE gibt es keine publizierten Fallserien, lediglich einzelne Fälle.

Es gibt trotz der Existenz mehrerer Fallstudien (Giesenhagen et al. 2022) keine genauen Untersuchungen über die Häufigkeit weder von Höhenlungenödemen (HAPE) noch von Höhenhirnödemen (HACE) bei Kindern. Aufgrund der vorhandenen Daten ist davon auszugehen, dass das HAPE bei Kindern durchaus auftreten kann. Mehrheitlich tritt dies ab 2500 m auf, aber gerade bei (unerkannten) Herzvitien tritt es auch bereits auf Höhen ab 1500 m (was man aus Erfahrung der Erwachsenen-HAPE nicht erwarten würde). Es gilt auch zu beachten, dass gesunde Kinder gerade am Anfang einer Höhenexposition höhere Drücke in den Lungenarterien entwickeln als Erwachsene (Kriemler et al. 2006), was grundsätzlich das Risiko einer HAPE-Entstehung begünstigen kann. Außerdem gilt, dass es sich bei Höhenödemen um lebensbedrohliche Zustände handelt.

Alle Kinder und Jugendlichen, die irgendwo auf der Welt und unabhängig von der Höhe ein HAPE entwickeln, sollten hinsichtlich der nachfolgenden Risikofaktoren abgeklärt werden. Dies sind mehrere Situationen, die mehr oder weniger kinderspezifische Risiken für die Entstehung eines HAPE sind:

- Momentane oder erst kürzlich durchgemachte Erkrankungen der Atemwege (Erkältung, Bronchitis, Lungenentzündung) scheinen die Gefahr, an einem HAPE zu erkranken, zu erhöhen (Durmowicz et al. 1997). Das ist natürlich eine häufige Situation, die es – v. a. bei Kindern im Vorschulalter – zu beachten gilt. Man nimmt an, dass durch die Entzündung im Lungengewebe die Durchlässigkeit der Blutgefäße und Atemwege der Lunge v. a. bei Sauerstoffarmut in der Höhe erhöht wird, sodass sozusagen ein „funktionelles Leck“ entsteht und Flüssigkeit in die Lufträume austreten kann.
- Kinder, die während des Geburtsverlaufs oder kurz danach eine Störung der Lungendurchblutung mit einer Sauerstoffunterversorgung durchgemacht haben, haben eine größere Chance, in der Höhe einen erhöhten Druck im arteriellen Lungenkreislauf zu entwickeln und damit verbunden ein erhöhtes Risiko für die Entstehung eines HAPE (Sartori et al. 1999). Obwohl diese Begebenheit selten ist, kann sehr einfach erfragt werden, ob Kinder in den ersten Lebenstagen beatmet werden mussten oder eine Sauerstofftherapie notwendig war.
- Kinder, die an einem Herzfehler oder an einer chronischen Lungenerkrankung (z. B. zystische Fibrose) leiden, oder
- Kinder, die an einer Trisomie 21 (Down-Syndrom, Mongolismus) leiden, haben ein erhöhtes Risiko, ein HAPE zu erleiden. Oft tritt gerade bei Kindern mit Trisomie und/oder Herzfehlern ein HAPE schon auf Höhen über 1500 m auf, wo es üblicherweise nicht auftritt. Dies hängt mit der ungenügenden Anpassungsfähigkeit an den verminderten Sauerstoffdruck in der Höhe zusammen.
- Außerdem gilt, wie bei Erwachsenen, dass ein Kind mit durchgemachtem

HAPE bei jedem nächsten Höhenanstieg erneut ein HAPE entwickeln kann. Gestützt wird diese Vermutung durch Daten bei Kindern mit Re-entry-HAPE, die in der Höhe/Hypoxie eine Risikokonstellation mit einem überschießenden Druckanstieg in der Lungenarterie zeigen, wie dies auch bei Erwachsenen mit HAPE dokumentiert ist (Faules et al. 1985).

Risikofaktoren für die Entstehung einer AMS bei Kindern

- Rascher passiver Anstieg
- Erreichte Höhe
- Eltern, die höhenkrank werden
- Kinder unter 6 Jahren

Risikofaktoren für die Entstehung eines HAPE bei Kindern

- Bereits durchgemachtes HAPE
- Kürzlich durchgemachte oder momentane Atemwegentzündungen (Ohren, Nasen-/Halsbereich, Atemwege und Lunge)
- Kinder mit Geburtskomplikationen mit Sauerstoffschuld (beatmete Kinder, Kinder im Brutkasten)
- Kinder mit Herzfehlern oder Lungenerkrankung
- Wahrscheinlich Kinder von Eltern mit durchgemachtem HAPE

42.3 Vorbeugung und Therapie

Zur Vorbeugung von reisespezifischen Problemen bei Kindern sind generelle Impfempfehlungen und präventive Maßnahmen, insbesondere was Trinken und Essen anbelangt, zu beachten. Informationen sind auf ► www.safetravel.ch zu finden. Zur Vorbeugung von Höhenproblemen mit Kindern sind drei Elemente entscheidend: der langsame Anstieg, die Vermeidung körperlicher Überanstrengung und die kindergerechte Organisation der Unternehmung.

Wie beim Erwachsenen wird empfohlen, ab 2500–3000 m die Schlafhöhe pro Tag nicht um mehr als 300 bis maximal 500 Höhenmeter zu steigern. Alle 1000 Höhenmeter sollte eine zusätzliche Nacht auf der gleichen Höhe zur Akklimatisation verbracht werden.

Die Wirkung einer prophylaktischen Gabe von Acetazolamid ist bei Kindern nie geprüft worden und ist deshalb nur in absoluten Einzelfällen und nach Absprache mit dem Hausarzt zu erwägen. Wichtiger erscheint, dass Eltern über das Bild der Höhenkrankheiten Bescheid wissen und die Reaktion der Kinder auf Reisen kennen, um Reisesymptome von Höhensymptomen unterscheiden zu können.

Jede körperliche (Über-)Anstrengung erhöht das Risiko einer Höhenkrankheit. Ob dies bei Kindern auch so ist, wissen wir nicht. Unabhängig davon gilt aber, dass Kinder altersgerecht und motivierend gefordert werden sollen, damit die Freude an den Trekkingtouren nicht verloren geht. Dazu gehören Abwechslung und eine attraktive Gestaltung der Tage.

Zur Vorbeugung gehören die genaue medizinische Vorgeschichte jedes Kindes sowie ein „Notfallplan" im Falle eines Unfalls oder einer Krankheit. Dies beinhaltet die genaue Information der Rettungsmöglichkeiten und eine Apotheke mit kinderspezifischen Medikamenten inkl. körpergewichts- oder altersspezifischer Dosierungsliste. Sind Kinder dabei, sollte die Möglichkeit eines sofortigen Abstiegs mit dem Kind Bedingung für jede Reise sein.

In der in ◘ Tab. 42.1 aufgeführten Reiseapotheke finden Sie einen Vorschlag für eine minimale Reiseapotheke, die Kindern in jedem Alter gerecht wird. Bei der Zusammenstellung wurde speziell darauf geachtet, dass das Volumen minimal bleibt, die Medikamente problemlos mitgetragen und geteilt werden können und ihr Einsatz multifunktionell ist. Die Apotheke muss mit einem Hausarzt zusammen besprochen und rezeptiert werden. In jede Apotheke gehört eine detaillierte Gebrauchsanweisung für Laien und eine Liste mit Alter und Gewicht aller teilnehmenden Kinder.

Als weitere Bestandteile der Reiseapotheke gehören dazu: Pflaster, Steristrips, Gazetupfer und -binden, elastische Binden, Tape, Kurotex, 2nd-Skin, Betadine (Jod), Alkoholtupfer, Spritzen für die Eingabe von Medikamenten, Nadeln zum Aufstechen von Blasen, SAM-Splint, Thermometer, Insektenmittel, Sonnencreme, orale Rehydrierungslösung, Zilienpinzette.

Obwohl es keine Studien zur Behandlung von Höhenkrankheiten von Kindern gibt, wird die gleiche Behandlung wie beim Erwachsenen vorgeschlagen. Das wichtigste Element ist der Abstieg, solange der Patient noch selber gehen kann. Ernsthaft kranke Kinder müssen getragen werden, um die körperliche Anstrengung möglichst klein zu halten. Um dem Kind den Abstieg zu erleichtern, können Schmerzmittel (Paracetamol, nichtsteroidale Antirheumatika wie Voltaren) oder Medikamente gegen Brechreiz und Übelkeit (Itinerol oder Motilium) hilfreich sein. Alle diese Medikamente können bedenkenlos eingesetzt werden. Sie ersetzen jedoch den Abstieg nicht!

Bei schwerer AMS kann nach Absprache mit einem Arzt Sauerstoff, Acetazolamid, Dexamethason oder eine Therapie im Überdrucksack helfen. Sauerstoff, Nifedipin bzw. Tadalafil helfen im Falle eines HAPE. Dies jedoch nur als Überbrückung,

Tab. 42.1 Checkliste Bergsteigerapotheke für Kinder

Symptom	Medikament
Schmerzen	Paracetamol Tbl., Tr., Supp., Diclofenac Tbl., Tr., Supp
Schnupfen	Nasentropfen
Fieber	Paracetamol oder Diclofenac
Husten	Evtl. Azithromycin Tbl., Tr., Sachet, Sirup
Halsweh	Lutschtabletten
Durchfall	Rehydratation p. o., evtl. Azithromycin, evtl. Loperamid
Erbrechen	Itinerol Supp., Domperidon Tbl. (sublingual)
Schneeblindheit	Augen schließen und verbinden, Schwarzteebeutel, Diclofenac p. o. und Tr
Allergie	Zetririzin, bei schwerer Allergie Dexamethason
Harnwegsinfekt	Azithromycin Tbl., Sirup
Wunden	Gewebskleber, evtl. Fucidingaze, evtl. Azithromycin Tbl., Sirup
Verbrennungen	Kühlen, evtl. Fucidingaze, evtl. Azithromycin Tbl., Sirup
Sonnenbrand	Evtl. Hydrokortisonschaum
Windeldermatitis	Zinkphenolsalbe, Miconazol
Eitrige Augenentzündung	Neomycin-Polymyxin-Augensalbe
Höhenkrankheiten	Generell Abstieg!
AMS	Paracetamol, Diclofenac, Itinerol Supp, evtl. Acetolazolamid
HAPE	Nifedipin, Tadalafil
HACE	Dexamethason

p. o. peroral; *Supp.* Suppositorium; *Tbl.* Tablette; *Tr.* Tropfen

oberstes Gebot bleibt der sofortige Abstieg! Jeder Arzt kann sich in der Konsensusempfehlung genauer über die Dosierungen informieren (Pollard et al. 2001), die selbstverständlich dem Körpergewicht des Kindes angepasst werden müssen.

> Jede Höhenkrankheit bei einem Kind ist zu viel! Die Beachtung der offiziellen Richtlinien eines langsamen Anstiegs, der Vermeidung übergroßer körperlicher Anstrengungen und der kindgerechten Organisation des Ausflugs sind Voraussetzung.

Literatur

Bloch JA, Duplain H, Rimoldi SF, Stuber T, Kriemler S et al (2009) Prevalence and time course of acute mountain sickness in older children and adolescents after rapid ascent to 3450 meters. Pediatrics 123:1–5

Durmowicz AG, Noordeweir E, Nicholas R, Reeves JT (1997) Inflammatory processes may predispose children to high altitude pulmonary edema. J Pediatr 130:838–840

Faules JW, Wiggins JW, Wolfe RR (1985) Increased lung vasoreactivity in children from Leadville, Colorado, after recovery from high-altitude pulmonary edema. Circulation 72:957–962

Giesenhagen AM, Dunbar I, Brinton JT, Meier MR, Weinman JP, Liptzin DR (2019) High Altitude Pulmonary Edema in Children: A Single Referral Center Evaluation. J Pediatr 210:106–111

Kelly TD, Meier M, Weinman JP, Ivy D, Brinton JT, Liptzin DR (2022) High altitude pulmonary edema in Colorado children: a cross-sectional survey and retrospective review. High Alt Med Biol 23(2):119–124

Kohler M, Kriemler S, Wilhelm EM, Brunner-La-Rocca H, Zehnder M et al (2008) Children at high altitude have less nocturnal periodic breathing than adults. Eur Respir J 32:189–197

Kriemler S, Bloch K, Kohler M, Brunner-La Rocca H (2014) Prevalence of acute mountain sickness at 3500 m within and between families: a prospective cohort study. High Alt Med Biol 15(1):28–38

Kriemler S, Jansen C, Linka A et al (2006) Higher pulmonary artery pressure in children than adults upon fast ascent to high altitude. High Alt Med Biol 7:334

Moraga FA, Osorio JD, Vargas ME (2002) Acute mountain sickness in tourists with children at Lake Chugara (4400 m) in northern Chile. Wilderness Environ Med 13(1):31–35

Pollard AJ, Murcoch DR, Bartsch P (1998) Children in the mountains. BMJ 316:874–875

Pollard AJ, Niermeyer S, Barry P, Barth P, Berghold F et al (2001) Children at high altitude: an international consensus statement by an ad hoc committee of the International Society for Mountain Medicine, March 12, 2001. High Alt Med Biol 2:389–403

Rexhaj E, Garcin S, Rimoldi SF, Duplain H, Stuber T et al (2011) Reproducibility of acute mountain sickness in children and adults: a prospective study. Pediatrics 127:e1445–1448

Roach RC, Hackett PH, Oelz O, Bärtsch P, Luks AM, MacInnis MJ, Baillie JK, Lake Louise AMS, Committee SC (2018) The 2018 Lake Louise Acute Mountain Sickness Score. High Alt Med Bio 19(1):4–6

Sartori C, Allemann Y, Trueb L, Delabays A, Nicod P et al (1999) Augmented vasoreactivity in adult life associated with perinatal vascular insult. Lancet 353:2205–2207

Ucros S, Aparicio C, Jose A. Castro-Rodriguez, Dunbar Ivy. High altitude pulmonary edema in children: A systematic review. Pediatric Pulmonology 2023;58:1059–1067

Yaron M, Niermeiyer S, Lindren KN, Honigman B (2002) Evaluation of diagnostic criteria and incidence of acute mountain sickness in preverbal children. Wilderness Environ Med 13:21–26

Yaron M, Waldman N, Niermeyer S, Nicholas R, Honigman B (1998) The diagnosis of acute mountain sickness in preverbal children. Arch Pediatr Adolesc Med 152(7):683–687

Infektionskrankheiten auf Bergreisen

Thomas Valentin

Inhaltsverzeichnis

M. M. Berger et al. (Hrsg.), *Alpin- und Höhenmedizin*,
https://doi.org/10.1007/978-3-662-69578-4_43

Infektionskrankheiten spielen in der Alpin- und Höhenmedizin in absoluten Zahlen scheinbar keine große Rolle. Die zunehmende Beliebtheit des Alpintourismus erhöht die Anzahl der für Infektionen am Berg empfänglichen Personen jedoch sukzessive, wodurch die Bedeutung von Infektionsrisiken in diesem Zusammenhang zunimmt.

43.1 Allgemeines

43.1.1 Risikofaktoren

Infektionskrankheiten umfassen in der Alpin- und Höhenmedizin ein breites Spektrum und können mitunter lebensbedrohliche Komplikationen nach sich ziehen. Die Inzidenz der meisten Infektionen nimmt mit zunehmender Höhe ab. Dies liegt einerseits am verminderten Nährstoffangebot für Erreger, an niedrigeren Temperaturen und an geringerer Dichte von Vektoren und Zwischenwirten. Andererseits beeinflussen einige Faktoren in der alpinen Umgebung die Entwicklung von Infektionskrankheiten und deren Komplikationen (Basnyat und Starling 2015; Basnyat et al. 2001):

- Kälte,
- Hypoxie,
- UV-Strahlung,
- Trockenheit,
- höheres Risiko für Wetterextreme,
- enge Schlafgelegenheiten,
- schlechtes Abwassermanagement,
- verminderte Körperhygiene,
- geringes Angebot an medizinischer Versorgung.

Es gibt experimentelle Hinweise auf eine Hypoxie-bedingte Beeinträchtigung des Immunsystems, wobei vorwiegend die Abwehr bakterieller Infektionen herabgesetzt erscheint, wohingegen die Abwehr gegenüber Viren weniger betroffen sein dürfte (Basnyat und Starling 2015).

> Die meisten Infektionskrankheiten werden mit zunehmender Höhe seltener.

43.1.2 Spektrum

Grundsätzlich entspricht das Erregerspektrum in der Höhe jenem der umliegenden Talgebiete. Somit sind praktisch alle Infektionskrankheiten möglich, die es in der jeweiligen Region gibt. Diese müssen bei der Vorbereitung auf eine Reise bezüglich Impfungen, Hygienemaßnahmen, Expositions- und ggf. Malaria-Prophylaxe in Betracht gezogen werden, auch wenn letztendlich Höhen angestrebt werden, in denen es die jeweiligen Erreger nicht mehr gibt. Auch der Weg vom Flughafen zum Basislager birgt Infektionsrisiken! Eine vorbereitende reisemedizinische Beratung in Anspruch zu nehmen, ist bei entsprechenden Zielen anzuraten.

> Das Erregerspektrum am Berg entspricht jenem der umgebenden Region.

43.1.3 Vektoren, Zwischenwirte und Klima

Viele Infektionskrankheiten sind an das Vorkommen von Zwischenwirten oder Überträgern gebunden. Häufige Vektoren stellen Mücken, die z. B. Plasmodien oder Dengue-Viren übertragen, oder Zecken (▶ Abschn. 43.2.5) dar. Zwischenwirte können sich, wie andere Organismen auch, an die Höhe anpassen. Hochlandpopulationen wie die der Zwergschlammschnecke *(Lymnaea truncatula)*, die einen Zwischenwirt für den großen Leberegel *(Fasciola hepatica)* darstellen, leben signifikant länger als Talpopulationen und stellen damit bessere Wirte dar (Vignoles et al. 2002). Durch die prognostizierten klimatischen Veränderungen werden sich die Verbreitungsgebiete einiger Vektoren verändern. Es ist auch nicht ausgeschlossen, dass bislang harmlose Mücken Vektorkompetenz erlangen. In Regionen, die von der Erwärmung stärker betroffen sind, zieht es zunehmend mehr Menschen in die Berge, um den unangenehm hohen Temperaturen im Tal zu entfliehen.

43.2 Infektionskrankheiten

43.2.1 Haut-Weichteil-Infektionen

Verschiedene Haut- und Weichteilinfektionen wie Wundinfektionen, Hautpilze, Karbunkel, Furunkel und Pyoderma, aber auch Skabies oder Läuse können bei Bergsteigern auftreten. Als prädisponierende Faktoren hierfür gelten Hygienemangel, Verletzungen, Erfrierungen, Feuchtigkeit und Sonnenbrand. Die Kombination aus Hypoxie und Kälte führt zu einer verzögerten Wundheilung und einer erhöhten Infektanfälligkeit (Sen 2009).

Wundinfektionen können beim Klettern oder Bergsteigen durch kontaminierte Verletzungen entstehen, wobei die beiden grampositiven Bakterien *Staphylococcus aureus* und *Streptococcus pyogenes* eine vordergründige Rolle spielen (Forrester und Holstege 2010). Diese Keime sind von Mensch zu Mensch übertragbar, insbesondere in engen Unterkünften (Decker et al. 1986). Wandern und Bergsteigen kann an den Füßen zu offenen Stellen und zu Blasenbildung führen, an denen dann Sekundärinfektionen auftreten können. Blasen an den Füßen sind ein sehr häufiges Problem. Das Risiko für Blasenbildung und Infektion hängt ganz klar von der Dauer der Unternehmung ab. Bei 64 % der Probanden aus einer Kohorte von Wanderern, die länger als 7 Tage unterwegs waren, beobachtete man Blasenbildung (Boulware et al. 2003).

In einer Studie auf 2 Berghütten (Hochschwab und Großglockner) wurden serielle Abstriche von Füßen und aus Schuhen von Bergsteigern entnommen, dabei wurden bei 20 % der Untersuchten Druckstellen und Blasenbildungen gefunden. Am Großglockner wurden deutlich mehr potenziell pathogene Bakterien (*S. aureus, S. pyogenes*) gefunden als in der Hochschwab-Gruppe. Keiner der Untersuchten entwickelte aber im Verlauf jedoch eine Haut-Weichteil-Infektion (Domej et al. 2010).

Patienten mit Diabetes mellitus und diabetischer Neuropathie zeigen eine besondere Disposition für mechanische Ulzera und konsekutiven Haut-Weichteil-Infektionen der unteren Extremitäten, dementsprechend sind prophylaktische Maßnahmen wie passendes Schuhwerk und regelmäßige Inspektion der Füße zwingend erforderlich.

Die Behandlung von Haut-Weichteil-Infektionen hängt vom Schweregrad und der Ausprägung ab. Falls eine empirische antiinfektive Therapie notwendig ist, so sollte sie in jedem Fall *S. aureus* und *S. pyogenes* abdecken. Vor der Reise muss unbedingt auch der Tetanus-Impfschutz überprüft werden.

> Hypoxie und Kälte begünstigen Haut-Weichteil-Infektionen.

43.2.2 Durchfallerkrankungen

Relevanz

Eine akute Durchfallerkrankung kann bei alpinistischen Unternehmungen zu lebensbedrohlichen Komplikationen wie Exsikkose und Elektrolytentgleisungen führen. Eine ausreichende Rehydrierung ist wegen des relativen Wassermangels und der manchmal zeitaufwendigen Aufbereitung nicht immer möglich. Daher ist es plausibel, dass in einer Beobachtung bis zu 10 % der Hubschrauberevakuierungen aus dem Himalaya-Gebiet auf Komplikationen infektiöser Diarrhö zurückgeführt werden konnten (Pandey et al. 2001). Immerhin 30 % der Bergsteiger am Weg zum Mount-Everest-Basislager entwickelten Durchfall und 26 % nahmen deswegen Antibiotika ein (Wiseman et al. 2006). Auch bei Touristen in Nepal stellte eine Durchfallerkrankung mit 26,8 % den häufigsten Grund dar, einen Arzt aufzusuchen, erst der zweithäufigste Grund war die akute Höhenkrankheit mit 15,6 % der Konsultationen (Hochedez et al. 2004).

Wanderer berichteten ebenfalls in 56 % der Fälle über Durchfall mit einer durchschnittlichen Dauer von 2 Tagen und bei 12 % der Betroffenen kam es dadurch zu einem Zeitverlust von 3,6 ± 3,4 Tagen (Boulware et al. 2003). Durchfallerkrankungen stellen somit eine der wichtigsten infektiösen Entitäten bei Expeditionen oder Trekkingtouren dar.

> Durchfall am Berg kann zu Zeitverlust, aber auch zu lebensbedrohlicher Exsikkose führen.

Spektrum und Risikofaktoren

Die auslösenden Erreger unterscheiden sich nicht von jenen der umgebenden Talregion und umfassen Bakterien (enterotoxische *Escherichia coli,* Salmonellen, Shigellen, *Campylobacter*), zahlreiche Viren, Protozoen (Lamblien und Amöben) sowie Parasiten. Prädisponierende Faktoren im Alpinsport, aber auch bei Unternehmungen in niedrigen Regionen sind verdorbene Nahrungsmittel, eine vernachlässigte Händehygiene, hohe Unterbringungsdichte und unzureichende Entsorgung von Fäkalien und Abwasser. Ausbrüche von infektiöser Diarrhö treten daher bei naturnahen Unternehmungen regelmäßig auf (Howie et al. 2003; Brugha et al. 1995). Noroviren führen zu explosionsartigen Ausbrüchen, da eine extreme Ansteckungsfähigkeit vorliegt und insbesondere beim schwallartigen Erbrechen eine hohe Viruslast an die Umgebungsluft abgegeben wird (Kuo et al. 2009).

Therapie

Die wichtigste therapeutische Maßnahme stellt nicht die antibiotische Behandlung, sondern die orale Rehydrierung dar. Wenn diese nicht gewährleistet werden kann, so bleibt nur der Abstieg (A'Court et al. 1995). Dennoch sollte bei der Planung einer entsprechenden Tour die Mitnahme eines für die Therapie akuter bakterieller Durchfallerkankungen geeigneten Antibiotikums (z. B. Azithromycin) in Betracht gezogen werden. Die zusätzliche Mitnahme von Loperamid kann sinnvoll sein (Gundacker et al. 2017).

> Die orale Rehydrierung ist die wichtigste Maßnahme bei Durchfall.

Prophylaxe

Prophylaktisch sollte eine gute Trinkwasserhygiene zum Einsatz kommen. Das Risiko einer akuten Durchfallerkrankung kann dadurch bei Wanderern mehr als halbiert werden, während das Risiko bei Personen, die regelmäßig aus Bächen oder Teichen trinken, um ein Vielfaches höher ist (Boulware et al. 2003). Wirksame Maßnahmen zur Wasserdesinfektion sind Abkochen, Filtrieren, die chemische Behandlung sowie UV-Licht, alle Methoden haben Vor- und Nachteile (Albanus et al. 2021).

43.2.3 Atemwegsinfektionen

Höhe

Mit zunehmender Höhe steigt die Hospitalisationsrate wegen Infektionen durch das respiratorische Synzytial-Virus (RSV) als Surrogatparameter für den Schweregrad der Infektion bei Kindern (Choudhuri et al. 2006). In Entwicklungsländern geht die Hypoxämie bei Kindern im Rahmen einer akuten Atemwegsinfektion mit erhöhter

Mortalität einher und wird mit zunehmender Höhe häufiger beobachtet (Niermeyer 2009). In der Höhe herrschen auch niedrigere Temperaturen vor, die per se einen Einfluss auf die Entwicklung und den Schweregrad von respiratorischen Infektionen zu haben scheinen (Mourtzoukou und Falagas 2007).

Körperliche Aktivität

Exzessives Training prädisponiert ebenfalls zu Infektionen der Atemwege (Niemann 1995). Bei Spitzensportlern auftretende Atemwegsinfektionen sind vorwiegend viraler Genese, insbesondere durch das RSV, Influenza- und Parainfluenzavirus, was denselben Erregern wie in der Allgemeinbevölkerung entspricht (Spence et al. 2007; Cox et al. 2008). Sehr selten wurden Todesfälle durch bakterielle Superinfektionen und konsekutive Pneumonie nach körperlicher Anstrengung und vorangegangenen Atemwegsinfektionen beschrieben (Duraković et al. 2009).

Hypoxie und Kälte

Experimentelle Daten zeigen, dass die Kombination von vorangegangener viraler Atemwegsinfektion und Hypoxie zu einer interstitiellen Entzündung des Lungengewebes führen kann. Es wird in diesem Zusammenhang vermutet, dass diese beiden Faktoren zu einem Hypoxie-assoziierten Lungenödem prädisponieren könnten (Carpenter et al. 1998). Die abnehmende Temperatur mit zunehmender Höhe in Verbindung mit geringerer Luftfeuchtigkeit führt zu herabgesetzten pulmonalen Abwehrmechanismen (Basnyat und Starling 2015).

> Kälte, Hypoxie und körperliche Anstrengung begünstigen Atemwegsinfektionen.

Pneumonie

Eine Pneumonie tritt in der Höhe häufiger auf und nimmt als Todesursache mit steigender Höhe zu (Khan et al. 2009; Pérez-Padilla und Franco-Marina 2004). Der wichtigste Erreger der bakteriellen Pneumonie ist *Streptococcus pneumoniae.*

Ein Sonderfall ist der relativ seltene Erreger *Legionella pneumophila.* Legionellen können durch Wasserleitungssysteme, insbesondere solche, die nicht oft verwendet werden, übertragen werden. Die Infektion entsteht durch Inhalation von kontaminiertem Aerosol, das beim Aufdrehen von Duschen oder Wasserleitungen freigesetzt wird. Aus diesem Grund sollten auf Berghütten Maßnahmen zur Reduktion dieses Risikos wie Heißwasserspülungen oder chemische Behandlung ergriffen werden (Donegani et al. 2010).

Virale Atemwegsinfektionen

Eine Unterbringung mehrerer Personen auf engem Raum (wie oft in Hütten oder Biwaks) birgt naturgemäß das Risiko für eine Akquisition von viralen Atemwegserkrankungen wie Influenza, RSV oder SARS-CoV-2.

Die COVID-19-Pandemie hatte auch unerwartete Auswirkungen auf die Bergrettungsmedizin, da zusätzliche Schutzmaßnahmen für die Rettungsmannschaften beachtet werden mussten und auch die Abhaltung von Übungen erschwert war (Roy et al. 2021). Es kann nicht ausgeschlossen werden, dass sich vergleichbare Situationen wiederholen.

Tuberkulose

Tuberkulose ist global betrachtet eine sehr häufige Infektionskrankheit und wird durch *Mycobacterium tuberculosis* verursacht. Die Inzidenz in Mitteleuropa ist verhältnismäßig niedrig, in Osteuropa hingegen höher, allerdings ist auch eine Ansteckung durch den Besuch einer bayerischen Skihütte dokumentiert (Gronauer et al. 2004).

Wie bei vielen anderen Infektionskrankheiten gibt es eine Höhenassoziation, aber auch eine Verbindung zum Lebensraum. In

Peru konnte gezeigt werden, dass die Verbindung aus ländlicher Umgebung (im Gegensatz zu Städten) und Höhe einen protektiven Effekt für Einheimische hat (Saito et al. 2006). Tuberkuloseerkrankungen als Todesursache nehmen im Gegensatz zur bakteriellen Pneumonie mit zunehmender Höhe ab (Pérez-Padilla und Franco-Marina 2004). Dies dürfte auch damit zusammenhängen, dass Virulenz und Übertragbarkeit von *M. tuberculosis* mit zunehmender Hypoxie, UV-Strahlung und Trockenheit abnimmt (Basnyat und Starling 2015). Die Tuberkulose-Heilanstalten waren früher häufig auf Bergen angesiedelt.

Prophylaxe

Um Atemwegsinfektionen vorzubeugen, sollte sehr kalte Einatemluft vermieden werden. Dies erreicht man durch Abdecken der Atemwege z. B. mit einem Schal. Impfstoffe stehen für Influenza, RSV und SARS-CoV-2 zur Verfügung, die entsprechend den jeweils gültigen Impfempfehlungen angewandt werden sollen (BMSGPK 2023).

43.2.4 Infektionen des Urogenitaltrakts und sexuell übertragbare Erkrankungen

Harnwegsinfektionen, urogenitale Pilzinfektionen und sexuell übertragene Infektionen sind generell häufig. Das Erregerspektrum der sexuell übertragbaren Erkrankungen und von Pilzinfektionen ist unabhängig von der Höhe und umfasst *Neisseria gonorrhoeae,* Chlamydien, Trichomonaden, Candida, Herpesviren, Hepatitis B und HIV. Prädisponierende Faktoren sind verminderte persönliche Hygiene, gesteigerte sexuelle Aktivität und neue Sexualpartner (Basnyat et al. 2001). Die Prophylaxe besteht in der Vermeidung oben genannter Risikosituationen.

Harnwegsinfektionen zeigen auch keinen höhenabhängigen Unterschied im Spektrum und werden bei Bergsteigern üblicherweise empirisch antibiotisch therapiert. Eine ausreichende Trinkmenge ist hier ebenfalls essenziell. Ein vorzeitiger Abstieg aufgrund einer Harnwegsinfektion ist sehr selten erforderlich.

43.2.5 Zoonosen

Zecken als Vektoren

Durch Zecken übertragene Infektionen treten insbesondere beim Wandern und Camping auf. Die Art der Infektion hängt von der jeweiligen geografischen Region ab. In Mitteleuropa werden zahlreiche Erreger wie *Borrelia burgdorferi*, das FSME-Virus, *Anaplasma phagocytophilum*, *Coxiella burnetii*, *Francisella tularensis*, Babesien, *Rickettsia slovaca* und das Krim-Kongo-hämorrhagische-Fiebervirus durch Zecken übertragen, die meisten durch den gemeinen Holzbock *(Ixodes ricinus)* (Stanek 2005).

Weltweit gesehen kommen noch über 50 andere Erreger hinzu, z. B. *Borrelia duttoni, Rickettsia rickettsi, Rickettsia conori,* Kyasanur-Wald-Fieber (KFD)-Virus, Colorado-Tick-Virus. Durch die globale Erwärmung werden zeckenassoziierte Infektionen nun auch in höheren Gebieten zum Problem (Gray et al. 2009). In Italien wurden Zecken bis 2000 m Seehöhe nachgewiesen (Rizzoli et al. 2002), in der Tschechischen Republik bis zu einer Höhe von 1260 m, wobei sowohl die Zeckendichte als auch die Bissfreudigkeit mit der Höhe rasant abnahm (Daniel et al. 2005). Ähnliche Höhen wurden aus der Schweiz berichtet, wo es mit zunehmender Höhe bis 1020 m aber zu einer Zunahme der Zeckendichte kam, wohingegen die Häufigkeit von Borrelien befallener Zecken mit der Höhe deutlich abnahm (Morán Cadenas et al. 2007; Burri et al. 2007). In Österreich, im Speziellen in der Steiermark (bei der Passhöhe

Gaberl), wurde *Ixodes ricinus* bis zu einer Seehöhe von 1350 m gefunden (Stünzner et al. 2006). Aufgrund der klimatischen Veränderungen wird prognostiziert, dass 2040–2060 das Habitat von *I. ricinus* in Europa um 3,8 % zunehmen und sich auch in größere Höhen ausbreiten wird (Semenza und Suk 2018).

In einer nordamerikanischen Studie am „Appalachian Trail" in Pennsylvania mit maximaler Höhe von 2034 m, kam es bei 24 % der Wanderer, die mindestens eine Woche unterwegs waren, zu Zeckenstichen, 3 % von ihnen entwickelten Infektionskrankheiten, v. a. Borreliose, aber auch eine granulozytäre Anaplasmose (Boulware et al. 2003). Auch im Himalaya kommen Zecken vor, im Rahmen des Everest-Marathons 1999 (Beginn auf 5184 m, Ende auf 3446 m), mussten bei 2 Teilnehmern Zecken in Lokalanästhesie entfernt werden, wobei unklar ist, auf welcher Höhe die Zecken akquiriert wurden (Buckler und O'Higgins 2000).

Borrelia burgdorferi

Die Borreliose ist die häufigste durch Zecken übertragene Erkrankung in Europa, die typische Erstmanifestation ist das Erythema chronicum migrans. Die Höhen, in denen *Borrelia burgdorferi* in Mitteleuropa nachgewiesen wurde, betrugen 1260 m in der Tschechischen Republik und 1350 m in Österreich; in letztgenannter Höhe fand sich eine Durchseuchung der Zecken von 6,4 %, diese nahm mit steigender Höhe deutlich ab (Danielová et al. 2010; Stünzner et al. 2006). Die meisten Manifestationen der Borreliose werden mit Doxyzyklin therapiert.

> Zeckendichte und Borreliendurchseuchung sinken mit zunehmender Höhe.

Frühsommermeningoenzephalitis

Das Frühsommermeningoenzephalitis (FSME)-Virus ist in vielen mittel- und osteuropäischen Staaten sowie in Russland und am Baltikum verbreitet. Die maximale Höhe, in der FSME über einen 30-jährigen Zeitraum erworben wurde, zeigte einen jährlichen Anstieg von durchschnittlich 5,4 (± 1,7) Höhenmetern (Zeman und Bene 2004). In der Tschechischen Republik wurden FSME-Viren in Zecken bis zu einer Höhe von 1140 m gefunden (Danielová et al. 2010). Die FSME-Infektion kann durch eine entsprechende Schutzimpfung weitgehend verhindert werden, daher sollte in Endemiegebieten bzw. bei Reisen die Impfung erfolgen.

Erkrankungen durch andere Vektoren

Malaria

Die Malaria ist eine parasitäre Infektion durch Plasmodien, die einen Teil ihres Lebenszyklus in menschlichen Erythrozyten absolvieren, und wird durch weibliche Anopheles-Mücken übertragen. Diese benötigen für ihre Vermehrung ruhige, saubere Gewässer; über 2000 m Seehöhe und unter 16 °C findet diese praktisch nicht mehr statt, wobei mit zunehmender Höhe die Parasitämie bei Einheimischen in Endemiegebieten linear abnimmt (Akhwale et al. 2004; Achidi et al. 2008).

Die variable Klinik der Malaria kann die Diagnose unter Expeditionsbedingungen erschweren. Am Beginn stehen meist Fieber, Schüttelfrost, Kopf- und Gliederschmerzen, Husten, manchmal Diarrhö oder Erbrechen, eine Differenzierung zu anderen Infektionskrankheiten ist ohne Laboruntersuchung nicht möglich (Poespoprodjo et al. 2023). Die Komplikationen der Malaria tropica umfassen Verwirrung, Bewusstseinstrübung, Koma, Nierenversagen, Lungenödem und Schock durch die Mikrozirkulationsstörung der entsprechenden Organe. Daher kann Malaria auch als höhenassoziierte Erkrankung fehlinterpretiert werden.

Das Paket der Malaria-Prophylaxe-Maßnahmen ist von mehreren Faktoren wie dem Zielgebiet, der Reisedauer und der medizinischen Versorgung vor Ort abhängig (Rothe et al. 2022). Eine reisemedizinische Beratung wird bei Reisen in Endemiegebiete dringend empfohlen.

> Malaria kann mit höhenassoziierten Erkrankungen verwechselt werden.

▪ Bilharziose

Diese Parasitose mit langer Inkubationszeit (2–7 Wochen zum Allgemeinstadium, 4–12 Wochen zum Organstadium) wird durch Schistosomen aus der Klasse der Trematoden hervorgerufen, die ihren ersten Zyklus in Süßwasserschnecken durchleben und die Menschen durch Hautkontakt in kontaminiertem Wasser erwerben können. Sowohl die Anzahl passender Gewässer als auch die Schneckenpopulation sinken mit zunehmender Höhe. Deshalb fällt das Risiko einer Infektion mit steigender Höhe linear ab (John et al. 2008; Ghebreyesus et al. 2002). Das Risiko, diese Erkrankung als Reisender zu akquirieren, ist sehr gering (Baaten et al. 2011).

▪ Leishmaniose

Durch Leishmanien verursachte Infektionserkrankungen sind die viszerale Leishmaniose (Kala-Azar), die kutane Leishmaniose (Orientbeule) sowie die mukokutane und die kutane Leishmaniose in Südamerika. Insbesondere für die amerikanischen Leishmaniosen wurden neben feuchtem Klima und dichtem Wald auch zunehmende Höhen als Risikofaktor beschrieben (Añez et al. 1994). In einer Studie, welche die Epidemiologie der amerikanischen kutanen Leishmaniose in 3 verschiedenen Dörfern Venezuelas verglich, wurde gezeigt, dass Bewohner jenes Dorfes, das am höchsten gelegen war (800 m), im Vergleich zu den 2 anderen überprüften Dörfern (beide unter 300 m) signifikant häufiger positiv auf Leishmanien getestet wurden, nämlich 800 vs. unter 400 Fälle pro 10.000 Einwohner über eine Studiendauer von 7 Jahren (Jorquera et al. 1998). Für Touristen stellt die Leishmaniose selten eine Gefahr dar, es handelt sich primär um eine Erkrankung der Bewohner von Endemiegebieten.

▪ Hantaviren

Hantaviren werden durch Ausscheidungen von Nagetieren übertragen. Mindestens 12 Spezies der Hantaviren sind humanpathogen. Die klinischen Syndrome sind das hämorrhagische Fieber mit renalem Syndrom (HFRS) und das Hantavirus-kardiopulmonale-Syndrom (HCPS), welches mit einer hohen Sterblichkeit von 30–50 % assoziiert ist. In Europa sind v. a. die Spezies Puumala- und Dobrava-Virus von Bedeutung, die sich vorwiegend als HFRS manifestieren und eine deutlich geringere Letalität haben (Dobrava-Virus 5–15 %, Puumala-Virus < 1 %). (Avšič-Županc et al. 2019; Vial et al. 2023). Insbesondere die Reinigung von Hütten im Frühjahr stellt ein Risiko dar, da Mäuse dort überwintern und der getrocknete Kot durch Aufwirbeln von Staub beim Kehren zur Infektion führen kann. Der Aufenthalt in Berghütten ist als Quelle für Hantavirusinfektionen beschrieben (Zelena et al. 2011). Immer wieder kommt es zu epidemischen Häufungen von Hantavirusinfektionen, was auch mit der Zunahme von Nagetierpopulationen nach z. B. mildem Winter zusammenhängt (Fabian et al. 2013). Eine etablierte spezifische Therapie existiert derzeit nicht.

▪ Tollwut

Die Tollwut ist eine virale Infektion, die durch Tierbisse oder Kratzwunden übertragen wird, v. a. durch Hunde, aber auch durch andere Säugetiere und durch Fledermäuse. Wenn die Erkrankung ausbricht, verläuft sie praktisch immer tödlich. Bei Touren in abgeschiedene Regionen können suspekte Tiere in schwierigem Gelände nicht immer umgangen werden. Darum sollte vor Risikoaufenthalten in Endemiegebieten die Tollwutimpfung verabreicht werden (BMSGPK 2023). Eine rasche adäquate Wundversorgung sowie postexpositionelle Immunprophylaxe im Falle einer möglichen Exposition sind essenziell (Hemachudha et al. 2013; Whitehouse et al. 2023; Plotkin 2000). Im Falle eines Tierbisses ist die Toleranzschwelle für den Abstieg sehr niedrig zu halten. Während des Everest-Marathons 1999 musste ein Patient nach einem Tierbiss ausgeflogen werden, aufgrund günstiger Wetterverhältnisse war dies auch innerhalb von 24 h möglich (Buckler und O'Higgins 2000).

> Bei Verdacht auf Tollwutexposition ist der sofortige Abstieg nötig.

Sonstige Zoonosen

Einige parasitäre Erkrankungen wie *Echinococcus granulosus* und *multilocularis* werden von Säugetieren bzw. deren Kot übertragen (McManus et al. 2003). Durch Katzenkontakt können *Toxoplasma gondii, Bartonella henselae, Pasteurella multocida, Bordetella bronchiseptica*, Toxocara und Coxiella, aber auch die Durchfallerreger Campylobacter und Salmonellen erworben werden. Infektionen durch *Chlamydia psittacii* durch Vögel sind selten und präsentieren sich in der Regel als Pneumonie. Hundebisse können neben der Tollwut zu anderen schweren Infektionen führen, z. B. durch *Capncytophaga canimorsus, Pasteurella multocida* oder *Staphylococcus aureus*.

43.3 Vorbereitungen

Eine eingehende Vorbereitung auf die bereisten Gebiete und entsprechende Vorkehrungen (Mückenschutz, Repellenzien, Reiseapotheke, Malariaprophylaxe, Impfungen) sind wichtig und sollten frühzeitig organisiert werden. Eine reisemedizinische Beratung ist bei entsprechendem Reiseziel spätestens 6–8 Wochen vor Abreise empfohlen. Außerdem sollte der Versicherungsschutz überprüft werden, falls z. B. eine Helikopterevakuierung notwendig sein sollte. Folgende Empfehlungen sollten generell zur Prophylaxe und zum Management von Infektionen eingehalten werden (modifiziert nach Basnyat et al. 2001):

- umgehender Abstieg bei klinischer Verschlechterung oder fehlendem Ansprechen von etwaig verabreichten antiinfektiven Substanzen,
- Hände regelmäßig reinigen,
- Kleidung und Repellents zur Verhinderung von Insektenstichen oder -bissen,
- aufbereitetes Wasser verwenden,
- kein Konsum von potenziell kontaminierten und inadäquat gelagerten Lebensmitteln,
- in der Kälte Atemwege schützen (z. B. Schal),
- Sonnenschutz verwenden,
- adäquate Hydrierung aufrechterhalten,
- entsprechende Impfungen und Malariaprophylaxe je Zielgebiet,
- Versicherungsschutz für den Evakuierungsfall überprüfen.

> **Fazit**
> Die meisten Infektionskrankheiten nehmen mit zunehmender Höhe ab. Die spezielle Reisevorbereitung richtet sich nach der Zielregion, nicht nur der endgültigen Höhe. Die Einhaltung von Hygienemaßnahmen ist ein effektiver Schutz vor vielen Infektionskrankheiten. Einige Infektionen können aufgrund ihres klinischen Verlaufs mit höhenassoziierten Erkrankungen verwechselt werden.

Literatur

Achidi EA, Apinjoh TO, Mbunwe E, Besingi R, Yafi C, Wenjighe Awah N, Ajua A, Anchang JK (2008) Febrile status, malarial parasitaemia and gastro-intestinal helminthiases in schoolchildren resident at different altitudes, in south-western Cameroon. Ann Trop Med Parasitol 102(2):103–118

A'Court CH, Stables RH, Travis S (1995) Doctor on a mountaineering expedition. BMJ 310(6989):1248–1252

Akhwale WS, Lum JK, Kaneko A, Eto H, Obonyo C, Björkman A, Kobayakawa T (2004) Anemia and malaria at different altitudes in the western highlands of Kenya. Acta Trop 91(2):167–175

Albanus C, Timmermann L, Schoeffl V, Hillebrandt D, Milledge J, Küpper T (2021) UIAA MedCom

Recommendation No. 6: Water Disinfection in the Mountains. ► https://theuiaa.org/documents/mountainmedicine/UIAA_MedCom_RecNo%206WaterDisinfection2021V7.4.pdf

Añez N, Nieves E, Cazorla D, Oviedo M, Lugo de Yarbuh A, Valera M (1994) Epidemiology of cutaneous leishmaniasis in Merida, Venezuela. III. Altitudinal distribution, age structure, natural infection and feeding behaviour of sandflies and their relation to the risk of transmission. Ann Trop Med Parasitol 88(3):279–287

Avšič-Županc T, Saksida A, Korva M (2019) Hantavirus infections. Clin Microbiol Infect. S:e6-e16. ► https://doi.org/10.1111/1469-0691.12291

Baaten GG, Sonder GJ, van Gool T, Kint JA, van den Hoek A (2011) Travel-related schistosomiasis, strongyloidiasis, filariasis, and toxocariasis: the risk of infection and the diagnostic relevance of blood eosinophilia. BMC Infect Dis 11:84

Basnyat B, Cumbo TA, Edelman R (2001) Infections at high altitude. Clin Infect Dis 33(11):1887–1891

Basnyat B, Starling JM (2015) Infectious Diseases at High Altitude. Microbiol Spectrum 3(4):IOL5–0006–2015

Boulware DR, Forgey WW, Martin WJ 2nd (2003) Medical risks of wilderness hiking. Am J Med 114(4):288–293

Brugha RF, Howard AJ, Thomas GR, Parry R, Ward LR, Palmer SR (1995) Chaos under canvas: a salmonella enteritidis PT 6B outbreak. Epidemiol Infect 115:513–517

Buckler DG, O'Higgins F (2000) Medical provision and usage for the 1999 Everest marathon. Br J Sports Med 34(3):205–209

Bundesministerium für Soziales, Gesundheit, Pflege und Konsumentenschutz (BMSGPK) (Hg.); Impfplan Österreich 2023/2024, Version 1.0 vom 05.09.2023

Burri C, Moran Cadenas F, Douet V, Moret J, Gern L (2007) Ixodes ricinus density and infection prevalence of Borrelia burgdorferi sensu lato along a North-facing altitudinal gradient in the Rhône Valley (Switzerland). Vector Borne Zoonotic Dis 7(1):50–58

Carpenter TC, Reeves JT, Durmowicz AG (1998) Viral respiratory infection increases susceptibility of young rats to hypoxia-induced pulmonary edema. Appl Physiol 84(3):1048–1054

Choudhuri JA, Ogden LG, Ruttenber AJ, Thomas DS, Todd JK, Simoes EA (2006) Effect of altitude on hospitalizations for respiratory syncytial virus infection. Pediatrics 117(2):349–356

Cox AJ, Gleeson M, Pyne DB, Callister R, Hopkins WG, Fricker WG (2008) Clinical and laboratory evaluation of upper respiratory symptoms in elite athletes. Clin J Sport Med 18:438–445

Daniel M, Kriz B, Danielova V, Materna J, Rudenko N Holubova J, Schwarzova L, Golovchenko M (2005) Occurrence of ticks infected by tickborne encephalitis virus and Borrelia genospecies in mountains of the Czech Republic. Euro Surveill 10(3):E050331.1

Danielová V, Daniel M, Schwarzová L, Materna J, Rudenko N, Golovchenko M, Holubová J, Grubhoffer L, Kilián P (2010) Integration of a tick-borne encephalitis virus and borrelia burgdorferi sensu lato into mountain ecosystems, following a shift in the altitudinal limit of distribution of their vector, ixodes ricinus (Krkonose Mountains, Czech Republic). Vector Borne Zoonotic Dis 10(3):223–230

Decker MD, Lybarger JA, Vaughn WK, Hutcheson RH Jr, Schaffner W (1986) An outbreak of staphylococcal skin infections among river rafting guides. Am J Epidemiol 124(6):969–976

Domej W, Evangelist J, Rohrer PM, Schwaberger H, Valentin T (2010) Results of microbiological swabs from feet and insoles after several hours ascent. In: Sumann G, Schobersberger W, Burtscher M, Domej W (Hrsg) Jahrbuch der Österreichischen Gesellschaft für Alpin- und Höhenmedizin 13(1)3. Österreichische Gesellschaft für Alpin- und Höhenmedizin, Innsbruck, S 211–230, ISBN: 978-3-9501312-0-8

Donegani E, Zotti C, Ditommaso S, Stefanetti MV (2010) Official standards of the UIAA Medical Commission, vol 19: legionella in mountain huts recommendation for prevention and control of legionella infections. ► https://www.theuiaa.org/documents/mountainmedicine/German_UIAA_MedCom_ Empfehlung_Nr-19_Legionellen_2010_V1-3.pdf

Duraković Z, Duraković MM, Skavić J, Duraković L (2009) Physical exercise and cardiac death due to pneumonia in male teenagers. Coll Antropol 33(2):387–390

Fabian E, Valentin T, Hoenigl M, Krause R, Zollner-Schwetz I (2014) Clinical presentation of Puumala virus infections in southern Austria in the peak year 2012. Eur J Clin Microbiol Infect Dis 33(4):587–590

Forrester JD, Holstege CP (2010) A mystery infection. Wild. Environ Med 21:262–264

Ghebreyesus TA, Witten KH, Getachew A, Haile M, Yohannes M, Lindsay SW, Byass P (2002) Schistosome transmission, water-resource development and altitude in northern Ethiopia. Ann Trop Med Parasitol 96(5):489–495

Gray JS, Dautel H, Estrada-Peña A, Kahl O, Lindgren E (2009) Effects of climate change on ticks and tick-borne diseases in Europe. Interdiscip Perspect Infect Dis. ► https://doi.org/10.1155/2009/593232

Gronauer W, Pregler M, Wolf P (2004) Bemerkenswerte Tuberkulose-Kleinepidemien 2001/2002 in zwei bayrischen Regierungsbezirken. Pneumologe 58:9–16

Gundacker ND, Rolfe RJ, Rodriguez JM (2017) Infections associated with adventure travel: A systematic review. Travel Med Infect Dis 16:3–10

Hemachudha T, Ugolini G, Wacharapluesadee S, Sungkarat W, Shuangshoti S (2013 May) Laothamatas J (2013) Human rabies: neuropathogenesis, diagnosis, and management. Lancet Neurol 12(5):498–513

Hill D, Ericsson C, Pearson R, Keystone J, Freedman D, Kozarsky PE, DuPont HL, Bia FJ, Fischer PR, Ryan ET (2006) The practice of travel medicine: guidelines by the Infectious Disease Society of America. Clin Infect Dis 43:1499–1539

Hochedez P, Vinsentini P, Ansart S, Caumes E (2004) Changes in the pattern of health disorders diagnosed among two cohorts of French travelers to Nepal, 17 years apart. J Travel Med 11(6):341–346

Howie H, Murkerjee A, Cowden J, Leith J, Reid T (2003) Investigation of an outbreak of Escherichia coli O157 infection caused by environmental exposure at a scout camp. Epidemiol Infect 131:1063–1069

John R, Ezekiel M, Philbert C, Andrew A (2008) Schistosomiasis transmission at high altitude crater lakes in western Uganda. BMC Infect Dis 11:8–110. ▶ https://doi.org/10.1186/1471-2334-8-110

Jorquera A, Ledezma E, De Sousa L, Garcia A, Sanchez J, Zerpa J, Gonzalez R, O'Daly JA (1998) Epidemiologic characterization of American cutaneous leishmaniasis in an endemic region of eastern Venezuela. Am J Trop Med Hyg 58(5):589–593

Khan AJ, Hussain H, Omer SB, Chaudry S, Ali S, Khan A, Yasin Z, Imran JK, Mistry R, Baig IY, White F, Moulton LH, Halsey NA (2009) High incidence of childhood pneumonia at high altitudes in Pakistan: a longitudinal cohort study. Bull World Health Organ 87(3):193–199

Kuo H, Schmid D, Schwarz K, Pichler A, Klein H, König C, de Martin A, Allerberger F (2009) A non-foodborne norovirus outbreak among school children during a skiing holiday, Austria, 2007. Wien Klin Wochenschr 121:120–124

McManus DP, Zhang W, Li J, Bartley PB (2003) Echinococcosis. Lancet 362:1295–1304

Morán Cadenas F, Rais O, Jouda F, Douet V, Humair PF, Moret J, Gern L (2007) Phenology of Ixodes ricinus and infection with Borrelia burgdorferi sensu lato along a north- and south-facing altitudinal gradient on Chaumont Mountain. Switzerland. J Med Entomol 44(4):683–693

Mourtzoukou EG, Falagas ME (2007) Exposure to cold and respiratory tract infections. Int J Tuberc Lung Dis 11(9):938–943

Niemann DC (1995) Upper respiratory tract infections and exercise. Thorax 50:1229–1231

Niermeyer S (2009) Children's health and high altitude living. Arch Dis Child 94(10):806–811

Pandey P, Shlim DR, Cowe W, Springer M, Swinkels H (2001) Helicopter rescues among trekkers in Nepal [abstract]. Seventh Conference of the International Society of Travel Medicine ([ISTM], Innsbruck, Austria). Innsbruck, Austria: ISTM 2001

Pérez-Padilla R, Franco-Marina F (2004) The impact of altitude on mortality from tuberculosis and pneumonia. Int J Tuberc Lung Dis 8(11):1315–1320

Plotkin S (2000) Rabies. Clin Infect Dis 30:4–12

PoespoprodjoJR, Douglas NM, Ansong D, Kho S, Anstey NM (2023) Malaria. Lancet, published online November 1, 2023, ▶ https://doi.org/10.1016/S0140-6736(23)01249-7

Rizzoli A, Merler S, Furlanello C, Genchi C (2002) Geographical information systems and bootstrap aggregation (bagging) of tree-based classifiers for Lyme disease risk prediction in Trentino. Italian Alps J Med Entomol 39(3):485–492

Rothe C, Rosenbusch D, Alberer M, Bühler S, Burchard G, Feldt T, Grobusch MP, Köhler C, Kapaun A, Kreuzberg C, Löbermann M, Meischner K, Metzger W, Müller A, Nothdurft HD, Ramharter M, Rieke B, Schlaich C, Schoeller V, Schönfeld C, Siedenburg J, Steiner F, Veit O, Weitzel T, Boecken G (2022) Empfehlungen zur Malariaprophylaxe. Flug u Reisemed 2022(29):144–182

Roy S, Soteras I, Sheets A, Price R, Oshiro K, Rauch S, McPhalen D, Nerin MA, Strapazzon G, Allen M, Read A, Paal P. Guidelines for Mountain Rescue During the COVID-19 Pandemic: Official Guidelines of the International Commission for Alpine Rescue. High Alt Med & Biol; 2021;22(2):128–141)

Saito M, Pan WK, Gilman RH, Bautista CT, Bamrah S, Martín CA, Tsiouris SJ, Argüello DF, Martinez-Carrasco G (2006) Comparison of altitude effect on mycobacterium tuberculosis infection between rural and urban communities in Peru. Am J Trop Med Hyg 75(1):49–54

Semenza JC, Suk JE (2018) Vector-borne diseases and climate change: a European perspective. FEMS Microbiol Lett 365, fnx244

Sen CK (2009) Wound healing essentials: let there be oxygen. Wound Repair Regen 17(1):1–18

Spence L, Brown WJ, Pyne DB, Nissen MD, Sloots TP, McCormack JG, Locke AS, Fricker PA (2007) Incidence, etiology, and symptomatology of upper respiratory illness in elite athletes. Med Sci Sports Exerc 39:577–586

Stanek G (2005) Durch Zecken übertragbare Krankheitserreger in Mitteleuropa. Wien Klin Wochenschr 117(11–12):373–380

Stünzner D, Hubálek Z, Halouzka J, Wendelin I, Sixl W, Marth E (2006) Prevalence of Borrelia burgdorferi sensu lato in the tick Ixodes ricinus in the Styrian mountains of Austria. Wien Klin Wochenschr 118(21–22):682–685

Vial PA, Ferrés M, Vial C, Klingström J, Ahlm C, López R, Le Corre N, Mertz GJ (2023) Hantavirus in humans: a review of clinical aspects and management. Lancet Infect Dis 23(9):e371–e382

Vignoles P, Favennec L, Dreyfuss G, Rondelaud D (2002) Highland populations of Lymnaea truncatula infected with Fasciola hepatica survive longer under experimental conditions than lowland ones. Parasitol Res 88(4):386–388

World Health Organization (2005) WHO position paper on Influenza vaccines, weekly epidemiological record. Weekly Epidemiol Record 33:279–287

Whitehouse ER, Mandra A, Bonwitt J, Beasley EA, Taliano J, Rao AK (2023) Human rabies despite post-exposure prophylaxis: a systematic review of fatal breakthrough infections after zoonotic exposures. Lancet Infect Dis 23(5):e167–e174

Wiseman C, Freer L, Hung E (2006) Physical and medical characteristics of successful and unsuccessful summiteers of Mount Everest in 2003. Wilderness Environ Med 17(2):103–108

Zelena H, Zvolankova V, Zuchnicka J, Liszkova K, Papa A (2011) Hantavirus infection during a stay in a mountain hut in Northern Slovakia. J Med Virol 83(3):496–500

Zeman P, Bene C (2004) A tick-borne encephalitis ceiling in Central Europe has moved upwards during the last 30 years: possible impact of global warming? Int J Med Microbiol 293(Suppl 37):48–54

Strahlenschäden an der Haut im Hochgebirge

Nina Frischhut und Josef Koller

Inhaltsverzeichnis

M. M. Berger et al. (Hrsg.), *Alpin- und Höhenmedizin*,
https://doi.org/10.1007/978-3-662-69578-4_44

Wenn Kälte und Dunkelheit langer Bergnächte enden, schätzen Alpinisten die wärmespendende und aufmunternde Wirkung des Sonnenlichtes. Sobald die UV-Strahlung der Sonne, verstärkt durch die Höhenlage und Reflexion in Schnee und Eis, tagsüber auf die ungeschützte Haut und das Auge trifft, können jedoch schwere und (besonders bei Langzeiteinwirkung) potenziell letale Folgeschäden auftreten.

44.1 Physikalische Aspekte der UV-Strahlung

Die drei Hauptaktionsspektren des Sonnenlichts sind

- die langwellige Infrarotstrahlung,
- das sichtbare Licht und
- die Ultraviolett (UV)-Strahlung, deren Bezeichnung so gewählt wurde, weil es sich im Aktionsspektrum des Sonnenlichts an das kurzwelligste sichtbare Licht, nämlich violett anschließt.

Nur etwa 10 % der Gesamtenergie der Sonne werden als UV-Strahlung freigesetzt. Die UV-Strahlung besteht aus dem langwelligen UVA-Spektrum mit einer Wellenlänge von (je nach Quellenangaben) ca. 320–400 nm. Daran schließt sich die kurzwelligere, aber mehr als tausendfach energiereichere UVB-Strahlung mit einer Wellenlänge von ca. 290–320 nm an. Der UVA-Anteil des Sonnenlichts beträgt etwa 95 %, der UVB-Anteil hingegen nur 5 %.

> UVB-Strahlung ist mehr als 1000-fach energiereicher als UVA-Strahlung.

Die noch kurzwelligere UVC-Strahlung unter 290 nm spielt derzeit an der Erdoberfläche keine wichtige Rolle, weil sie durch die Ozonschicht in der Stratosphäre fast gänzlich absorbiert wird und dadurch nicht an die Erdoberfläche gelangen kann. Gefährliche Auswirkungen für die gesamte belebte Welt inkl. der Pflanzen hätte das Fehlen der Ozonschicht (Ozonloch), weil dadurch neben extrem energiereicher UVC-Strahlung in noch viel höherem Ausmaß als derzeit UVB-Strahlung an die Erdoberfläche gelänge und mutagene Schäden in epidermalen Keratinozyten und Melanozyten hervorrufen könnte. Das eigentliche Ozonloch spielt v. a. in der Südpolregion die größte Rolle. Miniozonlöcher wurden aber auch schon in Mitteleuropa beschrieben, sie scheinen sich aber derzeit nicht auszudehnen.

Das Eindringvermögen der UV-Strahlung in die Haut wird mit zunehmender Wellenlänge größer, was in der Praxis bedeutet, dass UVB-Strahlung fast ausschließlich in der Epidermis wirkt, während die langwelligere UVA-Strahlung auch in die tieferen Schichten der Haut eindringt. Dort kann sie neben der mutagenen Wirkung auch andere Schäden wie Fotodermatosen und Degeneration von elastischen Fasern mit der Folge einer vorzeitigen Hautalterung hervorrufen.

> UVB-Strahlung dringt nur in die Epidermis ein, UVA-Strahlung auch in die tieferen Schichten der Haut.

Im Winterhalbjahr verschiebt sich das Verhältnis zwischen UVA- und UVB-Strahlung zugunsten der UVA-Strahlung. Die relativ stärkere Wirkung der UVA-Strahlung im Winter im Vergleich mit der UVB-Strahlung erklärt sich durch die geringere Filterwirkung der Atmosphäre für die UVA-Strahlung, die im Winter einen wesentlich längeren Weg durch die Atmosphäre als im Sommer zurücklegen muss.

Das kann in der Praxis bedeuten, dass UVA-induzierte Hauterkrankungen (Fotodermatosen, Tumorinduktion etc.) auch im Winterhalbjahr manifest werden können, wenn auch die Gesamtenergie sowohl der UVA- als auch der UVB-Strahlung deutlich geringer als im Sommer ist. Darüber hinaus wird UVA-Strahlung durch Glas (Fenster), aber auch Wolken und Nebel weit weniger

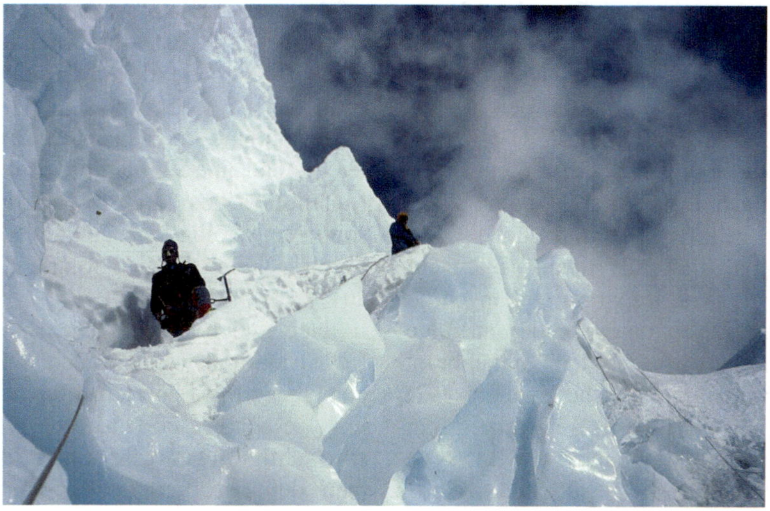

Abb. 44.1 Intensive Strahleneinwirkung in Höhenlagen, verstärkt durch Reflexion in Schnee und Eis. (Bildrechte: J. Koller)

gefiltert als UVB-Strahlung, was ebenfalls individuell sehr unangenehme Konsequenzen nach sich ziehen kann.

> UVA-Strahlung wird durch Glas, Wolken, Nebel nur gering gefiltert.

Die Intensität der UV-Strahlung wird durch die Höhenlage sowie die Reflexion durch Eis, Schnee und Wasser (Abb. 44.1) stark erhöht. Umgekehrt reduziert ein bewölkter Himmel, Nebel oder Schatten insbesondere die UVA-Strahlungsstärke nur um etwa die Hälfte, was bedeutet, dass UV-Schutz auch in derartigen Situationen betrieben werden muss.

44.2 Medizinische Aspekte der UV-Strahlung

Sowohl UVA- als auch UVB-Strahlung können an der Haut Sofortschäden mit einer Latenz von meist nur wenigen Stunden als auch Spätschäden mit unter Umständen jahrzehntelanger Latenz herbeiführen.

44.2.1 Sofortschäden bei überhöhter UV-Strahlung

Sonnenbrand (Erythema solare)

Der klassische, unter Umständen bis zur Blasenbildung führende Sonnenbrand (Erythema solare) tritt 3–6 h nach Exposition als Folge einer über der individuellen Erythemschwelle liegenden Einwirkung v. a. von UVB-Licht auf (Abb. 44.2).

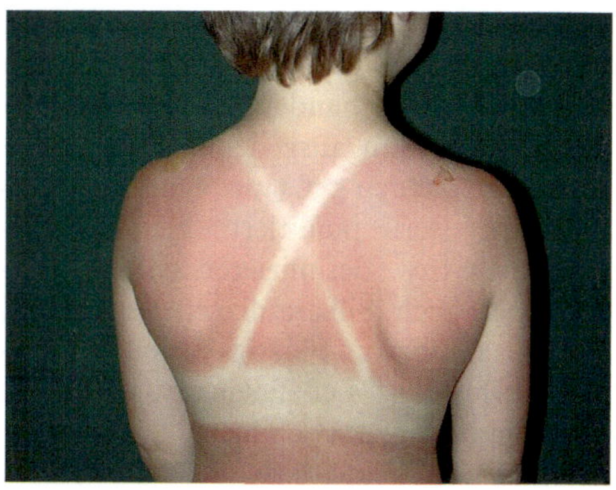

Abb. 44.2 Klassischer Sonnenbrand (Erythema solare)

Schon lange vor dem Erreichen der individuellen Erythemschwelle tritt ein messbarer DNA-Schaden in den Zellen der Epidermis auf. Das Maximum der Rötung wird 12–24 h später manifest. UVA verursacht im kurzwelligen Spektrum ein Soforterythem nach Bestrahlung, das nach 48–72 h zurückgeht (Rhodes und Lim 2007).

Das entzündliche Erythema solare entsteht als Folge von Reparaturvorgängen der geschädigten DNA, v. a. in epidermalen Keratinozyten. Bei ausgedehntem Sonnenbrand werden proinflammatorische Zytokine (v. a. Interleukin-1 und TNF-α) freigesetzt, gelangen in die Zirkulation und bewirken systemische Symptome wie Schüttelfrost, Fieber und allgemeines Krankheitsgefühl. Der Sonnenbrand mit UV-induzierter DNA-Alteration stellt aber auch die Basis für die spätere maligne Transformation epidermaler Keratinozyten und Melanozyten dar.

> Sonnenbrand, Immunsuppression und Fotodermatosen sind Sofortschäden der UV-Strahlung. bitte hier keine Änderungen zur Vorversion vornehmen

Therapeutisch wird das Erythema solare mit kühlenden und Feuchtigkeit spendenden Umschlägen und Lotionen sowie kurzfristig mittelpotenten kortikosteroidhaltigen Externa in leichter Formulierung sowie antiinflammatorischen Medikamenten wie Aspirin oder auch Methylprednisolon und Vitamin C behandelt. Blasen entstehen nicht selten beim ausgedehnten Erythema solare und werden ggf. (v. a. bei Drucksymptomatik) steril punktiert und mit antiseptischen bzw. desinfizierenden Wundgazen oder auch Silberauflagen verbunden. Ein Ausgleich von Flüssigkeits- und Elektrolytverluste ist bei einem ausgedehnten Erythema solare notwendig.

Man weiß heute, dass nicht nur UVB-, sondern auch UVA-Strahlung, wenn auch in quantitativ geringerem Ausmaß, Schäden in der DNA verursacht (Tewari et al. 2012). Die Reparatur der UV-geschädigten DNA erfolgt durch spezifische Vorgänge bzw. Enzyme, wobei die Reparaturkapazität unserer Haut im Alter deutlich abnimmt (Saufaigo et al. 2019).

Besonders im Kindes- und Jugendalter besteht eine signifikante Steigerung des Melanomrisikos durch UVA-Strahlung und somit eine völlig vermeidbare Gefährdung durch UV-emittierende Solarien (Cust et al. 2011).

Neben der kanzerogenen Wirkung der UV-Strahlung werden auch Immunzellen der Ober- und Lederhaut durch UV-Strahlung geschädigt und in ihrer Wirkung beeinträchtigt. Dies wird einerseits im Rahmen der Fototherapie (PUVA) therapeutisch genutzt, führt aber auch zu einer passageren klinisch relevanten Immunschwäche, die z. B. die Reaktivierung von Herpes-simplex-Viren aus den Spinalganglien als Folge übermäßiger UV-Einwirkung begünstigt (Van der Molen 2001). Die immunsupprimierende Wirkung der UV-Strahlung wird darüber hinaus auch für die Entstehung von fototoxischen bzw. fotoallergischen Reaktionen und teilweise auch (neben der direkten DNA-Schädigung) für die Entstehung von malignen Tumoren der Haut verantwortlich gemacht.

Fotodermatosen

Neben fotoallergischen und fototoxischen Reaktionen durch Substanzen, die entweder direkt auf die Haut aufgebracht werden oder über den Blutweg an die Haut gelangen (z. B. Medikamente, ◘ Tab. 44.1), kann u. a. auch ein Lupus erythematodes, eine Dermatomyositis oder ein Morbus Darier durch UV-Licht provoziert werden.

Zu den häufigen Fotodermatosen gehört die polymorphe Lichtdermatose/-eruption (PLE), die sich klinisch sehr unterschiedlich, nämlich manchmal ähnlich einer Urtikaria, einem Ekzem, einem Erythema exsudativum multiforme oder in einer papulovesikulösen Variante präsentiert. Die Pathogenese dieser Erkrankung ist noch nicht geklärt, die klinische Manifestation

Tab. 44.1 Fotosensibilisierende Medikamente

Art	Wirkstoff
Antiarrhythmika	Amiodaron
Antibiotika	Fluoroquinolon, Nalidinsäure, Tetrazykline, Sulfonamide
Antimykotika	Griseofulvin
Diuretika und Antiarrhythmika	Thiazid, Furosemid, Amiodaron, Chinidin
Nichtsteroidale Antirheumatika (NSAR)	Naproxen, Piroxicam, Azapropazon
Kalziumantagonisten	Nifedipin
Antipsychotika	Phenothiazin (Chlorpromazin, Thioridazin)
Retinoide	Isotretinoin, Etretinat
BRAF-Inhibitoren	Vemurafenib

erfolgt in der Regel dann, wenn sich der Patient im Frühsommer erstmals sonnenexponiert. Typischerweise bessert sich die polymorphe Lichteruption im Laufe der Sommersaison mit der zunehmenden Hautpigmentierung. Die PLE stellt eine Indikation für eine vorbeugende PUVA oder UVB-Narrowband-Therapie dar (Lehmann und Schwarz 2011).

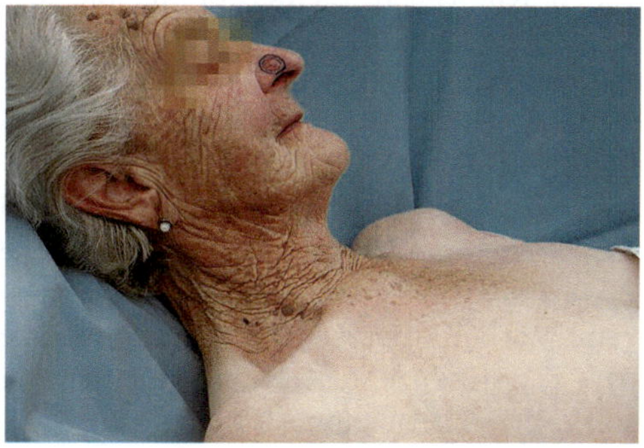

Abb. 44.3 Chronisch lichtgeschädigte Haut und Basaliom an der Nase

44.2.2 Spätschäden der UV-Strahlung an der Haut

Hauttumoren

Es besteht kein Zweifel, dass UV-Strahlung den wichtigsten kausalen Faktor der Hautkrebsentstehung darstellt. Der „weiße" Hautkrebs, d. h. das Basalzellkarzinom/Basaliom und das Plattenepithelkarzinom mit seinen Vorstufen Morbus Bowen und aktinische Keratose (Abb. 44.3), entstehen primär als Folge der kumulativen Einwirkung der UV-Strahlung im Laufe des Lebens. Melanome hingegen scheinen mehr die Folge der intermittierenden UV-Bestrahlung (häufige Sonnenbrände) zu sein. Auch hier beträgt die Latenz mehrere Jahrzehnte.

Die kanzerogene Wirkung der UV-Strahlung setzt weit unter der Erythemschwelle ein, man kann davon ausgehen, dass jede Hautbräunung nur mit einem kanzerogenen Effekt erworben werden kann.

Hautalterung

Nur die langwellige UVA-Strahlung kann aufgrund ihrer physikalischen Eigenschaften in die Lederhaut eindringen und dort eine Schädigung elastischer Fasern mit konsekutiver Degeneration der Faserelemente bewirken. Die Folge ist eine mangelnde Retraktionsfähigkeit der Haut mit verstärkter Faltenbildung.

Bei der vorzeitigen Hautalterung spielt neben der genetischen Disposition und dem Rauchen UVA-Strahlung eine zentrale Rolle, worüber sich jeder Solarienbenutzer im Klaren sein sollte (Uitto et al. 1998).

Die Hautalterung tritt zwar vorzeitig, aber dennoch mit einer Latenz von oft mehreren Jahrzehnten auf.

> Hautkrebs und vorzeitige Hautalterung sind Spätschäden mit jahrzehntelanger Latenz.

44.3 UV-Protektion

Der Schutz vor UV-Strahlung muss neben dem UVB-Bereich auch den UVA-Bereich erfassen. UVA-Strahlung gilt einerseits als Hauptauslöser von Fotodermatosen wie der polymorphen Lichteruption und der Fotoallergie, bewirkt aber auch eine vorzeitige Hautalterung. Andererseits gibt es eindeutige Hinweise auf eine kausal wichtige Rolle der UVA-Strahlung bei der Entstehung von Melanomen. Früher bestand die Meinung, dass eine prophylaktische UVA-Bestrahlung in Solarien die karzinogene Wirkung der UVB-Strahlung infolge der UVA-induzierten Hautpigmentierung stark vermindern kann.

Man kann indessen davon ausgehen, dass UVA-Strahlung neben ihrem unmittelbaren kanzerogenen Potenzial für Melanozyten nicht vor der Entstehung des weißen Hautkrebse (Plattenepithelkarzinom und Basalzellkarzinom/Basaliom) schützt, weil nämlich die UVA-induzierte Bräunung durch Pigmentierung der tiefen Epidermisschichten hervorgerufen wird und die darüber liegenden Keratinozyten und Melanozyten in Wirklichkeit völlig ungeschützt der kanzerogenen UV-Strahlung ausgesetzt sind (Miyamura et al. 2011).

> Solarienbräune schützt nicht vor Hautkrebs.

Auch eine weitere vorbeugende Maßnahme zum Schutz vor UV-Strahlung, nämlich die Einnahme eines Farnextraktes namens Tüpfelfarn *(Polypodium leucotomos)*, hat sich wegen der eher geringen Schutzwirkung dieser Substanz (Schutzfaktor 2–3) nicht allgemein etabliert. Die fotoprotektive, antioxidative und antiinflammtorische Wirkung diese Farngewächses senkt jedoch nachweislich die Häufigkeit einer polymorphen Lichteruption in, von dieser rezidivierenden Dermatose betroffenen Individuen (Rodríguez-Luna et al. 2023). Die drei wichtigsten Säulen des UV-Schutzes bleiben jedoch der Expositionsschutz, der textile Schutz und das Aufbringen von Lichtschutzsubstanzen.

> UV-Schutz beruht auf Expositionsschutz, strahlenundurchlässigen Textilien und Sonnencremes.

Als verlässlichste und sicherste Methode gilt der Expositionsschutz, d. h. das Meiden der Sonnenexposition v. a. in der Zeit der größten Intensität zwischen 11.00 und 15.00 Uhr am besten in geschlossenen Räumen. Nicht vergessen werden darf, dass der Aufenthalt im Schatten eines Sonnenschirms infolge der Streustrahlung nur geringe Schutzwirkung (entsprechend etwa einem Lichtschutzfaktor 2) mit sich bringt.

44.3.1 Textiler UV-Schutz

Textilien haben in Abhängigkeit von der verwendeten Faserart, ihrer Farbe, der Webtechnik etc. eine sehr unterschiedliche UV-Filterwirkung. Im Fachhandel sind inzwischen Textilien mit Angabe des Lichtschutzfaktors erhältlich.

44.3.2 Lichtschutzmittel

Die im Handel erhältlichen UV-Filtersubstanzen bestehen aus chemischen und/oder physikalischen UV-Filtern, wobei chemische Filter die einfallende UV-Strahlung absorbieren und zum Großteil in Wärmeenergie umwandeln, was in der Regel auf der Haut nicht spürbar ist. Manche der chemischen Filtersubstanzen erleiden durch die UV-Strahlung molekulare Veränderungen. Durch diese „Fotoinstabilität“ kommt es unter Umständen zu signifikanten Wirkungsverlusten. Filtersubstanzen, wie z. B. Mexoryl SX oder Tinosorb, sind davon nicht mehr betroffen (Wolf 2009).

> Der UVA-Schutz soll ein Drittel des angegebenen UVB-Schutzes betragen.

In den EU-Ländern sind derzeit ca. 30 UV-Filtersubstanzen zugelassen, ein Großteil dieser Produkte wirkt nur in einem Teilbereich der UV-Strahlung, weshalb die meisten Sonnencremes Kombinationen mehrerer UV-Filtersubstanzen enthalten, um das gesamte UV-Spektrum abzudecken.

Physikalische Filter sind mineralische Pigmente wie Titan, Zink oder Eisenoxid etc., die UV-Strahlung v. a. reflektieren, zum Teil aber auch absorbieren können. Der Vorteil der physikalischen Filter liegt in ihrer geringen Resorptionsquote und ihrem geringen allergenen Potenzial. Moderne Produktionstechniken können Titan oder Zinkoxid auf 1–100 nm Teilchengröße vermindern (Mikropartikel), wodurch der störende „Weißeleffekt“ von Makropigmentpartikeln vermieden wird. Ultrafeines Titanoxid schützt v. a. im UVB-Bereich, ultrafeines Zinkoxid hingegen v. a. im UVA-Bereich. Beide Substanzen haben allerdings in dieser Form keine Filterwirkung für sichtbares Licht oder Infrarotstrahlung.

Aufgrund des begrenzten Aktionsspektrums, aber auch der zumindest bei Makropigmentpartikeln relativ geringen Sonnenschutzwirkung werden physikalische Filter häufig mit chemischen Filtern kombiniert. Durch besondere Herstellungsverfahren für Titandioxid als Mikropigmentpartikelsuspension kann (als Monosubstanz verwendet) ein Lichtschutzfaktor von ca. 15 ohne Weißeleffekt an der Haut erreicht werden. Wegen ihrer Anwendungsfreundlichkeit ohne bekannte Toxizität wird diese Suspension v. a. bei Kindern empfohlen (Wolf 2009). Im Bereich der chemischen Filtersubstanzen ist es durch die Einarbeitung in liposomale Grundlagen möglich geworden, eine wesentlich bessere Wasser- und Schweißfestigkeit zu erzielen. Dennoch kann durch das Abtrocknen nach dem Baden bzw. Wegwischen des Schweißes auch bei diesen Substanzen ein Großteil der Wirkung aufgehoben werden.

44.3.3 Lichtschutzfaktor

Der Lichtschutzfaktor (LSF) eines Lichtschutzmittels im UVB-Bereich gibt an, wievielmal länger die Haut nach dem Auftragen eines Lichtschutzmittels der Sonne ausgesetzt werden kann, bis eine Rötung (Erythem) entsteht. Die Bestimmung des LSF erfolgt in der EU nach einem standardisierten Verfahren für UVB, unter einer normierten Lichtschutzmittelkonzentration auf der Haut von 2 mg/cm^2. Der UVA-Lichtschutzfaktor wird wesentlich komplizierter nach mehreren Methoden ermittelt, v. a. deshalb, weil die Erythemschwelle infolge der fehlenden erytheminduzierenden Wirkung des langwelligeren Spektrums von UVA-Strahlung nicht anwendbar ist. Nach einer Empfehlung der Europäischen Kommission soll ein im Handel befindliches UVA-Lichtschutzmittel innerhalb der EU im UVA-Bereich mindestens ein Drittel der Lichtschutzwirkung des ausgewiesenen UVB-Lichtschutzfaktors haben (Wolf 2009).

44.3.4 Risiken der Anwendung von Sonnenschutzcremes

Prinzipiell gelten Sonnenschutzcremes in der empfohlenen Menge als sicher für den Menschen, wobei der Inhaltsstoff Oxybenzon aufgrund seiner im Tierversuch in hohen Dosen als endokrinologisch wirksamer Inhaltsstoff immer wieder im Licht der Aufmerksamkeit steht.

Sonnenschutzcremes reduzieren, wenn sie richtig und regelmäßig angewendet werden, sowohl das Risiko für das Plattenepithelkarzinom und seine Vorstufen (Darlington et al. 2003) als auch für die Melanomentstehung (Autier 2005). Auch viele Fotodermatosen bzw. die vorzeitige Hautalterung als Folge der UV-Strahlung können durch die Anwendung von Lichtschutzcremes verhindert oder zumindest vermindert werden.

Die zwei größten Probleme in der praktischen Anwendung von Sonnenschutzcremes liegen erstens in der Tatsache, dass die Herabsetzung des kritischen Schwellenwertes für den Sonnenbrand (minimale Erythemdosis) durch diese Substanzen nicht mit der Verminderung des kanzerogenen Risikos korreliert. Man weiß nämlich, dass bereits bei ca. 50 % der erythrogenen Dosis ein kanzerogener Effekt auftritt.

> UV-Strahlung wirkt schon weit unter der Sonnenbrandschwelle kanzerogen.

Das bedeutet in der Praxis, dass auch nach Auftragen von Sonnenschutzcremes schon lange vor der Manifestation eines Sonnenbrandes eine kanzerogene UV-Wirkung zu beobachten ist und sich der Anwender dadurch in falscher Sicherheit wiegt.

Das zweite Problem betrifft die fast regelmäßig beobachtbare Unterdosierung durch zu dünnes Auftragen des Sonnenschutzmittels auf die Haut. Die Standardisierung und Festlegung der Filterwirkung von Sonnencremes erfolgt laut EU-Norm bei einer Menge von 2 mg/cm^2. Die in der täglichen Anwendung übliche Menge beträgt allerdings nur die Hälfte davon, d. h. ca. 1 mg/cm^2. Man könnte nun annehmen, dass damit auch die Wirkung des Lichtschutzmittels um die Hälfte abnimmt. Dies ist verhängnisvollerweise nicht der Fall. Vielmehr beträgt die UV-Filterwirkung eines derart aufgebrachten Sonnenschutzmittels nur die mathematische Wurzel des verwendeten Lichtschutzfaktors, d. h., dass beim Aufbringen der Hälfte des unter Standardnormierungsbedingungen verwendeten Sonnenschutzmittels pro Flächeneinheit bei einer Lichtschutzcreme mit einem Lichtschutzfaktor 20 eben nicht ein Lichtschutzfaktor 10, sondern nur die Wurzel aus 20, also etwa 4,3, erreicht wird (Faurschou und Wulf 2007).

> Eine geringe Auftragungsmenge von Sonnencreme verringert die Wirkung überproportional.

Wenn man sich vor Augen hält, dass ein kanzerogener Effekt der UV-Strahlung schon lange vor einer sichtbaren Rötung der Haut eintritt, kann man sich gut vorstellen, dass bei zu dünner Auftragung des Sonnenschutzmittels zumindest unter den belastenden Modifikationsfaktoren, denen der Bergsteiger regelmäßig ausgesetzt ist, eine ausreichende Schutzwirkung nicht erwartet werden kann.

Fazit

Die UV-Strahlungsstärke wird im Gebirge durch die Meereshöhe sowie durch die Reflexion durch Eis und Schnee wesentlich vermehrt. UVA-Strahlung kann Hautkrebs induzieren, bewirkt vorzeitige Hautalterung und gehört zum Hauptaktionsspektrum vieler Fotodermatosen. Die relative UVA-Intensität ist im Winterhalbjahr hinter Glas und bei Bewölkung erhöht. UV-Schutz muss deshalb das gesamte UV-Spektrum umfassen. In der Fotoprotektion spielen der Expositionsschutz und der textile Schutz eine gleich wichtige Rolle wie Sonnencremes. Die Schutzwirkung von Sonnencremes beruht in erster Linie auf der Verhinderung eines Sonnenbrandes, der Schutz vor Hautkrebs korreliert nicht mit dem Schutz vor Sonnenbrand. Sonnencremes werden meist dünner aufgetragen als unter Normierungsbedingungen, wobei die Hälfte der normierten Auftragungsdicke (2 g/cm^2) die Schutzwirkung vor

> Sonnenbrand nicht um 50 %, sondern um die mathematische Wurzel aus dem angegebenen Sonnenschutzfaktor vermindert. Aus diesen Gründen und wegen der im Gebirge ohnehin erhöhten UV-Belastung sollen bevorzugt Lichtschutzmittel mit sehr hohem Schutzfaktor angewendet werden.

Literatur

Autier P (2005) Cutaneous malignant melanoma: facts about sunbeds and sunscreen. Expert Rev Anticancer Ther 5:821–833

Cust AE, Armstrong BK, Goumas C, Jenkins MA, Schmid H, Hopper JL, Kefford RF, Giles GG, Aitken JF, Mann GJ (2011) Sunbed use during adolescence and early adulthood is associated with increased risk of early-onset melanoma. Int J Cancer 128:2425–2435

Darlington S, Williams G, Neale R et al (2003) A randomized controlled trial to assess sunscreen application and beta carotene supplementation in the prevention of solar keratoses. Arch Dermatol 139:451–455

Faurschou A, Wulf HC (2007) The relation between sun protection factor and amount of sunscreen applied in vivo. Br J Dermatol 156:716–719

Lehmann P, Schwarz T (2011) Photodermatoses: diagnosis and treatment. Dtsch Arztebl Int 108(9):135–141

Miyamura Y, Coelho SG, Schlenz K, Batzer J, Smuda C, Choi W, Brenner M, Passeron T, Kolbe ZG, L, Wolber R, Hearing VJ, (2011) The deceptive nature of UVA tanning versus the modest protective effects of UVB tanning on human skin. Pigment Cell Melanoma Res 24:136–147

Rhodes LE, Lim HW (2007) The acute effects of ultraviolet radiation on the skin. In: Lim HW, Hönigsmann H, Hawk JLM (Hrsg) Photodermatology. Informa Healthcare, New York-London, S 75–89

Rodríguez-Luna A, Zamarrón A, Juarranz Á, González S (2023) Clinical Applications of Polypodium leucotomos (Fernblock®): An Update. Life 13:1513

Sauvaigo S, Caillat S, Odin F, Nkengne A, Bertin C, Oddos T (2010) Effect of aging on DNA excision/synthesis repair capacities of human skin fibroblasts. J Invest Dermatol 130:1739–1741

Tewari A, Sarkany RP, Young AR (2012) UVA1 induces cyclobutane pyrimidine dimers but not 6–4 photoproducts in human skin in vivo. J Invest Dermatol 132:394–400

Uitto J, Brown DB, Gasparro FP, Bernstein EF (1998) Molecular aspects of photoaging. In: Rougier A, Schaefer H (Hrsg) Protection of the skin against ultraviolet radiations. John Libbey Eutrotext, Paris, S 37–45

Van der Molen RG, Out-Luiting C, Claas FH et al (2001) Ultraviolet-B radiation induces modulation of antigen presentation of herpes simplex virus by human epidermal cells. Hum Immunol 62:589–597

Wolf P (2009) UV-Filter. Hautarzt 60(4):285–293

Augenschäden im Hochgebirge

Gerhard Schuhmann und Barbara Teuchner

Inhaltsverzeichnis

M. M. Berger et al. (Hrsg.), *Alpin- und Höhenmedizin*,
https://doi.org/10.1007/978-3-662-69578-4_45

Die optimale Funktion des normalen gesunden visuellen Systems ist für jede Betätigung im Hochgebirge von entscheidender Bedeutung. Wesentliche Sehstörungen oder Sehverlust können die funktionelle Unabhängigkeit bei den angestrebten/geplanten Tätigkeiten (Zielerreichung) einschränken bzw. aufheben und damit auch die Fähigkeit zur Reaktion auf plötzlich geänderte Situationen oder objektive Gefahren erschweren. Obwohl die Mehrzahl der visuellen Beeinträchtigungen nur geringfügig ist, können sie doch im Extremfall/in Grenzsituationen fatale Ereignisketten begünstigen.

Was für Unternehmungen im Hochgebirge gilt, ist in ähnlicher Weise auch für unwirtliche Gegenden der Erde gültig, die durch Abgeschiedenheit, Entfernung von der Zivilisation, extremes Klima, besondere Umgebung (Wüsten, Regenwald, Eis und Schnee, Höhlen) oder objektive Gefahren, aber auch fehlende Hygiene, spezielle Krankheitsspektren und ungewohnte Ernährungsbedingungen gekennzeichnet sind. Üblicherweise kommen die angeführten Einzelfaktoren in variabler Kombination vor.

Als subjektive Folgen am Sehsystem werden meist unspezifische Missempfindungen, Schmerzen und Funktionsbeeinträchtigungen bemerkt, wobei die Intensität der Symptome keinen direkten Hinweis auf den Grad der Schädigung gibt. In jedem Fall sollten Augensymptome als Warnung und Hinweis auf eine Anomalie beachtet und ernst genommen werden.

Die schädigenden Einflüsse können unbeschadet ihrer Herkunft (exogen, endogen) grundsätzlich alle Teile des Auges (Lider, Bindehaut, Hornhaut, Lederhaut, Aderhaut, Linse, Glaskörper, Netzhaut, Sehnerv) in variabler Intensität betreffen, doch werden Anomalien, die das Sehvermögen unmittelbar verändern, wohl als eindrucksvoller empfunden und daher eher wahrgenommen. Dabei sind auch die für die Informationsweiterleitung und -verarbeitung wesentlichen Gehirnstrukturen mit zu betrachten.

Verwendet man für das visuelle System das Modell des analogen Fotoapparates, so wird das Bild durch Hornhaut und Linse auf die Netzhaut wie auf den fotografischen Film projiziert, und die Bildsignale werden über den Sehnerv und die zerebrale Sehbahn in die Sehrinde geleitet, wo sie interpretiert und im Zusammenspiel mit anderen Hirnarealen zu unserem Weltbild verarbeitet werden. Reaktionen auf die erhaltenen Informationen führen dann in den übergeordneten Hirnzentren zur Veranlassung zweckgerichteter Handlungen.

Es ist evident, dass bei störenden Einwirkungen in das komplexe System der visuellen Wahrnehmung neben den visuellen Komponenten (Sehschärfe, Gesichtsfeld, Farbensinn, Kontrastwahrnehmung, Raumwahrnehmung, Bewegungswahrnehmung, Dämmerungssehen) auch die kognitiven Funktionen betroffen sein können, was zu entsprechenden Symptomen (Reaktionsfähigkeit, Entscheidungsfindung) führen wird.

Im Folgenden wird versucht, die Wirkung großer Höhe und anderer umgebungsbedingter Noxen (physikalische, chemische und mikrobiologische Einflüsse) auf das gesunde Normalauge und auf Augen mit vorbestehenden krankhaften oder chirurgisch bedingten Veränderungen darzulegen und praktikable therapeutische und strategische Konsequenzen zu erwägen.

45.1 Einfluss großer Höhe auf das normale visuelle System

45.1.1 Allgemeine Wirkungen

Das Auge wird wie jedes andere Organ durch die in großer Höhe herrschenden Bedingungen beeinflusst, wobei der niedrige Luftdruck und der damit einhergehende niedrige Sauerstoffpartialdruck im Vordergrund stehen. Wie an anderer Stelle dieses Buches detailliert dargelegt (▶ Kap. 3 ff.), nimmt der Luftdruck mit der Höhe nicht linear ab. Nimmt man für Meereshöhe einen Druck von 100 kPa an, so verringert er sich in 5000 m Höhe auf 50 kPa und sinkt bis auf Höhe des Gipfels des Mount Everest (8 km) auf 33–34 kPa. Die damit verbundene Abnahme der Sauerstoffbindungsfähigkeit des Hämoglobins (bei 5 km auf 70 %, bei 8,8 km auf nur 30 % der Norm) erklärt durch den Sauerstoffmangel die nachweisbaren strukturellen und funktionellen Veränderungen.

Diese unter akuter bis chronischer Höhenhypoxie auftretenden Veränderungen lassen sich mit entsprechend subtiler Methodik an allen Strukturen des Auges und wohl auch des zerebralen Systems funktionell, oft auch morphologisch nachweisen. So fand man anatomisch eine Verdickung der Hornhaut (durch gestörte Endothelfunktion), eine Zunahme der Makuladicke (Fischer et al. 2012) sowie ein Ödem von Papille und Sehnerv ohne wesentliche Symptome. Vermutlich werden mit entsprechend verfeinerter Methodik (Magnetresonanz-, Positronenemissionstomografie [PET], optische Kohärenztomografie [OCT]) bereits subtilere Strukturänderungen nachweisbar werden.

Die Funktionsfähigkeit des Auges ist durch seine Autoregulation in sehr hohem Maße unempfindlich gegen schädliche Einflüsse, sodass es erst sehr spät zu merklichen Beeinträchtigungen kommt. Zwar bewirkt Sauerstoffmangel bei raschem Druckabfall (hypobare Hypoxie) stufenweise Störungen einzelner visueller Teilfunktionen, doch spielen diese in der Realität des Höhenbergsteigens durch den langsamen Druckabfall und die mangelnde Relevanz der Teilfunktionen im Hochgebirgsambiente kaum eine wesentliche Rolle: Bis etwa 4000 m ändern sich nach Erkenntnissen der NASA Dunkeladaptation und Farbsehen, zwischen 4000 und 5000 m steigt der Augendruck, von 5000–6000 m treten Störungen der Akkommodation, der Konvergenzfähigkeit, des Gesichtsfeldes und der Fähigkeit zur Entfernungsschätzung auf. Bei Erreichung von Höhen über 6000 m ohne Adaptation oder Sauerstoffgabe kommt es zu weiteren Einbußen der Sehleistung (NASA laut Hinghofer 2013).

Die zentrale Sehschärfe eines Erwachsenen mittleren Alters kann mit 0,8–1,2 angenommen werden (im klinischen Sprachgebrauch 100 %), solange sich auch die übrigen Teilfunktionen im Normbereich bewegen. Bedenkt man, dass vom Gesetz für die sichere Teilnahme am Straßenverkehr als Lenker eines PKW eine Mindestsehschärfe von 0,5 („50 %") gefordert wird, wird offensichtlich, welche gewaltigen funktionellen Reserven für eine ausreichende Funktion des gesamten visuellen Systems auch unter extremen Bedingungen im Hochgebirge vorhanden sind. Die Tatsache, dass selbst blinde Bergsteiger unter Einhaltung spezieller Unterstützungsmaßnahmen fähig sind, Höhenbergsteigen zu betreiben, gibt dieser Überlegung Gewicht.

Trotzdem ist die Beachtung aller anerkannten Regeln und Vorschläge der Höhenmedizin wie Trainingszustand, Höhenanpassung, UV- und Kälteschutz, Beachtung des Flüssigkeitshaushaltes etc. selbstverständlich und unabdingbar zur gesunden Erreichung persönlicher hoher Ziele.

45.1.2 Höhenbedingte Retinopathie

Die 1969 von Singh et al. erstmals beschriebene höhenbedingte Retinopathie ist seither Gegenstand zahlreicher Studien mit unterschiedlicher Methodik und insgesamt hohen Fallzahlen. Eine Retinopathie ist Ausdruck einer mit steigender Höhe über dem Meer zunehmenden Reaktion der Netzhautgefäße auf den sinkenden Sauerstoffpartialdruck der Atemluft. Der dabei auftretende Zusammenbruch der Blut-Retina-Schranke führt zu den typischen streifigen Netzhautblutungen, die oft von Ödemen in Papille und Sehnerv begleitet sind.

Als wesentliche Faktoren für die Entstehung und den Schweregrad gelten die Aufstiegsgeschwindigkeit (Dauer der Akklimatisation), die körperliche Belastung und die erreichte Höhe. Ab einer Höhe um 5000 m ist in einem hohen Prozentsatz mit dem Auftreten dieser Netzhautblutungen (Retinablutungen) zu rechnen, wobei über etwa 7000 m mehr als 90 % aller Höhenbergsteiger unabhängig vom Geschlecht davon betroffen sind (◘ Abb. 45.1 und 45.2).

Da das Auge als einziges Organ die direkte Betrachtung der Gefäße ermöglicht, lässt der Zustand der Netzhautgefäße unmittelbare Schlüsse auf den Status v. a. auch der zerebralen Gefäße zu. Demnach wird man das Vorliegen einer HARH („high altitude retinopathy") als Hinweis auf Höhenkrankheit, Höhenlungenödem und Höhenhirnödem ernst nehmen müssen, auch wenn die diesbezüglichen Korrelationen nicht ausreichend gesichert sind (Barthelmes 2011; Wiedmann und Tabin 1999). Im gegebenen Fall wird man sich zur Bestätigung eines Acute-Mountain-Sickness (AMS)-Scores bedienen müssen.

Subjektiv werden die Blutungen selten deutlich wahrgenommen, da sie gewöhnlich

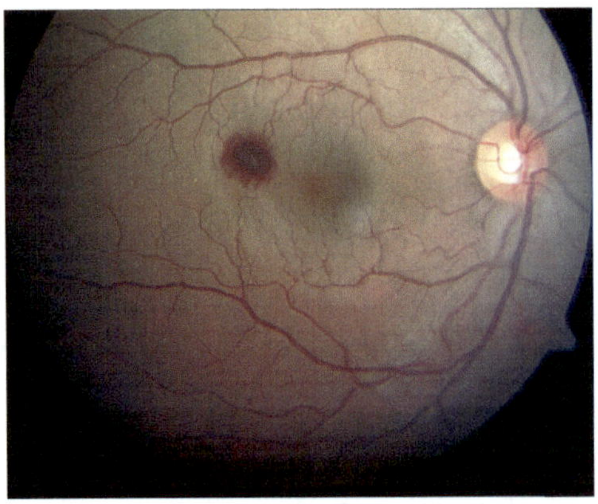

◘ Abb. 45.1 Netzhautblutungen nach einer Besteigung des Mount Everest, symptomlos

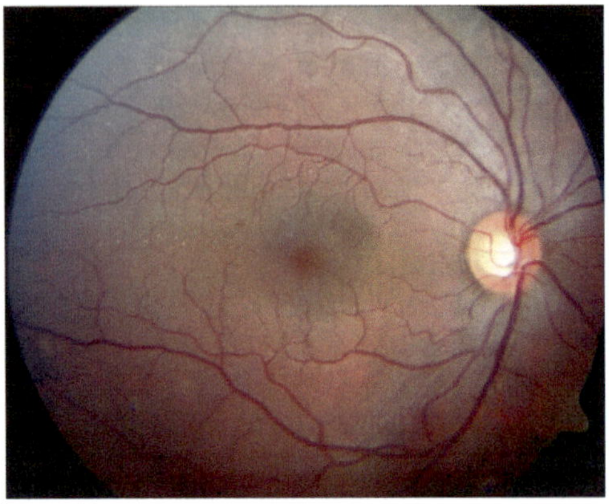

◘ Abb. 45.2 Fundus nach 2 Monaten, keine Residuen

nur periphere Gesichtsfeldareale betreffen. Lediglich Blutungen im Makulabereich werden sofort bemerkt und stellen durch den erheblichen Visusabfall ein eindrucksvolles Ereignis dar. Von verschiedenen Autorengruppen wurden Einteilungen des Schweregrades der HARH getroffen, die sich am Visus, den Blutungen und dem Makulabefund orientieren (Wiedmann und Tabin 1999; Mader und Tabin 2003; Morris 2007; Barthelmes 2011).

Die abgeleiteten Handlungsvorschläge, obwohl nicht einheitlich, treffen sich jedenfalls in der Überlegung, dass bei Vorliegen von HARH ein weiterer Aufstieg oder Aufenthalt in der Höhe nicht ratsam ist (relative Kontraindikation). Bei Beteiligung der Makula sowie bei zusätzlichen Symptomen der Höhenkrankheit ist jedenfalls das aktive oder passive Verlassen der entsprechenden Höhe möglichst bald anzustreben. Wenn möglich, ist eine Therapie wie bei manifester Höhenkrankheit durchzuführen.

45.2 Einfluss großer Höhe bei vorbestehenden Erkrankungen

Die folgenden Erwägungen betreffen einige der häufigsten pathologischen Zustände des visuellen Systems, die einerseits bei schlechter Führung zu ernsthaften Problemen bei Aufenthalten in großer Höhe führen können. Andererseits kann mit Berechtigung festgehalten werden, dass bei guter Vorbereitung nahezu keine Einschränkung für die Bergtauglichkeit seitens der Augen besteht. Im Zweifelsfall sollte der behandelnde Augenarzt oder ein höhenmedizinisch erfahrener Ophthalmologe zurate gezogen werden.

45.2.1 Einäugigkeit

Der Verlust eines Auges oder ein Zustand funktioneller Einäugigkeit wird in der Regel nach wenigen Monaten soweit durch Gewöhnung kompensiert. Alle Funktionen des gesunden Auges reichen mühelos für die Anforderungen des Hochgebirges, während es keine spezifischen Aufgaben gibt, die 2 Augen erfordern würden. Bei einer speziellen Form der funktionellen Einäugigkeit, der Schwachsichtigkeit (Amblyopie) eines Auges, fehlt zwar die zentrale Sehschärfe, doch ist das gesamte periphere Gesichtsfeld intakt und ergänzt so das binokulare Gesichtsfeld.

Hauptsorge bei Einäugigkeit muss die Vermeidung einer akuten Sehbeeinträchtigung des gesunden Auges sein, die im Hochgebirge zur extremen Gefährdung des Betroffenen und auch seiner Begleiter führen könnte. Dieser Umstand muss allen Teilnehmern einer Gruppe klar sein, und alles sollte getan werden, um eine Verletzung zu vermeiden. Die wohl wichtigste präventive Maßnahme wird das Tragen geeigneter Schutzbrillen sein, die Verletzungen durch Metall-, Eis- oder Felssplitter, Stiele von Eis- und Felsgeräten etc. weitgehend verhindern. Am besten eignen sich dazu harte Gläser aus Polycarbonat mit hoher Bruchsicherheit.

45.2.2 Glaukom

Als Glaukom bezeichnet man eine Gruppe von Augenkrankheiten, die zu einem Verlust von Sehnervenfasern führen und dadurch meist über lange Zeit Gesichtsfeldausfälle und Visusverlust bedingen. Die häufigste Form ist mit einer Erhöhung des Augendrucks verbunden, welche der Therapie zugänglich ist. Ein medikamentös gut eingestelltes Glaukom mit ausreichender Sehfunktion und gutem Gesichtsfeld wird in der Regel kein Hindernis für Betätigungen im Hochgebirge darstellen. Spontane größere Drucksteigerungen, die zu einer Zunahme der Schädigungen der Sehnervenfasern führen, sind erfahrungsgemäß bei nichtdauerndem Aufenthalt in großer Höhe nicht zu erwarten. Lediglich in fortgeschrittenen Fällen, in denen schon unter Normalbedingungen eine Progression zu erwarten ist, kann es unter Bedingungen der Hypoxie zu rascherem Verfall des Gesichtsfelds kommen.

Derzeit werden hauptsächlich 3 Gruppen von drucksenkenden Mitteln verschrieben, nämlich β-Blocker (Timololmaleat etc.) und Prostaglandine (Latanoprost etc.) und Alpha-2-adrenerge Agonisten (Brimonidintartrat etc.). Bei der Verwendung von β-Blockern ist zu bedenken, dass sie auch Blutdruck und Herzfrequenz senken können und ggf. Asthmaanfälle auslösen. Dies kann die Höhenakklimatisation erschweren oder verhindern, sodass in solchen Fällen auf Prostaglandine übergegangen werden sollte. Eine andere Alternative wäre die Verwendung oraler Acetazolamide (Diamox R), die gleichzeitig erwünschte Wirkungen im Bereich der Akklimatisation haben könnten.

45.2.3 Diabetes

Patienten mit gut eingestelltem Diabetes ohne evidente Veränderungen der retinalen Gefäßarchitektur (Fluoreszenzangiografie) haben beim Aufenthalt in großer Höhe vermutlich kein größeres Risiko als die Normalbevölkerung. Bei bestehender diabetischer Retinopathie muss eine Zunahme der vaskulären Schäden durch die zusätzliche Hypoxie angenommen werden, und auch das Risiko für die Entstehung von höhenbedingten Netzhautblutungen (HARH) dürfte deutlich erhöht sein.

Vor dem Entschluss, große Höhen aufzusuchen, muss in jedem Fall eine eingehende augenärztliche Untersuchung – allenfalls mit Laserbehandlung – mit entsprechender Risikoberatung empfohlen werden.

45.2.4 Vaskulopathien

Retinale Gefäßerkrankungen bedeuten ein erhöhtes Risiko für Aufenthalte in großen Höhen. Patienten mit Verschlüssen der A. centralis retinae oder mit Verschlüssen der Zentralvene oder ihrer Äste in einem Auge laufen immer Gefahr, dasselbe Ereignis auch am anderen Auge zu erleben. Unter dem Einfluss der in großer Höhe wirkenden Faktoren ist dieses Risiko mit Sicherheit deutlich erhöht. Auch der Anstieg des Hämatokrits – verbunden mit Dehydratation – steigert die Wahrscheinlichkeit neuerlicher Gefäßverschlüsse.

45.2.5 Netzhautabhebung

Die Pathogenese von Netzhautabhebungen bedeutet kein erhöhtes Risiko bei Betätigungen in großer Höhe. Netzhautabhebungen, die chirurgisch behoben wurden, haben ebenfalls in größerer Höhe kein erhöhtes Risiko auf eine neuerliche Ablösung. Patienten mit frisch operierten Netzhautabhebungen mit Gasfüllung des Auges sollten bis zur Resorption der Gasblase keine Ausflüge in mittlere oder größere Höhen unternehmen, da die Ausdehnung des Gases zu Problemen führen kann. Dies gilt auch schon für Flugreisen. Für Patienten, die mit einer Silikonfüllung behandelt wurden, wird diese unter Höhenbedingungen keine Probleme verursachen, allenfalls wird die visuelle Beeinträchtigung limitierend wirken.

45.2.6 Makuladegeneration

Die altersbedingte Makuladegeneration (ARMD) führt in beiden Formen, der trockenen und der feuchten Makuladegeneration, zum Funktionsausfall der zentralen Netzhautzellen und damit zum Verlust der zentralen Sehschärfe, während die Peripherie und damit das Gesichtsfeld nicht betroffen sind. Es gibt keine Anhaltspunkte, dass die Bedingungen großer Höhe einen Einfluss auf die Progredienz der ARMD haben könnten, doch wird im Einzelfall wohl die Sehschärfe beider Augen Grundlage einer Entscheidung sein.

45.2.7 Zerebrale Faktoren

Alle das Zentralnervensystem betreffenden Krankheitsbilder können auch die Sehbahn, die Sehrinde und die übergeordneten Zentren der Informationsverarbeitung schädigen. Unter Hypoxiebedingungen können sich solche Läsionen verstärkt manifestieren und zu ernsthaften Gefährdungen führen.

45.2.8 Refraktive Chirurgie

Die faszinierende Vorstellung, ohne Brille oder Kontaktlinsen seiner Leidenschaft für die Berge der Welt nachkommen zu können, hat in den letzten Jahren zu einer erheblichen Zunahme des Interesses für die operative Beseitigung von Refraktionsanomalien (Kurzsichtigkeit, Astigmatismus und Weitsichtigkeit) geführt. Dafür stehen heute mehrere erprobte und anerkannte Methoden zur Verfügung, während die aus der Alpinliteratur negativ bekannte, radiäre Keratotomie längst verlassen wurde (Krakauer 1997; Kohnen 2012).

Eine Gruppe verschiedener Methoden verändert mittels eines Excimer-Lasers durch Modellierung der Kontur der Hornhaut deren Brechkraft und korrigiert so dauerhaft die Fehlsichtigkeit, vergleichbar mit einer Kontaktlinse, die statt auf die Hornhaut gelegt, in diese gefräst wird.

In der zweiten Gruppe implantiert man Kunstlinsen ins Auge, und zwar zusätzlich zur eigenen Linse (vergleichbar einer Kontaktlinse im Augeninneren), entweder vor oder hinter die Iris. Die dritte Möglichkeit besteht in der Entfernung der eigenen Linse und ihrem Ersatz durch eine Kunstlinse, deren Stärke die vorher erforderliche Brille kompensiert.

Alle ausgeübten Methoden haben ihre Vor- und Nachteile, sind aber wissenschaftlich erprobt und anerkannt. Eine Entscheidung darüber, welche der Methoden für das Höhenbergsteigen besser geeignet ist, kann aufgrund der Erfahrungen nicht getroffen werden. Die Methodenwahl muss in jedem Einzelfall nach dem Alter, der Höhe der zu korrigierenden Refraktionsanomalie und anderen Faktoren getroffen werden. Eigene Erfahrungen mit der Excimer-Korrektur und mit der Implantation von Linsen bestätigen diese Gleichwertigkeit.

Die Literatur der vergangenen Jahre nimmt v. a. auf die Laser-Methode (LASIK, LASEK, PRK, epi-LASIK) Bezug, wobei in einzelnen Fällen über Fluktuationen der Sehschärfe berichtet wird. Diese spielen aber praktisch keine Rolle, da subjektiv im Gelände kein wesentlicher Unterschied beim allfälligen Verlust von 1–3 Visusstufen bemerkt wird. Man kann also von der Feststellung ausgehen, dass die heute verwendeten Methoden der refraktiven Chirurgie im Gegensatz zu den berechtigt obsolet gewordenen für den Aufenthalt in großen Höhen sehr gut geeignet sind.

45.3 Allgemeine Risikofaktoren in extremer Umgebung

45.3.1 UV-Licht

Der Begriff ultraviolette Strahlung kennzeichnet den Bereich zwischen 180 und 400 nm UVA (315–400 nm). UVA ist der wirksamste und damit bedeutendste Teil des UV-Lichtes, während UVB (280–314 nm) und UVC (180–280 nm) fast oder zur Gänze in der Atmosphäre absorbiert werden. Der Anteil an UV-Licht nimmt beim Anstieg um ca. 15 % je 1000 Höhenmeter zu und wird durch Reflexion am Wasser (2-mal), in Schnee und Eis (8-mal) sowie bei Nebel verstärkt. Von der UV-Strahlung können alle okulären Strukturen von den Lidern über die Bindehaut und Hornhaut bis zu Linse und Netzhaut betroffen sein.

Beschwerden treten üblicherweise 4–8 h nach ungeschützter Exposition auf und werden unter dem Begriff der „Schneeblindheit“ zusammengefasst. Die Lider sind geschwollen, die Bindehaut ist gerötet, häufig treten Lidkrämpfe (Blepharospasmen) auf, die Hornhautoberfläche weist kleinste Defekte, manchmal Erosionen auf und kann auch ödematös geschwollen sein. Die Erosionen verursachen Fremdkörpergefühl, Schmerzen, Fotophobie und Tränenfluss.

Schneeblindheit ist an sich harmlos und heilt auch ohne Therapie nach einigen Tagen ab, kann aber im extremen Umfeld durch die Schmerzhaftigkeit und die Sehbeeinträchtigung zu erheblichen Gefährdungen führen.

Die Behandlung besteht in Schmerzlinderung durch orale Analgetika, lokaler Kälteapplikation und einem Verband mit antibiotischer Salbe, Vitamin-A-Salbe, sowie Tränenersatzmitteln. Lokalanästhetische Augentropfen) können im Notfall angewandt werden; sie führen zu einer sofortigen Schmerzfreiheit, sollten jedoch nur kurzfristig appliziert werden.

■ **UV-Schutz durch Schutzbrillen**

Unabdingbar bei Aufenthalten im Hochgebirge ist der Schutz der Augen vor der UV-Exposition durch geeignete Schutzbrillen. Diese Gletscher-, Schnee- und Sportbrillen müssen so gestaltet sein, dass auch der Strahlungseinfall von der Seite verunmöglicht wird (Streulicht) und ein vollständiger UV-Schutz (UV-400-Filter) gegeben ist. Die einschlägigen Vorschriften finden sich in der E-Norm EN 1863:1997.

Optimalerweise wird Glas der Gruppe 4 mit 3–8 % Lichtdurchlässigkeit (92- bis 97-Filterung des sichtbaren Lichtes) und grauer Tönung verwendet, das kaum Farbverfälschungen zulässt. Normale Brillengläser haben eine Lichtdurchlässigkeit von 80–100 %; bei herkömmlichen Sonnenbrillen reicht die Lichtdurchlässigkeit von 18–43 %. Polarisationsbeschichtungen und Entspiegelung können den Sehkomfort noch verbessern, indem störende Reflexionen vermindert werden. Die Verwendung von Schirmkappen oder Hüten mit breiter Krempe mit dunkler Unterseite können in passenden Situationen die Exposition gegenüber der Strahlung ebenfalls auf ein komfortables Maß verringern.

Die Notwendigkeit einer Mitnahme von Ersatzbrillen gleicher Qualität sei hier besonders betont. Ist bei Verlust kein Ersatz verfügbar, so kann als Notbehelf ein locker gewebtes Tuch, ein Kartonstreifen mit Sehschlitzen, eine mit gelochtem Papier oder Karton verklebte, optische Brille und Ähnliches vor schlimmsten Situationen retten.

45.3.2 Entzündungen des Auges

Wenn auch die Frequenz bakterieller oder viraler Bindehautentzündungen beim Aufenthalt in großer Höhe nicht erhöht sein dürfte, so muss man doch wegen der oft mangelhaften hygienischen Bedingungen in den Zielgebieten mit gelegentlichem Auftreten dieser recht lästigen, in der Regel aber harmlosen Zustände rechnen (rotes Auge).

Die Reiseapotheke sollte daher eine entsprechende Auswahl an antibiotischen Augentropfen enthalten, die durch nichtsteroidale Entzündungshemmer und für den kurzzeitigen Gebrauch auch steroidhaltige Augentropfen vorteilhaft ergänzt werden.

Die Verwendung von Beta-Isodona (Povidone-Iodine) in einer selbst herstellbaren Verdünnung mit H_2O oder physiologischer Kochsalzlösung von ca. 1:30 hat sich als Breitbandantiseptikum mit Wirkung gegen Bakterien, Viren, Pilze, Sporen und Protozoen bestens bewährt. Es ist eine wirksame und preisgünstige Alternative, da es in allen Ländern erhältlich und auch bei der Akutversorgung der lokalen Bevölkerung gut einsetzbar ist, ohne den Expeditionsschatz angreifen zu müssen.

45.3.3 Augenverletzungen

Obwohl das Auge nur einen geringen Anteil der Körperoberfläche einnimmt, bergen alle Betätigungen in extremer Umgebung wegen der dort herrschenden besonderen Umstände (Risikofaktoren) und der Besonderheit der ausgeübten Tätigkeiten das Potenzial von Verletzungen des Sehorgans. Meist handelt es sich dabei um geringfügige Verletzungen, die aber zu ernsthaften Problemen bei der Bewältigung der spezifischen Aufgaben beim Besteigen eines Berges führen können. Ihre rechtzeitige Erkennung und Behandlung sind daher wesentlich für den Erfolg des Vorhabens für den Einzelnen und die Gruppe.

Erosionen

Hornhauterosionen sind Epitheldefekte durch mechanische Einwirkung (beispielsweise durch Hantieren mit Gegenständen, Kontaktlinse, UV-Licht), die sehr schmerzhaft sein können. Die Diagnose im Gelände erfolgt durch die Anamnese und die Schmerzsymptome. Bei seitlicher fokaler Beleuchtung sieht man mit einer guten Taschenlampe an der sonst glänzenden Hornhaut eine scharf umrissene matte Stelle (mit Na-Fluorescein anfärbbar). Therapeutisch wird das Auge bis zur Abheilung mit einem antibiotischen Salbenverband ruhiggestellt.

Fremdkörper

Fremdkörper können vom Wind ins Auge gebracht werden (Sand, Eiskörner, Insekten) oder bei Arbeiten mit Fels, Eis oder Bergausrüstung absplittern und das Auge treffen. Die Diagnose erfolgt wieder durch die Anamnese und die Inspektion des Auges mit seitlicher fokaler Beleuchtung. Die Fremdkörper sind meist als dunkle Punkte in Bindehaut oder Hornhaut erkennbar und können mit angefeuchteten Wattestäbchen oder dem Taschentuchzipfel mehr oder weniger leicht entfernt werden. Ist kein Fremdkörper sichtbar, so muss man nach Evertierung des Oberlids (umstülpen –vorher zu Hause lernen) dessen Innenseite inspizieren.

Penetration/Perforation

Fremdkörper, die mit hoher Energie das Auge erreichen, sind meist von Metallgeräten (Eisaxt, Kletterhammer) abgesplittert und können die Augenhüllen durchschlagen und zur Penetration bzw. Perforation führen. Penetrationen bzw. Perforationen des Augapfels mit oder ohne Fremdkörper im Auge sind so schnell wie möglich einer Augenklinik zuzuführen. Für den Abtransport wird das Auge steril abgedeckt und wenn möglich eine systemische Antibiotikagabe eingeleitet.

Kontusion

Kontusionen sind Augenverletzungen durch stumpfe Gegenstände oder Sturz und sind immer auf Beteiligung tieferer Anteile des Auges verdächtig. Es ist daher ein baldiger Abtransport zu einer Spezialklinik einzuleiten.

45.3.4 Kontaktlinsen

Die Verwendung von Kontaktlinsen ist zweifellos für viele Bergsteiger eine exzellente Alternative zur Brille. Limitierende Faktoren für die Verwendung stellen die Hypoxie, Hygieneprobleme, Schwierigkeiten mit dem Hantieren in Kälte und Wind, die Austrocknung und auch die UV-Strahlung dar.

Aus vielen Gründen ist die Verwendung von weichen Tageslinsen zu empfehlen, da sie die geringste Belastung für den Hornhautstoffwechsel in hypoxischen Höhen darstellen und so die Gefahr der gefürchteten Keratitis mit Ulkusbildung minimieren. Da in der Kälte und angesichts der körperlichen Belastung das Einsetzen der Linsen schwierig wird, sollte dabei auch auf Kameradenhilfe zurückgegriffen werden.

Der Linsenvorrat muss am Körper getragen werden, und das Einsetzen sollte rasch erfolgen, da in der Kälte die Linse sehr schnell steif wird. Es ist unter Umständen tolerabel, für den Gipfeltag die Linsen im Sinne einer verlängerten Tragezeit im Auge zu belassen, wenn keine Symptome einer Reizung bestehen.

Sollte trotz aller Vorsichtsmaßnahmen eine Keratitis auftreten, so muss der Patient nach Einleitung einer lokalen und systemischen Therapie mit Antibiotika ins Tal und in eine Klinik gebracht werden.

45.3.5 Trockenes Auge

Obwohl das Syndrom des trockenen Auge in den letzten Jahren geradezu eine weitverbreitete Zivilisationserscheinung mit mehr oder weniger ausgeprägtem Krankheitswert geworden ist (Klimaanlagen, Zentralheizungen, Luftverschmutzung etc.), kann es zweifellos auch bei sportlicher Betätigung im Freien und in extremen Klima- und Höhenzonen unangenehm in Erscheinung treten.

Die Symptome reichen von milder Irritation bis zu schweren Beeinträchtigungen durch Austrocknung der Hornhautoberfläche (kleine Erosionen), wobei häufig über Fremdkörpergefühl, Brennen, Jucken, stechende Schmerzen, Druckgefühl hinter und neben dem Auge mit Ausstrahlung auf andere Schädelteile berichtet wird. Der Reizzustand, der durch den Qualitätsverlust des Tränenfilms eine ungeschützte Augenoberfläche verursacht, führt intermittierend zu einem reaktiven Tränenfluss, der aber mangels muköser und lipoider Komponenten keine nachhaltige Milderung bringen kann.

Wind und Sauerstoffmangel können neben anderen Einflüssen in großer Höhe eine deutliche Verschlechterung bei Menschen mit Tränenqualitätsmangelsyndrom verursachen. In diesen Fällen ist eine vermehrte Tränensubstitution notwendig, wenn auch unpraktisch. Unterstützend können geschlossene Brillen wirken, und letztlich sollte man auch an einen dauernden oder vorübergehenden Verschluss der Tränenpünktchen im Vorfeld der Expedition denken.

Literatur

Barthelmes D et al (2011) Delayed appearance of high altitudinal retinal hemorrhages. PloS ONE 6(2):e 11532

Ellerton JA, Zuljan I, Agazzi G, Boyd JJ (2009) Eye problems in mountain and remote areas: prevention and onsite treatment. Wild Env Med 20:169–175

Fam HB, Goh ES, Lee HM (2005) Post-Lasik myopic shift after a trek to the north pole. J Cataract Refract Surg 31:198–203

Hinghofer-Szalkay HG (2013) Reise durch die Physiologie. Wie der menschliche Körper funktioniert. ▶ http://user.medunigraz.at/helmut.hinghofer-szalkay/Pruef.htm. Zugegriffen: 5. März 2013

Kohnen T (2012) Effects of refractive surgery in extreme altitude or space. J Cataract Refract Surg 38:1307–1308

Krakauer J (1997) Into thin air. Villiard books, New York

Mader TH, Tabin G (2003) Going to high altitude with preexisting ocular conditions. High Alt Med Bio 4:419–430

Morris DS, Mella S, Depla D (2010) Augenprobleme auf Expeditionen. Empfehlungen der medizinischen Kommission der UIAA Nr. 2

Morris DS, Somner J et al (2007) The eye at altitude. Hypoxia and exercise. Adv Exp Med Biol 588:249–270

Singh I, Khanna PK, Srivastava MC et al (1969) Acute mountain sickness. N Engl Med 280:175–184

Wiedmann T, Tabin G (1999) High altitude retinopathy and altitude illness. Ophthalmol 106:1924–1927

Angst und Stress im Alpinsport

Frans van der Kallen

Inhaltsverzeichnis

M. M. Berger et al. (Hrsg.), *Alpin- und Höhenmedizin*,
https://doi.org/10.1007/978-3-662-69578-4_46

Alpinistische Aktivitäten führen naturgemäß zu Belastungen des Organismus. Dies trifft in gleicher Weise auf die körperliche, geistige, seelische und soziale Dimension unseres aktuellen Befindens zu. Um auf Belastungen adäquat reagieren zu können, haben Organismen bereits zu Beginn der Evolution Mechanismen entwickelt, die wir zusammenfassend als neuroendokrine Stressreaktion bezeichnen können. Angst als Emotion tritt häufig, aber nicht notwendigerweise im Kontext dieser Reaktion auf. Eine strikte Trennung der Begriffe „Angst" und „Stress" ist aus dieser Perspektive schwierig. Die Begriffe können zumindest teilweise synonym verwendet werden. Die Phänomene Angst bzw. Stress stellen aber nicht nur die Möglichkeit der Adaptation an aversive Umweltbedingungen dar, sie ermöglichen uns erst den „Lustgewinn" in der Bewältigung herausfordernder Situationen.

46.1 Angst und die neuroendokrine Stressreaktion

Die neuroendokrine Stressreaktion hat für das Überleben von Individuen bei Gefahr eine große Bedeutung. Sie spielte eine entscheidende Rolle in der Evolution (Hüther 1997). Durch Stress werden u. a. besonders intensive und nachhaltige neuronale Umbaumaßnahmen im Sinne der Plastizität unseres Gehirns gesteuert, und zwar sowohl in konstruktiver als auch destruktiver Hinsicht, je nachdem, wie Stress subjektiv verarbeitet wird, wie intensiv er ausfällt und wie lange er anhält. Stress hat direkte und indirekte Auswirkungen auf unser gesamtes Denken, Fühlen und Handeln. Die neuroendokrine Stressreaktion ist somit auch der „große Modellierer" unseres Gehirns (Hüther 1997).

46.1.1 Meilensteine der Stressforschung

Die ursprünglich physiologisch und biochemisch orientierte Erforschung von Stressmechanismen wurde später durch psychologische Modelle der Stressverarbeitung und Stressbewältigung ergänzt. Insbesondere die Konzeptualisierung von „positivem" und „negativem" Stress (Selye 1946, 1956, 1975) sowie die Bedeutung der „inneren Bewertung" (Lazarus und Folkman 1984) eines Stressors haben nach wie vor ihre Gültigkeit.

Stress- und Angstbewältigung ist ein dynamisches Geschehen, das maßgeblich von inneren Einstellungen bzw. Erfahrungen mitbestimmt wird. Auf neuroanatomischer und funktioneller Ebene lässt sich unser zentrales Angst- bzw. Stresssystem detailliert beschreiben (z. B. Lahousen und Kapfhammer 2018). Zu erwähnen sind neben direkten Einflüssen auf vegetative Steuerzentren enge Verbindungen zu unseren Aufmerksamkeits-, Belohnungs- und Motivationssystemen sowie zum Hippocampus als Zentrum der Gedächtnisbildung (Esch 2012). Stress hat aber nicht nur einen Einfluss auf die meisten Regionen unseres Gehirns, sondern auf unseren gesamten Organismus, wie beispielsweise die Beeinflussung der Immunabwehr (Dhabbar 2014; Breeze et al. 2024) oder der Fertilität (Ilacqua et al. 2018; Palomba et al. 2018).

Wichtige Meilensteine der Stressforschung sind in ◘ Tab. 46.1 zusammengestellt.

46.1.2 Symptomatik von Angst und Stress

Da die psychische bzw. emotionale Komponente (Angst) von der körperlichen bzw.

Tab. 46.1 Stressforschung des 20. Jahrhunderts

Thema	Autor/Jahr
Beschreibung physiologischer Auswirkungen starker emotionaler Reize; Bedeutung der Katecholamine in der Vermittlung der Stressreaktion; Flucht oder Kampf als Reaktion des Organismus	Cannon 1915
Stress als unspezifische Reaktion des Organismus auf Beanspruchung	Selye 1946
Unterschiede in der Stressantwort verschiedener Individuen in Abhängigkeit vom Stressor	Mason 1971
Unterscheidung zwischen „distress" und „eustress"	Selye 1975
Subjektive Bewertung einer Stress auslösenden Situation als entscheidender Prozess in der Bewältigung „Allostatic Load" als „Preis" chronischer Stressbelastungen: Bedeutung in der Entstehung psychischer und kardiovaskulärer Erkrankungen	Lazarus und Folkman 1984 McEwen 2007

physiologischen (Stress) nicht klar unterschieden werden kann, wird auf eine Trennung in zwei Symptomgruppen verzichtet. Auch wäre eine systematische Zuordnung zu verschiedenen Ebenen (z. B. kognitiv – emotional – vegetativ) nur mit erheblichen Unschärfen möglich. Auffallend ist, dass sich die Mehrzahl der Angstsymptome auf einer körperlichen Ebene beschreiben lässt, was die grundlegende evolutionäre Bedeutung von Angst und Stress als Vorbereitung zu überlebenssichernden Verhaltensweisen (Kampf, Flucht, Totstellen) unterstreicht.

Eine Auflistung der häufigsten Symptome bietet die folgende Aufstellung.

Symptome von akuter Angst bzw. akutem Stress

- Enge, Beklemmung, innere Unruhe
- Furcht, Schrecken, „Angst" als Emotion schlechthin
- Erhöhte (oder erniedrigte) Herzfrequenz
- Blutdrucksteigerung (oder -abfall)
- Thorakales Druckgefühl, Palpitationen
- Veränderte (meist erhöhte) Atemfrequenz, flache Atmung, Kurzatmigkeit, Gefühl, zu ersticken
- Mundtrockenheit, Schluckbeschwerden, Globusgefühl
- Epigastrische Beschwerden: Unwohlsein, Aufstoßen, Übelkeit, Erbrechen
- Abdominelle Beschwerden: Meteorismus, Durchfall, Erbrechen? Übelkeit?
- Harndrang, häufige Miktionen
- Schwitzen, Hitze- oder Kälteschauer, Erröten
- Muskuläre Anspannung, Zittern, Beben
- Gefühl der Instabilität und Unsicherheit, Schwäche, weiche Knie
- Schwindel, Benommenheit
- Taubheitsgefühl, Kribbelparästhesien
- Ohnmachtsgefühl, Angst umzufallen
- Konzentrations- und Gedächtnisschwierigkeiten, Denkblockaden, „Blackout"
- Angst, die Kontrolle zu verlieren, verrückt zu werden oder zu sterben
- Depersonalisation: innere Distanz zu sich, zum eigenen Körper; Gefühl, von sich selbst losgelöst zu sein
- Derealisation: Distanz zum aktuellen Geschehen, zur Umwelt; alles erscheint unwirklich, unvertraut, „wie in einem bösen Traum"

Besonders hervorzuheben ist der Umstand, dass die aktuelle Ausprägung eines Angstzustandes große inter- und intraindividuelle Unterschiede aufweisen kann (Mason 1971). Es ist durchaus möglich, dass anstelle des Vollbildes einer panikartigen Angstreaktion einzelne Symptome weitgehend isoliert auftreten. Auch kann eine Angstreaktion bei ein und demselben Individuum in vergleichbaren Situationen zu verschiedenen Zeitpunkten stark unterschiedlich ablaufen.

Das aus der Angst- bzw. Stressreaktion resultierende Verhalten lässt sich nicht allgemein prädiktiv beschreiben. Die bereits 1915 von Cannon beschriebenen archetypischen Reaktionsweisen „Kampf" oder „Flucht" (Cannon 1915) kommen in ursprünglicher Form beim Menschen in sozialen Kontexten nur noch vergleichsweise selten vor. Bei überschießender, nicht mehr kontrollierbarer Angst werde diese Verhaltensmuster wiederum gehemmt, es entsteht Handlungsunfähigkeit („Freeze"). Dem eigentlichen Totstellreflex zuordenbare Verhaltensmuster (ohne vorhergehende maximale sympathische Aktivierung) zeigen sich beim Menschen in Ohnmachtszuständen, wie sie etwa im Rahmen einer Blut-, Spritzen- und Verletzungsphobie beobachtet werden können.

Eine häufige Folge von Angstreaktionen ist auf der Verhaltensebene die Vermeidung. Diese macht zwar Sinn, wenn die angstauslösende Situation tatsächlich gefährlich war und sich das Individuum dadurch künftig vergleichbaren Situationen nicht mehr aussetzt. Umgekehrt führt das Vermeidungsverhalten jedoch gleichsam zu einer Fixierung der Angst, da es eine positive Bewältigung derartiger Situationen und damit eine Abnahme der Stressreaktion auf den auslösenden Reiz verunmöglicht.

Daraus lässt sich ein wichtiges Prinzip im Umgang mit Angst ableiten: Nicht „kein Stress" ist langfristig eine hilfreiche Lösung, sondern die Veränderung der subjektiven Bewertung hinsichtlich des Auslösers. Einfach ausgedrückt: Um eine bestimmte Angst bewältigen zu können, muss man sich dieser stellen. Dann kann aus der ursprünglichen „Bedrohung" eine Herausforderung werden, an der man wächst.

> Die typischen Symptome der Angst lassen sich aus dem biologischen Sinn der Stressreaktion ableiten: Vorbereitung des Organismus auf Kampf oder Flucht. Die konkrete Ausprägung kann jedoch individuell und je nach Situation ausgesprochen unterschiedlich sein.

46.1.3 Kontrollierter oder unkontrollierbarer Stress: die innere Bewertung

Die Art und Weise, wie eine auftretende Stressreaktion verarbeitet werden kann, entscheidet maßgeblich darüber, welche Auswirkungen dies auf unser Handeln, Denken und Fühlen hat. Nehmen wir zur Verdeutlichung die beiden extremen Ausprägungen einer Stressantwort an. In der Regel wird unsere Stressantwort auf einem Kontinuum zwischen diesen beiden Extremen liegen.

Die Stressantwort verläuft weitgehend unkontrolliert

Das Gehirn nimmt auf einen internen oder externen Reiz hin eine Alarmsituation an. Blitzschnell bereitet sich der Organismus auf Flucht oder Kampf vor. Es geht, im übertragenen Sinn, um „Tod oder Leben". Über das vegetative Nervensystem und durch Stresshormone wird jede Zelle im Körper über den Ausnahmezustand informiert. Sieht sich das Individuum der Situation hilflos ausgeliefert, wie dies beispielsweise bei einer heftigen Panikattacke der Fall sein kann, führt der Prozess im Extremfall zur Handlungsunfähigkeit und kann bis zur völligen körperlichen und geistig-emotionalen Erschöpfung voranschreiten.

- **Die Stressantwort verläuft kontrolliert und optimal dosiert**

Häufig beginnt die Kontrolle der Stressreaktion schon vor der erwarteten auslösenden Situation (antizipatorische Stressantwort). Stellen wir uns als Beispiel eine unmittelbar bevorstehende alpinistische Aktivität vor. Der Erregungszustand bewirkt eine Aktivierung des Körpers und vieler Gehirnregionen. Wachheit, Aufmerksamkeit, Konzentration sind erhöht, Denkvorgänge auf das Wesentliche zentriert, die Muskulatur ist leicht angespannt, Stoffwechselvorgänge zur Energiebereitstellung werden gesteigert. Damit werden optimale Bedingungen geschaffen, um die bevorstehende Herausforderung zu meistern.

Worin liegt nun der Unterschied, ob eine Stressreaktion kontrolliert oder unkontrolliert abläuft? Entscheidend scheinen rasch und weitgehend unbewusst ablaufende Prozesse zu sein, welche die auslösende Situation innerlich bewerten (Lazarus und Folkman 1984). Durch einen Abgleich der entstehenden Gefühle, bisheriger Erfahrungen und Gedächtnisinhalte, der Selbsteinschätzung und Antizipation möglicher Folgen gelangt man zu einer subjektiven Einschätzung der Gefahr. Kommt letztlich, zunächst in Form eines Gefühls, heraus, dass die Situation zu bewältigen ist, kann die Stressreaktion kontrolliert werden.

Dieser Vorgang der Bewertung ist natürlich kein statisches, sondern ein die Stressreaktion begleitendes, dynamisches Geschehen. Jede Bewertung hat wiederum Modifikationen physiologischer und psychischer Prozesse zur Folge. Schematisch vereinfacht lässt sich dies durch den Angstkreis (Abb. 46.1) veranschaulichen.

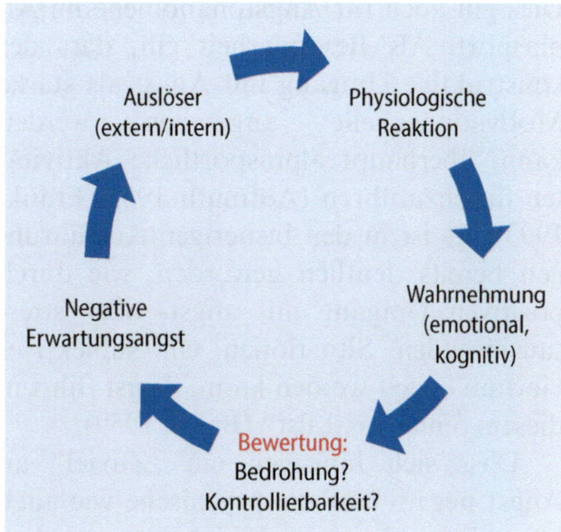

Abb. 46.1 Der Angstkreis veranschaulicht, dass eine Angstreaktion einen sich selbst verstärkenden Prozess darstellt. Auswege bzw. Unterbrechungen der Dynamik sind an jeder Stelle möglich

Es gibt zahlreiche Untersuchungen zu den Auswirkungen der klassischen Stresshormone (Katecholamine und Glukokortikoide) auf verschiedene zerebrale Funktionen. Hervorzuheben ist, dass die Konzentration bzw. Dosis einen entscheidenden Einfluss auf die Folgeprozesse ausübt. So wirkt sich beispielsweise Kortisol zunächst förderlich auf Kognition, Lernen und Gedächtnis aus, indem es neuroplastische Umbauprozesse begünstigt. Langfristig hat Kortisol in erhöhter Dosis jedoch den gegenteiligen Effekt (McEwen 2007).

Nicht zuletzt sind die Abläufe von Stressreaktionen wiederum an den gesamten psychischen, physischen sowie sozialen Ausgangszustand eines Individuums gebunden. Neben der genetischen Disposition, dem Repertoire an Vorerfahrungen, der allgemeinen körperlichen Leistungsfähigkeit oder der grundsätzlichen Angstbereitschaft spielen auch der aktuelle Ernährungszustand (Hunger), Flüssigkeits- und Basenhaushalt (Durst, Belastungen in großer Höhe), Sauerstoffsättigung (Hypoxie), das aktuelle Energieniveau (Müdigkeit, Erschöpfung) sowie die soziale Sicherheit eine entscheidende Rolle.

46.1.4 Angst und Stress als Krankheit

Die Grenzen zwischen funktionaler Angst („eustress"), dysfunktionaler Angst („distress") und krankhafter Angst sind fließend.

Dies gilt auch für Angstphänomene im Alpinsport. Als Besonderheit gilt, dass der konstruktive Umgang mit Angst als starke Motivationsquelle angesehen werden kann, überhaupt alpinsportliche Aktivitäten durchzuführen (Aufmuth 1988; Frankl 1993). Es ist in den bisherigen Ausführungen bereits deutlich geworden, wie durch positiven Umgang mit angst- oder stressauslösenden Situationen ein subjektiver Gewinn erzielt werden kann. Angst führt in diesem Sinne zu „Lust" (Balint 1959).

Dass sich hingegen ein „Zuviel" an Angst negativ auf die psychische wie auch körperliche Leistungsfähigkeit auswirken kann, wurde ebenfalls bereits erörtert. Alpinisten, die durch eine generell erhöhte Angstbereitschaft gekennzeichnet sind oder in bestimmten Situationen eine verstärkte Angstreaktion zeigen, wie etwa an exponierten Stellen im Sinne von Höhenintoleranz, können natürlich nicht allgemein als „krank" gelten. Möglicherweise gehen solche Menschen durch defensives Verhalten sogar weniger Risiken ein. Allerdings kann eine überhöhte Angstbereitschaft auch die Durchführung bestimmter alpinistischer Aktivitäten einschränken oder gar verunmöglichen. Betroffene können unter Umständen ihr Leistungspotenzial nicht voll ausschöpfen. Durch überzogene, dysfunktionale Ängste wird der „Lustgewinn" einer alpinistischen Unternehmung stark eingeschränkt, ein Leidensdruck kann entstehen.

Über die Anzahl jener Bergsteiger, die unter einer manifesten Angsterkrankung leiden, sind keine genauen Zahlen bekannt (Fagenholz et al. 2007). Da jedoch Angststörungen in der Allgemeinbevölkerung sehr häufig auftreten (Bandelow und Michaelis 2015), ist grundsätzlich von einer durchaus relevanten Anzahl auszugehen. Möglicherweise fühlen sich einerseits Menschen mit erhöhter Angst*bereitschaft* im Sinne kontraphobischen Verhaltens sogar vermehrt zu bergsteigerischen Aktivitäten hingezogen. Andererseits zeigen Menschen mit manifesten Angsterkrankungen typischerweise ein Vermeidungsverhalten, sodass manifeste Angststörungen unter Bergsteigern letztlich weniger häufig sein dürften als in der Allgemeinbevölkerung (Hüfner et al. 2022).

Kriterien, die für das Vorliegen einer Angsterkrankung sprechen, werden in folgender Auflistung vorgeschlagen:

- unangemessen starke Furcht bzw. Angst und/oder entsprechende körperliche Beschwerden;
- die Symptomatik erzeugt einen deutlichen Leidensdruck;
- überzogene Ängste, Sorgen oder Befürchtungen mit Einschränkung oder Verunmöglichung bestimmter alpinistischer Aktivitäten (Vermeidungsverhalten);
- deutliche Angstsymptome auch außerhalb bzw. im Vorfeld von auslösenden Situationen (Erwartungsangst).

> Angsterkrankungen gehen häufig mit weiteren psychischen Störungen einher (insbesondere depressiven Erkrankungen, Zwangs- und Suchterkrankungen).

Ein Überblick über die diagnostische Klassifikation von Angst- oder Furchtbezogenen Störungen gemäß ICD-11, ▶ Kap. 6, ist in der folgenden Systematik wiedergegeben (BfArM 2024):

- 6B00 Generalisierte Angststörung
- 6B01 Panikstörung
- 6B02 Agoraphobie
- 6B03 Spezifische Phobie
- 6B04 Soziale Angststörung
- 6B05 Trennungsangststörung
- 6C4x.71 Substanzinduzierte Angststörungen
- 6B23 Hypochondrie.

> Angst ist ein Gefahrensignal, das eine kontrollierte oder unkontrollierbare Stressreaktion nach sich ziehen kann. Im idealen Fall wird aus Angst ein lustvolles Spiel, im schlimmsten Fall eine schwerwiegende Krankheit.

46.2 Höhenschwindel und Höhenangst

Die Beziehung zwischen Schwindelgefühl und Angst wird in der Medizin seit der Antike thematisiert (Balaban und Jacob 2001). Bis heute gibt es in der Forschung dazu teils unterschiedliche Zugehensweisen und Interpretationen. Durchgesetzt hat sich die Unterscheidung von zumindest drei Phänomenen: der physiologischen Gleichgewichtsstörung bei Höhenexposition, der visuellen Höhenintoleranz (vHI), und der Höhenangst (Akrophobie) im engeren Sinn (Huppert et al. 2020). Das lustvolle Erleben von Höhenexposition wurde als weitere Reaktionsmöglichkeit auf Höhenexposition beschrieben (Salassa und Zapala 2009). Visuelle Höhenintoleranz und Höhenangst kommen über die Lebensspanne gerechnet bei etwa einem Drittel der Bevölkerung vor (Brandt und Huppert 2014; Huppert et al. 2013). Betroffene erleiden dadurch relevante Einschränkungen der Lebensführung, insbesondere aufgrund von Vermeidungsverhalten. Komorbiditäten mit psychischen Erkrankungen (affektiven Störungen, Angsterkrankungen) und anderen Schwindelsyndromen sind häufig (Huppert et al. 2020), Höhenangst als Störungsbild besitzt Krankheitswert und ist nach DSM-5 und ICD-10 bzw. ICD-11 als spezifische Phobie zu klassifizieren (Falkai et al. 2018; BfArM 2024). Im nichtmedizinischen Kontext bezeichnet Höhenangst hingegen nicht immer einen krankheitswertigen Zustand, sondern ist häufig mit visueller Höhenintoleranz gleichzusetzen. Um hier eine klare Unterscheidung zu treffen, werden physiologische Phänomene bei Höhenexposition und visuelle Höhenintoleranz gemeinsam dargestellt, während Höhenangst als Krankheit einer eigenständigen Betrachtung bedarf. Auf die Möglichkeit eines Lustgewinns im Umgang mit Stress bzw. Angst auslösenden Reizen (Balint 1959) wurde bereits im Rahmen der allgemeinen Darstellung dieser Phänomene eingegangen (► Abschn. 46.1.4).

46.2.1 Physiologische Phänomene bei Höhenexposition und visuelle Höhenintoleranz (vHI)

Höhenschwindel entsteht mit einer leichten Verzögerung innerhalb von Sekunden, wenn feststehende kontrastreiche Objekte in der Peripherie des Sehfeldes wegfallen. Für die Stabilisierung des Körpers sind neben dem vestibulären und propriozeptiven System Wahrnehmungen in der Peripherie der Netzhaut erforderlich. Bei aufrechter Körperposition sind diese Systeme stärker gefordert als im Sitzen oder Liegen, weshalb Höhenschwindel vornehmlich in stehender Position auftritt, insbesondere auf geneigter oder unebener Stehfläche (Salassa und Zapala 2009; Brandt et al. 1980).

Leichte Bewegungen (pendelnd/schwankend) von Kopf und Rumpf sind physiologisch zur Aufrechterhaltung des Gleichgewichtes erforderlich. Bei Auftreten von Höhenschwindel werden diese Bewegungen stärker, sodass durch Destabilisierung des Gleichgewichtempfindens tatsächlich eine erhöhte Absturzgefahr bei alpinen Unternehmungen gegeben sein kann. Symptome und Maßnahmen gegen Höhenschwindel sind in der nachfolgenden Systematik angeführt:

- Symptomatik:
  - Verstärkung physiologischer Pendel- bzw. Schwankbewegungen von Kopf und Rumpf,
  - Destabilisierung des Gleichgewichtssystems,
  - Schwindelgefühl,
  - „Sog“ nach unten bzw. Gefühl, in die Tiefe gezogen zu werden (Übergang zur Höhenangst).
- Verstärkung der Symptome bei
  - Blick in die Tiefe,

- Blick in die Ferne (z. B. Himmel, Wolken, insbesondere wenn sich diese bewegen),
- Fotografieren, Filmen, Blick durch ein Fernglas.

- Hilfreiche Gegenmaßnahmen:
  - Blick nicht in die Ferne oder auf bewegte Objekte richten – Konzentration auf nahe Objekte,
  - kontrastreiche Objekte im seitlichen Blickfeld,
  - Kopfposition aufrecht, Wirbelsäule gerade,
  - möglichst ebener Untergrund,
  - falls vorhanden, bewusstes Abstützen auf den Wanderstöcken,
  - festhalten an einem fixen Objekt oder einer anderen (stehenden) Person,
  - allenfalls hinhocken, hinsetzen oder sogar hinlegen,
  - regelmäßiges Training reduziert in der Regel Höhenschwindel, abhängig von der individuellen Disposition.

Höhenschwindel, oder exakter formuliert eine Scheu vor Tiefen, ist eine angeborene, instinktive Funktion und auch bei vielen Tierarten experimentell nachgewiesen. Eine absolute Höhe, ab der Höhenschwindel auftritt, kann nicht angegeben werden, allerdings spielt die Entfernung zum nächsten sichtbaren Objekt eine entscheidende Rolle.

Durch regelmäßige Exposition lässt der Höhenschwindel in der Regel nach bzw. wird effizient gegenregulatorisch unterdrückt. Dennoch besteht eine gewisse individuelle Disposition, sodass völlige Schwindelfreiheit offenbar nicht von jedem Menschen erreicht werden kann (Domej et al. 2004).

46.2.2 Höhenangst

Höhenangst wird im Sinne einer Angststörung oder Angsterkrankung verstanden und lässt sich im Diagnosemanual der WHO (ICD-11, ▶ Kap. 6) als spezifische Phobie klassifizieren (6B03).

Neurophysiologische Mechanismen der Angstentstehung sowie die Symptomatik von Angst und Stress im Allgemeinen wurden bereits erörtert (◘ Abb. 46.1). Mögliche Gegenstrategien bei Auftreten von Höhenangst sowie mittel- und langfristige therapeutische Optionen zeigt die nachfolgende Auflistung.

Hilfreiche Akutmaßnahmen sind:

- Gegenmaßnahmen wie bei Höhenschwindel.
- Vermitteln von Nähe, Sicherheit, Ruhe, Gelassenheit.
- Nach Möglichkeit die auslösende Situation nicht verlassen, bis die Angst nachlässt.
- Hilfreich können einfache Atem- und Entspannungsübungen sein (Anleitungen hierzu finden sich in spezieller Ratgeberliteratur bzw. sind im Internet frei verfügbar).
- Falls erforderlich, umkehren (wenn möglich „geordneter Rückzug“, keine „Flucht“!).
- Im Extremfall ggf. pharmakologische Intervention: kurz wirksame Benzodiazepine (zur Problematik ▶ Abschn. 46.3).
- Primär- und Sekundärpräventiv: Reduktion begleitender Stressfaktoren, wie z. B. körperliche Überforderung, Übermüdung, Hunger, Durst, Hitze oder Kälte, sozialer Distress, emotionale Belastungen.

Bei starker, wiederholter Angstreaktion und Einschränkung der Lebensqualität (krankhafter Höhenangst) können folgende Möglichkeiten zielführend sein:

- Graduierte selbst geleitete Exposition: Wiederholte Konfrontation mit auslösenden Reizen (Übungen an geeigneten Objekten wie Stühlen, Leitern, Brücken etc.); in der Situation verharren, bis die Angst nachlässt! Anfangs kann es sinnvoll sein, die Übungen im Beisein einer vertrauten Person durchzuführen. Ein einfacher, gut lesbarer Ratgeber ist oft hilfreich. Bei ausbleibender Besserung sollte eine psychotherapeutische Behandlung in Anspruch genommen werden.

- Therapeutisch geleitete Exposition (in vivo oder virtuell): Erfolgreich sind verhaltenstherapeutische Interventionen wie teilnehmendes Modelllernen, wobei der Therapeut bestimmte Übungen demonstriert bzw. diese gemeinsam mit dem Klienten durchführt. Direkte Konfrontationen mit der Gefahrensituation sind in der Regel sehr effizient. Einige Untersuchungen weisen auch auf die Wirksamkeit von Virtuelle-Realität-Exposition bei Höhenangst hin (Bandelow et al. 2021; Emmelkamp et al. 2002).

▪ Langfristige medikamentöse Intervention

Manchmal wird Angst nicht nur durch den spezifischen Stimulus (Höhe) ausgelöst, sondern bereits durch interne Reize wie beispielsweise den Gedanken an die beabsichtigte Tour. Es kommt zu einer Angst vor der Angst (Phobophobie). Des Weiteren treten spezifische Phobien wie die Höhenangst häufig gemeinsam mit anderen Angsterkrankungen auf, wie z. B. Agoraphobie oder generalisierter Angst. Spätestens in diesen Fällen stellt sich die Frage nach einer Medikation mit einem modernen Antidepressivum (Abschn. 46.3).

> Visuelle Höhenintoleranz (vHI) ist ein häufiges Phänomen, welches bei Betroffenen einen relevanten Leidensdruck erzeugen kann. Durch regelmäßiges Training (Exposition) lässt sich die Symptomatik meist günstig beeinflussen. Höhenangst ruft unter Umständen eine ausgeprägte Stressreaktion des Organismus hervor und muss in jedem Fall ernst genommen werden. Spezifische psychotherapeutische oder sogar pharmakologische Interventionen können erforderlich werden.

46.3 Pharmakologische Interventionen bei Angst

Die im Folgenden beschriebenen Psychopharmaka werden allgemein bei Angsterkrankungen eingesetzt und zeichnen sich bei fachgerechter Anwendung in der Regel durch gute Verträglichkeit und Wirksamkeit aus. Generell muss jedoch eine besonders kritische Abwägung dieser Medikamentengruppen angemahnt werden, wenn diese im Rahmen alpinsportlicher Aktivitäten zum Einsatz kommen. Es gibt kaum valide Untersuchungen über mögliche unerwünschte Nebeneffekte in mittleren und großen Höhen. Im Einzelfall kann eine medikamentöse Intervention jedoch durchaus indiziert sein. Die Empfehlungen orientieren sich an der deutschen S3-Leitlinie zur Behandlung von Angststörungen (Bandelow et al. 2021).

46.3.1 Kurzfristige Interventionen

Die medikamentöse Behandlung von Angstzuständen mit Benzodiazepinen (BZD) wird generell aufgrund der weitreichenden Nebenwirkungen bis hin zur Abhängigkeitsentwicklung nicht empfohlen. Benzodiazepine zeigen allerdings bei raschem Wirkungseintritt sehr gute anxiolytische Effekte. In begründeten Ausnahmefällen können Benzodiazepine unter sorgfältiger Abwägung des Nutzen-Risiko-Profils einmalig bzw. so kurzzeitig wie möglich zum Einsatz kommen. Streng zu beachten sind Nebenwirkungen sowie das Abhängigkeitspotenzial.

Mögliche unerwünschte Nebenwirkungen von Benzodiazepinen sind:

- Müdigkeit, Schläfrigkeit,
- Beeinträchtigung von Aufmerksamkeit und Reaktionsvermögen,
- Ataxie,
- muskuläre Schwäche,
- Schwindel,
- Übelkeit,
- Kopfschmerzen,
- anterograde Amnesie (v. a. bei rasch anflutenden BZD),
- paradoxe Wirkung (Agitiertheit, Erregung, Aggressivität, Schlaflosigkeit),
- Abhängigkeitsentwicklung (kann bei regelmäßiger Anwendung bereits nach wenigen Wochen auftreten).

Mögliche sedierende und atemdepressive Effekte stellen insbesondere am Berg und in großen Höhen limitierende Faktoren dar. Schon bei niedriger Dosierung von BZD sind im Rahmen alpinistischer Aktivitäten verringerte Aufmerksamkeit, herabgesetztes Reaktionsvermögen, Ataxie, Apathie und Schwindel besonders zu beachten (Kong 2021). Die Ausprägung möglicher Nebenwirkungen kann individuell sehr unterschiedlich ausfallen.

Infrage kommen wie bei der Behandlung von Angststörungen auf Normalhöhe am ehesten Alprazolam, Lorazepam und Oxazepam in individuell anzupassender, möglichst geringer Dosierung. Es ist nochmals festzuhalten, dass der Einsatz von BZD am Berg nur in äußersten Notsituationen unter Aufsicht durch mit der jeweiligen Substanz vertraute Ärzte gerechtfertigt erscheint. Von einer unkritischen, selbst geleiteten Einnahme ist in jedem Fall abzuraten.

Wirkung und Begleitreaktionen von Benzodiazepinen in großen und mittleren Höhen wurden bislang nicht systematisch evaluiert, es liegen jedoch einige Untersuchungen zum Einsatz von Temazepam als Hypnotikum beim Höhenbergsteigen vor. Die Ergebnisse sind zum Teil kontrovers, insbesondere wegen der deutlichen nächtlichen Hypoventilation kann der Einsatz selbst in dieser Indikation letztlich nicht empfohlen werden (Kong 2021). Neuere Forschungsergebnisse lassen selbst den Einsatz BZD-ähnlicher Substanzen (Zolpidem) aufgrund messbarer kognitiver und posturaler Auswirkungen am Folgetag sehr kritisch erscheinen (Bouzat et al. 2018).

46.3.2 Langfristige Interventionen

Zur medikamentösen Behandlung von Angstzuständen werden vornehmlich die selektiv serotonergen Substanzen Citalopram, Escitalopram, Paroxetin und Sertralin, sowie das dual (serotonerg und noradrenerg) wirksame Venlafaxin empfohlen.

Die Wirklatenz ab Beginn der regelmäßigen Einnahme beträgt meist mehrere Wochen. In der Anfangsphase treten gehäuft Nebenwirkungen sowie manchmal auch verstärkt Angstbeschwerden auf. Eine langsame Auftitrierung zur Dosisoptimierung, idealerweise unter Einbeziehung einer Plasmaspiegelbestimmung, kann erforderlich sein.

Der Einsatz dieser Medikamente sollte in ein Gesamtbehandlungskonzept eingebunden werden, das neben psychoedukativen Elementen eine begleitende Psychotherapie enthält. Eine derartige Behandlung ist daher in der Regel von einem Spezialisten (Facharzt für Psychiatrie und Psychotherapie) zu leiten.

Interessant ist die Frage, ob bei regelmäßiger Einnahme von Präparaten aus dieser Medikamentengruppe besondere Risiken am Berg entstehen können. Die Datenlage ist jedoch unzureichend, um eine fundierte Aussage tätigen zu können. Allerdings bestehen keine augenscheinlichen Gründe, weshalb vor oder während einer alpinistischen Unternehmung ein bereits etabliertes, gut wirksames und verträgliches Präparat abgesetzt werden sollte. Umgekehrt wäre ein unkritisches Absetzen als risikoreich einzustufen, da in diesem Fall neben

Absetzphänomenen mit dem Wiederauftreten von Angstsymptomen zu rechnen ist.

> Psychopharmaka sind generell im Bergsport nicht kontraindiziert, jedoch nur von erfahrenen Ärzten unter besonders kritischer Prüfung möglicher Nebeneffekte anzuwenden. Bereits etablierte Behandlungen mit SSRIs und SNRIs, die als wirksam eingestuft wurden und bislang zu keinen relevanten UAW geführt hatten, sollten jedoch nicht unkritisch vor alpinistischen Unternehmungen abgesetzt werden.

46.4 Stress, Angst und die akute Höhenkrankheit

Neben der Geschwindigkeit des Anstiegs und der absolut erreichten Höhe wird eine „individuelle Prädisposition" für die Wahrscheinlichkeit des Auftretens der akuten Höhenkrankheit („acute mountain sickness", AMS) verantwortlich gemacht (Roach et al. 2018). Wie diese individuelle Prädisposition charakterisiert werden kann, ist allerdings bis heute nicht klar. Selbst die pathophysiologischen Mechanismen, die zum Auftreten einer AMS führen, scheinen vielfältig und individuell unterschiedlich zu sein (Berger et al. 2020).

Vielfach wurden Angstphänomene bzw. Stressfaktoren mit der Entstehung der akuten Höhenkrankheit in Verbindung gebracht (Missoum et al. 1992; Waanders 2010; Boos et al. 2018; Gatterer et al. 2019; Hüfner et al. 2022). Allerdings sind auch diesbezüglich die Ergebnisse nicht konsistent und teils widersprüchlich (Niedermeier et al. 2017). Auch der Versuch, den Sauerstoffpartialdruck selbst mit der Entstehung einer AMS in Beziehung zu setzen, führte zu unterschiedlichen Interpretationen (Burtscher et al. 2019; Berger et al. 2020). Jedenfalls stellt ein Mangel an Sauerstoff einen der stärksten denkbaren Stressoren für den Organismus dar (Klein 1993), und Hypoxie ist nach allgemeiner Ansicht ein wesentlicher und notwendiger auslösender Faktor von AMS.

Aktuelle Forschungsansätze verfolgen Hypoxie-induzierte Veränderungen auf diversen systemischen wie molekularen Ebenen. Stressrelevante Steuermechanismen wie beispielsweise die Hypothalamus-Hypophysen-Nebennierenrinden-Achse sind bei Hypoxie ebenso betroffen wie verschiedene Neurotransmittersysteme oder inflammatorische Prozesse (Burtscher et al. 2022). Veränderungen an Transkriptionsfaktoren, mitochondrialen Funktionen und Redox-Systemen spielen ebenfalls eine Rolle (Mallet et al. 2023). Überlappungen mit den Pathomechanismen von Angst und Stress, aber auch affektiven und neurodegenerativen Erkrankungen sind augenscheinlich (Burtscher et al. 2022). Inwieweit diese Erkenntnisse praktisch nutzbare Konsequenzen zur Prophylaxe und Therapie der AMS hervorbringen werden, bleibt allerdings abzuwarten.

> Hypoxie stellt zweifellos einen starken Stressor für den Organismus dar. Stress und Angstphänomene stehen mit der akuten Höhenkrankheit in Zusammenhang, die genauen Mechanismen bleiben jedoch weiterhin unklar. Konkrete Maßnahmen zu Prophylaxe und Therapie von AMS können – abgesehen von den allgemein bekannten Verhaltensmaßnahmen und medikamentösen Möglichkeiten – zurzeit daraus noch nicht abgeleitet werden.

Fazit

Angst ist ein umfassendes Phänomen und lässt sich auf biologischer Ebene mit Konzepten der neuroendokrinen Stressantwort beschreiben. Ob diese Stressantwort für das Individuum konstruktive oder destruktive Auswirkungen hat, hängt insbesondere vom komplexen Prozess der inneren Bewertung der angstauslösenden Stimuli ab.

Bergsport stellt ein hervorragendes Medium zum Training von Angst- bzw. Stressbewältigung dar. Dies dürfte einerseits für viele Bergsteiger ein oft unbewusstes, aber wesentliches Motiv für ihre alpinistischen Aktivitäten sein. Andererseits kann ein „Zuviel" an Angst zu einem ernsthaften Problem am Berg werden und sofortige Gegenstrategien erforderlich machen. Diese bestehen zunächst in Verhaltensmaßnahmen, evtl. in seltenen Ausnahmefällen auch in pharmakologischen Interventionen. Längerfristig sollen bei krankheitswertigen Angststörungen psychotherapeutische sowie pharmakologische Möglichkeiten ausgeschöpft werden.

Zu Epidemiologie und Bedeutung des (erstmaligen) Auftretens klinisch relevanter Angsterkrankungen am Berg gibt es kaum gesicherte Erkenntnisse; ebenso wurde bislang der Einsatz medikamentöser oder psychotherapeutischer Maßnahmen in großen Höhen nur unzureichend untersucht.

Die akute Höhenkrankheit resultiert aus einem komplexen Gefüge von Hypoxie und verschiedenen individuellen Faktoren, unter denen Angst und Stress eine Rolle spielen. Konkrete prophylaktische oder therapeutische Maßnahmen, die über die allgemeinen Empfehlungen (► Kap. 7) hinausgehen, lassen sich aus dem derzeitigen Wissensstand (noch) nicht ableiten.

Literatur

Aufmuth U (1988) Zur Psychologie des Bergsteigens. Fischer, Frankfurt a. M.

Balaban CD, Jacob RG (2001) Background and history of the interface between anxiety and vertigo. J Anxiety Disord 15(1–2):27–51

Balint M (1959) Thrills and regressions. The Hogarth Press, London

Bandelow B, Aden I, Alpers GW, Benecke A, Benecke C, Deckert J et al. Deutsche S3-Leitlinie Behandlung von Angststörungen. Version 2 (2021). Online verfügbar unter ► www.awmf.org/leitlinien/detail/ll/051-028.html. Zugegriffen: 5. Jan 2024

Bandelow B, Michaelis S (2015) Epidemiology of anxiety disorders in the 21st century. Dialogues Clin Neurosci 17(3):327–335

Berger MM, Sareban M, Bärtsch P (2020) Acute mountain sickness: Do different time courses point to different pathophysiological mechanisms? Journal of applied physiology (Bethesda, Md.: 1985) 128(4):952–959

BfArM (Bundesinstitut für Arzneimittel und Medizinprodukte) ICD-11 in Deutsch – Entwurfsfassung. Online verfügbar unter ► https://www.bfarm.de/DE/Kodiersysteme/Klassifikationen/ICD/ICD-11/uebersetzung/_node.html. Zugegriffen: 5. Jan 2024

Boos CJ, Bass M, O'Hara JP, Vincent E, Mellor A, Sevier L et al (2018) The relationship between anxiety and acute mountain sickness. PLoS ONE 13(6):e0197147

Bouzat P, Séchaud G, Banco P, Davranche K, Casini L, Baillieul S et al. (2018) The effect of zolpidem on cognitive function and postural control at high altitude. Sleep 41(10)

Brandt T, Arnold F, Bles W, Kapteyn TS (1980) The mechanism of physiological height vertigo. I. Theoretical approach and psychophysics. Acta oto-laryngologica 89(5–6):513–523

Brandt T, Huppert D (2014) Fear of heights and visual height intolerance. Curr Opin Neurol 27(1):111–117

Breeze C, Medvedev ON, Cervin M, Sutton A, Barcaccia B, Couyoumdjian A et al (2024) Unique contributions of anxiety, stress and depression to immunity: A cross-cultural investigation. Journal of Affective Disorders Reports 15:100699

Burtscher J, Niedermeier M, Hüfner K, van den Burg E, Kopp M, Stoop R et al (2022) The interplay of hypoxic and mental stress: Implications for anxiety and depressive disorders. Neurosci Biobehav Rev 138:104718

Burtscher M, Philadelphy M, Gatterer H, Burtscher J, Faulhaber M, Nachbauer W, Likar R (2019) Physiological Responses in Humans Acutely Exposed to High Altitude (3480 m): Minute Ventilation and Oxygenation Are Predictive for the Development of Acute Mountain Sickness. High Alt Med Biol 20(2):192–197

Cannon WB (2015) Bodily changes in pain, hunger, fear, and rage. An account of researches into the function of emotional excitement. D. Appleton and Company, New York

Dhabhar FS (2014) Effects of stress on immune function: the good, the bad, and the beautiful. Immunol Res 58(2–3):193–210

Emmelkamp PMG, Krijn M, Hulsbosch AM, Vries S, Schuemie MJ, van der Mast CAPG (2002) Virtual reality treatment versus exposure in vivo: a comparative evaluation in acrophobia. Behav Res Ther 40(5):509–516

Esch T (2012) Die Neurobiologie des Glücks. Thieme, Stuttgart

Fagenholz PJ, Murray AF, Gutman JA, Findley JK, Harris NS (2007) New-onset anxiety disorders at high altitude. Wild Environ Med 18(4):312–316

Falkai P, Wittchen HU, Döpfner M, Gaebel W, Maier W, Rief W et al (Hrsg) (2018) Diagnostisches und statistisches Manual psychischer Störungen DSM-5®. American Psychiatric Association. 2, korrigierte. Hogrefe, Göttingen

Frankl V (1993) Bergerlebnis und Sinnerfahrung. Tyrolia, Innsbruck

Gatterer H, Bernatzky G, Burtscher J, Rainer M, Kayser B, Burtscher M (2019) Are Pre-Ascent Low-Altitude Saliva Cortisol Levels Related to the Subsequent Acute Mountain Sickness Score? Observations from a Field Study. High Alt Med Biol 20(4):337–343

Hüfner K, Caramazza F, Pircher N, Evelyn R, Stawinoga AE, Fusar-Poli P, Bhandari SS et al (2022) Association of Pre-existing Mental Health Conditions with Acute Mountain Sickness at Everest Base Camp. High Alt Med Biol 23(4):338–344

Hüther G (1997) Biologie der Angst. Vandenhoeck & Ruprecht, Göttingen

Huppert D, Grill E, Brandt T (2013) Down on heights? One in three has visual height intolerance. J Neurol 260(2):597–604

Huppert D, Wuehr M, Brandt T (2020) Acrophobia and visual height intolerance: advances in epidemiology and mechanisms. J Neurol 267(Suppl 1):231–240

Ilacqua A, Izzo G, Emerenziani GP, Baldari C, Aversa A (2018) Lifestyle and fertility: the influence of stress and quality of life on male fertility. Reproductive biology and endocrinology RB&E 16(1):115–126

Klein DF (1993) False suffocation alarms, spontaneous panics, and related conditions. An integrative hypothesis. Archives of general psychiatry 50(4):306–317

Kong F (2021) Sleep Disorder at High Altitude. In: Fabian H. Rossi und Nina Tsakadze (Hg.): Updates in Sleep Neurology and Obstructive Sleep Apnea: IntechOpen, London

Lahousen T, Kapfhammer HP (2018) Anxiety disorders – clinical and neurobiological aspects. Psychiatr Danub 30(4):479–490

Lazarus R, Folkman S (1984) Stress, appraisal and coping. Springer, New York

Mallet RT, Burtscher J, Pialoux V, Pasha Q, Ahmad Y, Millet GP, Burtscher M (2023) Molecular Mechanisms of High-Altitude Acclimatization. International journal of molecular sciences 24(2)

Mason JW (1971) A re-evaluation of the concept of „nonspecificity“ in stress theory. J Psychiat Res 8(3):323–333

McEwen BS (2007) Physiology and neurobiology of stress and adaptation: central role of the brain. Physiol Rev 87(3):873–904

Missoum G, Rosnet E, Richalet JP (1992) Control of anxiety and acute mountain sickness in Himalayan mountaineers. Int J Sports Med 13(Suppl 1):37–39

Niedermeier M, Waanders R, Menz V, Wille M, Kopp M, Burtscher M (2017) Is acute mountain sickness related to trait anxiety? A normobaric chamber study. Physiol Behav 171:187–191

Palomba S, Daolio J, Romeo S, Battaglia FA, Marci R, La Sala GB (2018) Lifestyle and fertility: the influence of stress and quality of life on female fertility. Reproductive biology and endocrinology RB&E 16(1):113–124

Roach RC, Hackett PH, Oelz O, Bärtsch P, Luks AM, MacInnis MJ, Baillie JK (2018) The 2018 Lake Louise Acute Mountain Sickness Score. High Alt Med Biol 19(1):4–6

Salassa JR, Zapala DA (2009) Love and fear of heights: the pathophysiology and psychology of height imbalance. Wild Environ Med 20(4):378–382

Selye H (1946) The general adaptation syndrome and the diseases of adaptation. J Clin Endocrin Metabol 6(2):117–230

Selye H (1956) The stress of life. McGraw-Hill, New York

Selye H (1975) Confusion and controversy in the stress field. J Human Stress 1(2):37–44

Waanders R (2010) „CO2PING“: Acute Mountain Sickness. Stress and the Role of the Right Cerebral Hemisphere Medicina Sportiva 14(1):28–33

Ausblick

Neue Technologien in der Alpin- und Höhenmedizin

Michiel J. van Veelen und Hermann Brugger

Inhaltsverzeichnis

M. M. Berger et al. (Hrsg.), *Alpin- und Höhenmedizin*,
https://doi.org/10.1007/978-3-662-69578-4_47

47

Trailer

Neuartige telemedizinische Technologien können den Informationsaustausch zwischen Patienten und Arzt in unzugänglichen und abgelegenen Bergregionen verbessern und zu einer frühen Diagnose führen. Drohnen können zur Personensuche und zum Transport von medizinischem Gerät eingesetzt werden und den Beginn einer gezielten Therapie beschleunigen.

Die Einführung neuartiger Technologien wirft neue ethische und rechtliche Fragen auf, z. B. der Betrieb von Drohnen im gemeinsamen Luftraum, die internationale medizinische Haftung bei telemedizinischer Beratung und die Qualitätskontrolle bei Anwendungen wie Point-of-Care Ultrasound (POCUS), z. B. durch Zertifizierung und Bildspeicherung.

47.1 Drohnen in der Bergmedizin

Unbemannte Flugsysteme (Unmanned Aerial Vehicles, UAV), auch Drohnen genannt, sind kleine Fluggeräte, die entweder von einem Piloten am Boden gesteuert werden oder autonom fliegen. Drohnen sind in den letzten Jahren aufgrund des technischen Fortschritts und der gesunkenen Kosten weit verbreitet worden. Zahlreiche Bergrettungsorganisationen haben sich für den Einsatz von Drohnen entschieden. Drohnen bieten einen Überblick aus der Vogelperspektive und können große Suchgebiete abdecken, ohne die Flugbesatzung zu gefährden. Sie können auch Nutzlasten transportieren und Kommunikation herstellen, was zu einer schnelleren Behandlung von Patienten in Gebirgsregionen führen kann.

47.1.1 Personensuche

Drohnen können mit hochauflösenden Kameras, ultrasensitiven Sensoren und Wärmekameras in kurzer Zeit große Flächen absuchen und so die Effizienz einer Vermisstensuche verbessern. Die von Drohnen aufgenommenen Videobilder werden in Echtzeit an einen Piloten oder an die Einsatzleitstellen weitergeleitet. Sie liefern ein aktuelles Bild von der Situation und den aktuellen Bedingungen im Gelände und ermöglichen eine zielgenaue Ortung der gesuchten Person, wodurch der Zeit- und Arbeitsaufwand für bodengestützte Suchaktionen in schwer überschaubarem Gelände reduziert wird. Dies führt zu einer Verringerung des behandlungsfreien Intervalls bei Such- und Rettungseinsätzen (van Veelen et al. 2023).

47.1.2 Alpiner Massenanfall von Verletzten (MANV) und Triage

Drohnen können bei der Bewältigung von Großereignissen einen Überblick über die Gesamtsituation verschaffen, was bei der Triage behilflich sein kann. Eventuelle Gefahren können so rechtzeitig erkannt und die Sicherheit der Retter verbessert werden, und zwar mit geringen Betriebskosten und ohne eine Flugbesatzung zu gefährden (Abrahamsen et al. 2015). Ein aktuelles Beispiel war der Einsatz von Drohnen nach dem Gletscherabbruch der Marmolata in den italienischen Dolomiten, bei dem die Suche nach Überlebenden auch nach Einbruch der Dunkelheit mit Wärmebildkameras aus der Luft fortgesetzt werden konnte (Puetz 2022). Durch videobasierte Fotoplethysmografie mit Messung der Herz- und Atemfrequenz können Drohnen die Triage aus der Ferne unterstützen (Al-Naji et al. 2017).

47.1.3 Transport von medizinischer Ausrüstung

Medizinische Kits mit Erste-Hilfe-Ausrüstung wurden bereits erfolgreich von Drohnen per Fallschirm in Gebirgsregionen abgeworfen (van Veelen et al. 2023). In mehreren Studien und Pilotprojekten wurden halbautomatische Defibrillatoren (AEDs) in städtische Gebieten durch autonome Drohnenflüge zum Notfallort eines Herzstillstands gebracht, was im Jahr 2022 zum ersten Mal dazu führte, dass ein Patient einen Herzstillstand durch einen Drohnentransport mit zeitgerechter Defibrillation überlebte. Der AED wurde nach der Landung von Umstehenden bedient (Schierbeck et al. 2022). Eine Simulationsstudie in einem stark besuchten Gebirgsgebiet (◘ Abb. 47.1) hat jetzt auch gezeigt, dass die Zeit bis zur Defibrillation kürzer ist, wenn ein AED mit einer Drohne transportiert wird als mit einem Hubschrauber oder wenn ein öffentlich zugänglicher Defibrillator von einem Laien zu Fuß geholt wird. (van Veelen 2023).

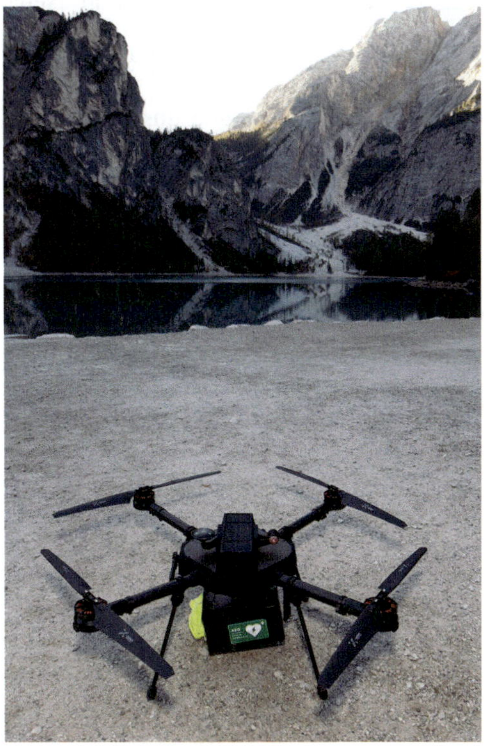

◘ **Abb. 47.1** Startbereite Drohne mit AED am Ufer des Pragser Wildsees, Südtirol, Italien. (van Veelen 2023; © Eurac Research, Andrea De Giovanni)

47.1.4 Kommunikation

Die Kommunikation ist in gebirgigem Gelände oft eine Herausforderung, v. a. wenn es keine Mobilfunk- oder Radioverbindung gibt. Drohnen können als Funkrelais oder Wi-Fi-Hotspots dienen und die Kommunikation und Koordination zwischen den Rettungskräften und Einsatzzentralen erleichtern (McRae et al. 2021). Darüber hinaus können sie eine Kommunikation mit einem entfernten Arzt herstellen, um Begleitpersonen oder Rettungskräfte über Funk oder Satellit medizinisch zu beraten (van Veelen et al. 2023).

47.1.5 Herausforderungen für die Zukunft

Die größten Hindernisse für einen Drohneneinsatz sind gesetzliche Auflagen, Beschränkungen der Batterielebensdauer und der Flugdauer, Abhängigkeit von Wetterbedingungen und die Notwendigkeit einer speziellen Ausbildung für Drohnenpiloten. Durch die ständige Verbesserung der Drohnentechnologie, insbesondere von Batterieleistung, Haltbarkeit und autonomer Navigation, können diese Herausforderungen jedoch teilweise gemeistert werden. Die Anwendung künstlicher Intelligenz wird Drohnen künftig in die Lage versetzen, autonom durch komplexes Gelände zu navigieren, in Not geratene Personen zu identifizieren und sogar fortgeschrittene medizinische Untersuchungen und Eingriffe aus der Ferne durchzuführen (Brugger et al. 2021). Darüber hinaus kann die Verbindung von Telemedizin mit dem Einsatz von Drohnen medizinische Fachkräfte in die Lage versetzen, aus der Ferne Hilfe zu leisten.

Fluggenehmigungen im gemeinsam genutzten Luftraum sind nach wie vor ein limitierender Faktor. Rechtliche Rahmenbedingungen schränken die Vergabe von Fluggenehmigungen ein, insbesondere wenn es um autonome Flüge geht. Dies schränkt derzeit den Einsatz von Drohnen im organisierten Rettungswesen und v. a. den gleichzeitigen Einsatz von Drohnen und Rettungshubschraubern ein. Rechtsvorschriften zur Flugüberwachung und die gemeinsame Nutzung des Luftraums befinden sich in der Entwicklung, hängen jedoch v. a. davon ab, ob es eine internationale gemeinsame Regelung geben wird.

47.2 Telemedizin in der Alpinmedizin

Telemedizin ist die Bereitstellung von Gesundheitsfürsorge aus der Ferne. Ziel der Telemedizin ist die Diagnose, Überwachung und Behandlung von Patienten durch Telekommunikationstechnologien. In Gebirgsregionen kann es für Patienten schwierig sein, einen Arzt oder eine Klinik zu erreichen. Auch bei Bergfahrten und Expeditionen kann nicht erwartet werden, dass immer ein Arzt zur Verfügung steht. Und nicht zuletzt können auch in den Alpen terrestrische Rettungsteams, die aus Sanitätern und Bergrettern bestehen, die Vorteile der Telemedizin nutzen, wenn kein Bergrettungsarzt verfügbar ist. Am Körper getragene Sensoren und tragbare Geräte ermöglichen die (kontinuierliche) Erfassung und Übertragung von Vitaldaten wie Herzfrequenz, Blutdruck, Sauerstoffsättigung, Temperatur und EKG. Die Daten können über eine Mobilfunk- oder Satellitenverbindung an entfernte Ärzte übertragen werden. Da die Datenübertragungsraten der Kommunikationsnetze zugenommen haben, sind Live-Bilder und Videoübertragungen weltweit möglich.

Im Aostatal in den italienischen Alpen wurde die telemedizinische Betreuung von Berghütten durch Krankenhausärzte mit Übertragung von Vitaldaten in Kombination mit einer Videoübertragung bereits erfolgreich eingesetzt (Martinelli et al. 2020; ◘ Abb. 47.2). Über dieselbe Plattform konnte in der Khumbu-Region in Nepal ein Sherpa mit schwerer Ateminsuffizienz medizinisch versorgt werden, was beweist, dass die Entfernung kein limitierender Fak-

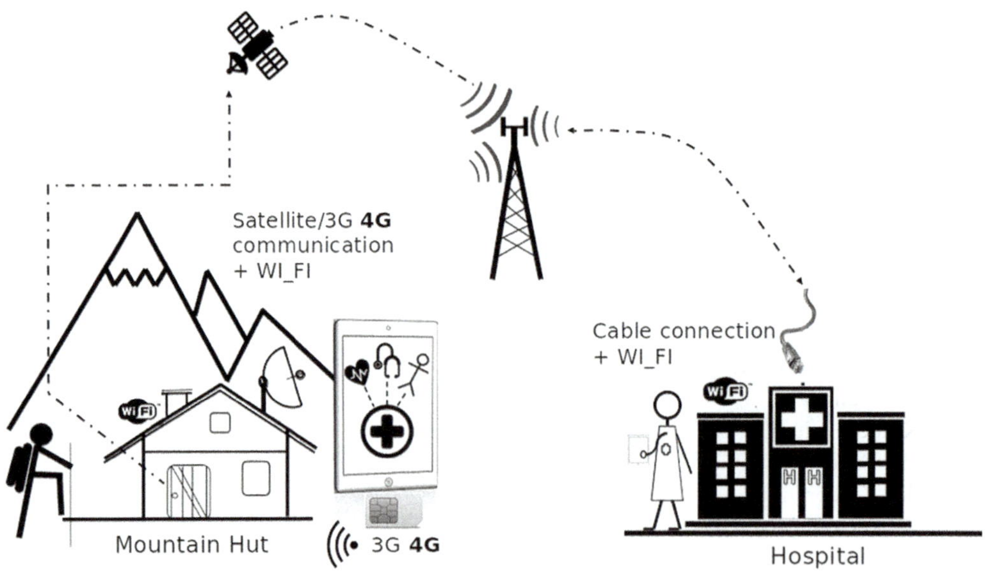

◘ **Abb. 47.2** Das Verbindungsschema für die drahtlose und ferngesteuerte telemedizinische Beratung in Aosta. (Aus Martinelli et al. 2022, mit freundl. Genehmigung)

tor für eine telemedizinische Versorgung ist und diese auch in der Expeditionsmedizin erfolgreich eingesetzt werden kann. Die ferngesteuerte Durchführung einer Thorax-Ultraschalluntersuchung wurde in einer Höhe von 6400 m dokumentiert. Dabei wurde eine Satellitenverbindung aus dem Advanced Base Camp am Mount Everest mit einem Experten hergestellt, welcher den Thorax-Ultraschall aus der Ferne leitete und beurteilte (Otto et al. 2009).

Bei Bergläufen und Höhentrainings kann die Überwachung durch intelligente Sensoren in Kleidung oder Brustbändern erfolgen. Sie liefert wichtige Informationen zur medizinischen Überwachung und zur Prävention von Überlastungen, ohne die sportliche Leistung zu beeinträchtigen. So konnten Everest-Besteiger aus der Ferne und in Echtzeit durch kontinuierliche EKG-Aufzeichnung und GPS-Ortung per Satellitenübertragung während des gesamten Auf- und Abstiegs sowie im Schlaf überwacht werden (Kao et al. 2013; Di Rienzo et al. 2010). Die Daten von tragbaren Geräten können auch von Smartphones aufgezeichnet und gespeichert werden.

Spezielle Sensoren wurden zur Diagnose von Unterkühlung entwickelt. Die Hauttemperatur kann durch Hautsensoren, die Kerntemperatur durch die orale Einnahme einer Kapsel überwacht werden, welche für eine begrenzte Zeit im Körper verweilt und telemetrisch die Temperaturdaten nach außen übermittelt. Neuartige, nichtinvasive Ohrsensoren (mit Wärmeisolierung) werden zur Messung der Trommelfelltemperatur eingeführt, die eine starke Korrelation zur Kerntemperatur aufweist. Gleichzeitig können auch die Herzfrequenz und die Sauerstoffsättigung gemessen werden. Diese Aufzeichnungen sind entscheidend für die Behandlung und Triage von Lawinenverschütteten und von Patienten mit akzidenteller Unterkühlung und können drahtlos an einen Monitor oder ein Smartphone übertragen werden. Die telemedizinische Übertragung von Bildern von Erfrierungen steht in England und auch in den Alpen rund um die Uhr zur Verfügung, um Experten in die Lage zu versetzen, sowohl Patienten als auch behandelnde Ärzte aus der Ferne zu beraten. Eine solche 24/7-Hotline, ähnlich wie das Divers Alert Network (DAN), wäre auch für die Behandlung von Höhenkrankheiten von Trekkern und Bergsteigern wünschenswert.

Es gibt jedoch nach wie vor rechtliche Bedenken gegen die telemedizinische Fernbetreuung. So ist beispielsweise in bestimmten Rechtssystemen die Verschreibung von Arzneimitteln an Patienten ohne vorherigen persönlichen Kontakt nicht erlaubt. Ein weiteres Problem ist der rechtliche Schutz der Person, welche die Betreuung von Patienten nach einer telemedizinischen Beratung durchführt, z. B. eines Bergführers oder Bergretters, wenn es sich um nichtmedizinisches Personal handelt. Zahlreiche rechtliche Fragen zur Kompetenz und Zuständigkeit von Ärzten, die grenzüberschreitend arbeiten, aber nicht in den Berufsverbänden des Landes, wo die Behandlung stattfindet, registriert sind, und die Zuständigkeit im Falle eines Rechtsanspruchs, sind unklar. Als Richtschnur wird empfohlen, die unten aufgeführten rechtsmedizinischen Grundsätze zu berücksichtigen, die zum Thema Telemedizin in der Expeditionsmedizin von Szwaraski und Hillebrandt (2018) veröffentlicht wurden.

Rechtsmedizinische Grundsätze zur Telemedizin bei Expeditionen (Szwaraski und Hillebrandt 2018)

- Das mit der Expedition verbundene Risiko sollte allen Parteien bekannt sein.
- Der Umfang der telemedizinischen Tätigkeit sollte im Voraus festgelegt werden.
- Lokale oder nationale gesetzliche Regelungen zur Telemedizin sollten befolgt werden.

- Bei kommerziellen Expeditionen sollte vor der Expedition eine medizinische Triage zur Risikobewertung durchgeführt werden.
- Bei kommerziellen Expeditionen trägt der Veranstalter die Verantwortung, daher sollte die Zustimmung zur Weitergabe medizinischer Informationen der Teilnehmer an den Veranstalter eingeholt werden.
- Ärzte sollten nur im Rahmen ihrer Kompetenz handeln.
- Die Zustimmung sollte auch dann eingeholt werden, wenn andere in den Informationsaustausch einbezogen werden.
- Einschränkungen, die sich aus dem Fehlen eines direkten Kontakts ergeben, sollten transparent kommuniziert werden.
- Andere, die im Auftrag eines Arztes handeln (z. B. Expeditionsleiter), sollten dies im besten Interesse des Patienten und mit dessen Zustimmung tun.
- Klinische Aufzeichnungen sollten nach den Standards der persönlichen Datensicherheit geführt und aufbewahrt werden.
- Die Kommunikationsausrüstung sollte angemessen gewartet werden.
- Die Ausübung der Telemedizin sollte einer Evaluierung und kontinuierlichen beruflichen Weiterentwicklung unterliegen.

47.3 Point-of-Care Ultrasound in der Alpinmedizin

Point-of-Care Ultrasound (POCUS) ist im Krankenhaus von unbestreitbarem Wert, insbesondere in der Notaufnahme und auf der Intensivstation zur raschen Beurteilung akuter und kritischer Patienten mit Trauma, Dyspnoe oder Schock sowie zur bettseitigen ärztlichen Überwachung von lebenswichtigen Parametern. Aktuelle technologische Entwicklungen haben dazu geführt, dass tragbare, kostengünstige Geräte in die Hände von medizinisch ausgebildetem Rettungspersonal gelangen. Dies hat die Möglichkeiten verbessert, Patienten prähospital rasch und zuverlässig zu beurteilen.

Bodengebundene Notärzte, Flugrettungsärzte und medizinisches Rettungspersonal betreuen schwer kranke und verletzte Patienten häufig in unwegsamem Gelände, wo die Ressourcen begrenzt sind und unter zeitkritischen Bedingungen notfallmedizinische Eingriffe bereits vor dem Transport und Eintreffen im Schockraum erforderlich sein können. POCUS bietet Bildgebung in Echtzeit und damit die Informationen für eine rasche Diagnose und Beurteilung der Dringlichkeit, um die optimale Zieleinrichtung für den Transport zu definieren. So kann beispielsweise ein beatmeter Traumapatient mit einem Pneumothorax während eines Flugtransportes hämodynamische Probleme bekommen oder sogar einen Herzstillstand erleiden, wenn der Pneumothorax nicht vorher entlastet wird.

Auf einer Expedition in großer Höhe können Ärzte mit Patienten konfrontiert werden, die unter Atembeschwerden leiden. Die Unterscheidung zwischen verschiedenen Ursachen wie einem Höhenlungenödem (HAPE), einer Pneumonie oder anderen Krankheiten kann durch gezielte POCUS-Untersuchungen unterstützt werden (Yang et al. 2018). Dies führt zu einer zuverlässigen Differenzialdiagnose, die eine gezielte Behandlung oder Evakuierung ermöglicht. Die Diagnose der akuten Höhenkrankheit (AMS) und des Höhenhirnödems (HACE) kann durch eine Ultraschalluntersuchung des Nervus opticus unterstützt werden (Lochner et al. 2015). Ultraschallbilder oder sogar Live-Untersuchungen können von Ärzten aus der Ferne überwacht werden, wodurch POCUS in den Bereich der Telemedizin rückt. In diesem Abschnitt werden allgemeine Protokolle und Anwendungen für POCUS in der prähospitalen Notfallmedizin und in der Expeditionsmedizin beschrieben. Wie bei jeder neuen klinischen Anwendung sind eine angemessene Ausbildung, die Zulassung der Geräte und die Datensicherheit bei der Speicherung von Bildern wichtige Aspekte, die berücksichtigt werden müssen.

47.3.1 POCUS in der prähospitalen Notfallmedizin

In Gefahrensituationen, bei technischen Bergungen und in unwegsamem Gelände sollten ausgedehnte Untersuchungen den Transport eines Patienten nicht verzögern. Für die Entscheidungsfindung ist es daher ratsam, standardisierte Protokolle für den Untersuchungsgang und klare Richtlinien für die Befundinterpretation zu verwenden (Bøtker et al. 2018). POCUS ist in der Notfallmedizin auf dem Vormarsch, und es gibt immer mehr Berichte über seinen Einsatz. Eine kürzlich durchgeführte prospektive Studie bei einem HEMS-Operator ergab, dass POCUS-Untersuchungen bei mehr als einem Drittel der Patienten durchgeführt wurden und bei fast der Hälfte von ihnen therapeutische Konsequenzen hatten (Vianen et al. 2023).

E-FAST (Extended Focused Assessment with Sonography for Trauma)

E-FAST ist ein Protokoll, das für die schnelle Beurteilung von Traumapatienten entwickelt wurde (van der Weide 2019). Dabei werden verschiedene Körperregionen auf Anzeichen für innere Verletzungen untersucht. In der Subkostalansicht wird das Abdomen auf freie Flüssigkeit untersucht, die auf innere Blutungen hinweisen kann (◘ Abb. 47.3). Bei der Herzuntersuchung wird der Perikardraum auf einen Erguss untersucht, während bei der Thoraxuntersuchung ein Pneumothorax festgestellt werden kann. Dieses Protokoll beschleunigt und verbessert die Traumabeurteilung und trägt zu einer frühzeitigen Intervention und optimalen Wahl der Zieleinrichtung bei.

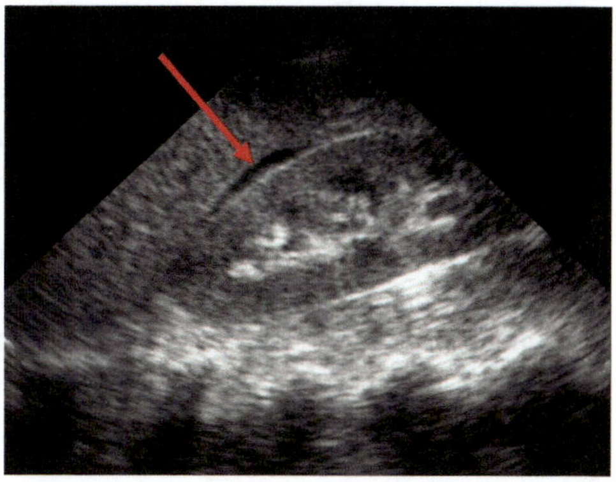

◘ Abb. 47.3 Ultraschalluntersuchung der rechten Abdomenseite zeigt freie Flüssigkeit in der Morison-Grube (Recessus hepatorenalis) zwischen Leber und rechter Niere *(roter Pfeil)* im Rahmen der E-FAST-Untersuchung. (© M. J. van Veelen)

RUSH (Rapid Ultrasound in Shock)

RUSH ist auf Patienten im Schockzustand zugeschnitten (Perera et al. 2010). Sie umfasst eine standardisierte Untersuchung von Herz, Lunge und unterer Hohlvene, um die Art des Schocks (hypovoläm, kardiogen, distributiv oder obstruktiv) zu bestimmen. Die RUSH-Untersuchung ermöglicht das sofortige Erkennen von Hypovolämie, Pneumothorax oder Herztamponade, sodass darauf unmittelbar reagiert werden kann. Da es sich um ein umfassendes Protokoll handelt, sind Schulung und Erfahrung entscheidend für seine erfolgreiche Umsetzung, v. a. unter widrigen prähospitalen Verhältnissen.

BLUE (Bedside Lung Ultrasound in Emergency)

Das BLUE-Protokoll wurde entwickelt, um die Ursachen von Atemnot wie Lungenödem, Pleuraerguss, Pneumonie, Lungenembolie oder Pneumothorax zu erkennen (Lichtenstein 2014). Drei standardisierte Ansichten der Lunge auf beiden Seiten des Brustkorbs können das Vorhandensein von horizontalen oder vertikalen Artefakten (A- oder B-Linien), Konsolidierungen und Lungengleiten aufzeigen. Der Algorithmus hilft dabei, eine Diagnose auf der Grundlage der kombinierten Befunde in diesen Ansichten mehr oder weniger wahrscheinlich zu machen.

47.3.2 POCUS in der Expeditionsmedizin

In der Höhenmedizin ist POCUS ein wertvolles diagnostisches Instrument für den Expeditionsarzt. Neben der Unterstützung bei der Beurteilung kritischer Patienten kann es die Diagnose von muskuloskelettalen Verletzungen wie Knochenbrüchen und Luxationen, von abdominalen Problemen wie einer Appendizitis oder Hernie, Hautproblemen wie Abszessen, urologischen Problemen wie einer Hodentorsion, oder auch die Diagnose einer Schwangerschaft erleichtern (Canepa et al. 2019). Die Bestätigung oder der Ausschluss dieser Diagnosen kann bei der Entscheidung helfen, den Patienten frühzeitig zu evakuieren oder vorerst zu beobachten. Abgesehen von diesen internistischen und traumatologischen Erkrankungen gehen Expeditionsteilnehmer in extremer Höhe das Risiko akuter Höhenkrankheiten wie HAPE und HACE ein, die unbedingt in einem frühen Stadium erkannt werden müssen, bevor sie lebensbedrohlich werden. Diese Zustände können schwer von anderen Ursachen von Kurzatmigkeit oder einem veränderten Verhalten zu unterscheiden sein (van Veelen et al. 2024). POCUS kann, insbesondere durch den Nachweis von B-Linien und Messungen des Optical-Nerve-Sheath-Durchmessers (ONSD), eine Rolle beim Ausschluss oder der Diagnose dieser Erkrankungen spielen (Luks et al. 2014; Wipplinger et al. 2021).

Höhenlungenödem (HAPE)

Das HAPE ist durch eine Flüssigkeitsansammlung in der Lunge gekennzeichnet, die zu einer Beeinträchtigung des Sauerstoffaustauschs und Kurzatmigkeit führt. B-Linien sind vertikale Kometenschweif-Artefakte, die bei der Ultraschalluntersuchung der Lunge zu beobachten sind und auf interstitielle Ödeme hinweisen. Im Zusammenhang mit Kurzatmigkeit in großer Höhe ist die Identifizierung von B-Linien auf dem tragbaren Ultraschallgerät ein empfindliches, aber unspezifisches Diagnoseinstrument zur Feststellung von HAPE (Luks et al. 2014). Eine starke negative Korrelation zwischen der arteriellen Sauerstoffsättigung und der Anzahl der B-Linien wurde auf 5160 m nachgewiesen (Lim et al. 2019).

Akute Höhenkrankheit (AMS) und Höhenhirnödem (HACE)

Die Pathogenese der AMS ist noch nicht restlos geklärt, steht aber wahrscheinlich in Zusammenhang mit einem beginnenden Hirnödem, einem veränderten zerebralen Blutfluss und einer veränderten Blut-Hirn-Schranke. Es gibt jedoch keine eindeutige Korrelation zwischen Veränderungen des ONSD und dem Auftreten der akuten Höhenkrankheit, da die verschiedenen Studien inkonsistent und in sich nicht schlüssig sind, was die Treffsicherheit des ONSD zur Diagnose der AMS einschränkt (Lochner et al. 2015). HACE wird als eine schwere Form der AMS angesehen. Die Symptome stehen in Zusammenhang mit einem erhöhten intrakraniellen Druck, der zusammen mit einer Enzephalopathie zu neurologischen Symptomen wie Ataxie und verändertem Verhalten führt, die unbehandelt zu einem Koma und zum Tod führen können. Der intrakranielle Druckanstieg korreliert mit einem erhöhten ONSD (Kimberly et al. 2008). Nimmt der ONSD im Verlauf mehrerer ultrasonografischer Messungen zu, kann dies als Hinweis auf die Entwicklung eines HACE gewertet werden, was jedoch noch zu bestätigen ist.

Fazit

Drohnen, Telemedizin und Point-of-Care Ultrasound (POCUS) sind drei neue Technologien, welche die Gesundheitsversorgung in Bergregionen verbessern können. Drohnen revolutionieren die Suche und Rettung von Unfallopfern, liefern medizinische Hilfsgüter und verbessern die Kommunikation in schwierigem Gelände. Die Telemedizin nutzt tragbare Geräte zur Fernüberwachung der Vitalparameter und ermöglicht Live-Konsultationen. POCUS erweitert die Möglichkeiten in der Notfallmedizin und auf Expeditionen, um die Diagnostik zu beschleunigen und damit die medizinische Versorgung zu verbessern.

Literatur

Abrahamsen HB (2015) A remotely piloted aircraft system in major incident management: concept and pilot, feasibility study. BMC Emerg Med 10(15):12. ► https://doi.org/10.1186/s12873-015-0036-3

Al-Naji A, Perera AG, Chahl J (2017) Remote monitoring of cardiorespiratory signals from a hovering unmanned aerial vehicle. Biomed Eng Online 16:101

Brugger H, Paal P, Zafren K (2021) Outlook - Giant Steps Forward. Chapter 48 in: Brugger H, K. Zafren, L. Festi, G. Strapazzon, & P. Paal (Eds.) Mountain Emergency Medicine (1st ed.). Milan: Edra

Canepa CA, Harris NS (2019) Ultrasound in Austere Environments. High Alt Med Biol 20(2):103–111

Di Rienzo M, Meriggi P, Rizzo F, Castiglioni P, Lombardi C, Ferratini M, Parati G (2010) Textile technology for the vital signs monitoring in telemedicine and extreme environments. IEEE Trans Inf Technol Biomed 14(3):711–717

Kao WF, Huang JH, Kuo TB, Chang PL, Chang WC, Chan KH, Liu WH, Wang SH, Su TY, Chiang HC, Chen JJ (2013) Real-time electrocardiogram transmission from Mount Everest during continued ascent. PLoS One 20;8(6):e66579

Kimberly HH, Shah S, Marill K, Noble V (2008) Correlation of optic nerve sheath diameter with direct measurement of intracranial pressure. Acad Emerg Med 15(2):201–204

Lichtenstein DA (2014). Lung ultrasound in the critically ill. Ann Intensive Care. 9;4(1):1

Lim R, Ma IWY, Brutsaert TD, Nysten HE, Nysten CN, Sherpa MT, Day TA (2019) Transthoracic sonographic assessment of B-line scores during ascent to altitude among healthy trekkers. Respir Physiol Neurobiol 263:14–19

Lochner P, Falla M, Brigo F, Pohl M, Strapazzon G (2015) Ultrasonography of the Optic Nerve Sheath Diameter for Diagnosis and Monitoring of Acute Mountain Sickness: A Systematic Review. High Alt Med Biol 195–203

Luks AM, Beidleman BA, Freer L, Grissom CK, Keyes LE, McIntosh SE, Rodway GW, Schoene RB, Zafren K, Hackett PH (2024) Wilderness Medical Society Clinical Practice Guidelines for the Prevention, Diagnosis, and Treatment of Acute Altitude Illness: 2024 Update. Wilderness Environ Med. 11:S1080–6032(23)00167–9

Martinelli M, Moroni D, Bastiani L, Mrakic-Sposta S, Giardini G, Pratali L (2022) High-altitude mountain telemedicine. J Telemed Telecare 28(2):135–145

McRae JN, Nielsen BM, Gay CJ, Hunt AP, Nigh AD (2021) Utilizing Drones to Restore and Maintain Radio Communication During Search and Rescue Operations. Wilderness Environ Med 32(1):41–46

Otto C, Hamilton DR, Levine BD, Hare C, Sargsyan AE, Altshuler P, Dulchavsky SA (2009) Into thin air: extreme ultrasound on Mt Everest. Wilderness Environ Med 20(3):283–289

Pegoraro N, Rossini B, Giganti M, Brymer E, Monasterio E, Bouchat P, Feletti F (2023) Telemedicine in Sports under Extreme Conditions: Data Transmission, Remote Medical Consultations, and Diagnostic Imaging. Int J Environ Res Public Health 15;20(14):6371

Perera P, Mailhot T, Riley D, Mandavia D (2010) The RUSH exam: Rapid Ultrasound in SHock in the evaluation of the critically Ill. Emerg Med Clin North Am 28(1):29–56

Puetz F (2022). 'Rettungskräfte orten Leichenteile – Suche nach 14 Vermissten', Der Spiegel, 4 July. ► https://www.spiegel.de/panorama/dolomiten-rettungskraefte-lokalisieren-leichenteile-suche-nach-14-vermissten-a-11ac4c47-6c91-4718-b523-897ffba21701. Zugegriffen: 2 Sept. 2023

Schierbeck S, Svensson L, Claesson A (2022) Use of a Drone-Delivered Automated External Defibrillator in an Out-of-Hospital Cardiac Arrest. N Engl J Med 19;386(20):1953–1954

Szawarski P, Hillebrandt D (2017) Doctor won't see you now: changing paradigms in mountain medicine. Postgrad Med J 94(1109):182–184

van der Weide L, Popal Z, Terra M, Schwarte LA, Ket JCF, Kooij FO, Exadaktylos AK, Zuidema WP,

Giannakopoulos GF (2019) Prehospital ultrasound in the management of trauma patients: Systematic review of the literature. Injury 50(12):2167–2175
van Veelen MJ, Roveri G, Voegele A, Cappello TD, Masè M, Falla M, Regli IB, Mejia-Aguilar A, Mayrgündter S, Strapazzon G (2023) Drones reduce the treatment-free interval in search and rescue operations with telemedical support – A randomized controlled trial. Am J Emerg Med 66:40–44
van Veelen MJ, Vinetti G, Cappello TD, Eisendle F, Mejia-Aguilar A, Parin R, Oberhammer R, Falla M, Strapazzon G (2024) Drones reduce the time to defibrillation in a highly visited non-urban area: A randomized simulation-based trial. Am J Emerg Med 86:5–10
Vianen NJ, Van Lieshout EMM, Vlasveld KHA, Maissan IM, Gerritsen PC, Den Hartog D, Verhofstad MHJ, Van Vledder MG (2023) Impact of Point-of-Care Ultrasound on Prehospital Decision Making by HEMS Physicians in Critically Ill and Injured Patients: A Prospective Cohort Study. Prehosp Disaster Med 38(4):444–449
Wipplinger F, Holthof N, Lienert J, Budowski A, Maeder MB, Moens D. Point-of-Care Ultrasound Diagnosis of Acute High Altitude Illness: A Case Report (2021). Wilderness Environ Med 32(2):204–209
Yang W, Wang Y, Qiu Z, Huang X, Lv M, Liu B, Yang D, Yang Z, Xie T (2018) Lung Ultrasound Is Accurate for the Diagnosis of High-Altitude Pulmonary Edema: A Prospective Study. Can Respir J 1(2018):5804942

Serviceteil

M. M. Berger et al. (Hrsg *Alpin- und Höhenmedizin*, https://doi.org/10.1007/978-3-662-69578-4

Stichwortverzeichnis

C

D

E

F

G

H

I

K

L

S

T

U

V

W

Z

GPSR Compliance

The European Union's (EU) General Product Safety Regulation (GPSR) is a set of rules that requires consumer products to be safe and our obligations to ensure this.

If you have any concerns about our products, you can contact us on ProductSafety@springernature.com

In case Publisher is established outside the EU, the EU authorized representative is:

Springer Nature Customer Service Center GmbH
Europaplatz 3
69115 Heidelberg, Germany

Batch number: 10593244

Printed by Printforce, the Netherlands